国家卫生健康委员会"十四五"规划教材

全 国 高 等 学 校 教 材

供基础、临床、预防、口腔医学类专业用

新形态教材

外科学

Surgery

U0207868

第 10 版

主　　审	吴在德　吴肇汉	
主　　编	陈孝平　张英泽　兰平	
副 主 编	张　旭　李宗芳　江　涛　杨家印	

数 字 主 编　胡俊波　兰　平

数字副主编　刘景丰　王振宁　李德宇

分篇负责人　外科学基础　　　　　　兰　平　杨家印
　　　　　　麻醉与围手术期处理　黄宇光
　　　　　　神经外科疾病　　　　赵继宗
　　　　　　颈部与乳腺外科疾病　宋尔卫
　　　　　　胸部外科疾病　　　　王　俊
　　　　　　心脏与血管外科疾病　胡盛寿
　　　　　　腹部外科疾病　　　　李宗芳　沈　锋
　　　　　　泌尿外科疾病　　　　张　旭
　　　　　　骨科疾病　　　　　　张英泽

人民卫生出版社

·北京·

图书在版编目（CIP）数据

外科学 / 陈孝平，张英泽，兰平主编. -- 10 版.
北京：人民卫生出版社，2024.7（2024.11重印）.
（全国高等学校五年制本科临床医学专业第十轮规划
教材）. -- ISBN 978-7-117-36592-5

Ⅰ. R6

中国国家版本馆 CIP 数据核字第 2024V1W941 号

人卫智网	www.ipmph.com	医学教育、学术、考试、健康，
		购书智慧智能综合服务平台
人卫官网	www.pmph.com	人卫官方资讯发布平台

外 科 学
Waikexue
第 10 版

主　　编：陈孝平　张英泽　兰　平

出版发行：人民卫生出版社（中继线 010-59780011）

地　　址：北京市朝阳区潘家园南里 19 号

邮　　编：100021

E - mail：pmph @ pmph.com

购书热线：010-59787592　010-59787584　010-65264830

印　　刷：人卫印务（北京）有限公司

经　　销：新华书店

开　　本：850×1168　1/16　印张：52

字　　数：1538 千字

版　　次：1979 年 12 月第 1 版　　2024 年 7 月第 10 版

印　　次：2024 年 11 月第 2 次印刷

标准书号：ISBN 978-7-117-36592-5

定　　价：146.00 元

打击盗版举报电话：010-59787491　E-mail：WQ @ pmph.com

质量问题联系电话：010-59787234　E-mail：zhiliang @ pmph.com

数字融合服务电话：4001118166　E-mail：zengzhi @ pmph.com

编委名单

编 委 （以姓氏笔画为序）

于腾波　青岛市市立医院

王　俊　北京大学人民医院

王存川　暨南大学附属第一医院

王伟林　浙江大学医学院附属第二医院

王振军　首都医科大学附属北京朝阳医院

冯世庆　山东大学第二医院

兰　平　中山大学附属第六医院

匡　铭　中山大学附属第一医院

吕　毅　西安交通大学第一附属医院

吕国悦　吉林大学第一医院

任东林　中山大学附属第六医院

任建安　中国人民解放军东部战区总医院

刘　彤　天津医科大学总医院

刘志雄　中南大学湘雅医院

刘继红　华中科技大学同济医学院附属同济医院

刘彩刚　中国医科大学附属盛京医院

刘景丰　福建医科大学肿瘤临床医学院

刘颖斌　上海交通大学医学院附属仁济医院

江　涛　首都医科大学附属北京天坛医院

孙　备　哈尔滨医科大学附属第一医院

孙益红　复旦大学附属中山医院

李　辉　首都医科大学附属北京朝阳医院

李乐平　山东第一医科大学附属省立医院

李宗芳　西安交通大学第二附属医院

李春雨　中国医科大学附属第四医院

杨　操　华中科技大学同济医学院附属协和医院

杨家印　四川大学华西医院

肖颖彬　陆军军医大学新桥医院

吴国豪　复旦大学附属中山医院

吴新宝　首都医科大学附属北京积水潭医院

余　斌　南方医科大学南方医院

闵　苏　重庆医科大学附属第一医院

汪忠镐　首都医科大学宣武医院

汪建平　中山大学附属第六医院

沈　彬　四川大学华西医院

沈　锋　海军军医大学东方肝胆外科医院

沈柏用　上海交通大学医学院附属瑞金医院

宋尔卫　中山大学孙逸仙纪念医院

张　旭　中国人民解放军总医院

张　浩　中国医科大学附属第一医院

张太平　中国医学科学院北京协和医院

张水军　郑州大学第一附属医院

张长青　上海交通大学医学院附属第六人民医院

张英泽　河北医科大学第三医院

张学文　吉林大学第二医院

陈孝平　华中科技大学同济医学院附属同济医院

武　汉　吉林大学中日联谊医院

罗高兴　陆军军医大学西南医院

周良学　四川大学华西医院

房学东　吉林大学中日联谊医院

赵继宗　首都医科大学附属北京天坛医院

胡俊波　华中科技大学同济医学院附属同济医院

胡盛寿　中国医学科学院阜外医院

姜保国　深圳大学总医院

秦彦国　吉林大学第二医院

黄　健　中山大学孙逸仙纪念医院

黄宇光　中国医学科学院北京协和医院

黄志勇　华中科技大学同济医学院附属同济医院

符伟国　复旦大学附属中山医院

梁廷波　浙江大学医学院附属第一医院

梁朝朝　安徽医科大学第一附属医院

彭心宇　石河子大学第一附属医院

董念国　华中科技大学同济医学院附属协和医院

蒋奎荣　南京医科大学第一附属医院

舒　畅　中国医学科学院阜外医院

雷光华　中南大学湘雅医院

管向东　中山大学附属第一医院

樊碧发　中日友好医院

数字编委

新形态教材使用说明

　　新形态教材是充分利用多种形式的数字资源及现代信息技术，通过二维码将纸书内容与数字资源进行深度融合的教材。本套教材全部以新形态教材形式出版，每本教材均配有特色的数字资源和电子教材，读者阅读纸书时可以扫描二维码，获取数字资源、电子教材。

　　电子教材是纸质教材的电子阅读版本，其内容及排版与纸质教材保持一致，支持手机、平板及电脑等多终端浏览，具有目录导航、全文检索功能，方便与纸质教材配合使用，进行随时随地阅读。

获取数字资源与电子教材的步骤

1 扫描封底红标二维码，获取图书"使用说明"。

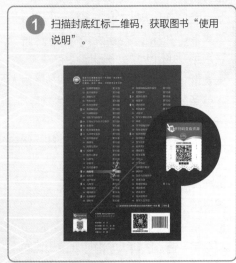

2 揭开红标，扫描绿标激活码，注册／登录人卫账号获取数字资源与电子教材。

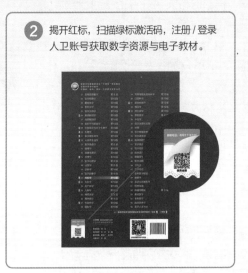

3 扫描书内二维码或封底绿标激活码，随时查看数字资源和电子教材。

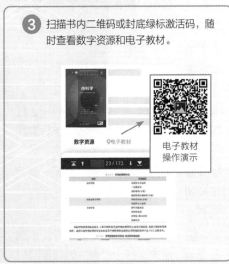

4 登录 zengzhi.ipmph.com 或下载应用体验更多功能和服务。

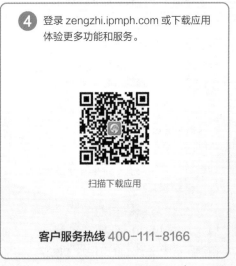

扫描下载应用

客户服务热线 400-111-8166

读者信息反馈方式

人卫e教
medu.pmph.com

　　欢迎登录"人卫e教"平台官网"medu.pmph.com"，在首页注册登录后，即可通过输入书名、书号或主编姓名等关键字，查询我社已出版教材，并可对该教材进行读者反馈、图书纠错、撰写书评以及分享资源等。

序言

百年大计,教育为本。教育立德树人,教材培根铸魂。

过去几年,面对突如其来的新冠疫情,以习近平同志为核心的党中央坚持人民至上、生命至上,团结带领全党全国各族人民同心抗疫,取得疫情防控重大决定性胜利。在这场抗疫战中,我国广大医务工作者为最大限度保护人民生命安全和身体健康发挥了至关重要的作用。事实证明,我国的医学教育培养出了一代代优秀的医务工作者,我国的医学教材体系发挥了重要的支撑作用。

党的二十大报告提出到 2035 年建成教育强国、健康中国的奋斗目标。我们必须深刻领会党的二十大精神,深刻理解新时代、新征程赋予医学教育的重大使命,立足基本国情,尊重医学教育规律,不断改革创新,加快建设更高质量的医学教育体系,全面提高医学人才培养质量。

尺寸教材,国家事权,国之大者。面对新时代对医学教育改革和医学人才培养的新要求,第十轮教材的修订工作落实习近平总书记的重要指示精神,用心打造培根铸魂、启智增慧、适应时代需求的精品教材,主要体现了以下特点。

1. 进一步落实立德树人根本任务。遵循《习近平新时代中国特色社会主义思想进课程教材指南》要求,努力发掘专业课程蕴含的思想政治教育资源,将课程思政贯穿于医学人才培养过程之中。注重加强医学人文精神培养,在医学院校普遍开设医学伦理学、卫生法以及医患沟通课程基础上,新增蕴含医学温度的《医学人文导论》,培养情系人民、服务人民、医德高尚、医术精湛的仁心医者。

2. 落实"大健康"理念。将保障人民全生命周期健康体现在医学教材中,聚焦人民健康服务需求,努力实现"以治病为中心"转向"以健康为中心",推动医学教育创新发展。为弥合临床与预防的裂痕作出积极探索,梳理临床医学教材体系中公共卫生与预防医学相关课程,建立更为系统的预防医学知识结构。进一步优化重组《流行病学》《预防医学》等教材内容,撤销内容重复的《卫生学》,推进医防协同、医防融合。

3. 守正创新。传承我国几代医学教育家探索形成的具有中国特色的高等医学教育教材体系和人才培养模式,准确反映学科新进展,把握跟进医学教育改革新趋势新要求,推进医科与理科、工科、文科等学科交叉融合,有机衔接毕业后教育和继续教育,着力提升医学生实践能力和创新能力。

4. 坚持新形态教材的纸数一体化设计。数字内容建设与教材知识内容契合，有效服务于教学应用，拓展教学内容和学习过程；充分体现"人工智能＋"在我国医学教育数字化转型升级、融合发展中的促进和引领作用。打造融合新技术、新形式和优质资源的新形态教材，推动重塑医学教育教学新生态。

5. 积极适应社会发展，增设一批新教材。包括：聚焦老年医疗、健康服务需求，新增《老年医学》，维护老年健康和生命尊严，与原有的《妇产科学》《儿科学》等形成较为完整的重点人群医学教材体系；重视营养的基础与一线治疗作用，新增《临床营养学》，更新营养治疗理念，规范营养治疗路径，提升营养治疗技能和全民营养素养；以满足重大疾病临床需求为导向，新增《重症医学》，强化重症医学人才的规范化培养，推进实现重症管理关口前移，提升应对突发重大公共卫生事件的能力。

我相信，第十轮教材的修订，能够传承老一辈医学教育家、医学科学家胸怀祖国、服务人民的爱国精神，勇攀高峰、敢为人先的创新精神，追求真理、严谨治学的求实精神，淡泊名利、潜心研究的奉献精神，集智攻关、团结协作的协同精神。在人民卫生出版社与全体编者的共同努力下，新修订教材将全面体现教材的思想性、科学性、先进性、启发性和适用性，以全套新形态教材的崭新面貌，以数字赋能医学教育现代化、培养医学领域时代新人的强劲动力，为推动健康中国建设作出积极贡献。

教育部医学教育专家委员会主任委员

教育部原副部长

林蕙青

2024 年 5 月

全国高等学校五年制本科临床医学专业
第十轮 规划教材修订说明

全国高等学校五年制本科临床医学专业国家卫生健康委员会规划教材自 1978 年第一轮出版至今已有 46 年的历史。近半个世纪以来，在教育部、国家卫生健康委员会的领导和支持下，以吴阶平、裘法祖、吴孟超、陈灏珠等院士为代表的几代德高望重、有丰富的临床和教学经验、有高度责任感和敬业精神的国内外著名院士、专家、医学家、教育家参与了本套教材的创建和每一轮教材的修订工作，使我国的五年制本科临床医学教材从无到有、从少到多、从多到精，不断丰富、完善与创新，形成了课程门类齐全、学科系统优化、内容衔接合理、结构体系科学的由纸质教材与数字教材、在线课程、专业题库、虚拟仿真和人工智能等深度融合的立体化教材格局。这套教材为我国千百万医学生的培养和成才提供了根本保障，为我国培养了一代又一代高水平、高素质的合格医学人才，为推动我国医疗卫生事业的改革和发展作出了历史性巨大贡献，并通过教材的创新建设和高质量发展，推动了我国高等医学本科教育的改革和发展，促进了我国医药学相关学科或领域的教材建设和教育发展，走出了一条适合中国医药学教育和卫生事业发展实际的具有中国特色医药学教材建设和发展的道路，创建了中国特色医药学教育教材建设模式。老一辈医学教育家和科学家们亲切地称这套教材是中国医学教育的"干细胞"教材。

本套第十轮教材修订启动之时，正是全党上下深入学习贯彻党的二十大精神之际。党的二十大报告首次提出要"加强教材建设和管理"，表明了教材建设是国家事权的重要属性，体现了以习近平同志为核心的党中央对教材工作的高度重视和对"尺寸课本、国之大者"的殷切期望。第十轮教材的修订始终坚持将贯彻落实习近平新时代中国特色社会主义思想和党的二十大精神进教材作为首要任务。同时以高度的政治责任感、使命感和紧迫感，与全体教材编者共同把打造精品落实到每一本教材、每一幅插图、每一个知识点，与全国院校共同将教材审核把关贯穿到编、审、出、修、选、用的每一个环节。

本轮教材修订全面贯彻党的教育方针，全面贯彻落实全国高校思想政治工作会议精神、全国医学教育改革发展工作会议精神、首届全国教材工作会议精神，以及《国务院办公厅关于深化医教协同进一步推进医学教育改革与发展的意见》(国办发〔2017〕63 号)与《国务院办公厅关于加快医学教育创新发展的指导意见》(国办发〔2020〕34 号)对深化医学教育机制体制改革的要求。认真贯彻执行《普通高等学校教材管理办法》，加强教材建设和管理，推进教育数字化，通过第十轮规划教材的全面修订，打造新一轮高质量新形态教材，不断拓展新领域、建设新赛道、激发新动能、形成新优势。

其修订和编写特点如下：

1. 坚持教材立德树人课程思政　认真贯彻落实教育部《高等学校课程思政建设指导纲要》，以教材思政明确培养什么人、怎样培养人、为谁培养人的根本问题，落实立德树人的根本任务，积极推进习近平新时代中国特色社会主义思想进教材进课堂进头脑，坚持不懈用习近平新时代中国特色社会主义思想铸魂育人。在医学教材中注重加强医德医风教育，着力培养学生"敬佑生命、救死扶伤、甘于奉献、大爱无疆"的医者精神，注重加强医者仁心教育，在培养精湛医术的同时，教育引导学生始终把人民群众生命安全和身体健康放在首位，提升综合素养和人文修养，做党和人民信赖的好医生。

2. 坚持教材守正创新提质增效　为了更好地适应新时代卫生健康改革及人才培养需求，进一步优化、完善教材品种。新增《重症医学》《老年医学》《临床营养学》《医学人文导论》，以顺应人民健康迫切需求，提高医学生积极应对突发重大公共卫生事件及人口老龄化的能力，提升医学生营养治疗技能，培养医学生传承中华优秀传统文化、厚植大医精诚医者仁心的人文素养。同时，不再修订第9版《卫生学》，将其内容有机融入《预防医学》《医学统计学》等教材，减轻学生课程负担。教材品种的调整，凸显了教材建设顺应新时代自我革新精神的要求。

3. 坚持教材精品质量铸就经典　教材编写修订工作是在教育部、国家卫生健康委员会的领导和支持下，由全国高等医药教材建设学组规划，临床医学专业教材评审委员会审定，院士专家把关，全国各医学院校知名专家教授编写，人民卫生出版社高质量出版。在首届全国教材建设奖评选过程中，五年制本科临床医学专业第九轮规划教材共有13种教材获奖，其中一等奖5种、二等奖8种，先进个人7人，并助力人卫社荣获先进集体。在全国医学教材中获奖数量与比例之高，独树一帜，足以证明本套教材的精品质量，再造了本套教材经典传承的又一重要里程碑。

4. 坚持教材"三基""五性"编写原则　教材编写立足临床医学专业五年制本科教育，牢牢坚持教材"三基"（基础理论、基本知识、基本技能）和"五性"（思想性、科学性、先进性、启发性、适用性）编写原则。严格控制纸质教材编写字数，主动响应广大师生坚决反对教材"越编越厚"的强烈呼声；提升全套教材印刷质量，在双色印制基础上，全彩教材调整纸张类型，便于书写、不反光。努力为院校提供最优质的内容、最准确的知识、最生动的载体、最满意的体验。

5. 坚持教材数字赋能开辟新赛道　为了进一步满足教育数字化需求，实现教材系统化、立体化建设，同步建设了与纸质教材配套的电子教材、数字资源及在线课程。数字资源在延续第九轮教材的教学课件、案例、视频、动画、英文索引词读音、AR互动等内容基础上，创新提供基于虚拟现实和人工智能等技术打造的数字人案例和三维模型，并在教材中融入思维导图、目标测试、思考题解题思路，拓展数字切片、DICOM等图像内容。力争以教材的数字化开发与使用，全方位服务院校教学，持续推动教育数字化转型。

第十轮教材共有56种，均为国家卫生健康委员会"十四五"规划教材。全套教材将于2024年秋季出版发行，数字内容和电子教材也将同步上线。希望全国广大院校在使用过程中能够多提供宝贵意见，反馈使用信息，以逐步修改和完善教材内容，提高教材质量，为第十一轮教材的修订工作建言献策。

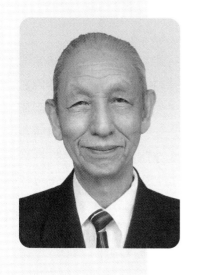

吴在德

1927 年 12 月出生于浙江省杭州市,中国共产党党员。1955 年毕业于中南同济医学院。曾任中德医学协会主席、中华医学会外科学分会和器官移植学分会副主任委员、中华医学会湖北分会(现湖北省医学会)副会长、中华医学会武汉分会(现武汉医学会)会长、武汉市科学技术协会副主席,同济医科大学校长,同济医科大学腹部外科研究室副主任、外科教研室副主任、器官移植研究所副所长。担任《中华实验外科杂志》顾问以及 10 余种学术期刊的常务编委和编委。

吴在德教授为我国最先(1958 年)尝试开展狗肝移植和最早(1977 年)开展临床同种异体原位肝移植者之一。2004 年获国际肝胆胰协会中国分会杰出成就金质奖章;2007 年获德中医学协会宝隆奖章。曾先后获国家科学技术进步奖二等奖 1 项,教育部科学技术进步奖一等奖 1 项,卫生部科技进步甲等奖及中华医学科技奖一等奖各 1 项,湖北省科技进步奖一等奖 2 项、二等奖 2 项,教育部全国普通高等学校优秀教材一等奖 1 项,全国高等医药教材建设研究会、卫生部教材办公室全国高等学校医药优秀教材一等奖 1 项。主编高水平专著《黄家驷外科学》(第 7 版)、全国高等医药院校面向 21 世纪课程教材《外科学》(第 5 版)、普通高等教育"十五"国家级规划教材《外科学》(第 6 版)及普通高等教育"十一五"国家级规划教材《外科学》(第 7 版)等 7 部,副主编 1 部。在国内外学术期刊公开发表论文 100 余篇。

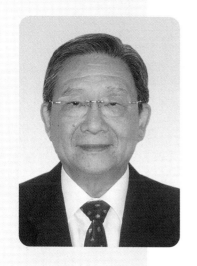

吴肇汉

1938 年 1 月出生于湖北省武汉市。复旦大学附属中山医院外科教授,博士研究生导师。曾任中华医学会外科学分会副主任委员、上海市医学会普外科专科分会主任委员及中华外科学会临床营养支持学组组长。曾任复旦大学附属中山医院普外科及外科教研室主任,上海市临床营养研究中心主任。

从事外科临床及教学工作 50 年,专长于消化外科和外科营养的研究。发表论文 200 余篇。担任卫生部规划教材《外科学》(第 6、7 版)主编(双主编之一)。主编专著有《实用临床营养治疗学》(2001 年)、《临床外科学》(2000 年)及《实用外科学》(第 4 版,2017 年)等。"短肠综合征的实验及临床研究"获上海市科学技术进步奖一等奖(2002 年)。鉴于在临床营养领域的研究及应用已达国内领先、国际先进水平,被中华医学会肠外肠内营养学分会授予终身成就奖(2009 年)。

主编简介

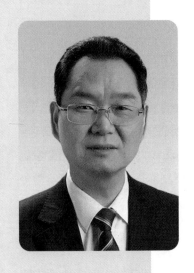

陈孝平

　　1953年6月出生于安徽省阜阳市,中国共产党党员,中国科学院院士。教授、主任医师、博士研究生导师。华中科技大学同济医学院名誉院长,华中科技大学同济医学院附属同济医院外科学系主任、肝胆胰外科研究所所长。器官移植教育部重点实验室主任、国家卫生健康委员会器官移植重点实验室主任、中国医学科学院器官移植重点实验室主任;中国人体器官捐献管理中心专家委员会主任委员。全国高等学校五年制本科临床医学专业教材评审委员会常务副主任委员,教育部高等学校临床医学类专业教学指导委员会副主任委员。

　　数十年来始终把医学教育放在首位,坚守教育初心,潜心立德树人。主编30余部教材及专著,担任全国高等学校五年制本科临床医学专业国家级规划教材《外科学》第8～10版主编、全国高等医药院校临床医学专业七年制规划教材《外科学》第1版及八年制国家级规划教材《外科学》第1～4版主编、《黄家驷外科学》第9版主编。主持和参与10余项教学改革项目,作为第一完成人获国家级教学成果奖二等奖2项、湖北省教学成果奖特等奖和一等奖各1项。2020年主持的外科学课程获评教育部首批国家级一流本科课程线下一流课程。被评为全国教学名师、卫生部有突出贡献中青年专家、"国家高层次人才特殊支持计划"教学名师、教育部课程思政教学名师、首届全国教材建设奖"全国教材建设先进个人"等,荣获宝钢优秀教师特等奖及人民卫生出版社20年突出贡献奖。

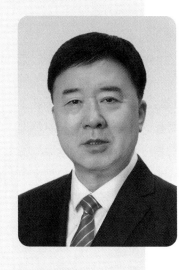

张英泽

　　1953 年 6 月出生于河北省衡水市,中国共产党党员,中国工程院院士。南开大学医学院院长、河北省骨科研究所所长、青岛大学附属医院院长,美国科罗拉多大学、华中科技大学、华南理工大学、南方医科大学等国内外 12 所大学的客座教授。兼任中国医师协会副会长、骨科医师分会会长,中华医学会骨科学分会主任委员,中国康复医学会修复重建外科专业委员会主任委员,华裔骨科学会会长,河北省医师协会会长。

　　长期致力于医学教育工作,以通信作者和第一作者发表中华医学会系列期刊论文 500 余篇,SCI 论文 400 余篇(单篇最高影响因子 39.3)。主编、主译学术专著 40 余部,在 Springer 出版社和德国 Thieme 出版社出版英文专著 5 部。获得授权发明专利 92 余项、美国发明专利 8 项,进行成果转化,获批 15 项注册证。系列成果获国家技术发明奖二等奖 1 项、国家科学技术进步奖二等奖 2 项、省部级科技奖一等奖 14 项以及何梁何利基金科学与技术进步奖,入选“国家高层次人才特殊支持计划”(“万人计划”)领军人才。团队获评“全国专业技术人才先进集体”“全国高校黄大年式教师团队”荣誉称号。担任《中华老年骨科与康复电子杂志》《中华创伤骨科杂志》《中国骨与关节杂志》总编辑,*Journal of Bone and Joint Surgery*(*JBJS*)中文版主编,《中华外科杂志》《中国矫形外科杂志》《中国临床医生杂志》《临床外科杂志》和 *Orthopedics* 副总编。

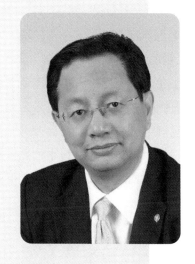

兰　平

　　1963 年 11 月出生于四川省达州市,中国共产党党员。教授、主任医师,博士研究生导师,广东省胃肠病学研究所所长,广东省消化系统疾病临床医学研究中心主任,中山大学附属第六医院胃肠外科首席专家。国务院政府特殊津贴获得者、“国之名医·卓越建树”奖获得者、卫生部有突出贡献中青年专家、“南粤百杰”人才、广东省医学领军人才。《中华胃肠外科杂志》总编辑,美国外科医师学院会员(FACS),英国皇家外科学院会员(FRCS)、广东省医学会副会长。

　　从事结直肠外科临床和教学工作 30 余年,主编和副主编外科学教材 10 余部,主编的专升本教材《外科学》(第 4 版)获全国优秀教材一等奖。作为牵头人获国家重点研发计划项目(2 项)、国家自然科学基金联合基金重点支持项目等 40 余项基金资助。获国家科学技术进步奖二等奖、教育部高等学校科学研究优秀成果奖科学技术进步奖一等奖、广东省科技进步奖一等奖等奖项 20 余项。

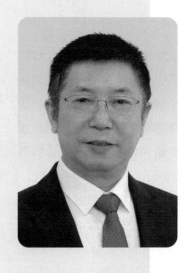

张 旭

1962 年 12 月出生于湖北省荆州市,中国共产党党员。中国科学院院士,中国医学科学院学部委员,主任医师、教授,专业技术少将,解放军总医院泌尿外科医学部主任。中华医学会泌尿外科学分会候任主任委员,北京医学会泌尿外科学分会主任委员,中国人体器官捐献管理中心副主任,中国抗癌协会腔镜与机器人外科分会主任委员,全军战伤专科救治重点实验室主任,中央保健委员会专家组成员,国家高技术研究发展计划及全军重大后勤科研项目首席科学家,全军科技领军人才,国家杰出青年科学基金、国家科学技术进步奖获得者。Bladder、《微创泌尿外科杂志》等学术期刊主编。

从事泌尿外科临床、教学和科研工作 40 余年,是我国泌尿外科腹腔镜及机器人技术的奠基人,创建了以后腹腔技术为代表的泌尿外科微创技术和理论体系,在国内外广泛推广应用,成为我国泌尿外科领域的标准技术。主编(主译)著作包括《泌尿外科手术图谱》《泌尿外科腹腔镜与机器人手术学》(中文版和英文版)等,是我国泌尿外科医生的经典参考书。培训了千余名国内外泌尿外科专科医生,包括多名国内外学科带头人。

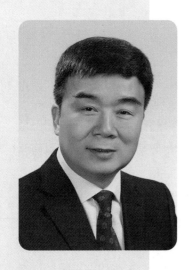

李宗芳

1964 年 1 月出生于陕西省宝鸡市,中国共产党党员。教授、博士研究生导师。西安交通大学首批领军学者、医学部"名医""名师",陕西省肝脾疾病临床医学研究中心主任。"新世纪百千万人才工程"国家级人选、教育部创新团队带头人、国家卫生计生突出贡献中青年专家,享受国务院政府特殊津贴。兼任国际肝胆胰协会会员,中华医学会外科学分会委员、脾与门静脉高压外科学组副组长,中国医师协会外科医师分会常委,陕西省门静脉高压联盟理事长,西安医学会外科学分会主任委员,陕西省普通外科等 7 个专业学会副主任委员,10 余种国家级杂志副总编辑、编委。

从事普通外科专业医教研工作 40 年,获国家科学技术进步奖二等奖、国家级教学成果奖二等奖、陕西省科学技术进步奖一等奖等成果奖项 8 项。主编(主译)、副主编(副主译)、参编(参译)国家级规划教材、专著等 30 部,发表论文 400 余篇,其中 SCI 论文 240 余篇。

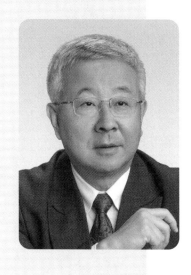

江 涛

1964 年 3 月出生于黑龙江省哈尔滨市,中国共产党党员,中国工程院院士,中国医学科学院学部委员,教授,博士研究生导师。现任北京市神经外科研究所所长,首都医科大学附属北京天坛医院神经外科学中心主任,首都医科大学神经外科学院副院长,国家神经系统疾病临床医学研究中心副主任。中国医师协会脑胶质瘤专业委员会、中国抗癌协会脑胶质瘤专业委员会首任主任委员,亚洲脑胶质瘤基因组图谱计划主席,全球脑胶质瘤临床试验项目中方主席。

长期从事脑肿瘤综合治疗领域的医疗、教学与研究工作,以通信作者在 Cell、PNAS 等高水平期刊发表论文 362 篇。主持制定国家卫生健康委员会《脑胶质瘤诊疗指南》和《脑胶质瘤诊疗规范》等多部诊疗指南及规范,主编国家卫生健康委员会规划教材 1 部。以第一完成人获国家科学技术进步奖二等奖 1 项、省部级一等奖 3 项,获第十四届光华工程科技奖。

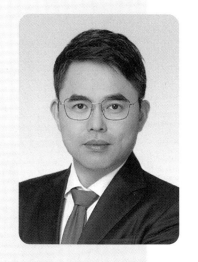

杨家印

1974 年 2 月出生于四川省南充市,主任医师,教授,外科学博士,博士后,博士研究生导师。四川大学华西医院器官移植中心主任、普外科主任,四川省器官移植医疗质量控制中心主任,国家卫生健康委移植工程与移植免疫重点实验室主任。现任中国医师协会器官移植医师分会副会长,中华医学会器官移植学分会常委,中华医学会器官移植学分会儿童器官移植学组副组长,中国医师协会器官移植医师分会儿童器官移植专业委员会副主任委员,四川省医师协会器官移植医师分会会长,四川省肿瘤学会理事长。

长期从事普外科的医疗、教学和科研工作,尤其擅长肝移植手术,提出多种肝移植创新术式。副主编、参编专著和规划教材 7 部,牵头制定我国首部活体肝移植供体微创手术技术指南。承担国家级、省部级课题 10 余项,作为第一完成人获得四川省科学技术进步奖一等奖。

前言

全国高等学校五年制临床医学专业国家卫生健康委员会（原卫生部）规划教材自1978年第一轮出版至今，已出版发行九轮，历经从无到有，从少到多，从多到精，不断丰富、完善与创新的过程，形成了课程门类齐全、学科系统优化、内容衔接合理、结构体系科学的现代化教材。当前国内医学高等院校普遍使用的国家卫生健康委员会"十三五"规划教材、全国高等学校教材第9版《外科学》就是其中一本。该教材初版由武汉医学院（现华中科技大学同济医学院）和上海第二医学院（现上海交通大学医学院）共同负责编写出版，至今已有46年，发行量超过550万册，为我国医学教育和外科学体系建设发挥了无可替代的重要作用。因其在医学教育领域的突出贡献，获得了教育部国家级教学成果奖二等奖、教育部全国普通高等学校优秀教材一等奖、全国高等医药教材建设研究会和卫生部教材办公室全国高等学校医药优秀教材一等奖以及首届全国教材建设奖全国优秀教材二等奖。

为了贯彻教育部、国家卫生健康委员会等部门下发的《国家中长期教育改革和发展规划纲要（2010—2020年）》《关于医教协同深化临床医学人才培养改革的意见》等文件精神，落实加快构建以"5+3"为主体、以"3+2"为补充的临床医学人才培养体系以及卓越医生教育培养计划等医药卫生人才培养战略规划，全面贯彻落实全国医学教育工作会议精神，全面提升高等医学教育质量和水平，人民卫生出版社决定对五年制临床医学专业规划教材进行第九次修订，并于2023年7月8日在西安召开编写会议，正式启动第10版规划教材《外科学》的编写工作。本轮修订的原则和基本要求是，在内容上保持本教材的传统风格，并体现三个"特定"：①特定的对象，即五年制本科临床医学专业学生；②特定的要求，即培养从事临床医疗工作的通科医生；③特定的限制，即有别于参考书、专著和医疗诊治规范等。同时重视"三基"（基本知识、基本技能、基础理论）和"五性"（思想性、科学性、先进性、启发性和适用性）。

编写会召开之前，我们收集了国内20多所高校五年制本科临床医学专业的外科学教学大纲，统计了第9版《外科学》各章节的授课情况及各高校的授课重点。同时，我们到多所院校召开师生专题座谈会，也通过高校医教部门广泛征求和收集了对第10版教材编写的意见和建议。经全体编委充分商讨后，在此次修订中对全书的布局做了优化和调整，并对每一章的内容都进行了适当的增补和删减。最大的调整就是分篇编写，全书共分9篇，每篇涵盖若干章节，使整本书的条理更加清晰，逻辑更加严密。第10版教材全书共73章，在第9版基础上增加了1章全新的内容，即"功能神经疾病"，包括"脑机接口与脑功能修复"等内容；删减了一些不适应当代社会健康目标的内容，如"男性节育"；并对相关内容进行了调整和整合，例如："泌尿、男生殖系统结核"的内容由第9版中的一章，调整为"泌尿、男生殖系统感染"中的一节；"肥胖与代谢性疾病"的相关内容由第9版"外科病人的代谢及营养治疗"

中的一节内容调整为单独一章;"显微外科技术"在第 9 版中是"手外伤及断肢(指)再植"中的一节内容,本次修订将其单独作为一章;第 9 版中的"尿路梗阻"只保留了"良性前列腺增生"的内容,并单独作为一章;"胃食管反流病"在第 9 版中为"食管疾病"的内容,本次修订将其调整到"胃十二指肠疾病"中讲述;"包茎和包皮过长"在第 9 版中为"泌尿、男生殖系统先天性畸形"的内容,本次修订将其调整到"泌尿、男生殖系统的其他疾病"中,调整后内容更加紧凑合理。除此之外,"绪论"一章也进行了结构上的优化和内容上的丰富,增加了思政元素等。

为了便于学生阅读和教师教学,全书在文字上尽量做到删繁求简,用词规范。例如,"患者"是日文中的词语,本书全部用的是"病人";"血管介入治疗"表达不准确,实际上是将导管通过血管插入到病变的部位进行治疗,血管只是治疗媒介,正确的说法应该是"经血管进行介入治疗";"杂交手术"(hybrid operation)这个名称也存在歧义,本书中将其改称为"复合手术";"恶性黄疸"表达亦不准确,黄疸本身是症状而非病理诊断,故无良恶性之分,其原意为恶性肿瘤引起的黄疸,因此应改正。类似的词还有"恶性梗阻""转移症状"等。"金标准"等有褒贬色彩的常用语失之于不准确,在医学教科书中最好不用。如果涉及标准,一定要注明是国际标准、国家标准或地方标准,并说明是适用于特定时代或某个专业学会的标准。本次修订之前,心肺脑复苏的三个阶段一直被称为:基础生命支持、高级生命支持和复苏后治疗,这些名称同样不够准确,生命复苏没有基础和高级之分,更正为:初步复苏、加强复苏和复苏后治疗。

本书仍然以融合教材形式出版,读者阅读纸质书的同时可以通过扫描书中二维码阅读线上数字内容。同时,《外科学学习指导与习题集》(第 5 版)、《外科实习医师手册》(第 7 版)也将同步出版发行,以便于学生拓展阅读、课外自学和复习。

由于第 9 版《外科学》部分编委年龄过高或健康等原因,《外科学》第 10 版编写团队进行了一定调整,编委由 64 位增加到 68 位,其中两院院士 10 位,约 80% 的编委为工作在临床教学一线的中青年教师,他们分别来自全国 20 个省、自治区、直辖市的 49 所大学和医院,具有广泛的代表性和权威性。修订工作按计划,先集体讨论制订修改大纲,由编委完成初稿,分篇负责人组织编委进行组内交叉审阅,再经包括主审在内的所有分篇负责人集体讨论定稿,最后由主编全面整理五步程序进行。

经过上述修订,希望这版教材能够满足大多数院校五年制本科临床医学专业教学的需要。各院校的师生在使用这本教材过程中,如发现问题,恳请及时予以指正!

陈孝平　张英泽　兰　平

2024 年 3 月

目录

19

第七篇　腹部外科疾病　　341

【数字特色：三维模型】

【数字创新：虚拟仿真数字人】

第一篇
外科学基础

第一章 | 绪 论

外科,英文名为 surgery,该词来源于希腊词 cheirergon,由 cheir 和 ergon 两个词组成,前者是"手"的意思,后者意为"工作"。顾名思义,外科是用"手"治疗疾病的专科。在我国古代,医生能够以手术或手法治疗的疾病仅限于人体体表创伤、疮疡、骨或关节的伤病,所以称为外科;而所有内脏器官的疾病只能够采用药物治疗,因而称为内科。当代医学,对每个内脏器官的疾病,如果必要,都可以通过手术或手法治疗,但这个专业仍沿用过去的名称,即"外科"。外科疾病(surgical diseases),指的是那些只有通过手术或手法整复处理才能获得最好治疗效果的疾病。外科学(surgical science)则是一门学科,是医学科学的一个重要组成部分,它不仅要求掌握外科疾病的诊断、预防以及治疗的知识和技能,同时还要研究疾病的发生和发展规律。

第一节 | 中医外科学发展简史

我国医学史上,早在旧石器时代就开始用人工制造的器具(如砭石)治疗伤病。在新石器时代发展成石针(箴石),用于治痈肿。青铜器时代制造出青铜砭针。约公元前 1300 年,殷墟出土的商代甲骨文中已发现各种外科疾病名称,如"龋齿""疥""疮"。公元前 1066—公元前 481 年设立"疡科",即中医(Chinese medicine)外科,主治未溃肿物、已溃疮疡、刀枪箭伤及骨折等人体外部和四肢伤病。我国现存最早的医方名著《五十二病方》(1973 年长沙马王堆出土的医书)中强调预防破伤风,并开始用疝带和疝罩治疗腹股沟疝。要指出的是,马王堆汉墓女尸肌肤、内脏和脑均保存完整,说明当时已有相当先进的防腐技术。

《史记·扁鹊仓公列传》记载了很多解剖名称:"俞跗……乃割皮解肌……湔浣肠胃,漱涤五藏……"公元前 400 年左右,以五脏六腑和经络气血等相结合的医学理论体系形成。《黄帝内经》中对血液循环已有阐述。公元 190 年左右《难经》对人体解剖有较详细的描述。1045 年,《欧希范五脏图》正式出版。清代王清任观察犯人的尸体解剖,撰写《医林改错》一书,纠正了前人对解剖认识的许多错误。要指出的是,中医的解剖名称与西方医学并不相同,它强调功能,自成体系。

扁鹊(公元前 407 年—公元前 310 年)抢救尸厥病人使其获愈。华佗(145—208 年)使用酒服麻沸散为病人进行过死骨剔除术、剖腹术等。危亦林(1337 年)主张在骨折或脱臼的整复前用乌头、曼陀罗等药物先行麻醉,强调"若其人如酒醉,即不可加药"。也就是说,要严格掌握麻醉药的用量,确保安全性。明代,王肯堂将川乌、草乌、南星、半夏和川椒制成糊剂用于体表手术,开创了药物局部麻醉的先例。

公元 196—204 年,张仲景描述了肠痈(阑尾炎)、肺痈(肺脓疡)、阴吹(直肠阴道瘘)等,并创建了人工呼吸法来急救自缢以及灌肠术。到 1667 年,西方人 Hooke 才开始使用人工呼吸的方法。499 年,《刘涓子鬼遗方》中论述了金疮、痈疽、疮疖等化脓性感染的诊断和治疗原则,如脓肿切开引流术,强调手术刀要用火烧红后方可使用。650 年,将海藻、海蛤等制成丸散治疗地方性甲状腺肿,比西方人Parry(1786 年)对甲状腺肿的记述早 1 100 多年。652 年,山西绛州僧死后,他的弟子对他的尸体进行病理解剖,发现食管内扁体鳞状物,即食管癌。841 年,蔺道人科学地论述了肩关节、髋关节脱臼手法复位,四肢及脊柱骨折的手法、手术复位及夹板固定技术。14 世纪初,危亦林首创"悬吊复位法"治疗脊柱骨折,比西方人用此方法早近 600 年。1554 年,薛铠创用烧灼断脐法预防婴儿破伤风。1604 年,申斗垣提出对筋瘤以"利刀去之"。对血瘤,他提出:"以利刀割去。以银烙匙烧红一烙即不流血。亦不溃。不再生。"他还强调外科器械使用前要经过煮沸处理。这些观念和措施比西方人的消毒观念和肿瘤外科原则至少早 200 多年。

由此可见,中医外科学具有悠久的历史,对世界外科学的发展作出过巨大贡献。

第二节 │ 工业革命与现代外科学发展

18 世纪和 19 世纪西方国家第一次和第二次工业革命期间,相继完善了对人体器官结构解剖的认识,解决了麻醉、止血和输血、术后感染以及外科手术操作基本技术等问题,奠定了现代外科学基础。

1. **解剖** 1859 年 Gray 出版的《图解和外科的解剖学》,作为医学教科书一直沿用至今。

2. **麻醉** 1800 年 Davy 发现了氧化亚氮(笑气)的麻醉作用。1842 年美国医生 Long 用乙醚全身麻醉施行皮肤肿瘤切除。1847 年爱丁堡的 Simpson 用氯仿进行麻醉获得成功。1887 年德国的 Schleich 开始用可卡因作局部浸润麻醉,但由于其毒性大,该药很快被普鲁卡因所代替。迄今,普鲁卡因仍是一种安全有效的局部麻醉药。

3. **输血** 大出血是造成创伤和手术死亡的重要原因之一,输血可以挽救病人生命。1901 年奥地利 Landsteiner 发现血型后,输血安全性得以保证。

4. **术后感染** 在 100 年前,手术感染是一大难题。匈牙利产科医生 Semmelweis(1818—1865 年)证明产后发热是感染性疾病,并要求医生在接生前必须用漂白粉溶液(chlorinated lime solution)将手洗净。采用这种方法后,产妇病死率由 10% 降到了 1%。这是抗菌术(antisepsis)的开端。英国的 Lister(1827—1912 年)使用抗菌剂苯酚浸泡器械、喷洒手术室,使截肢术病人的死亡率从 45% 降至 15%。

德国细菌学家 Koch 于 1878 年发现了伤口感染的病原菌,Bergmann(1836—1907 年)创用蒸汽灭菌法对敷料进行灭菌,由此抗菌术演进至无菌术(asepsis)。1887 年 Mikulicz-Radecki 倡议手术者戴口罩;1889 年 Fürbringer 提出了手臂消毒法;1890 年美国学者 Halsted 提倡戴灭菌橡皮手套。至此,无菌术得到完善。1928 年英国 Fleming 发现了青霉素,1935 年德国学者 Domagk 提倡应用百浪多息(磺胺类药物),使术后感染的预防和治疗提高到了一个新的水平。

5. **手术操作基本技术** 直到 19 世纪 80 年代,头、胸和腹部仍是不能手术的禁区,需要解决的基本技术有:①如何在术中控制出血和止血。1872 年英国人 Wells 在术中正式用止血钳止血,1873 年德国人 Esmarch 在截肢时用止血带控制出血,1908 年 Pringle 以示指和拇指捏紧肝十二指肠韧带来控制肝脏手术中出血,术中控制出血和止血技术逐步完善。②如何将空腔器官的两个断端重新连接起来,特别是胃肠道和血管。Wolfler(1881 年)和 Billroth(1829—1894 年)完善了胃肠吻合技术;Lembert 提出缝合小肠的基本原则(the basic principle of intestinal suture),即浆膜对浆膜吻合法;Carrel(1902 年)通过三定点缝线(three holding sutures)把血管断端的圆口变为三角形,以方便缝合,并因此于 1912 年获得诺贝尔生理学或医学奖。

对于现在的医学生来说,手术治疗某种疾病是理所当然的。实际上,一直到 20 世纪初,外科学整体水平仍然很低。外科学真正进入高速发展阶段是 20 世纪中期以后,科学理论出现重大突破,开启了第三次工业革命。在这期间,基础医学、计算机技术、信息技术和生物工程等高新科技的进步,使外科学的发展突飞猛进。20 世纪 50 年代初,低温麻醉和体外循环技术研究成功,心脏直视手术成为可能。20 世纪 60—70 年代,提出了"两减一保"为代表的加速术后康复理念;显微外科技术推动了创伤外科、整复和断肢再植技术的进步。而后,超声、CT 和磁共振成像(MRI)等影像技术成功用于临床,使外科疾病正确诊断率显著提高,手术方案制订更加合理。电刀、超声刀、超声吸引刀(CUSA)和吻合器等医疗器械,降低了手术难度,减少了术中出血量和术后并发症的发生,提高了手术安全性。内镜、腹腔镜、经管腔插入导管介入诊疗技术以及复合手术(hybrid operation),推动了微创外科的发展。新一代抗排斥药物和器官保存液研制成功,使临床器官移植成为一种安全、有效、可行的常规外科手术。

2013年德国提出"工业3.0"概念,开启了第四次工业革命,进入智能化时代。一系列前沿科技与医学不断融合,推动着现代医学持续向前发展。人工智能(artificial intelligence,AI)、混合现实(mixed reality,MR)、手术机器人(surgical robotics)、远程医疗(telemedicine)、3D打印(three-dimensional printing)、脑机接口(brain-computer interface,BCI)、计算机辅助手术导航系统(computer assisted surgical navigation system)、区块链(blockchain)等先进的科学技术被应用于外科的临床与教学中,为目前外科学领域亟待解决的问题提供了新的方案和思路,推动着外科学不断向前发展和进步。

第三节 | 外科疾病分类与外科专业分科

(一)外科疾病分类 外科疾病大致分为七类:

1. **损伤** 由暴力或其他致伤因子引起的人体组织破坏,例如内脏破裂、骨折、烧伤等,多需要手术或其他外科方法和技能处理,以修复组织、恢复功能。

2. **感染** 致病的微生物侵入人体,导致组织、器官损伤和破坏,形成局限的感染病灶或脓肿,往往需要手术治疗,如化脓性阑尾炎、肝脓肿等。

3. **肿瘤** 绝大多数是良性肿瘤,手术切除后可以痊愈;对恶性肿瘤,手术能达到根治、延长生存时间或者缓解症状的效果。

4. **畸形** 先天性畸形,例如唇腭裂、先天性心脏病、肛管直肠闭锁等,均需施行手术治疗。后天性畸形,例如烧伤后瘢痕挛缩,也需手术整复,以改善外观和恢复功能。

5. **内分泌功能失调** 如甲状腺和甲状旁腺功能亢进等。

6. **寄生虫病** 如肝棘球蚴病和胆道蛔虫病等。

7. **其他** 空腔器官梗阻,如肠梗阻、尿路梗阻;血液循环障碍,如下肢静脉曲张、门静脉高压症;结石病,如胆石症、泌尿系统结石;不同原因引起的大出血(massive hemorrhage)等,常需手术治疗。

外科疾病与内科疾病的区分,其实是相对的。虽然外科是以手术或手法为主要疗法,但外科疾病也不都是需要手术的,常是在一定的发展阶段才需要手术。例如急性胆囊炎,早期一般先抗感染治疗,如炎症不能控制且有加重趋势,才施行胆囊切除术。内科一般是以应用药物为主要疗法,但是,有些内科疾病发展到某一阶段则需要手术治疗。例如先天性肝豆状核变性,药物不能控制其进展时,常需要做肝移植。不仅如此,由于医学科学的进展,有的原来认为应当手术的疾病,现在可以改用非手术治疗,例如90%以上的泌尿系统结石可以应用体外冲击波,使结石粉碎排出。此外,腔镜和内镜诊疗技术已在内科和外科广泛应用,使内、外科交叉融合,有些疾病已很难界定是属于内科疾病还是外科疾病了。

(二)外科专业分科 随着现代外科学在广度和深度方面的迅速发展,任何一名外科医生都已很难掌握外科学的全部知识和技能,外科学向专业化发展成为必然。外科分科的方式很多:如根据工作对象和性质,分为实验外科和临床外科(俗称大外科)。临床外科(二级学科)根据人体系统,分为骨科、泌尿外科、神经外科、血管外科等,其余的归属于普通外科(三级学科);按人体部位分,有头颈外科、胸心外科、腹部外科;按年龄特点,分为小儿外科、老年外科,现在可为胎儿做手术,但尚未成为专科;按手术方式分,有整复外科、显微外科、移植外科等;按疾病性质分,有肿瘤外科、急诊外科等;按器官功能分,有内分泌外科等。有的专科不断发展壮大,又分出一些亚专科(四级学科),如普通外科分出甲状腺外科、乳腺外科、肝胆外科和胃肠外科,等等。

第四节 | 怎样学习外科学

手术是外科治疗工作中的一个重要手段,也是治疗成败的关键。但片面地强调手术,认为外科就是手术、手术就能解决一切问题,这种想法是不正确的、有害的。如果在尚未确定疾病的诊断以及是否适合采取外科治疗之前,即贸然进行手术,就有可能给病人带来不可弥补的伤害。即使是一个成功的手术,也可能由于术前准备不充分或术后处理不恰当、不及时而导致失败。因此,学习外科学首先要严格掌握外科疾病的手术适应证,如能以非手术疗法治愈的,即不应采用手术治疗;如能以小的、简单的手术治愈的,即不应采用大的、复杂的手术。一定要纠正单纯手术观点,反对为手术而手术和为练习技术而手术的错误行为。必须严格遵循外科诊疗基本原则:正确诊断,充分准备;满意麻醉,准确定位;仔细解剖,减轻损伤;根除伤病,力保功能;加强护理,促进康复。要做到:①严于术前,即严格掌握手术指征和手术时机;②精于术中,即具备精湛的手术技能;③勤于术后,即勤观察、勤处理,勤与病人或病人家属沟通和说明病情。只有这样,才能保证每例手术成功。

1. 必须贯彻理论与实践相结合的原则　外科学的每一进展,都体现了理论与实践相结合的原则。以十二指肠溃疡的外科治疗为例:早年人们曾经施行胃空肠吻合或胃部分切除术治疗此病,但发现这些病人手术后溃疡又可复发。通过研究,了解到胃酸分泌及其对溃疡的影响,乃确立了胃大部切除术的原则。然而,胃大部切除术虽能避免溃疡复发,却又带来了生理紊乱引起的各种并发症。又经过对胃生理和溃疡病病因的深入研究,人们才开始应用迷走神经切断术来治疗十二指肠溃疡;通过疗效观察,由迷走神经干切断术发展到选择性迷走神经切断术,继而进一步提高到更符合生理原则的高选择性迷走神经切断术。20世纪中叶以后,确认了幽门螺杆菌的致病作用,用质子泵抑制剂(PPI)治疗十二指肠溃疡的效果确切。现在,本病只有发生严重并发症(如溃疡穿孔、大出血)时,才有可能需要手术。

学习外科学,一定要自觉地运用理论与实践相结合的认识论原则。要善于分析实践中所遇到的各种问题,不断通过自己的独立思考,把感性认识和理性知识紧密地结合起来,从而提高发现问题、分析问题和解决问题的能力。

2. 必须重视基本知识、基本技能和基础理论　基本知识包括基础医学知识和其他临床各学科的知识。对于前者,例如要做好腹股沟疝的修补术,就必须熟悉腹股沟区的局部解剖;施行乳腺癌手术,就应了解乳腺癌的淋巴转移途径。对于后者,如要鉴别梗阻性黄疸与肝细胞性黄疸,就要掌握这两种黄疸的临床特点。所以,外科医生对基本知识的学习要认真,达到准确无误。若认为这类知识较粗浅而无须用心,结果会使自己认识模糊,不但不能处理外科疾病,而且也不能正确地作出诊断和鉴别诊断。

在基本技能方面,首先要学会如何询问病史,掌握体格检查的技巧,写好病史记录。即使在影像学诊断技术迅速发展和日趋完善的今天,仍须强调这些基本技能,不应忽视,这样才能较全面地了解和判断病情。要培养严格的无菌观念,熟悉各种消毒方法。要重视外科基本操作的训练,诸如切开、分离、止血、结扎、缝合以及引流、换药等,都要按照一定的外科准则,而不可草率行事,否则会影响到手术的效果。其他处理如血管穿刺、胃肠减压、气管内插管或切开、胸腔闭式引流、导尿等,都需认真学习,且能熟练使用。

至于为什么要重视基础理论,因为它能帮助外科医生在临床实践中加深理解、加深认识。如果一个外科医生只会施行手术,而不知道为什么要施行这样的手术,也就是"知其然而不知其所以然",这会造成医疗工作中的差错,甚至危害病人生命。例如,要解决异体皮肤和器官的移植问题,就必须了解人体的免疫反应;认识到在创伤和感染过程中出现的器官血流量减少和再灌注损伤、炎症介质的作用、内毒素血症和细菌移位等在多器官功能障碍综合征发生中所起的作用,才会早期采取相应的处理措施,有效地预防其发生。总之,只有具备了扎实的基础理论,外科医生才能在临床工作中做到原则性与灵活性相结合,乃至开拓思路,有所创新。

当今的外科学面临高速发展的机遇和挑战。外科医生必须在掌握现有知识的基础上刻苦钻研,努力实践。要勤奋学习先进技能和新的理论,科学地收集和评价证据,指导外科实践,大胆地进行改革与创新,以满足外科学发展的需要。为此,我们必须大力培养既有高尚医德,又有过硬技术本领的新一代外科接班人。

第五节 | 外科规范

（一）外科实践与法律法规 外科手术操作的对象是人，必然涉及法律法规，因此需要强调外科医生"合法行医"（legal medicine）。外科医生特别要注意：

1. **生命权** 《中华人民共和国民法典》第一千零二条规定：自然人享有生命权。自然人的生命安全和生命尊严受法律保护。外科医生要特别尊重人体组织和器官的完整及正常功能。因治疗需要切除病人器官或组织，术前必须对病人或其家属细致解释理由及各种可能发生的情况，征得同意并签字为据。曾有外科医生行胃肠手术时，见卵巢有肿块，好心顺手切下，造成不必要的医疗纠纷。

2. **知情同意权与医学伦理** 《中华人民共和国医师法》第二十五条及第二十六条明确规定这一内容。1947年8月20日，在纽伦堡审判大厅的被告席上，20多名德国医生因在囚徒身上进行试验，被宣判为"以科学的名义犯下谋杀、虐待以及其他暴行罪"。纽伦堡审判为医学试验制定了规矩，后人称作《纽伦堡法典》（Nuremberg Code），其核心是"人类试验必须是自愿的"。1964年，这一法典进一步发展为《赫尔辛基宣言》（*Declaration of Helsinki*）。

术前谈话时告诉病人手术可能带来的不利预后，但不能因为已经告知，或可以积极采取措施避免时，而不采取相应行动。法律上称此为"不作为"，医生必须要为此承担责任。

3. **尊重隐私权** 《中华人民共和国医师法》第二十三条明确规定医师应关心、爱护、尊重病人，依法保护病人隐私和个人信息。要注意，病人的病情也属于隐私权范围，不可随意泄露。在外科医生面前，病人各种隐私暴露无遗，但外科医生绝不可以把这些当作茶余饭后的谈资，也不可未经司法途径随意告知他人。

（二）外科实践与专业规范（ethics） 专业规范有两层含义：一是伦理，多指社会道德方面；另一个是专业技术操作规范，常被忽视。

1. **专业技术操作规范** 专业技术操作规范绝大多数在法律法规上无章可循，只是行业内的规矩，有的甚至只是行业中大多数人的共识。《外科学》教科书就是外科专业技术操作规范之一。在实际工作中，可能常会发现某种不同于技术操作规范的新技术新疗法，但必须严格按照规定逐级审批，才可执行，否则就是违规。

2. **专业技术伦理规范** 包括四个方面：①什么是"人"；②人应承担何种责任，享有怎样的愉快与价值；③了解人在这个世界的感觉后再讨论医疗问题；④从自然定律到文化观点等不同人文基础都要考虑。

随着科学与技术在医学领域的不断发展，诊断水平已到了分子和基因水平，人工智能已在医学多个领域应用，人们越来越意识到在科学与人性、技术与情感之间的矛盾。例如：由于有了许多先进的辅助诊断设备，外科医生几乎无须与病人更多接触，就可以确定手术。对病人来讲，一位没有见过几面、没有说过几句话的医生就要为自己开刀，取去身体的某个部分，其恐惧与焦虑可想而知。

因而，外科医生在考虑手术时，要注意到：生命整体与部分的关系，躯体与精神的需要，病人作为社会人有社会、家庭、财产、婚姻等问题，这就是医学的生物-心理-社会模式（biopsychosocial model）。

（陈孝平）

本章思维导图

第二章 外科无菌原则

无菌原则即无菌术(asepsis),指的是针对微生物及感染途径所采取的一系列操作规范,主要包括灭菌(sterilization)和消毒(disinfection)。在手术、穿刺、插管、注射及换药等过程中,通过采取一系列严格措施,防止微生物通过接触、空气或飞沫进入伤口或组织,降低感染的风险。

灭菌是指杀灭一切活的微生物,包括芽胞。消毒则是指杀灭病原微生物和其他有害微生物,但并不要求清除或杀灭所有微生物。从临床角度讲,无论灭菌或消毒,都必须杀灭所有致病微生物,达到临床无菌术的要求。通常对应用于手术区域或伤口的物品按灭菌要求处理;病人的皮肤、手术人员手臂、某些特殊手术器械、手术室的空气等按消毒的标准进行处理,去除有害微生物。

无菌术的内容不仅涉及各种灭菌和消毒的方法,相关操作规则及管理制度也非常重要。医务人员在医疗护理操作过程中,需遵循一套操作规程,保证无菌物品、无菌区域不被污染,防止病原微生物侵入人体。所有医护人员都必须自觉遵守、严格执行这些规则及制度,确保无菌术的实施。

第一节 手术器械、物品的灭菌、消毒法

(一)高压蒸汽灭菌法 是目前医院内应用最多的灭菌法。高压蒸汽灭菌器分为下排气式和预真空式两种。下排气式灭菌器由一个有两层壁的耐高压的锅炉构成。蒸汽进入灭菌室内,积聚而使压力增高,室内温度也随之升高。高压蒸汽达到一定的温度和时间,即能杀灭所有的微生物。

不少医院现已采用更为先进的预真空式蒸汽灭菌器。先抽吸灭菌器内的空气使其呈真空状态,然后由中心供气系统将蒸汽直接输入灭菌室,这样可以保证灭菌室内的蒸汽分布均匀,可缩短整个灭菌过程所需时间,对物品的损害也更轻微(表2-1)。

表2-1 压力蒸汽灭菌器灭菌参数

设备类别	物品类别	温度/℃	所需最短时间/min	压力/kPa
下排气式	敷料	121	30	102.9
	器械	121	20	102.9
预真空式	器械、敷料	132~134	4	205.8

高压蒸汽灭菌法适用于大多数医用物品,包括手术器械、衣巾及布类敷料等的灭菌。为保证高压灭菌的效果,使用过程有严格的规定:①灭菌包裹体积的上限为:长40cm、宽30cm、高30cm;②包扎不能过紧,不用绳扎;③灭菌室内不宜排得过密;④预置专用的包内及包外灭菌指示纸带,当压力及温度均达到灭菌要求时,包内指示带由无色变为黑色,包外指示带出现黑色条纹;⑤已灭菌的物品应注明有效日期,通常为2周。

(二)化学气体灭菌法 这类方法适用于不耐高温、湿热的医疗材料的灭菌,如电子仪器、光学仪器、内镜及其专用器械、导管、引流管及其他橡胶制品等物品。目前主要采用环氧乙烷气体灭菌法、过氧化氢等离子体低温灭菌法和甲醛蒸汽灭菌法等,使用方法如下。

1. 环氧乙烷气体灭菌法 气体有效浓度为450~1 200mg/L,灭菌室内温度为37~63℃,需持续

1～6 小时才能达到灭菌要求。灭菌的有效期为半年。环氧乙烷气体灭菌法处理后残留气体的排放，不能采用自然挥发，而应设置专用的排气系统排放。

2. **过氧化氢等离子体低温灭菌法**　该方法的原理是在灭菌设备内激发产生辉光放电，以过氧化氢为介质，形成低温等离子体，发挥灭菌作用。过氧化氢作用浓度为 >6mg/L，温度为 45～65℃，时间为 28～75 分钟。灭菌前物品应充分干燥。

（三）煮沸法　此法适用于金属器械、玻璃制品及橡胶类物品。在水中煮沸至 100℃并持续 15～20 分钟，一般细菌即可被杀灭，但有芽胞的细菌至少需煮沸 1 小时才能被杀灭。该方法简单易行，效果确切，可在部分基层医疗单位或急救场合使用。为节省时间和保证灭菌质量，高原地区可使用压力锅进行煮沸灭菌。压力锅内的蒸汽压力可达到 127.5kPa，锅内最高温度为 124℃左右，10 分钟即可达到灭菌效果。

（四）药液浸泡法　锐利手术器械、内镜等还可以采用化学药液浸泡来达到消毒目的。目前临床上大多采用 2% 中性戊二醛作为浸泡液，30 分钟达到消毒效果，灭菌时间为 10 小时。用于消毒的其他品种浸泡液包括 10% 甲醛、70% 酒精、1∶1 000 苯扎溴铵和 1∶1 000 氯己定等。

（五）干热灭菌法　适用于耐热、不耐湿，蒸汽或气体不能穿透物品的灭菌，如玻璃、粉剂、油剂等物品的灭菌。干热温度达到 160℃，最短灭菌时间为 2 小时；170℃时为 1 小时；180℃时为 30 分钟。

（六）电离辐射法　属于工业化灭菌法，主要应用于无菌医疗耗材（如一次性注射器、丝线）和某些药品，常利用 ^{60}Co 释放的 γ 射线或者加速器产生的电子射线起到灭菌作用。

第二节 ｜ 手术人员和病人手术区域的准备

（一）手术人员的术前准备　手术人员需要按照一定的规程进行术前准备，以保证手术在无菌条件下进行。

1. **一般准备**　手术人员进入手术室后，先要换穿手术室准备的清洁鞋和衣裤，戴好帽子和口罩。帽子要盖住全部头发，口罩要盖住鼻孔。剪短指甲，并去除甲缘下的积垢。手或臂部有破损或有化脓性感染时，不能参加手术。

2. **外科手消毒**　人体皮肤表面存在着微生物群落：一部分存在于皮肤皱褶和毛孔等深部，称为常居菌落；另一部分为皮肤表面的暂居菌，多来自环境，松散附着于皮肤表面。手臂消毒法能清除皮肤表面几乎所有暂居菌和少部分常居细菌。在手术过程中，深藏的常居菌可能逐渐移到皮肤表面。所以在手臂消毒后，还要戴上无菌手套和穿无菌手术衣，以防止这些细菌污染伤口。

手臂的消毒包括清洁和消毒两个步骤：先用皂液或洗手液，按"六步洗手法"彻底清洗手臂，去除表面各种污渍，然后用消毒剂作皮肤消毒。目前常用的手消毒剂有乙醇、异丙醇、氯己定、碘伏等。消毒方法有刷洗法、冲洗法和免冲洗法。外科手消毒最常用的是刷洗法，按一定顺序刷洗手臂 3 分钟，可达到外科手消毒标准。新型手消毒剂的出现使消毒过程逐渐简化。

3. **穿无菌手术衣和戴手套的方法**　手臂消毒完成后，需要按无菌术的要求，穿上无菌手术衣，戴上无菌手套。

（二）病人手术区的准备　病人皮肤表面也存在着暂居菌和常居菌。这些细菌进入切开的组织，可能会导致感染。病人手术区准备的目的是清除手术切口处及其周围皮肤上的暂居菌，并抑制常居菌的移动，最大限度减少手术部位相关感染。

手术区域附近皮肤如果毛发浓密，可能影响显露和操作时，应于术前去除。手术前一日，健康状况允许的病人应沐浴。

除局部麻醉外，手术前皮肤消毒应在麻醉后进行，传统的皮肤消毒法是用 2.5%～3% 碘酊涂擦手术区，待其干燥后以 70% 酒精涂擦两遍，脱去碘酊。近年来，含活性碘或活性氯的专用皮肤消毒剂陆续问世并广泛用于临床。

消毒规范:①涂擦消毒剂时,应由手术区中心向四周涂擦。如为感染部位手术,或肛门区手术,则应从手术区外周涂向感染处或会阴肛门处。已经接触污染部位的药液纱布,不应再返擦清洁处。②手术区皮肤消毒范围要包括手术切口周围15cm的区域。如切口有延长的可能,应相应扩大皮肤消毒范围。

手术区消毒后,需铺设无菌布单,目的是除显露手术切口所必需的最小皮肤区以外,遮盖非手术区,尽量减少手术中的污染,为手术操作提供充分的无菌平面。除手术切开部位外,手术切口周围必须覆盖四层或四层以上无菌巾。铺巾原则是:先铺相对不洁区(如下腹部、会阴部),最后铺靠近操作者的一侧,并用巾钳将交角夹住,以防移动。无菌巾铺设完成后,不可随便移动,如果位置不准确,只能由手术区向外移,不能由外向内移动。

第三节 | 手术进行中的无菌原则

在手术开始之际,手术器械物品均已灭菌消毒,手术人员完成手臂消毒、穿无菌手术衣、戴无菌手套,病人手术区也已消毒并覆盖无菌布单。这一切已为手术提供了一个无菌操作的环境。但是在手术过程中,如果没有一定的规章制度来保持这种无菌环境,则已经灭菌和消毒的物品或手术区域很有可能受到污染,以致引发伤口甚至深部感染。所有参加手术的人员都应该认真执行以下无菌操作规则:

1. 手术人员穿无菌手术衣和戴无菌手套之后,个人的无菌空间为肩部以下、腰部以上的身前区(至腋中线)、双侧手臂。手术台及器械推车铺设无菌单后,台面范围也是无菌区。手不能接触背部、腰部以下和肩部以上部位,这些区域属于有菌地带;同样,也不要接触手术台边缘以下的布单。如发生意外污染,需要立即更换或重新消毒。

2. 不可在手术人员的背后传递手术器械或物品。坠落到无菌巾或手术台以外的器械物品,按污染处理。

3. 手术中如果手套破损或接触到有菌地方,应更换无菌手套。如果前臂或肘部触碰到有菌地方,应更换无菌手术衣或加套无菌袖套。如果无菌巾、布单等已被浸湿,其无菌隔离作用已不再完整,应加盖干的无菌布单。

4. 手术开始前要清点器械、敷料。手术结束时,检查胸、腹等体腔,待核对器械、敷料数无误后,才能关闭切口,以免异物遗留腔内,产生严重后果。

5. 做皮肤切口及缝合皮肤之前,需用70%酒精再涂擦消毒皮肤一次。

6. 切口边缘应以无菌大纱布垫遮盖。例如腹部手术在进腹后将无菌巾与腹膜缝合,保护腹壁切口。现已有工业化生产的切口保护装置问世,开腹后将切口保护器置入腹腔,其无菌薄膜外翻后即可覆盖整个切口,对切口有良好的保护作用。

7. 切开空腔脏器之前,要先用纱布垫保护周围组织,以防止或减少污染。

8. 在手术过程中,同侧手术人员如需调换位置,一人应先退一步,背对背地转身到达另一位置,以防触及对方背部非无菌区。

9. 参观手术的人员不能太多,应与手术人员和无菌器械台保持30cm以上的距离,尽量减少在手术间的走动。

10. 手术进行时不应开窗通风或用电扇,室内空调机风口不能吹向手术台。

11. 所有参加手术人员必须严格遵守无菌制度,人人应对无菌原则保持高度的责任感。对于可疑被污染的物品,一概按污染处理。

第四节 | 手术室的管理

手术室需要有严格的管理制度以保证其环境洁净。相关制度包括消毒、卫生制度,灭菌消毒物品

的保存和监测,以及特殊感染病人所用器械物品的处理等。相关的规定及制度归纳如下:

1. 手术室的建筑布局应当遵循医院感染预防与控制的原则,做到布局合理、分区明确、标识清楚,符合功能流程合理和洁污区域分开的基本原则.·

2. 进入手术室的工作人员严格遵守手术室各项制度,如更衣更鞋制度、参观制度、病人安全管理制度、查对制度、仪器设备使用制度等。

3. 现代化的层流手术室采用空气洁净技术从而对微生物污染采取程度不同的处理,不仅提供洁净的空气,而且能控制气流的流通方向,手术室内形成正压环境,使气流从洁净度高的手术区域流向洁净度低的区域,形成一个密闭的洁净环境。开门使室内的正压降低,会有少量门外的空气进入室内,影响室内空气的洁净度。手术过程中尽量减少手术间的开门次数,严禁开门进行手术。

4. 一天内同一手术间有多个手术的,安排时要遵循先做无菌手术后做污染手术的原则。乙型肝炎、梅毒、艾滋病等特殊传染病病人的手术应安排在无传染病病人之后。

5. 手术室的工作区域,应当每24小时清洁消毒一次。连台手术之间,当天手术全部完毕后,应当对手术间及时进行清洁消毒处理。每周要对手术间进行彻底清扫一次,包括地面、墙面、顶部、仪器设备表面等。每月对参加手术者洗手后作手指细菌培养、手术室空气细菌培养,以及消毒物品的细菌培养。

6. 特殊感染病人所用器械物品的消毒处理。气性坏疽、铜绿假单胞菌感染者术后,用40%甲醛+高锰酸钾熏蒸(每100m³用40%甲醛200ml+高锰酸钾100g)。乙型肝炎、铜绿假单胞菌感染、开放性结核病人,所用手术器械先在2 000mg/L有效氯溶液中浸泡60分钟,然后清洗、高压蒸汽灭菌。引流物及引流瓶用2 000mg/L有效氯溶液浸泡60分钟后倒入指定容器,由医院统一处理。用过的敷料打包后集中送洗衣房专缸处理。

本章思维导图

(匡 铭)

第三章 | 水、电解质代谢紊乱和酸碱平衡失调

第一节 | 概 述

人体新陈代谢在体液环境中进行,疾病和外界环境变化常导致体液容量、分布、电解质浓度发生变化以及酸碱平衡失调(简称酸碱失衡),这些紊乱若得不到及时纠正,会引起严重后果,甚至危及生命。

体液由水和溶解于其中的电解质、低分子有机化合物及蛋白质等组成,广泛分布于组织细胞内外。成人体液总量占体重60%,其中细胞内液(intracellular fluid,ICF)约占体重40%,细胞外液(extracellular fluid,ECF)约占体重20%,细胞外液中血浆约占体重5%,其余15%为组织间液。细胞外液构成人体内环境,是沟通组织细胞之间和机体与外界环境之间的媒介。内环境稳定是机体各种生理功能发挥和新陈代谢正常进行的前提。

细胞外液中最主要的阳离子是 Na^+,其次是 K^+、Ca^{2+}、Mg^{2+} 等,阴离子主要是 Cl^-、HCO_3^-、HPO_4^{2-}、SO_4^{2-} 和有机酸及蛋白质。细胞内液中主要阳离子是 K^+,其次是 Na^+、Ca^{2+}、Mg^{2+} 等,主要阴离子是 HPO_4^{2-} 和蛋白质,其次是 HCO_3^-、Cl^-、SO_4^{2-} 等。溶液的渗透压取决于溶质分子或离子的数目,体液中起渗透作用的溶质主要是电解质。细胞外液和细胞内液渗透压相等,正常血浆渗透压280~310mOsm/(kg·H_2O)。渗透压的稳定是维持细胞内、外液平衡的保证。

正常人每天水的摄入和排出处于动态平衡中,水的来源有饮水、食物水和代谢水。机体排出水的途径有消化道、肾脏、皮肤和肺。体液容量及渗透压的稳定通过神经内分泌系统调节,渗透压感受器主要分布在下丘脑视上核和室旁核,当渗透压变化时可影响抗利尿激素分泌。血容量和血压等非渗透性变化则可通过容量感受器和颈动脉窦、主动脉弓压力感受器而影响抗利尿激素分泌。当机体水分不足或摄入较多食盐时,细胞外液渗透压增高,刺激下丘脑渗透压感受器,产生口渴感觉,机体会主动饮水以补充水。同时,高渗透压一方面促进抗利尿激素分泌,增加肾远曲小管和集合管对水重吸收,减少水排出。另一方面,高渗透压抑制醛固酮分泌,降低肾小管对 Na^+ 的重吸收,增加 Na^+ 排泄,从而降低细胞外液渗透压。反之,当体内水过多时,细胞外液渗透压降低,一方面通过抑制抗利尿激素分泌,减弱肾远曲小管和集合管对水重吸收,排出体内多余水;另一方面促进醛固酮分泌,加强肾小管对 Na^+ 的重吸收,减少 Na^+ 排出,促使细胞外液渗透压回升。

人体体液环境同样必须具有适宜的酸碱度才能维持正常代谢和生理功能,正常人体血浆酸碱度在很窄范围内变动,用动脉血 pH 表示为7.35~7.45。机体对体液酸碱度的调节主要通过体液缓冲系统、肺、组织细胞和肾的调节来维持。血液缓冲系统主要有碳酸氢盐缓冲系统、磷酸盐缓冲系统、血浆蛋白缓冲系统、血红蛋白和氧合血红蛋白缓冲系统,其中以碳酸氢盐缓冲系统最为重要,约占血液缓冲系统总量的 1/2 以上,缓冲能力强,可以缓冲所有固定酸。挥发酸的缓冲主要靠非碳酸氢盐缓冲系统,特别是血红蛋白和氧合血红蛋白缓冲系统。肺在酸碱平衡中的作用是通过改变 CO_2 排出量来调节血浆碳酸浓度,使血浆中 HCO_3^- 与 H_2CO_3 比值接近正常,以保持pH 相对恒定。组织细胞内液的缓冲作用主要是通过离子交换进行,如通过 H^+-K^+、H^+-Na^+、Na^+-K^+ 交换以维持电中性。当细胞外液 H^+ 过多时,H^+ 弥散入细胞内,而 K^+ 从细胞内移出;反之,当细胞外液 H^+ 减少时,H^+ 由细胞内移出。肾脏调节作用是通过排出固定酸及保留碱性物质来维持血浆 HCO_3^- 浓度,使血浆 pH 保持相对恒定。

第二节 | 水、钠代谢紊乱

一、脱水

脱水(dehydration)是指人体饮水不足或消耗、丢失大量水而无法及时补充,导致细胞外液减少而引起新陈代谢障碍的临床综合征。根据其伴有的血钠和渗透压变化,脱水分为低渗性脱水、高渗性脱水和等渗性脱水。

(一) 低渗性脱水(hypotonic dehydration) 即细胞外液减少合并低血钠,特点是 Na^+ 丢失多于失水,血清 Na^+ 浓度<130mmol/L,血浆渗透压<280mOsm/(kg·H_2O),伴有细胞外液量减少。

【病因】 ①大量消化液丢失而只补充水,这是最常见原因。如大量呕吐、长期胃肠减压导致大量含 Na^+ 消化液丢失而只补充水或仅输注葡萄糖溶液。②液体在第三间隙集聚:如腹膜炎、胰腺炎形成大量腹水,肠梗阻导致大量肠液在肠腔内积聚,胸膜炎形成大量胸腔积液等。③长期连续应用排钠利尿剂如依他尼酸、噻嗪类等。肾上腺功能不全,醛固酮分泌不足,肾小管对 Na^+ 重吸收减少。此外,肾实质性疾病或肾小管中毒等可引起 Na^+ 排出增加。④经皮肤丢失:如大量出汗、大面积烧伤等均可导致体液和 Na^+ 大量丢失,若只补充水则可造成低渗性脱水。

【临床表现】 常见症状有恶心、呕吐、头晕、视物模糊、软弱无力、起立时容易晕倒等,一般无口渴感。当循环血量明显下降,肾滤过量相应减少,以致体内代谢产物潴留时,可出现神志淡漠、肌痉挛性疼痛、腱反射减弱、呼吸困难和昏迷等。

根据缺钠程度,低渗性脱水可分为三度:轻度缺钠者血钠浓度在 130～<135mmol/L 以下,病人感疲乏、头晕、手足麻木,尿 Na^+ 减少。中度缺钠者血钠浓度在 120～<130mmol/L 以下,除有上述症状外,尚有恶心、呕吐、脉搏细速、血压不稳定或下降、脉压变小、浅静脉萎陷、视物模糊、站立性晕倒,尿量少,尿中几乎不含钠和氯。重度缺钠者血钠浓度在 120mmol/L 以下,病人神志不清,出现肌痉挛性抽痛,腱反射减弱或消失;出现木僵、呼吸困难甚至昏迷,常发生低血容量性休克。

【诊断】 病人有上述体液丢失病史和临床表现,可初步诊断为低渗性脱水。进一步检查包括:①尿液检查:尿比重常在 1.010 以下,尿 Na^+ 和 Cl^- 常明显减少。②血钠测定:血钠浓度<135mmol/L,血钠浓度越低,病情越重。③红细胞计数、血红蛋白量、血细胞比容及血尿素氮值均增高。

【治疗】 首先应积极处理致病原因。针对低渗性脱水时细胞外液缺钠多于缺水的血容量不足情况,应静脉输注含盐溶液或高渗盐水,以纠正细胞外液低渗状态和补充血容量。治疗原则是根据血钠降低速度、程度及症状进行治疗。低渗性脱水时,补钠量可按下列公式计算:需补钠量(mmol)=[血钠正常值(mmol/L)-血钠测得值(mmol/L)]×体重(kg)×0.6(女性为 0.5)。总输入量应分次完成,一般先补充缺钠量的一部分以解除急性症状,然后再根据临床表现及血 Na^+、Cl^- 浓度、动脉血气分析等指标补充剩余量。重度缺钠出现休克者首先补足血容量,以改善微循环和组织器官灌注。输注高渗盐水时应严格控制滴速,每小时不应超过 100～150ml,随后根据病情及血钠浓度再调整治疗方案。

(二) 高渗性脱水(hypertonic dehydration) 即细胞外液减少合并高血钠,特点是失水多于失钠,血清 Na^+>150mmol/L,血浆渗透压>310mOsm/(kg·H_2O),细胞外液量和细胞内液量都减少,又称低容量性高钠血症。

【病因】 ①摄入水分不足,多见于进食和饮水困难等情况,如食管癌致吞咽困难、危重病人给水不足;②水丧失过多,如高热、大量出汗、甲状腺功能亢进及大面积烧伤,通过皮肤丢失大量低渗液体;③呕吐、腹泻及消化道引流等可导致等渗或含钠量低的消化液丢失;④中枢性或肾性尿崩症时均可经肾排出大量低渗性尿液,使用大量脱水剂如甘露醇、葡萄糖等高渗溶液,昏迷病人鼻饲浓缩的高蛋白饮食,均可因为溶质性利尿而导致失水;⑤任何原因引起的过度通气,经呼吸道黏膜不显性蒸发加强,丢失不含电解质的水分。

【临床表现】　缺水程度不同,症状亦不同。轻度缺水者缺水量为体重 2%~4%,除口渴外无其他症状。中度缺水者缺水量为体重 4%~6%,有明显口渴、乏力、尿少、唇舌干燥、皮肤失去弹性、眼窝下陷、烦躁不安、肌张力增高、腱反射亢进等症状。重度缺水者除上述症状外,出现躁狂、幻觉、错乱、谵妄、抽搐、昏迷、血压下降等症状甚至死亡。

【诊断】　病史和临床表现有助于高渗性脱水的诊断。实验室检查异常包括:①尿比重和尿渗透压高;②红细胞计数、血红蛋白量、血细胞比容轻度升高;③血清 Na^+ 浓度>150mmol/L 或血浆渗透压>310mOsm/($kg \cdot H_2O$)。

【治疗】　积极治疗原发病,控制钠摄入,纠正细胞外液容量异常,若有液体持续丢失,应予以补充。症状严重的高钠血症通常分两个阶段治疗:首先快速纠正细胞外液容量缺乏以改善组织灌注、纠正休克,然后再逐步纠正水缺乏,包括补充持续的水丢失。所需补充液体量应根据临床表现及估计丧失水量占体重的百分比,按每丧失体重 1% 补液 400~500ml 计算,总补水量还应该包括不显性失水、尿和胃肠道失水量。能进食者可以口服,无法口服的病人则静脉输注 5% 葡萄糖溶液。纠正高渗性脱水速度不宜过快,一般不超过 0.5~1.0mmol/($L \cdot h$),以避免快速扩容导致脑水肿。治疗期间应监测全身情况及血钠浓度,酌情调整后续补给量。

高渗性脱水者体内总体钠量是减少的,只不过是由于失水多于失钠,故在纠正脱水过程中,应适当补充钠。

(三) 等渗性脱水(isotonic dehydration)　即细胞外液减少而血钠正常,其特点是血容量减少但血清 Na^+ 浓度和血浆渗透压仍在正常范围。

【病因】　任何等渗性液体大量丢失所造成的血容量减少,短时间内均属等渗性脱水。临床上常见病因有:①消化液急性丧失,如肠外瘘、大量呕吐、腹泻等;②体液丧失在感染区或软组织内,如腹腔内或腹膜后感染、肠梗阻等;③大量抽放胸腔积液、腹水,大面积烧伤等。等渗性脱水如不及时处置,可由于不显性蒸发或呼吸等途径不断丢失水分而转变成高渗性脱水。如果补充过多低渗液体则可转变为低渗性脱水和低钠血症。

【临床表现】　临床症状有恶心、厌食、乏力、少尿等,但不口渴。体征包括:舌干燥,眼窝凹陷,皮肤干燥、松弛等。若在短期内体液丧失量达到体重的 5%,常出现脉搏细速、肢端湿冷、血压不稳定或下降等症状。当体液继续丧失达体重的 6%~7% 时,则有更严重休克表现。

【诊断】　多数病人有消化液或其他体液大量丧失病史,依据病史和临床表现常可确定诊断。实验室检查可发现红细胞计数、血红蛋白量和血细胞比容均明显增高。血清 Na^+、Cl^- 等一般无明显降低,尿比重增高。

【治疗】　原发病治疗十分重要,若能消除病因则脱水将很容易纠正。等渗性脱水治疗可静脉输注平衡盐溶液或等渗盐水,尽快补充血容量,特别是有脉搏细速和血压下降等血容量不足表现者,需快速输注以恢复血容量。静脉快速输注上述液体时必须监测心脏功能,包括心率、中心静脉压或肺动脉楔压等。平衡盐溶液是治疗等渗性脱水最常用制剂,在纠正缺水后,钾排出量增加,血清 K^+ 浓度会因为细胞外液量的增加而被稀释,故应预防发生低钾血症。

二、水中毒和水肿

水中毒(water intoxication)是指水潴留使体液量明显增多,血清 Na^+ 浓度<130mmol/L,血浆渗透压<280mOsm/($kg \cdot H_2O$),但体钠总量正常或增多。水肿(edema)是指过多液体在组织间隙或体腔内聚集。

【病因】　①急性肾衰竭,各种原因所致的抗利尿激素分泌过多。水中毒最常发生于肾功能不全病人。②持续性大量饮水或静脉输注不含盐或含盐量少的液体过多过快,超过肾脏排水能力。全身性水肿多见于充血性心力衰竭(简称心衰)、肾病综合征和肾炎、肝脏疾病、营养不良和某些内分泌疾病病人。局限性水肿常见于器官组织局部炎症,静脉或淋巴管阻塞等情况。

【临床表现】 急性水中毒发病急骤,水过多所致脑细胞肿胀可造成颅内压增高,引起一系列神经、精神症状,如头痛、嗜睡、躁动、精神紊乱、定向能力失常、谵妄甚至昏迷,若发生脑疝,则出现相应的神经定位体征。慢性水中毒症状往往被原发疾病的症状所掩盖,可有软弱无力、恶心、呕吐、嗜睡等。体重明显增加,皮肤苍白而湿润。实验室检查:红细胞计数、血红蛋白量、血细胞比容和血浆蛋白量降低,血浆渗透压降低,以及平均红细胞体积增加和红细胞平均血红蛋白浓度降低,提示细胞内、外液量均增加。

皮下水肿是水肿重要的临床特征,当皮下组织过多液体集聚时,皮肤肿胀、弹性差,用手指按压时可出现凹陷,称为凹陷性水肿。水肿出现的部位因发病原因不同而各有不同,心源性水肿首先出现在低垂部位,肾性水肿先表现为眼睑或面部水肿,肝性水肿则以腹水为多见。

【治疗】 原发病防治十分重要,急性肾衰竭、心力衰竭病人应严格限制水摄入,预防水中毒发生。疼痛、失血、休克、创伤及大手术等因素容易引起抗利尿激素分泌过多,这类病人的输液治疗应注意避免过量。轻度水中毒者只要停止或限制水摄入,在机体排出多余水后,水中毒即可解除。程度严重者除严格禁止水摄入外,还需用利尿剂以促进水排出。静脉快速滴注 20% 甘露醇等渗透性利尿剂可减轻脑细胞水肿和增加水排出,静脉注射呋塞米等强利尿剂也可促进体内水排出。

第三节 | 钾代谢紊乱

钾是机体最重要的矿物质之一。正常人体内约 90% 的钾存储于细胞内,骨钾约占 7.6%,跨细胞液钾约占 1%,仅约 1.4% 的钾在细胞外液中。钾具有维持细胞新陈代谢、保持细胞静息膜电位、调节细胞内外渗透压及酸碱平衡等多种重要生理功能。机体可通过以下几条途径维持血钾平衡:①通过细胞膜 Na^+-K^+ 泵改变钾在细胞内外液中的分布;②通过细胞内外 H^+-K^+ 交换影响细胞内外钾的分布;③通过肾小管上皮内外跨膜电位的改变影响钾的排泄量;④通过醛固酮和远端小管调节肾排钾量;⑤通过出汗方式或结肠排泄钾。正常血清钾浓度为 3.5~5.5mmol/L,钾代谢异常有低钾血症和高钾血症。

一、低钾血症

血清钾浓度低于 3.5mmol/L 称为低钾血症(hypokalemia)。

【病因】 ①消化道梗阻、长期禁食、昏迷、神经性厌食等导致钾摄入不足;②严重呕吐、腹泻、持续胃肠减压、肠瘘等,从消化道途径丧失大量钾;③长期应用呋塞米或噻嗪类利尿剂,肾小管性酸中毒,急性肾衰竭多尿期,以及盐皮质激素过多使肾排出钾过多;④长期输注不含钾盐的液体,或肠外营养液中钾补充不足;⑤钾向组织内转移,见于大量输注葡萄糖和胰岛素,或代谢性、呼吸性碱中毒者。

【临床表现】 最早的临床表现是肌无力,先是四肢软弱无力,以后可延及躯干和呼吸肌,可有弛缓性瘫痪、腱反射减退或消失。病人有厌食、恶心、呕吐和腹胀、肠蠕动消失等肠麻痹表现。心脏受累主要表现为窦性心动过速、传导阻滞和节律异常。低钾血症典型心电图改变为早期出现 ST 段压低以及 T 波降低、增宽或倒置,随后出现 QT 间期延长和 U 波,严重者出现 P 波幅度增高、QRS 增宽、室上性或室性心动过速、心房颤动(简称房颤)。但并非每个病人都有上述心电图改变,故不应仅凭心电图异常来诊断低钾血症。低钾血症的临床表现有时可以很不明显,特别是当病人伴有严重细胞外液减少时,其临床表现主要是缺水、缺钠所致的症状。但当缺水被纠正之后,由于钾浓度被进一步稀释,此时即会出现低钾血症的症状。

【诊断】 根据详细的病史、临床表现以及实验室检查即可作出低钾血症的诊断,血钾浓度低于3.5mmol/L 有诊断意义,心电图检查可作为辅助性诊断手段。

【治疗】 通过积极处理造成低钾血症的病因,较易纠正低钾血症。补钾主要是根据血清钾浓度、是否存在低钾的症状和体征以及是否有钾持续丢失而进行。轻度低钾血症者可鼓励其进食含钾丰富的食物,如橘子、香蕉、咖啡等,或以口服氯化钾为佳。无法进食的病人需经静脉补给,补钾量可参考血钾浓度降低程度,每天补钾 40～80mmol 不等。以每克氯化钾相等于 13.4mmol 钾计算,约每天补氯化钾 3～6g。静脉补钾有浓度及速度限制,通常浓度为每升输注的液体中含钾量不宜超过 40mmol(约相当于氯化钾 3g),溶液应缓慢滴注,输注速度控制在 20mmol/h 以下。如果含钾溶液输入过快,血清钾浓度在短期内快速增高,将有致命的危险。对于少数出现危及生命的心律失常或瘫痪的低钾病人,可进行更高浓度和速度的补钾,但应通过中心静脉并且应用输注泵给予,必须严密监测血钾、肌张力并进行持续性心电监护,一旦危情纠正,应减慢补钾速度。对于伴有休克的病人,应先尽快恢复血容量,待尿量超过 40ml/h 后再静脉补钾。值得注意的是,临床上补钾后血钾浓度上升只是暂时的,因为大多数补充的钾将进入细胞内以补充细胞内钾的缺失,因此补钾过程中应密切监测血钾浓度。

二、高钾血症

血清钾浓度高于 5.5mmol/L 称为高钾血症(hyperkalemia)。

【病因】 ①进入体内钾太多,如口服含钾药物或静脉输入过多钾,或大量输入保存期较久的库存血等;②肾排钾功能减退,如急、慢性肾衰竭,应用保钾利尿剂如螺内酯、氨苯蝶啶等,以及盐皮质激素不足等;③细胞内钾移出,如溶血、组织损伤以及酸中毒等。

【临床表现】 肌肉轻度震颤,手足感觉异常,肢体软弱无力,腱反射减退或消失,甚至出现弛缓性瘫痪。高钾血症可引起窦性心动过缓、房室传导阻滞或快速型心律失常,甚至心室颤动(简称室颤)或心搏骤停。高钾血症的心电图变化表现为 T 波高而尖,QT 间期缩短,QRS 波增宽伴幅度下降,P 波波幅下降并逐渐消失。

【诊断】 有引起高钾血症原因的病人,当出现无法用原发病解释的上述临床表现时,应考虑到有高钾血症可能。血清钾浓度超过 5.5mmol/L 即可确诊,心电图有辅助诊断价值。

【治疗】 高钾血症一旦确诊首先应立即停用一切含钾药物或溶液,同时采取下列措施降低血钾。

1. **促使 K⁺ 转入细胞内** ①10% 葡萄糖酸钙溶液 10～20ml 稀释后缓慢静脉注射,该方法起效快但持续时间短;②5%NaHCO₃溶液 250ml 静脉滴注,既可增加血容量而稀释血清 K⁺,又能促使 K⁺ 移入细胞内或由尿排出,同时还有助于酸中毒的治疗;③10U 胰岛素加入 10% 葡萄糖溶液 300～500ml 中静脉滴注,持续 1 小时通常可以降低血钾 0.5～1.2mmol/L。

2. **利尿剂** 常用袢利尿剂如呋塞米 40～100mg 或噻嗪类利尿剂,可促使钾从肾排出,但对肾功能障碍者效果较差。

3. **阳离子交换树脂** 可用聚磺苯乙烯(降钾树脂)15g 口服,每日 2～3 次,无法口服的病人可灌肠,可促进从消化道排出钾离子。

4. **透析疗法** 最快速有效降低血钾的方法有血液透析和腹膜透析两种,前者对钾的清除速度明显快于后者,可用于上述治疗仍无法降低血钾浓度或者严重高钾血症病人。

第四节 │ 镁、钙、磷代谢紊乱

一、镁代谢紊乱

机体 60% 的镁存在于骨骼中,其余大部分在骨骼肌及其他组织器官细胞内,仅有 1%～2% 在细胞外液中。镁具有多种生理功能,包括调节各种离子通道的电流,催化体内多种酶而参与腺苷三磷酸(ATP)代谢,在调控细胞生长,维持心肌、骨骼肌及胃肠道平滑肌的兴奋性等方面均具有重要作用。正常血清镁浓度为 0.75～1.25mmol/L,正常情况下体内镁平衡主要靠肾脏调节。

(一)低镁血症(hypomagnesemia) 血清镁浓度<0.75mmol/L 称为低镁血症。

【病因】 ①长期禁食、厌食或长时间肠外营养而没有补充镁;②严重腹泻、长期胃肠减压引流、肠瘘以及短肠综合征等导致镁经胃肠道丢失;③大量应用利尿剂及某些肾脏疾病,导致经肾排出镁增多而重吸收减少;④高钙血症可使肾小管对镁及磷酸盐的重吸收减少;⑤糖尿病酮症酸中毒、甲状腺功能亢进以及严重甲状旁腺功能减退均使肾小管对镁的重吸收减少。

【临床表现】 主要症状有肌震颤、手足搐搦及 Chvostek 征阳性等,严重者表现为癫痫大发作。此外,低镁血症常有眩晕、共济失调、手足徐动症、肌无力和肌萎缩。因此凡有诱因且有上述症状者,应疑有镁缺乏。低镁血症容易引起心律失常,心电图表现包括 PR 间期和 QT 间期延长。

【治疗】 轻度无症状低镁血症可以通过口服补充镁剂加以纠正,但由于口服镁剂特别是高剂量时容易发生腹泻,故口服吸收障碍者或严重低镁血症病人应静脉补充镁。对于有症状的低镁血症或严重低镁血症病人,临床上一般可用 25% 硫酸镁 5～10ml 加入 5% 葡萄糖溶液中缓慢滴注。由于镁从细胞外液向细胞内分布相对较慢,因此即使血清镁浓度正常,也仍应谨慎继续补充镁 1～2 天。此外,在纠正低镁血症的同时,应纠正低血钙、低血钾、低血磷及碱中毒等其他电解质紊乱。

(二)**高镁血症**(hypermagnesemia) 血清镁浓度>1.25mmol/L 称为高镁血症。

【病因】 ①肾衰竭是高镁血症最常见的病因,多见于急、慢性肾衰竭少尿或无尿时;②严重脱水伴少尿时,镁随尿排出减少;③肾上腺皮质功能减退、甲状腺功能减退时,肾脏排镁障碍;④静脉内补镁过多过快;⑤分解代谢亢进的疾病,如糖尿病酮症酸中毒使细胞内镁移至细胞外。

【临床表现】 高镁血症可抑制内脏平滑肌功能,临床表现有嗳气、呕吐、便秘和尿潴留等症状。高镁抑制神经肌肉的兴奋性传递,导致出现乏力、疲倦、腱反射减退,严重时出现肌肉弛缓性瘫痪、嗜睡或昏迷。高镁血症对心血管的影响表现为抑制房室和心室内传导,降低心肌兴奋性,心电图检查表现为传导阻滞和心动过缓,严重时出现血压下降甚至心搏骤停。

【治疗】 肾功能正常的轻度高镁血症无需特殊治疗,因为肾脏能快速清除镁。有明显心血管症状的病人应立即静脉注射钙剂,10% 葡萄糖酸钙(或氯化钙)溶液 10～20ml 缓慢注射,可以对抗镁对心脏和肌肉的抑制。在充分扩容时应用利尿剂以利于镁排出。若上述处理后疗效不佳可采用透析治疗,血液透析是治疗肾衰竭伴高镁血症的有效方法。

二、钙、磷代谢紊乱

钙和磷是人体含量最丰富的无机元素,体内约 99% 的钙和 86% 的磷以羟磷灰石形式存在于骨骼和牙齿中,其余以溶解状态分布于体液和软组织中。血钙指血清中所含的总钙量,成人正常浓度为 2.25～2.75mmol/L。血液中磷以有机磷和无机磷两种形式存在,血磷通常是指血浆中的无机磷,成人正常浓度为 1.1～1.3mmol/L。钙的主要生理功能是形成和维持骨骼、牙齿结构,维持细胞正常生理功能,调节细胞功能和酶的活性,维持神经肌肉兴奋性,参与凝血过程。磷是机体所有细胞中核酸的组成成分,细胞膜的必需构成物质,也是物质代谢反应以及骨骼、体液构成等不可少的成分。磷参与机体能量代谢过程,调控生物大分子的活性。磷酸盐还是血液缓冲体系的重要组成部分。

(一)**低钙血症**(hypocalcemia) 血钙浓度<2.25mmol/L 称为低钙血症。

【病因】 ①维生素 D 缺乏:食物中维生素 D 摄入缺少或光照不足;梗阻性黄疸、慢性腹泻、脂肪泻等影响肠道吸收,肝硬化或肾衰竭等导致维生素 D 羟化障碍。②甲状旁腺功能减退,临床上常见于甲状旁腺或甲状腺手术误切除了甲状旁腺,导致甲状旁腺激素缺乏,破骨减少,成骨增加,造成低血钙。③慢性肾衰竭时肠道钙吸收减少,同时血磷升高,血钙降低。④急性胰腺炎时机体对甲状旁腺激素的反应性下降,胰高血糖素分泌亢进,胰腺炎症或坏死释放出的脂肪酶与钙结合成钙皂而影响肠吸收。

【临床表现】 低钙血症时神经肌肉兴奋性升高,出现口周和指(趾)尖麻木及针刺感、手足抽搐、腱反射亢进、Chvostek 征阳性,严重时可导致喉痉挛、气管痉挛、癫痫发作甚至呼吸暂停。精神症状表现为烦躁不安、抑郁及认知能力减退。低钙对心血管的影响主要表现为传导阻滞等心律失常,严重时可出现室颤、心力衰竭。心电图典型表现为 QT 间期和 ST 段明显延长。低钙时可出现骨骼疼痛、病理性骨折、骨骼畸形。

【诊断】 根据病史、体格检查及实验室检测常可明确诊断,血钙浓度低于2.25mmol/L有诊断价值。

【治疗】 低钙血症出现手足抽搐、喉痉挛等症状时应立即处理,一般用10%葡萄糖酸钙10～20ml稀释后缓慢静脉注射,通常用药后立即起作用。然后可用10%葡萄糖酸钙稀释于5%葡萄糖溶液中静脉滴注,调整滴注速度直至血清钙浓度达到正常值下限。对伴有低镁血症的病人,补充镁有助于低钙血症的纠正。慢性低钙血症首先要治疗原发病,如维生素D缺乏、甲状旁腺功能减退,通常推荐联合应用钙和维生素D制剂,临床上应用最多的是骨化三醇加碳酸钙或葡萄糖酸钙等钙剂,治疗目标是维持血清钙浓度于正常值低限。

(二)高钙血症(hypercalcemia) 血钙浓度>2.75mmol/L称为高钙血症。

【病因】 ①甲状旁腺功能亢进:常见于甲状旁腺腺瘤或增生;②白血病、多发性骨髓瘤等恶性肿瘤或恶性肿瘤骨转移;③维生素D中毒:长期大量服用维生素D可造成维生素D中毒,导致高钙高磷血症。

【临床表现】 轻度高钙血症常无特异性症状,血钙浓度进一步增高尤其是合并甲状旁腺功能亢进的病人,可出现疲乏无力、精神不集中、失眠、抑郁、腱反射迟钝、肌力下降等,严重者可出现神志不清甚至昏迷。恶心、呕吐、便秘在高钙血症病人中十分常见,少数病人合并溃疡病及胰腺炎。对骨骼系统的影响为骨骼疼痛、畸形或病理性骨折。高钙血症还会造成尿路结石。高钙可使心肌兴奋性增加,容易出现心律失常及洋地黄中毒,心电图表现为QT间期缩短,很多病人合并高血压。

【诊断】 血清蛋白浓度正常时,血清钙>2.75mmol/L可确诊为高钙血症,根据病史、体格检查及实验室检测结果即可诊断。

【治疗】 包括病因治疗和降低血钙治疗,甲状旁腺功能亢进者通过手术切除腺瘤或增生的腺组织可彻底治愈。常用的降低血钙的方法有:①增加尿钙排出:高钙血症病人常伴有低血容量,补充血容量可增加尿钙排出;袢利尿剂可抑制钙重吸收而增加尿钙排泄。②抑制骨吸收:降钙素可抑制骨吸收、增加尿钙排泄;唑来膦酸是目前治疗恶性肿瘤骨转移的标准治疗药物。③减少肠道钙吸收:糖皮质激素通过抑制维生素D减少肠道对钙的吸收,增加肾脏的钙排泄;口服磷制剂可以减少肠道对钙的吸收。④透析:透析可有效降低血钙浓度,对肾功能不全或心功能不全病人尤为适用。

(三)低磷血症(hypophosphatemia) 血清无机磷浓度<0.8mmol/L称为低磷血症。

【病因】 ①饥饿、长期禁食,反复呕吐、腹泻等导致肠道吸收磷减少;②急性酒精中毒、甲状旁腺功能亢进、长期应用糖皮质激素或利尿剂、代谢性酸中毒、糖尿病等可使得尿磷排泄增加;③应用胰岛素、雄激素、大量静脉输注葡萄糖等可促使磷进入细胞内;④长期肠外营养未补充磷制剂。

【临床表现】 轻度低磷血症时无特异性的临床表现。低磷血症可引起代谢性脑病,表现为易激动、神志障碍,重症者可有木僵、昏迷。神经肌肉症状表现为肌无力,甚至可因呼吸肌无力出现呼吸困难、呼吸衰竭。胃肠道症状为食欲缺乏、恶心、呕吐、腹泻、便秘等。重度低磷血症者可出现心律失常、急性心力衰竭、心搏骤停、低血压及休克等表现。

【诊断】 根据病史、临床症状及实验室检查常可明确诊断,测定尿磷和血磷有助于诊断,血清无机磷浓度<0.8mmol/L时诊断成立。

【治疗】 低磷血症主要是针对病因治疗,轻度无症状低磷血症无需特别处理,或每日口服补充磷1～2g,分次给予。严重低磷血症或症状明显的病人需要静脉补充磷:当血清磷浓度<0.3mmol/L时,每日静脉补充磷酸盐量为0.3mmol/kg,在24小时内给予;血磷浓度在0.3～0.6mmol/L时,一般每日静脉补充50～60mmol磷酸盐安全且有效。补充磷制剂时应注意低钙血症、抽搐、低血压、腹泻等,应及时纠正存在的低钾血症和低镁血症以及水、酸碱代谢紊乱,维护心、肺等重要脏器功能。

(四)高磷血症(hyperphosphatemia) 成人血清无机磷浓度>1.6mmol/L为高磷血症。

【病因】 ①急、慢性肾功能不全,肾排磷减少;②甲状旁腺功能低下,尿磷排出减少;③维生素D中毒时维生素D可促进肠道及肾脏对磷的重吸收;④甲状腺功能亢进可促进溶骨的发生;⑤急性酸中毒、骨骼肌破坏、高热、恶性肿瘤等可促使磷向细胞外移出。

【临床表现】　高磷血症并不产生特殊临床症状,急性高磷血症增加钙磷沉淀风险,从而导致软组织及肾脏钙化,引起肾衰竭。高磷常继发低钙血症,病人可因为低钙而出现抽搐、心律失常、低血压等临床症状。

【治疗】　除对原发病进行防治外,无症状或肾功能正常的高磷血症无需特殊治疗,过量的磷可以通过肾脏排出。急性肾衰竭或伴明显高磷血症者,可通过血液透析治疗清除过高的血磷。慢性高磷血症的治疗包括限制食物中磷的摄入,口服钙盐、氢氧化铝等。

第五节 ｜ 酸碱平衡失调

正常生物体的体液 pH 相对稳定,这主要依靠体内各种缓冲系统以及肺、肾的调节来实现。机体这种处理酸碱物质的含量和比例以维持 pH 在恒定范围的过程称为酸碱平衡。临床上,许多因素可以引起酸碱负荷过度或调节机制障碍,导致体液酸碱度的稳定性破坏,称为酸碱平衡失调。酸碱平衡失调很多情况下是某些疾病或疾病过程的继发性变化,但酸碱平衡失调又使得病情加重或更加复杂,甚至危及病人生命。因此,及时发现和正确处理酸碱平衡失调往往是疾病治疗成败的关键。

一、代谢性酸中毒

代谢性酸中毒(metabolic acidosis)是指细胞外液 H^+ 增加和/或 HCO_3^- 丢失引起的 pH 下降,以血浆原发性 HCO_3^- 减少为特征,是临床上最常见的酸碱平衡失调类型。

【病因】　①碱性物质丢失过多:严重腹泻、肠瘘、胰瘘、胆道引流等均可引起 $NaHCO_3$ 大量丢失。②肾脏排酸保碱功能障碍:肾衰竭、肾小管功能异常时体内固定酸由尿中排出障碍,HCO_3^- 在近曲小管的重吸收减少;应用碳酸酐酶抑制剂如乙酰唑胺可抑制肾小管上皮细胞内碳酸酐酶活性,排 H^+ 及重吸收 HCO_3^- 减少。③酸性物质产生过多:任何原因引起的缺氧和组织低灌注时,细胞无氧糖酵解增强而产生乳酸性酸中毒;糖尿病、严重饥饿或酒精中毒时,体内脂肪分解加速,产生大量酮体,引起酮症酸中毒。④外源性固定酸摄入过多,消耗 HCO_3^- 缓冲,如大量摄入阿司匹林,长期服用氯化铵、盐酸精氨酸或盐酸赖氨酸等药物。⑤高钾血症:各种原因引起细胞外液 K^+ 浓度增高,K^+ 与细胞内 H^+ 交换,引起细胞外 H^+ 增加,导致代谢性酸中毒。

代谢性酸中毒时血液中增多的 H^+ 立即被血浆缓冲系统缓冲,HCO_3^- 等缓冲碱被消耗。此外,H^+ 浓度增高通过化学感受器引起呼吸中枢兴奋,增加呼吸深度和频率,加速 CO_2 呼出,降低血液中 H_2CO_3 浓度,维持 HCO_3^-/H_2CO_3 比值接近正常,使血液 pH 趋向正常。代谢性酸中毒时肾通过增加 H^+ 和 NH_4^+ 分泌以及重吸收 HCO_3^- 进行调节。

【临床表现】　轻度代谢性酸中毒可无明显症状。重症病人可有疲乏、眩晕、嗜睡、感觉迟钝或烦躁。最明显的表现是呼吸加快加深,典型者称为 Kussmaul 呼吸。酮症酸中毒者呼出气带有酮味,病人面颊潮红,心率加快,血压常偏低。可出现腱反射减弱或消失、神志不清或昏迷。病人常有轻微腹痛、腹泻、恶心、呕吐、胃纳下降等胃肠道症状。代谢性酸中毒可降低心肌收缩力和周围血管对儿茶酚胺的敏感性,病人容易发生心律不齐、急性肾功能不全和休克,一旦产生则很难纠正和治疗。

【诊断】　根据病人有严重腹泻、肠瘘或休克等病史,又有深而快的呼吸,即应怀疑有代谢性酸中毒。动脉血气分析及血生化检测可以明确诊断,并可了解代偿情况和酸中毒严重程度。此时血液 pH<7.35,HCO_3^- 浓度明显下降。代谢性酸中毒代偿期,血 pH 可在正常范围,但 HCO_3^-、碱剩余(BE)和动脉血二氧化碳分压(PaCO_2)均有一定程度降低。代谢性酸中毒的血气分析参数:标准碳酸氢盐(SB)、实际碳酸氢盐(AB)以及缓冲碱(BB)值均降低,BE 负值加大,pH 下降,$PaCO_2$ 继发性降低,AB<SB。

【治疗】　首先是针对原发病的治疗,如乳酸性酸中毒应首先纠正循环障碍、改善组织灌注、控制感染;糖尿病酮症酸中毒应及时输液、应用胰岛素控制血糖、纠正电解质紊乱。由于机体具有较强的调节酸碱平衡的能力,只要能消除病因,再辅以补充液体以纠正缺水,较轻的代谢性酸中毒常可自行纠正。低血容量性休克所致的轻度代谢性酸中毒,经补液、输血等措施纠正休克之后也随之可被纠正。

对血浆 HCO_3^- 低于 10mmol/L 的重症酸中毒病人,应立即输液和用碱性药物进行治疗。常用的碱性药物是碳酸氢钠溶液,该溶液进入体液后即离解为 Na^+ 和 HCO_3^-,HCO_3^- 与体液中的 H^+ 化合成 H_2CO_3,再离解为 H_2O 及 CO_2,CO_2 则自肺部排出,从而减少体内 H^+,使酸中毒得以改善。Na^+ 留于体内则可提高细胞外液渗透压和增加血容量。临床上根据酸中毒严重程度,首次可静脉输注 5%$NaHCO_3$ 溶液 100~250ml,用后 2~4 小时复查动脉血气分析及血浆电解质浓度,根据测定结果再决定是否需继续给药及用量。5%$NaHCO_3$ 溶液为高渗溶液,过快过多输注可致高钠血症和高渗透压,应注意避免。此外,酸中毒纠正时容易导致低钾血症和低钙血症而出现相应的临床表现,应及时注意防治。

二、代谢性碱中毒

代谢性碱中毒(metabolic alkalosis)是指细胞外液碱增多和/或 H^+ 丢失引起 pH 升高,以血浆 HCO_3^- 原发性增多为特征。

【病因】 ①酸性物质丢失过多:呕吐剧烈、长时间胃肠减压使得胃液中 H^+、Cl^- 及 K^+ 丢失,肠液和胰腺的 HCO_3^- 得不到 H^+ 中和而被吸收入血,导致低氯低钾性碱中毒;使用袢利尿剂或噻嗪类利尿剂可抑制髓袢对 Cl^- 的主动重吸收和 Na^+ 的被动重吸收,促进远曲小管和集合管细胞分泌 H^+ 及 K^+ 增加,H^+ 经肾大量丢失使 HCO_3^- 重吸收增加;肾上腺皮质激素尤其是醛固酮增多可促进 H^+ 经肾排出,也可通过保 Na^+ 排 K^+ 促进 H^+ 排泄,造成低钾性碱中毒。②碱性物质摄入过多:消化性溃疡病人服用过多 $NaHCO_3$,或静脉输注过量 $NaHCO_3$;摄入乳酸钠、乙酸钠或大量输注含枸橼酸盐抗凝的库存血,这些有机酸盐在体内氧化可产生 $NaHCO_3$,造成浓缩性碱中毒。③H^+ 向细胞内移动:低钾血症引起细胞内 K^+ 向细胞外转移,同时细胞外 H^+ 向细胞内移动,可发生代谢性碱中毒。此时,肾小管细胞内缺钾,K^+-Na^+ 交换减少,代之 H^+-Na^+ 交换增加,H^+ 排出及 HCO_3^- 重吸收增加,尿液呈酸性,称为反常性酸性尿。

呼吸对代谢性碱中毒的代偿反应较快,血浆 H^+ 浓度下降使得呼吸中枢抑制,呼吸变浅变慢以减少 CO_2 排出,血浆 H_2CO_3 升高,使 HCO_3^-/H_2CO_3 的比值接近正常以降低血 pH。肾的代偿较慢,肾小管上皮细胞的碳酸酐酶和谷氨酰胺酶活性降低,H^+ 和 NH_4^+ 分泌减少,HCO_3^- 重吸收减少,从而使血 HCO_3^- 减少。

【临床表现】 轻度代谢性碱中毒一般无明显症状,其临床表现往往被原发病所掩盖。对神经肌肉系统的影响表现为烦躁不安、精神错乱或谵妄等中枢神经兴奋的症状,面部及肢体肌肉抽动、腱反射亢进及手足抽搐。碱中毒抑制呼吸中枢可导致呼吸变浅变慢,换气量减少。碱中毒可引起各种心律失常、血压下降甚至心搏骤停。

【诊断】 根据病史可作出初步诊断,血气分析可确定诊断及其严重程度。代偿期血液 pH 可基本正常,但 HCO_3^- 浓度和 BE 有一定程度增高。失代偿时血液 pH 和 HCO_3^- 浓度明显增高,$PaCO_2$ 正常。代谢性碱中毒的血气分析参数:pH 升高,AB、SB 及 BB 值均升高,AB>SB,BE 正值加大,$PaCO_2$ 继发性升高。

【治疗】 首先应积极治疗原发疾病,对丧失胃液所致的代谢性碱中毒,输注等渗盐水或葡萄糖盐水,既恢复了细胞外液量又可补充 Cl^-,血液稀释后 HCO_3^- 很快下降并随尿排出,即可纠正轻症低氯性碱中毒。代谢性碱中毒时常伴有低钾血症,可同时补给氯化钾,补充后 K^+ 进入细胞内并将其中的 H^+ 交换出来。此外,补钾可促进肾脏排泄 HCO_3^- 增加,有利于加速碱中毒的纠正。严重碱中毒时可应用 0.1~0.2mol/L 稀盐酸溶液,可将 1mol/L 盐酸 100ml 溶入 0.9%$NaCl$ 或 5% 葡萄糖溶液 1 000ml 中,经中心静脉导管缓慢滴注(25~50ml/h)。每 4~6 小时监测一次血气分析及血电解质,必要时第二天可重复治疗。

三、呼吸性酸中毒

呼吸性酸中毒(respiratory acidosis)是指 CO_2 排出障碍或吸入过多引起的 pH 下降,以血浆 H_2CO_3 浓度原发性升高为特征。

【病因】 ①颅脑损伤、脑血管意外、呼吸中枢抑制剂或麻醉药物用量过大以及呼吸机使用不当导致 CO_2 排出障碍。②喉痉挛或水肿、异物堵塞气管、溺水等可以引起急性呼吸性酸中毒;慢性阻塞性肺疾病、支气管哮喘、严重胸廓畸形、呼吸肌麻痹、气胸或胸腔积液等均可引起慢性呼吸性酸中毒。③急性心源性肺水肿、重度肺气肿、严重肺炎、肺广泛纤维化等均可引起通气障碍。④环境中 CO_2 浓度过高,吸入 CO_2 过多。

急性呼吸性酸中毒时主要靠细胞内外离子交换及细胞内缓冲系统代偿,但这种调节和代偿十分有限,常表现为失代偿状态。慢性呼吸性酸中毒时 $PaCO_2$ 和 H^+ 浓度持续升高,肾小管上皮细胞内碳酸酐酶和谷氨酰胺酶活性增高,肾小管上皮排泄 H^+ 和 NH_4^+ 以及对 HCO_3^- 的重吸收增加。

【临床表现】 急性严重的呼吸性酸中毒常表现为呼吸急促、呼吸困难以及明显的神经系统症状,起初病人可有头痛、视物模糊、烦躁不安,进一步发展可出现震颤、神志不清甚至谵妄、昏迷等。脑缺氧可致脑水肿、脑疝,甚至呼吸骤停。pH 下降以及高 CO_2 血症可引起外周血管扩张,导致心律失常、血压下降等症状。慢性呼吸性酸中毒病人大多数是慢性阻塞性肺疾病等引起的,因此临床上常以这些疾病相关表现为主,包括咳嗽、气促、呼吸困难、发绀等缺氧症状。

【诊断】 病人多有呼吸功能受影响病史,出现上述症状,即应怀疑有呼吸性酸中毒。呼吸性酸中毒的血气分析参数:$PaCO_2$ 增高,pH 降低,通过肾代偿后,代谢性指标继发性升高,AB、SB 及 BB 值均升高,AB>SB,BE 正值加大。

【治疗】 急性呼吸性酸中毒时应迅速去除引起通气障碍的原因,改善通气功能,使蓄积的 CO_2 尽快排出。如为呼吸停止、气道阻塞引起者应尽快插管,行机械通气,可有效改善机体通气及换气功能;由吗啡导致的呼吸中枢抑制者可用纳洛酮静脉注射。对慢性呼吸性酸中毒病人应积极治疗原发病,针对性地采取控制感染、扩张小支气管、促进排痰等措施,以改善换气功能和减轻酸中毒程度。

四、呼吸性碱中毒

呼吸性碱中毒(respiratory alkalosis)是指肺泡通气过度引起的 $PaCO_2$ 降低、pH 升高,以血浆 H_2CO_3 浓度原发性下降为特征。

【病因】 ①中枢神经系统疾病如脑血管障碍、脑炎、脑外伤或脑肿瘤等刺激呼吸中枢引起通气过度;癔症发作可引起精神性通气过度;某些药物如水杨酸、铵盐等可以直接兴奋呼吸中枢,使得通气增强;机械通气使用不当,潮气量设置过大可引起严重呼吸性碱中毒。②高热、甲状腺功能亢进、疼痛、创伤、革兰氏阴性杆菌败血症等机体代谢亢进的情况可刺激引起呼吸中枢兴奋,导致通气过度。③环境氧分压低、各种原因引起的低氧血症均可因为缺氧刺激引起呼吸运动增强,CO_2 排出增多。

急性呼吸性碱中毒时主要靠细胞内外离子交换及细胞内缓冲系统代偿,由于血浆 H_2CO_3 浓度降低而 HCO_3^- 相对增高,H^+ 从细胞内移出至细胞外并与 HCO_3^- 结合,从而降低血浆 HCO_3^- 浓度。此外,细胞内其他缓冲系统也参与代偿。慢性呼吸性碱中毒时才会发生肾脏的代偿调节,持续低碳酸血症时,肾小管上皮排泄 H^+ 和 NH_3 减少,而随尿排出却增加,使血浆中 HCO_3^- 浓度代偿性降低。

【临床表现】 多数病人有呼吸急促、心率加快表现。碱中毒可促进神经肌肉兴奋性增高,表现为手、足和口周麻木和针刺感,肌震颤、手足搐搦等症状。此外,呼吸性碱中毒病人可有眩晕、神志淡漠、意识障碍等神经系统功能障碍表现。危重病人发生急性呼吸性碱中毒常提示预后不良,或将发生急性呼吸窘迫综合征。

【诊断】 结合病史和临床表现常可作出诊断。呼吸性碱中毒的血气分析参数:$PaCO_2$ 降低,pH 升高,AB<SB;代偿后,代谢性指标继发性降低,AB、SB 及 BB 值均降低,BE 负值加大。

【治疗】　首先应防治原发病和去除引起通气过度的原因。急性呼吸性碱中毒病人可吸入含 5%CO_2 的混合气体或嘱病人反复屏气,或用纸袋罩住口鼻使其反复吸入呼出的 CO_2 以维持血浆 H_2CO_3 浓度,症状即可迅速得到控制。对精神性通气过度病人可酌情使用镇静药。对由呼吸机使用不当所造成的通气过度,应调整呼吸频率及潮气量。危重病人或中枢神经系统病变所致的呼吸急促,可用药物阻断其自主呼吸,由呼吸机进行适当的辅助呼吸。有手足抽搐的病人可静脉注射葡萄糖酸钙进行治疗。

(吴国豪)

本章思维导图

第四章 | 输 血

输血（blood transfusion）、麻醉及无菌术曾是促进外科发展的三大要素。随着输血技术体系发展，输血已形成一门现代医学学科，即输血学。严格掌握输血适应证，合理选用血液制品，有效防止输血不良反应，对外科治疗和节约血液资源有着重要意义。

第一节 | 输血的适应证和注意事项

（一）适应证

1. **大量失血** 主要是补充血容量，用于治疗手术、严重创伤、烧伤或其他各种原因所致的低血容量性休克。补充的血量、血制品种类应根据失血的多少、速度和病人的临床表现确定。凡一次失血量低于总血容量的 10%（500ml）者，可通过机体自身代偿而无须输血。当失血量达总血容量的 10%～20%（500～1 000ml）时，应根据血容量不足的临床表现及严重程度，同时参照血红蛋白和血细胞比容（hematocrit，HCT）的变化选择治疗方案。若病人表现为活动时心率增快、直立性低血压，HCT 无改变，此时可补充适量晶体液、胶体液或血浆代用品。若失血量超过总血容量的 20%（1 000ml），病人有较明显的血容量不足表现，出现 HCT 下降，除输入晶体液或胶体液来补充血容量外，还应适当输入浓缩红细胞（concentrated red blood cells，CRBC）以提高携氧能力。原则上，失血量在总血容量的 30% 以下时，不输全血；超过总血容量的 30% 时，可输全血与 CRBC 各半，再配合晶体液和胶体液及血浆以补充血容量。由于晶体液维持血容量作用短暂，需求量大，应增加胶体液或血浆蛋白比例以维持胶体渗透压。当失血量超过总血容量的 50% 且大量输入库存血时，还应适时监测某些特殊成分如白蛋白、血小板及凝血因子等的含量，并及时补充。

2. **贫血及血浆蛋白缺乏** 常为慢性失血、烧伤、红细胞破坏增加或血浆蛋白合成不足所致。手术前应结合检验结果输注 CRBC 以积极纠正贫血。另外，输血可提供补体、抗体等多种血浆蛋白成分，增强病人抗感染及修复能力。

3. **凝血功能异常** 输入新鲜冰冻血浆可防治凝血功能异常所致的出血；建议补充凝血功能异常相关的血液成分，如对血友病 A 病人输注Ⅷ因子或抗血友病因子（anti-hemophilia factor，AHF），对纤维蛋白原缺乏症者输注纤维蛋白原或冷沉淀制剂，对血小板减少或功能障碍者输注血小板等。

4. **重症感染** 全身性严重感染、严重骨髓抑制继发难治性感染者，当其中性粒细胞低下和抗生素治疗效果不佳时，可考虑输入浓缩粒细胞以助控制感染，但因其有引起巨细胞病毒感染、肺部合并症等副作用，临床已少用。

（二）途径及速度
输血有静脉输血和动脉输血两种途径，静脉输血最常用。一般选用较粗的表浅静脉如正中静脉、贵要静脉和大隐静脉等；小儿常采用头皮静脉。必要时需穿刺或切开深静脉以建立通道。动脉输血因并发症多，临床很少使用。

输血速度需根据病情和年龄决定：成人一般为 5ml/min；小儿为 10 滴/min；老年人或心脏储备功能较差者约为 1ml/min。失血量大、情况危急者需加压输血。

（三）注意事项
输血前必须由两名医护人员仔细核对交叉配血单及血袋标签各项内容，并检查血袋是否渗漏、血液颜色有无异常及血液保存时间是否过期。除生理盐水外，不向血液内加入其他任何药物和溶液，以免产生溶血或凝血。输血时应严密观察病人，询问有无不适症状，检查体温、脉搏、血压及尿液颜色等,发现问题及时处理。输血完毕后仍需要观察病情,及早发现延迟性输血反应。输血后血袋应保留 1 天,以便必要时化验检查。

第二节 │ 输血的不良反应及其防治

严格掌握输血指征,遵守输血操作规程,大多数不良反应是可以预防的。

(一)发热反应 是最常见的早期不良反应,发生率为 2%~10%,多发生于输血 15 分钟至 2 小时内,体温可达 39~40℃。主要表现为畏寒、寒战和高热,伴有头痛、出汗、恶心、呕吐及皮肤潮红。症状持续 30 分钟至 2 小时后逐渐缓解。少数反应严重者还可出现抽搐、呼吸困难、血压下降,甚至昏迷。全身麻醉时很少出现发热反应。

【原因】 ①免疫反应:常见于经产妇或多次接受输血者,体内已有白细胞或血小板抗体,再次输血可产生抗原抗体反应而引起发热。②致热原:输血器具或制剂被致热原(如蛋白质、死菌或细菌的代谢产物等)污染,随血输入体内后引起发热反应。

【治疗】 首先分析病因。症状较轻者可先减慢输血速度,病情严重者则应停止输血。畏寒与寒战时应注意保暖,发热严重者给予物理降温及糖皮质激素。伴寒战者可肌内注射异丙嗪 25mg 或哌替啶 50mg。进行血培养以排除微生物感染引起的发热。

【预防】 输血器具严格消毒以避免致热原污染。对于多次输血者或经产妇应选用不含白细胞和血小板的成分血(如洗涤红细胞)。

(二)过敏反应 多发生在输血数分钟后,也可在输血中发生,发生率约 3%。表现为皮肤局限性或全身性红斑、瘙痒或荨麻疹;严重者可出现过敏性休克乃至昏迷、死亡。

【原因】 ①过敏性体质病人对血中蛋白类物质过敏,或过敏体质的供血者随血将其体内的某种抗体转移给病人,当病人再次接触该过敏原时,即可触发过敏反应。此类反应的抗体常为免疫球蛋白(Ig)E 型。②病人因多次输注血浆制品,体内产生多种抗血清免疫球蛋白抗体,尤以抗 IgA 抗体为主;体内 IgA 低下或缺乏的病人,当输血时便对其中的 IgA 产生过敏反应。

【治疗】 当病人仅表现为局限性皮肤瘙痒或荨麻疹时,应暂时中止输血,口服抗组胺药如苯海拉明、异丙嗪等,并严密观察病情发展。反应严重或发生过敏性休克者应立即停止输血,肌内注射肾上腺素(1:1 000,0.5~1ml)和/或静脉滴注糖皮质激素等,合并呼吸困难者应积极考虑行气管内插管、穿刺或切开,以防窒息。

【预防】 ①对有过敏史的病人,在输血前半小时同时口服抗过敏药和静脉输注糖皮质激素;②对 IgA 水平低下或检出抗 IgA 抗体的病人,应输不含 IgA 的血液制品,如必须输红细胞,应输洗涤红细胞;③有过敏史者不宜献血;④献血员在采血前 4 小时应禁食。

(三)溶血反应 是最严重的输血不良反应,发生率低但病死率高。溶血反应的临床表现差异较大,与所输的不合血型种类、输血速度与容量及溶血的程度有关。典型的症状为病人输入十几毫升血型不合的血后,立即出现沿输血静脉的红肿及疼痛,伴寒战、高热、呼吸困难、腰背酸痛、头痛、胸闷、心率加快乃至血压下降、休克,随之出现血红蛋白尿和溶血性黄疸。溶血反应严重者可因免疫复合物在肾小球沉积,或因发生弥散性血管内凝血(disseminated intravascular coagulation,DIC)及低血压引起肾血流减少而继发少尿、无尿及急性肾衰竭。术中的病人由于无法主诉症状,最早的征象是不明原因的血压下降和手术野渗血。延迟性溶血反应(delayed hemolytic transfusion reaction,DHTR)多发生在输血后 7~14 天,表现为原因不明的发热、贫血、黄疸和血红蛋白尿,一般症状并不严重。近年,DHTR被重视主要是由于它可引起全身炎症反应综合征(systemic inflammatory response syndrome,SIRS),表现为体温升高或下降、心律失常、白细胞溶解及减少、血压升高或外周血管阻力下降,甚至发生休克、急性呼吸窘迫综合征(acute respiratory distress syndrome,ARDS),甚至多器官功能衰竭。

【原因】 ①绝大多数是由误输了 ABO 血型不合的血液引起的,是由补体介导、以红细胞破坏为主的免疫反应;A 亚型不合或 Rh 及其他血型不合时也可发生。此外,供血者之间血型不合也可引起溶血反应,常见于一次大量输血或短期内输入不同供血者的血液时。②在输入有缺陷的红细胞后偶尔可出现非免疫性溶血,如血液贮存、运输不当,输入前预热温度过高,血液中加入了高渗性、低渗性溶液或对红细胞有损害作用的药物等。③受血者患自身免疫性贫血时,其自身抗体也可使输入的红细胞遭到破坏而诱发溶血反应。

【治疗】 当怀疑有溶血反应时应立即停止输血,核对受血者与供血者姓名和血型,并抽取静脉血离心后观察血浆色泽,若为粉红色即表明有溶血。尿隐血阳性及血红蛋白尿也有诊断意义。收集供血者血袋内的血液和受血者输血前后的血样本,重新作血型鉴定、交叉配血试验及细菌涂片和培养,以查明溶血原因。对病人的治疗包括:①抗休克:积极扩容,纠正低血容量性休克,输入新鲜同型血液或输浓缩血小板或凝血因子和糖皮质激素,以控制溶血性贫血。②保护肾功能:可给予 5% 碳酸氢钠溶液 250ml 碱化尿液,促使血红蛋白结晶溶解,防止肾小管阻塞。当血容量基本补足、尿量基本正常时,可使用甘露醇等利尿以加速游离血红蛋白排出。若有少尿、无尿或氮质血症、高钾血症,则应行血液透析治疗。③若发生 DIC,应积极纠正。④血浆置换治疗,以尽量清除病人体内的异形红细胞及有害的抗原抗体复合物。

【预防】 ①严格执行输血核查工作。②严格按照规程操作,尽可能筛选出有缺陷的红细胞制品;血液需要预热时,温度严格控制在 37℃ 以下。③非特殊紧急情况,尽量行同型输血。

(四) 细菌污染反应 细菌污染的种类、毒力大小和输入的数量决定病人的临床表现。症状轻者仅有发热反应;重症者可出现感染性休克,未及时纠正则可发生多器官功能衰竭,病死率极高。

【原因】 在血液采集、贮存等环节未严格遵守无菌原则以致污染。

【治疗】 ①立即终止输血并将血袋内的血液离心,取血浆底层及细胞层分别行涂片染色细菌检查及细菌培养;②积极抗感染和抗休克治疗。

【预防】 ①在采血、贮存及输注等环节,应严格遵守无菌原则;②血液在保存期内和输血前定期按规定检查,如发现颜色改变、混浊或产气增多等污染的可能征象时,不得使用。

(五) 循环超负荷 常见于老年人、幼儿及心功能低下、低蛋白血症病人,输血速度过快、容量过大可引起急性心衰和肺水肿,表现为输血中或输血后突发心率加快、呼吸急促、发绀或咳吐血性泡沫痰,伴有颈静脉怒张、静脉压升高,肺内可闻及大量湿啰音;X 线胸片可见肺水肿表现。

【原因】 ①输血速度过快致短时间内血容量上升超出了心脏的负荷能力;②原有心功能不全,对血容量增加的承受能力弱;③原有肺功能减退或低蛋白血症,不能耐受血容量增加。

【治疗】 立即停止输血。吸氧,使用强心剂、利尿剂以改善循环负荷并排出过多的体液。

【预防】 对有潜在风险者要严格控制输血速度及输血量,严重贫血者以输浓缩红细胞为宜。

(六) 输血相关性急性肺损伤(transfusion-related acute lung injury,TRALI) 其发生与年龄、性别和原发病无关,其发生机制为供血者血浆中存在白细胞凝集素或人类白细胞抗原(HLA)特异性抗体所致。临床上 TRALI 常与肺部感染、吸入性肺炎或毒素吸收等非输血所致的 ARDS 难以区别。TRALI 也有急性呼吸困难、严重的双侧肺水肿及低氧血症,可伴有发热和低血压。这些症状常发生在输血后 1~6 小时内,其诊断应首先排除心源性呼吸困难。TRALI 在及时采取有效治疗(插管、吸氧、机械通气等)后,48~96 小时内临床和生理学改变都将明显改善。随着临床症状的好转,X 线片中的肺部浸润在 1~4 天内消退,少数可持续 7 天。预防 TRALI 的措施为禁用多次妊娠的供血者的血浆作为血液制品。

(七) 输血相关移植物抗宿主病(transfusion associated graft versus host disease,T-GVHD) 是由于有免疫活性的淋巴细胞输入严重免疫力低下受血者体内后,输入的淋巴细胞成为移植物并增殖,对受血者的组织起反应。临床症状有发热、皮疹、肝炎、腹泻、骨髓抑制和感染,病情恶化可致死亡。T-GVHD至今仍无有效的治疗手段,死亡率达 90% 以上,故应注重预防。对用于骨髓移植、化学治疗(简称化疗)或放射治疗(简称放疗)等病人的血液制品,应经 γ 射线辐照等以尽量去除免疫活性淋巴细胞。

（八）疾病传播 病毒性和细菌性疾病可经输血途径传播。病毒包括 EB 病毒、巨细胞病毒、肝炎病毒、人类免疫缺陷病毒（HIV）以及人 T 细胞白血病病毒（HTLV）Ⅰ型、Ⅱ型等；细菌性疾病如布鲁氏菌病等。其他疾病还有梅毒、疟疾等。预防措施：①严格掌握输血适应证；②严格进行献血员体检；③采用有效手段灭活病毒；④加强自体输血的应用等。

（九）免疫抑制 输血可导致受血者的非特异性免疫功能下降和抗原特异性免疫抑制，增加术后感染率，并可促进肿瘤生长、转移及复发。输血所致的免疫抑制同输血的量和成分有一定的关系。

第三节 | 自体输血和大量输血

（一）自体输血（autologous transfusion） 或称自身输血（autotransfusion），是指收集病人自身血液后在需要时进行回输。这样既可节约库存血，又可减少输血不良反应和疾病传播。适用于预计术中出血量较大、稀有血型、血型鉴定和/或交叉配血困难、既往发生过严重输血反应以及拒绝接受异体输血的择期或急诊手术病人。

目前外科自体输血常用的方法有三种。

1. **回收式自体输血**（salvaged autotransfusion） 是将收集到的创伤后体腔内积血（如外伤性脾破裂、异位妊娠破裂等腹腔内出血）未受污染者，或手术过程中的失血，经抗凝、过滤后再回输给病人。

2. **预存式自体输血**（predeposited autotransfusion） 对无感染且 HCT≥30% 的病人，从择期手术前的一个月开始采血，每次采血量不超过自身血容量的 10%，2 次采血间隔不宜少于 3 天，直到术前 3 天为止，存储采得的血液以备手术之需。

3. **稀释式自体输血**（hemodiluted autotransfusion） 指麻醉前从病人一侧静脉采血，同时从另一侧静脉输入为采血量 3~4 倍的电解质溶液，或适量血浆代用品等以补充血容量，采得的血液备术中回输用。此法采得的血液可以保存凝血因子和血小板功能。采血量取决于病人状况和术中可能的失血量，每次可采 800~1 000ml，一般以 HCT 不低于 25%、白蛋白浓度在 30g/L 以上、血红蛋白浓度 100g/L 左右为限，采血速度约为每 5 分钟 200ml。

自体输血的禁忌证包括：①血液可能受胃肠道内容物等污染；②血液可能受肿瘤细胞污染；③严重心脑血管疾病、重要器官功能不全的病人；④已有严重贫血的病人；⑤有脓毒症或菌血症者；⑥胸、腹腔开放性损伤超过 4 小时或血液在体腔中存留过久者。

（二）大量输血（massive transfusion，MT） 是指 24 小时内用库存血细胞置换病人全部血容量或数小时内输入血量超过 4 000ml。MT 对于抢救大量失血病人起着至关重要的作用，但其并发症多且后果严重。

1. **低体温** 大量快速输入冷藏血液可引起严重低体温，增加血红蛋白对氧的亲和力，加重组织缺氧；降低凝血因子及血小板活性；抑制窦房结功能，导致致命性心律失常。

2. **电解质、酸碱平衡紊乱** 大量输入库存血可致高钾血症、枸橼酸中毒、低钙血症及碱中毒。

3. **凝血功能异常** 大量输血可致凝血因子和血小板被稀释，引起稀释性凝血功能障碍；低体温会导致凝血因子及血小板活性降低；低钙血症影响凝血途径的激活。

当临床上病人有出血倾向及 DIC 表现时，应及时补充新鲜冰冻血浆，必要时补充冷沉淀及浓缩血小板；根据血钙浓度决定是否补充钙剂，首选 10% 葡萄糖酸钙；监测血钾水平十分重要，肾功能正常者，在合并碱中毒情况下，往往不出现高钾血症；还应监测心功能。

第四节 | 血液成分制品

常用的血液成分制品分为血细胞、血浆和血浆蛋白成分三大类。

（一）血细胞成分 有红细胞、白细胞和血小板三类。

1. **红细胞制品** 见表 4-1。

表 4-1 红细胞制品

品名	特点	适应证
浓缩红细胞	每袋含 200ml 全血中的全部红细胞,总量 110～120ml,HCT 70%～80%	各种急性失血、慢性贫血及心肺功能不全者输血
洗涤红细胞	200ml 中含红细胞 170～190ml,内含少量血浆、无功能白细胞及血小板,去除了肝炎病毒和抗 A、抗 B 抗体	对白细胞凝集素有发热反应者及肾功能不全不能耐受库存血中的高钾者
冰冻红细胞	200ml 中含红细胞 170～190ml,不含血浆,在含甘油媒介中 -80℃或更低温度可保存 3 年,有利于稀有血型的保存	①同洗涤红细胞 ②自身红细胞的储存
去白细胞的红细胞	200ml 全血去除 90% 的白细胞后,残留的白细胞数为 $1×10^8$ 左右,可减少针对 HLA 的同种免疫反应	多次输血后产生白细胞抗体者;预期需要长期或反复输血者

根据 2022 年国家卫生健康委员会颁布的《围手术期患者血液管理指南》,红细胞适用于血容量基本正常或低血容量已被纠正的贫血病人:Hb＞100g/L 不需要输血;Hb＜70g/L 可输入浓缩红细胞,成人输注目标为 70～90g/L;Hb 为 70～100g/L 时,应根据病人的具体情况综合判断是否输血。对于可输可不输的病人应尽量不输。

2. **白细胞制品** 主要有浓缩白细胞(leukocyte concentrate)。但由于输注后不良反应多,现已较少应用。

3. **血小板制品** 血小板的制备有机器单采法与手工法。血小板适用于围手术期病人血小板数量减少或功能异常伴有出血或出血倾向表现时:血小板计数＞$100×10^9$/L,不宜输注;血小板计数＜$50×10^9$/L,拟实施较大手术或有创操作、急性出血时,宜输注;血小板计数为($50～100$)×10^9/L,应根据是否有自发性出血或伤口渗血决定;如术中出现不可控渗血,确定血小板功能低下,输注血小板不受上述限制。

(二)血浆成分 有新鲜冰冻血浆、冰冻血浆和冷沉淀。新鲜冰冻血浆(fresh frozen plasma,FFP)是全血采集后 6 小时内分离并立即置于 -30～-20℃保存的血浆。新鲜冰冻血浆保存 1 年以上、5 年以内即为冰冻血浆(frozen plasma,FP),也可以是在全血有效期内分离并置于 -30℃条件下保存的血浆。

1. **FFP 和 FP** 两种血浆的主要区别是 FP 中Ⅷ因子(FⅧ)和 V 因子(FV)及部分纤维蛋白原的含量较 FFP 低。新鲜冰冻血浆适用于凝血因子缺乏或活性不足的病人:PT 和/或 APTT 大于正常值范围均值 1.5 倍、INR 大于正常值范围均值 1.7 倍,创面弥漫性渗血;病人急性大出血且输入大量库存全血或浓缩红细胞后;病史或临床过程表现提示有先天性或获得性凝血功能障碍;紧急对抗华法林的抗凝血作用,用量为 5～8ml/kg。对血友病或 FⅧ和 FV 缺乏引起的出血病人,均可应用 FFP。

2. **冷沉淀(cryoprecipitate,Cryo)** 是 FFP 在 4℃融解时不融的沉淀物,内含纤维蛋白原和 FⅧ及血管性假血友病因子。主要用于血友病、先天性或获得性凝血因子缺乏症和纤维蛋白原缺乏症等。

(三)血浆蛋白成分 包括白蛋白制品、免疫球蛋白及浓缩凝血因子。

1. **白蛋白制品** 常用者为 20% 的浓缩白蛋白液,可在室温下保存。应用稀释成 5% 的溶液不但能提高血浆蛋白水平,且可用来补充血容量,效果与血浆相当;如直接应用尚有脱水作用,适用于治疗营养不良性水肿,肝硬化或其他原因所致的低蛋白血症。

2. **免疫球蛋白** 包括正常人免疫球蛋白和针对各种疾病的免疫球蛋白(抗乙型肝炎、抗破伤风及抗牛痘等)。根据注射类型又可分为肌内注射免疫球蛋白和静脉注射免疫球蛋白。肌内注射免疫球蛋白多用于预防病毒性肝炎等传染病,静脉注射丙种球蛋白用于治疗重症感染和调节免疫力。

3. **浓缩凝血因子** 包括抗血友病因子（AHF）、凝血酶原复合物（Ⅸ因子复合物）、浓缩Ⅷ因子、Ⅺ因子及ⅩⅢ因子复合物、抗凝血酶Ⅲ（anti-thrombin Ⅲ, AT-Ⅲ）和纤维蛋白原制品等。用于治疗血友病及各种凝血因子缺乏症。其中ⅩⅢ因子复合物在凝血过程中有利于促进伤口愈合。

第五节 │ 血液代用品和造血生物工程制品

（一）血液代用品（blood substitute） 分为血红蛋白代用品和血浆代用品。

1. **血红蛋白代用品** 包括全氟化碳、基于人或牛的血红蛋白氧载体。由于其存在一定安全性问题，这类代用品目前未在临床推广应用。

2. **血浆代用品**（plasma substitute） 是经加工或合成的高分子物质制成的胶体溶液，可以代替血浆以扩充血容量。临床常用的包括右旋糖酐、羟乙基淀粉和明胶制剂。

（1）右旋糖酐：6% 的右旋糖酐等渗盐溶液是常用的多糖类血浆代用品。中分子量（平均 75 000）右旋糖酐的渗透压较高，能在体内维持作用 6～12 小时，常用于低血容量性休克、输血准备阶段以代替血浆。低分子量（平均 40 000）右旋糖酐输入后扩容作用仅维持 1.5 小时。右旋糖酐由于有覆盖血小板和血管壁从而引起出血的倾向，故 24 小时用量不应超过 1 500ml。

（2）羟乙基淀粉（hydroxyethyl starch, HES）代血浆：是由玉米淀粉制成的血浆代用品。该制品在体内维持作用的时间较长（24 小时尚有 60%），目前已作为低血容量性休克的容量治疗及手术中扩容的常用制剂。临床上常用的有 6% 羟乙基淀粉代血浆。HES 主要用于急性失血，一般使用时间不超过 24 小时。HES 可加重脓毒症病人的肾损害并增加其死亡风险，对凝血功能亦有影响。

（3）明胶类代血浆：是由各种明胶与电解质组合的血浆代用品。含 4% 琥珀酰明胶的血浆代用品，其胶体渗透压可达 46.5mmHg，能有效地增加血浆容量、防止组织水肿，因此有利于静脉回流，并改善心排血量和外周组织灌注。

（二）造血生物工程制品 由通过各种生物或基因工程技术获得的动物或人源的组织和液体等生物材料制备而成的具有造血功能的生物制品。目前常用的有促红细胞生成素（erythropoietin, EPO）、血小板生成素（thrombopoietin, TPO）、粒细胞集落刺激因子（granulocyte colony stimulating factor, G-CSF）和重组凝血因子Ⅶa 等。

（杨家印）

第五章 | 休 克

第一节 | 概 述

休克(shock)是机体有效循环血容量减少、组织灌注不足,细胞代谢紊乱和功能受损的病理生理过程。组织灌注不足导致组织氧的传递、转运和利用障碍,从而发生代谢障碍,引起细胞能量物质的缺乏及细胞代谢产物的堆积。组织细胞氧供给不足和需求增加是休克的本质,产生炎症介质是休克的特征,因此恢复对其供氧、促进其对氧的有效利用,重新建立氧的供需平衡和维护正常的细胞功能是治疗休克的关键环节。

【分类】 通常将休克分为低血容量性(包括失血性及创伤性)、感染性、心源性、神经性和过敏性休克五类。低血容量性和感染性休克在外科最常见。

【病理生理】 有效循环血容量锐减及组织灌注不足,以及产生炎症介质是各类休克共同的病理生理基础。一方面创伤、失血、感染等可以直接引起组织灌注不足;另一方面其产生细胞炎症反应,引起一系列炎症应答,又加重组织灌注的不足,从而促进休克的进展(图5-1)。

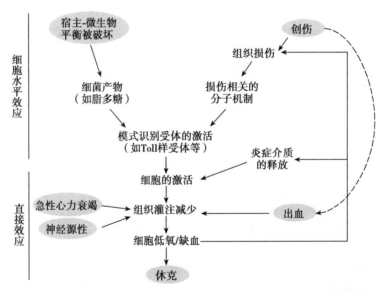

图 5-1　各种因素导致组织灌注减少及休克的途径

1. **微循环的变化**　在有效循环量不足引起休克的过程中,占总循环量 20% 的微循环也发生相应的变化。

(1)微循环收缩期:休克早期,有效循环血容量显著减少,引起循环容量降低、动脉血压下降。此时机体发生以下病理生理变化,包括:通过主动脉弓和颈动脉窦压力感受器引起血管舒缩中枢加压反射,交感-肾上腺轴兴奋导致大量儿茶酚胺释放以及肾素-血管紧张素分泌增加等环节,引起心率加快、心排血量增加以维持循环相对稳定;又通过选择性收缩外周(皮肤、骨骼肌)和内脏(如肝、脾、胃肠)的小血管,循环血量重新分布,保证心、脑等重要器官的有效灌注。由于内脏小动、静脉血管平滑肌及毛细血管前括约肌受儿茶酚胺等激素的影响发生强烈收缩,动静脉间短路开放,结果外周血管阻力和回心血量均有所增加;毛细血管前括约肌收缩和后括约肌相对开放有助于组织液回吸收和血容量得到部分补偿。微循环内因前括约肌收缩而致"只出不进",血量减少,组织仍处于低灌注、缺氧状态。若能在此时去除病因、积极复苏,休克常较容易得到纠正。

（2）微循环扩张期:若休克继续进展,微循环将进一步因动静脉短路和直捷通路大量开放,使原有的组织灌注不足更为加重,细胞因严重缺氧处于无氧代谢状态,出现能量不足、乳酸类产物蓄积和舒血管介质如组胺、缓激肽等释放。这些物质可直接引起毛细血管前括约肌舒张,而后括约肌则因对其敏感性低仍处于收缩状态,导致微循环内"只进不出"。结果是,血液滞留在毛细血管网内,使其静水压升高,加上毛细血管壁通透性增强,使血浆外渗、血液浓缩和血液黏稠度增加,回心血量又进一步降低,心排血量继续下降,心、脑器官灌注不足,休克加重而进入微循环扩张期。

（3）微循环衰竭期:若病情继续发展,便进入不可逆性休克。淤滞在微循环内的黏稠血液在酸性环境中处于高凝状态,红细胞和血小板容易发生聚集并在血管内形成微血栓,甚至引起弥散性血管内凝血（disseminated intravascular coagulation,DIC）。此时,由于组织缺少血液灌注,细胞处于严重缺氧和缺乏能量的状态,细胞内的溶酶体膜破裂,溶酶体内多种酸性水解酶溢出,引起细胞自溶并损害周围其他的细胞,最终引起大片组织、整个器官乃至多个器官功能受损。

2. 代谢改变

（1）无氧代谢引起代谢性酸中毒:当氧释放不能满足细胞对氧的需要时,将发生无氧糖酵解。随着细胞氧供减少,乳酸生成增多。当发展至重度酸中毒（pH<7.2）时,心血管对儿茶酚胺的反应性降低,表现为心率缓慢、血管扩张和心排血量下降,还可使血红蛋白氧解离曲线右移。

（2）能量代谢障碍:创伤和感染使机体处于应激状态,交感神经-肾上腺髓质系统和下丘脑-垂体-肾上腺皮质轴兴奋,使机体儿茶酚胺和肾上腺皮质激素水平明显升高,从而抑制蛋白合成、促进蛋白分解,以便为机体提供能量和合成急性期蛋白的原料。上述激素水平的变化还可促进糖异生、抑制糖酵解,导致血糖水平升高。

在应激状态下,蛋白质作为底物被消耗,当具有特殊功能的酶类蛋白质被消耗后,则不能完成复杂的生理过程,进而导致多器官功能障碍综合征。应激时脂肪分解代谢明显增强,成为危重病人机体获取能量的主要来源。

3. 炎症介质释放和缺血再灌注损伤

严重创伤、感染、出血等可刺激机体释放过量炎症介质,形成"瀑布样"连锁放大反应。炎症介质包括白介素、干扰素和血管扩张剂一氧化氮（NO）等。活性氧代谢产物可引起脂质过氧化和细胞膜破裂。在炎症反应中,血管内皮细胞可通过调节血流、白细胞的黏附及聚集影响炎症应答的进程。在炎症应答中首先被激活的是中性粒细胞。炎症介质及细胞外配体激活中性粒细胞后,可促进中性粒细胞在组织中的游走。一方面分化形成的多形核中性粒细胞（polymorphonuclear neutrophil,PMN）可清除感染源;另一方面激活PMN介导的细胞毒作用,产生活性氧、蛋白水解酶、血管活性分子等物质,可加重细胞、组织的损伤,甚至可能与休克相关的多器官功能障碍综合征（multiple organ dysfunction syndrome,MODS）的发展有关。

代谢性酸中毒和能量不足还影响细胞各种膜的屏障功能。细胞膜受损后除通透性增加外,还出现细胞膜上离子泵如 Na^+-K^+ 泵、钙泵的功能障碍。表现为细胞内外离子及体液分布异常,如钠、钙离子进入细胞内而不能排出,钾离子则在细胞外无法进入细胞内,导致血钠降低、血钾升高,细胞外液随钠离子进入细胞内,引起细胞外液减少和细胞肿胀、死亡。而大量钙离子进入细胞后除激活溶酶体外,还导致线粒体内钙离子浓度升高,破坏线粒体。溶酶体膜破裂后,除前面提到释放出许多引起细胞自溶和组织损伤的水解酶外,还可产生心肌抑制因子（myocardial depressant factor,MDF）、缓激肽等毒性因子。线粒体膜发生损伤后,引起膜脂降解产生血栓素、白三烯等毒性产物,呈现线粒体肿胀、线粒体嵴消失,细胞氧化磷酸化障碍而影响能量生成。

4. 内脏器官的继发性损害

（1）肺:休克时缺氧可使肺毛细血管内皮细胞和肺泡上皮受损,表面活性物质减少;复苏过程中,如大量使用库存血,其所含的微聚物可造成肺微循环栓塞,可导致部分肺泡萎陷和不张、肺水肿以及部分肺血管嵌闭或灌注不足,引起肺分流和无效腔通气增加,严重时导致急性呼吸窘迫综合征(acute respiratory distress syndrome,ARDS)。ARDS常发生于休克期内,也可在稳定后48~72小时内发生。

(2)肾:血压下降、儿茶酚胺分泌增加使肾的入球血管痉挛和有效循环容量减少,肾滤过率明显下降而发生少尿。休克时,肾内血流重分布并转向髓质,从而导致皮质区的肾小管缺血坏死,发生急性肾衰竭。

(3)脑:脑灌注压和血流量下降将导致脑缺氧。缺血、CO_2潴留和酸中毒会引起脑细胞肿胀、血管通透性增高而导致脑水肿和颅内压增高,严重者可发生脑疝。

(4)心:冠状动脉血流减少,导致心肌缺血;心肌微循环内血栓形成,可引起心肌的局灶性坏死。心肌含有丰富的黄嘌呤氧化酶,易遭受缺血再灌注损伤。

(5)胃肠道:肠系膜血管上血管紧张素Ⅱ受体的密度高,对血管加压物质特别敏感,故休克时肠系膜上动脉血流量可减少70%。肠黏膜因灌注不足而遭受缺氧性损伤。肠黏膜上皮的机械和免疫屏障功能受损,导致肠道内的细菌或其毒素经淋巴或门静脉途径侵害机体,称为细菌移位和内毒素移位,形成肠源性感染,导致休克继续发展和多器官功能不全,这是导致休克后期死亡的重要原因。

(6)肝:休克可引起肝缺血缺氧性损伤,可破坏肝的合成与代谢功能。另外,来自胃肠道的有害物质可激活肝库普弗细胞(Kupffer细胞),从而释放炎症介质。生化检测显示血转氨酶、胆红素水平升高等代谢异常。受损肝的解毒和代谢能力均下降,可引起内毒素血症,并加重已有的代谢紊乱和酸中毒。

在整个休克的发展过程中,上述病理生理变化互为因果,形成恶性循环,加速细胞损伤及多器官功能不全的发生(图5-2)。

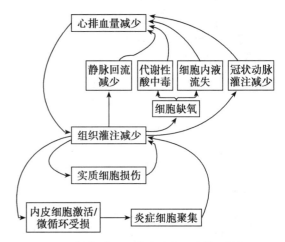

图5-2　休克时组织灌注减少导致的恶性循环

【临床表现】　按照休克的发病过程可分为休克代偿期和失代偿期,也称休克早期和休克期。

1. 休克代偿期　精神紧张、兴奋或烦躁不安、皮肤苍白、四肢厥冷、心率加快、脉压减小、呼吸加快、尿量减少等。此时如处理及时、得当,休克可较快得到纠正。否则,病情继续发展,进入休克失代偿期。

2. 休克失代偿期　神情淡漠、反应迟钝,甚至可出现意识模糊或昏迷;出冷汗、口唇肢端发绀;脉搏细速、血压进行性下降。严重时,全身皮肤、黏膜明显发绀,四肢厥冷,脉搏摸不清、血压测不出,少尿甚至无尿。若皮肤、黏膜出现瘀斑或有消化道出血,提示病情已发展至DIC阶段。若出现进行性呼吸困难、脉速、烦躁、发绀,常规吸氧不能改善呼吸状态,应考虑并发ARDS。表5-1列出休克的临床表现要点。

【诊断】　关键是早期发现并准确分期:①凡遇到严重损伤、大量出血、重度感染者,应想到并发休克的可能;②临床观察中,对于有出汗、兴奋、心率加快、脉压小或尿量减少等症状者,应疑有休克;③若病人出现神志淡漠、反应迟钝、皮肤苍白、呼吸浅快、收缩压降至90mmHg以下及少尿或无尿,则标志病人已进入休克失代偿期。

【休克的监测】　通过监测可了解病人病情变化和治疗反应,并为调整治疗方案提供客观依据。

1. 一般监测

(1)精神状态:是脑组织血液灌注和全身循环状况的反映。如病人神志清楚,对外界的刺激能正常反应,说明病人循环血量已基本足够;相反,若病人表情淡漠、不安、谵妄或嗜睡、昏迷,反映脑因血液循环不良而发生障碍。

表 5-1　休克的临床表现和程度

分期	程度	神志	口渴	皮肤黏膜色泽	温度	脉搏	血压	体表血管	尿量	估计失血量*
休克代偿期	轻度	神志清楚,伴有痛苦表情,精神紧张	口渴	开始变苍白	正常,发凉	100次/分以下,尚有力	收缩压正常或稍升高,舒张压增高,脉压缩小	正常	正常或尿量减少	20%以下(800ml以下)
休克失代偿期	中度	神志尚清楚,表情淡漠	很口渴	苍白	发冷	100~200次/分	收缩压为70~90mmHg,脉压小	表浅静脉塌陷,毛细血管充盈迟缓	少尿	20%~40%(800~1 600ml)
	重度	意识模糊,甚至昏迷	非常口渴,可能无主诉	显著苍白,肢端青紫	厥冷(肢端更明显)	速而细弱,或摸不清	收缩压在70mmHg以下或测不到	毛细血管充盈非常迟缓,表浅静脉塌陷	少尿或无尿	40%以上(1 600ml以上)

注:*成人的低血容量性休克。

（2）皮肤黏膜温度、色泽:是体表血液灌注情况的标志。如病人的四肢温暖,皮肤干燥,轻压指甲或口唇时,局部暂时缺血呈苍白,松压后色泽迅速转为正常,表明末梢循环已恢复、休克好转;反之则说明休克情况仍存在。

（3）血压:通常认为收缩压<90mmHg、脉压<20mmHg 是休克存在的表现;血压回升、脉压增大则是休克好转的征象。但是,血压并不是反映休克程度的唯一指标,还应兼顾其他的参数进行综合分析。

（4）脉率:是休克监测中的重要生理指标之一。①休克早期,脉率的变化多出现在血压变化之前,表现为脉率加快,血压正常;②休克失代偿期,脉率加快,血压下降;③休克好转时,脉率往往已恢复,但此时血压可以表现为正常或低于正常。应注意的是,血管活性药物的应用或者病人伴有心脏基础性疾病的情况,会影响脉率和血压对休克程度判定的原有临床价值。

（5）尿量:是反映肾血液灌注情况的重要指标。少尿通常是休克未完全纠正的表现。尿量<25ml/h、比重增加表明仍存在肾血管收缩和供血量不足;血压正常但尿量仍少且比重偏低,提示有急性肾衰竭可能。当尿量维持在 30ml/h 以上时,则休克已好转。

2. **特殊监测**　包括以下多种血流动力学监测项目。

（1）中心静脉压（central venous pressure,CVP）:中心静脉压代表右心房或者胸腔段腔静脉内压力的变化,可反映全身血容量与右心功能之间的关系。CVP 的正常值为 5~10cmH$_2$O。当 CVP<5cmH$_2$O 时,表示血容量不足;高于 15cmH$_2$O 时,提示心功能不全、静脉血管床过度收缩或肺循环阻力增高;若 CVP 超过 20cmH$_2$O,则表示存在充血性心力衰竭。

（2）动脉血气分析:动脉血氧分压（PaO$_2$）正常值为 80~100mmHg;动脉血二氧化碳分压（PaCO$_2$）正常值为 36~44mmHg。休克时因肺换气不足,体内二氧化碳聚积致 PaCO$_2$ 明显升高;相反,如病人原来并无肺部疾病,过度换气可致 PaCO$_2$ 较低;若 PaCO$_2$ 超过 45~50mmHg,常提示肺泡通气功能障碍;PaO$_2$ 低于 60mmHg,吸入纯氧仍无改善则可能是 ARDS 的先兆。监测 pH、碱剩余（BE）等的动态变化有助于了解休克时酸碱平衡的情况。

（3）动脉血乳酸盐测定:组织灌注不足可引起无氧代谢和高乳酸血症,监测乳酸盐水平有助于估计休克及复苏的变化趋势。乳酸的水平与病人的预后密切相关,持续的高乳酸血症往往表明病人死亡风险增加。

此外,还可通过 DIC 相关的检测,以及应用肺动脉漂浮导管（Swan-Ganz）测心排血量（CO）等手段了解血流动力学情况。目前脉搏指示连续心排血量（pulse indicator continuous cardiac output，PiCCO）监测技术在重症医学中已广泛用于监测危重病人的血流动力学情况，其采用热稀释方法测量单次的心排血量（CO），并通过分析动脉压力波形曲线下面积来获得连续的心排血量（PCCO），同时可计算胸内血容量（ITBV）和血管外肺水（EVLW），较既往的肺动脉导管监测方法创伤小、动态连续、操作简便。

【治疗】 应当针对引起休克的原因和休克不同发展阶段的重要生理紊乱采取下列相应的治疗，其中重点是恢复灌注和为组织提供足够的氧，目的是防止多器官功能障碍综合征发生。

1. **紧急治疗** 包括积极处理引起休克的原发伤病，如创伤制动、大出血止血、保证呼吸道通畅等。采取头和躯干抬高 $20°\sim30°$、下肢抬高 $15°\sim20°$ 的体位，以增加回心血量。及早建立静脉通路，并用药维持血压。早期予以鼻导管或面罩吸氧。注意保温。

在对重症或创伤病人的处理中，应掌握以下原则：①保证呼吸道通畅；②及时控制活动性出血；③手术控制出血的同时给予血制品及一定量的晶体液扩容。

2. **补充血容量** 是纠正休克引起的组织低灌注和缺氧的关键。应在连续监测动脉血压、尿量和 CVP 的基础上，结合病人皮肤温度、末梢循环、脉搏及毛细血管充盈时间等微循环情况，判断补充血容量的效果。目前，晶体液仍然是容量复苏时的第一线选择，大量液体复苏时可联合应用人工胶体液，必要时进行成分输血。对休克病人，争取在诊断的最初 1 小时这一黄金时段内，进行积极的输液复苏，以尽快恢复最佳搏出量、稳定循环功能和组织氧供。这一治疗休克的策略被称为早期达标治疗（early goal directed therapy，EGDT）。

3. **积极处理原发病** 外科疾病引起的休克，多存在需手术处理的原发病变，如内脏大出血、肠襻坏死、消化道穿孔和脓肿等。应在尽快恢复有效循环血量后，及时施行手术来处理原发病变，只有这样才能有效地治疗休克。有些情况下，应在积极抗休克的同时进行手术，以免延误抢救时机。

4. **纠正酸碱平衡失调** 酸性内环境对心肌、血管平滑肌和肾功能均有抑制作用。在休克早期，又可能因过度换气而发生低碳酸血症、呼吸性碱中毒。目前对酸碱平衡的处理多主张宁酸毋碱。根本措施是改善组织灌注，并适时和适量地给予碱性药物。另外，使用碱性药物须首先保证呼吸功能完整，否则会导致 CO_2 潴留和继发呼吸性酸中毒。

5. **心血管活性药物的应用** 在容量复苏的同时应用血管活性药物可以迅速升高血压和改善循环，尤其对于感染性休克的病人。理想的血管活性药物应既能迅速提高血压，改善心脏和脑血流灌注，又能改善肾和肠道等内脏器官的血流灌注。

（1）血管收缩剂：有多巴胺、去甲肾上腺素和间羟胺等。多巴胺是最常用的血管活性药，兼具兴奋 α、β_1 和多巴胺受体作用，其药理作用与剂量有关。小剂量 $[<10\mu g/(min\cdot kg)]$ 时，主要是兴奋 β_1 和多巴胺受体作用，可增强心肌收缩力和增加心排血量，并扩张肾和胃肠道等内脏器官血管；大剂量 $[>15\mu g/(min\cdot kg)]$ 时则为兴奋 α 受体作用，增加外周血管阻力。抗休克时主要取其强心和扩张内脏血管的作用，宜采取小剂量。为提升血压，可将小剂量多巴胺与其他缩血管药物合用，而不增加多巴胺的剂量。多巴酚丁胺对心肌的正性肌力作用较多巴胺强，能增加心排血量，改善心泵功能。去甲肾上腺素与多巴酚丁胺联合应用是治疗感染性休克最理想的血管活性药物。去甲肾上腺素是以兴奋 α 受体为主、轻度兴奋 β 受体的血管收缩剂，能兴奋心肌、收缩血管、升高血压及增加冠状动脉血流量，作用时间短。间羟胺间接兴奋 α、β 受体，对心脏和血管的作用同去甲肾上腺素，但作用弱，维持时间约 30 分钟。

（2）血管扩张剂：分 α 受体拮抗剂和抗胆碱药两类。前者包括酚妥拉明、酚苄明等，能解除去甲肾上腺素所引起的小血管收缩和微循环淤滞并增强左心室收缩力；后者包括阿托品、山莨菪碱和东莨菪碱。多用于感染性休克的治疗。

（3）强心药：包括兴奋 α 和 β 肾上腺素受体兼有强心功能的药物，如多巴胺和多巴酚丁胺等，其他还有强心苷如去乙酰毛花苷，可增强心肌收缩力，减慢心率。通常在输液量已充分但动脉压仍低，而 CVP 检测提示前负荷已经够的情况下使用。

休克时血管活性药物的选择应结合当时的主要病情,如休克早期主要病情与毛细血管前微血管痉挛有关,后期则与微静脉和小静脉痉挛有关。因此,应采用血管扩张剂配合扩容治疗。在扩容尚未完成时,如果有必要,也可适量使用血管收缩剂,但剂量不宜太大、时间不能太长。

6. 治疗 DIC 改善微循环　对诊断明确的 DIC,可用肝素抗凝。有时还使用抗纤溶药如氨甲苯酸、氨基己酸,抗血小板黏附和聚集的阿司匹林、双嘧达莫和右旋糖酐 40(低分子右旋糖酐)。

7. 糖皮质激素和其他药物的应用　糖皮质激素可用于感染性休克和其他较严重的休克。其作用主要有:①阻断 α 受体兴奋作用,使血管扩张,降低外周血管阻力,改善微循环;②保护细胞内溶酶体,防止溶酶体破裂;③增强心肌收缩力,增加心排血量;④增强线粒体功能和防止白细胞凝集;⑤促进糖异生,使乳酸转化为葡萄糖,减轻酸中毒。为了防止可能产生的副作用,一般主张应用限于早期、用量宜大,维持不宜超过 48 小时。

休克复苏过程中需要动态评估其变化。除观察生命体征指标外,近年来越来越重视其他指标的动态监测,包括乳酸、碱剩余等。这些指标与组织细胞的灌注和代谢相关。一般认为乳酸和碱剩余是评估缺氧状态、组织酸中毒、无氧代谢程度较好的间接指标,对评估预后也有重要作用。此外,利用 CVP、PiCCO 等技术动态监测血流动力学情况,可动态评估休克病人有效循环容量等的恢复,以便及时调整治疗方案。

第二节 | 低血容量性休克

低血容量性休克(hypovolemic shock)常由大量出血或体液丢失,或液体积存于第三间隙,导致有效循环量降低引起。包括大血管破裂或脏器出血引起的失血性休克及各种损伤或大手术引起血液、体液丢失的创伤性休克。

低血容量性休克的主要表现为 CVP 降低、回心血量减少、心排血量下降所造成的低血压;经神经内分泌机制引起的外周血管收缩、血管阻力增加和心率加快;以及由微循环障碍造成的组织损害和器官功能不全。及时补充血容量、治疗其病因和制止其继续失血、失液是治疗此型休克的关键。

一、失血性休克

失血性休克(hemorrhagic shock)在外科休克中很常见。多见于大血管破裂,腹部损伤引起的肝、脾破裂,门静脉高压症所致的食管、胃底曲张静脉破裂出血等。通常在迅速失血超过全身总血量的20% 时,即发生休克。不同年龄病人对休克的代偿能力差异大。年轻人心血管代偿能力强,即使大量出血,部分病人在一定的期限内血压仍能维持近正常范围;老年人常因伴随心血管疾病,大出血时往往发生心力衰竭,表现为失血性休克和心源性休克同时存在的状况。

【治疗】　主要包括补充血容量和积极处理原发病、控制出血两个方面。注意要两方面同时抓紧进行,以免病情继续发展引起器官损害。

1. 补充血容量　可根据血压和脉率的变化来估计失血量,见表 5-1。失血性休克时,快速建立补液通路非常重要,必要时可建立几条通路同时补液,甚至进行加压输液。液体种类的选择,原则是首先经静脉快速滴注平衡盐溶液和人工胶体液,其中,快速输入胶体液更容易恢复血管内容量和维持血流动力学的稳定,同时能维持胶体渗透压,持续时间也较长。一般认为,若血红蛋白浓度大于 100g/L则不必输血;低于 70g/L 可输浓缩红细胞;在 70~100g/L 时,可根据病人出血是否停止、一般情况、代偿能力和其他重要器官功能来决定是否输红细胞。输入液体的量应根据病因、尿量和血流动力学进行评估,临床上常以血压结合 CVP 测定指导补液(表 5-2)。

在休克纠正过程中应重视纠正酸中毒,适时静脉给予碳酸氢钠。同时要注意电解质紊乱的发生,防止血电解质离子浓度过高或过低,以免引起心律失常、心肌收缩力下降、酸碱平衡难以纠正、细胞水肿和脱水的情况。

表 5-2 中心静脉压与补液的关系

中心静脉压	血压	原因	处理原则
低	低	血容量严重不足	充分补液
低	正常	血容量不足	适当补液
高	低	心功能不全或血容量相对过多	给强心药,纠正酸中毒,舒张血管
高	正常	容量血管过度收缩	舒张血管
正常	低	心功能不全或血容量不足	补液试验*

注:* 取等渗盐水 250ml,于 5～10 分钟内经静脉注入。如血压升高而中心静脉压不变,提示血容量不足;如血压不变而中心静脉压升高 0.29～0.49kPa(3～5cmH$_2$O),则提示心功能不全。

2. **止血** 在补充血容量的同时,如仍有出血,难以维持血容量稳定,休克也不易纠正。若病人对初始的充分补液反应较差,很可能仍有活动性出血,应尽快查明,及时处理。对于肝脾破裂、急性活动性上消化道出血病例,应强调的是在恢复血容量的同时积极进行手术准备,实施紧急手术止血。

二、创伤性休克

创伤引起的系统性反应受到多种因素影响,包括软组织损伤、长骨骨折、血液丢失等,创伤性休克(traumatic shock)的病理生理过程和单纯的失血性休克相比差异较大。创伤性休克的伤员更常发生多器官功能衰竭。创伤性休克的病理生理过程中,缺血再灌注损伤诱发相关分子模式(damage-associated molecular patterns,DAMPs)激活,并与细胞表面受体结合,引起细胞内信号传递并呈级联放大效应,最终导致多种细胞因子和化学因子的释放,发生休克。

【治疗】 创伤性休克的治疗重点在于及时控制全身炎症反应的进展恶化,措施包括:①控制出血、扩容、纠正组织缺氧、正确适时地处理损伤的软组织等。创伤性休克往往因血块和炎性渗液积存在体腔和深部组织内而发生血容量下降,急救时常常需要扩容。②适当给予镇痛、镇静药物。③妥善临时固定(制动)受伤部位。④对危及生命的创伤如开放性或张力性气胸、连枷胸等,应作必要的紧急处理。应注意的是,手术和较复杂的其他处理,一般应在血压稳定后或初步回升后进行,这一点与单纯的失血性休克的处理有别,也体现了损伤控制性外科的理念。创伤或大手术继发休克后,建议使用抗生素,以免继发感染。

第三节 │ 感染性休克

感染性休克(septic shock)是外科常见并且治疗较为困难的一类休克,是机体对宿主-微生物应答失衡的表现,常继发于革兰氏阴性杆菌为主的感染,如急性腹膜炎、胆道感染、绞窄性肠梗阻及泌尿系感染等,也称为内毒素性休克。革兰氏阴性杆菌内毒素与体内补体、抗体或其他成分结合,刺激交感神经而引起血管痉挛,损伤血管内皮细胞,促使组胺、激肽、前列腺素及溶酶体酶等炎症介质释放,引起全身炎症反应综合征(systemic inflammatory response syndrome,SIRS),最终导致微循环障碍、代谢紊乱及器官功能不全。SIRS 的诊断标准是:①体温>38℃或<36℃;②心率>90 次/分;③呼吸急促(>20 次/分)或过度通气,PaCO$_2$<4.3kPa(32.29mmHg);④白细胞计数>12×10^9/L 或<4×10^9/L,或未成熟白细胞>10%。感染性休克是以下三种情况同时存在:①SIRS;②细菌学感染的证据(可以是细菌培养阳性和/或临床感染证据);③休克的表现。

感染性休克的血流动力学有高动力型和低动力型两种。前者外周血管扩张、阻力降低,心排血量正常或增高(又称高排低阻型),有血流分布异常、动静脉短路开放增加、细胞代谢障碍和能量生成不足。病人皮肤比较温暖干燥,又称暖休克,仅见于一部分革兰氏阳性菌感染引起的早期休克。低动力型(又称低排高阻型)外周血管收缩,微循环淤滞,大量毛细血管渗出致血容量和心排血量减少。病人皮肤湿冷,又称冷休克,较多见,可由革兰氏阴性菌感染引起。革兰氏阳性菌感染的休克加重时也表现为"冷休克"。表 5-3 列出了感染性休克的临床表现。

表 5-3　感染性休克的临床表现

临床表现	冷休克(低动力型)	暖休克(高动力型)
神志	躁动、淡漠或嗜睡	清醒
皮肤色泽	苍白、发绀或花斑样发绀	淡红或潮红
皮肤温度和湿度	湿冷或冷汗	比较温暖、干燥
毛细血管充盈时间	延长	1～2 秒
脉搏	细速	慢、搏动清楚
脉压/mmHg	<30	>30
尿量/(ml/h)	<25	>30

【治疗】　感染性休克的病理生理变化复杂,且治疗困难,严重感染性休克的病死率可高达 30%～50%。对于外科疾病引起的感染性休克的治疗,首先是病因治疗,这常常需要有效的外科引流(包括手术或者穿刺介入手段)。休克未纠正时,应着重治疗休克,同时治疗感染;在休克纠正后,则应着重治疗感染。2004 年首次基于证据的拯救脓毒症运动(Surviving Sepsis Campaign,SSC)指南发布,对感染性休克、脓毒症提出了集束化治疗(sepsis bundle)概念,其宗旨是提倡早期应用有效的抗生素、尽快纠正组织的低氧代谢状态、动态评估等。在 2018 年版更新的指南中提出了"1 小时集束化治疗(hour-1 bundle)"建议,并沿用至今(表 5-4)。

表 5-4　2018 年版 1 小时集束化治疗建议

1. 检测血清乳酸水平。若初始血清乳酸水平>2mmol/L,则予重新检测
2. 应用抗生素前行血培养
3. 应用广谱抗生素治疗
4. 低血压或乳酸≥4mmol/L 时,予快速补充晶体液(30ml/kg)
5. 若补液扩容过程中或者补液后,低血压未能缓解,应用血管加压药物维持平均动脉压(MAP)≥65mmHg

1. **补充血容量**　对此类病人,休克的治疗首先以输注平衡盐溶液为主,配合适当的胶体液、血浆或全血,恢复足够的循环血量。一般应行中心静脉压监测,维持正常 CVP 值,适当间断输注红细胞以纠正贫血状态,从而保证正常的心脏充盈压、动脉血氧含量和较理想的血黏度。感染性休克病人常有心肌和肾受损,故也应根据 CVP,调节输液量和输液速度,防止过多的输液导致不良后果。

2. **控制感染**　主要措施是应用抗菌药物和处理原发感染灶。对病原菌尚未确定的病人,可采取经验给药,或选用广谱抗菌药。在致病菌明确的情况下,则按药敏试验结果指导抗菌药物的选择。要注意的是,细菌耐药越来越普遍,药物选择要紧密结合临床具体情况。需要强调的是,单单靠抗生素的使用是片面的,必须尽早处理原发感染病灶。

3. **纠正酸碱平衡失调**　感染性休克的病人常伴有严重的酸中毒,且发生较早,需及时纠正。一般在纠正、补充血容量的同时,经另一静脉通路滴注 5% 碳酸氢钠溶液 200ml,并根据动脉血气分析结果,再作补充。

4. **心血管活性药物的应用**　经补充血容量、纠正酸中毒而休克未见好转时,应采用血管扩张剂治疗,还可联合应用以 α 受体兴奋为主、兼有轻度兴奋 β 受体的血管收缩剂和兼有兴奋 β 受体作用的 α 受体拮抗剂,以抵消血管收缩作用,保持、增强 β 受体兴奋作用,而又不致使心率过快,例如山莨菪碱、多巴胺等或者合用间羟胺、去甲肾上腺素,或去甲肾上腺素和酚妥拉明的联合应用。

感染性休克时,心功能常受损害。为改善心功能可给予强心苷、β 受体激动剂多巴酚丁胺。

5. 糖皮质激素治疗 糖皮质激素能抑制多种炎症介质的释放和稳定溶酶体膜,缓解 SIRS。但应用限于早期、用量宜大,维持不宜超过 48 小时,否则有发生急性胃黏膜损害和免疫抑制等严重并发症的危险。

6. 其他治疗 包括营养支持,对并发的 DIC、重要器官功能障碍的处理等。

(梁廷波)

第六章 | 外科病人的代谢及营养治疗

人体在正常生命活动过程中需要不断摄取各种营养物质,通过转化和利用以维持机体的新陈代谢。外源性营养底物包括碳水化合物、脂肪、蛋白质、水、电解质、微量元素和维生素,这些营养物质进入人体后,参与体内一系列代谢过程,通过氧化过程产生能量,成为机体生命活动必不可少的能源,通过合成代谢使人体结构得以生长、发育、修复及再生。

外科病人的营养不良发生率高,主要原因是原发疾病状况及治疗引起的营养物质摄入减少、胃肠功能不全、机体代谢变化和自身组织消耗。此外,手术创伤应激导致机体分解代谢增加、炎症反应,影响机体组织、器官的结构和功能以及机体的康复,使术后并发症发生率及病死率增高,从而影响病人的预后。因此,充分了解外科病人各种状况下机体的代谢变化,有效地提供合适的营养底物,选择正确的营养方式和时机,可降低应激状况下机体的分解代谢,维护重要脏器功能,提高救治成功率,改善病人的临床结局。

第一节 | 外科病人的代谢变化

正常情况下机体将食物中所含的营养物质转化成生命活动所需的能量或能量储存形式,以维持机体正常新陈代谢和生理功能。饥饿、创伤应激等疾病状态下机体发生一系列代谢改变,以维持疾病状态下组织、器官功能以及生存所需。

(一)正常情况下的物质代谢 人体在正常生命活动中需要不断摄取各种营养物质,通过转化和利用以维持机体新陈代谢。人体所需的营养底物包括糖、脂肪、蛋白质、水、电解质、微量元素和维生素,这些营养物质进入人体后,参与体内一系列代谢过程,通过合成代谢使人体结构得以生长、发育、修复及再生,并为机体生命活动提供必不可少的能源。

1. **碳水化合物** 碳水化合物是人类食物的主要成分,其主要生理功能是供能,同时也是细胞结构的重要成分。正常情况下,碳水化合物提供约55%~65%维持成人机体正常功能所需的能量,机体一些组织细胞如大脑神经细胞、肾上腺及血细胞等则完全依赖葡萄糖氧化供能。此外,葡萄糖的某些代谢产物可为机体其他代谢途径提供必需的物质,也是组成人体组织结构的重要成分。食物中的糖以淀粉为主,经消化道消化、分解为单糖时才能被小肠上皮细胞所吸收。糖在体内的代谢过程主要体现为葡萄糖代谢,正常情况下,进入和移出血液中的葡萄糖处于相对平衡状态,使血糖维持在4.5~5.5mmol/L水平。血糖来源于食物中糖的消化和吸收、肝糖原分解或肝脏糖异生作用;血糖去路则为周围组织及肝脏摄取利用、糖原合成、转化为非糖物质或其他含糖物质。血糖水平保持恒定是糖、脂肪、氨基酸代谢协调的结果,也是肝脏、肌肉、脂肪组织等器官组织代谢协调的结果。

2. **蛋白质** 是构成生物体的重要组成成分,在生命活动中起着极其重要的作用。蛋白质的主要生理功能是参与构成机体各种细胞组织,维持细胞组织生长、更新和修复,参与多种重要生理功能及氧化供能。食物中的蛋白质是人体蛋白质的主要来源,在蛋白酶及肽酶的作用下水解成为寡肽及氨基酸而被吸收。正常情况下机体内各种蛋白质始终处于动态更新之中,蛋白质的更新包括蛋白质分解和合成代谢,其合成和降解的相互协调对维持机体组织和细胞功能、调节生长及控制体内各种酶的生物活性起着十分重要的作用。

3. **脂肪** 其主要生理功能是提供能量、构成身体组织、供给必需脂肪酸并携带脂溶性维生素等。

膳食中的脂类是人体脂肪的主要来源,脂类不溶于水,在消化道中经胆汁酸盐、胰脂酶、磷脂酶 A_2、胆固醇酯酶等的作用消化形成甘油一酯、脂肪酸、胆固醇、溶血磷脂等,乳化成更小的微团后被消化酶消化。短链和中链脂肪酸构成的甘油三酯,经胆汁酸盐乳化后即可被吸收,在肠黏膜细胞内脂肪酶的作用下,水解成脂肪酸及甘油,通过门静脉进入血液循环。长链脂肪酸构成的甘油三酯与磷脂、胆固醇及载脂蛋白结合形成乳糜微粒,通过淋巴进入血液循环。甘油三酯是机体储存能量的形式。

（二）**能量代谢及需求** 生物体内碳水化合物、蛋白质和脂肪在代谢过程中所伴随的能量释放、转移和利用称为能量代谢。准确地了解和测定临床上不同状态下病人的能量消耗是提供合理有效营养支持以及决定营养物质需要量与比例的前提和保证。

1. **机体能量消耗的组成、测定及计算** 机体每日的能量消耗包括基础能量消耗（或静息能量消耗）、食物生热效应、兼性生热作用、活动的生热效应等几个部分,其中基础能量消耗（BEE）在每日总能量消耗中所占比例最大（60%～70%）,是机体维持正常生理功能和内环境稳定等活动所消耗的能量。由于测定基础代谢率的要求十分严格,因此,临床实践中通常测定机体静息能量消耗（REE）而非基础能量消耗。

临床上最常用的机体能量消耗的测定方法是间接测热法,其原理是通过测量机体气体交换来测定物质氧化率和能量消耗。机体在消耗一定量蛋白质、脂肪及碳水化合物时会产生一定量的热量,同时相应地消耗一定量的氧并产生一定量的二氧化碳。因此,测定机体在单位时间内所消耗的氧和产生的二氧化碳的量,即可计算出机体在该时间内的产热即能量消耗。

Weir 公式是间接测热法计算机体 24 小时静息能量消耗的公式:

$$REE(kcal/d)=(3.9\times VO_2+1.1\times VCO_2)\times 1\,440$$

式中,VO_2 为氧耗量（L/min）；VCO_2 为二氧化碳产生量（L/min）,可通过非侵入性间接测热法进行测定。通过测定 VO_2 及 VCO_2 还可计算出呼吸商（RQ）:$RQ=VCO_2/VO_2$,根据呼吸商值可了解各种营养物质的氧化代谢情况。

由于设备或条件的限制,临床实践中并非所有单位或部门均能实际测量病人的静息能量消耗以指导临床营养方案的实施,因此需要一些简便、有效的能量消耗计算公式供临床使用。Harris-Benedict 公式是计算机体基础能量消耗的经典公式:

$$男性:BEE(kcal/d)=66+13.7W+5.0H-6.8A$$
$$女性:BEE(kcal/d)=655+9.6W+1.85H-4.7A$$

式中,W 为体重（kg）；H 为身高（cm）；A 为年龄（岁）。

Harris-Benedict 公式是健康机体基础能量消耗的估算公式,临床上各种疾病状态下病人的实际静息能量消耗值与 Harris-Benedict 公式估算值之间存在一定的差异,如择期手术增加 10% 左右,严重创伤、多发性骨折、感染时可增加 20%～30%,大面积烧伤时能量消耗增加更明显,最大可增高 100% 左右。

2. **机体能量需要量的确定** 准确的能量供给与营养疗效和临床结局直接相关,能量摄入不足可造成机体蛋白质消耗,影响器官结构和功能,从而影响病人预后。相反,过多的能量摄入同样会对病人的预后产生不良影响。尽管间接测热法测定机体静息能量消耗值是判断病人能量需要量的理想方法,但临床上对大多数病人尚无法实时测量机体的能量消耗值,较多的仍然是应用预测公式或凭经验估计来确定病人的能量需求。目前认为,对于非肥胖病人,25～30kcal/（kg·d）的能量摄入量能满足大多数住院病人的能量需求；而对于体质指数（body mass index,BMI）≥30kg/m^2 的肥胖病人,推荐的能量摄入量为正常目标量的 70%～80%。

（三）**饥饿、创伤状况下机体代谢变化** 外科病人由于疾病或手术治疗等原因,常常处于饥饿、感染或创伤等应激状况,此时机体会发生一系列代谢变化,以维持机体疾病状态下组织、器官功能以及生存所需。

1. **饥饿时机体代谢改变** 外源性能量底物和营养物质缺乏是整个饥饿反应的基础,饥饿时机体正常代谢途径可能部分或全部停止,一些途径则被激活或出现新的代谢途径。饥饿时机体生存有赖于利用自身储存的脂肪、糖原及细胞内的功能蛋白。饥饿早期,机体首先利用肝脏及肌肉中的糖原储备以供能直至糖原耗尽,然后再依赖糖异生作用。此时,机体能量消耗下降,肝脏及肌肉蛋白分解以提供糖异生前体物质,蛋白质合成下降。当饥饿持续时,体内的脂肪贮备就成为机体主要能源供应物质,脂肪分解代谢增加,脂肪酸氧化,体内酮体形成及糖异生作用增强,大脑及其他组织越来越多地利用酮体作为能源,从而减少骨骼肌蛋白分解,其目的是尽可能地保存机体的蛋白质,使生命得以延续。

2. **创伤应激状态下机体代谢变化** 外科感染、手术创伤等应激情况下,机体发生一系列代谢改变,其特征为静息能量消耗增高、高血糖及蛋白质分解增强。应激状态时糖代谢的改变主要表现为内源性葡萄糖异生作用明显增加,组织、器官葡萄糖的氧化利用下降,以及外周组织对胰岛素抵抗,从而造成高血糖。创伤后蛋白质代谢的变化是蛋白质分解增加、负氮平衡,其程度和持续时间与创伤应激程度、创伤前营养状况、病人年龄及应激后营养摄入有关,并在很大程度上受体内激素反应水平的制约。脂肪是应激病人的重要能源,创伤应激时机体脂肪分解增强,其分解产物作为糖异生作用的前体物质,从而减少蛋白质分解,保存机体蛋白质。

第二节 │ 营养评价、营养风险筛查及营养不良诊断

营养评价及营养风险筛查是临床营养治疗的重要组成部分,通过合适的营养评价方法和营养风险筛查工具,了解或评判病人的营养状况及营养不良的程度,预测是否存在或潜在有与营养因素相关的可能会导致病人出现不利临床结局的风险,从而根据具体情况制订恰当的营养治疗方案,最终改善病人的临床结局。

(一) 营养评价(nutritional assessment) 是通过临床检查、人体测量、生化检查和综合营养评价等手段,判定机体营养状况,确定营养不良的类型和程度。理想的营养评价方法应当能够准确判定机体营养状况,预测营养相关性并发症的发生和临床结局。

1. **临床检查** 通过病史采集和体格检查来发现是否存在营养不良。病史采集包括膳食调查以及询问病史、精神史、用药史及生理功能史等。膳食调查通过记录一段时期内每日、每餐摄入的食物和饮品量,了解有无厌食、进食量改变的情况。体格检查可以及时发现肌肉萎缩、毛发脱落、皮肤损害、水肿或腹水、必需脂肪酸及维生素缺乏等的体征并判定其程度。

2. **人体测量** 可了解机体体重、脂肪和肌肉含量,用于判断机体营养状况,监测营养治疗效果。常用的人体测量指标包括体重、身高、皮褶厚度、上臂围和握力等。

(1)体重:是机体脂肪组织、瘦组织群、水和矿物质等重量的总和,是营养评价中最简单、直接而又可靠的方法。由于体重的个体差异较大,临床上通常用体重改变作为营养状况评价的指标。

(2)BMI:被公认为反映营养不良或肥胖的可靠指标。计算公式如下:BMI= 体重(kg)/ 身高^2(m^2)。BMI 正常值为 18.5～24kg/m^2,<18.5kg/m^2 为营养不良,>24～<28kg/m^2 为超重,≥28kg/m^{2}为肥胖。

(3)皮褶厚度与上臂围:通过三头肌皮褶厚度、上臂中点周径及上臂肌肉周径的测定可以推算机体脂肪及肌肉含量,间接反映机体营养状况。

(4)握力:握力是机体营养状况评价中一个良好的客观测量指标,握力与机体营养状况密切相关,是反映肌肉功能十分有效的指标。正常男性握力≥35kg,女性握力≥23kg。

3. **生化检查**

(1)血浆蛋白:血浆蛋白水平可以反映机体蛋白质营养状况、疾病的严重程度,是临床上常用的营养评价指标,可预测病人的临床结局。常用的血浆蛋白指标有白蛋白、前白蛋白、转铁蛋白和视黄醇结合蛋白等。白蛋白的半衰期为 18 天,营养治疗对其浓度的影响需较长时间才能表现出来。血清

前白蛋白、转铁蛋白和视黄醇结合蛋白的半衰期短、血清含量少且全身代谢池小，是更敏感、更有效反映营养状况的指标。

（2）氮平衡：是评价机体蛋白质代谢状况的可靠指标。氮平衡＝摄入氮－排出氮。氮的摄入量大于排出量为正氮平衡，氮摄入量小于排出量为负氮平衡。正氮平衡时机体合成代谢大于分解代谢，意味着蛋白净合成。负氮平衡时，分解代谢大于合成代谢。

（3）免疫功能：总淋巴细胞计数是评价细胞免疫功能的简易方法，测定简便、快速，适用于各年龄段，其正常值为$(2.5\sim3.0)\times10^9/L$，低于$1.8\times10^9/L$为营养不良。

4. 综合营养评价指标 结合多项营养评价指标来评价病人营养状况，以提高诊断的灵敏度和特异度。常用的综合营养评价指标有：

（1）主观全面评定（Subjective Global Assessment，SGA）：以病史和临床检查为基础，省略实验室检查，其内容主要包括病史和体格检查共8个项目的评分。A级为营养良好，B级为轻至中度营养不良，C级为重度营养不良。SGA是临床上应用广泛的营养评价方法，对于并发症的发生率、住院时间及死亡率有着良好的预测精度。

（2）微型营养评定（Mini Nutritional Assessment，MNA）：是一种能简单快速评价老年人营养状况的方法，包括人体测量、整体评定、膳食问卷以及主观评定等18项内容，评分相加即为MNA总分。分级标准如下：①MNA评分≥24分表示营养状况良好；②17分≤MNA评分＜24分表示存在发生营养不良危险；③MNA评分＜17分表示确定存在营养不良。

5. 人体组成测定 可准确地测定体脂、瘦组织群和体细胞群等各组成含量，了解疾病状况下机体各种成分的改变情况，动态监测营养支持时机体各种组织的恢复情况，为营养治疗提供参考依据，因而越来越多地用于评价病人的营养状况。目前临床上常用的人体组成测定方法有生物电阻分析法（BIA）、双能X射线吸收技术（DEXA）、计算机断层扫描（CT）和磁共振成像（MRI）。

（二）营养风险及营养风险筛查工具 营养风险（nutritional risk）是指"现存或者潜在的与营养因素相关的导致病人出现不利临床结局的风险"。营养风险是一个与临床结局相关联的概念，其重要特征是营养风险与生存率、病死率、并发症发生率、住院时间、住院费用、成本-效果比及生活质量等临床结局密切相关。常用的营养风险筛查工具有营养风险筛查2002（Nutritional Risk Screening，NRS-2002）和营养不良通用筛查工具（Malnutrition Universal Screening Tool，MUST）。

1. NRS-2002 是目前住院病人营养风险筛查首选工具，应用相对简单、容易，能够较好预测住院病人的临床结局和营养支持效果，已广泛应用于临床实践。NRS-2002包括3个方面内容：①营养状况受损评分（0～3分）；②疾病严重程度评分（0～3分）；③年龄评分（年龄≥70岁者加1分）；总分为0～7分。NRS评分≥3分提示存在营养风险，＜3分则无营养风险。

2. MUST 包括3个方面内容：①BMI测定（0～2分）；②体重变化情况（0～2分）；③急性疾病影响情况（如果已经存在或将会无法进食≥5天者加2分）。总评分为上述3个方面评分之和，0分为低风险，1分为中等风险，2分及2分以上为高风险。MUST对于预测住院时间、死亡率或并发症的发生率，具有良好的预测精度。

（三）营养不良的诊断 营养不良（malnutrition）是指能量、蛋白质和/或其他营养素缺乏或过剩（或失衡）的状况。营养不足（undernutrition）是临床上最常见的营养不良形式，也是传统定义中的营养不良，是指由于能量、蛋白质等营养物质摄入不足或吸收障碍，特异性的营养物质缺乏或失衡；或者由于疾病、创伤、感染等应激反应，营养物质消耗增加，从而产生营养不足或营养素缺乏。营养过剩是指营养素摄入量超过需要量而在体内蓄积，导致肥胖或其他不良后果，也是一种特殊类型的营养不良。长期营养过剩时机体会积蓄脂肪导致肥胖，而肥胖症又会引起代谢综合征和许多其他并发症。营养不良损害机体器官、组织生理功能和结构，对临床结局造成不良影响。

营养不良的诊断须结合病史、临床检查及相关实验室检测结果，经过分析后综合判断。目前国际上推荐的营养不良诊断标准为：①BMI＜18.5kg/m²；②非自主性体重丢失合并BMI或机体瘦组织群指数(fat free mass index,FFMI)降低。非自主性体重丢失是指非有意控制体重、无时间限定情况下体重丢失>10%或3个月内丢失>5%。BMI降低指<70岁者BMI<20kg/m²或≥70岁者BMI<22kg/m²。FFMI降低指女性<15kg/m²,男性<17kg/m²。凡符合上述2条中任何一条,均可诊断为营养不良。近年来,国际营养不良评定工作组建立了统一的营养不良评定标准,简称GLIM标准。GLIM标准的主要内容是将营养不良评定明确分为"营养筛查"和"诊断评定"两个步骤。第一步是营养筛查,特别强调应用经过临床有效性验证的营养筛查工具进行营养筛查。第二步则是在筛查阳性的基础上,继而进行营养不良评定以及严重程度分级。营养不良评定内容包含表现型指标(非自主性体重丢失、BMI降低、FFMI降低)和病因型指标(食物摄入或吸收降低,疾病负担/炎症),营养不良诊断至少需要符合1项表现型诊断标准和1项病因型诊断标准。

第三节 | 肠外营养

肠外营养(parenteral nutrition,PN)是指通过胃肠道以外途径(即静脉途径)提供营养的方式。肠外营养是肠道功能衰竭病人必不可少的治疗措施,挽救了大量危重病人的生命,疗效确切。凡是需要营养治疗,但无法通过胃肠道途径供给或通过胃肠道无法满足机体对营养素需要量的病人均为肠外营养的适应证。

(一)**肠外营养制剂**　肠外营养由碳水化合物、脂肪乳剂、氨基酸、水、维生素、电解质及微量元素等基本营养素组成,以提供病人每日所需的能量及各种营养物质,维持机体正常代谢。

1. **碳水化合物制剂**　葡萄糖是肠外营养中最主要的能源物质,其来源丰富,价廉,无配伍禁忌,符合人体生理要求,省氮效果肯定。肠外营养时葡萄糖的供给量一般为3～3.5g/(kg·d),供能约占总热量的50%～60%。严重应激状态下病人的葡萄糖供给量降至2～3g/(kg·d),以避免摄入过量所致的代谢副作用。

2. **氨基酸制剂**　氨基酸是肠外营养的氮源物质,是机体合成蛋白质所需的底物。由于各种蛋白质由特定的氨基酸组成,因此输入的氨基酸液中各种氨基酸配比应该合理,才能提高氨基酸的利用率,有利于蛋白质的合成。肠外营养理想的氨基酸制剂是含氨基酸种类较齐全的平衡型氨基酸溶液,包括所有必需氨基酸。肠外营养时推荐的氨基酸摄入量为1.2～1.5g/(kg·d),严重分解代谢状态下需要量增加。

3. **脂肪乳剂制剂**　脂肪乳剂是肠外营养中理想的能源物质,可提供能量、生物合成所需碳原子及必需脂肪酸。脂肪乳剂具有能量密度高、等渗、不经尿排泄、富含必需脂肪酸、对静脉壁无刺激、可经外周静脉输注等优点。一般情况下肠外营养中脂肪乳剂的供能应占总热量的30%～40%,剂量为甘油三酯0.7～1.3g/(kg·d)。脂肪乳剂的输注速度为1.2～1.7mg/(kg·min)。存在高脂血症(血甘油三酯>4.6mmol/L)的病人,脂肪乳剂摄入量应减少或停用。临床上常用的脂肪乳剂有长链脂肪乳剂、中/长链脂肪乳剂、含橄榄油脂肪乳剂以及含鱼油脂肪乳剂,不同脂肪乳剂各有其特点。

4. **电解质制剂**　电解质对维持机体水、电解质和酸碱平衡,保持人体内环境稳定,维护各种酶的活性和神经、肌肉的应激性均有重要作用。

5. **维生素及微量元素制剂**　维生素及微量元素是维持人体正常代谢和生理功能所不可缺少的营养素。肠外营养时需要添加水溶性和脂溶性维生素以及微量元素制剂,以避免维生素及微量元素缺乏症。

(二)**肠外营养液的配制**　为使输入的营养物质在体内更好地代谢和利用,减少污染等并发症发生的机会,主张采用全营养液混合方法,将各种营养制剂混合配制后输注。肠外营养液配制所需的环境、无菌操作技术、配制流程、配制顺序均有严格的要求。目前,我国许多医院均建立了静脉药物配制中心,充分保证了肠外营养液配制的安全性。为确保混合营养液的安全性和有效性,不允许在肠外营养液中添加其他药物。近年来随着新技术、新材料不断问世,出现了标准化、工业化生产的肠外营养产品。这种营养产品有多个分隔腔,分装氨基酸、葡萄糖和脂肪乳剂等制剂,隔膜将各成分分开以防相互发生反应,使用前用手加压即可撕开隔膜,使各成分立即混合。标准化多腔肠外营养液节省了配制所需的设备,简化了步骤,常温下可保存较长时间,有很好的临床应用前景。

(三)肠外营养输注途径 主要有中心静脉和周围静脉途径。中心静脉途径适用于需要长期肠外营养或输注高渗透压营养液的病人。临床上常用的中心静脉途径有:①颈内静脉途径;②锁骨下静脉途径;③经外周静脉穿刺中心静脉置管(peripherally inserted central venous catheter,PICC)途径。周围静脉途径是指经浅表静脉,大多数是经上肢末梢静脉。周围静脉途径具有应用方便、安全性高、并发症少而轻等优点,适用于只需短期(<2周)肠外营养者。

(四)肠外营养液的输注方式 有持续输注法和循环输注法两种。持续输注法是指营养液在24小时内持续均匀输入体内。由于各种营养素同时按比例输入,对机体氮源、能量及其他营养物质的供给处于持续状态,对机体的代谢及内环境的影响较少。其缺点是耗时长,影响病人日常活动或其他液体、药物的输注,该方法一般提倡应用于初始实施肠外营养的病人。循环输注法是在持续输注营养液基础上缩短输注时间,方便病人日常活动。其缺点是对机体代谢影响较大,容易引起高血糖、短时体液负荷过大等。循环输注法通常适用于病情稳定、需长期肠外营养,且肠外营养量无变化者。

(五)肠外营养并发症及防治 肠外营养并发症主要有导管相关并发症、代谢性并发症、脏器功能损害及代谢性骨病等。

1. **导管相关并发症** 分为非感染性并发症及感染性并发症两大类。前者大多数是在中心静脉导管放置过程中发生气胸、空气栓塞、血管或神经损伤等,少数由长期应用、导管护理不当或拔管操作所致,如导管脱出、导管折断、导管堵塞等。感染性并发症主要指静脉导管相关性感染(catheter-related infection,CRI),CRI的发生与置管的部位、留置时间、导管类型以及病人的基础疾病等有关,包括导管局部皮肤或周围组织的感染和全身相关血流感染。导管性菌血症或败血症是肠外营养严重的静脉导管相关性感染,临床上常表现为寒战、高热、呼吸急促、低血压,严重者可出现意识模糊,应及时处理。周围静脉相关并发症主要是血栓性静脉炎。

2. **代谢性并发症** 肠外营养提供的营养物质直接进入血液循环,营养底物过量或不足均容易引起机体代谢紊乱和器官功能异常,产生代谢性并发症,如高血糖、低血糖、氨基酸代谢紊乱、高血脂、电解质紊乱及酸碱失衡、必需脂肪酸缺乏、再喂养综合征、维生素及微量元素缺乏症等。

3. **脏器功能损害** 长期肠外营养可引起肝损害,主要病理改变为肝脏脂肪浸润和胆汁淤积,主要与长期禁食时肠内缺乏食物刺激、肠道激素的分泌受抑制、过高能量供给或不恰当的营养物质摄入等有关。此外,长期禁食可导致肠黏膜上皮绒毛萎缩,肠黏膜上皮通透性增加,出现肠道免疫功能障碍,导致肠道菌群异常、肠道细菌易位和肠源性感染。

4. **代谢性骨病** 部分长期肠外营养的病人出现骨钙丢失、骨质疏松、血碱性磷酸酶水平增高、高钙血症、尿钙排出增加、四肢关节疼痛,甚至骨折等表现,称为代谢性骨病。

第四节 | 肠内营养

肠内营养(enteral nutrition,EN)是指通过胃肠道途径提供营养的方式,它具有符合生理状态、能维持肠道结构和功能完整、费用低、使用和监护简便、并发症较少等优点,因而是营养治疗的首选方法。肠内营养的适应证取决于病人胃肠道是否具有吸收和利用所提供的各种营养素的能力,以及胃肠道是否能耐受肠内营养制剂,只要具备上述两个条件,当病人因疾病或治疗等原因无法正常经口摄食,或摄食量不足以满足机体合成代谢需要时,均可采用肠内营养。

(一)肠内营养制剂 根据其组成可分为非要素型、要素型、组件型及疾病专用型等四类制剂。

1. **非要素型制剂** 也称整蛋白型制剂,该类制剂以整蛋白或蛋白质游离物为氮源,渗透压接近等渗,口感较好,口服或管饲均可,使用方便,易耐受。适用于胃肠道功能良好的病人,是应用最广泛的肠内营养制剂。

2. **要素型制剂**　该制剂是氨基酸或多肽类、葡萄糖、脂肪、矿物质和维生素的混合物,具有成分明确、营养全面、无须消化即可直接或接近直接吸收、残渣少、不含乳糖等特点,但其口感较差。适用于胃肠道消化、吸收功能部分受损的病人,如短肠综合征、胰腺炎等病人。

3. **组件型制剂**　该制剂是仅以某种或某类营养素为主的肠内营养制剂,可对完全型肠内营养制剂进行补充或强化,以适合某些病人的特殊需要。主要有蛋白质组件、脂肪组件、糖类组件、维生素组件和矿物质组件等。

4. **疾病专用型制剂**　此类制剂是根据不同疾病特征设计的针对特殊病人的专用制剂,主要有:糖尿病、肝病、肿瘤、婴幼儿、肺病、肾病、创伤等特殊病人的专用制剂。

肠内营养制剂有粉剂及溶液两种,临床上应根据各种制剂的特点、病人的病情进行选择,以达到最佳的营养效果。

(二)肠内营养方式和途径的选择　肠内营养支持方式有口服营养补充(oral nutritional supplement, ONS)和管饲两种方式。口服营养补充是以增加口服营养摄入为目的,将能够提供多种宏量营养素和微量营养素的营养液体、半固体或粉剂等制剂加入饮品和食物中经口摄入。一般来说,消化道功能正常或具有部分消化道功能的病人,如果通过普通饮食无法满足热量需求,应优先选择口服营养补充。对于口服营养补充无法达到热量及蛋白质目标量,或无法经口进食的病人,应选择通过管饲进行肠内营养。

肠内营养的输注途径有口服、鼻胃/十二指肠管、鼻空肠管、胃造口、空肠造口等,具体投给途径取决于疾病情况、喂养时间长短、病人精神状态及胃肠道功能。

1. **鼻胃/十二指肠管、鼻空肠管喂养**　是临床上使用最多的管饲喂养方法,简单易行。鼻胃管喂养的优点在于胃容量大,对营养液的渗透压不敏感,适用于各种完全性营养配方,缺点是有反流与吸入气管的风险。鼻十二指肠管和鼻空肠管喂养是将喂养管分别放置入十二指肠和空肠内,减少了反流风险。鼻胃或鼻肠置管喂养适用于需短时间(<2周)肠内营养支持的病人,长期置管可出现咽部黏膜红肿、不适,呼吸系统并发症增加等情况。

2. **胃或空肠造口**　常用于需要较长时间进行肠内喂养的病人,可采用手术造口或经皮内镜辅助胃/空肠造口,后者具有操作简便、创伤小等优点。

(三)肠内营养输注方式　有一次性投给、间歇性重力输注和连续性经泵输注三种。

1. **一次性投给**　将配制好的营养液或商品型肠内营养液用注射器缓慢注入喂养管内,每次200ml左右,每日6～8次。该方法常用于需长期家庭肠内营养的胃造口病人,因为胃容量大,病人对容量及渗透压的耐受性较好,使用简便。

2. **间歇性重力输注**　将配制好的营养液经输液管与肠道喂养管连接,借重力将营养液缓慢滴入胃肠道内,每次250～400ml左右,每日4～6次。此法优点是病人有较多自由活动时间,类似正常饮食。

3. **连续性经泵输注**　应用输液泵在12～24小时内均匀持续输注,是临床上推荐的肠内营养输注方式,该方式胃肠道不良反应相对较少,营养效果好。

肠内营养液输注应循序渐进,开始时采用低浓度、低剂量、低速度,随后再逐渐增加营养液浓度、投给剂量以及滴注速度。一般第1天用1/4总需要量,营养液浓度可稀释两倍。如能耐受,第2天可增加至1/2总需要量,第3、4天增加至全量,使肠道有逐步适应、耐受肠内营养液的过程。开始输注时速度一般为25～50ml/h,以后每12～24小时增加25ml/h,最大速率为125～150ml/h。输入体内的营养液的温度应保持在37℃左右,过凉易引起胃肠道并发症。

(四)肠内营养并发症及防治　肠内营养常见并发症有机械方面、胃肠道方面、代谢方面及感染方面并发症。

1. **机械性并发症**　主要有鼻、咽及食管黏膜损伤,喂养管堵塞,喂养管拔出困难,造口并发症等。

2. **胃肠道并发症**　恶心、呕吐、腹泻、腹胀、肠痉挛等是常见的消化道并发症,这些症状大多数能够通过合理的操作来预防和及时纠正、处理。

3. **代谢性并发症**　主要有水、电解质及酸碱代谢异常,糖代谢异常,微量元素、维生素及脂肪酸缺乏,各脏器功能异常。

4. **感染性并发症**　主要与营养液误吸和营养液污染有关。吸入性肺炎是肠内营养最严重的并发症,常见于幼儿、老年病人及意识障碍病人。防止胃内容物潴留及反流是预防吸入性肺炎的重要措施,一旦发现误吸应积极治疗。

（吴国豪）

本章思维导图

第七章 | 肥胖与代谢性疾病

第一节 | 概 述

肥胖是能量摄入过多或机体代谢改变引起体内脂肪尤其是甘油三酯过多存积,导致体重过度增长,从而引起人体一系列病理生理改变的一种慢性进行性代谢性疾病,也称肥胖与代谢性疾病或肥胖症。近几十年来,由于饮食习惯和生活方式的改变,全球肥胖症的发病率逐年上升。目前,我国肥胖症发病率处于世界中等水平,但肥胖症病例数已居世界首位。

【病因】 肥胖症的发生是一个复杂的过程,涉及多种因素的相互作用,包括先天和后天因素。

1. **先天因素** 包括基因突变等遗传因素,先天因素可以显著影响个体对肥胖的易感性。基因突变可以影响食欲、新陈代谢率以及脂肪储存等生理过程,增加肥胖症的患病风险。

2. **后天因素** 包括食物种类与结构、进食方法、精神压力、药物滥用等,这些因素可以导致食物摄入增加或热量消耗减少,多余热量转化成脂肪致体重增加。例如,应对精神压力时,一些人可能采用过量进食的方式来缓解压力。药物滥用也可能影响食欲或代谢,进一步加剧肥胖问题。

【危害】 肥胖症不但影响形体美观,给生活带来很多不便,还可以导致多种代谢性疾病,包括胰岛素抵抗、2 型糖尿病(T2DM)、高血压、高脂血症、高尿酸血症、痛风、非酒精性脂肪肝等,所以常用"肥胖症与代谢病"这一名称。此外,肥胖症还可以引起一系列非代谢性肥胖相关疾病,例如阻塞性睡眠呼吸暂停综合征、骨关节病、多囊卵巢综合征、黑棘皮病、静脉血栓、心力衰竭、呼吸衰竭以及多种恶性肿瘤(乳腺癌、子宫内膜癌、前列腺癌、胃癌、结直肠癌、甲状腺癌等)等。肥胖症可累及全身几乎所有的器官,且肥胖程度越高,出现肥胖相关疾病的风险也越大。严重肥胖者的预期寿命缩短,特别是年轻男性。肥胖症还可能对心理健康产生负面影响,例如导致抑郁症、焦虑症、双相情感障碍等。

【诊断】 目前,临床上诊断肥胖症最常用的指标是 BMI。另外,体脂率、腰围和腰臀比(waist-to-hip ratio,WHR)、内脏脂肪含量等也可用于肥胖症的诊断。

1. **BMI** 由于种族差异的存在,不同地区的 BMI 切点值存在差异。世界卫生组织(WHO)的肥胖症诊断标准是 BMI≥30kg/m²。我国的标准是 BMI 24.0～27.9kg/m² 为超重(肥胖前期),BMI≥28.0kg/m² 为肥胖。

2. **体脂率** 指体内脂肪含量占总体重的百分比。正常成年男性的体脂率为 10%～20%,女性为 15%～25%;男性≥25%、女性≥30% 为肥胖。

3. **腰围** 可衡量腹部内脏脂肪的沉积量。男性腰围≥85cm,女性≥80cm 为肥胖的诊断标准;亚洲地区肥胖症病人多为腹型肥胖(中心性肥胖)。

肥胖症的诊断需要结合 BMI、体脂率和腰围三个指标。

【分期和分度】 ①代偿期:肥胖,无代谢与肥胖相关疾病,占 30% 左右;②失代偿期(病态性肥胖):肥胖,并有一种或多种代谢与肥胖相关疾病,占 70% 左右;③功能衰竭期:肥胖并出现了心/肺功能衰竭等。

按照 BMI 分度:①轻度肥胖(Ⅰ度):BMI 为 28～32.49kg/m²;②中度肥胖(Ⅱ度):BMI 为 32.50～37.49kg/m²;③重度肥胖(Ⅲ度):BMI 为 37.50～49.99kg/m²;④极度肥胖(Ⅳ度):BMI≥50kg/m²。

【治疗】 有饮食控制与运动疗法、药物疗法和减重手术等方式。与其他慢性疾病一样,多模式治疗是必要的。非手术疗法虽然具有一定的治疗效果,特别是近年减肥药物治疗肥胖症有明显进展,但长期效果往往难以令人满意。因此,治疗效果显著且快速的减重手术越来越受到重视。众多研究表明:减重手术不仅可以显著减轻体重,还可以逆转或缓解 T2DM 等代谢疾病和肥胖相关疾病。也逐渐形成了一门新兴学科——肥胖代谢外科,也称为减重外科或减重代谢外科。

第二节 ｜ 肥胖与代谢病的外科治疗

肥胖与代谢病的外科治疗始于 20 世纪 50 年代,经过 70 多年的不断探索和研究,许多操作复杂、创伤大、效果不佳、并发症多的手术方式已逐步被淘汰,安全有效的手术方式得以逐渐推广与普及。

我国的肥胖代谢外科起步相对稍晚,自 1982 年开始有零星的开腹减肥(减重)手术个案病例报告,到 2000 年开始成功开展腹腔镜减重手术,最近 10 年得到快速推广与普及。

【手术适应证】 ①BMI≥32.5kg/m²;②BMI 为 27.5～32.49kg/m²,伴有两种或两种以上代谢疾病或肥胖相关疾病,经生活方式改变或药物治疗无法得到有效控制。

【手术禁忌证】 没有绝对禁忌证。相对禁忌证包括:①严重滥用药物或酒精成瘾者;②严重智力障碍或严重精神疾病者;③不能配合术后饮食及生活习惯改变者;④全身状况差,主要器官功能严重障碍,难以耐受全身麻醉或手术者;⑤癌症晚期、肝硬化门静脉高压症失代偿期、腹壁巨大疝和严重腹腔粘连者。另外,越来越多的证据显示儿童青少年和老年人肥胖症进行减重手术可以取得良好的治疗效果,可以慎重开展,但手术前需要进行多学科评估。

【术前准备】 术前对病人进行详细的评估与准备,可以提高手术的安全性和有效性。

1. 术前对病人进行多学科评估,包括肥胖代谢外科、麻醉科、内分泌科、营养科、心内科、呼吸内科、消化内科、精神心理科等。明确病人的手术适应证并确定手术方式,评估手术风险及治疗效果。

2. 对于 BMI＞50kg/m² 或功能衰竭期的高风险病人,需要先通过术前保守治疗使病人体重降低5% 以上,器官功能衰竭基本缓解再择期进行手术。

【手术方式】 通过缩小胃的有效容积并改变胃肠道内分泌激素水平降低饥饿感从而减少进食量,或通过小肠功能性缩短减少对食物的消化吸收而达到减重目的。根据作用原理,减重手术可分为三类:胃减容限制摄入型手术、小肠吸收不良型手术和混合型手术;小肠吸收不良型手术虽然有效,但术后营养并发症明显,已比较少采用,多作为一种修正手术选择。目前主要术式有袖状胃切除术(SG)和 Roux-en-Y 胃旁路术(RYGB)、单吻合口胃旁路术(OAGB)、胆胰转流术(BPD/DS)和单吻合口胆胰转流术(SADI-S)等,其中前两种最常使用。

1. **袖状胃切除术** 完全游离胃大弯和胃底,经口插入 32～40F 引导胃管,从距幽门 2～3cm 处开始向上用切割吻合器切除大弯侧大部分胃,完全切除胃底部,形成小弯侧容量为 60～80ml 的袖状胃(图 7-1)。

手术效果:减重效果显著,可作为独立术式开展,也可作为极度肥胖症(BMI＞50kg/m²)病人第一阶段的减重术式。SG 术后 1 年的多余体重减少 60%～70%,T2DM 缓解率约为 65%。

2. **Roux-en-Y 胃旁路术** 建立容量 10～20ml 的近端胃小囊,旷置远端胃。在 Treitz 韧带以下25～100cm 处切断空肠,将近端空肠(胆胰袢)与空肠断端以远 100～175cm 处行侧侧吻合,将远端空肠(胃袢)断端与胃小囊行胃空肠吻合,吻合口直径为 1.0～1.5cm;关闭系膜裂孔(图 7-2)。

手术效果:Roux-en-Y 胃旁路术可改善糖代谢及其他代谢异常,是治疗肥胖与代谢疾病的有效术式,术后 1 年多余体重减少 70%～80%,T2DM 缓解率为 80%～85%。

此外,内镜减重手术也逐渐被探索和应用,包括胃内球囊术、内镜下袖状胃成形术(ESG)等。

【并发症】 总体而言,减重手术的并发症发生率较低,但也需要注意预防与早期诊断、及时治疗。

1. **消化道漏** 发生率为 0～7.0%,多发生在胃空肠吻合口或残胃近端近 His 角。其发生与血供不足、缝合不严密、合并糖尿病等有关。临床表现为腹膜炎、心动过速、发热等。诊断明确后应及时给予禁食、胃肠减压、抑酸、抗感染、营养支持等;如治疗无效,可考虑内镜下治疗,部分病人需要再次手术治疗。

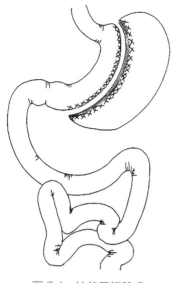
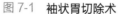

图 7-1 袖状胃切除术

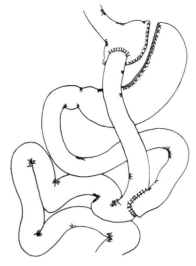

图 7-2 Roux-en-Y 胃旁路术

2. 出血 发生率为 0.1%～4.4%,其发生与围手术期使用抗凝药或非甾体类药物、术中操作不当和术后严重呕吐等有关。临床表现为血压下降、心动过速等。预防术后出血的关键在于术中精准操作和围手术期多学科协作。术中仔细检查各吻合口和切缘等,术后出血诊断明确后要根据出血量及时进行止血处理。

3. 营养不良 由于摄食和/或吸收减少,病人可出现营养不良,主要表现为蛋白质、维生素 D、叶酸、维生素 B_{12}、铁、钙等营养素缺乏。维生素 B_1 严重缺乏可导致韦尼克脑病(Wernicke encephalopathy),表现为眼外肌麻痹、精神异常、共济失调。

4. 胃食管反流 SG 术后少部分病人可出现胃食管反流,原因在于 His 角及其附近的组织结构被破坏、食管下括约肌张力降低等。另外,食管裂孔疝会显著增加胃食管反流的发生率,对合并食管裂孔疝的病人应在 SG 术中同时行食管裂孔疝修补术。

其他并发症还包括静脉血栓形成、吻合口或胃切缘溃疡、倾倒综合征、内疝与肠梗阻、胆囊结石、低血糖等,总体的发生率比较低。

【术后管理】 减重手术不是一劳永逸的,需要配合良好的术后管理,才能取得最佳的长期手术效果。

1. 术后按照全流质饮食—半流质饮食—软食—普食的饮食流程逐步过渡。

2. 术后应定期随访复查,戒烟酒,根据情况补充足量的维生素和铁、钙等矿物质,摄入足量蛋白质,避免摄入过多的碳水化合物与脂肪。

3. 术后养成适当体育运动的良好习惯。

4. 术后终身定期随访复查,内容包括体重变化、饮食及运动习惯、并发症、代谢病与肥胖相关疾病的缓解情况,并进行相应的指导和干预。

【疗效评估】 评估指标主要包括减重效果、代谢病与肥胖相关疾病的缓解效果。

1. 减重效果 使用总体重减少百分比(percentage of total weight loss,%TWL)和多余体重减少百分比(percentage of excess weight loss,%EWL)来评估术后减重效果。计算公式如下(公式中的理想体重是指 $BMI=25kg/m^2$ 时所对应的体重):

$$\%TWL=(术前体重 - 随访体重)/术前体重 \times 100\%。$$

$$\%EWL=(术前体重 - 随访体重)/(术前体重 - 理想体重) \times 100\%。$$

一般认为:%EWL>50% 为手术成功,%EWL 达 25%～50% 为效果不佳,%EWL<25% 为无效(未能达到预期的结果)。

2. 合并症的缓解效果 糖尿病、高血压、高血脂等代谢病缓解情况的评估,可采用内科相应的治疗标准。T2DM 的缓解效果按以下标准进行评估。

(1)完全缓解:在不使用任何降糖药物治疗的情况下,血糖指标(空腹血糖、餐后血糖、糖化血红蛋白)水平正常。

(2)部分缓解:在不应用任何降糖药物治疗的情况下,血糖指标水平尽管高于正常,但未达到糖尿病诊断标准。

(3)改善:术后使用的降糖药种类或剂量与术前相比明显减少,且术后 HbA1c<7.0%。

(4)无效:术后使用的降糖药种类或剂量与术前相比无明显变化,或血糖指标与术前相比无明显改善。

【修正手术】 是指肥胖症病人在初次减重手术后由于手术效果不佳、术后复胖和/或术后严重并发症等而需要接受的再次手术。修正手术可分为修复手术(恢复回正常的胃肠道解剖结构)、修改手术(从一种术式修改为另一种术式)、修理手术(在原术式基础上进行修改,术式不变)。

1. 手术适应证 ①减重效果不佳、无效或复胖,BMI≥32.5kg/m²;②肥胖相关的代谢病与相关疾病治疗效果欠佳或复发,BMI≥27.5kg/m²;③保守治疗无效的严重术后并发症。

2. 手术禁忌证 除了一般手术的禁忌证,修正手术的禁忌证还包括:①与初次手术间隔<24 个月,因为手术后严重并发症而进行修正手术的病人除外;②BMI<27.5kg/m²,因为初次手术后发生严重营养不良等并发症而需要进行修正手术的病人除外。

3. 术前评估

(1)详细评估初次减重手术效果不佳和/或并发症出现的原因。

(2)详细评估病人体重减轻及代谢病与肥胖相关疾病的缓解情况,术后的生活习惯等。

(3)联合多学科团队诊治,及时处理相关专科问题,特别是营养科及精神心理科。

4. 手术选择 与减重手术的初次手术相比,修正手术的风险更高、手术操作难度更大,手术效果不如初次手术,所以修正手术选择要更加慎重,应该根据初次手术方式和病人的具体情况选择最佳的修正术式。手术方式的选择多样,包括再次袖状胃切除术、Roux-en-Y 胃旁路术等。

(王存川)

本章思维导图

第八章 | 外科感染

本章数字资源

第一节 | 概 述

感染是病原体入侵机体引起的局部或全身炎症反应,在外科领域中十分常见。外科感染（surgical infection）通常指需要外科处理的感染,包括与创伤、烧伤、手术相关的感染。

外科感染根据致病菌可分为非特异性感染和特异性感染。非特异性感染如疖、痈、丹毒、急性乳腺炎、急性阑尾炎等,常见致病菌包括金黄色葡萄球菌、大肠埃希菌、铜绿假单胞菌、链球菌等。特异性感染如结核、破伤风、气性坏疽、念珠菌病等,因致病菌不同,可有独特的表现。

根据病程长短,外科感染可分为急性、亚急性与慢性感染。病程在3周之内为急性感染,超过2个月为慢性感染,介于两者之间为亚急性感染。感染亦可按照发生条件分为机会性感染、二重感染（菌群失调）、医院内感染等。

外科感染的发生与病原体的数量和毒力有关,局部或全身免疫力下降亦可引发感染。外科感染处理的关键在于控制感染源和合理应用抗菌药物。去除感染灶、通畅引流是外科治疗的基本原则,抗菌药物不能取代引流等外科处理。

（任建安）

第二节 | 浅部组织细菌性感染

一、疖与痈

【病因和病理】 疖（furuncle）和痈（carbuncle）都是毛囊及其周围组织的急性细菌性化脓性炎症,多为金黄色葡萄球菌感染,偶为表皮葡萄球菌或其他致病菌。

疖只累及单个毛囊和周围组织,与局部皮肤不洁、擦伤、毛囊和皮脂腺分泌物排泄不畅或机体抵抗力降低有关。金黄色葡萄球菌多能产生凝固酶,可使感染部位的纤维蛋白原转变为纤维蛋白,从而限制细菌扩散,炎症多局限且有脓栓形成。

痈是多个相邻毛囊及其周围组织同时发生的急性化脓性炎症,或由多个相邻疖融合而成。炎症常从毛囊底部开始,并向阻力较小的皮下组织蔓延,再沿深筋膜浅层向外扩散,进入毛囊群而形成多个脓头。痈可累及深层皮下结缔组织,表面皮肤发生血运障碍甚至坏死;自行破溃常较慢,全身反应较重,甚至发展为脓毒症。

【临床表现】 疖好发于头面、颈项和背部,初始局部皮肤有红、肿、痛的小硬结（直径<2cm）。后肿痛范围扩大,小硬结中央组织坏死、软化,出现黄白色脓栓,触之有波动;继而大多脓栓自行脱落、破溃,脓液流尽后炎症逐步消退、破溃愈合。有的疖无脓栓,称无头疖,其炎症需抗炎处理。不同部位同时发生几处疖,或者在一段时间内反复发生疖,称为疖病,与病人抗感染能力较低（如有糖尿病）或皮肤不洁等有关。

痈好发于皮肤较厚的项背部,俗称"对口疮"和"搭背疮"。初起表现为局部小片皮肤硬肿、热痛,肤色暗红,其中可有数个凸点或脓点,有发热、食欲缺乏和全身不适,但一般疼痛较轻。随着局部皮肤硬肿范围增大,周围呈现浸润性水肿,区域淋巴结肿大,疼痛加剧,全身症状加重。继而病变部位脓点增大、增多,中心处可坏死脱落、破溃流脓,疮口呈蜂窝状。周围皮肤呈紫褐色,难以自行愈合。若延误治疗,病变将扩大加重,导致严重的全身反应。

颌面部疖痈十分危险,位于鼻、上唇及周围"危险三角区",称为面疖和唇痈,临床症状较重。尤其当处理不当,如被挤碰时,病菌可经内眦静脉、眼静脉进入颅内海绵窦,引起颅内化脓性海绵状静脉窦炎,出现颜面部肿胀、寒战、高热、头痛、呕吐、昏迷甚至死亡。

【诊断与鉴别诊断】 痈较疖的病变范围大,可有数个脓栓,除有红肿、疼痛外,还有发热等全身症状,应完善血常规、血糖和尿糖、血清白蛋白等检查,需抗生素治疗者应做脓液细菌培养及药物敏感试验(简称药敏试验)。

需鉴别的病变有皮脂腺囊肿感染和痤疮感染等。

【预防和治疗】 保持皮肤清洁,在炎热环境中应避免汗渍过多,勤洗澡并及时更换内衣。及时治疗疖病以防感染扩散。婴儿注意保护皮肤,避免表皮受伤。

1. **局部处理** 疖在红肿阶段可选用热敷、超短波、红外线等理疗,也可敷贴中药金黄散、玉露散或鱼石脂软膏。疖顶见脓点或有波动感时可用针尖将脓栓剔出,但禁忌挤压。出脓后敷以碘伏纱布条直至病变消退。痈在初期可用 50% 硫酸镁湿敷,外敷上述中药并进行理疗。已出现脓点、表面呈紫褐色或已破溃流脓时,需及时作"+"或"++"形切口切开引流,切缘应达到病变边沿健康组织,深度达痈基底部,清除已化脓和尚未成脓但已失活的组织,脓腔内填塞碘伏纱布条,外加干纱布包扎(图8-1)。术后注意创面渗血,必要时及时更换敷料,注意创面抗炎,炎症控制后可使用生肌散以促使肉芽组织生长,促进创面愈合。创面较大、皮肤难以覆盖者,可在肉芽组织长好后予植皮修复。

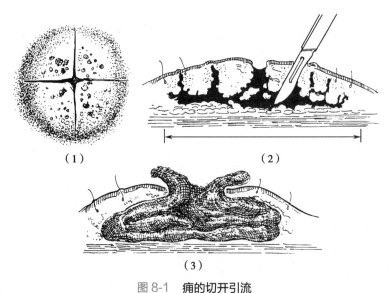

（1）　　　　　　　　　　　（2）

（3）

图 8-1 **痈的切开引流**
（1）十字切口　（2）切口长度要超过炎症范围少许,深达筋膜
（3）伤口内填塞纱布条止血

2. **药物治疗** 痈和导致发热、头痛、全身不适等症状的疖,特别是面部疖和唇痈,并发急性淋巴结炎、淋巴管炎时,可选用青霉素类或头孢菌素类抗菌药物,应用清热解毒中药方剂。有糖尿病病史者应给予胰岛素或降糖类药物。

二、急性蜂窝织炎

【病因和病理】 急性蜂窝织炎(acute cellulitis)是发生在皮下、筋膜下、肌间隙或深部蜂窝组织的急性、弥漫性、化脓性感染。致病菌主要是溶血性链球菌,其次为金黄色葡萄球菌,也可为大肠埃希菌或其他链球菌。由于溶血性链球菌感染后可释放溶血素、链激酶和透明质酸酶等,炎症不易局限,与正常组织分界不清,短期内可引起广泛的皮下组织炎症,导致全身炎症反应综合征。若是金黄色葡萄球菌引起的,则病变因细菌产生的凝固酶而较为局限。

【临床表现】　表浅者初起时患处红、肿、热、痛,继之炎症迅速沿皮下向四周扩散,肿胀明显,疼痛剧烈。此时局部皮肤发红、指压后褪色,边缘界限不清,可出现不同大小的水疱,病变部位引流淋巴结肿痛。病变加重时,皮肤水疱溃破出水样液,部分肤色变褐。深部的急性蜂窝织炎皮肤表现不明显,因病变在深筋膜从而影响诊治,病人多有高热、头痛、乏力等全身症状;严重时体温极高或过低,甚至有意识改变等严重中毒表现。

【分类】　由于细菌种类与毒力、病人状况和感染部位的不同,可有如下几种特殊类型。

1. 产气性皮下蜂窝织炎　为混合感染,以产气菌为主要致病菌,如肠球菌、兼性大肠埃希菌、变形杆菌、拟杆菌或产气荚膜梭菌。腹壁与会阴部较多见,常在皮肤受损且污染较重的情况下发生,严重者被称为坏死性筋膜炎。病变主要位于皮下和筋膜组织,不侵及肌层。初期表现类似一般性蜂窝织炎,但病变进展快且可触及皮下捻发感,破溃后可有臭味,全身状态恶化较快。

2. 新生儿皮下坏疽　亦称新生儿蜂窝织炎,其特点是起病急、发展快,病变不易局限,极易引发皮下组织广泛的坏死。致病菌主要为金黄色葡萄球菌,病变多发生在背部与臀部,偶尔在枕部、肩、腿、腰骶和会阴等容易受压处。冬季易发,与皮肤不洁、擦伤、受压、受潮和粪便浸渍有关。初起时皮肤发红,触之稍硬。病变范围扩大时,中心部变暗、变软,皮肤与皮下组织分离,触诊时有皮下浮动感。皮肤坏死时肤色呈灰褐色或黑色,并可破溃。严重时可有高热、昏睡、昏迷等全身感染症状。

3. 口腔颌面部蜂窝织炎　小儿多见,感染多起源于口腔或面部。来自口腔感染时,炎症肿胀可波及咽喉,导致喉头水肿、压迫气管而阻碍通气,病情甚为危急。查体颌下皮肤轻度发红、发热,但肿胀明显,伴有高热、呼吸急迫、吞咽困难、不能进食。源于面部者,红、肿、热、痛,全身反应较重。此感染常向颌下或颈深部蔓延,可累及颌下或颈阔肌后的结缔组织,甚至纵隔,引起吞咽和呼吸困难,甚至窒息。

【诊断与鉴别诊断】　根据病史、体征、白细胞计数增高等表现多可确诊。分泌物涂片可见致病菌,血和脓液细菌培养与药敏试验有助诊断与治疗。

鉴别诊断:①产气性皮下蜂窝织炎需与气性坏疽相鉴别,前者病变侵及筋膜,而后者累及肌肉且影像学检查可见肌间气体影。脓液涂片检查可大致区分致病菌形态,细菌培养有助于确认致病菌。②新生儿皮下坏疽初期有皮肤质地变硬时,应与新生儿硬肿病相区别。后者皮肤不发红,体温不增高。③小儿口腔颌面部蜂窝织炎引起呼吸急促、不能进食时,应与急性咽峡炎相区别。后者颌下肿胀稍轻,而口咽内红肿明显。

【预防和治疗】　重视皮肤卫生,防治皮肤损伤。对婴儿和老年人要重视生活护理。

1. 抗菌药物　使用青霉素或头孢菌素类抗生素,疑有厌氧菌感染时加用硝基咪唑类药物,症状严重者可用碳青霉烯类药物。根据临床治疗效果或细菌培养与药敏试验结果调整用药。

2. 局部处理　浅表急性蜂窝织炎,可用50%硫酸镁湿敷,或敷贴金黄散、鱼石脂软膏等;若形成脓肿,应及时切开引流。口腔颌面部急性蜂窝织炎则应尽早切开减压,以防喉头水肿而压迫气管。其他各型皮下蜂窝织炎,特别是坏死性筋膜炎,可在病变处做多个小的切口减压;产气性蜂窝织炎必须及时隔离,伤口可用3%过氧化氢液冲洗、碘伏等湿敷,必要时采用负压封闭引流(vacuum sealing drainage,VSD)技术进行冲洗。

3. 对症处理　改善病人全身状态和维持内环境的稳定,高热时可选用冷敷物理降温,进食困难时输液维持营养和体液平衡,呼吸急促时给予吸氧等辅助通气。

三、丹毒

【病因和病理】　丹毒(erysipelas)是乙型溶血性链球菌感染皮肤淋巴管网所致的急性非化脓性炎症。好发于下肢与面部,常先有病变远端皮肤或黏膜病损,如足趾皮肤损伤、足癣、口腔溃疡、鼻窦炎等。发病后淋巴管网分布区域的皮肤出现炎症反应,病变蔓延较快,常累及引流区淋巴结,局部少有组织坏死或化脓,但全身炎症反应明显,易治愈但常有复发。

【临床表现】　起病急,开始即可有畏寒、发热、头痛、全身不适等。病变多见于下肢,表现为片状微隆起的皮肤红疹,色鲜红、中间稍淡,边界清楚,有的可起水疱,局部有烧灼样疼痛。病变范围向外周扩展时,中央红肿消退而转变为棕黄色。附近淋巴结常肿大、有触痛,但少见化脓或破溃。病情加重时可出现全身性脓毒症。此外,丹毒经治疗好转后,可因病变复发而导致淋巴管阻塞、淋巴液淤滞,形成肢体肿胀、局部皮肤粗厚,甚至发展成"象皮肿"等淋巴水肿表现。

【预防和治疗】　注意皮肤清洁,及时处理小创口;在接触丹毒病人或换药前后,应洗手消毒,防止交叉感染;与丹毒相关的足癣、溃疡、鼻窦炎等应积极治疗并避免复发。

注意卧床休息,抬高患肢,局部用 50% 硫酸镁湿敷。全身应用抗菌药物,如静脉滴注青霉素、头孢菌素类抗生素。

四、急性淋巴管炎和淋巴结炎

【病因和病理】　是指病菌如乙型溶血性链球菌、金黄色葡萄球菌等,从皮肤黏膜破损处或其他感染病灶侵入淋巴系统(lymphatic system),导致淋巴管与淋巴结的急性炎症,多属非化脓性感染。急性淋巴管炎(acute lymphatitis)在浅层可沿皮下结缔组织层的淋巴管蔓延,表现为丹毒(网状淋巴管炎)与浅层管状淋巴管炎;而深层淋巴管炎病变深在隐匿,体表无变化。体表急性淋巴结炎(acute lymphadenitis)多好发于颌下、颈部、腋窝、肘内侧、腹股沟或腘窝,感染源于口咽炎症、足癣、皮损,以及皮肤和皮下化脓性感染或引流区域的淋巴管炎。

【临床表现】　管状淋巴管炎多见于四肢。表浅病变在表皮下可见红色条线,有触痛,扩展时红线向近心端延伸,中医称"红丝疔"。皮下深层的淋巴管炎不出现红线,可有条形触痛带。病情取决于病菌的毒力和感染程度,全身症状与丹毒相似。

急性淋巴结炎轻者局部淋巴结肿大、疼痛,但表面皮肤正常,可扪及肿大触痛淋巴结,多能自行痊愈;炎症加重时肿大淋巴结可粘连成团而形成肿块,皮肤表面可发红、发热,疼痛加重;严重的淋巴结炎可因坏死形成局部脓肿而有波动感,溃破流脓,并有发热、白细胞增多等全身炎症反应的表现。

【诊断与鉴别诊断】　深部淋巴管炎需与急性静脉炎鉴别,后者也有皮肤下索条状触痛,沿静脉走行分布,常与外周血管内长期留置导管或输注刺激性药物有关。

【预防和治疗】　急性淋巴管炎应着重治疗原发感染病灶。发现皮肤有红线条时,可用 50% 硫酸镁湿敷。如红线向近侧蔓延较快,可在皮肤消毒后沿红线分别选取几个点,用较粗的针头垂直刺入皮下,局部再湿敷以利抗炎。

急性淋巴结炎未形成脓肿时,应积极治疗如疖、痈、急性蜂窝织炎等原发感染,淋巴结炎多可在原发感染控制后得以消退。若已形成脓肿,除应用抗菌药物外,还需切开引流。一般可先行穿刺吸脓,后在局部麻醉下切开引流,注意避免损伤邻近神经、血管。少数急性淋巴结炎没有得到及时有效治疗可转变为慢性炎症而迁延难愈。

(刘　彤)

第三节 ｜ 手、足部急性化脓性细菌感染

【病因和病理】　手、足部急性化脓性细菌感染包括甲沟炎(paronychia)、脓性指(趾)头炎(felon)、手掌侧化脓性腱鞘炎(palmar suppurative tenosynovitis)、滑囊炎(bursitis)和掌深间隙感染,通常是由微小擦伤、针刺和切割等外伤后细菌感染所致,主要致病菌是金黄色葡萄球菌。感染严重会影响手、足的功能,因此及时处理损伤和尽早控制感染非常重要。

鉴于手、足部解剖结构的特殊性,其感染具有如下病理特点:

1. 手、足掌侧皮肤厚而坚韧，皮下脓肿会通过淋巴管或直接反流到手、足背侧，易误诊为手、足背侧感染；在指（趾）头末节存在纵行纤维束，通过连接皮肤与指（趾）骨骨膜，将致密的皮下组织分隔成许多小腔隙，发生感染后炎症不易向四周扩散，组织内张力升高，导致指（趾）头末节神经末梢及手指血管受压迫，造成剧烈疼痛和指（趾）骨缺血、坏死、骨髓炎。

2. 手的掌心皮下组织极为致密，且被垂直、坚韧的纤维束分隔成许多密闭腔隙，因此炎症容易向深部组织蔓延，引起腱鞘炎、滑囊炎及掌深间隙感染（图 8-2）。

3. 手部腱鞘、滑囊与筋膜间隙相互沟通，感染可蔓延至全手甚至累及前臂。

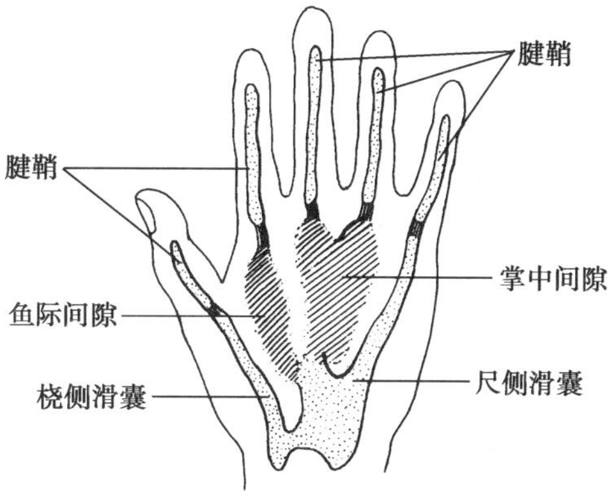

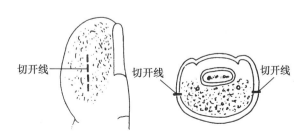

图 8-2　手掌侧的腱鞘、滑囊和深间隙

（一）甲沟炎和脓性指（趾）头炎

【病因和病理】　甲沟炎是皮肤沿指（趾）甲两侧形成的甲沟及其周围组织的化脓性细菌感染，常由微小刺伤、挫伤、逆剥或剪指甲过深等引起。脓性指（趾）头炎为手指（足趾）末节掌面皮下的化脓性细菌感染，多由甲沟炎加重或皮肤外伤引起。

【临床表现】

1. **甲沟炎**　常常先发生在一侧甲沟皮下，先为局部红、肿、热、痛，发生化脓后甲沟皮下出现白色脓点，有波动感，但不易破溃，可以蔓延至甲根或对侧甲沟，形成半环形脓肿；脓肿向甲下蔓延形成指（趾）甲下脓肿。感染加重时常有剧烈疼痛和发热等症状。如不及时治疗则会导致慢性甲沟炎或慢性指（趾）骨骨髓炎。

2. **脓性指（趾）头炎**　初始指（趾）头有针刺样疼痛，轻度肿胀，继而肿胀加重并出现剧烈跳痛，可伴有发热、全身不适、白细胞计数增高。感染加重时，可因神经末梢受压麻痹而疼痛缓解；皮肤由红转白，提示局部缺血趋于坏死；末节指（趾）骨如发生骨髓炎，则可能皮肤破溃流脓，指（趾）骨坏死，创口经久不愈。

【预防和治疗】　甲沟炎尚未化脓时，局部可给予抗生素软膏外敷、乳酸依沙吖啶溶液湿敷、高锰酸钾溶液温浴等治疗或超短波、红外线等理疗，并口服敏感抗菌药物。脓肿形成者应尽早手术，沿甲沟旁纵行切开引流（图 8-3）。甲根脓肿则需要分离拔除部分甚至全部指（趾）甲，术中需注意避免损伤甲床，以利于指（趾）甲再生。

指（趾）头炎初发时应悬吊前臂、平放患手，给予敏感抗生素治疗，并给予乳酸依沙吖啶溶液湿敷患指（趾）。如患指（趾）剧痛、肿胀明显、伴有全身症状，应及时切开引流，以免发生指（趾）骨坏死及骨髓炎。麻醉应采用指（趾）根神经阻滞麻醉或全身麻醉，避免在病变邻近处浸润麻醉以防感染扩散。在末节指（趾）侧面作纵切口，远端不超过甲沟 1/2，近端不超过指（趾）节横纹，分离切断皮下纤维条索，通畅引流；脓腔较大者宜作对口引流，有死骨片时应当去除；避免作鱼口状切口，以免术后瘢痕影响功能（图 8-4）。

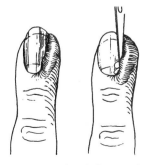

图 8-3　甲沟炎与切开引流

图 8-4　脓性指头炎与切开线

（二）急性化脓性腱鞘炎和化脓性滑囊炎

【病因和病理】　手部化脓性腱鞘炎多为局部刺伤后继发细菌感染,少数由掌部感染蔓延而来。拇指和小指的腱鞘分别与桡侧、尺侧滑囊沟通,其腱鞘炎可蔓延到桡侧、尺侧滑囊,而滑囊内感染也可经腕部互通,并蔓延至前臂。示指、中指与环指腱鞘的感染一般局限于各自腱鞘,但可扩散至掌深间隙(见图 8-2)。

【临床表现】　炎症发展迅速,24 小时即可出现明显的局部与全身症状,患指剧烈疼痛,伴有发热、头痛、白细胞计数升高等表现。

1. **化脓性腱鞘炎**　患指中、近节均匀肿胀,皮肤极度紧张;患指各个关节轻度屈曲,腱鞘部位压痛,被动伸指运动时疼痛加剧;如腱鞘感染不及时切开引流减压,可致肌腱缺血坏死。

2. **化脓性滑囊炎**　桡侧滑囊感染时,拇指肿胀微屈、不能外展及伸直,拇指及鱼际处压痛。尺侧滑囊感染时,小指及环指半屈、被动伸直剧痛,小指及小鱼际处压痛。

【预防和治疗】　避免手损伤和损伤后及时处理,是预防此类感染的关键。早期治疗与脓性指头炎相同,治疗后无好转或局部肿痛明显时,需尽早切开引流减压,防止肌腱缺血坏死。化脓性腱鞘炎可在肿胀腱鞘一侧切开引流,也可双侧切开对口引流,注意避免损伤神经和血管。切口应避开手指及手掌的横纹以免损伤肌腱。桡侧与尺侧滑囊炎分别在鱼际与小鱼际掌面作小切口引流或对口引流,注意切口近端距离腕横纹不少于 1.5cm,以免损伤正中神经。术后抬高患手并固定于功能位。

（三）掌深间隙急性细菌性感染

【病因和病理】　掌深间隙急性细菌性感染主要由手指腱鞘感染蔓延或直接刺伤引起。掌深间隙位于手掌屈指肌腱和滑囊深面,掌腱膜与第三掌骨相连的纤维结构将此间隙分为掌中间隙和鱼际间隙。掌中间隙感染多由中指与环指腱鞘炎蔓延而来;鱼际间隙则常由示指腱鞘炎引起(见图 8-2)。

【临床表现】　掌深间隙感染有发热、脉快、白细胞计数增高等全身症状,还可继发肘内、腋窝淋巴结肿痛。掌中间隙感染可见掌心隆起,皮肤明显紧张、发白、压痛,手背水肿,被动伸指会引起剧痛。鱼际间隙感染时掌深凹陷存在,而鱼际和拇指指蹼肿胀、压痛,示指半屈,拇指外展略屈,活动受限,不能对掌。

【预防和治疗】　掌深间隙感染应给予大剂量敏感抗生素治疗。局部早期处理与脓性指头炎相同,如无好转应及早切开引流。掌深间隙感染时纵行切开中指与环指间的指蹼掌面,切口不应超过手掌远侧掌纹,以免损伤掌浅动脉弓(图 8-5)。也可以在环指相对位置的掌远侧横纹处作一小横切口,

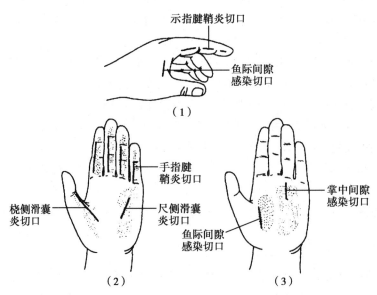

图 8-5　手指屈肌腱鞘炎、滑囊炎、掌深间隙感染的手术切口

(1)示指掌侧腱鞘炎与鱼际间隙感染的切开线　(2)手指腱鞘炎与桡、尺侧滑囊炎的切开线　(3)掌深间隙感染的切口

进入掌中间隙。鱼际间隙感染引流的切口可直接作在鱼际最肿胀、波动最明显处,注意避免损伤神经、血管、肌腱;还可以在拇指、示指间指蹼处"虎口"作切口,或于第二掌骨桡侧作纵切口(图 8-5)。

第四节 │ 切口感染

切口感染(incision infection)是指术后切口组织发生的感染,根据感染累及的层次分为表浅切口感染和深部切口感染(图 8-6)。表浅切口感染是指术后 30 天内发生的仅累及切口皮肤或皮下组织的感染;深部切口感染是指无植入物者术后 30 天以内,有植入物者术后 1 年以内发生的累及肌肉和深筋膜的感染。切口感染属于更宽泛的手术部位感染(surgical site infection,SSI)概念的一部分,发生时间多在切口缝合后 3～7 天,发生率为 1%～20%,是最常见的卫生保健相关感染之一。

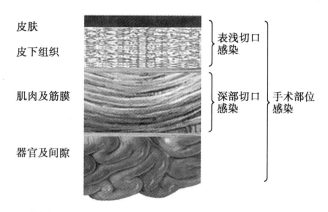

图 8-6　表浅切口、深部切口、器官及间隙感染示意图

【病因和病理】 手术造成的组织损伤、缝合技术缺陷和细菌污染是切口感染的主要原因。精细操作、减少手术损伤,如避免大片组织电凝止血、缝合切口不留死腔等,有利于减少切口感染。切口感染的致病菌主要来自病人皮肤的定植菌群和术中污染,常见的有金黄色葡萄球菌、凝固酶阴性葡萄球菌、链球菌和大肠埃希菌等。切口感染致病菌的种类常与切口的性质和部位有关,清洁切口的致病菌常为金黄色葡萄球菌和凝固酶阴性葡萄球菌,可能污染切口的致病菌以革兰氏阴性杆菌和厌氧菌为主,而污染切口则常为多种细菌的混合感染。术后切口感染也与病人的全身状况如年龄、合并症、营养状况以及免疫功能等有关,还与手术室无菌措施、手术部位的准备、术中和术后切口处理措施有关。

【临床表现和诊断】 切口感染初期表现可比较隐匿,如感染进展则有典型表现。

1. 局部表现　切口皮肤红肿、疼痛并伴有皮温升高。检查可有压痛、肿硬、切口皮肤对线下方空虚感,已有脓肿形成者可有波动感,切口皮肤对合处常有灰白色或有腥臭味的渗出液。

2. 全身反应　病人体温升高、心率加快、血白细胞计数增高以及血降钙素原升高等提示切口感染严重,已经引起全身炎症反应,应尽快开放切口引流并给予敏感抗生素治疗。

3. 切口感染的检查　对于怀疑切口感染者,可以通过部分拆线、穿刺或切开等方法探查切口,如果发现炎性积液、脓液或感染坏死组织,即可明确切口感染。临床表现不典型或感染范围难以确定的深部感染可采用 B 超、CT 或 MRI 等检查协助诊断。

4. 实验室检查　切口分泌物涂片检查可发现大量脓细胞,分泌物及感染组织的细菌培养可检出致病菌。

【治疗】

1. 切口缝合后早期仅出现表浅切口局部红肿或者可疑炎症者,可予切口皮肤乳酸依沙吖啶溶液湿敷、理疗等措施。

2. 切口已经明确感染甚至脓肿形成者,应尽早拆除部分或全部缝线,清除感染坏死组织和脓液。

3. 对切口渗液较多者,采用填塞纱布、留置皮片/引流管或负压引流。

4. 若切口的植入物如人工补片、假体等合并感染,应尽早取出。

5. 切口感染引流后一般无须给予抗生素治疗;伴有全身炎症反应或器官间隙感染者,应参考细菌培养结果给予敏感抗生素治疗。

【预防】 预防切口感染应采取贯穿于整个围手术期的综合措施,包括:入院后积极治疗合并症,如控制血糖、纠正营养不良、改善心肺功能等;对于结直肠手术的病人可在术前给予口服抗生素加机械性肠道准备;非清洁手术或者有感染高危因素的清洁手术,应在手术开始前 30~120 分钟经静脉给予预防性抗生素,如手术时间超过 3 小时或超过抗生素半衰期、失血量大于 1 500ml、体内留置人造物,应当在术中追加抗生素;术者应精细操作,尽量减少组织损伤和避免切口污染;切口缝合前应以生理盐水冲洗手术切口;切口缝合时应确保组织对合严密、不留死腔,有条件时可选用带抗菌涂层的缝线;对于术中污染重、预计术后渗液多的切口,可留置橡皮条引流、负压引流等。

(王振军)

第五节 | 脓毒症

脓毒症(sepsis)常继发于严重的外科感染,是机体对感染的反应失调而导致的危及生命的器官功能障碍。脓毒症合并严重的循环障碍和细胞代谢紊乱时,称为脓毒症休克(septic shock),其死亡风险显著高于单纯脓毒症。

【病因】 包括致病菌数量多、毒力强和机体免疫力低下,常继发于严重创伤后的感染和各种化脓性感染,如大面积烧伤创面感染、急性弥漫性腹膜炎等。机体免疫力低下者,一旦发生化脓性感染,也较易引发脓毒症。另外,一些潜在的感染途径需要注意。

静脉导管相关性感染(catheter-related infection):静脉留置导管,尤其是中心静脉置管,如果护理不慎或留置时间过长,极易成为病原菌直接侵入血液的途径。一旦形成感染灶,可不断向机体播散病菌和毒素。

肠源性感染(gut derived infection):肠道是人体中最大的"储菌所"和"内毒素库"。健康情况下,肠黏膜有严密的屏障功能,但是危重病人由于肠屏障功能受损或衰竭,肠内病原菌和内毒素可经肠道移位而导致肠源性感染。

目前,革兰氏阴性菌引起的脓毒症的发病率已显著高于革兰氏阳性菌,且由于抗生素的不断筛选,出现了一些此前临床医生较生疏的机会致病菌,如鲍曼不动杆菌、嗜麦芽窄食单胞菌等。此外,机会性感染的真菌也需特别注意。

【临床表现】 包括:①发热、寒战;②心率加快、脉搏细速,呼吸急促或困难;③神志改变,如淡漠、烦躁、谵妄、昏迷;④肝脾可肿大,可出现皮疹。

不同病原菌引发的脓毒症有不同的临床特点。革兰氏阴性菌所致的脓毒症常继发于腹腔感染、大面积烧伤感染等,一般比较严重,可出现"三低"现象(低温、低白细胞计数、低血压),发生脓毒症休克者也较多。革兰氏阳性菌所致的脓毒症常继发于严重的痈、蜂窝织炎等,多为金黄色葡萄球菌感染,常伴高热、皮疹和转移性脓肿。厌氧菌常合并需氧菌形成混合感染,其所致的脓毒症常继发于各类脓肿、会阴部感染等,感染灶组织坏死明显,有特殊腐臭味。真菌所致的脓毒症常继发于长期使用广谱抗生素或免疫抑制剂,可出现结膜瘀斑、视网膜灶性絮样斑等栓塞表现。

【诊断】 通常使用脓毒症相关的序贯器官衰竭评分(Sepsis-related Organ Failure Assessment,SOFA)诊断脓毒症(表 8-1)。但由于 SOFA 计算烦琐且需要血液化验检查,临床上建议使用快速SOFA(qSOFA)对感染或疑似感染者先进行初步评估。当 qSOFA≥2 分时,应使用 SOFA 进一步评估病人情况。如果感染导致病人 SOFA 比原基线水平高出 2 分以上,表示存在器官功能障碍,即可诊断脓毒症。如果脓毒症病人在充分液体复苏后仍需使用血管活性药物来维持平均动脉压≥65mmHg,且伴血清乳酸浓度>2mmol/L,即可诊断脓毒症休克(图 8-7)。

表 8-1 SOFA 评分表

项目	指标	评分
呼吸系统 氧合指数（PaO$_2$/FiO$_2$）/mmHg（kPa）	<400（53.3）	1
	<300（40.0）	2
	<200（26.7）且需机械通气	3
	<100（13.3）且需机械通气	4
神经系统 格拉斯哥昏迷评分	13～14	1
	10～12	2
	6～9	3
	<6	4
心血管系统 血管活性药物剂量/［μg/（kg·min）］	平均动脉压（MAP）<70mmHg	1
	多巴胺≤5	2
	多巴胺 5～15 或（去甲）肾上腺素≤0.1	3
	多巴胺>15 或（去甲）肾上腺素>0.1	4
凝血系统 血小板计数/（×10^9/L）	<150	1
	<100	2
	<50	3
	<20	4
肝脏 血清胆红素/（μmol/L）	20～32	1
	33～101	2
	102～204	3
	>204	4
肾脏 肌酐/（μmol/L） 或尿量/（ml/d）	肌酐 110～170	1
	肌酐 171～299	2
	肌酐 300～440 或尿量<500	3
	肌酐>440 或尿量<200	4

致病菌的检出对脓毒症的确诊和治疗具有重要意义。在不显著延迟抗生素使用的前提下,建议在抗生素使用前采集样本。静脉导管留置超过 48 小时者,如果怀疑静脉导管相关性感染,应从导管内采样送检。多次细菌血培养阴性者,应考虑厌氧菌或真菌性脓毒症并行相关检查。另外,用脓液、穿刺液等做培养,也有助于检出病原菌。

【治疗】 根据 2021 版脓毒症与脓毒症休克国际处理指南,可分为以下四个部分。

1. **早期复苏** 对确诊为脓毒症或脓毒症休克的病人,应立即进行液体复苏。如果病人有脓毒症诱导的低灌注表现或脓毒症休克,在最初 3 小时内应给予不少于 30ml/kg 的晶体液。对需要使用血管活性药物的脓毒症休克病人,建议复苏初始目标为平均动脉压 65mmHg。完成早期液体复苏后,应根据病人血流动力学的检测结果决定进一步的复苏策略。

2. **抗微生物治疗** 对于可能患有脓毒症休克或脓毒症可能性高的病人,建议立即使用抗菌药物,最好在识别后 1 小时内使用。对于多重耐药（multidrug resistant,MDR）菌感染高风险的病人,建议联合使用两种覆盖革兰氏阴性菌的抗菌药进行经验性治疗;一旦致病菌和药敏试验结果明确,建议使用针对性的窄谱抗菌药进行治疗。

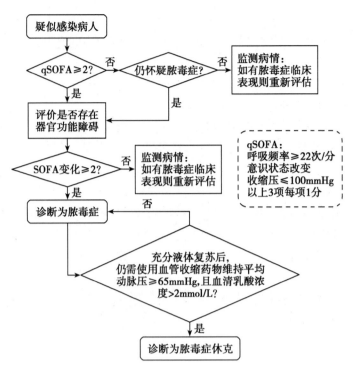

图 8-7 脓毒症与脓毒症休克临床诊断流程图

3. 感染源控制 感染的原发灶应尽早明确,并及时采取相应措施控制感染源,如清除坏死组织和异物、消灭死腔、脓肿引流等;如果同时存在血流障碍、梗阻等致病因素,也应及时处理。静脉导管相关性感染时,拔除导管应属首要措施。

4. 其他辅助治疗 早期复苏成功后,应重新评估病人的血流动力学状态,酌情补液和使用血管活性药物。对于需要持续使用血管升压药的脓毒症休克病人,可静脉给予氢化可的松(200mg/d)。当病人血红蛋白低于 70g/L 时,给予输血。对于无急性呼吸窘迫综合征的脓毒症病人,建议使用小潮气量(6ml/kg)辅助通气。对于高血糖者,应给予胰岛素治疗,控制血糖上限低于 10mmol/L。对于无禁忌证的病人建议使用低分子肝素预防静脉血栓。对于存在消化道出血风险的病人,建议进行应激性溃疡的预防。对于能够耐受肠内营养者,应尽早启动肠内营养。

(任建安)

第六节 | 有芽胞厌氧菌感染

厌氧菌是指一类只能在低氧分压的条件下生长,而不能在空气(18% 氧气)和/或 10% 二氧化碳浓度下生长的细菌。根据产生芽胞与否,可将厌氧菌分为两大类:①有芽胞厌氧菌,包括破伤风梭菌、产气荚膜梭菌、艰难梭菌等;②无芽胞厌氧菌,包括脆弱拟杆菌、韦荣氏球菌属、消化链球菌属等。本节着重讲解有芽胞厌氧菌中的破伤风梭菌和产气荚膜梭菌引起的感染。

一、破伤风

【病因】 破伤风(tetanus)是常和创伤相关联的一种特异性感染。除了可能发生在各种创伤后,还可能发生于不洁条件下分娩的产妇和新生儿。病菌是破伤风梭菌,为专性厌氧菌,革兰氏染色阳性;平时存在于人畜的肠道,随粪便排出体外,以芽胞状态分布于自然界,尤以土壤中为常见。此菌对环境适应性很强,能耐煮沸。创伤伤口的破伤风梭菌污染率很高,战场中污染率可达 25%～80%,但破伤风发病率只占污染者的 10%～20%,提示发病必须具有其他因素,主要因素就是缺氧环境。如果伤口深,且外口较小,伤口内有坏死组织、血块充塞,或填塞过紧、局部缺血等,或者同时存在需氧菌感染,消耗了伤口内残留的氧气,就形成了一个适合该菌生长繁殖的缺氧环境。

【病理生理】　在缺氧环境中,破伤风梭菌的芽胞发育为增殖体,迅速繁殖并产生大量外毒素,主要是痉挛毒素。痉挛毒素吸收至脊髓、脑干等处,与联络神经细胞的突触相结合,抑制突触释放抑制性传递介质。运动神经元因失去中枢抑制而兴奋性增强,致使随意肌紧张与痉挛。破伤风毒素还可阻断脊髓对交感神经的抑制,致使交感神经过度兴奋,引起血压升高、心率增快、体温升高、自汗等。

【临床表现】　破伤风潜伏期一般为7~8天,可短至24小时,或长达数月、数年。潜伏期越短者,预后越差。约90%的病人在受伤后2周内发病。前驱症状是全身乏力、头晕、头痛、咀嚼无力、局部肌肉发紧、扯痛、反射亢进等。典型症状是在肌紧张性收缩(肌强直、发硬)的基础上,阵发性强烈痉挛,通常最先受影响的肌群是咀嚼肌,随后依次为面部表情肌,颈、背腹、四肢肌,最后为膈肌。相应出现的征象为:张口困难(牙关紧闭)、蹙眉、口角下缩、咧嘴"苦笑"、颈部强直、头后仰;当背、腹肌同时收缩时,因背部肌群较为有力,躯干因而扭曲成弓,结合颈、四肢的屈膝、弯肘、半握拳等痉挛姿态,形成"角弓反张"或"侧弓反张";膈肌受影响后,发作时面唇青紫,通气困难,可出现呼吸暂停。上述发作可因轻微的刺激,如光、声、接触、饮水等而诱发。间隙期长短不一,发作频繁者,常提示病情严重。发作时神志清楚,表情痛苦,每次发作时间由数秒至数分钟不等。强烈的肌痉挛可使肌断裂,甚至发生骨折。膀胱括约肌痉挛可引起尿潴留。持续的呼吸肌和膈肌痉挛可造成呼吸骤停。病人死亡原因多为窒息、心力衰竭或肺部并发症。

病程一般为3~4周,如积极治疗、不发生特殊并发症,发作的程度可逐步减轻,缓解期平均约1周。但肌紧张与反射亢进可继续一段时间;恢复期间还可出现一些精神症状,如幻觉,言语、行动错乱等,但多能自行恢复。

少数病人仅表现为受伤部位肌持续性强直,可持续数周或数月,预后较好。新生儿患此病时,因肌肉纤弱而症状不典型,表现为不能啼哭和吸乳,少活动,呼吸弱或困难。

【诊断与鉴别诊断】　根据实验室检查很难诊断破伤风,诊断主要根据其临床表现。凡有外伤史,如伤后出现肌紧张、张口困难、颈部发硬、反射亢进等,均应考虑此病的可能性。需要与下列疾病鉴别:①化脓性脑膜炎:虽有"角弓反张"和颈项强直等症状,但无阵发性痉挛;有剧烈头痛、高热、喷射性呕吐,神志有时不清;脑脊液检查有压力增高、白细胞计数增高等。②狂犬病:有被疯狗、猫咬伤史,以吞咽肌抽搐为主。喝水不能下咽,并流大量口涎,病人听见水声或看见水,吞咽肌立即发生痉挛。③其他:如颞下颌关节炎、子痫、癔症等。

【预防】　破伤风梭菌是厌氧菌,其生长繁殖必须有缺氧的环境。因此,创伤后早期彻底清创,改善局部循环,是预防破伤风发生的重要措施。

通过人工免疫产生较稳定的免疫力是另一重要的预防措施。主动免疫采用破伤风类毒素抗原注射,使人体产生抗体以达到免疫目的。

被动免疫法是对伤前未接受自动免疫的伤员,尽早皮下注射破伤风抗毒素(TAT)1 500~3 000IU。破伤风的发病有潜伏期,尽早注射有预防作用,但其作用短暂,有效期为10日左右。因此,对深部创伤可能感染厌氧菌的病人,可在1周后追加注射一次。抗毒素易引起过敏反应,注射前必须进行皮内过敏试验。如过敏,应按脱敏法注射。目前最佳的被动免疫是肌内注射250~500IU破伤风人免疫球蛋白(TIG)。

【治疗】　破伤风是一种极为严重的疾病,死亡率高,尤其是新生儿和吸毒者,为此要采取积极的综合治疗措施,包括清除毒素来源、中和游离毒素、控制和解除痉挛、保持呼吸道通畅和防治并发症等。

1. 伤口处理　凡能找到伤口,伤口内存留坏死组织、引流不畅者,应在抗毒血清治疗后,在麻醉并控制痉挛的条件下进行清创,并用3%过氧化氢溶液冲洗,放置引流物充分引流。有的伤口看上去已愈合,而痂下可能存在窦道或死腔,应仔细检查。

2. **抗毒素的应用** 常用破伤风抗毒素(TAT),目的是中和游离的毒素。一般用量是10 000~60 000IU,分别肌内注射与静脉滴注。静脉滴注时应稀释于5%葡萄糖溶液中,缓慢滴注。用药前应作皮内过敏试验。连续应用或加大剂量并无意义,且易致过敏反应和血清病。破伤风人免疫球蛋白(TIG)的剂量为3 000~6 000IU,一般只需一次肌内注射。

要注意的是,破伤风的发病不能确保对本病形成终身免疫,在确诊破伤风1个月后,应给予0.5ml破伤风类毒素,并完成基础免疫注射。

3. **抗生素治疗** 首选青霉素,剂量为80万~100万U,肌内注射,每4~6小时1次,或大剂量静脉滴注,剂量为200万~1 000万U,每日分2~4次给药,可抑制破伤风梭菌。也可给甲硝唑,2.5g/d,分次口服或静脉滴注,持续7~10天。如伤口有混合感染,则相应选用抗菌药物。

4. **支持对症治疗** 病人入院后,应住隔离病室,避免光、声等刺激;避免打扰病人。可交替使用镇静、解痉药物,以减少病人的痉挛和痛苦。可供选用的药物有:10%水合氯醛,苯巴比妥钠,地西泮。病情较重者,可用冬眠合剂一号(由氯丙嗪、异丙嗪各50mg,哌替啶100mg及5%葡萄糖溶液250ml配成)静脉缓慢滴注,但低血容量时忌用。对于重症病人可以使用咪达唑仑和丙泊酚。痉挛发作频繁不易控制者,可用2.5%硫喷妥钠缓慢静脉注射,每次0.25~0.5g,但要警惕发生喉痉挛和呼吸抑制,用于已作气管切开者比较安全。但新生儿破伤风要慎用镇静、解痉药物,可酌情用洛贝林、尼可刹米等。由于病人不断阵发痉挛,出大汗等,故每日热量消耗和水分丢失较多,因此要十分注意营养(高热量、高蛋白、高维生素)补充和水、电解质平衡的调整。

5. **并发症的防治** 主要并发症有窒息、肺不张、肺部感染等,重症病人应尽早进行气管切开,以便改善通气,清除呼吸道分泌物;必要时可进行人工辅助呼吸,还可利用高压氧舱辅助治疗。要定时翻身、拍背,以利排痰,并预防压疮。严格无菌操作,防止交叉感染。已并发肺部感染者,根据菌种选用抗生素。应安排专人护理,防止意外,如防止咬伤舌或发作时掉下床而造成摔伤(骨折等)。

二、气性坏疽

【病因】 气性坏疽(gas gangrene)是厌氧菌感染的一种,即梭状芽胞杆菌所致的肌坏死或肌炎。此类感染发展急剧,预后差。已知的梭状芽胞杆菌有多种,引起本病的主要为产气荚膜梭菌等,感染发生时,往往不是单一细菌,而是几种细菌的混合。这类细菌在人畜粪便与周围环境中(特别是泥土中)广泛存在。故伤后受此菌污染的机会很多,但发生感染者不多。因为这类细菌在人体内生长繁殖需具备缺氧环境。如开放性骨折伴有血管损伤,挤压伤伴有深部肌肉损伤、上止血带时间过长或石膏包扎过紧,邻近肛周、会阴部位的严重创伤,继发此类感染的概率较高。

【病理生理】 这类细菌可产生多种有害于人体的外毒素与酶。有的酶是通过脱氮、脱氨、发酵的作用而产生大量气体如硫化氢、氮等,积聚在组织间;有的酶能溶解组织蛋白,使组织细胞坏死、渗出,产生严重水肿。由于气、水夹杂,急剧膨胀,局部张力迅速增加,皮肤表面可变得如"木板样"硬。筋膜下张力急剧增加,从而压迫微血管,进一步加重组织的缺血、缺氧与失活,更有利于细菌繁殖生长,形成恶性循环。这类细菌还可产生卵磷脂酶、透明质酸酶等,使细菌易于穿透组织间隙,快速扩散。病变一旦开始,可沿肌束或肌群向上下扩展,肌肉转为砖红色,外观如熟肉,失去弹性。如侵犯皮下组织,气肿、水肿与组织坏死可迅速沿筋膜扩散。活体组织检查可发现肌纤维间有大量气泡和大量革兰氏阳性粗短杆菌。

【临床表现】 通常在伤后1~4日发病,最快者可在伤后8~10小时,最迟为5~6日。临床特点是病情急剧恶化,病人烦躁不安,夹有恐惧或欣快感;皮肤、口唇变白,大量出汗,脉率快,体温逐步上升。随着病情的发展,可发生溶血性贫血、黄疸、血红蛋白尿、酸中毒。

病人常诉伤肢沉重或疼痛,持续加重,有如胀裂,程度常超过创伤伤口所能引起者,镇痛药不能奏效;局部肿胀与创伤所能引起的程度不成比例,并迅速向上下蔓延,每小时都可见到加重。伤口中有大量浆液性或浆液血性渗出物,可渗湿厚层敷料,当移除敷料时有时可见气泡从伤口中冒出。皮下如有积气,可触及捻发感。由于局部张力,皮肤受压而发白,浅部静脉回流发生障碍,故皮肤表面可出现如大理石样斑纹。因组织分解、液化、腐败和大量产气(硫化氢等),伤口可有恶臭。局部探查时,如属筋膜上型,可发现皮下脂肪变性、肿胀;如为筋膜下型,筋膜张力增高,肌肉切面不出血。

【诊断与鉴别诊断】 因病情发展急剧,重在早期诊断。早期诊断的重要依据是局部表现。伤口内分泌物涂片检查有革兰氏阳性染色粗大杆菌和 X 线检查显示伤处软组织间积气,有助于确诊。诊断时对以下情况应予以鉴别:①组织间积气并不限于梭状芽胞杆菌的感染。某些脏器如食管、气管因手术、损伤或病变导致破裂溢气,查体也可出现皮下气肿、捻发音等,但不同之处是不伴有全身中毒症状,局部的水肿、疼痛、皮肤改变均不明显,而且随着时间的推移,气体常逐渐吸收。②一些兼性需氧菌感染,如大肠埃希菌、克雷伯菌的感染也可产生一定的气体,但主要是 CO_2,属可溶性气体,不易在组织间大量积聚,而且无特殊臭味。③厌氧性链球菌也可产气,但全身中毒症状较轻,发展较缓。若处理及时,切开减张、充分引流,加用抗生素等治疗,预后较好。

【预防】 预防的关键是尽早彻底清创,包括清除失活、缺血的组织,去除异物特别是非金属异物;对深而不规则的伤口要充分敞开引流,避免死腔存在;筋膜下张力增加者,应早期切开筋膜减张等。对疑有气性坏疽的伤口,可用 3% 过氧化氢或 1∶1 000 高锰酸钾等溶液冲洗、湿敷。发生挫伤、挤压伤的软组织在早期较难判定其活力,24～36 小时后界限才趋明显,这段时间内要密切观察。对腹腔穿透性损伤,特别是结肠、直肠、会阴部创伤,也应警惕此类感染的发生。上述病人均应早期使用大剂量的青霉素和甲硝唑。

【治疗】 一经诊断,需立即开始积极治疗,减少组织的坏死,降低截肢率。主要措施有:

1. **急诊清创** 深部病变往往超过表面显示的范围,故病变区应作广泛、多处切开,包括伤口周围水肿或皮下气肿区,术中应充分显露探查,彻底清除变色、不收缩、不出血的肌肉。因细菌扩散的范围常超过肉眼病变的范围,所以应整块切除肌肉,包括肌肉的起止点。如感染限于某一筋膜腔,应切除该筋膜腔的肌群。如整个肢体已广泛感染,应果断进行截肢以挽救生命。如感染已部分超过关节截肢平面,其上的筋膜腔应充分敞开,术后用氧化剂冲洗、湿敷,经常更换敷料,必要时还要再次清创。

2. **应用抗菌药物** 首选青霉素,常见产气荚膜梭菌大多对青霉素敏感,但剂量需大,每日剂量应在 1 000 万 U 以上。大环内酯类(如琥乙红霉素、麦迪霉素等)和硝基咪唑类(如甲硝唑、替硝唑)也有一定疗效。氨基糖苷类抗生素(如卡那霉素、庆大霉素等)对此类细菌已证实无效。

3. **高压氧治疗** 提高组织间的含氧量,造成不适合厌氧菌生长繁殖的环境,可提高治愈率,降低伤残率。

4. **全身支持治疗** 包括输血、纠正水电解质紊乱、营养支持与对症处理等。

(房学东)

第七节 | 外科应用抗菌药物的原则

抗菌药物在预防、控制与治疗外科感染中发挥重要作用。目前临床常用的抗菌药物达数百种,滥用的现象时有发生。不合理地使用抗菌药物不仅会引起毒副作用和过敏反应,还会增加病原菌的耐药性,导致二重感染。因此,合理地应用抗菌药物至关重要。

【抗菌药物合理应用的基本原则】

1. **尽早确认致病菌** 对明确或怀疑外科感染者,应尽早查明致病菌并进行药敏试验,有针对性地选用抗菌药物。危重病人在未获知致病菌及药敏试验结果前,应在临床诊断的基础上预测最有可能的致病菌种,并结合当地细菌耐药情况,选择适当的治疗药物;获知致病菌与药敏试验结果后,应结合之前的疗效调整用药方案。

2. **选择最佳的抗菌药物** 各种抗菌药物均有特定的抗菌谱与适应证,不同致病菌对药物的敏感性也不同,要根据临床诊断、病原学检查、药代动力学和药效动力学(简称药效学)特点,选择疗效高、毒性小、应用方便的药物。

3. 制订合理的用药方案 应考虑以下因素。

(1)给药途径:轻症感染可接受口服给药者,应选用口服吸收完全的药物。对重症感染者应静脉给药,以确保药效。

(2)给药剂量:按各种抗菌药物的治疗剂量范围给药。氨基糖苷类、喹诺酮类等剂量依赖型抗菌药,其杀菌效应与药物浓度相关,给药剂量宜偏向高限。β-内酰胺类、大环内酯类等时间依赖型抗菌药,只要血药浓度超过最低抑菌浓度(minimum inhibitory concentration, MIC)即可发挥杀菌效应,因此给药剂量宜偏向低限。

(3)给药次数:根据药代动力学和药效学原则确定给药次数。半衰期短者,如青霉素、头孢菌素类等,应一日给药多次;喹诺酮类、氨基糖苷类等可一日给药一次。

(4)疗程:在病人体温正常、白细胞计数正常、病情好转、局部病灶控制后停药。多数外科感染经有效抗生素治疗 5~7 天即可控制。骨髓炎、感染性心内膜炎、植入物感染等常需 6~12 周的疗程,过早停药可使感染不易控制。

(5)联合用药:具体指征如下。①病因未明的严重感染,包括免疫缺陷者的严重感染;②单一药物不能控制的混合或严重感染,如脓毒症;③需长时间用药,病原菌易产生耐药性的感染,如结核病;④减少个别药物剂量,降低毒性反应,如两性霉素 B 与氟胞嘧啶联用。

【**围手术期预防用药的原则**】 目的在于预防和减少手术相关的外科感染,包括术后切口感染、手术深部或腔隙感染和可能发生的全身感染。预防用药的指征主要是清洁-污染手术和污染手术,以及一些特殊情况下的清洁手术,具体介绍如下。

1. 清洁手术 术野无污染,通常无须预防用药,仅在下列情况中考虑使用:①手术范围大、时间长、污染机会增加;②手术涉及重要部位或脏器如头颅、心脏、眼等,一旦发生污染将造成严重后果;③异物植入手术;④高龄或免疫缺陷者等高危人群。

2. 清洁-污染手术 指呼吸道、消化道、泌尿道和女性生殖道手术,或经以上器官的手术,由于手术部位存在大量人体寄生菌群,术中可能污染术野造成感染,因此需预防用药。

3. 污染手术 指由于胃肠道、尿路、胆道体液大量溢出或开放性创伤等已造成术野严重污染的手术,需预防用药。

【**抗菌药物在特殊人群中的应用**】 病人的病理生理及免疫状况可影响药物的作用,即使同一种药物,在不同的病人体内其吸收、分布、代谢与排泄过程也会有差异,特别是对特殊人群,用药需遵循个体化原则。

1. 肾功能减退者 根据感染的严重程度、病原菌种类及药敏试验结果等,选用低肾毒性或无肾毒性的药物;必须使用肾毒性药物时,应严密监测肾功能,及时调整给药剂量和方法。

2. 肝功能减退者 ①主要经肝脏清除的药物:肝功能减退时药物清除明显减少,若无明显毒性反应,仍可正常使用,但治疗过程中需严密监测肝功能,必要时减量;若发生毒性反应,应避免使用。②经肝、肾两途径清除的药物:严重肝病时应减量应用。③主要经肾脏清除的药物:无须调整用药剂量。

3. 老年病人 由于肾功能呈生理性减退,因此给药时应按轻度肾功能减退情况减量,即正常治疗量的 1/2~2/3;宜选用毒性低、杀菌作用强的药物;若必须使用高毒性药物,应同时行血药浓度监测,并及时调整剂量。

4. 新生儿病人 应避免使用毒性大的药物,若确有应用指征,必须同时行血药浓度监测,并及时调整剂量;避免使用可能发生严重不良反应的药物;主要经肾脏代谢的药物需减量应用;给药方案应按日龄进行调整。

5. 小儿病人 尽量避免使用有耳、肾毒性的药物,如氨基糖苷类,若确有应用指征,需在使用过程中严密观察不良反应;四环素类可致牙齿黄染及牙釉质发育不良,不可用于 8 岁以下小儿;喹诺酮类对骨骼发育可能产生不良影响,应避免用于 18 岁以下未成年人。

6. 妊娠期病人　对胎儿有致畸或明显毒性作用的药物,如四环素类、喹诺酮类,应避免使用。对母体和胎儿均有毒性的药物,如氨基糖苷类和万古霉素,应避免使用;确有应用指征时,需行血药浓度监测。对母体和胎儿均无明显影响,且无致畸作用的药物,如 β-内酰胺类,适宜使用。

7. 哺乳期病人　在使用抗菌药物后,药物均可自乳汁分泌,不论乳汁中药物浓度如何,均可对乳儿产生潜在影响。因此,哺乳期使用任何抗菌药物均应暂停哺乳。

总之,合理地选择抗菌药物,既要依据致病菌的种类和药敏试验结果,还要考虑病人生理病理的具体状况。

(任建安)

第九章 创 伤

第一节 概 述

创伤是人类的第四大死因,同时也是45岁以下人群的第一大死因。狭义的创伤是指机械性致伤因素作用于人体所造成的组织结构完整性的破坏或功能障碍;而广义上讲,物理、化学、心理等因素对人体造成的伤害也可称为创伤。常用的分类方法有以下几种。

1. 按致伤机制分类 可分为挫伤、擦伤、刺伤、切割伤、挤压伤、撞击伤、火器伤等。

2. 按受伤部位分类 受伤部位一般分为头、面、颈、胸、腹、上肢、下肢、脊柱、体表等。诊治时需进一步明确受伤的组织和器官,如软组织损伤、骨折、脱位或内脏损伤等。如果同一致伤因子的作用引起身体两处或两处以上损伤,其中至少有一处损伤可危及生命,称为多发伤。

3. 按伤后皮肤或黏膜完整性分类 皮肤或黏膜完整、无伤口者称闭合伤(closed injury),如挫伤(contusion)、挤压伤(crush injury)、扭伤(sprain)、震荡伤(concussion)、关节脱位和半脱位、闭合性骨折和闭合性内脏伤等。有皮肤或黏膜破损者称开放伤(open injury),如擦伤(abrasion)、撕裂伤(laceration)、切割伤、砍伤和刺伤等。在开放伤中,又可根据伤道类型再分为贯通伤(既有入口又有出口者)和盲管伤(只有入口没有出口者)等。一般而言,开放伤易发伤口感染,但某些闭合伤,如肠破裂等也可造成严重的感染。

4. 按伤情轻重分类 一般分为轻度、中度和重度伤。组织器官结构轻度损害或部分功能障碍,无生命危险,预后良好者为轻度伤;组织器官结构损害较重或有较严重的功能障碍,有一定生命危险,预后对健康有一定伤害者为中度伤;组织器官结构严重损伤和功能障碍,通常危及生命,预后对健康有较大伤害者为重度伤。

创伤评分是一种相对量化的分类方法,是以计分的形式估计创伤的严重程度。一般用量化和权重处理的方法,选择生命体征、解剖部位的损伤严重度和其他指标(如年龄、既往疾病、生化指标等)作为参数,并以分值大小反映伤员伤情的轻重。创伤评分的方法较多,可分为院前评分和院内评分两类,分别用于自受伤到医院确定性诊断前和医院内伤员伤情严重程度的判断。常用的主要有院前指数(prehospital index,PHI)、创伤指数(trauma index,TI)、简明损伤定级(abbreviated injury scale,AIS)和损伤严重度评分(injury severity score,ISS)等。

第二节 创伤病理生理

(一)创伤的代谢反应 在致伤因素的作用下,机体迅速产生各种局部和全身性防御性反应,目的是维持机体自身内环境的稳定。对不同的损伤,机体的反应也不相同。如局部软组织轻微损伤,一般以局部反应为主,全身反应较轻或持续时间短;而严重的局部损伤,特别是战伤,局部组织损伤较重且往往有坏死组织存在,此时不仅局部反应重,全身反应也较明显且持续时间长,两者还可相互加重而形成恶性循环。

1. 局部反应 由组织结构破坏、细胞变性坏死、微循环障碍、病原微生物入侵及异物存留等所致。主要表现为局部炎症反应,其基本病理过程与一般炎症相同。局部反应的轻重与致伤因素的种类、作用时间、组织损害程度和性质,以及污染轻重和是否有异物存留等有关。严重创伤时,由于局部组织细胞损伤较重,多存在组织结构破坏及邻近组织细胞严重变性坏死,加之伤口常有污染、异物存留、局部微循环障碍及各种化学物质生成所造成的继发性损伤,从而使局部炎症反应更为严重,血管通透性增加,渗出更加明显,局部炎症细胞浸润更为显著,炎症持续时间可能更长,对全身的影响将更大。

2. **全身反应** 是致伤因素作用于人体后引起的一系列神经内分泌活动增强,并由此而引发的各种功能和代谢改变的过程,是一种非特异性应激反应。不仅包括神经内分泌系统,还涉及凝血系统、免疫系统、重要的器官和一些炎症介质及细胞因子等。神经内分泌系统通过下丘脑-垂体-肾上腺皮质轴和交感神经-肾上腺髓质轴产生大量的儿茶酚胺、肾上腺皮质激素、抗利尿激素、生长激素和胰高血糖素;同时,肾素-血管紧张素-醛固酮系统也被激活。上述三个系统(轴)相互协调,共同调节全身各器官功能和代谢,动员机体的代偿能力,以对抗致伤因素的损害作用。由于神经内分泌系统的作用,伤后机体总体上处于一种分解代谢的状态,表现为基础代谢率增高,能量消耗增加,糖、蛋白质、脂肪分解加速,糖异生增加。因此伤后常出现高血糖、高乳酸血症,血中游离脂肪酸和酮体增加,尿素氮排出增加,从而出现负氮平衡状态。水、电解质代谢紊乱可导致水、钠潴留,钾排出增多,以及钙、磷代谢异常等。

(二)组织修复和创伤愈合 组织修复的基本方式是由伤后增生的细胞和细胞间质再生增殖、充填、连接或替代损伤后的缺损组织。理想的修复是组织缺损完全由原来性质的细胞来修复,恢复原有的结构和功能,称为完全修复。但由于人体各种组织细胞的再生增殖能力不同,各种组织创伤后修复情况差别较大。因此,创伤后多见的组织修复方式是不完全修复,即损伤组织不能由原来性质的细胞修复,而是由其他性质的细胞(常是成纤维细胞)增生替代来完成。

1. **组织修复的基本过程** 大致可分为三个既相互区分又相互联系的阶段:①局部炎症反应阶段:在创伤后立即发生,常可持续3～5天。主要是细胞反应、免疫应答、血液凝固和纤维蛋白的溶解,目的在于清除损伤或坏死的组织,为组织再生和修复奠定基础。②细胞增殖分化和肉芽组织生成阶段:局部炎症开始不久,即可有新生细胞出现。成纤维细胞、内皮细胞等增殖、分化、迁移,分别合成、分泌组织基质(主要为胶原)和形成新生毛细血管,并共同构成肉芽组织。浅表的损伤一般通过上皮细胞的增殖、迁移,可覆盖创面而修复。但大多数软组织损伤则需要通过肉芽组织生成的形式来完成。③组织塑形阶段:经过细胞增殖和基质沉积,伤处组织可达到初步修复,但新生组织如纤维组织,在数量和质量方面并不一定能达到结构和功能的要求,故需进一步改构和重建。主要包括胶原纤维交联增加、强度增加;多余的胶原纤维被胶原酶降解;过度丰富的毛细血管网消退和伤口的黏蛋白及水分减少等。

2. **创伤愈合的类型** 可分为两种:①一期愈合:组织修复以原来的细胞为主,仅含少量纤维组织,局部无感染、血肿或坏死组织,再生修复过程迅速,结构和功能修复良好。多见于损伤程度轻、范围小、无感染的伤口或创面。②二期愈合:以纤维组织修复为主,不同程度地影响结构和功能恢复,多见于损伤程度重、范围大、坏死组织多,且常伴有感染而未经合理的早期外科处理的伤口。因此,在创伤治疗时,应采取合理的措施,创造条件,争取达到一期愈合。

3. **影响创伤愈合的因素** 主要有局部和全身两个方面。局部因素中伤口感染是最常见的原因。细菌感染可损害细胞和基质,导致局部炎症持久不易消退,甚至形成化脓性病灶等,均不利于组织修复及创伤愈合。损伤范围大、坏死组织多,或有异物存留的伤口,伤口往往不能直接对合,且被新生细胞和基质连接阻隔,必然影响修复。局部血液循环障碍使组织缺血缺氧,或采取的措施不当(如局部制动不足,包扎或缝合过紧等)造成组织继发性损伤也不利于愈合。全身因素主要有营养不良(蛋白质、维生素以及铁、铜、锌等微量元素缺乏或代谢异常)、大量使用细胞增生抑制剂(如糖皮质激素等)、免疫功能低下及全身性严重并发症(如多器官功能不全)等。因此,在创伤处理时,应重视影响创伤愈合的因素,并积极采取相应的措施予以纠正。

(三)创伤并发症 创伤后,由于组织或器官损伤、局部及全身炎症反应、代谢紊乱等,易发生较多的并发症,可影响伤员的伤情及病程的发展和预后。故对创伤并发症应有足够的警惕性,要密切观察,早期诊断,积极采取措施预防和处理。常见的并发症有以下几种。

1. **感染** 开放性创伤一般都有污染,如果污染严重,处理不及时或不当,加之免疫功能降低,很容易发生感染。闭合性创伤如累及消化道或呼吸道,也容易发生感染。初期可为局部感染,重者可迅速扩散成全身感染。特别是广泛软组织损伤,伤道较深,并有大量坏死组织存在,且污染较重者,还应注意发生厌氧菌(破伤风或气性坏疽)感染的可能。

2. **休克** 早期常为失血性休克,晚期由于感染可发生感染性休克。

3. **脂肪栓塞综合征** 常见于多发性骨折,特别是长骨骨干骨折,主要病变部位是肺,可造成肺换气功能障碍甚至呼吸衰竭。

4. **应激性溃疡** 发生率较高,多见于胃、十二指肠,小肠和食管也可发生。溃疡可为多发性,有的面积较大,且可深至浆膜层,可发生大出血或穿孔。

5. **凝血功能障碍** 由组织损伤,凝血物质消耗、丢失,纤溶系统活跃等原因引起的凝血功能异常,可表现为高凝或低凝,临床可相应表现为血栓栓塞或难以控制的大出血。凝血功能障碍、低体温和酸中毒被称为"死亡三联征",是重症创伤死亡的重要原因之一。

6. **器官功能障碍** 创伤多伴有严重的组织损伤,存在大量的坏死组织,可造成机体严重而持久的炎症反应,加之手术、休克、应激、免疫功能紊乱及全身因素的作用,容易并发急性肾衰竭、急性呼吸窘迫综合征等并发症。

7. **创伤后应激障碍**(post-traumatic stress disorder,PTSD) 是指创伤等严重应激因素导致的一种异常的精神反应。主要表现为对创伤性事件的反复性再体验、回避行为、麻木情感、持续性警觉性增高、噩梦、失眠、易怒和易受惊吓等。

第三节 │ 创伤的初步评估与管理

评估病人,然后根据他们的生命体征、损伤类型、损伤机制、损伤部位等确定治疗优先顺序。对于严重损伤病人,包括快速的初始检查、生命体征的复苏、更加详细的二次检查和确定性治疗。

(一)初次评估

【初始检查】 一般在现场或急诊室(创伤复苏单元)中进行,目的是快速判断是否存在危及生命的情况,一般可按照"ABCDE"的顺序进行。通常这些步骤不会超过 2~5 分钟,如果病人存在多个危及生命的因素,应同时进行检查。

A(airway),即气道:对于创伤病人,应首先评估气道是否通畅。具体的评估方法包括视(病人有无烦躁、发绀、呼吸困难)、听(有无异常呼吸音)和触(气管是否居中)等。如果病人交流正常,则危险性不大,但应反复检查;对于存在严重颅脑外伤或意识障碍的病人,应及时给予人工通气。在评估和管理病人的气道时,应特别注意颈椎损伤的风险。

B(breathing),即呼吸:暴露病人的颈部和胸部以充分评估有无颈静脉怒张、气管的位置和胸部的起伏。视诊和触诊可以发现损害通气的胸壁损伤。听诊和叩诊双肺。短时间内严重损害通气的损伤包含张力性气胸、连枷胸、大量血胸和开放性气胸,应该被及时识别。

C(circulation),即循环:出血是创伤后可预防性死亡的主要原因。因此,识别和止血在这些病人的评估和管理中至关重要。在临床观察中主要从意识水平、皮肤颜色和脉搏等方面进行评估。内出血的主要部位是胸部、腹部、腹膜后、盆腔和股骨等长骨。

D(disability),即残疾:进行神经系统的评估,包含意识水平、瞳孔大小和对光反射、有无偏瘫、脊髓损伤平面等。意识水平下降可能表明大脑灌注下降,或者由直接的脑损伤引起。低血糖、酒精和麻醉药等也可以改变意识水平。

E(exposure/environment),即暴露和环境:是指充分暴露病人身体,以利全面评估病情,但是暴露的同时,需要注意保温。救治开始前需要评估救治环境是否安全。

【辅助措施】 在初始检查过程中使用的辅助措施包含心电图监测、导尿和留置胃管、动脉血气分析、血氧饱和度和血压监测、胸部和骨盆 X 线片检查、诊断性腹腔穿刺、创伤重点超声评估（focused assessment with sonography in trauma, FAST）等。

【治疗】

1. 呼吸道发生阻塞可在很短时间内使伤员窒息死亡，应该在所有病人中保护气道。常用的方法有：①使用负压吸引器吸出气道内的血液及分泌物；②使用双手抬颌法或压额抬颏法打开气道；③可以使用口咽通气道、鼻咽通气道、喉罩等建立初步气道；④气管内插管：经口或者经鼻气管内插管；⑤外科气道：当出现声门水肿、咽部骨折、严重的口咽部出血或者气管内插管无法通过声带时，需要建立外科气道，包含环甲膜穿刺、环甲膜切开等。

2. 张力性气胸需要立即进行减压，最初可以在患侧胸部锁骨中线第 2 肋间插入大口径的针头，确定性治疗需要在腋前线第 5 肋间插入胸腔闭式引流管。开放性气胸的初期处理是在胸壁缺损处使用无菌敷料进行封闭。连枷胸的最初治疗包括充分的通气、液体复苏等。大量血胸可以导致失血性休克，最初治疗包括补液输血抗休克治疗、留置胸腔闭式引流管，并根据出血情况决定是否行手术止血。

3. **补充血容量与出血控制** 严重创伤病人至少需要两条大口径的外周静脉输液通路，必要时行静脉切开或者中心静脉穿刺置管。首先使用 1~2L 晶体液进行复苏，并根据病情需要积极进行输血。所有静脉液体应该是暖的，或者使用输液加温装置。确定性手术控制出血包括手术、造影栓塞等。

如果存在开放性伤口，需要判断出血性质并进行止血。动脉出血呈鲜红色，速度快，呈间歇性喷射状；静脉出血多为暗红色，持续涌出；毛细血管损伤多为渗血，呈鲜红色，自伤口缓慢流出。常用的止血方法有指压法、加压包扎法、填塞法和止血带法等。

（1）指压法：用手指压迫动脉经过骨骼表面的部位，达到止血目的。上臂出血可根据出血部位压迫腋动脉或肱动脉；下肢出血可压迫股动脉等。指压法止血是应急措施，因四肢动脉有侧支循环，故其效果有限。因此，应根据情况适时改用其他止血方法。

（2）加压包扎法：最为常用。一般小动脉和静脉出血均可用此法止血。方法是先将无菌纱布或敷料填塞或置于伤口上，外加纱布垫，再以绷带加压包扎。包扎的压力要均匀，范围应够大。包扎后将伤肢抬高，以增加静脉回流和减少出血。

（3）填塞法：用于肌肉、骨折端等渗血。先用 1~2 层大的无菌纱布铺盖伤口，以纱布条或绷带充填其中，再加压包扎。

（4）止血带法：一般用于四肢大出血，且加压包扎无法止血的情况。使用止血带时，接触面积应较大，以免造成神经损伤。止血带的位置应靠近伤口的最近端。在现场急救中可选用旋压式止血带，操作方便，效果确定；而在急诊室和院内救治中，止血带以局部充气式止血带最好。在紧急情况下，也可使用橡皮管、三角巾或绷带等代替，但应在止血带下放好衬垫物。使用止血带应注意以下事项：①不必缚扎过紧，以能止住出血为度；②应每隔 1 小时放松 1~2 分钟，且使用时间一般不应超过 4 小时；③上止血带的伤员必须有显著标志，并注明启用时间，优先后送；④松开止血带之前，应先输液或输血，补充血容量，准备好止血用器材；⑤因止血带使用时间过长，远端肢体已发生坏死者，应在原止血带的近端加上新止血带，然后再行截肢术。

（二）二次评估

【二次检查】 初次检查完成后才进行二次检查。二次检查是对创伤病人从头到脚的评估，包含完整的病史和体格检查。

【病史】 有时不能从创伤病人处获取完整的病史，必须进一步询问家属或者院前急救人员。可以按照"AMPLE 法则"询问病史。

A（allergies），即过敏史：询问有无对药物或食物过敏，尤其是外伤病人常用的抗生素或麻醉药物。

M（medications currently used），即目前使用的药物：注意伤员是否饮酒、服药，这对判断意识变化有重要意义。另外，需要询问病人是否有抗凝药、抗血小板药等的用药史，上述药物会影响出血量。

P(past illness/pregnancy),即既往史和妊娠史:了解有无其他相关疾病,如有高血压病史者,应根据原有血压水平评估伤后的血压变化。若病人原有糖尿病、肝硬化、慢性肾功能不全、血液病等,或长期使用糖皮质激素类、细胞毒性药物等,则伤后较易并发感染或延迟愈合。

L(last meal),即上一餐何时进食和食物类型:有助于评估胃排空情况以及误吸的风险。

E(events/environments related to the injury),即损伤相关的环境以及受伤机制。

若伤员因昏迷等不能自述,应在救治的同时向现场目击者、护送人员或家属了解受伤的经过及症状,并详细记录。

(1)受伤情况:首先是了解致伤原因,可明确创伤类型、性质和程度。如刺伤,虽伤口较小,但可伤及深部血管、神经或内脏器官;高处坠落可导致多脏器损伤。应了解受伤的时间和地点,如坠落高度和地面硬度情况。对暴力作用致伤,还应了解暴力的大小、着力部位、作用方式(直接或间接)及持续时间等。受伤时的体位对诊断也有帮助,如坠落时首先着地的部位。对于枪弹伤,受伤时的体位对判断伤道走行具有重要的参考意义。

(2)伤后表现及其演变过程:不同部位创伤,伤后表现不尽相同。如对神经系统损伤,应了解是否有意识丧失、喷射性呕吐及肢体瘫痪等;对胸部损伤,应了解是否有呼吸困难、咳嗽及咯血等;对腹部创伤应了解最先疼痛的部位,疼痛的程度和性质以及疼痛范围扩大等情况;对开放性损伤失血较多者,应询问大致的失血量、出血速度情况。此外,还应了解伤后的处理情况,包括现场急救,所用药物及采取的措施等,如对使用止血带者,应计算使用时间。

【体格检查】 可按 "CRASH PLAN" 程序,即心脏、呼吸、腹部、脊柱、头部、骨盆、肢体、动脉和神经的顺序进行查体。

【辅助措施】 在二次检查的过程中,可以进行专门的诊断性检查以确定具体的损伤,包括脊柱和四肢的 X 线检查,头、胸、腹、骨盆、脊柱的 CT 检查,血管造影和尿路造影,超声,支气管镜等诊断性操作等。

【治疗】 当创伤病人的治疗需求超过接收机构的救治能力时应该考虑转运。这个决定需要对病人的病情和医院的救治能力进行详细的评估,包括设备、资源、人员等。将病人转运到具备救治能力的创伤中心。

及时准确的创伤诊断对后续治疗具有重要的意义,但病情危重者,诊断和救治的程序上有时会出现矛盾。此时,应注意以下事项:①发现危重情况如窒息、大出血、心搏骤停等,必须立即抢救,不能单纯为了检查而耽误抢救时机。②检查步骤尽量简捷,询问病史和体格检查可同时进行。检查动作必须谨慎轻巧,切勿因检查而加重损伤。③重视症状明显的部位,同时应仔细寻找比较隐蔽的损伤。例如左下胸部伤有肋骨骨折和脾破裂,肋骨骨折疼痛显著,而脾破裂的早期症状可能被掩盖,但其后果更加严重。④接收批量伤员时,不可忽视异常安静的病人,因为有窒息、休克或昏迷者已不可能呼唤呻吟。⑤一时难以诊断清楚的损伤,应在对症处理过程中密切观察,争取尽早确诊。⑥对于严重创伤伤员,只有当伤员生命体征相对平稳时,才能进行 CT 等影像学检查,以防伤员在检查时发生生命危险。

第四节 │ 治疗原则

(一)检伤分类 自然灾害(如地震、滑坡、泥石流等)和重大交通事故可出现成批伤员,医务人员现场急救时首先需要进行检伤分类。批量伤员处理的优先顺序一般分为四类:①危重病人(第一优先):有危及生命的严重创伤,但经及时治疗能够获救,应给予红色标记,优先给予护理及转运。现场先简单处理致命伤、控制大出血、支持呼吸等。如昏迷、气道阻塞、活动性大出血、休克、开放性胸腹部创伤、颈椎损伤、超过 50% 的 Ⅱ～Ⅲ 度烧伤等。②重症病人(第二优先):有严重损伤,但经急救处理后生命体征或伤情暂时稳定,可在现场短暂等候而不危及生命或导致肢体残缺,给予黄色标记,给予次优先转运。如不伴意识障碍的头部创伤、不伴呼吸衰竭的胸部外伤、除颈椎外的脊柱损伤等。③轻症病人(第三优先):可自行行走,无严重损伤,可适当延迟转运和治疗,给予绿色标记。如软组织挫伤、轻度烧伤等。④死亡或濒死者(第四优先):已死亡或无法挽救的致命性创伤造成的濒死状态。如呼吸、心跳已停止,且超过12分钟未给予心肺复苏救治,或因头胸腹部严重伤而无法实施心肺复苏者,给予黑色标记,停放在特定区域,等待相应后续处理。

(二)**院前评估和处置** 严重创伤所致的早期死亡大都发生在伤后30分钟内。院前创伤急救是创伤救治的第一环节,也是至关重要的环节,目的是挽救生命,减少伤残。在创伤现场若为单个伤病员,则经快速现场环境评估后直接进行伤情评估;但如果是多个伤病员,则首先应进行检伤分类,然后先对重伤员进行伤情评估与处置。常用的急救技术主要有复苏、通气、止血、包扎、固定和搬运等。

1. **复苏** 心跳、呼吸骤停时,应立即行体外心脏按压及人工呼吸;有条件时用呼吸面罩及手法加压给氧或气管内插管接呼吸机支持呼吸;在心电监测下电除颤,紧急时可开胸行心脏按压并兼顾脑复苏。

2. **通气** 呼吸道发生阻塞可在很短时间内使伤员窒息死亡,故抢救时必须争分夺秒地解除各种阻塞原因,维持呼吸道的通畅。造成呼吸道阻塞的原因主要有:①气道直接损伤;②颌面、颈部损伤后,血液、血凝块、骨碎片、软组织块、呕吐物、分泌物及异物阻塞气道或者血肿压迫;③重型颅脑伤导致病人意识障碍,下颌及舌根后坠,口腔分泌物和呕吐物吸入或堵塞气道;④吸入性损伤时,喉及气道黏膜水肿。根据受伤史和受伤部位,伤员面色及口唇因缺氧而青紫发绀、呼吸困难、有痰鸣音或呼吸急促等,可作出呼吸道阻塞的判断。

3. **止血** 详见初次评估。

4. **包扎** 其目的是保护伤口、减少污染、压迫止血、固定骨折处及关节。最常用的材料是绷带、三角巾和四头带等。无上述物品时,可就地取材,用干净毛巾、包袱布、手绢、衣服等替代。在进行伤口包扎时,动作要轻巧,松紧要适宜、牢靠,既要保证敷料牢固和压迫止血,又不影响肢体血液循环。包扎敷料应超出伤口边缘5~10cm。遇有外露污染的骨折断端或腹内脏器,不可直接还纳。若系腹腔组织脱出,应先用干净器皿保护后再包扎,不要将敷料直接包扎在脱出的组织上面。而对于眼部损伤伤员,需要首先用硬质眼罩保护眼,然后再行包扎。

5. **固定** 骨关节损伤时必须固定制动,以减轻疼痛,避免骨折端损伤血管和神经,并有利于防治休克和搬运后送。较重的软组织损伤,也应局部固定制动。固定前应尽可能牵引伤肢和矫正畸形,然后将伤肢放在适当位置,固定于夹板或其他支持物上(可就地取材,如用木板、竹竿、树枝等)。固定范围一般应包括骨折处远端和近端的两个关节,既要牢靠稳定,又不可过紧。急救中如缺乏固定材料,可行自体固定法,如将上肢固定于胸廓上,受伤的下肢固定于健肢上。固定的夹板不可与皮肤直接接触,须垫以衬物,尤其是夹板两端、骨凸出部和悬空部位,以防止组织受压损伤。另外,急救时的固定多为临时固定,在到达救治机构经处理后,应及时行治疗性固定。

6. **搬运** 伤员经过初步处理后,需从现场送到医院进一步检查和治疗。正确的搬运可减少伤员痛苦,避免继发损伤。多采用担架或徒手搬运。对骨折伤员,特别是脊柱损伤者,搬运时必须保持伤处稳定,切勿弯曲或扭动,以免加重损伤。搬运昏迷伤员时,应将头偏向一侧,或采用半卧位或侧卧位以保持呼吸道通畅。

(三)**损伤控制外科** 对于损伤严重、处于生理极限的伤员需要采用损伤控制外科(damage control surgery,DCS)的策略,这是针对严重创伤病人处于生理极限时采用的早期简化手术、复苏等待病人生理紊乱得到适当纠正、全身情况改善后再行确定性手术的救治策略。DCS主要是挽救生命的外科手术(控制出血和污染)。目前,一般认为需要实施DCS策略的指征包括:①血流动力学不稳定;②体温<35℃;③pH<7.2或乳酸≥5mmol/L;④凝血功能障碍;⑤危及生命的复杂损伤(如大血管损伤、复杂的肝脏损伤、严重的骨盆骨折等);⑥没有能力及时进行确定性手术;⑦大量病人/大规模伤亡情况;⑧预计手术时间超过90分钟等。

（四）损伤控制复苏　处理出血病人的最佳策略现在被称为损伤控制复苏（damage control resuscitation，DCR），它是 DCS 应用的一个重要辅助手段。允许性低血压是一种通过将收缩压限制在维持重要器官灌注所需的最低限度来减少失血的策略，同时可减少液体的需要，并避免相关的酸中毒、低体温和凝血功能障碍。复苏阶段建议收缩压为 80mmHg，如果是伴有严重脑外伤的情况，建议平均动脉压应超过 80mmHg。在复苏过程中尽量减少晶体液的使用，建议早期使用血液制品。早期进行手术止血，应将这种低血压状态维持在尽可能短的时间内。

（五）闭合性创伤的处理　临床上多见的是软组织挫伤、扭伤等。软组织挫伤多为钝性外力碰撞或打击导致部分组织细胞受损，微血管破裂出血，继而发生炎症。临床表现为局部疼痛、肿胀、压痛，或有皮肤发红，继而转为皮下青紫瘀斑。

治疗：常用物理疗法，如伤后初期局部可用冷敷，局部制动，抬高受伤部位等；口服活血化瘀消肿等药物；24 小时后改用热敷。少数挫伤后有血肿形成时，可加压包扎。如挫伤系由强大暴力所致，须检查深部组织器官有无损伤，以免因漏诊和延误治疗而造成严重后果。闭合性骨折和脱位应先予以复位，然后根据情况选用各种外固定方法制动。头部、颈部、胸部、腹部等的闭合性创伤都可能造成深部组织器官的损伤，甚至危及生命，必须仔细检查诊断和采取相应的治疗措施。

（六）开放性创伤的处理　伤口可分为清洁伤口（clean wound）（无菌手术切口）、污染伤口（contaminated wound）（有细菌污染而尚未构成感染）和感染伤口。清洁伤口可以直接缝合。开放性创伤早期为污染伤口，可行清创术，直接缝合或者延期缝合。感染伤口先要引流，然后再作其他处理。若伤口或组织内存有异物，应尽量取出以利于组织修复；但如果异物数量多，或者摘取可能造成严重的再次损伤，处理时必须衡量利弊。另外，对开放性创伤者应结合病人破伤风疫苗接种史，综合考虑预防措施。污染和感染伤口还要根据伤情和感染程度考虑使用抗菌药。

1. 污染伤口的处理　开放性伤口常有污染，应行清创术（debridement），目的是将污染伤口变成清洁伤口，为组织愈合创造良好条件。清创时间越早越好，伤后 6～8 小时内清创一般都可达到一期愈合。清创步骤是：①先用无菌敷料覆盖伤口，用无菌刷和肥皂液清洗周围皮肤；②去除伤口敷料后，取出明显可见的异物、血块及脱落的组织碎片，用生理盐水反复冲洗；③常规消毒铺巾；④沿原伤口切除创缘皮肤 1～2mm，必要时可扩大伤口，但肢体部位应沿纵轴切开，经关节的切口应作 S 形切开；⑤由浅至深，切除失活的组织，清除血肿、凝血块和异物，对损伤的肌腱和神经可酌情进行修复或仅用周围组织掩盖；⑥彻底止血；⑦再次用生理盐水反复冲洗创面；⑧彻底清创后，伤后时间短和污染轻的伤口可直接缝合，但不宜过密、过紧，以伤口边缘对合为度。缝合后消毒皮肤，外加包扎，必要时制动。

2. 感染伤口的处理　清创后定期更换伤口敷料或者使用负压吸引装置覆盖创面。肉芽生长较好时，表面呈粉红色、颗粒状突起，擦之可渗血；同时创缘皮肤有新生，伤口可渐缩窄。如肉芽有水肿，可用高渗盐水湿敷。如肉芽生长过多，超过创缘平面而有碍创缘上皮生长，可用 10% 硝酸银溶液棉签涂肉芽面，随即用等渗盐水棉签擦去。伤口感染控制良好，肉芽新鲜时可二期缝合伤口。

（七）战伤救治原则　战伤（war wound）一般是指在战斗中由武器直接或间接造成的各种损伤。现代战争中，由于大量使用高新技术武器，多种因素造成的复合伤明显增多，如火器伤复合烧伤、烧伤复合冲击伤等。在使用核武器和化学武器时，还可发生放射复合伤和化学复合伤。

战伤的救治由于受到野战环境和战区卫生资源及设备等条件的限制，不可能如平时对创伤那样在一个救治机构完成所有的治疗，而是采用分级救治（也称阶梯治疗）的组织形式，由梯次配置于战区和后方的各级救治机构分工负责，在保持连续性治疗的前提下共同完成。伤员在受伤地及其附近由靠近前线的救治人员或机构进行急救，主要是挽救生命和稳定伤情，然后使用不同的后送工具（如担架、机动车辆、船只和飞机等）后送到远离战场的救治机构进行确定性治疗。

战伤救治技术方面，强调挽救生命，包括保持呼吸道通畅、止血、包扎、固定和搬运、后送等。在检伤分类的基础上，积极抗休克，维持呼吸、循环稳定。伤口的处理原则是尽早清创，除头、面、手和外阴部外，一般禁止一期缝合。此外，还应注意镇痛、抗感染及后送途中伤员的治疗等问题。

火器伤是以火（炸）药为动力发射的投射物所引起的损伤，是战时最常见的损伤，一般由高速弹丸或弹片等投射物击中人体造成。通常情况下，组织损伤重、范围大、易感染。投射物的前冲力可直接击穿或切割其路径上的组织而形成原发伤道；其侧冲力可使组织形成比原发伤道直径大数倍至数十倍的瞬时空腔，此空腔可挤压和牵拉周围组织而形成挫伤区；挫伤区外为震荡区。另外，火器投射物动能大，易造成复杂的伤道和多部位、多器官损伤。火器伤的全身治疗与一般创伤相同，主要是全面了解伤情，积极防治休克，维持呼吸、循环的稳定。局部治疗主要是尽早清创，充分显露伤道，清除坏死和失活的组织。清创后不宜一期缝合，因为初期清创时，挫伤区和震荡区参差交错，不易判断损伤界限。保持伤口引流通畅3～5天后，酌情行延期缝合。

冲击伤是冲击波的超压和负压引起的损伤，主要造成含气器官如肺、听器和胃肠道的损害，强超压还可导致内脏破裂和肋骨骨折等，但一般较少造成体表损伤。冲击伤的特点是多处受伤、复合伤多、伤情重、发展快、病死率高。单纯冲击波致伤时，体表多完好无损，但常有不同程度的内脏损伤，表现为外轻内重的特点。当冲击伤合并其他损伤时，体表损伤常较显著，而内脏损伤却容易被掩盖，易造成漏诊误诊。肺部冲击伤的主要病理改变是肺出血和水肿，轻者仅有短暂的胸痛、胸闷；重者可出现呼吸困难、发绀及口鼻流出血性泡沫样液体，部分伤员可在24～48小时后发展为急性呼吸窘迫综合征。听器冲击伤的主要表现有耳聋、耳鸣、耳痛、眩晕、头痛等，外耳道可流出浆液性或血性液体，并可有鼓膜破裂。冲击伤治疗的关键是早期、正确诊断，救治原则与其他类型创伤相似。肺冲击伤应注意掌握输血和输液量及输注速度，以免引起或加重肺水肿；中耳冲击伤时禁止填塞、冲洗或向中耳内滴注药液。

复合伤是多种致伤因素共同作用的结果，而且各因素间常有相互加重的复合效应。因此，复合伤伤情通常十分严重，具有病死率高、休克发生率高、感染发生早而重等特点。其救治原则是尽早消除致伤因素的作用，如撤离现场、清除放射或化学沾染，抗放射或抗毒治疗等。同时，应采取针对性措施积极抗休克、复苏、防治感染、进行伤口处理及全身支持等。

（姜保国）

本章思维导图

数字人

第十章 | 烧伤、冻伤与咬蜇伤

第一节 | 热力烧伤

烧伤（burn injury）是一种常见的特殊类型创伤。狭义的烧伤通常指热力烧伤（thermal injury），即由热物体包括火焰、热液体（如水、汤、油等）、热气体（如蒸汽等）或热固体（如金属、木炭等）通过热能传导与转移，造成机体组织损伤。人们常将火焰等所致损伤称为烧伤，而将热液、蒸汽、热固体等所致损伤称为烫伤。因二者的病理生理特点与临床过程完全相同，故临床上统称为烧伤。

除热力外，电能、化学物质、放射性物质等也可引起与热力烧伤相似的病理改变和临床过程，分别称为电烧伤（electric burn injury）、化学烧伤（chemical burn injury）、放射性烧伤（radiation burn injury）等。热力烧伤约占全部烧伤的90%，而电烧伤和化学烧伤各占5%左右。严重烧伤不仅造成皮肤等局部组织损伤，还会引发机体一系列全身性生理与病理性改变及损害。

一、伤情判断

（一）决定烧伤伤情的因素

烧伤伤情主要由烧伤面积、烧伤创面深度、合并伤与复合伤、病人基本情况等四个方面决定。

1. **烧伤面积（burn area）** 直到目前，临床上仍主要靠肉眼、凭经验较粗略地估算烧伤创面占全身总体表面积（total body surface area，TBSA）的百分数来表示烧伤面积。国内外有很多种估算烧伤面积的方法，国内常用的估算方法有中国九分法（Chinese rule of nine）和手掌法等，而对于一些更小面积的烧伤创面可直接用烧伤绝对面积表示。虽然有学者尝试将3D照相、扫描成像等技术应用于人体烧伤面积的精确计算，但由于实效性不足等原因，至今仍未能在临床上广泛应用。

（1）中国九分法：是由第三军医大学（现陆军军医大学）在20世纪60年代初，通过总结中国健康人体不同部位占全身总体表面积的百分比而形成的。其将成人不同部位体表面积划分为若干个9%，即头面颈部占1个9%，双上肢占2个9%，前后躯干加会阴占3个9%，双下肢加臀部占5个9%加1%，共为100%。与成人相比，小儿主要表现为头部占比相对较大，而双下肢与臀部占比相对较小。通常，小儿头面颈部面积按[9+（12-年龄）]%估算，双下肢面积按[46-（12-年龄）]%估算。人体不同部位具体占比详见表10-1与图10-1、图10-2。

表 10-1 估算成人体表面积的中国九分法

部位		占成人体表面积/%	
头颈	发部	3	
	面部	3	1×9（9）
	颈部	3	
双上肢	双手	5	
	双前臂	6	2×9（18）
	双上臂	7	
躯干	前躯干	13	
	后躯干	13	3×9（27）
	会阴	1	
双下肢	双臀	男性5（女性6）	
	双大腿	21	
	双小腿	13	5×9+1（46）
	双足	男性7（女性6）	

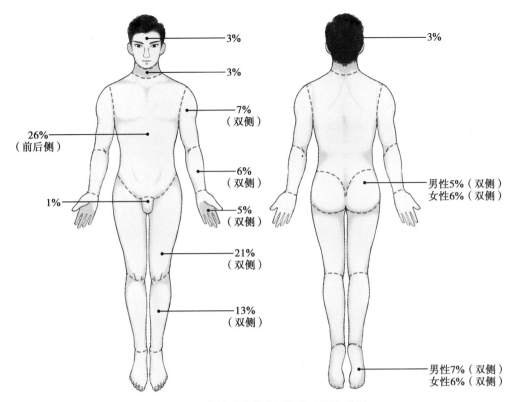

三维模型

图 10-1　估算成人体表面积的中国九分法

（2）手掌法：成人或儿童五指并拢，一个掌面的面积约为自身总体表面积的 1%，故将应用病人自己掌面大小来估算烧伤面积的方法称为手掌法。一整只手包含掌面、掌背与指缝，其全部面积为自身总体表面积的 2.5%，两只手总面积为自身总体表面积的 5%（图 10-3）。

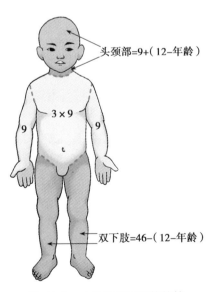

图 10-2　小儿烧伤面积的估算

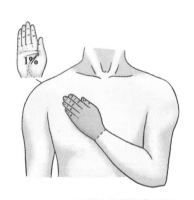

图 10-3　手掌法估算烧伤面积

2. 烧伤创面深度（burn depth）　烧伤创面深度决定着创面的治疗方式与愈合结局。直到目前，临床上仍主要靠肉眼判断烧伤创面深度。虽然有一些学者探索应用如红外血流成像、近红外成像、超声等仪器精确诊断烧伤创面深度，但由于实用性不足等原因在临床仍未得到广泛应用。当前国内外烧伤学界仍主要采用三度四分法诊断烧伤创面深度，即 I 度烧伤、浅 II 度烧伤、深 II 度烧伤、III 度烧伤（表 10-2，图 10-4）。

表 10-2　烧伤创面深度的三度四分法

烧伤创面深度	伤及皮肤层次	临床表现	预后
Ⅰ度	仅伤至表皮浅层,生发层健在	局部皮肤发红、温度增高,有烧灼感	3 天左右脱屑愈合,不留永久性痕迹
浅Ⅱ度	伤至表皮生发层、真皮乳头层	红肿明显,疼痛剧烈,可形成大水疱,基底红润	10 天至 2 周愈合,不留瘢痕,但常有色素改变
深Ⅱ度	伤至真皮深层,即网状层	痛觉较迟钝,可有小水疱,基底红白相间	主要依靠残存的皮肤附属器细胞修复,如无感染,3～4 周左右愈合,通常留有明显瘢痕
Ⅲ度	伤及皮肤全层,甚至皮下组织等	创面苍白、焦黄甚至炭化,痛觉消失,常见树枝状栓塞血管网	常需手术移植自体皮肤修复

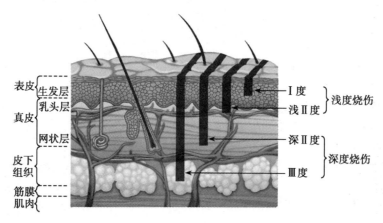

图 10-4　烧伤创面深度的三度四分法

（1）Ⅰ度烧伤（first degree burn）:主要为皮肤表皮受损,可包括伤及角质层、透明层、颗粒层、棘层,但基底层健在。局部主要表现为红肿,故又称红斑性烧伤。有明显疼痛和烧灼感,皮温稍增高,3 天左右局部由红转为淡褐色,表皮皱缩脱落愈合。可有短时间的色素沉着,不留瘢痕。Ⅰ度烧伤损伤轻,对机体影响小,故临床上不将Ⅰ度烧伤计入烧伤总面积。

（2）Ⅱ度烧伤（second degree burn,partial thickness burn）:烧伤部位往往表现为大小不一的水疱,故又称水疱性烧伤。根据烧伤损及皮肤的深浅不同而分为浅Ⅱ度烧伤与深Ⅱ度烧伤。

1）浅Ⅱ度烧伤（superficial partial thickness burn）:烧伤创面深度累及真皮浅层,但部分生发层仍健在。主要表现为受伤部位局部红肿,可有大小不一的水疱,水疱内含黄色等血浆样液体或因蛋白凝固而呈胶冻状。去除水疱腐皮后,可见创面潮红、脉络状或颗粒状扩张充血的毛细血管网,在伤后1～2 天表现更为明显。创基质地较软,温度较高,痛觉敏感,疼痛剧烈。若无感染等并发症,约在 10天至 2 周后愈合。愈合后短期内可有色素沉着,一般不遗留瘢痕,不影响功能。

2）深Ⅱ度烧伤（deep partial thickness burn）:烧伤损及真皮乳头层以下,但仍残留部分网状层与皮肤附件。烧伤局部表现为肿胀,或有较小的水疱。去除腐皮后,创面微湿、微红或红白相间。触之较韧,感觉迟钝,温度较低,拔毛有疼痛感。如见到真皮血管丛淤血或栓塞,提示为较深的深Ⅱ度烧伤。因人体不同部位真皮厚度不一,深Ⅱ度烧伤的临床变异较多,浅的接近浅Ⅱ度,深的临界Ⅲ度。由于残存真皮内有毛囊、汗腺等皮肤附件,故仍可经自行上皮化而愈合。如创面无感染、受压等,一般可在3～4 周左右自行愈合。一方面,在深Ⅱ度创面上皮化过程中通常会有较丰富的肉芽组织形成,故愈合后往往遗留较明显的瘢痕而影响外观,且由于瘢痕增生、挛缩等原因,易造成局部功能障碍。另一方面,新生上皮较脆弱,与其下层组织连接不牢固,且缺乏韧性和弹性,摩擦后易出现水疱、破损,是造成残余创面的重要原因之一。

（3）Ⅲ度烧伤（third degree burn,full thickness burn）:又称全层烧伤,烧伤损及全层皮肤,甚至可深达肌肉、骨骼、内脏等。Ⅲ度烧伤后皮肤坏死、脱水而形成焦痂（eschar）,故又称为焦痂型烧伤。创面通常呈蜡白或焦黄,甚至炭化;质硬如皮革,干燥、无渗液,针刺和拔毛无痛觉,因无血运而温度较低。因真皮下血管丛发生栓塞而可见粗大栓塞的树枝状血管网。由于Ⅲ度烧伤致皮肤及其附件全部损毁,一般需手术切痂、自体皮肤移植才能修复。未及时手术者在烧伤3～4周后焦痂脱落形成肉芽创面,创面面积较小者（如创面直径小于3cm）,可由创周健康上皮细胞或其他来源的干细胞经迁移、增殖、上皮化而愈合。

（4）其他:有学者将介于深Ⅱ度与Ⅲ度之间的烧伤称为混合度烧伤（mixed thickness burn）。也有部分学者将损及深筋膜以下组织如肌肉、骨骼等的烧伤称为Ⅳ度烧伤（forth degree burn）,故而形成四度五分法,但临床主流仍以三度四分法进行烧伤创面深度分类。另外,烧伤创面深度是一个不断变化的过程,可能在烧伤即刻表现为浅度烧伤,随着时间延长而逐渐加深,故一般要求在伤后72小时左右重新评估,修正烧伤创面深度的诊断。

3. 合并伤与复合伤

（1）吸入性损伤（inhalation injury）:是烧伤常见的合并伤,由热力等同一损伤因素所引起。指在火焰、热气体与粉尘等烧伤时,特别是在较密闭的室内环境事故现场中,伤员常常因惊恐慌乱、大声呼救等而在短时间内吸入大量灼热空气、一氧化碳、含有毒物质的烟尘等,轻者造成呼吸道不同程度的损害,重者则瞬间中毒、窒息身亡。吸入性损伤早期由于通气或气体交换障碍、上呼吸道梗阻等,而引起缺氧并加重伤情,是烧伤早期最主要的死亡原因之一。

（2）复合伤（combined injury）:指烧伤过程中,由除热力以外的其他致伤因素如跌倒、砸伤等造成的软组织、骨骼、血管、内脏等损伤,将显著加重烧伤病情。

4. 病人基本情况 年龄、平时健康状况、既往病史,甚至性别等病人基本情况,均能影响烧伤的严重程度。

（二）烧伤严重程度分类 烧伤严重程度主要由烧伤面积、烧伤创面深度决定,故有学者将二者结合在一起进行综合评估,而称为烧伤指数（burn index）。烧伤指数至少有两种计算方法,即Ⅲ度烧伤面积+Ⅱ度烧伤面积/2,或Ⅲ度烧伤面积+2/3×深Ⅱ度烧伤面积+1/3×浅Ⅱ度烧伤面积。除烧伤面积与烧伤创面深度外,有学者将病人性别、年龄、合并吸入性损伤及其程度等进行赋值,形成简明烧伤严重指数（Abbreviated Burn Severity Index,ABSI）,用于判断烧伤严重程度。

二、烧伤病理生理和临床分期

根据烧伤后病理生理演变特点,一般将烧伤的临床发展过程分为四期,即体液渗出与回吸收期、急性感染期、创面修复期和康复期。轻度烧伤的临床分期并不明显,而严重烧伤的四个分期并无确切的时间界线,且不同时期之间常常相互交错、重叠。

（一）体液渗出与回吸收期（fluid exudation and reabsorption phase） 烧伤致皮肤屏障及血管受损,出现血管渗漏,表现为局部肿胀。严重烧伤（一般指Ⅱ、Ⅲ度烧伤面积成人在10%～15%、小儿在5%以上者）将引发剧烈的全身应激与炎症反应等,导致全身血管通透性增加,除烧伤创面局部有体液渗出外,远离创面的其他部位甚至脏器也可能发生血液中小分子成分渗漏到血管外。体液渗出在伤后2～3小时最为急剧,6～8小时达高峰,一般持续24～48小时。特重度烧伤时,体液渗出持续时间可能会更长。

随着烧伤病程发展,增高的血管通透性逐渐恢复正常而进入回吸收期,渗漏到血管外的部分小分子物质可回吸收到血液循环,组织肿胀渐消退。回吸收期一般持续到烧伤后3～7天。

（二）急性感染期（acute infection phase） 由于烧伤后皮肤机械屏障破坏,周围环境或皮肤残存的微生物可直接侵入体内,同时由于坏死变性组织是微生物良好的培养基,所以容易发生急性感染。严重烧伤后机体经应激、休克等打击,肠道菌群失调、免疫功能下降,更容易造成感染的发生。临床证据表明,7～14 天是严重烧伤早期感染的高发期。此期的主要治疗策略是加强创面治疗、感染防治等。

(三) 创面修复期(wound healing phase)　创面修复过程在伤后即刻启动,一直持续到创面完全封闭、愈合。创面深度、局部微环境、全身情况等因素决定了创面修复期的长短与结局。无严重感染的浅Ⅱ度和深Ⅱ度烧伤创面多能自行愈合,但Ⅲ度、发生严重感染或受压的深Ⅱ度烧伤创面,往往需借助自体皮肤移植等手段才能修复。

(四) 康复期(rehabilitation phase)　烧伤康复治疗越来越受到人们的重视。严重烧伤病人常需要多次手术治疗,往往卧床和住院时间较长,需进行必要的康复治疗。目前临床上要求严重烧伤后早期就应开始烧伤康复治疗,并持续于病人整个余生。深度烧伤创面愈合后往往遗留不同程度的瘢痕,不仅影响外观,还会影响伤处功能与病人心理,往往需要进行各种康复治疗,包括手术重建、物理与作业治疗、光电治疗、心理治疗等。

三、治疗原则

烧伤的治疗原则有:①迅速终止损伤,确保呼吸道通畅及冷疗;②及时进行抗应激与抗炎、液体复苏等治疗;③尽快修复创面;④防治创面及全身感染,合理使用抗感染药物;⑤维持内环境稳定与脏器功能,加强营养与对症治疗;⑥重视形态、功能与心理的恢复。

四、现场急救、转运与初期处理

(一) 现场急救

1. 迅速脱离热源　当遭遇火焰烧伤时应尽快脱离火场,脱去燃烧衣物,或采用就地翻滚、用水浇淋或跳入水池等方式灭火。救护者可用非易燃厚实物品如棉被、毛毯等覆盖,隔绝空气灭火。着火时,切忌奔跑和呼喊,以避免风助火势及头面部烧伤或吸入性损伤的发生。热液浸渍衣裤,宜迅速用冷水冲淋后剪开取下,避免强力剥脱造成撕脱水疱、皮肤等组织而发生再损伤。

2. 冷疗(cooling therapy)　伤员救出火场后,立即冷疗是烧伤后即刻最重要的救护措施,越早进行效果越好。冷疗能防止热力继续损伤使创面加深,并可减轻疼痛、减少渗出和水肿。方法是将创面用洁净的冷水、自来水等冲洗或浸泡,或用冷水浸湿的毛巾、纱垫等敷于创面。冷疗一般需持续至伤处不再剧痛为止,多需 0.5～1 小时或以上。

3. 伤员初步评估及院前处理　在进行冷疗的同时,应及时检查伤员生命体征,排查大出血、开放性气胸、严重中毒等危及伤员生命的情况。确保生命体征的前提下,初步估计烧伤面积和深度,判断烧伤伤情。对大出血、开放性气胸、骨折等应快速施行急救治疗。如烧伤面积较大,应在最短时间内建立输液通道,及时补液治疗。现场不具备输液条件者,可口服含盐饮料,避免单纯大量饮水。

(二) 转运　现场急救后,应及时送医。送医前应用敷料或清洁衣物、被单等包裹创面,防止污染及搬运过程中造成组织再损伤。严重烧伤送医时应确保呼吸道通畅,必要时应尽早行气管(切开)插管。烧伤面积大于 20%～50%TBSA 的重伤员,应尽早送到有烧伤专科的医院救治,途中应积极行补液抗休克治疗。

(三) 入院早期治疗

1. 轻度烧伤的入院早期治疗

(1) 一般处理:安抚伤员情绪,仔细评估、准确判断烧伤病情。疼痛较明显者,给予镇静、镇痛药。肌内注射破伤风抗毒素,口服或静脉补液等。

(2) 创面初期处理:剃净创面及附近毛发,洁净周围健康皮肤,用灭菌水或消毒液(如 0.5%～1%

碘伏等)清洁、消毒创面,用纱布或镊子轻轻去除污垢或异物。完整的水疱抽液后保留水疱皮,已污秽、沾染的水疱皮应清除。创面清洁消毒后,除明确的Ⅲ度或不易包扎的烧伤创面外,在烧伤早期均宜行包扎(dressing)治疗。会阴部等不易包扎部位的创面可用半暴露或暴露(exposure)治疗,Ⅲ度创面涂擦碘酊后行暴露治疗。

2. 中、重度烧伤的入院早期治疗

(1)一般处理:了解伤员一般情况、受伤史与既往疾病史;监测体温、血压、脉搏、呼吸、心率等生命体征;进行简单创面清理后,准确评估记录烧伤部位、面积、深度,检查有无中毒或吸入性损伤、复合伤。保证呼吸道通畅,必要时行气管(切开)插管,有缺氧情况者予以吸氧或呼吸机辅助呼吸;迅速建立静脉通路,必要时行动脉和/或中心静脉置管、PiCCO等监测血容量;行破伤风抗毒素、镇痛等治疗;行血气分析、血常规、电解质、肝功能、尿素氮、肌酐、血型及艾滋病、丙型肝炎、梅毒等检查;留置导尿管,注意有无血红蛋白尿、肌红蛋白尿或血尿;必要时行电子纤维支气管镜、CT等检查。

(2)进一步治疗:根据Ⅱ、Ⅲ度烧伤面积和体重,拟定液体复苏、脏器功能保护等计划。全身应激/炎症反应是严重烧伤后最重要的致病机制之一,直接影响甚至决定着严重烧伤病程的发生、发展、并发症、结局与预后等。全身应激反应的防治是严重烧伤早期治疗的重要环节,包括阻断神经内分泌应激通路、防治氧化应激、镇痛镇静、防治失控性炎症反应等,以防止全身应激反应发生或减轻其程度。

(3)根据创面情况采取包扎、半暴露或暴露疗法,创面选用具有预防感染、促进创面修复等作用的外用药物。对环形、缩窄性焦痂或痂下张力较高者,应及时行焦痂切开减张术(escharotomy)。病情趋于平稳后,尽早进行创面切(削)痂手术或其他处理。

五、烧伤休克

严重烧伤后,应激与炎症反应导致血管通透性增加,血管内小分子物质漏出到血管外,致机体有效循环量减少,机体组织器官灌注不足,类似于失液性休克的发生发展,故称为烧伤休克。烧伤休克的发生与否及其严重程度与烧伤严重程度密切相关,烧伤面积越大、深度越深者,越易发生休克,且休克程度越重。休克期渡过不平稳者常与补液不足或不规范、延迟补液、长途转运等有关。防治烧伤休克是严重烧伤早期最重要的治疗措施之一,如果血容量得不到及时有效恢复,将造成组织缺血缺氧性损害,使创面加深、器官功能受损、免疫功能下降等,从而影响病程发展与预后。

(一)烧伤休克的临床表现与诊断 烧伤休克的临床表现与其他低血容量性休克相同,包括神志改变、心率增快、血压下降、尿量减少、血液浓缩、乳酸浓度增高等。

(二)烧伤休克的防治 液体复苏(fluid resuscitation)是防治烧伤休克的最主要措施。严重烧伤后由于浅静脉受损或回流不畅,多采用锁骨下静脉、颈外静脉或股静脉等深静脉置管输液,以保证快速、有效的液体复苏,其他辅助治疗措施包括镇痛、镇静、保暖等。

1. 烧伤抗休克补液方案 国内外有许多烧伤休克液体复苏方案,国内最常应用第三军医大学等补液方案,国外最常用Parkland等方案。第三军医大学补液方案如下。

(1)成人烧伤抗休克补液:烧伤后第一个24小时,失液量按每1%Ⅱ度、Ⅲ度烧伤总面积、每千克体重补充平衡盐溶液和胶体液各1ml与0.5ml计算;再加上基础水分2 000ml(5%葡萄糖溶液)。伤后8小时内补入计算失液量的一半,后16小时补入另一半。伤后第二个24小时均匀补充平衡盐溶液和胶体,补液量为第一个24小时补液量的一半,基础水分量不变。

(2)小儿烧伤抗休克补液:由于不同年龄阶段小儿个体发育的特殊性,在小儿烧伤抗休克期补液时通常按小儿已满2岁与否分为两段,各年龄段烧伤后具体抗休克补液公式详见表10-3。伤后第一个24小时内的前8小时内补入计算失液量的一半,后16小时补入计算失液量的另一半,基础量应在所有补液时间段内均匀输入。伤后第二个24小时内液体应均匀输入。

表 10-3 小儿烧伤抗休克补液方案

补液种类	第一个 24 小时补液总量		第二个 24 小时补液总量	
	2 岁以下	2 岁以上	2 岁以下	2 岁以上
失液量(胶体液与平衡盐溶液量,1:1)/ml	Ⅱ、Ⅲ度烧伤面积(%)×体重(kg)×2	Ⅱ、Ⅲ度烧伤面积(%)×体重(kg)×1.75	第一个 24 小时补入量的一半	
基础量	需要量按体重的第一个 10kg 100ml/kg,第二个 10kg 50ml/kg,20kg 以后 20ml/kg 计算。除每天 0.1g/kg 体重的氯化钠等渗溶液外,其余为 5% 葡萄糖溶液			

2. 烧伤抗休克的注意事项 防治烧伤休克的液体复苏中,所有公式得到的都仅仅是估算量、补液速度的起点,实际补液过程中应根据病人临床表现与补液后变化及时调整电解质液与胶体液的补充速度与比例。抗休克补液种类中的电解质液一般选用乳酸林格液、醋酸盐平衡液等平衡盐溶液,也可用配制的碳酸氢盐平衡液(0.9% 氯化钠溶液和 1.25% 的等渗碳酸氢钠溶液按 2:1 体积比配制);胶体液一般选用新鲜冰冻血浆。

补液速度过慢或过快导致补液不足或过多,都会加重休克与组织损害程度。抗休克观察指标中应特别关注尿量情况。一般要求成人尿量维持在 $0.5\sim1.0$ ml/(kg·h),小儿尿量维持在 $1.0\sim1.5$ ml/(kg·h)。每 $1\sim2$ 小时应综合判断抗休克效果,根据判定结果,一般可在原输液速度基础上按 $10\%\sim20\%$ 的幅度进行加减。

六、烧伤全身性感染

烧伤破坏了机体体表皮肤屏障功能,创面大量坏死组织成为微生物良好的培养基,同时由于应激、炎症反应、代谢紊乱等导致机体免疫力下降、肠道菌群失调等,致烧伤病人极易并发感染。感染是烧伤最常见的并发症,是引起烧伤病人死亡的最主要原因。有效预防、早期诊断、合理治疗是防治烧伤全身性感染的关键。烧伤感染可分为局部感染、普通全身性感染、严重全身性感染(脓毒症)、感染性休克(脓毒症休克)等。脓毒症与严重全身性感染的区别是前者有脏器功能损伤或障碍;感染性休克与脓毒症的主要区别是前者需应用血管活性药物来维持血压和/或血乳酸浓度大于 2.0mmol/L。

(一)有效预防

1. 及时消除和杜绝感染源 创面是最重要的感染源,应尽早切除焦痂等坏死组织,并将其封闭、修复;积极防治休克、减轻肠道缺血缺氧性损害,早期行肠内营养,防止肠源性感染的发生;防治呼吸道、动静脉导管、泌尿道等来源的感染;防治各种导管相关性血流感染。

2. 预防性使用抗生素 小面积浅度烧伤一般不需要全身使用抗生素。大面积深度烧伤早期也不建议预防性全身使用抗生素。在大面积溶痂、围手术期、怀疑有感染等时段应考虑全身使用抗生素。

3. 创面无菌管理 接触创面的敷料、被单、物品等均需灭菌,工作人员接触创面前后应洗手或戴无菌手套,注意无菌操作和污物处理等。

4. 精心护理 勤翻身,使创面充分暴露,避免长期受压,保持焦痂和痂皮的干燥与完整;严格管理各种管道(气管套管、有创监测管道、尿管等);注重心理监测与治疗。

5. 其他 通过营养治疗满足机体高代谢需要,详细记录出入量和热量。重视内环境稳定的维护、内脏并发症的防治、对症治疗等。

(二)早期诊断 密切监测生命体征、检视创面及创周情况,行血常规、降钙素原、白细胞介素(IL-6)、C 反应蛋白(CRP)、内毒素、G 试验、GM 试验、胸部 X 线等检验或检查,以及细菌与真菌等微生物培养鉴定与药敏试验、宏基因组检测(NGS)等,及时发现、确诊烧伤感染。

(三)合理使用抗生素 怀疑有感染,但在致病菌不明确时,应根据菌群流行规律及临床表现等经验性选用双联或三联高效广谱抗生素。明确微生物种属后,即选择敏感抗生素治疗。

（四）及时清除感染病灶 一旦明确感染来源于具体的创面或病灶，在全身情况许可情况下，抓住时机及时清除感染病灶等。

（五）其他治疗 在去除感染病灶、合理使用有针对性抗生素的基础上，还应维持水、电解质和酸碱平衡，给予对症与支持治疗，纠正代谢紊乱，提供营养治疗、免疫治疗等。必要时可行连续性血液净化治疗如高能量连续性肾脏替代治疗（CRRT），以清除体内的细菌毒素和炎症介质。

七、常见内脏并发症的防治

（一）肾功能不全 是严重烧伤后最常见并发症之一，主要致病因素包括缺血缺氧性损害、炎症反应、凝结的血红蛋白/肌红蛋白堵塞肾小管、感染、中毒、药物等，因而可针对相关病因进行预防，包括及时有效的液体复苏以防止缺血缺氧性损害、碱化尿液、防治感染、合理用药等。一旦发生肾功能不全，应尽快明确诊断、去除致病因素，维持水、电解质、酸碱平衡等内环境稳定，合理使用利尿剂、保护肾脏功能、促进肾损伤修复等，必要时尽早进行连续性肾脏替代治疗等。

（二）肺部并发症 包括 ARDS、感染、肺水肿、肺不张等，多发生于伤后 2 周内，与吸入性损伤、休克、感染等有关。对烧伤后肺部并发症，首先应针对主要病因进行预防，包括呼吸道管理、灌洗、引流等，俯卧位有利于肺部并发症的预防与治疗。其次应早诊断与早治疗。纤维支气管镜不仅可应用于呼吸道损伤的诊断，还可作为精准引流、灌洗、给药的途径用于肺部感染等并发症的治疗。

（三）消化道应激性溃疡 其发生的主要机制是严重烧伤后应激反应致消化道血管收缩、烧伤后机体有效血容量减少等致消化道缺血缺氧性损害。预防烧伤应激性溃疡的主要手段是及时恢复机体有效血容量、使用抑酸药等护胃制剂。严重烧伤后发生不明原因的腹痛、急性贫血、黑便甚至血便等，应怀疑消化道应激性溃疡的发生。一旦确诊消化道应激性溃疡，应尽快补充红细胞、增加血容量、禁食、消化道内局部应用止血药物、使用质子泵抑制剂等。如效果不佳，应考虑行电子胃肠镜诊断及止血，或进行血管造影与介入止血等治疗。如果出血仍难以控制或并发穿孔，应及时行手术治疗。

（四）脑水肿 小儿严重烧伤后易并发脑水肿。主要有两个方面的原因：一方面是缺血缺氧性损害，或短时间内输入低渗液体过多等造成细胞内脑水肿，另一方面是液体复苏时输液过快、过多等引起细胞间脑水肿。其他原因包括中毒、代谢紊乱、严重感染、复合脑外伤等。脑水肿早期症状表现为恶心、呕吐、嗜睡、舌后坠、鼾声或反应迟钝，有的则表现为兴奋或烦躁不安等。小儿则有抽搐、高热等表现，严重者发生心律失常、呼吸不规则或骤停、昏迷，甚至因脑疝而突然死亡。一旦发生脑水肿，应及时明确原因，进行针对性抢救治疗。

八、创面处理

（一）清创（debridement） 是创面治疗的首要步骤，包括剃除创面及周围毛发、清洁、消毒等。轻、中度烧伤越早清创越好，重度以上烧伤须在有效液体复苏后进行，同时应酌情镇痛或麻醉。清洁、完整的水疱可予以保留，或抽除水疱液后保留疱皮；污染严重的腐皮应予以清除。浅度烧伤创面早期一般采用包扎治疗，Ⅲ度创面宜行暴露治疗。

（二）浅度烧伤创面的治疗 一般认为，浅度烧伤创面是指无感染、受压等情况而可自行愈合的创面，具体包括Ⅰ度创面、浅Ⅱ度创面、深Ⅱ度创面及部分混合度创面等。Ⅰ度烧伤创面的治疗主要是镇痛和防止再损伤，包括烧伤早期及时行冷疗、冷敷，后期保持创面洁净、干燥。浅Ⅱ度与深Ⅱ度烧伤创面除镇痛外，还应行包扎、半暴露等治疗，以维持创面最佳微环境、防止感染、促进创面愈合。一般要求烧伤早期经充分冷疗后行包扎治疗，如有感染，应及时清洁、清创，局部应用外用抗感染药物，必要时全身使用抗生素以控制感染。在创面治疗中，应强调受伤部位的功能康复。

1. 包扎疗法 是临床烧伤创面最主要的治疗方法。在创面清洁、清创、消毒后，将单层无菌医用纱布/油纱/不粘纱布，或含有外用抗菌/促进创面修复等药物，或其他生物/人工敷料平整覆盖于创面,外加无菌纱布(厚度约 2~3cm),均匀加压包扎。包扎范围宜超出创缘 3~5cm。包扎敷料一般每 1~2 天更换一次,如渗出较多,应及时更换。

2. 半暴露治疗 在创面清洁、清创、消毒后,仅用含有外用抗菌、促进创面修复等药物的单层纱布/油纱/不粘纱布,或其他生物/人工敷料平整覆盖于创面,其外不加其他敷料。

3. 暴露疗法 主要应用于Ⅲ度烧伤创面的手术前治疗,即将烧伤创面清洁、消毒后涂擦碘酊或收敛性较强的中草药制剂等,暴露于空气中,使创面的渗液及坏死组织干燥成痂,以暂时保护创面。碘酊一般一日涂擦 2 次,通常在 48 小时后形成干痂。应勤翻身,防止创面长期受压。有痂下感染时,需及时去除感染病灶。

(三)深度烧伤创面的治疗 深度烧伤创面往往指不能自行愈合的创面,包括偏深的深Ⅱ度创面、Ⅲ度创面等。深Ⅱ度创面早期一般均应行包扎治疗,防止创面加深并有利于创面自行愈合,3~5 天后可行包扎、半暴露或暴露治疗。Ⅲ度创面早期可直接用碘酊涂擦后行暴露治疗。

对于面积为 10%~30% 的深度烧伤、血流动力学等全身情况稳定者,应争取尽早行一次性切(削)痂手术以去除坏死变性组织,及时进行自体皮肤移植;烧伤面积介于 50%~80% 的大面积烧伤病人,如全身情况允许,可在休克期或平稳渡过休克期后行大面积切(削/磨)痂手术;烧伤面积大于 80% 的特大面积烧伤病人,需待其平稳渡过休克期、血流动力学稳定后,尽早行大面积切(削/磨)痂手术。大面积切(削)痂后可根据创面、自体皮源等情况安排行一期或二期大张皮、网状皮、邮票状皮、MEEK 微型皮、微粒皮等植皮手术修复创面。

1. 磨痂术(dermabrasion) 在烧伤早期,创面消毒后应用机械或水动力等磨痂工具逐层精确磨除创面坏死变性组织,尽可能保留健康甚至间生态组织。磨痂后应用含有外用抗菌、促进创面修复等药物的单层纱布/油纱/不粘纱布,或生物/人工敷料平整覆盖于创面。

2. 削痂术(tangential excision) 是在烧伤早期应用辊轴取皮刀、水动力等工具削除深Ⅱ度烧伤创面坏死变性组织,直至健康或近乎健康组织层面。对削痂后健康组织层面的辨认方法是:在应用止血带时,健康真皮为乳白色或瓷白色,致密、有光泽、血管无栓塞,放松止血带后出血活跃,密布针尖样出血点。削痂创面渗血较多,应彻底止血。削痂术后创基一般较好,通常立即行一期自体皮肤移植修复创面。

3. 切痂术(escharectomy) 是应用手术刀将Ⅲ度等深度烧伤创面的全部坏死变性组织,包括坏死变性的全部皮肤、皮下组织甚至肌肉等彻底去除。根据创基、自体皮源等情况决定一期移植自体大张皮、网状皮、MEEK 微型皮、微粒皮等修复创面,或应用异体(种)皮及其他生物敷料、人工材料等一期覆盖创面,待创面床准备完成后,再行二期自体皮肤移植修复创面。

4. 药物或酶学溶痂 通过将蛋白消化酶如蛋白酶、胶原酶等或中草药如水火烫伤膏、化腐生肌散等应用于烧伤创面,以去除烧伤创面坏死变性组织,最大限度保留健康组织。

5. 自然脱痂 主要适用于不愿或不能手术的小面积或特殊部位的深度烧伤创面的治疗。通过保持创面潮湿等,使创面逐渐自然溶痂、剥脱、分离,一般需 3~4 周以上。脱痂后未愈合创面长出新鲜肉芽组织,应尽早移植自体皮肤进行创面修复。

(四)创面感染的预防和处理

1. 预防 加强无菌管理,定时翻身,避免长时间受压。及时清洁,清创后局部使用抗感染药物(如 1% 磺胺嘧啶银乳膏、0.5%~1.0% 碘伏等)或敷料。已成痂创面,应保持其完整和干燥。创面如不能及时行自体皮肤移植,可先用异体(种)皮、人工材料等覆盖,待创面床准备完成后再行自体皮肤移植修复创面。

2. 感染创面的治疗 创面有明确感染时,应尽早彻底清洁、清创、引流,局部使用抗感染药物或敷料。在明确创面侵袭性感染引起全身感染时,情况许可时应及时进行手术清创,减少创面组织细菌与毒素入血,从而有利于控制全身感染。

3. 创面真菌感染的治疗 创面有真菌感染时,常表现为焦痂或半暴露纱布表面散在灰白、黑褐真菌集落或霉斑、坏死斑。严重毛霉菌、曲霉菌等感染致血管栓塞时,可见创面快速进行性加深,呈豆渣或奶酪样坏死,伴深部肌肉坏死和/或肢体远端坏死。一旦明确创面侵袭性真菌感染,特别是曲霉菌或毛霉菌感染,应迅速果断地彻底清除感染病灶甚至截肢等,充分冲洗创面后局部应用抗真菌药物,必要时需进行全身抗真菌治疗。

九、烧伤的预防

烧伤是可以预防的,针对我国国情,目前烧伤的主要预防措施包括:①积极开展宣传教育,大力宣传烧伤对社会和家庭的危害、烧伤的可预防性,加强全民的灾害意识和防范教育;②在日常生活中加强防火教育,包括火灾知识教育与逃生训练,以及对各种消防器材的使用;③宣传各种烧伤时自救互救及伤后即刻冷疗等知识;④易发生烧伤的特殊工种、企业更应加强对职工的安全生产教育,并制定严格的防火管理、烧伤救护预案等制度;⑤充分发挥消防人员及烧伤专业医护人员在烧伤预防宣传教育中的作用。

附:皮肤移植术

皮肤移植是治疗深度烧伤创面的主要手段,临床上根据烧伤创面清创后情况、供皮区来源等选择不同方式的皮肤移植方法。皮肤移植按移植皮肤来源分为自体、异体及异种皮肤移植。多数深度烧伤创面均需自体皮肤移植才能修复,异体、异种皮肤由于具有较强的抗原性,通常仅作为生物敷料覆盖创面,为创面愈合或创面床准备提供更佳的微环境。按移植皮片形状与大小,皮肤移植分为整(大)张皮、邮票状皮、网状皮、MEEK 微型皮、微粒皮等移植。单个移植皮片面积越小,同样面积的皮源所能覆盖、修复的烧伤创面越大。按切取皮片厚度可分为刃厚皮片、中厚皮片及全厚皮片移植,刃厚皮片主要用于封闭创面,中厚皮片与全厚皮片更注重于功能与外观修复。按移植手术时移植皮肤与机体间有无血管相连分为游离皮片移植和皮瓣移植。皮瓣移植主要应用于各种原因造成的深度烧伤创面、肌腱、骨骼、大血管与神经等深部组织暴露时创面的修复。又根据其是否吻合血管而分为带蒂皮瓣与游离皮瓣移植。

1. 皮片切取　按不同目的与需要,应用电/气动取皮机、滚轴刀、鼓式取皮机、手术刀等可以切取不同厚度与大小的游离皮片,根据需要制作成大张皮、小片皮、网状皮、MEEK 微型皮、微粒皮等。供皮区应满足隐蔽、损伤小等要求。头皮因较厚、干细胞多、修复快、可反复切取等特点而常用作刃厚皮的供皮区,每隔 7 天左右即可再次切取,反复多次取皮后一般不影响毛发生长、不留瘢痕。

2. 大张中/全厚自体皮移植　多用于手、颜面部以及关节、功能部位深度烧伤创面的修复。用鼓式或电/气动取皮机等切取中厚自体皮,移植于彻底清创后创面,应使皮片保持一定张力,使之紧贴创面,皮片边缘通过缝线缝合、皮钉固定,术后行加压包扎。一般 5~7 天更换包扎敷料。愈合后瘢痕较少,有弹性,功能和外观均较好。

3. 网状皮移植(mesh grafting)　将切取的大张刃厚/中厚自体皮用网状切皮机或尖刀切出均匀、错位的密集孔洞,拉开皮片形成网状(面积可增大 1.5~3 倍)后移植于创面。其优点是:①可应用较少皮源修复较大的创面;②引流好,有利于皮片成活;③与小片自体皮不同,网状皮仍有一定连续性,其网络可分割瘢痕,挛缩相对较轻;④手术用时较短,效率高。

4. 小片或邮票状皮移植　使用剪刀或压皮机将刃厚皮片制成边长为 0.5~1.5cm 大小邮票状的方形皮片后移植于创面,根据皮源与创面情况调整皮片大小及移植间距,间距一般为 0.5~1.0cm。此法修复创面后,瘢痕相对较多,不适用于颜面、功能和关节部位。

5. 微粒皮移植(microskin grafting)　将自体刃厚皮片用剪刀或碎皮机制成直径 0.6mm 以下的微粒皮浆,均匀涂布于异体(种)皮真皮面,再移植于切削痂创面。异体(种)皮为创面提供更佳的微环境,以利于其下的自体微粒皮存活、生长、扩展以修复大面积烧伤创面。微粒皮移植时,供皮区与植皮区面积之比可达 1∶6、1∶10 或更大比值,为解决自身皮源不足提供了一个极好的方法。

6. MEEK 微型皮片移植(MEEK skin grafting)　将切取的刃厚皮真皮面贴敷于边长为 4.2cm 正

方形软木盘载体,用 MEEK 微型切皮机将软木盘上的皮肤切割成 196 块微型皮片,再在皮片表皮面喷洒专用粘胶,通过粘贴将微型皮片由软木盘转移至聚酰胺双绉纱上,而使真皮面向外。纵横均匀用力牵拉绉纱,微型皮片便被等距离均匀分散于牵开后的聚酰胺双绉纱上,直接将皮片连同绉纱贴敷于创面后再进行固定、包扎。该技术为自体皮源短缺情况下修复大面积深度烧伤创面提供了一种选择方案,为半机械化操作,简便高效,扩充比例大(1:4,1:6,1:9 等),成活率高。

7. **大张异体(种)皮开洞嵌植自体皮** 适用于大面积深度烧伤切(削)痂创面的治疗,先将大张异体(种)皮均匀开洞,洞直径与间距约 0.5cm,再移植于切(削)痂的创面,通过缝合或皮钉固定、包扎。2~3 天后于开洞处嵌植点状自体皮。异体(种)皮会逐渐溶解脱落,自体皮在其下扩展、融合修复创面。也有学者直接在开洞的异体(种)皮移植后立即嵌植自体皮。一般可扩大自体皮面积约 8~10 倍。

8. **表皮细胞/表皮干细胞移植** 将取自病人的小片刃厚皮通过酶消化等,分离出其中的表皮/表皮干细胞,直接或通过体外培养扩增成为表皮细胞膜片后,移植于切(削)痂烧伤创面。

第二节 │ 电烧伤和化学烧伤

一、电烧伤

广义的电烧伤(electric burn injury)包括电流烧伤与电弧烧伤,因电弧烧伤与火焰烧伤完全相似,故狭义的电烧伤指电流通过人体所引起的各种损伤,又称为电击伤。电击伤的严重程度取决于电流强度和性质(直流或交流及频率)、电压、接触部位的阻抗、接触时间和电流通过人体的路径等。

【临床表现】

1. **全身性损伤** 轻者有恶心、心悸、头晕和短暂意识丧失,恢复后多不遗留症状。重者可出现短暂性休克、室颤或呼吸、心搏骤停甚至死亡。电休克恢复后,伤员在短期内尚可遗留头晕、心悸、耳鸣、眼花、听觉或视力障碍等,但多能自行恢复。

2. **局部表现** 电击伤后常可见“入口”和“出口”。通常“入口”损伤较重,外形呈裂口或坑状毁损;“出口”常呈灰黄色、黄色或焦黄,中心稍下陷,严重者组织炭化、凝固,也可能无明显“出口”。皮肤电烧伤面积可能较小,但其实际损伤较深、范围广,可达肌肉、骨骼或内脏。有时由于肢体触电时肌肉强烈收缩,在关节的屈面(肘窝、腋窝、腘窝等)形成短路,造成跳跃性多处电烧伤。

3. **其他** 电击伤后组织损伤严重,受伤肢体肿胀明显,严重时易继发循环障碍及组织与肢体坏死。除电击伤本身外,缺血缺氧性损害等致广泛肌肉损伤和红细胞破坏,使大量肌红蛋白和血红蛋白入血,而易继发急性肾功能不全。少数伤者因电流通过眼部,伤后可发生白内障。

【处理】

1. **急救** 以最快速度关闭电闸,或用干木棒、干竹竿等不导电的物体使伤员迅速脱离电源。如伤员呼吸、心跳已停止,应立即行胸外心脏按压、口对口人工呼吸等现场急救。

2. **全身治疗** 一般性全身治疗同热力烧伤,应注意发现和及时处理复合伤。严重电击伤时组织损伤重、水肿严重,同时有大量肌红蛋白和血红蛋白入血,故补液量常多于同等面积的热力烧伤。必要时适当利尿(如使用呋塞米、甘露醇等)和碱化尿液,以预防急性肾功能不全。常规注射破伤风抗毒素血清,及早选用合适抗生素,尤其应注意防治厌氧菌感染。

3. **创面治疗** 电击伤后肢体等伤处水肿较重者,应尽早进行切开减张,逐层切开皮肤、皮下组织与深筋膜,必要时打开肌膜,完全减除张力,预防深层组织及肢体继发性坏死。尽早彻底清除创面坏死组织,包括坏死肌肉、肌腱等。根据清创后创面情况,进行自体游离皮肤移植或皮瓣移植封闭创面。对无法一次性彻底清除坏死变性组织及清创后不能立即植皮的创面,可应用真皮支架、异体皮等生物敷料、现代功能敷料或骨水泥等封闭创面,待完成创面床准备后,再行自体皮肤移植。严重电烧伤常导致血管或血管内膜损伤,易继发栓塞与大出血等,应在床旁备止血带,以备大出血时使用。

二、化学烧伤

化学烧伤(chemical burn injury)指由各种化学物品引起的人体组织的损伤。可引起烧伤的化学物质种类繁多,处理方法不尽相同,本节仅简要介绍化学烧伤的一般处理原则和较常见类型的处理。

(一)一般处理原则

1. 迅速脱去被污染衣物,以大量清水冲洗创面,清除或稀释残留的化学物质,时间不少于30分钟。有角膜及其他五官损害者,应优先冲洗。

2. 如条件许可应采取中和拮抗性处理,防止化学物质继续侵入并损伤深部组织。如无禁忌,应尽早手术切除含化学物质的坏死变性组织,以防止化学物质继续侵入损害和吸收中毒。

3. 许多化学物质可从创面、呼吸道、消化道等吸收入血而引起中毒,应及早使用解毒剂等防治。对于一时无法获得解毒剂或难以明确致毒物质种类的危重病人,可先采用大量高渗葡萄糖和维生素C静脉注射、氧疗、输液、输注新鲜血液、血浆置换、血液净化、利尿等治疗。

4. 其他处理同热力烧伤。

(二)常见化学烧伤的处理

1. **酸烧伤**　包括硫酸、硝酸、盐酸、氢氟酸等烧伤,均可使组织脱水、蛋白沉淀与凝固。一般无水疱,成痂迅速。硫酸烧伤后痂皮呈深棕黑色,硝酸则多为黄棕色,盐酸则为黄色。一般酸烧伤越深,痂皮颜色越深,质地越硬,痂内陷也越深。但由于痂皮颜色的掩盖,早期对深度的判断较热力烧伤困难。浅Ⅱ度、深Ⅱ度酸烧伤多可痂下愈合;深度烧伤脱痂较迟,脱痂后肉芽创面形成较慢,因而瘢痕增生常较热力烧伤明显。创面处理同热力烧伤。

氢氟酸除有一般酸类的作用外,还能溶解脂肪和使骨质脱钙。烧伤早期皮肤可能仅为红斑或焦痂,疼痛剧烈,随即发生组织坏死,并继续向周围和深部侵蚀,可深达骨骼,形成难愈合创面。氢氟酸烧伤后应立即应用大量清水冲洗或浸泡,条件许可时可用饱和氯化钙或25%硫酸镁溶液浸泡,或10%氨水纱布湿敷或浸泡。并应多次反复在烧伤局部注射10%葡萄糖酸钙($0.5ml/cm^2$),以缓解疼痛和减轻进行性损害。此外,应及时清除水疱,伤及甲下时须拔除指(趾)甲,深度烧伤创面应早期手术清创。

石炭酸具有较强的腐蚀性和穿透性,吸收后可引起肾损害。急救时须应用大量清水冲洗后,再以70%酒精包敷或清洗,以减轻损害,深度烧伤创面应早期手术切除坏死组织。

2. **碱烧伤**　以氢氧化钠(钾)、碳酸氢钠、氨水、石灰及电石等烧伤较常见。强碱可使组织细胞脱水并皂化脂肪,碱离子还可与蛋白结合,形成可溶性蛋白,向深部组织穿透。若早期处理不及时,创面可继续扩大、加深,并引起剧痛。

强碱烧伤后急救时应尽早用大量清水或自来水等冲洗,越早越好,冲洗时间至少30分钟。条件许可时可用2%硼酸湿敷创面。其余处理同热力烧伤。

3. **磷烧伤**　磷烧伤除因皮肤上的磷接触空气自燃引起烧伤外,还由于磷燃烧氧化后生成五氧化二磷,对细胞有脱水和脱氧作用。五氧化二磷遇水则生成磷酸并产热,继而使创面加深。磷和磷化物均可自创面吸收入血,导致肝、肾等脏器损伤。全身症状与磷中毒严重程度有关,一般有头痛、头晕、乏力等。创面一般较深,有时可达肌肉甚至骨骼,呈棕褐色、青铜色或黑色。磷在创面燃烧时,产生烟雾和大蒜样臭味,在黑暗中发出蓝绿色荧光。

现场急救时,应立即灭火,脱去污染衣服,用大量清水反复冲洗创面及周围皮肤,去除可见的磷颗粒。一时无大量清水时,可用湿布包扎创面,以隔绝空气,防止磷继续燃烧。

伤员到达医院后,应继续用大量清水冲洗或浸泡等,再用1%～2%硫酸铜溶液冲洗创面。硫酸铜可与磷结合成为不继续燃烧的黑色磷化铜,以减轻磷对组织的破坏并便于识别,用镊子等尽快将黑色磷化铜颗粒彻底移除。为减少硫酸铜吸收中毒,应在硫酸铜溶液冲洗后立即用5%碳酸氢钠溶液或清水冲洗创面。对于深度磷烧伤,应尽早切痂植皮。

无机磷中毒目前尚无较有效的处理方法,关键在于预防,并注意保护肝、肾功能。发生无机磷中毒时,可静脉注射适量 50% 葡萄糖溶液和大量维生素 C 以及保肝药物,严重伤员可行血浆置换等治疗。

第三节 冻 伤

冻伤(frostbite,cold injury)是指人体或局部长时暴露于低温环境中引起的组织损伤,包括:由冰点以下低温造成的损伤,称为冻结性冻伤(freezing cold injury);冰点以上低温加潮湿环境造成的损伤,称非冻结性冻伤(non-freezing cold injury)。

一、非冻结性冻伤

人体或局部连续暴露或浸渍于 10℃ 以下至冰点以上低温 24~48 小时,会导致非冻结性损伤。在低温潮湿环境中血管收缩、痉挛,导致血流滞缓,细胞出现缺氧、代谢障碍,久之可使细胞变性、坏死。局部复温时,也因缺血再灌注而加重损伤。

非冻结性冻伤包括冻疮、战壕足、水浸足(手)等。手、足、耳廓等暴露及末梢部位是冻疮的好发部位。战壕足源于战时,是长时间站立在寒冷潮湿的战壕内所致。而水浸足(手)则多见于渔民、海员、水田劳作以及工程施工人员。患处可因寒冷而僵硬、麻木,复温后则出现灼热、刺痒和疼痛,局部红肿,也可呈紫红色斑或结节,有时可见水疱,如形成糜烂或溃疡则迁延难愈。严重的战壕足、水浸足可诱发闭塞性血管病变而出现相应的病理性损伤。

应避免长时间暴露于低温潮湿的环境下,作业人员应有相应的防护措施和用具,擦搓、活动四肢和身体以及涂抹防冻霜剂可以减轻冻伤程度。冻疮膏可用于尚未发生糜烂、溃疡的冻疮;对已经糜烂的创面,可在局部使用抗生素软膏或湿敷换药。战壕足、水浸足(手)还应该抬高患肢、保持干燥、避免受压。较严重者酌情服用改善全身血液循环、通经活络的药物,有助于减轻组织损伤、加速损伤组织修复等。

二、冻结性冻伤

冻结性冻伤指人体或局部长时间暴露于冰点以下低温或短时间暴露于极低温中引起的组织冻结、缺血、炎症性损伤等,也可简称为冻伤。包括局部冻结性冻伤和全身冻结性冻伤(冻僵)。

冻结性冻伤的损害机制主要有三个方面:①低温直接损伤:冰点以下的低温会引起强烈的血管收缩,造成组织细胞代谢障碍。当接触时间久或温度极低时,低温传导至细胞,使细胞外液甚至连同细胞内液形成冰晶,导致细胞不可逆受损。②复温后的"冻融性损伤":包括局部血管扩张、充血、渗出,并可有血栓形成。组织缺血再灌注损伤也是组织细胞死亡的原因之一。③组织与细胞损伤后,诱发炎症介质和细胞因子释放,引起炎症反应,加重损害。

全身冻结性冻伤也称冻僵,是人体长时间暴露于寒冷环境,致全身热量大量丧失,新陈代谢降低,体温无法维持,最后出现昏迷,全身冻僵。冻僵常发生于突然降温或遭遇暴风雪时,尤其是衣着单薄、饥饿、疲劳、迷路、醉酒等意外情况下容易发生。人体受寒之初,一方面通过增强代谢产生热量,故肌肉收缩、心率加快、血压上升、呼吸频率增快;另一方面外周血管收缩,减少散热。如继续受冻,散热超过产热,体温即开始下降,至 30℃ 以下,寒战不再发生,代谢逐渐降低,血压、脉搏、呼吸频率也开始下降;至 25℃ 以下,进入昏迷状态,全身木僵,若不及时抢救,最终导致死亡。

局部冻结性冻伤按其损伤深度可分为 4 度。Ⅰ度冻伤:伤及表皮层,皮肤见蓝、紫色斑,局部水肿,有发痒、刺痛的感觉。一般 5~10 天自行愈合,不留瘢痕。Ⅱ度冻伤:损伤达真皮层。表现为局部瘀斑、红肿明显,伴有水疱,有时见血性水疱。自觉疼痛但试验知觉减退。局部逐渐结痂,若无感染,经 2~3 周愈合,少有瘢痕。Ⅲ度冻伤:损伤皮肤全层或累及部分皮下组织。早期表现类似Ⅱ度冻伤,但水疱液为血性,随后皮肤逐渐发黑坏死。创周有红肿、疼痛,局部知觉消失。若无感染,坏死组织干燥成痂,愈合缓慢而留有瘢痕或需植皮修复。Ⅳ度冻伤:损伤深达肌层、骨等组织。局部表现早期类似于Ⅲ度冻伤,水肿范围可远超过冻伤的区域,损伤组织变黑,呈干性坏死,但可因并发感染而成为湿性坏疽,还可因血管病变而使坏死范围加大。

冻伤的救治原则是迅速脱离寒冷环境和冷冻物体,中止损伤,及时进行早期快速复温。

1. 急救和复温 用38～42℃温水浸泡伤肢或浸浴全身,使局部在20分钟、全身在半小时内复温。温水浸泡到肢端转红润、皮温达36℃左右。

2. 全身治疗 ①防治休克和维护呼吸功能:防治休克主要是补液及选用血管活性药物等,如有心律不齐、脑水肿和肾功能不全,需予以相应处理;保持呼吸道通畅、吸氧和给予呼吸兴奋剂,必要时用呼吸机辅助呼吸,注意防治肺部感染。②应用改善血液循环和抗凝血的药物治疗血管痉挛或狭窄及血栓形成,如右旋糖酐40、妥拉唑林和血栓素酶抑制剂等,也可选用活血化瘀中药。③高蛋白、高热量和多种维生素等营养支持治疗。④使用抗生素及破伤风抗毒素。

Ⅰ度冻伤创面保持清洁干燥,数日后可自愈。Ⅱ度冻伤经过复温、消毒后,创面干燥者可加软干纱布包扎;有较大的水疱者,可将水疱内液体吸出后,涂冻伤膏后暴露,或涂抗生素软膏预防感染,再用无菌干纱布包扎。创面出现感染者宜尽早进行清创引流、涂抗生素软膏及冻伤膏后包扎。Ⅲ度、Ⅳ度冻伤多用暴露疗法,保持创面干燥、清洁,待坏死组织边界清楚后予以去除坏死组织、皮肤移植等治疗。并发湿性坏疽则常需截肢。

（罗高兴）

第四节 | 蛇咬伤

蛇可分为无毒蛇和毒蛇两类。无毒蛇咬伤时,皮肤上留下一排或两排细小齿痕,局部稍疼痛,可起水疱,无全身反应。毒蛇咬伤则仅有一对较大而深的齿痕,通过将蛇毒注入体内,引起严重中毒。蛇毒是含有多种毒蛋白、溶组织酶以及多肽的复合物,可分为神经毒与血液毒两种。根据所分泌的蛇毒性质,大致可将毒蛇分为三类:以神经毒为主的金环蛇、银环蛇等;以血液毒为主的竹叶青、蝰蛇等;以混合毒为主的眼镜王蛇、眼镜蛇等。

【临床表现】 毒蛇咬伤后,一般局部留有齿痕,伴有疼痛和肿胀。肿胀蔓延迅速,淋巴结肿大,皮肤出现血疱、瘀斑甚至局部组织坏死。病人出现发热恶寒、烦躁不安、头晕目眩、言语不清、肌肉震颤、恶心呕吐、肢体弛缓性瘫痪、呼吸困难、口周感觉异常等症状,最后导致循环、呼吸衰竭。部分病人可因广泛的毛细血管渗漏而发生肺水肿、低血压、心律失常;出现皮肤黏膜及伤口出血、血尿、尿少、肾功能不全以及多器官功能衰竭;实验室检查可见血小板减少,纤维蛋白原降低,凝血酶原时间延长,血肌酐、肌酐磷酸激酶增高,肌红蛋白尿等异常改变。

【治疗】 使毒液迅速排出,阻止毒液吸收和扩散是治疗的关键。不能辨别是否为毒蛇咬伤时,应先按毒蛇咬伤紧急处理,并密切观察病情变化。

1. 急救措施 毒蛇咬伤后应当避免奔跑,立即以布带等物绑扎伤肢的近心端,然后用手挤压伤口周围,将毒液排出。绑扎后每隔30分钟松解一次,每次1～2分钟,以免影响血液循环而造成组织坏死。用0.05%高锰酸钾液或3%过氧化氢液冲洗伤口,拔出残留的毒蛇牙,伤口较深者切开真皮层少许,或在肿胀处以三棱针平刺皮肤层,接着用拔罐法或吸乳器抽吸,促使部分毒液排出。血液毒类毒蛇咬伤后可短期内造成凝血功能严重受损,若发现牙痕伤口出血不止,则忌切开伤口。

蛋白酶有直接解蛇毒作用,可取2 000～6 000IU加于0.05%普鲁卡因注射液或注射用水10～20ml中,封闭伤口外周或近侧,必要时12～24小时后再用一次。

2. 解毒药物 ①蛇药是治疗毒蛇咬伤有效的中成药。此外,一部分新鲜草药也对毒蛇咬伤有效;②抗蛇毒血清有单价和多价两种,对于已知蛇类咬伤可用针对性强的单价血清,否则使用多价血清。用前须作过敏试验,阳性者采用脱敏注射法。

　　3. **其他疗法**　常规使用破伤风抗毒素及抗菌药物防治感染。针对有出血倾向、休克、肾功能不全等情况积极采取相应治疗措施,必要时输注血浆、红细胞。出现呼吸困难者,必要时行气管切开或用呼吸机辅助呼吸,同时注意保护各种脏器功能。临床检查应重视神经、心血管与血液系统改变,区分神经毒与血液毒对于治疗有指导意义。此外,治疗中应避免使用中枢神经抑制药、肌肉松弛药(简称肌松药)、肾上腺素和抗凝药。

第五节 ｜ 犬咬伤

　　被患狂犬病的动物咬伤后,患病动物唾液中携带的致病病毒可以引发狂犬病。自狂犬咬伤后到发病可有 10 天到数月的潜伏期,一般为 30～60 天。发病初期时伤口周围麻木、疼痛,渐渐扩散到整个肢体;继之出现发热、烦躁、易兴奋、乏力、吞咽困难、恐水以及咽喉痉挛,伴流涎、多汗、心率快;最后出现肌瘫痪、昏迷、循环衰竭而死亡。密切观察伤人的犬兽,并加以隔离,若动物存活 10 日以上,可以排除狂犬病。

　　【治疗】

　　1. 浅小的伤口可常规消毒处理。深大的伤口应立即清创,清除异物与坏死组织,以生理盐水或稀释的碘伏液冲洗伤口,再用 3% 过氧化氢液淋洗;伤口应开放引流,原则上不宜作一期缝合。

　　2. 注射破伤风抗毒素 1 500IU,清创术前给予抗生素预防感染。

　　3. **注射狂犬病疫苗**　伤后应以狂犬病免疫球蛋白(RIG,20IU/kg)作伤口周围浸润注射。使用动物源性 RIG,用药前应作过敏试验;如试验阳性,应在注射肾上腺素后再给予 RIG。使用人源制剂的 RIG 时,则不必使用抗过敏药物。采用狂犬病疫苗主动免疫分别于伤后当天和伤后第 3、7、14、28 天各注射一剂,共 5 剂。如曾经接受过全程主动免疫,则咬伤后不需要被动免疫治疗,仅在伤后当天与第 3 天强化主动免疫各一次。狂犬病预后差、病死率高,应当加强预防。婴儿可以接种含针对狂犬病的联合疫苗,对犬应严加管理并施行免疫注射。

第六节 ｜ 虫蜇伤

　　(一) 蜂蜇伤(bee sting)

　　蜜蜂和黄蜂的尾刺连有毒腺,蜇人时可将蜂毒注入皮内,引起局部与全身症状。蜜蜂蜇后,局部出现红肿、疼痛,数小时后可自行消退。如蜂刺留在伤口内,可引起局部化脓。黄蜂蜂毒的毒性较剧烈,蜇伤后局部肿痛明显,可出现全身症状,伤口一般不留蜂刺。群蜂蜇伤后症状严重,除皮肤红肿外,还有头晕目眩、恶心呕吐、面部水肿、呼吸困难、烦躁不安,出现昏迷、休克甚至死亡。

　　蜜蜂蜇伤后尽量拔除蜂刺,局部以弱碱液(如 3% 氨水、2%～3% 碳酸氢钠溶液、肥皂水)洗敷,再以南通蛇药糊剂敷于伤口,并口服蛇药片。黄蜂蜇伤处局部以弱酸液冲洗或以食醋纱布条敷贴。局部症状较重者,可进行局部封闭和使用镇痛药,以 3% 依米丁 1ml 溶于 5ml 注射用水后作伤处注射。蜂蜇后全身症状严重者,应采取相应急救措施,有过敏反应时给予抗组胺药如异丙嗪、苯海拉明等,亦可用肾上腺皮质激素(糖皮质激素);有呼吸困难时,应维持呼吸道通畅并给氧;出现休克时,则应积极抗休克治疗。

　　(二) 蝎蜇伤(scorpion sting)

　　蝎毒是一种神经毒,可以引起局部和全身反应。被蝎蜇后局部红肿、疼痛,蜇伤部位出现水疱,甚至局部组织坏死。伤者有烦躁不安、头痛、头晕、发热、流涎、腹痛等全身症状。重者有呼吸急促、肺水肿、消化道出血等表现。蝎蜇伤后应局部冷敷,蜇伤处近心端绑扎,口服及局部应用蛇药片。蜇伤处消毒后,在局部麻醉下切开伤口,取出残留的钩刺。伤口以弱碱性溶液或高锰酸钾溶液清洗。以 3% 依米丁 1ml 溶于 5ml 注射用水后作伤处注射。全身症状重时,应补液、使用糖皮质激素、肌内注射抗蝎毒血清,并给予对症支持治疗。局部组织坏死或有感染时可使用抗生素。

(三) 蜈蚣咬伤(centipede bite)

蜈蚣咬人时,其毒液可使局部组织损害并引发过敏反应。蜈蚣头部第一对钳足有毒腺开口,咬人时释放出毒液,引起局部红肿、淋巴结炎、淋巴管炎。大蜈蚣释出毒液多,小儿被咬后中毒症状重时,可有畏寒、发热、恶心、呕吐、谵妄、昏迷,甚至可以致命。被蜈蚣咬后,伤口应以碱性液洗涤,伤口周围组织以 0.25% 普鲁卡因注射液封闭。口服及局部敷用南通蛇药。局部有坏死感染或淋巴管炎时,加用抗生素。

(四) 毒蜘蛛咬伤(poison spider bite)

可致过敏、死亡。毒蜘蛛有神经性蛋白毒,局部伤口不痛。毒素进入人体后引起局部损害和全身反应。治疗与蝎蜇伤相同。肌痉挛严重者,可注射新斯的明或箭毒。

(房学东)

本章思维导图

第十一章 肿 瘤

第一节 概 述

肿瘤（tumor）是机体细胞在各种始动与促进因素作用下产生的增生与异常分化所形成的新生物。新生物一旦形成，不因病因消除而停止增生。它的生长不受正常机体生理调节，而且破坏正常组织与器官。

由于传染病逐渐被控制，人类平均寿命延长，恶性肿瘤对人类的威胁日益突出，目前已成为我国居民首要死亡原因。2020 年全球癌症新发 1 929 万例，死亡 996 万例，其中中国新发病例约 457 万，死亡约 300 万人，我国最常见的恶性肿瘤依次为肺癌、结直肠癌、胃癌、肝癌、女性乳腺癌等。绝大多数肿瘤以肿块的形式出现，又被称为实体瘤（solid tumor）。肿瘤的病因、发病机制、分类及命名在病理学相应教材中已有描述，本章不再重复。本章主要讨论实体瘤的临床相关问题并介绍常见体表肿块的诊断和处理。

一、肿瘤的诊断

肿瘤的正确诊断是肿瘤治疗的先决条件，它不仅应该包括肿瘤的部位和病变的性质，对恶性肿瘤还应该包括病变的恶性程度以及分期，从而有助于确定合理的治疗方案。

【临床诊断】 临床表现取决于肿瘤性质、发生组织、所在部位以及发展程度。恶性肿瘤早期多无症状，即使有症状也常无特征性。待病人有特征性症状时病变常已属晚期。

1. 局部表现

（1）肿块：位于体表或浅在的肿瘤，肿块常是第一表现，相应地可见扩张或增大增粗的静脉。肿瘤因性质不同其硬度、移动度及边界均可不同。位于深部或内脏的肿块不易触及。恶性肿瘤可出现相应的转移灶，如肿大淋巴结、骨和内脏的结节与肿块等表现。

（2）疼痛：肿块的膨胀性生长、破溃或感染等使末梢神经或神经干受刺激或压迫，可出现局部刺痛、跳痛、灼热痛、隐痛或放射痛，常难以忍受，尤以夜间更明显。

（3）溃疡：肿瘤若生长过快，可因血供不足而继发坏死，或因继发感染而形成溃烂。恶性者可有恶臭及血性分泌物。

（4）出血：体表及与体外相交通的肿瘤，发生破溃、血管破裂可致出血。上消化道肿瘤有呕血或黑便；下消化道肿瘤可有血便或黏液血便；泌尿道肿瘤可出现血尿；肺癌可有咯血或痰中带血；子宫颈癌可有血性白带或阴道出血。

（5）梗阻：肿瘤可导致空腔器官梗阻，随其部位不同可出现不同症状。如胰头癌、胆管癌可合并梗阻性黄疸，胃癌伴幽门梗阻可致呕吐，肠道肿瘤可致肠梗阻，支气管肺癌可致肺不张。

（6）肿瘤转移引起的症状：如区域淋巴结肿大；相应部位静脉回流受阻，致肢体水肿或静脉曲张；骨转移可有疼痛或触及硬结，甚至发生病理性骨折；肺癌、肝癌、胃癌可致癌性胸、腹水等。

2. 全身症状 良性及早期恶性肿瘤多无明显的全身症状。恶性肿瘤病人常见的非特异性全身症状有贫血、低热、消瘦、乏力等。恶病质常是恶性肿瘤晚期全身衰竭的表现，消化道肿瘤者可较早发生。

某些部位的肿瘤可呈现相应的功能亢进或低下，继发全身性改变。例如：肾上腺嗜铬细胞瘤引起高血压;甲状旁腺腺瘤引起骨质改变;颅内肿瘤引起颅内压增高和定向障碍症状等。

3. 病史和体格检查 应注意以下几方面。

（1）年龄:儿童肿瘤多为胚胎性肿瘤或白血病。青少年肿瘤多为肉瘤,如骨、软组织及淋巴造血系统肉瘤。癌多发生于中年以上,青年癌症病人则往往病变发展迅速,常以转移灶或继发症状为主诉,应加以注意,以免误诊。

（2）病程:良性者病程较长,恶性者较短。但良性肿瘤伴出血或感染时可突然增大,如有恶变也可增长迅速。低度恶性肿瘤发展较慢,如皮肤基底细胞癌、甲状腺乳头状癌。老年病人的恶性肿瘤发展速度相对较慢。

（3）其他病史:①有些肿瘤有家族多发或遗传倾向。如可疑为胃癌、大肠癌、食管癌、乳腺癌、鼻咽癌者,需注意家族史。②有的癌有明显的癌前病变或相关疾病的病史。如胃癌与萎缩性胃炎、慢性胃溃疡、胃息肉有关,乳头状瘤或癌与黏膜白斑有关,大肠癌与肠道腺瘤性息肉病有关,肝癌与乙型肝炎相关,鼻咽癌与 EB 病毒感染有关等。③在个人史中,行为与环境相关的情况,如吸烟、长期饮酒、饮食习惯、职业因素相关的接触与暴露史等,均应引起注意。

（4）体格检查

1）全身体格检查:需完成全身常规体格检查,特别关注浅表淋巴结的触诊。

2）局部检查:①肿块的部位:明确肿块所在解剖部位,有助于分析肿块的组织来源与性质,较大肿块需结合病史判断其始发部位。②肿瘤的性状:肿瘤大小、外形、硬度、表面温度、血管分布、有无包膜及活动度常有助于诊断。良性者大多有包膜,质地接近相应的组织。恶性者多无包膜,质硬,表面血管丰富或表面温度较相应部位高,生长迅速,扩展快,浸润生长者边界不清且肿块固定,可有坏死、液化、溃疡、出血等继发症状。③区域淋巴结或转移灶的检查:如针对乳腺癌应检查腋下与锁骨上淋巴结;咽部肿瘤需检查颈部淋巴结;肛管或阴道癌应检查腹股沟淋巴结;对腹部肿瘤者需行肝触诊及直肠指诊等。

【实验室诊断】

1. 常规检查 包括血、尿及粪便常规检查。胃肠道肿瘤病人可伴贫血及大便隐血;白血病者血象明显改变;泌尿系统肿瘤病人可有血尿;多发性骨髓瘤病人的尿中可见 Bence-Jones 蛋白。恶性肿瘤病人常可伴红细胞沉降率(简称血沉)加快。常规检查的异常发现并非恶性肿瘤的特异性标志,但该类阳性结果常可为诊断提供有价值的线索。

2. 血清学检查 用生化方法可测定人体内由肿瘤细胞产生的分布在血液、分泌物、排泄物中的肿瘤标志物(tumor marker)。肿瘤标志物可以是酶、糖蛋白、激素、胚胎性抗原或肿瘤代谢产物。大多数肿瘤标志物在恶性肿瘤和正常组织之间并无质的差异而仅为量的差别,故特异度较低。但可作为辅助诊断,对疗效判定和随访具有一定的价值。

（1）酶学检查:肝及成骨细胞可分泌碱性磷酸酶(ALP),故肝癌、骨肉瘤病人血清 ALP 常可增高,但伴有梗阻性黄疸者由于胆汁排泄受阻亦可增高。前列腺癌时可见血清酸性磷酸酶增高。前列腺癌骨转移伴增生性骨反应者,酸性和碱性磷酸酶均可增高。肝癌及恶性淋巴瘤时有乳酸脱氢酶(LDH)不同程度增高。

（2）糖蛋白:肺癌者血清 α 酸性糖蛋白增高,患消化系统癌时 CA19-9、CA50 等增高。

（3）激素类:内分泌器官肿瘤可出现激素分泌的增加,导致内分泌-肿瘤综合征。如垂体肿瘤致生长激素过高;胰岛细胞癌伴胰岛素分泌过多,导致低血糖;甲状旁腺肿瘤可出现高钙血症等。人绒毛膜促性腺激素(HCG)已被广泛应用于绒毛膜上皮癌的诊断及治疗。

（4）胚胎抗原类:癌胚抗原(CEA)是胎儿胃肠道产生的一组糖蛋白,在发生结肠癌、胃癌、肺癌、乳腺癌时均可增高;大肠癌术后监测 CEA,对预测复发有较好的作用。甲胎蛋白(AFP)是动物胎儿期由卵黄囊、肝、胃肠道产生的一种球蛋白,肝癌及恶性畸胎瘤者均可增高,在我国用于肝癌普查,效果良好。

（5）其他:抗 EB 病毒抗原的 IgA 抗体（VCA-IgA 抗体）对鼻咽癌特异,鼻咽癌者血清 VCA-IgA 抗体阳性率为 90% 左右,而正常人仅为 6%～35%,可用于筛查鼻咽癌。还可制备各种肿瘤的特异抗原及对应的抗体或单克隆抗体,用以测定有无相应的抗原,如胃癌单抗、大肠癌单抗等均为目前正在进行的临床与实验研究的重要方面。此外,近年来质谱（mass spectrometry,MS）技术在蛋白质组学中的应用也为筛选新的肿瘤标志物提供了新途径。

3. **流式细胞术**（flow cytometry,FCM） 将大量细胞按不同性质分类,描述不同细胞群的特征,并可从中分选出特定亚群进行分析。可用于分析染色体 DNA 倍体类型、DNA 指数等,结合肿瘤病理类型用以判断肿瘤恶性程度及推测其预后。

【影像学和内镜诊断】 影像学技术包括 X 线、超声、放射性核素显像、计算机断层扫描（computerized tomography,CT）、磁共振成像（magnetic resonance imaging,MRI）及正电子发射计算机断层扫描（positron emission tomography,PET）等,在成像的基础上还可以利用各种对比剂以增加对比度和进行血管的显影。各种内镜技术可以直接观察检查部位有无肿块及其形态与大小,从而作出相应的诊断。

1. **X 线检查**

（1）透视与平片:肺肿瘤、骨肿瘤可见特定的阴影。

（2）常用的造影检查:①普通造影:应用对比剂如钡剂作钡餐与灌肠,应用碘剂（泛影葡胺、碘苯酯等）作造影,根据显示的充盈缺损、组织破坏、有无狭窄等形态,可获对比清晰的图像;必要时可再加用发泡剂作气钡双重对比;也可加用山莨菪碱使平滑肌弛张（低张）以观察较细小病变。②插管造影:应用特殊器械插管进行造影,如逆行输尿管插管肾盂造影、纤维十二指肠镜下作胆道与胰管逆行造影。③利用器官排泄特点进行造影,如静脉肾盂造影等。④血管造影:经周围动脉插管行选择性动脉造影,如肝动脉、颈动脉、腹腔干、肠系膜上下动脉造影,可显示患瘤器官或肿瘤的血管图像以帮助诊断。应用数字减影血管造影技术更可显示清晰的血管图像。

（3）特殊 X 线显影术:硒静电 X 线摄影（干板摄影）和钼靶 X 线球管摄影,应用于软组织及乳腺组织。

2. **超声** 安全简便且无损伤,目前广泛应用于肝、胆、胰、脾、甲状腺、乳房、颅脑、子宫、卵巢等部位肿瘤的诊断,对判断囊性与实质性肿块很有价值。在超声引导下进行穿刺活检,成功率可达 80%～90%。目前常应用计算机辅助的超声及彩色多普勒血流显像仪的声像图来帮助诊断。

3. **CT** 对组织的密度分辨率高,为断层扫描,可以直接观察到实质脏器内部的肿瘤,组织密度差异较小时还可进行增强检查,根据肿瘤强化方式与程度的不同进行区分,提高了肿瘤的诊断率。常用于颅内肿瘤、实质性脏器肿瘤、实质性肿块及淋巴结等的鉴别诊断。

4. **放射性核素显像** 常用于肿瘤诊断的放射性核素有锝 -99m、碘 -131、金 -198、磷 -32、氙 -133、镓 -67、镱 -169、铟 -113 等十余种。骨肿瘤诊断阳性率较高,且可早于 X 线显影,能较早发现骨转移瘤,但易有假阳性。胃肠道肿瘤阳性率低。

5. **MRI** 具有较强的软组织分辨力,安全无创,对神经系统及软组织显像尤为清晰。除可显示形态变化外,还能进行功能成像和生化代谢分析,能在分子水平上反映病理情况,有利于肿瘤的客观评价。

6. **PET** 其示踪剂为人体组织基本元素,在肿瘤学诊断中应用最多的为 ^{18}F- 氟代脱氧葡萄糖（^{18}F-FDG）,能根据肿瘤与正常组织对葡萄糖利用率的变化和差异进行显像,是一项无创、动态、定量分子水平的三维活体生化显像技术,对脑肿瘤、结肠癌、肺癌、黑色素瘤、乳腺癌、卵巢癌等诊断率可高达 90% 左右。目前应用的大多为 PET 和 CT 的结合检查。

7. **内镜检查** 分为经自然腔道内镜检查（如胃肠镜、气管镜、膀胱镜、阴道镜等）和经非自然腔道内镜检查（如腹腔镜、胸腔镜、纵隔镜等）,可直接观察到肿瘤或其他病变,并取细胞或组织行病理学检查明确诊断。此外,还能在内镜下对小的病变进行治疗,如摘除息肉;以及可向输尿管、胆总管或胰管插入导管作 X 线造影检查。近年来,在内镜基础上发展起一些特殊内镜技术,包括超声内镜、共聚焦内镜、电子放大内镜、红外线内镜等,能够显示普通内镜无法显示的特殊微小结构,对于癌症的早诊断起到重要的作用。

【病理诊断】　为目前肿瘤确诊最可靠的方法,也常是肿瘤治疗的先决条件。

1. **活体组织检查**　即用局部切取、钳取、细针吸取、搔刮和摘取等方式,从活体获取病变组织进行病理检查,可明确疾病的性质,判断肿瘤的来源、类型、分级和分期,特别是对肿瘤良恶性诊断具有十分重要的意义,是目前诊断疾病广为采用的手段。①穿刺活检:用专门设计的针头在局麻下获取小块组织,常用于皮下软组织或某些内脏的实性肿块,如乳腺、甲状腺、肺、肝脏等部位的实体瘤穿刺,穿刺时应避开大血管和空腔脏器。②钳取活检:多应用于体表或腔道黏膜的肿瘤,可在胃肠镜或支气管镜下夹取。③切取活检:切取小块病变组织,常用于病变太大、手术无法完全切除或手术切除会引起功能障碍或毁容时,为进一步治疗提供确切的依据。④切除活检:将肿块及部分周围正常组织切除送检,如肿瘤为良性,则可达到治疗目的。各类活检有促使恶性肿瘤扩散的潜在可能,因此应严格掌握适应证。

2. **细胞学检查**　通过观察细胞的结构和形态变化来诊断临床疾病,根据细胞标本来源的不同又可分为脱落细胞学和针吸细胞学两大类。①脱落细胞学:对生理或病理情况下自然脱落的细胞标本进行观察,如痰、胸腹水、胃液、尿液、宫颈涂片等。②针吸细胞学:利用细针穿刺,吸取病变部位的少量细胞标本进行观察,如淋巴结、甲状腺或乳腺肿块穿刺以及经皮肺穿刺等。细胞学检查的优点是简便易行、花费低,可反复取材、不影响治疗,诊断迅速且无创或少创,缺点是看不到组织结构的改变,故诊断准确性受一定影响,病变分型较困难。

【分子病理诊断】　随着分子生物学和精准医学的发展,肿瘤的分子诊断逐渐成为肿瘤诊断中的第五级诊断。检测的标本可以是肿瘤组织,也可以是体液。

1. **免疫组织化学检查**　利用特异抗体与组织切片中的相关蛋白抗原结合,经过荧光素、过氧化物酶、金属离子等显色剂的处理,使抗原-抗体结合物显现出来。具有特异性强、敏感性高、定位准确、形态与功能相结合等优点,对提高肿瘤诊断准确率、判别组织来源、发现微小癌灶、正确分期及判断恶性程度等有重要意义。该方法对实验条件要求不高,费用低,临床可操作性强。

2. **基因检测**　利用分子生物学技术对肿瘤组织相关基因进行检测。方法包括聚合酶链反应(PCR)、原位杂交、荧光原位杂交(FISH)、基因测序等,对肿瘤定性、分类、预后判断及靶向治疗起重要作用。

3. **液体活检**　为通过检验血液或各种体液对肿瘤作出分析诊断的技术。循环肿瘤细胞和循环肿瘤 DNA 是目前肿瘤液体活检的主要对象。液体活检具有创伤小、可重复检测等优点,对追踪和监测肿瘤的复发/进展和耐药具有独特的优势,并且能更好地反映肿瘤异质性。

【肿瘤分期诊断】　对恶性肿瘤的分期有助于合理制订治疗方案,正确地评价疗效,判断预后。国际抗癌联盟提出的 TNM 分期法是目前被广泛采用的分期法。T 是指原发肿瘤(tumor),N 为淋巴结(lymph node),M 为远处转移(metastasis)。再根据病灶大小及浸润深度等在字母后标以 0~4 的数字,表示肿瘤发展程度。1 代表程度低,4 代表程度高,0 为无。以此三项决定其分期,不同 TNM 的组合,诊断为不同的期别。在临床无法判断肿瘤体积时则以 T_x 表示。肿瘤分期有临床分期(cTNM)及术后的病理分期(pTNM)。各种肿瘤的 TNM 分期具体标准是由各专业会议协定的,如乳腺癌分期如下:0 期为 $T_{is}N_0M_0$;Ⅰ期为 $T_1N_0M_0$;ⅡA 期为 $T_{0\sim1}N_1M_0$、$T_2N_0M_0$;ⅡB 期为 $T_2N_1M_0$、$T_3N_0M_0$;ⅢA 期为 $T_{0\sim2}N_2M_0$、$T_3N_{1\sim2}M_0$;ⅢB 期为 $T_4N_{0\sim2}M_0$;ⅢC 期为 $T_{0\sim4}N_3M_0$;Ⅳ期为包括 M_1 的任何 T、N 组合。

二、实体肿瘤的常用治疗方法

良性肿瘤及临界性肿瘤以手术切除为主。临界性肿瘤必须彻底切除,否则极易复发或恶性变。恶性肿瘤主要有外科治疗、内科治疗、放射治疗及中医中药治疗等手段。具体治疗方案应经多科医生参与的多学科诊疗团队(multidisciplinary team,MDT)讨论,结合肿瘤性质、分期和病人全身状态而选择决定。一般认为,恶性实体瘤I期者以手术治疗为主。II期以局部治疗为主,原发肿瘤切除或放疗,包括可能存在的转移灶的治疗,辅以有效的全身化疗。III期者采取综合治疗,手术前、后及术中放疗或化疗。IV期以全身治疗为主,辅以局部对症治疗。

（一）外科治疗　肿瘤外科(surgical oncology)是用手术方法将肿瘤切除,对大多数早期和较早期实体肿瘤来说手术仍然是首选的治疗方法。良性肿瘤经完整切除后,可获得治愈。即使恶性实体瘤,只要癌细胞尚未扩散,手术治疗仍有较大的治愈机会。

1. **肿瘤外科的治疗原则**　实施肿瘤外科手术除遵循外科学一般原则外,还应遵循肿瘤外科的基本原则。其基本思想是防止术中肿瘤细胞的脱落种植和血行转移。

（1）不切割原则:手术中不直接切割癌肿组织,由四周向中央解剖,一切操作均应在远离癌肿的正常组织中进行。

（2）整块切除原则(en bloc resection):将原发病灶和所属区域淋巴结作连续性的整块切除,而不应将其分别切除。

（3）无瘤技术原则(no-touch):无瘤技术的目的是防止手术过程中肿瘤的种植和转移。其主要内容为手术中的任何操作均不接触肿瘤本身,包括局部的转移病灶。

2. **肿瘤外科的手术分类**　按其应用目的可以分为预防性手术、诊断性手术、根治性手术、姑息性手术等。

（1）预防性手术:用于治疗癌前病变,防止其发生恶变。例如:隐睾症是与睾丸癌相关的危险因素,在幼年行睾丸复位术可降低睾丸癌发生的可能性;家族性结肠息肉病的病人可通过预防性结肠切除而获益,若这类病人不行预防性结肠切除术,到40岁时约有一半的病人将发展成结肠癌,而在70岁以后几乎100%会发展成结肠癌。

（2）诊断性手术:主要目的是明确肿瘤性质,故应尽量选择创伤和风险较小的术式。近年来腔镜技术也被较多用于肿瘤的诊断,常用的手术方法包括切取活检、切除活检等。

（3）根治性手术:指切除全部肿瘤组织及可能累及的周围组织和区域淋巴结,以求达到彻底切除肿瘤的目的。广义的根治性手术包括瘤切除术、广泛切除术、根治术和扩大根治术等。

1）瘤切除术:适用于良性肿瘤,因良性肿瘤常有完整包膜,可在包膜外将肿瘤完整切除。也适用于一些瘤样病变,如色素痣、血管瘤等。

2）广泛切除术:适用于软组织肉瘤和一些体表高分化癌。手术在肿瘤边缘之外适当切除周围正常组织,切除范围视肿瘤的分化程度及所在部位而定。皮肤恶性肿瘤应切除肿瘤的边缘3~5cm,深达肌膜一并切除。若肿瘤来自肌肉,则将涉及的肌群全部切除,恶性程度高的则需行截肢或关节离断术。

3）根治术及扩大根治术:将恶性肿瘤所在器官的部分或全部连同区域淋巴结整块切除的手术称为癌根治术,若切除超过常规清扫范围,则称为扩大根治术。根治术只是手术方式的一种,其所谓"根治"是针对切除范围而言的,术后仍有不同程度的复发率;反之,其他手术方式也有一定的治愈率。对某一特定肿瘤选用何种手术应根据临床研究积累的证据而定。对一些不做淋巴清扫的肿瘤切除,临床上也常用R0手术来表示肿瘤的完全切除。随着手术技术的进步及肿瘤综合治疗水平的提高,功能保全性肿瘤根治术受到关注,即在不影响肿瘤根治性原则的基础上,缩小手术范围,保存器官功能,提高病人生活质量。另外,如胸(腹)腔镜及机器人辅助手术等微创治疗也日益成熟,目前肿瘤外科正朝着注重手术彻底性及创伤可控性相结合的方向发展。

（4）姑息性手术:是指已失去根治性手术机会,为了缓解症状、减轻痛苦、改善生存质量、延长生存期、减少和防止并发症而进行的手术。例如:对晚期胃癌行姑息性胃大部切除术以解除胃癌出血,因直肠癌梗阻行乙状结肠造口术。某些肿瘤体积较大,外侵严重,单靠手术无法根治,可作原发灶或转移灶的部分切除,术后继以其他非手术治疗控制残留的肿瘤细胞,称为减瘤手术(减量手术),如卵

NOTES

巢癌、伯基特淋巴瘤(Burkitt 淋巴瘤)、睾丸癌等。与 R0 手术相对应的有 R1 和 R2 手术,R1 手术表示肿瘤大体切除但有显微镜下可见的肿瘤残留(切缘阳性),而 R2 手术表示肿瘤切除但有肉眼可见的残留。

(5)复发或转移灶的手术治疗:复发和转移肿瘤的治疗比原发肿瘤更为困难,疗效也较差,手术切除配合其他治疗可达到一定的治疗效果。复发肿瘤凡能手术者应考虑再行手术。如软组织肉瘤术后复发多,可再行扩大切除乃至关节离断术、截肢术;乳腺癌术后局部复发可再行局部切除术。转移性肿瘤的手术切除多适用于原发灶已能得到较好的控制,且仅有单个转移灶的病人。

(6)重建和康复手术:为了最大限度地恢复病人的器官形态和功能,通过外科手术尽可能修复肿瘤根治术所造成的局部解剖缺陷。乳腺癌改良根治术后经腹直肌皮瓣转移乳房重建,头颈部肿瘤术后局部组织缺损的修复等均能提高肿瘤根治术后病人的生活质量。

(二)内科治疗 肿瘤内科治疗是肿瘤综合治疗的重要组成部分,从 20 世纪 50 年代开始,化学治疗药物广泛应用于抗肿瘤治疗。近 40 年来,随着对肿瘤发生发展机制的深入研究以及药物研发的快速发展,化学治疗、靶向治疗、免疫治疗成为肿瘤内科治疗的重要组成部分。

1. 化学治疗(chemotherapy) 简称化疗,是指利用一些化学合成药的细胞毒性,使分裂活跃的肿瘤细胞受到抑制,从而达到抑制肿瘤生长、杀死部分肿瘤细胞的目的。目前临床上的化疗药物大多是经静脉用药,也有少量为口服、外用或栓塞用药。

(1)化疗药的分类:①按药物的化学结构和来源分类,包括烷化剂、抗代谢药、抗肿瘤抗生素、植物药、激素和杂类;②按化疗药作用机制分类,主要包括干扰核酸生物合成、影响 DNA 结构与功能、干扰转录过程和阻止 RNA 合成、干扰蛋白质合成与功能、影响激素平衡等几类药物。

(2)化疗的策略

1)根据不同的治疗目的,可将化疗大致分为以下几种:①根治性化疗:针对化学治疗可能治愈的敏感肿瘤,如急性淋巴细胞白血病、恶性淋巴瘤、睾丸癌和绒毛膜癌(简称绒癌),应积极进行全身化疗,力求根治。化疗的近期目标是取得完全缓解。②辅助化疗:是在有效的局部治疗(根治性手术或放疗)后采用的化疗,它是根治性治疗的一部分,其目的主要是针对可能存在的微转移肿瘤细胞,尽可能降低复发转移的风险。在根治性局部治疗后应尽早使用辅助治疗,尽可能提高治愈率。③新辅助化疗:对局限性的、可采用局部治疗手段(手术或放疗)治疗的肿瘤,在手术或放疗前先化疗,使局部肿瘤缩小,增加手术切除的概率或减少手术或放疗造成的损伤,以尽可能保留正常器官的功能。新辅助化疗可更早期杀灭可能存在的微转移灶,降低远处转移的风险,改善预后。④姑息性化疗:一些晚期癌症病例,已失去手术治疗的价值;化疗仅为姑息性,主要目的是延长生命,减轻病人的痛苦,提高其生活质量。

2)根据给药途径的不同,可将化疗分为肿瘤全身化疗和局部化疗。局部化疗是将药物直接灌注到肿瘤所在区域,增加该部位与抗肿瘤药物接触的机会,同时减少全身的毒性反应。局部化疗包括腔内化疗、鞘内化疗以及局部动脉灌注化疗等方式。

(3)化疗的毒副作用:所有化疗药物都可不同程度地损伤正常细胞,从而产生各种毒副作用。抗肿瘤药物常见毒性反应分为近期毒性(指给药后 4 周内发生的不良反应)和远期毒性。近期不良反应包括血液系统反应、胃肠道反应、暂时性或永久性的脱发、中枢和外周神经毒性、肝肾损伤、泌尿系统毒性反应等。远期毒副作用主要见于长期生存者,包括生殖毒性(致畸和不育)、并发第二原发性肿瘤等。

2. 靶向治疗 主要分为小分子靶向药物和抗体类药物[单抗、双抗和抗体-药物偶联物(antibody-drug conjugate,ADC)]。抗体通常具有较高选择性,但其靶点往往局限在细胞表面,而且由于抗体蛋白的大分子特性,临床用药需要静脉给药或皮下给药。相比之下,小分子靶向药物的选择性各不相同,并且由于其分子小,可以更好地结合更广泛的胞内和胞外靶点,此类药物一般为口服给药。

（1）小分子靶向药物：包括多激酶抑制剂及选择性抑制剂。多激酶抑制剂通过同时靶向多种细胞激酶来发挥抗肿瘤活性；选择性抑制剂的靶点较少，能够特异性拮抗肿瘤细胞靶点，同时最大限度地减少剂量依赖性和脱靶。小分子靶向药物中大部分为酪氨酸蛋白激酶抑制剂，作用靶点有：BCR-ABL、EGFR、mTOR、ROS1、c-MET、RET、VEGFR、PDGFR、BTK、c-KIT 等。还有一类较为常见的药物作用于 MAPK 信号通路（RAS-RAF-MEK-ERK），如 Raf 激酶抑制剂、MEK 抑制剂。这些药物在肺癌、黑色素瘤、间质瘤、肾癌等瘤种中应用广泛。其他的小分子药物治疗靶点还包括：细胞周期抑制剂、PARP 抑制剂等。

（2）抗体类药物：目前临床上常用的抗体类药物包括：①抗 C-erbB2 抗体：如曲妥珠单抗、帕妥珠单抗及一些 ADC 药物，这类药物在人表皮生长因子受体 2（HER2）阳性乳腺癌、胃癌、尿路上皮癌中广泛应用；②抗 EGFR 抗体：如西妥昔单抗和帕尼单抗可用于治疗 RAS 野生型转移性结直肠癌；③抗 CD20 和 CD30 抗体：如利妥昔单抗用于 CD20 阳性的 B 细胞淋巴瘤；④抗血管内皮生长因子（VEGF）受体或者配体：如贝伐珠单抗、雷莫芦单抗等，这类药物能促进肿瘤血管正常化，改善肿瘤乏氧，增加放化疗以及免疫治疗的敏感性。

3. 免疫治疗 肿瘤免疫治疗是近年来快速发展的一项抗肿瘤治疗策略，其中免疫检查点抑制剂治疗以及嵌合抗原受体 T 细胞（CAR-T）细胞治疗在 2013 年被《科学》杂志评为年度最重要科学突破。其基本原理是通过重新启动并维持体内抗肿瘤 - 免疫应答循环，恢复机体正常的抗肿瘤免疫反应，从而控制甚至清除肿瘤。主要手段包含单克隆抗体类免疫检查点抑制剂、治疗性抗体、肿瘤疫苗、细胞治疗和小分子抑制剂等。

（1）免疫检查点与治疗：免疫检查点是一类免疫抑制性的分子，可以调节免疫反应，从而避免正常组织的损伤和破坏。在肿瘤的发生、发展过程中，免疫检查点成为免疫耐受的主要原因之一。免疫检查点疗法就是通过靶向共抑制或共刺激信号等一系列途径调节 T 细胞活性来提高抗肿瘤免疫反应的治疗方法。针对 CTLA-4 和 PD-1/PD-L1 的抗体治疗被认为是肿瘤免疫治疗的里程碑。

1）免疫检查点阻断治疗：如应用单抗、双抗阻断免疫检查点通路、刺激机体抗肿瘤免疫从而发挥抗肿瘤效果。目前常用的免疫检查点抑制剂（ICIs）包括：CTLA-4 抑制剂、PD-1/PD-L1 抑制剂和 LAG3 抑制剂。多种 ICIs 已获美国食品药品管理局（FDA）批准用于黑色素瘤、肺癌、头颈癌、淋巴瘤、尿路上皮癌、乳腺癌及肾癌等的治疗。在一些临床研究中 CTLA-4 抑制剂与 PD-1 抑制剂联合应用显示出比单药治疗更强的抗肿瘤活性。此外，阻断其他免疫共抑制分子如 TIGIT、TIM3 的抑制剂，也已进入临床试验阶段，有望在国内陆续上市。

2）免疫检查点激动治疗：通过选择性激活尚未被完全抑制、处于一定激活状态的肿瘤特异性 T 细胞，由其释放促肿瘤杀伤性细胞因子，并通过自分泌或旁分泌的方式发挥作用，通过免疫反应的"瀑布式"级联扩大反应，改变乃至逆转肿瘤局部抑制性的免疫微环境，从而达到清除肿瘤的目的。这类刺激性检查点多属于肿瘤坏死因子超家族。研发中的靶向免疫刺激性检查点如 ICOS、OX40、4-1BB 的抗体已开始逐步走向临床试验阶段。

（2）肿瘤免疫细胞疗法：是指利用病人血液或肿瘤组织中的免疫细胞，进行体外改造后回输至病人体内，达到杀灭肿瘤细胞的目的。这类治疗也称为过继细胞治疗，所用的肿瘤免疫细胞主要包括 TIL、LAK、CIK、DC、NK、TCR-T 和 CAR-T 等。

（3）肿瘤疫苗：利用肿瘤抗原，通过主动免疫方式诱导机体产生针对肿瘤抗原的特异性抗肿瘤免疫应答，达到治疗肿瘤或预防复发的作用。肿瘤疫苗具有特异性强、不良反应小等优点。肿瘤疫苗可分为细胞疫苗、病毒疫苗、蛋白/多肽疫苗、核酸疫苗、抗独特型疫苗和糖类疫苗等。

（4）其他：①细胞因子治疗：细胞因子的生物作用特点是微量、高效，常以自分泌或旁分泌的方式在局部发挥免疫调节作用。细胞因子治疗能改变免疫微环境中细胞因子的浓度，增强抗肿瘤免疫应答。此外，细胞因子还被用作肿瘤疫苗的佐剂，增强特异性免疫应答的强度。②溶瘤病毒治疗：溶瘤病毒是一类能选择性地感染并杀死肿瘤细胞而不损伤正常细胞的天然或重组病毒。与传统免疫治疗相比,溶瘤病毒治疗具有靶向性好、不良反应小、杀伤肿瘤途径多、不易产生耐药性等优势。其与化疗、放疗、免疫治疗等联合应用时,具有协同增效的作用。③此外,许多靶向免疫微环境的药物也已进入临床前和临床早期研究阶段,这类药物与现有的免疫疗法存在潜在的互补或协同作用,将成为未来免疫联合疗法的重要组成部分。

（三）**放射治疗**（radiotherapy） 简称放疗,是肿瘤治疗的主要手段之一。目前,大约70%的肿瘤病人在病程不同时期需要接受放射治疗。

1. 放射线的种类 临床上应用的放射线分为两大类。

（1）电磁辐射:①X线:由加速后的电子撞击金属靶而产生;②γ线:来自天然或人工的放射性核素。

（2）粒子辐射:①α射线:是带正电的粒子,为一束运动的氦原子核;②β射线:是带负电的粒子,即电子;③其他:质子射线、中子射线、负π介子射线等。

2. 放射治疗技术 临床上常用的放射治疗技术包括远距离治疗、近距离治疗及X（γ）刀立体定向放射治疗等。

（1）远距离治疗:又称外照射,是指放射源位于体外一定距离,集中照射人体某一部位,是最常用的放疗技术。质子/重离子是近年来的研究热点,因在其深度剂量曲线的末端形成Bragg峰,峰后剂量陡降至接近于零,故在提高肿瘤照射剂量并保护正常组织方面具有独特的优势,常用于儿童肿瘤、再程放疗等,初步结果令人鼓舞。

（2）近距离治疗:将放射源直接放入病变组织或人体的天然管道内,如舌、鼻咽、食管、宫颈等部位进行照射,又称组织间放疗或腔内放疗。钇-90微球选择性内放射治疗是一种特殊的近距离放射治疗。依靠肿瘤血供特点使放射性物质选择性地滞留在肿瘤组织中,释放短距离的辐射来杀伤肿瘤组织,尽量少地损伤正常组织。已用于治疗原发性及转移性肝癌,其安全性和有效性都得到了临床证实。

（3）立体定向放射外科（stereotactic radiosurgery）:是指采取立体定向等中心技术通过三维空间将高能放射线（X线或γ线）单次大剂量聚照在病变部位,使病灶区发生放射性坏死而病灶周围正常组织因等剂量曲线急剧陡降而免受损伤,从而在靶区边缘形成如同刀割样的损伤边界,达到既摧毁病灶又不损伤周围正常组织和重要器官的目的,犹如外科手术刀切除的效果。放射源为X线者称为X刀,放射源为γ线者则为γ刀。适合位置固定而体积较小的肿瘤,通常X刀可用于治疗直径在5cm以下的肿瘤,γ刀则常用于治疗直径小于3cm的病灶。体部肿瘤由于靶区体积偏大或肿瘤周围正常器官的耐受性限制,常采用分次的相对大剂量照射,也可以获得较好的肿瘤控制效果,称为体部立体定向放射治疗（stereotactic body radiotherapy,SBRT）。

（4）适形调强放射治疗（intensity modulated radiotherapy,IMRT）:通过三维定位和计算机逆向运算,使高照射剂量分布区的三维形态与病变形状一致,最大限度地将剂量集中到病灶内,而使其周围正常组织器官少受或免受不必要的照射。适形调强放射治疗的应用有助于减轻放疗反应,增加病变区的剂量,不仅能提高疗效,还可以减少放疗的副作用,提高病人的生活质量。

3. 放疗的临床应用

（1）根治性放疗:根治性放疗是希望通过放射治疗达到彻底消灭肿瘤,使病人长期生存的目的。其放射剂量通常要接近肿瘤周围正常组织的最大耐受量。

（2）姑息性放疗:以缓解症状、改善生活质量为主要目的。放射治疗在缩小瘤体、解除压迫和阻塞症状、控制感染、促进溃疡愈合、止血、镇痛、预防病理性骨折等方面都有较好的疗效。

（3）放疗结合其他手段的综合治疗:在很多情况下单纯放疗不能达到满意疗效,因此,放疗联合手术、化疗、靶向治疗和免疫治疗等综合治疗成为临床肿瘤治疗中最为常用的治疗形式,可进一步提高疗效。

4. 放疗的适应证

（1）适合放射治疗的肿瘤：①对射线高度敏感的淋巴造血系统肿瘤、生殖细胞肿瘤、肾母细胞瘤等低分化肿瘤。②中度敏感的表浅肿瘤和位于生理管道的肿瘤：如鼻咽癌、食管癌、口腔癌、皮肤癌、上颌窦癌、外耳癌、喉内型喉癌、宫颈癌、肛管癌、肝癌等，这些肿瘤有些虽也适合手术治疗，但放疗以功能损害小为其优点。鼻咽癌以放射治疗为首选的根治手段，肛管癌以同步放疗加化疗为首选的根治手段。③肿瘤位置使手术难以根治的恶性肿瘤：如颈段食管癌、中耳癌等。

（2）适合放疗与手术综合治疗的肿瘤：主要有乳腺癌、食管癌、支气管肺癌、直肠癌、脑肿瘤（包括垂体肿瘤）、宫颈癌、外阴癌、阴茎癌、肢体及躯干部皮肤癌和软组织肉瘤等。此类肿瘤常行术前或术后放疗以减少局部的术后复发率。另外，术中放疗也被试用于临床，术中肿瘤切除后在肿瘤瘤床和周围淋巴结引流区作一次大剂量的放疗。放疗与手术均为局部治疗，两者的综合治疗常对肿瘤的局部控制有较好作用，但对减少恶性肿瘤的远处转移作用不大。

5. 放疗的副作用和损伤　主要是由于正常组织和器官受到照射。主要有皮肤黏膜放射性损伤、放射性肺损伤、骨髓抑制及胃肠道反应等。此外，对于少数长期生存的肿瘤病人，还需警惕放疗诱导恶性肿瘤的发生。

（四）中医药治疗　中医药治疗恶性肿瘤，主要应用祛邪、扶正、化瘀、软坚、散结、清热解毒、化痰祛湿、通经活络及以毒攻毒等原理。以中药补益气血、调理脏腑，配合化学治疗、放射治疗或手术后治疗，可减轻毒副作用。

（五）综合治疗和个体化治疗　多数情况下，采用单一手段治疗恶性肿瘤会存在明显不足，需要合理综合多种治疗方式来获取更好的疗效。而随着对肿瘤异质性认识的不断深入，以及检测技术和药物研发的进展，基于肿瘤生物学特征的个体化精准治疗也得到了更多的关注。

1. 肿瘤的综合治疗　根据病人的具体情况，如机体状况、心理需求、肿瘤部位、病理类型、侵犯范围、分子特点和发展趋势等，有计划地、合理地应用现有的多学科治疗手段，以期取得最好的治疗效果，延长生存期，改善病人生活质量。常见的综合治疗模式包括：①传统模式（术后放疗和化疗）：如乳腺癌、大肠癌；②先化疗/放疗，后手术：如直肠癌、骨肉瘤、乳腺癌（Ⅲ期）；③不能手术的病人先化疗或放疗，后手术：如卵巢癌、睾丸癌；④放化疗同时进行：如尤因肉瘤、非小细胞肺癌；⑤放化疗加生物治疗：如非霍奇金淋巴瘤、胃癌；⑥化疗加靶向治疗：如B细胞淋巴瘤、乳腺癌。

2. 肿瘤的个体化治疗　即使对身体状况、肿瘤类型及分期都相似的病人，同一治疗方案的效果也可能存在较大差异，这主要与肿瘤的高度异质性有关。随着检测技术的发展，对此认识也不断加深。对病人肿瘤标本进行详细的生物学特征分析，可协助诊断及制订个体化的治疗方案，提高疗效。

三、肿瘤的预防及随访

（一）预防　恶性肿瘤是由环境、营养、饮食、遗传和病毒感染等多种不同的因素相互作用而引起的，所以目前尚无可利用的单一预防措施。国际抗癌联盟认为1/3的癌症是可以预防的，1/3的癌症如能早期诊断则是可以治愈的，1/3的癌症可以减轻痛苦、延长寿命，并据此提出了恶性肿瘤的三级预防概念。

1. 一级预防　病因预防，即针对危险因素进行干预。约80%以上的癌症与包括生活方式在内的环境因素有关。因此，应尽量改变不良的生活习惯，如戒烟，减少职业性暴露于致癌物如石棉、苯及某些重金属等。此外，合理膳食，减少脂肪、胆固醇摄入量，加强锻炼等也对肿瘤的预防起到一定的作用。

近年来开展的免疫预防和化学预防（chemoprevention）均属于一级预防范畴，有望为癌症预防开拓新的领域。前者如应用乙型肝炎疫苗对大规模人群实施肝癌"免疫预防战略"。后者如应用选择性环氧合酶 2（COX-2）抑制剂对结直肠腺瘤进行化学预防等。但各种预防措施的长期效果和其可能带来的副作用尚需时日观察证实。

2. 二级预防　早期发现、早期诊断与早期治疗恶性肿瘤。对高发区及高危人群定期检查是较确切可行的方法。一方面从中发现癌前病变并及时治疗，例如切除胃肠道腺瘤或息肉，及时治疗子宫颈慢性炎症伴不典型增生病变，治疗慢性胃溃疡或经久不愈的下肢溃疡等。另一方面尽可能发现较早期的恶性肿瘤并进行治疗，可获得较好的治疗效果。

3. 三级预防　是指通过临床治疗、康复和姑息治疗以减轻病人痛苦、提高生存质量和延长生命的措施。应积极提倡综合治疗和个体化治疗。

（二）随访　肿瘤的治疗不能仅以病人治疗后近期恢复即告结束，如果出现复发或转移也需积极治疗。因此肿瘤治疗后还应定期对病人进行随访和复查。

随访应有一定的制度，通常而言，在恶性肿瘤治疗后最初 2 年内，每 3 个月至少随访一次，以后每半年复查一次，5 年后每年复查一次直至终身。复查的内容根据不同肿瘤而有所不同，主要包括如下方面。

1. 肿瘤切除后有无局部和区域淋巴结复发情况，如乳腺癌术后检查胸壁、腋窝淋巴结和锁骨上淋巴结情况。

2. 肿瘤有无全身转移情况，如了解肺部情况可行胸部 CT 检查；观察肝转移可用超声或 CT/MRI 检查；腹部恶性肿瘤术后复查不可遗忘直肠指诊，它可发现盆腔种植性转移；怀疑骨转移可作发射型计算机断层显像（emission computed tomography，ECT）全身骨扫描。

3. 与肿瘤相关的肿瘤标志物、激素和生化指标检查，如针对白血病须复查血常规，肝癌复查甲胎蛋白，大肠癌复查癌胚抗原，绒癌和睾丸癌检查促性腺激素，垂体泌乳素瘤术后检查血催乳素变化情况。尤其是术前上述指标增高，术后恢复正常，而在随访中又出现逐渐升高的往往提示肿瘤复发。

4. 机体免疫功能测定，以了解病人的免疫状况。

肿瘤治疗后大致有三种转归：①临床治愈：各种治疗清除了体内所有的癌细胞，或治疗后体内仅有少量的微转移灶，可被机体的免疫系统所杀灭，病人获得长期生存；②恶化：肿瘤未能控制，继续发展而致死亡；③复发：经一个缓解期后又出现新的病灶，机体的免疫系统不能清除治疗后残留或转移的癌细胞。

第二节 ｜ 常见体表肿瘤与囊肿

体表肿瘤是指来源于皮肤、皮肤附件、皮下组织等浅表软组织的肿瘤，在临床上尚需与非真性肿瘤的肿瘤样肿块鉴别。

一、皮肤乳头状瘤

皮肤乳头状瘤（skin papilloma）系表皮乳头样结构的上皮增生所致，同时向表皮下乳头状伸延，易恶变为皮肤癌，如阴茎乳头状瘤极易癌变为乳头状鳞状细胞癌。

1. 乳头状疣　非真性肿瘤，多由病毒所致。表面是乳头向外突出，见多根细柱状突出物，基底平整且不向表皮下伸延。有时可自行脱落。

2. 老年性色素疣（senile pigmental wart）　多见于头额部、暴露部位或躯干，高出皮面，黑色，斑块样，表面干燥、光滑或呈粗糙感。基底平整，不向表皮下伸延。局部扩大增高、出血破溃则有癌变可能。

二、皮肤癌

皮肤癌（skin carcinoma）常见为基底细胞癌与鳞状细胞癌，多见于头面部及下肢。

1. **皮肤基底细胞癌**（skin basal cell carcinoma） 来源于皮肤或附件基底细胞,发展缓慢,呈浸润性生长,很少有血道或淋巴道转移。亦可同时伴色素增多,呈黑色,称色素性基底细胞癌,临床上易误诊为恶性黑色素瘤,但质地较硬;破溃者呈鼠咬状溃疡边缘。好发于头面部,如鼻梁旁、眼睑等处。对放射线敏感,故可行放疗;早期也可手术切除。

2. **鳞状细胞癌**（squamous cell carcinoma） 早期即可呈溃疡,常继发于慢性溃疡或慢性窦道开口,或瘢痕部的溃疡经久不愈而癌变。表面呈菜花状,边缘隆起不规则,底部不平,易出血,常伴感染致恶臭。可发生局部浸润及淋巴结转移。手术治疗为主,区域淋巴结应清扫。对放疗亦敏感,但不易根治。在下肢者严重时伴骨髓浸润,常需截肢。

三、痣与黑色素瘤

黑痣（pigmented nevus）为色素斑块。可分为:①皮内痣:痣细胞位于表皮下、真皮层,常高出皮面。表面光滑,可存有汗毛(称毛痣)。少见恶变。②交界痣:痣细胞位于基底细胞层,向表皮下延伸。局部扁平,色素较深。该痣细胞易受激惹,局部受外伤或感染后易恶变。多位于手和足,易受外伤处。较少见的位于眼睑(闭合痣)。③混合痣:皮内痣与交界痣同时存在。当黑痣色素加深、变大,或有瘙痒、疼痛时,为恶变可能,应及时作完整切除,送做病理检查。如有破溃及出血,更应提高警惕。切忌作不完整切除或化学烧灼。冷冻、电灼虽可消除,但无病理诊断,因而难以明确有无恶变,不宜推广。

黑色素瘤（melanoma）为高度恶性肿瘤,发展迅速。临床采用 ABCD 标准早期发现黑色素瘤:A,形态不对称;B,边界不规则;C,颜色不均匀;D,直径>6mm。小病灶建议作完整切除活检,大病灶可作部分切取活检,但诊断一经证实则需尽快作广泛切除。早期根治性手术切除是争取治愈的最好方法,但大量回顾性资料证实截肢降低生存质量且不能减少转移,故目前不主张采用截肢术。近年来研究发现黑色素瘤的发生发展与肿瘤某些关键靶点变异及免疫微环境密切相关,靶向、免疫治疗已经成为该瘤种继手术、放疗、化疗后,另一重要的治疗手段。

四、脂肪瘤

脂肪瘤（lipoma）为正常脂肪样组织的瘤状物,好发于四肢、躯干。境界清楚,呈分叶状,质软,可有假囊性感,无痛。生长缓慢,但可达巨大体积。深部者可恶变,应及时切除。多发者瘤体常较小,常呈对称性,有家族史,可伴疼痛(称痛性脂肪瘤)。

五、纤维瘤及纤维瘤样病变

位于皮肤及皮下纤维组织的肿瘤,瘤体不大,质硬,生长缓慢,常见有以下几类。

1. **纤维黄色瘤**（fibroxanthoma） 位于真皮层及皮下,多见于躯干、上臂近端。常由不明的外伤或瘙痒后小丘疹发展所致。因伴有内出血、含铁血黄素,故可见褐色素,呈咖啡色。质硬,边界不清呈浸润感,易误为恶性。直径一般在 1cm 以内,如增大应疑有纤维肉瘤变。

2. **隆突性皮肤纤维肉瘤**（dermatofibrosarcoma protuberans） 多见于躯干。来源于皮肤真皮层,故表层皮肤变薄、光滑,似菲薄的瘢痕疙瘩隆突于表面。低度恶性,具假包膜。切除后局部极易复发,多次复发恶性度增高,并可出现血行转移。故对该类肿瘤手术切除应包括足够的正常皮肤及足够的深部相应筋膜。

3. **带状纤维瘤**（desmoid fibromatosis） 位于腹壁,为腹肌外伤或产后修复性纤维瘤,常夹有增生的横纹肌纤维。虽非真性肿瘤,但无明显包膜,应完整切除。

六、神经纤维瘤

神经纤维包括神经纤维束内的神经轴及轴外的神经鞘细胞与纤维细胞,故神经纤维瘤包括神经鞘瘤与神经纤维瘤。前者由鞘细胞组成,后者为特殊软纤维,具有折光的神经纤维细胞并伴有少量神经索。

1. 神经鞘瘤(schwannoma)　位于体表者,可见于四肢神经干的分布部位。①中央型:源于神经干中央,故其包膜即为神经纤维。肿瘤呈梭形。手术不慎易切断神经,故应沿神经纵行方向切开,包膜内剥离出肿瘤。②边缘型:源于神经边缘,神经索沿肿瘤侧面而行。易手术摘除,较少损伤神经干。

2. 神经纤维瘤(neurofibroma)　可夹杂有脂肪、毛细血管等。为多发性,且常对称。大多无症状,但也可伴明显疼痛,皮肤常伴咖啡样色素斑,肿块可如乳房状悬垂。本病可伴有智力低下,或原因不明头痛、头晕,可有家族聚集倾向。

另一种类型则呈象皮样肿,好发于头顶或臀部。临床似狮子的臀部。肿瘤由致密的纤维成分组成。其中为血管窦,在手术切面因血窦开放,渗血不易控制。故手术时应从正常组织切入。创面较大,常需植皮修复。

七、血管瘤

血管瘤按其结构分为三类,临床过程和预后各不相同。

1. 毛细血管瘤(capillary hemangioma)　多见于婴儿,大多数是女性。出生时或生后早期见皮肤有红点或小红斑,逐渐增大、红色加深并可隆起。如增大速度比婴儿发育更快,则为真性肿瘤。瘤体境界分明,压之可稍褪色,释手后恢复红色。大多数为错构瘤,1年内可停止生长或消退。

早期瘤体较小时容易治疗,施行手术切除或以液氮冷冻治疗,效果均良好。瘤体增大时仍可用手术或冷冻治疗,但易留有瘢痕。亦可用 ^{32}P 敷贴或 X 线照射,使毛细血管栓塞,瘤体萎缩。个别生长范围较广的毛细血管瘤,可试用泼尼松口服治疗。

2. 海绵状血管瘤(cavernous hemangioma)　一般由小静脉和脂肪组织构成。多数生长在皮下组织内,也可在肌肉,少数可在骨或内脏等部位。皮下海绵状血管瘤可使局部轻微隆起。皮肤正常,或有毛细血管扩张,或呈青紫色。肿块质地软而境界不太清,有的稍有压缩性,可有钙化结节,可有触痛。肌海绵状血管瘤常使肌肥大、局部下垂,在下肢者久站或多走时有发胀感。

治疗应及早施行血管瘤切除术,以免增长过大,影响功能且增加治疗困难。术前需充分估计病变范围,必要时可行血管造影。术中要注意控制出血和尽量彻底切除血管瘤组织。辅助治疗:可在局部注射血管硬化剂(如 5% 鱼肝油酸钠或 40% 尿素等)。

3. 蔓状血管瘤(hemangioma racemosum)　由较粗的迂曲血管构成,大多数为静脉,也可有动脉或动静脉瘘。除了发生在皮下和肌肉,还常侵入骨组织,范围较大,甚至可超过一个肢体。血管瘤外观常见蜿蜒的血管,有明显的压缩性和膨胀性。或可听到血管杂音,或可触到硬结。在下肢者皮肤可因营养障碍而变薄、着色甚至破溃出血。累及较多的肌群者影响运动能力。累及骨组织的青少年,肢体可增长、增粗。

治疗应争取手术切除。术前作血管造影检查,详细了解血管瘤范围,设计好手术方案。必须充分做好准备,包括准备术中控制失血及大量输血等。

八、囊性肿瘤及囊肿

1. 皮样囊肿(dermoid cyst)　为囊性畸胎瘤,浅表者好发于眉梢或颅骨骨缝处,可与颅内交通呈哑铃状。手术摘除前应有充分估计和准备。

2. 皮脂腺囊肿(sebaceous cyst)　非真性肿瘤,为皮脂腺排泄受阻所致潴留性囊肿。多见于皮脂腺分布密集部位如头面及背部。表面可见皮脂腺开口的小黑点。囊内为皮脂与表皮角化物积聚的油脂样"豆渣物",易继发感染伴奇臭,感染控制后手术切除治疗。

3. 表皮样囊肿(epidermoid cyst)　为明显或不明显的外伤致表皮基底细胞层进入皮下生长而形

成的囊肿。囊肿壁由表皮组成,囊内为角化鳞屑。多见于易受外伤或磨损部位,如臀部、肘部,间或发现于注射部位。手术切除治疗。

本章思维导图

4. **腱鞘或滑液囊肿**(synovial cyst) 非真性肿瘤,由浅表滑囊经慢性劳损诱致。多见于手腕、足背肌腱或关节附近,坚硬感。可加压击破或抽出囊液后注入醋酸氢化可的松或手术切除治疗,但治疗后易复发。

(刘景丰)

第十二章 | 器官、组织和细胞移植

第一节 | 概 述

一、移植的概念与分类

移植（transplantation）是指将一个个体有活力的器官、组织或细胞（移植物，graft）用手术或其他方法，植入到自体或另一个体的同一或其他部位，以替代或增强原有器官、组织或细胞功能的医学技术。提供移植物的个体被称为供者或供体（donor），而接受移植物的个体被称为受者或受体（recipient）。

移植的主要分类方法是根据移植物不同，分为器官移植（organ transplantation）、组织移植（tissue transplantation）和细胞移植（cell transplantation）。

器官移植主要是指实体器官整体或部分的移植，并需要对器官所属血管及其他功能性管道结构进行重建，如肾、肝、心、肺、胰腺、小肠等移植，以及心肺、肝肾、胰肾、腹腔器官簇移植等联合器官移植。

组织移植是指某一种组织（如角膜、皮肤、筋膜、肌腱、软骨、骨、血管等）的移植，或几种组织的整体移植如肌皮瓣移植等。一般采用自体或异体组织行游离移植或血管吻合移植，以修复某种组织的缺损，如自体皮肤移植修补创面皮肤缺损等。

细胞移植是指将适量游离的具有某种功能的活细胞输注到受体的血管、体腔或组织、器官内的技术，其主要适用于补充受体体内该种数量减少或功能降低的细胞。其中造血干细胞移植用于治疗急性或慢性白血病、淋巴瘤、多发性骨髓瘤、重症再生障碍性贫血、重症联合免疫缺陷病等良性或恶性血液病及免疫缺陷病；胰岛细胞移植用于治疗糖尿病；睾丸间质细胞移植用于治疗男性性功能低下（低睾酮血症）等。

其他分类方法有：①按供、受体种系和基因关系不同分为三类：两者基因完全相同，如同卵双生者间的异体移植，称为同系移植或同基因移植，移植后不会发生排斥反应；种系相同而基因不同，如人与人之间的移植，称同种异体移植，移植后会发生排斥反应；不同种系之间的移植，如猪的器官移植到狒狒或人，称异种移植，移植后会发生强烈的排斥反应。②按供、受体是否为同一个体可分为自体移植和异体移植。③按植入部位不同分为原位移植和异位移植。④根据供体是否存活，分为尸体供体移植和活体供体移植，前者移植物来自公民逝世后器官捐献者，后者移植物来自依法自愿捐献自身器官的自然人。

为准确描述某种移植术，往往综合使用上述分类，如活体亲属同种异体原位肝移植。

二、临床移植简史

现代移植学的发展是 20 世纪最令人瞩目的医学成就之一。1902 年 Alexis Carrel 创建了现代血管吻合技术，奠定了现代血管外科学和器官移植学的基础；1953 年 Peter Medawar 通过对小鼠同种异体皮肤移植的研究，证实移植排斥反应是一种免疫反应，成为移植免疫的奠基者；1954 年 Joseph Murray 在同卵双生兄弟之间进行了活体供肾的肾移植并获得成功，标志着器官移植进入了临床应用阶段。Alexis Carrel、Peter Medawar、Joseph Murray 因其在器官移植领域的杰出贡献，均获得了诺贝尔生理学或医学奖。20世纪60年代第一代免疫抑制剂(硫唑嘌呤、泼尼松和抗淋巴细胞血清)的问世及器官保存技术与血管吻合技术的改进,使器官移植获得稳步发展。此后,相继开展了脾移植(Woodruff,1960年)、原位肝移植(Starzl,1963年)、肺移植(Hardy,1963年)、小肠移植(Deterling,1964年)、胰肾联合移植(Kelly等,1966年)、心脏移植(Barnard,1967年)和心肺联合移植(Cooley,1968年)。尤其是20世纪70年代,新的免疫抑制剂环孢素(环孢素A,cyclosporine A,CsA)问世,使移植物的存活率和器官移植的疗效显著提高。

公民逝世后器官捐献,包括脑死亡和心死亡器官捐献,是目前移植器官的主要来源。近年来移植病例大量增加,供体的短缺显得非常突出。为此,活体供体部分弥补了人类器官和组织的短缺。异种移植是另一种解决供体短缺的途径,1906年 Mathieu Jaboulay 实施了世界上首例异种肾移植术。严重的排斥反应是异种移植面临的主要问题。进入21世纪,临床移植的研究和应用被再次推向高潮,细胞移植如造血干细胞移植和同种胰岛细胞移植均取得了显著的疗效,实体器官移植如肾、肝、胰、心、肺移植和多器官联合移植已成为治疗器官终末期疾病的有效手段。近几年来,再生医学和异种移植均有所突破。

第二节 | 移植免疫

免疫是机体的免疫系统识别自身或异己物质,通过免疫应答,排除抗原性异物以维持内环境稳定的一种生理反应。移植后,受体免疫系统识别移植物抗原并产生应答,供体移植物中的免疫细胞也可识别受体组织抗原并产生应答。这种受体免疫系统与供体移植物相互作用而产生的特异性免疫应答称为移植免疫反应,也称移植排斥反应(transplantation rejection)。

移植物的来源和遗传背景不同,移植后发生的排斥反应也不同。非同卵双生的供、受体间进行移植,一般均会发生排斥反应。目前,临床移植多属于同种异体移植,移植后发生排斥反应是影响移植物存活和功能的最大障碍。适应性免疫在移植免疫中起决定性作用,包括 T 细胞介导的排斥反应(T cell-mediated rejection,TCMR)和抗体介导的排斥反应(antibody-mediated rejection,AMR)。最近研究表明,固有免疫也在移植免疫中发挥重要作用。参与固有免疫的细胞主要有 NK 细胞、单核巨噬细胞、树突状细胞和粒细胞等。

一、移植抗原

引起移植排斥反应的抗原称为移植抗原,包括:①主要组织相容性抗原(major histocompatibility antigen,MHC 抗原);②次要组织相容性抗原;③其他参与排斥反应的抗原,包括 ABO 血型抗原等。

1. **主要组织相容性抗原** 组织相容性是指不同个体间进行器官、组织或细胞移植时,供、受体双方相互接受的程度。决定组织相容性的最强移植抗原编码基因群即为主要组织相容性复合体(major histocompatibility complex,MHC)。人类 MHC 定位于第6号染色体的短臂上。MHC 分子最早是用血清学方法在白细胞上发现的,所以又称人类白细胞抗原(human leucocyte antigen,HLA)。HLA 分为三类分子,与移植相关的是Ⅰ类和Ⅱ类分子。Ⅰ类分子(HLA-A、HLA-B、HLA-C)存在于体内几乎所有有核细胞的表面;Ⅱ类分子(HLA-DR、HLA-DQ、HLA-DP)通常仅表达于抗原提呈细胞表面,主要是树突状细胞、巨噬细胞、B 细胞和其他有抗原提呈功能的细胞。MHC 具有广泛的多态性,供、受体之间的 MHC 差别是发生急性排斥反应的主要原因。

2. **次要组织相容性抗原** 可引起较弱的排斥反应,包括与性别相关的抗原(如 H-Y 抗原)、表达于白血病细胞或正常细胞表面的非 Y 染色体连锁抗原等。该类抗原被降解形成的肽段具有同种异型决定簇,以 MHC 限制性方式被 T 细胞识别。

3. **其他参与排斥反应的抗原** 包括 ABO 血型抗原等。ABO 血型抗原主要分布于红细胞表面,也表达于肝、肾等血管内皮细胞和组织细胞表面。若供、受体间 ABO 血型不相容,受体血液中的血型抗体可与供体移植物血管内皮细胞的 ABO 抗原结合,通过激活补体引起血管内皮细胞损伤和血管内凝血,导致超急性排斥反应的发生。

二、移植抗原的识别与免疫应答

移植抗原的识别分为直接识别与间接识别两种途径。直接识别是受体的同种反应性 T 细胞直接识别供体抗原提呈细胞表面抗原肽-同种异体 MHC 复合物,并产生免疫应答。间接识别是指供体移植物的脱落细胞或抗原经受体抗原提呈细胞摄取、加工后,以供体抗原肽-受体 MHC 分子复合物的形式提呈给受体 T 细胞,使之活化。一般认为直接识别在移植急性排斥反应早期起重要作用,间接识别机制协同发挥作用;在急性排斥反应的中晚期或慢性排斥反应中,间接识别机制更为重要。

TCMR 在同种移植排斥反应中发挥核心作用。多个细胞亚群参与对移植物的损伤:CD4$^+$ 辅助性 T 细胞通过分泌炎症细胞因子,促进自身分裂增殖、单核巨噬细胞等炎症细胞聚集,导致迟发型超敏反应性炎症损伤;同时,这些炎症因子也激活 CD8$^+$ 杀伤性 T 细胞,通过分泌穿孔素、颗粒酶等直接杀伤移植物的血管内皮细胞和实质细胞。移植抗原也可以激发 B 细胞介导的 AMR,产生抗同种异体抗原的抗体,导致血管内皮细胞损伤,参与排斥反应发生。AMR 是影响移植肾、心、肺和肝等远期预后的关键因素。

三、临床排斥反应的机制和分类

根据免疫攻击的方向不同,可将移植排斥反应分为两种类型:一种是宿主抗移植物反应(host versus graft reaction,HvGR),指受体免疫系统对供体的细胞、组织和器官产生的排斥反应,为临床常见类型。通常根据排斥反应发生时间的不同,将其分为超急性排斥反应、急性排斥反应和慢性排斥反应。另一种是移植物抗宿主反应(graft versus host reaction,GvHR)。

(一)宿主抗移植物反应

1. 超急性排斥反应(hyperacute rejection,HAR) 发生于移植物在受体体内恢复血流后数分钟至数小时,是典型的抗体介导的排斥反应。通常由于受体预先存在抗供体抗原的抗体即预存抗体,抗体迅速与移植物内皮细胞结合,激活补体而直接破坏靶细胞;同时也激活凝血反应,导致移植物微血管系统广泛微血栓形成,可表现为术中移植物肿胀、色泽变暗、血流量减少而变软,功能丧失。病理特点为器官实质明显水肿、出血和坏死,毛细血管与小血管内血栓形成,管壁有多形核粒细胞浸润和纤维素样坏死。一旦发生,抗排斥治疗往往难以逆转,只能切除移植物。对于 HAR,关键在于预防。

2. 急性排斥反应(acute rejection,AR) 是临床最常见的一种排斥反应,TCMR 和 AMR 均发挥重要作用。以往认为急性排斥反应主要发生于移植术后 3 个月内,但由于目前临床强效免疫抑制剂的应用,其发生已不具有明确的时间概念,可见于移植后的任何时间段。急性排斥反应的典型临床表现为发热、移植部位胀痛和移植器官功能减退等。目前尚无可靠的生化或免疫学指标协助早期诊断。移植物活检仍是其诊断的主要依据,特征为明显的炎症细胞浸润。一旦确诊则应尽早治疗,应用大剂量激素冲击、抗淋巴细胞免疫球蛋白制剂、血浆置换或调整免疫抑制方案,通常效果良好。

3. 慢性排斥反应(chronic rejection,CR) 发生于移植后数周、数月,甚至数年。目前其发生机制尚不完全清楚,可能与 AMR 和 TCMR 反复发作,以及多种非免疫因素(如免疫抑制剂的毒性)的共同参与有关。临床表现为移植器官功能缓慢减退,其病理特征主要是移植物动脉血管内膜增厚,导致移植物广泛缺血、纤维化直至功能丧失。对于慢性排斥反应,目前尚缺乏有效的治疗方法,是影响移植物长期存活的主要原因。

(二)移植物抗宿主反应 是移植物中的特异性淋巴细胞识别宿主(受体)抗原而诱发的针对受体的排斥反应,可分为急性 GvHR 和慢性 GvHR 两种。GvHR 引起的移植物抗宿主病可引发多器官功能衰竭和受体死亡。GvHR 的严重程度主要取决于供、受体间 HLA 配型匹配程度,也与次要组织相容性抗原显著相关。常见于造血干细胞移植和小肠移植。

四、排斥反应的防治

防治移植排斥反应的主要措施包括移植前组织配型、受体的预处理、免疫抑制剂的应用和移植后的免疫监测等。

(一)组织配型

1. **ABO 血型检查**　一般情况下,供、受体的 ABO 血型应相同或相容。特殊情况下,也可以实施 ABO 血型不合的移植,但移植排斥反应发生的风险增加。

2. **HLA 分型**　与移植相关的位点主要包括 HLA-A、HLA-B、HLA-DR、HLA-DQ,应尽量选择 HLA 相配程度高的供体。一般认为 HLA-DR 和 HLA-DQ 位点对肾移植、心脏移植的移植物长期存活意义最大,其次为 HLA-B 位点,HLA-A 位点影响较小。

3. **群体反应性抗体和供体特异性抗体**　用于检测受体体内预存的 HLA 抗体。群体反应性抗体水平可判断器官移植时受体针对同种 HLA 的致敏程度,与移植排斥反应的发生和移植物的存活率密切相关。移植、妊娠、输血均可能使受体致敏产生 HLA 抗体。检测供体特异性抗体的临床意义更大。

4. **淋巴细胞毒交叉配型试验**　即采用供体活淋巴细胞作为抗原,加入受体血清,在补体作用下,发生抗原-抗体反应和补体激活反应。交叉配型试验阳性(＞10%)是器官移植的禁忌证,对于肾移植和心脏移植尤为重要。

(二)受体的预处理　对受体进行预处理,可以预防或减轻排斥反应,主要应用于 ABO 血型不相容的器官移植等。方法包括:血浆置换去除受体血液内预存的特异性抗体,抗 CD20 单克隆抗体清除 B 淋巴细胞和抑制抗体介导的排斥反应,静脉注射大剂量丙种球蛋白封闭抗体等。

(三)免疫抑制剂的应用　临床治疗急性排斥反应分为基础治疗和挽救治疗。基础治疗即应用免疫抑制剂有效预防排斥反应发生。由于移植物恢复血流后即开始免疫应答过程,因此在围手术期免疫抑制剂用量较大,称为诱导阶段。随后可逐渐减量,达到维持量以预防急性排斥反应发生,称为维持阶段。一般情况下,免疫抑制剂需终身服用。当发生急性排斥反应时,需采用大剂量激素冲击治疗或使用抗淋巴细胞/抗胸腺细胞免疫球蛋白,并调整免疫抑制剂方案以逆转排斥反应,即为挽救治疗。临床常用的免疫抑制剂主要分为免疫诱导药物和免疫维持药物两大类。

1. **免疫诱导药物**　主要是抗淋巴细胞的免疫球蛋白制剂,包括多克隆抗体和单克隆抗体。多克隆抗体如抗淋巴细胞球蛋白或抗胸腺细胞球蛋白,是人淋巴细胞或胸腺细胞特异性致敏后从动物血清中提取的免疫球蛋白,可直接对淋巴细胞产生细胞毒作用并使之溶解,主要用于免疫诱导阶段以及逆转耐激素的难治性排斥反应。单克隆抗体主要包括:①抗白介素-2 受体(IL-2R)的单克隆抗体:选择性作用于 IL-2R,主要用于诱导治疗。②抗 CD20 单克隆抗体:特异性结合 B 细胞表面的 CD20 抗原,导致 B 细胞溶解,抑制抗体介导的免疫应答强度,预防抗体介导的排斥反应的发生。

2. **免疫维持药物**

(1)糖皮质激素:常用的有泼尼松、泼尼松龙和甲泼尼龙等,对单核巨噬细胞、中性粒细胞、T 细胞和 B 细胞均有较强的抑制作用。糖皮质激素经常与抗增殖类药物和/或钙调磷酸酶抑制剂类药物联合应用,用于基础治疗,也是治疗急性排斥反应的首选药物。但因有较多的副作用,目前倾向使用小剂量并递减至低剂量维持或停药。

(2)抗增殖类药物:硫唑嘌呤可抑制细胞 DNA 合成,对 T 细胞增殖的抑制作用较为明显。吗替麦考酚酯(mycophenolate mofetil,MMF)可相对特异地抑制 T 细胞和 B 细胞增殖,并抑制抗体生成。目前临床常将 MMF 用于维持治疗。

(3)钙调磷酸酶抑制剂(calcineurin inhibitors,CNIs):是免疫维持治疗的最基本药物之一,包括 CsA 和他克莫司(tacrolimus,TAC)。CsA 可与 T 细胞胞质中的亲环蛋白(cyclophilin)结合,通过与钙神经素-钙调蛋白复合物紧密结合,阻止 IL-2 和其他 T 细胞激活所必需的细胞因子的表达,抑制 T 细胞活化、增殖。TAC 可结合胞质内的配体,通过与 CsA 相似的作用途径抑制 T 细胞的活化增殖。

（4）哺乳动物雷帕霉素靶蛋白（mammalian target of rapamycin,mTOR）抑制剂:如西罗莫司（雷帕霉素）和依维莫司等,作用于 IL-2R 下游的信号转导系统,使细胞周期停留在 G_1 和 S 期,从而起到免疫抑制作用。此外,mTOR 抑制剂还有抗肿瘤作用,目前已成为兼具免疫抑制和抗肿瘤的多效应免疫调节剂。

理想的免疫抑制治疗方案要求既能保证移植物不被排斥,又对受体免疫系统影响最小和毒副作用最少。免疫抑制剂使用的基本原则是联合用药,减少单一药物的剂量以及毒副作用,并增加协同治疗作用。目前常用三联用药方案为一种 CNI（CsA 或 TAC）联合糖皮质激素和抗增殖类药物（MMF）。可根据具体情况增减为四联或二联用药。一般情况下,移植受体均需终身维持免疫抑制治疗,但少数病人在使用较长时期后,可维持极少剂量或完全停用免疫抑制剂,达到所谓的"临床耐受"或"几乎耐受"状态。

（四）移植后的免疫监测　临床上常用的监测指标包括:免疫抑制剂血药浓度,供体特异性抗体,淋巴细胞亚群绝对计数、百分比和功能,以及免疫分子水平等。移植物生理功能的变化是判断排斥反应发生及强度的重要指标。

五、移植免疫耐受

移植免疫耐受（transplantation tolerance）是指受体免疫系统在不使用任何免疫抑制剂的情况下,对移植物不产生排斥反应,且保持对其他抗原的免疫应答反应,从而使移植物长期存活的免疫状态。诱导受体产生针对移植物的免疫耐受是有效克服移植排斥反应的理想策略,已成为移植免疫学研究领域最富挑战性的课题。根据耐受机制可分为中枢性免疫耐受和外周性免疫耐受。中枢性免疫耐受是指 T 细胞、B 细胞在中枢免疫器官分化成熟过程中接触自身或外源性抗原所产生的耐受。外周性免疫耐受则是指 T 细胞、B 细胞在外周淋巴器官成熟及免疫应答过程中所产生的抗原特异性免疫耐受。

诱导免疫耐受的方法包括诱导同种异基因嵌合体、阻断共刺激通路从而诱导反应性 T 细胞失能、T/B 细胞清除、诱生和过继免疫抑制性细胞等,在动物实验和临床上已经取得了较大的进步。深入探讨免疫耐受产生的机制,对器官移植学的发展具有重要的理论价值和临床应用意义。

（张水军）

第三节 ｜ 移植器官的获取

一、供体的选择

（一）器官的捐献　移植器官来源包括心脏死亡供者、脑死亡供者及活体供者三种。

（二）器官的选择　由于器官的短缺,对供体年龄的界限逐渐放宽。一般供肺、胰腺者不超过 55 岁,供心脏、肾、肝者分别不超过 60 岁、65 岁、70 岁。

存在下列情况禁忌作为器官移植的供体:①已知有全身性感染伴血微生物培养阳性或尚未彻底治愈;②HIV 感染;③恶性肿瘤（脑原发性恶性肿瘤除外）。采用乙型或丙型肝炎病毒感染者、吸毒者、有相关脏器病史者的器官也应慎重。

器官的免疫学选择:为预防过于剧烈的甚至致命的排斥反应,移植前应作下列检查。

1. **ABO 血型测定**　ABO 血型抗原除在红细胞上表达之外,还表达在血管内皮上。因此,同种异体间的移植通常需满足血型相同或符合输血原则。但采用 ABO 血型不符合输血原则的供肝进行移植,亦见取得成功的病例报道。

2. **淋巴细胞毒交叉配型试验**　指受体的血清与供体淋巴细胞之间的结合试验,是临床移植前必须检查的项目。淋巴细胞毒交叉配型试验<10%即判为阴性才能施行肾移植。如果受体以前曾经接受过输血、有过妊娠或接受过同种异体移植,很可能在其血清内已存在抗HLA的抗体,此时淋巴细胞毒交叉配型试验可呈阳性。一旦移植,术后将可能发生超急性排斥反应。

3. HLA配型 国际标准要求至少检测供体与受体Ⅰ类抗原HLA-A、HLA-B位点和Ⅱ类抗原HLA-DR位点。大量研究表明,这6个位点的匹配与肾移植和骨髓移植的长期存活有密切关系。但随着新型免疫抑制剂在临床应用,这种差异正在逐渐减小。

二、器官的切取与保存

供体类型不同或所需器官不同,其切取与保存的方法也不同。获得器官的过程主要包括切开探查、原位灌注、切取器官、保存器官和运送。

手术阻断器官的血液供应后,细胞在35～37℃温度下短期内即趋向失去活力。因此,为保证供体器官的质量,缩短冷、热缺血时间极为重要。热缺血时间是指器官从供体血液循环停止或局部血供中止到冷灌注开始的间隔时间,这一期间器官的损害最为严重,一般不应超过10分钟。冷缺血时间则是指从供体器官冷灌注到移植后血供开放前所间隔的时间,包括器官保存阶段。此外,切取时应尽力避免对供体器官的机械损伤和破坏。若需进行多器官协作获取,应首先获取心脏,其次是小肠,再次是肝脏和胰腺,最后是肾脏。

在器官切取过程中,需用特制的器官灌洗液快速灌洗器官,尽可能将血液冲洗干净,然后保存于充满灌洗液的容器中直至移植。其中UW液(the University of Wisconsin solution)、HTK液(histidine-tryptophan-ketoglutarate solution)和Hartmann液等器官灌洗保存液在临床最为常用。UW液的阳离子浓度与细胞内液相似,为仿细胞内液型。Hartmann液由乳酸林格液加白蛋白组成,为细胞外液型。而HTK液为非细胞内、外液型。Hartmann液多用于器官切取冷灌注,UW液和HTK液多用于保存器官。虽然理论上UW液可保存胰腺、肾达72小时,保存肝20～24小时,但临床上大多将器官保存时限定为:心脏5小时,肾<24～30小时,胰腺<10～12小时,肝脏<8～12小时。

第四节 │ 器官移植

应用于临床的器官移植已有肾、肝、心、胰、肺、小肠、脾、肾上腺、甲状旁腺、睾丸、卵巢移植,以及心肺、肝小肠、心肝、胰肾、肝肺等联合移植和腹内多器官联合移植等。随着移植效果的逐年提高,出现了大批恢复正常生活和工作的长期存活者。

一、肾移植

在临床各类器官移植中肾移植(renal transplantation)技术最为成熟,目前移植后1年和5年总体生存率可达到97%和90%以上,活体供肾肾移植术后生存率更高。慢性排斥反应是造成移植肾失功的主要原因,感染、心血管疾病和肿瘤则是影响肾移植病人长期生存的主要原因。

肾移植的适应证是各种肾病进展到慢性肾衰竭(尿毒症)期,包括慢性肾小球肾炎、慢性肾盂肾炎、多囊肾、糖尿病肾病、高血压肾病、间质性肾炎和自身免疫性肾病等。

肾移植术式已经定型(图12-1):移植肾放在腹膜后的髂窝,首选右髂窝,其次为左髂窝。肾

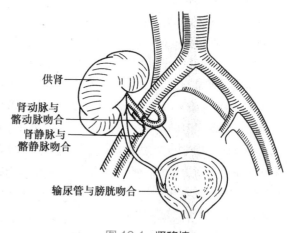

供肾
肾动脉与
髂动脉吻合
肾静脉与
髂静脉吻合

输尿管与膀胱吻合

图12-1 **肾移植**

动脉与髂内或髂外动脉吻合,肾静脉与髂外静脉吻合,输尿管经过一段膀胱浆肌层形成的短隧道与膀胱黏膜吻合,以防止尿液回流,通常在输尿管膀胱吻合处放置双"J"管以防止输尿管并发症。

二、肝移植

目前肝移植(liver transplantation)术后 1 年生存率近 90%,3 年生存率近 80%,儿童肝移植术后生存率较成人更为理想。

肝移植的适应证为进行性、不可逆性和致死性终末期肝病,且无其他有效治疗方法,其中包括终末期肝硬化、胆汁淤积性肝病、先天性代谢性肝病、急性肝衰竭以及肝脏良、恶性肿瘤等。目前国际上主要的肝癌肝移植标准包括米兰标准和杭州标准等。米兰标准即单个肿瘤直径不超过 5cm,或肿瘤数目少于 3 个且最大直径不超过 3cm,无大血管侵犯、淋巴结或肝外转移。

肝移植的经典术式包括经典原位肝移植(orthotopic liver transplantation)、背驮式肝移植(piggyback liver transplantation)和改良背驮式肝移植(ameliorated piggyback liver transplantation)(图 12-2)。经典原位肝移植将受体下腔静脉连同病肝一并切除,并将供肝作原位吻合。背驮式肝移植则保留受体下腔静脉,将受体肝静脉合并成形后与供肝上下腔静脉作吻合。背驮式肝移植的优点在于:作供、受肝上下腔静脉吻合和门静脉吻合时,可完全或部分保留下腔静脉回心血流,以维持受体循环稳定。改良背驮式肝移植则把供肝下腔静脉和受体三支肝静脉开口,分别扩大成相同形状的三角形开口进行吻合,有利于流出道的畅通。

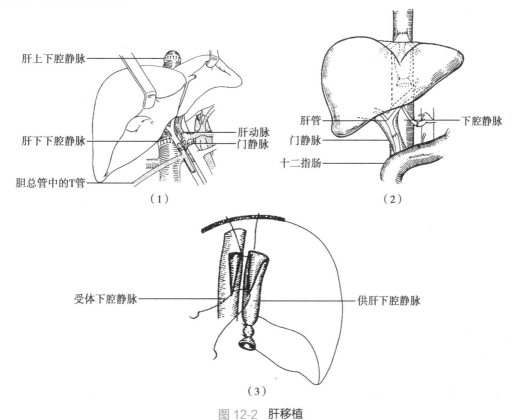

图 12-2　**肝移植**
（1）原位肝移植　（2）背驮式肝移植　（3）改良背驮式肝移植

除全肝移植外,还包括部分肝移植。劈离式肝移植(split-liver transplantation)是把一个供者肝脏劈割成两半分别移植给两个不同的受体。活体亲属供肝移植(living-related liver transplantation)则取亲属的部分肝(左外叶、左或右半肝)移植给受体,前提是务必保证对供体尽量少的危害性,而受体又能获得与常规肝移植相似的效果。此外,还有减体积肝移植(reduced-size liver transplantation)、异位辅助肝移植(heterotopic and auxiliary liver transplantation)、多米诺肝移植(domino liver transplantation)等。

三、胰腺移植

临床上胰腺移植（pancreas transplantation）分为三种类型：同期胰肾联合移植（simultaneous pancreas-kidney transplantation，SPK）、肾移植后胰腺移植（pancreas-after-kidney transplantation，PAK）和单纯胰腺移植（pancreas transplantation alone，PTA）。SPK 是临床上应用最多的胰腺移植术式，近年来部分移植中心数据显示胰腺移植的受者 1 年存活率可超过 95%，移植物 1 年存活率则可达 85% 以上。

胰肾联合移植已成为公认的治疗合并尿毒症的 1 型糖尿病和部分 2 型糖尿病病人的最有效方法。单纯胰腺移植可延缓甚至部分逆转糖尿病相关的严重并发症，但更需细致衡量手术风险和病人获益，严格掌握适应证，依据糖尿病并发症的严重程度、血糖控制情况及肾功能状况选择手术。

胰腺移植外科手术的要点是重建移植胰腺的外分泌和内分泌引流。移植胰腺外分泌处理方式主要有经肠道引流和膀胱引流。早期胰腺移植多采用膀胱引流的方式，即采用带节段十二指肠与膀胱吻合，但其主要缺点是大量的胰液随尿液丢失，造成难以纠正的慢性代谢性酸中毒，并易引起化学性膀胱炎、慢性尿道感染、尿道狭窄等远期并发症。目前多采用经肠道引流胰液，即将移植胰腺带节段十二指肠与受体空肠或十二指肠吻合。胰液经肠道引流则更符合生理，且无胰液经尿路排泄的缺点，已成为标准术式。移植胰腺内分泌回流方式有经体循环系统回流和门静脉系统回流两种。理论上经门静脉系统回流比经体循环系统更符合生理，但两者实际临床疗效的差异不显著，目前胰腺移植手术仍多采用体循环系统回流，如图 12-3 所示。

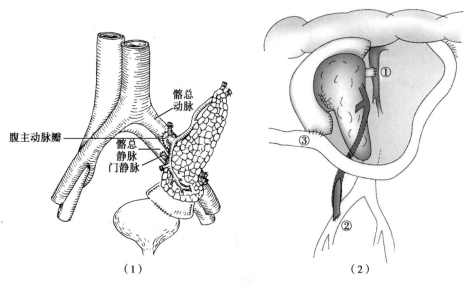

图 12-3　**胰腺移植**
（1）胰腺外分泌膀胱回流，内分泌体循环系统回流　（2）胰腺外分泌肠道回流，内分泌门静脉系统回流（①为门静脉吻合口；②为髂动脉吻合口；③为十二指肠空肠吻合口）

四、小肠移植

因小肠的特殊生理状况，小肠移植（bowel transplantation）术后排斥反应发生率高、易并发严重感染，还可能发生移植物抗宿主病。随着小肠移植不断发展，部分移植中心小肠移植术后病人的 1 年和 5 年生存率可分别达 91% 和 75%。

小肠移植的主要适应证是各种病因导致的小肠功能衰竭，且不能很好耐受营养支持者。根据移植物内容不同，小肠移植包括：单独小肠移植、肝小肠联合移植、腹腔多器官簇移植。

移植的简要步骤包括:供肠肠系膜上动脉与受者腹主动脉或髂总动脉吻合,供肠肠系膜上静脉与受者下腔静脉、髂总静脉、门静脉或肠系膜上静脉吻合,肠管近端行端端吻合,远端造口。

五、肺移植

目前肺移植(lung transplantation)已在全球广泛开展,部分移植中心数据显示术后 1 年、3 年和 5 年生存率可分别达到 80%、64% 和 52%。肺移植术后早期的原发性移植物失功,以及术后远期的闭塞性细支气管炎综合征是影响长期生存的主要原因。

肺移植的适应证主要包括:特发性肺纤维化、慢性阻塞性肺疾病、硅肺、原发性肺动脉高压、肺囊性纤维化、支气管扩张、α_1-抗胰蛋白酶缺乏症、肺淋巴管平滑肌瘤病等。

肺移植的主要术式包括:单肺移植、序贯式双肺移植、肺叶移植、肺减容后移植等。

六、心脏移植

心脏移植(cardiac transplantation)是治疗终末期心脏病的唯一有效手段,目前术后 1 年、5 年的存活率可分别达到 85% 和 75%。移植心因慢性排斥反应所致的冠状动脉硬化是影响术后长期存活的主要原因。

心脏移植的适应证主要是非特异性心肌病和缺血性心脏病。此外,原发性肺动脉高压、艾森门格综合征,以及严重的心脏病伴有不可逆性的肺或肺血管病变者可选择作心肺联合移植。

原位心脏移植的手术方式包括:全心法、双房法和双腔静脉法,目前双腔静脉法是国内外心脏移植的主流术式,如图 12-4 所示。

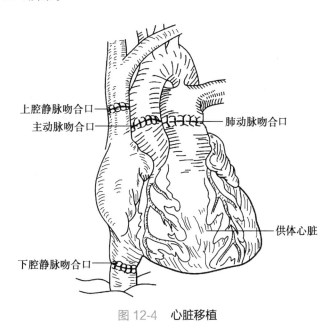

上腔静脉吻合口
主动脉吻合口
肺动脉吻合口
供体心脏
下腔静脉吻合口

图 12-4 **心脏移植**

第五节 | 组织及细胞移植

一、组织移植

目前用于移植的人体组织包括但不限于角膜、巩膜、皮肤、骨、软骨、韧带、心脏瓣膜、血管、羊膜等。大量实践证实,人体组织移植在提高严重烧伤及创伤后的存活率、帮助运动恢复、促进慢性伤口愈合、改善视力等方面具备显著的临床价值。其中,对于瘢痕或穿孔所致的角膜疾病,超过 80% 的病人可以通过角膜移植得到视力恢复。

二、细胞移植

细胞移植是一种将细胞(通常是干细胞或可诱导成为多能干细胞的细胞)转移到组织受损或患病部位的过程。移植可以为自体移植、同种异体移植和异种移植。且移植细胞可在植入前进行预处理,从而达到治疗的目的。

本章思维导图

其中实施最为广泛、技术最为成熟的是造血干细胞移植,利用来自骨髓、外周血或脐带血的造血干细胞,将其注入病人体内,使之重建正常的造血和免疫功能。除此之外,其他各种类型的多能干细胞、基因工程细胞移植也在积极探索中。

(王伟林)

第十三章 | 显微外科技术

　　显微外科(microsurgery)技术是在手术放大镜和手术显微镜下,应用特殊精细的器械和材料对细微组织进行修复与重建的一项外科技术。在手术野放大的情况下进行外科手术操作,可以突破人类视力的自然限制,从宏观进入微观,从而使手术更加精确细致。其特点是组织创伤小,手术质量高,扩大了手术范围,使过去肉眼下无法进行的手术得以实施。经过六十年的发展,现已广泛应用于手术学科的各个专业,如手外科、骨科、神经外科、整形外科、眼科等。

一、显微外科的设备和器材

　　(一)光学放大设备　包括手术显微镜和放大镜,不同专业对手术显微镜要求不同,适用于手外科、骨科、整形外科的手术显微镜应具备以下要求(图13-1):①放大倍数6~40倍,用手或脚踏控制变倍;②工作距离200~300mm,根据需要调整;③具有180°对立位的主、副两套双筒目镜,能各自调节屈光度、瞳孔间距,视场直径大,视场合一,影像呈正立体像(神经外科和眼科显微镜主、副目镜呈90°);④具有同轴照明的冷光源,可调节光度;⑤具有悬挂、支撑显微镜的支架,灵活、轻便;⑥具有连接显示屏或参观镜、照相机和摄像系统的接口,以便参观、教学和数据采集。

　　手术放大镜为望远镜式(图13-2),根据镜组是否能变焦可分为可调式和固定式。放大倍数2.5~6倍,使用方便、灵活,适用于直径2mm以上的血管、神经缝合。

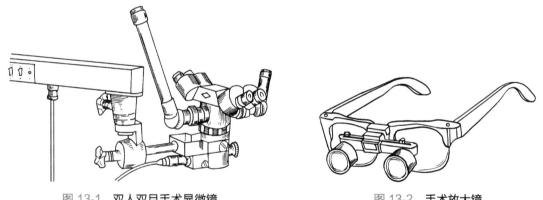

图 13-1　双人双目手术显微镜　　　　　　图 13-2　手术放大镜

　　(二)显微手术器械　包括微血管钳、镊子、剪刀、持针器、血管夹、合拢器、冲洗平针头等(图13-3)。最常用的显微手术器械:①镊子:用来提取、分离微细组织和夹缝线打结,故要求镊子尖细,对合好,有夹持力而无切割;②剪刀:用来分离修剪组织和剪线;③持针器:咬合面光滑无齿,有适宜宽度,能牢固夹持较细的显微缝合针和线;④血管夹:有适用于不同血管口径的各种血管夹,要求在不损伤血管壁条件下阻断血流。

　　(三)显微缝合针线　各种不同规格的显微缝合针线适用于不同口径的血管(表13-1)。

二、显微外科基本手术技术

　　显微外科基本手术技术包括显微血管、淋巴管吻合技术以及神经、肌腱缝合技术。其中,前者要求最高,也最常用。下文以显微血管吻合和显微神经吻合为例进行介绍。

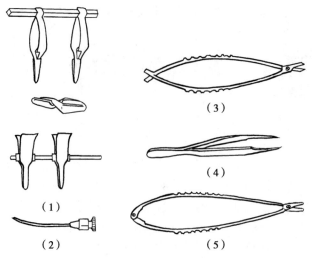

图 13-3　显微手术器械

（1）血管夹及合拢器　（2）冲洗平针头　（3）弹簧柄式显微剪
（4）血管镊　（5）持针器

表 13-1　常用的显微缝合针线规格

型号	针		线		用途
	直径/μm	长度/mm	直径/μm	拉力/g	
7-0	200	6	50	50	吻合口径>3mm 的血管、神经
8-0	150	6	38	50	吻合口径为 1～3mm 的血管
9-0	100	5	25	25	吻合口径为 1～3mm 的血管
11-0	70	4	18	10	吻合口径<1.0mm 的血管、淋巴管

　　（一）显微血管吻合技术　有端端吻合和端侧吻合两种,以前者最常用,其基本原则和方法如下。

　　1. **无创技术**　操作时钳夹血管外膜,禁用锐器置入血管腔和镊子夹持血管壁,以防损伤血管内膜,导致血栓形成。

　　2. **血管及血管床肝素化**　以肝素生理盐水滴注血管床、血管表面,冲洗血管腔,以保持湿润肝素化,避免局部血液凝固。

　　3. **血管断端清理及血管外膜修剪**　镜下仔细检查血管壁损伤情况,彻底切除挫伤血管壁。用镊子夹住外膜边缘,向断端侧牵拉、切除,使其自然回缩,以免将其带入管腔,引起血栓(图 13-4)。

　　4. **缝合血管**

　　（1）缝合法:二定点缝合较常用。即在血管 0°、180° 方位定点各缝合 1 针,二针线作牵引,根据血管口径大小均匀缝合血管壁 2～4 针,然后 180° 翻转血管,同样均匀缝合血管后壁(图 13-5)。

　　（2）针距、边距:结合血管口径、管壁厚度、管内血流压力而定,一般动脉缝合的边距相当于血管壁厚度的 2 倍,针距为边距的 2 倍。静脉血管管壁较薄,边距比例可比动脉稍大。

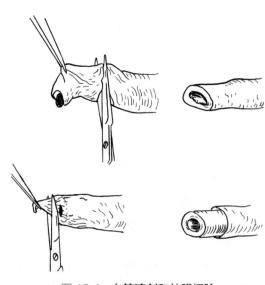

图 13-4　血管清创和外膜切除

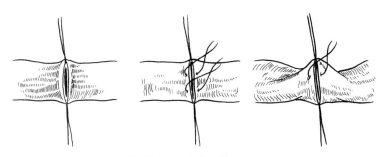

图 13-5　二定点血管缝合法

（3）进针与出针：应尽量与血管壁垂直进针，顺缝针的弧度出针。

（4）打结：应使血管轻度外翻，内膜对合良好，打第一个结松紧适度，第二、三个结应打紧。

（5）漏血检查与处理：缝合完毕放松血管夹，血流迅速通过吻合口，如漏血不多，可用小块湿纱布轻度压迫片刻，如吻合口有喷射状出血，应补加缝合。

显微血管吻合除缝合外，还有非缝合方法，如激光焊接、电凝、黏合等，尚处于实验研究阶段，难以在临床应用。

（二）显微神经缝合　显微神经缝合有神经外膜缝合法和神经束膜缝合法。

三、显微外科的应用范围

显微外科可应用于所有以手术为治疗手段的外科系统。

（一）断肢（指）再植　是显微外科应用的重要内容之一。

（二）吻合血管的组织移植　是显微外科应用最多、最广的领域。

1. 吻合血管的皮瓣或嵌合肌肉、骨骼组织的嵌合皮瓣移植，组织瓣含有完整动脉、静脉血管系统的皮肤及皮下组织或肌肉形成皮瓣或肌（皮/骨）瓣。移植后需吻合血管，恢复其血液供应才能成活，故称为游离移植。

皮瓣主要应用于以下方面：①创伤、烧伤、肿瘤等因素造成的皮肤软组织缺损伴有深部组织（如肌腱、骨关节）外露者；②严重瘢痕致关节挛缩畸形；③经久不愈的慢性溃疡；④组织或器官缺失再造。肌皮瓣除应用于软组织缺损修复外，还可充填骨感染后死腔。若肌瓣同时携带其运动神经，移植修复缺损、坏死肌肉或替代永久失神经肌肉，则可重建关节运动功能。

目前可供游离移植的常用皮瓣有30余种，肌（皮）瓣20余种。应根据组织缺损部位、面积、性质或某些特殊的治疗需求作适当选择，如常用的肩胛皮瓣、腹部皮瓣、前臂皮瓣、股前外侧皮瓣、胸大肌肌（皮）瓣、背阔肌肌（皮）瓣。

2. **吻合血管的骨和骨膜移植**　采用吻合血管的骨和骨膜移植可修复骨折不愈合、骨缺损和骨坏死。由于有血液供应，传统骨移植的"爬行替代"愈合过程转变为一般骨折自然愈合过程，极大地缩短了骨愈合的时间。常用的吻合血管的移植骨有腓骨、髂骨和肩胛骨等。

3. **吻合血管的大网膜移植**　修复软组织缺损、治疗闭塞性脉管炎和慢性骨髓炎。

4. **吻合血管的游离淋巴结组织瓣移植**　治疗肢体淋巴水肿。

（三）吻合血管的足趾移植再造拇指或手指　自我国杨东岳等1966年首次报道吻合血管第二足趾移植再造拇指以来，手指缺损的再造取得较满意结果，不仅恢复了手的外形，同时感觉和运动功能也得到极大改善。

（四）吻合血管的空肠移植　修复颈胸段食管瘢痕性狭窄、先天性缺损或闭锁，重建咽喉癌、中上段食管癌切除后的食管缺损。

（五）周围神经显微修复　显微外科技术克服了过去肉眼修复周围神经对合差、易形成神经瘤的缺点，使神经对合更加准确，提高了修复效果。

（六）小管道显微修复　如输精管、输卵管、鼻泪管的吻合等。

（七）吻合血管的器官移植　有肝移植、肾移植、心脏移植、肺移植、睾丸移植、卵巢移植、甲状旁腺移植等。

四、显微外科技术新进展

20世纪90年代以来，随着手术技术的积累、数字化技术的广泛应用及显微器械的改进，显微外科向纵深发展，出现了超级显微外科（supermicrosurgery）和数字化显微外科技术。

（一）超级显微外科技术　超级显微外科定义为：一种吻合细小血管或单根神经束的微血管神经吻合与切取技术，血管口径 0.3～0.8mm。技术层面上，超级显微外科操作更为精细，常需要特殊的显微外科器械。超级显微外科提出后，以前认为因管径太小不能吻合的血管，应用超级显微外科技术后可进行吻合，因而增加了很多新的皮瓣供区。组织移植的供区可根据受区需要的组织类型、组织量、相似程度、色泽等进行综合匹配选择，做到缺什么补什么，实现精准修复，达到更满意的修复效果。近年来超级显微外科技术成功用于各种类型的特殊形式穿支皮瓣，如显微削薄穿支皮瓣、血流桥接穿支皮瓣、嵌合穿支皮瓣、分叶穿支皮瓣及联体穿支皮瓣，常用的穿支皮瓣包括股前外侧穿支皮瓣、腹壁下动脉穿支皮瓣、胸背动脉穿支皮瓣、旋肩胛动脉穿支皮瓣等。淋巴管静脉吻合术、淋巴结组织瓣游离移植术也是近年来超级显微外科逐步推广应用的新技术。

（二）数字化显微外科技术　传统的解剖研究是对其血供系统的分型、走向、与周围组织关系形成一个概率、概念上的描述。不时有血管变异导致手术方案改变或误伤血供造成手术失败的情况发生。

数字化显微外科技术可实现由二维变三维、由静态变动态的解剖显像模式，可将显微解剖结构三维立体地从任意角度观察。主要原理是通过术前血管造影 CT 扫描，通过 CT 后处理工作站对手术区域 CT 图像进行三维重建，可获得术区动脉网络的清晰形态，整体显示清晰，实体感强，皮肤、血管的相互关系一目了然。术前可以测量出需要的血管蒂的长度、管径是否匹配等，使得手术设计精准化的同时更可显著提高手术的成功率。

（张长青）

第一节 │ 概 述

（一）微创（minimally invasive）**的基本概念** 不同时期对微创的理解和要求是不同的。历代外科学家都强调在手术中对组织轻柔操作、正确止血、手术野清晰干净、避免大块组织结扎、采用损伤小的缝合材料等方法，目的在于追求传统外科治疗对局部组织造成损伤或破坏程度的最小化、微小化。这些原则或方法是进行外科手术必须遵守的，但它们仅具有微创的意义，也就是外科微创化。目前所说的微创是个全新的概念，是指以最小的创伤和最小的生理干扰达到最佳手术疗效的一种外科理念。外科手术作为有计划的创伤，术者应力求将手术的创伤降到最低限度，即达到微创的目的。随着时代的进步及科学技术的发展，各种先进医疗设备和器械的开发及应用支持着微创外科的进步和发展，但是微创也是创伤，只是相对于传统手术和操作，创伤可能较小；若使用不当，微创手术并发症的严重性可能超过传统手术，甚至造成"巨创"。腹腔镜胆囊切除术并发胆管损伤就是典型的例子，应引起重视。

（二）微创的基本要素

1. **微创医学**（minimally invasive medicine，MIM） 是将社会人文思想与医学微创理念融为一体的现代医学观念。前者强调医学要以人为本，病人至上，治病过程中要从人文关怀出发，在不违背医疗原则的基础上，确立以病人为中心的医疗方案；后者强调在诊断与治疗疾病的全过程中，尽可能减轻或不损害机体内环境稳定，实现"尽可能小的损伤"的医疗思想。

2. **微创外科技术**（minimally invasive surgery，MIS） 包括内镜技术、腔镜外科技术和介入放射学技术。目前这些技术广泛地应用于更多外科领域，开创更多的手术方式，让更多的病人获益。这代表了"以人为本"的人文主义理念，是"生物-社会-心理"新型医学模式的具体体现。微创外科技术的根本在于如何提高医疗质量，如何使医疗服务达到甚至超过病人的期望。

（刘颖斌）

第二节 │ 内镜技术

一、内镜技术的发展史

"endoscopy"（内镜）起源于希腊语，原意为窥视人体管腔的方法。从最初提出内镜设想，经过早期的硬式、半可屈式和纤维内镜，直到电子内镜，共经历了两百余年发展和变革，现已构成完备体系，对消化、呼吸和泌尿生殖系统等疾病的诊疗起到了革命性的推动作用。

二、内镜的基本原理和种类

随着技术的发展，现今内镜多采用电子内镜原理，即借助内镜顶端的电荷耦合元件（charge-coupled device，CCD）将光信号转换成电信号，视频系统处理后转换为监视器上的图像。

内镜可分为硬式和软式：

1. **硬式内镜** 包括膀胱镜、肛门直肠镜、胸腔镜、关节镜、脑室镜等。其结构固定，无法弯曲，虽不能随意调节观测方向,但有操作方便和不易受损等多种优点,可经自然腔道(natural orifice)或经皮孔路(percutaneous trocar)进入体腔。

2. **软式内镜** 包括胃镜、结肠镜、小肠镜、十二指肠镜、胆道镜、支气管镜、鼻咽镜等,其镜身和头端可弯曲。术者在直视下可进行操作。

三、内镜下常用的诊断技术及治疗器械

(一)内镜下常用的诊断技术

1. **染色和放大** 染色指应用特殊染料对胃肠道黏膜进行染色以提高病变检出率,而放大可将观察对象放大60~170倍。染色与放大技术联合应用可准确反映病变特点、明确病变范围、提高检出率,黏膜肿物染色有助于腹腔镜等操作的肿物定位。

2. **电子染色技术** 常用的窄带成像技术(narrow band imaging,NBI)是将内镜光源所发出的红蓝绿光波的宽带光谱过滤,留下窄带光谱对黏膜进行照射。电子染色技术可增加黏膜上皮和黏膜下血管的对比度和清晰度,可观察早期黏膜病变、炎症性改变和肿瘤表面微血管形态等。

3. **内镜下造影技术** 如内镜逆行胰胆管造影(endoscopic retrograde cholangiopancreatography,ERCP)、膀胱镜下逆行输尿管肾盂造影术(retrograde ureteropyelography)等,提高了诊断准确率。

4. **病理活检** 经内镜使用活检钳可获取组织标本进行病理诊断,为进一步治疗打下基础。

(二)内镜下治疗常用的能量设备

1. **高频电刀** 是一种用于组织切割的电外科器械,在与机体接触时可通过电极尖端产生的高频高压电流瞬时加热组织,实现对组织的分离和凝固,达到切割和止血的目的。

2. **激光** 具有亮度高、单色性好、方向性强等特点,可用于组织切割、凝固、止血、气化等。正常组织与肿瘤等病变在激光激发后可产生不同波长的荧光,有助于早期肿瘤的定位。

3. **微波** 是一种频率为300~300 000MHz的电磁波。生物组织中的极性分子随外加电场的交变频率变化发生高速转动,产生热效应,以治疗某些黏膜疾病。

4. **射频** 是一种高频交流变化电磁波。高于10kHz的高变电流使活体组织内离子产生振动,在电极周围产生90~100℃的高温,通过热传导毁损局部组织。

5. **氩氦刀** 可使靶区组织的温度在10~20秒内迅速降到-140℃以下,然后快速升温至30~35℃,从而使病变组织毁损。

四、内镜技术在外科中的应用

(一)内镜技术在消化外科中的应用

1. **胃镜** 胃镜下可使用高频电刀对病变进行手术,如采用内镜黏膜切除术(endoscopic mucosal resection,EMR)、内镜下黏膜剥离术(endoscopic submucosal dissection,ESD)对此类疾病进行治疗。内镜下球囊扩张和支架置入技术的进步,为肿瘤引起的食管狭窄、术后吻合口狭窄提供了一种微创的治疗手段。胃镜下电凝、套扎或局部注射等可有效治疗上消化道出血。

2. **结肠镜** 和胃镜一样,可对结直肠息肉和早癌进行治疗,肿瘤导致的肠梗阻亦可用导管或支架暂时缓解,为手术创造条件。

3. **小肠镜** 可分为双气囊、单气囊小肠镜,用于消化道出血、放射性小肠损伤、胶囊内镜未明确的小肠病变的诊断。

4. **十二指肠镜** 可完成ERCP、胆管结石处理和内镜十二指肠乳头括约肌切开术(endoscopic sphincterotomy,EST)等操作(图14-1)。

5. **胆道镜** 可用于胆道探查、活检或止血,胆管结石取出,也可联合球囊用于扩张胆管。

6. **超声内镜**(ultrasonic endoscope) 将内镜和超声探头联合的检查方式,可对消化道管壁和消化道周围脏器进行超声扫描,用于消化道肿瘤分期、黏膜下肿瘤定位、胆管和胰腺疾病诊断等(图14-2)。

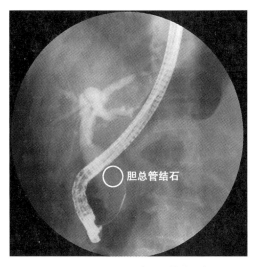

图 14-1　ERCP（胆总管结石）

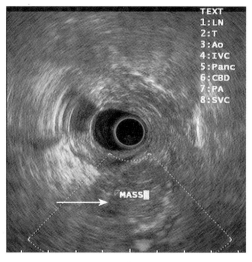

图 14-2　**超声内镜下胰腺肿物**
超声内镜显示肿块呈低回声，其边缘不规则。

7. **胶囊内镜**（capsule endoscope）　口服内置摄像和无线传输装置的胶囊，在消化道内运动并拍摄图像，通过体外的影像工作站阅读所拍摄的照片完成诊断。

8. **激光共聚焦显微内镜**（confocal laser endomicroscope）　在普通内镜的头端加装极小的激光共聚焦显微镜，对活体组织的显微观察达到组织病理学水平。该技术可以实时显示检测部位的细微结构，使内镜检查与组织学检查同步。

（二）内镜技术在泌尿外科中的应用　泌尿外科内镜技术应用广泛，大多数泌尿系统结石均可通过内镜来完成治疗。经皮肾镜、输尿管镜、膀胱镜或腹腔镜可联合气压弹道、液电、超声波、激光等方法碎石。近年来，经尿道前列腺电切术已经成为治疗良性前列腺增生的标准术式。此外，膀胱癌根据其不同分期，可以选择不同的内镜治疗，如浅表性膀胱癌可经尿道行膀胱肿瘤电切术。

（三）内镜技术在胸外科中的应用　支气管镜在胸外科主要用于支气管病变的诊断和切除、止血或支气管狭窄球囊扩张等。

（四）内镜技术在骨科中的应用　膝关节镜是一种观察滑膜、软骨、半月板以及韧带等关节内部结构的内镜，主要用于关节内疾病的诊疗。还可利用脊柱内镜行脊柱微创手术，具有组织损伤小、出血少、脊柱稳定性能破坏小、术后疼痛轻、住院时间短等优点。

（五）内镜技术在神经外科中的应用　现多用于脑积水、颅内囊肿、颅内血肿、脑室及室旁肿瘤、垂体腺瘤、颅咽管瘤等神经外科疾病的治疗。

五、经自然腔道内镜手术简介

经自然腔道内镜手术（natural orifice transluminal endoscopic surgery，NOTES）是指使用内镜从自然孔道（口腔、肛门、阴道）进入体内，于适宜部位穿透相应黏膜，进入胸腔、腹腔或颈部进行手术，切除标本经由该孔道取出的一种手术操作方式。20 世纪 80 年代末 NOTES 的胆囊切除和阑尾切除术开始尝试，21 世纪初经阴道的卵巢切除和阑尾切除、经口底甲状腺切除已有报告。但是，NOTES 开展仍有待于内镜本身和特殊手术器械的进一步成熟，术野清晰暴露程序的进一步优化，手术操作现大多在实验阶段。

（刘　彤）

第三节 | 腔镜外科技术

一、概述

腔镜(laparoscopy)外科技术是指通过人为的体表切口建立人工通道,将器械插入体腔或者间隙进行外科手术的技术,如腹腔镜、胸腔镜、关节镜以及肾镜技术等。1910年瑞典的Jacobaeus首次将腔镜用于观察人的腹腔,并在同年成功将腔镜技术应用于分离肺结核病人的胸膜粘连,开创了胸腔镜手术的先河。1938年匈牙利的Veress发明了弹簧安全气腹针并一直沿用至今。20世纪50年代,英国物理学家Hopkins发明了柱状透镜使光传导损失减小,腹腔镜的图像更为清晰,极大地促进了腹腔镜在妇科、消化内科疾病诊断和治疗方面的应用。20世纪60—70年代,德国的Semm使用自己设计的自动气腹机、冷光源、内镜热凝装置及许多腹腔镜的专用器械施行了大量的妇科腹腔镜手术。1987年法国的Mouret用腹腔镜为一位妇女治疗妇科疾病的同时切除了病变的胆囊。从此,开启了以腹腔镜手术为代表的微创外科时代。如今,腔镜手术已在外科各个专科广泛开展。

现代关节镜技术是从膀胱镜发展而来的。20世纪90年代,关节镜技术对关节疾病的诊断和治疗发生了革命性进展。通过关节镜在直视下进行诊断,准确率比以往各种检查方法都高,因此被广泛采用。应用管道系统原理在关节镜监视下手术,创伤小,准确率高,由此关节镜手术大为发展。随着器材不断改进,手术难度不断提高,此项技术的应用范围也愈来愈广,效果优于常规手术,已发展形成关节镜外科。

虽然早在1910年就出现胸腔镜手术,但传统胸腔镜由于受到内镜器械的限制,仅被应用在胸膜疾病的诊断和胸腔粘连松解。自20世纪80年代后期,内镜摄像系统的发展和腔镜切割缝合器等器械的出现,为胸腔镜外科的发展提供了新动力。目前,胸腔镜外科技术广泛应用于肺、食管、纵隔肿瘤的切除,以及心脏病外科治疗的各个领域。

经皮肾镜技术是通过建立皮肤到肾集合系统的手术通道,置入肾镜进入肾盏、肾盂甚至输尿管上段,对上尿路疾病进行诊断和治疗的一种外科手术方法。1976年,瑞典人Fernström和Johannson首次在国际上报道了应用经皮肾镜技术进行取石的方法,开创了肾结石微创治疗的先河。经历了一系列技术和设备改进后,经皮肾镜取石如今已成为治疗肾结石的首选方案。

二、腹腔镜外科手术设备、器械与基本技术

临床上应用的腔镜很多,但基本构件和操作原理相似,此处主要介绍腹腔镜。

(一)腹腔镜图像显示与存储系统 该系统由腹腔镜镜头、高清晰度微型摄像头、模数转换器、高分辨率显示器、全自动冷光源和图像存储系统等组成。

1. **腹腔镜镜头** 腹腔镜是用Hopkins技术制造的光学系统,光线通过组合的石英玻璃柱束传导并经空气透镜组折射而产生极其明亮清晰的图像,几乎不出现失真。腹腔镜直径有10mm、5mm、2.5mm等规格,镜面视角为0°或30°。

2. **微型摄像头及模数转换器** 腹腔镜接上摄像头,其图像通过CCD将光信号转换成电信号,再通过模数转换器转换为数字信号。

3. **显示器** 目前的全数字显示器,光信号通过CCD、模数转换器转换成数字信号,经逐行扫描直接在显示器上显示出来,其图像的水平解析度可达4 096个像素。

4. **冷光源** 冷光源通过光导纤维与腹腔镜相连以照亮手术野,可以自动控制或手动控制,灯泡有氙灯、金属卤素灯、氩灯、金属弧光灯等。灯泡的热量通过机器内的强力排风扇及光导纤维的传导散热,以防烫伤腹腔内器官。

5. **录像机与图像存储系统** 高质量的录像机有β-录像机和S-VHS录像机,亦可用画质较低的

NOTES

家用 VHS 录像机。手术图像的存储,可用专业用的图像捕捉卡及相应的软件,将手术录像实时捕捉并存储在电脑硬盘上。

（二）CO_2 **气腹系统**　建立 CO_2 气腹的目的是为手术提供足够的空间和视野,是避免意外损伤其他脏器的必要条件。整个系统由全自动大流量气腹机、二氧化碳钢瓶、带保护装置的穿刺套管鞘、弹簧安全气腹针组成。

（三）**手术设备与器械**　设备主要有高频电凝装置、激光器、超声刀、腹腔镜超声、冲洗吸引器等。手术器械主要有电钩、剪刀、分离钳、抓钳、持钳、肠钳、吸引管、穿刺针、扇形牵拉钳、持针钳、施夹器、各类腔内切割缝合与吻合器等。

（四）**基本技术**

1. **建立气腹**　①闭合法:在脐上或下缘作弧形或纵行切口,长约 10mm 达皮下,在切口两侧用巾钳或手提起腹壁,将气腹针经切口垂直或向盆腔斜行刺入腹腔,针头穿过筋膜和腹膜时有两次突破感,穿刺进腹后可采用抽吸试验、负压试验或容量试验证实气腹针已进入腹腔,即可向腹腔内注入二氧化碳气体,至预设压力 12mmHg,气腹即告完成。②开放法:在脐上或下缘作弧形或纵行切口,长约 10mm 达深筋膜,在直视下打开腹膜,用手指探明确认进入腹腔及腹壁下没有粘连后,置入套管连接充气管建立气腹。

2. **腹腔镜下止血**　电凝止血是腹腔镜手术中的主要止血方式,有单极和双极电凝两种。

其他有钛夹、Hemlock 夹、超声刀、自动切割吻合器、闭合器、结扎及缝合等。

3. **腹腔镜下组织分离与切开**　腹腔镜手术分离组织结构时,不像开腹手术那样可以用手触摸感觉组织的致密与疏松,只能借助于手术器械。组织分离与切开的方法主要有电凝切割、剪刀锐性剪开、超声刀凝固切割、分离钳钝性分离、高压水柱分离等。

4. **腹腔镜下缝合**　腹腔镜下缝合是腹腔镜手术中难度较高的操作技术,是手术者必须掌握的手术技巧,需经过一定时间的体外模拟器训练和手术实践。传统手术的缝合技术同样可以在腹腔镜下应用,几乎所有的缝合针线均可用于腹腔镜手术。

5. **标本取出**　小于或略大于套管鞘口径的标本可以直接用标本袋从套管鞘内取出,如标本较大,可将操作孔扩大或另作一小切口并用标本袋取出。

三、腹腔镜外科手术适应证及常用的手术

早年,腔镜主要用于腹腔探查,对疾病进行诊断。随着科技的不断进步,腹腔镜手术器械的不断发展,全数字、大屏幕、高清腹腔镜的使用,尤其具有 4K 分辨率的超高清腹腔镜的推出,智能化电凝系统、血管闭合系统等新型能量系统的相继问世,使腹腔镜技术在临床的应用日趋成熟及广泛,并且极大地提高了腹腔镜手术的安全性。目前,腹腔镜诊断和治疗的适应证较以往相对拓宽,禁忌证相对缩小,使该技术逐步跨入一个崭新的微创手术时代。主要适应证几乎涵盖整个腹盆腔的良性疾病。对于恶性肿瘤,随着循证医学证据数量和等级的不断提升,各协会专业组制定了相应的手术规范,腹腔镜下恶性肿瘤切除所占比例也逐年增加,腹腔镜下结直肠癌根治性切除术、腹腔镜下胃癌根治术等越来越普及。此外,腹腔镜下胰十二指肠切除术（Whipple 手术）、解剖性半肝切除术、供肝切取术、供肾切取术、血管动脉瘤切除或转流术等,近年来发展迅速,很多大的医疗中心已经开展。

四、腹腔镜手术的并发症

腹腔镜手术的创伤微小并不等于它的手术危险也是微小的,腹腔镜手术除了可能发生与传统开腹手术同样的并发症,还可发生腹腔镜技术所导致的特有并发症。

（一）CO_2 **气腹相关的并发症与不良反应**　腹腔镜手术一般用 CO_2 气体来建立气腹。气腹的建立必将对心肺功能产生一定程度的影响,如膈肌上抬、肺顺应性降低、有效通气减少、心排血量减

少、下肢静脉淤血和内脏血流减少等,并由此产生一系列并发症,包括皮下气肿、气胸、心包积气、气体栓塞、高碳酸血症与酸中毒等。

(二)与腹腔镜手术相关的并发症

1. **血管损伤** 血管损伤可发生于各种腹腔镜手术中,暴力穿刺是损伤腹膜后大血管的主要原因,虽然发生率较低,但死亡率很高,其他则发生在手术操作过程中。

2. **内脏损伤** 腹腔镜术中内脏损伤并不少见,常因术中未被发现,术后发生腹膜炎等严重并发症而又未能及时确诊,造成严重后果。根据损伤脏器的不同可分为空腔脏器损伤和实质性脏器损伤两类。

3. **腹壁并发症** 腹腔镜手术的腹壁并发症主要与戳孔有关,有戳孔出血与腹壁血肿、戳孔感染、腹壁坏死性筋膜炎和戳孔疝等。

五、机器人辅助外科技术

随着医疗技术和人工智能的不断发展,手术机器人(机械手臂)辅助技术在外科中应用越来越受到关注。手术机器人借助机械手臂,从视觉、听觉和触觉上为医生进行手术操作提供支持。现代的机器人操作系统通常采用先进的传感技术来实现预知性和智能控制,可以帮助外科医生进行更准确的手术操作。机器人外科技术的应用,开启了微创外科新纪元,其中美国的达芬奇(Da Vinci)手术机器人应用最为广泛,现已推出第四代。随着国产手术机器人的诞生和投入临床使用,手术费用将会大幅度下降。

(一)手术机器人系统的组成

1. **医生操作台** 该操作台是系统的控制中心,由计算机系统、监视器、操作手柄及输出设备等组成。

2. **床旁机械手臂手术系统** 包括2~3个工作臂及一个持镜臂,持镜臂用于手术中握持腹腔镜物镜,工作臂用于完成手术中各种操作。

3. **3D成像系统** 内装Da Vinci系统的图像处理设备,并配有监视器,还可放置辅助手术设备,如二氧化碳充气系统等。

(二)外科手术机器人系统的优势

与传统腔镜相比:①视觉角度:3D图像具有更精细操作的空间定位,改善了手术操作的掌控力;②人机工程学角度:外科医生坐在主操作台控制手术,具有较好的舒适性;③操作度:能滤除外科医生手部抖动,手术更加精确,可进行微细操作;④灵活度:可避免器械碰撞与三角操作问题,还能实现自动缝合等操作,节省时间,灵活度高;⑤触觉:传感器可测出组织与器械间的接触力,外科医生可感受到接触力的大小和方向;⑥远程手术:在高速互联网等技术支持下,已经实现了跨地域远程手术。

第四节 介入放射学技术

介入放射学技术(interventional radiology technique)是以现代影像学技术为基础,在X线、超声、CT、MRI等引导下,利用穿刺针、导管、导丝及其他介入器材,对疾病进行诊断或治疗的微创技术。

根据治疗领域不同,分为经血管介入技术与非经血管介入技术两类。

(一)**经血管介入技术**(vascular interventional technique) 在影像设备的引导下,利用专用的介入器材,通过Seldinger技术建立经皮血管通道(图14-3),将特定导管选入靶血管,进行造影诊断和治疗的技术,包括药物灌注、栓塞、球囊扩张或支架置入等。

1. **经导管血管灌注术**(transcatheter vascular infusion,TVI) 经导管将药物直接注射到靶器官的供血动脉或回流静脉,以提高病变局部的药物浓度,减少药物的毒副作用。临床常用于恶性肿瘤的化

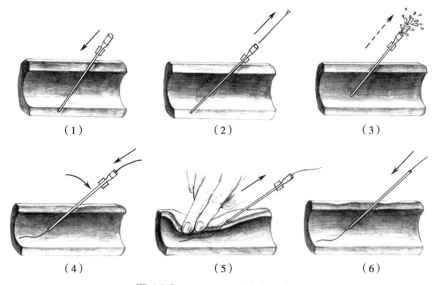

图 14-3 Seldinger 技术示意图

（1）用带有针芯的穿刺针穿刺动脉血管前后壁 （2）拔去针芯,后退针鞘 （3）发现有明显的搏动性喷血 （4）将导丝经穿刺针鞘引入血管,插入足够长度的导丝 （5）拔去针鞘,压住穿刺点,防止血液外渗 （6）引入带有扩张器的导管鞘

疗灌注、动脉血栓形成后的局部溶栓、血管痉挛性疾病如雷诺病等的血管扩张治疗、消化道出血的诊断和治疗等。

2. 经导管动脉内化疗栓塞术或栓塞术（transcatheter arterial chemoembolization or embolization, TACE or TAE） 前者是将抗肿瘤药物和栓塞剂（如碘油或固体栓塞剂）混合后通过导管注入肿瘤血管内,直接杀伤肿瘤细胞和引发肿瘤缺血坏死,常用于不可切除肝癌的姑息性治疗。TAE 主要适用于消化道出血、大咯血、外伤性大出血（如肝、脾、肾和后腹膜及骨盆大出血）,还适用于动脉瘤、脾功能亢进或各种动静脉瘘等。

3. 经皮腔内血管成形术（percutaneous transluminal angioplasty, PTA） 主要包括球囊扩张成形术和血管内支架置入术。球囊扩张成形术是采用球囊导管,通过球囊对狭窄段动脉壁进行有限度的机械性扩张,使病变段动脉壁伸展,动脉内膜和中膜部分断裂、分离,动脉外膜伸展超过其弹性程度,动脉管腔扩大,从而达到治疗的目的。血管内支架置入术是指在 X 线透视引导下,将金属内支架置入病变血管内,利用支架的支撑力将狭窄的管道撑开,使其内径扩大,恢复血流通畅。起隔绝作用时,覆膜支架可对异常扩张的血管进行管腔重建,纠正病变血管的异常血流动力学。主要适用于动脉粥样硬化、大动脉炎（非活动期）、纤维肌发育不良、血管旁路移植术或移植术后吻合口狭窄、巴德-吉亚利综合征等。

4. 经颈静脉肝内门体静脉分流术（transjugular intrahepatic portosystemic shunt, TIPS） 以颈内静脉为穿刺入路,将导管经颈内静脉、上腔静脉、右心房、下腔静脉插入肝静脉,并在 X 线引导下由肝静脉穿刺门静脉,在肝脏内建立肝静脉与门静脉的通道,使门静脉内血液可直接流入肝静脉,降低门静脉压力,从而达到治疗门静脉高压症的目的。主要适用于门静脉高压症引起的上消化道出血、顽固性胸腹水等。

（二）非经血管介入技术（non-vascular interventional technique） 在影像设备的引导下,对非心血管部位进行介入性诊断和治疗的技术,包括经皮穿刺活检术、经皮实体肿瘤消融术、经皮穿刺实体肿瘤放射性粒子置入术、经皮穿刺引流与抽吸术、腔道狭窄扩张成形术及支架置入术、椎体成形术、神经阻滞术等。

1. 经皮肝穿刺胆道置管引流术（percutaneous transhepatic cholangial drainage, PTCD）和经皮经肝胆囊穿刺引流术（percutaneous transhepatic gallbladder drainage, PTGD） 是在 X 线或超声引导下,利

用穿刺针经皮经肝脏组织穿入并留置导管于肝内胆管或者胆囊,用于胆道造影或胆道引流。

PTCD 适用于:恶性肿瘤导致胆道梗阻的姑息性治疗;重度黄疸病人术前减黄;急性胆道感染病人的胆道引流;以及建立其他治疗的解剖通路,如利用 PTCD 窦道进行窦道扩张,然后通过窦道进行胆道镜诊治,称作经皮经肝胆管镜检查术(percutaneous transhepatic cholangioscopy,PTCS),或利用 PTCD 窦道对胆道狭窄部位扩张后,置入相应大小的支架,完成经皮经肝胆道内支架置入术(percutaneous transhepatic biliary stent placement)。

PTGD 适用于全身情况不适合手术或局部炎症严重、手术困难的急性化脓性胆囊炎病人;也可用于胆总管中下段梗阻,PTCD 引流失败,用 PTGD 代替 PTCD 行胆道引流。由于胆囊管存在螺旋瓣,通常情况下 PTGD 胆道引流效果不如 PTCD。

2. **经皮穿刺消融术**　通过经皮穿刺途径,导入物理或化学性刺激物对病变组织进行毁损的技术。全身各部位实体肿瘤不宜手术、不愿手术、其他治疗方法不敏感或残存病灶,均适用于消融术治疗。物理性消融主要是通过热效应或冷冻效应进行病灶毁损,如射频消融术、微波消融术、冷冻消融术等。化学性消融则通过向病灶内注射无水乙醇等化学药物达到毁损病灶的目的。

3. **经皮脓肿或积液穿刺置管引流术**(percutaneous catheter drainage)　在影像设备的引导下,将引流管置入脓腔或积液区内,用于治疗肝脓肿、腹腔内脓肿、盆腔脓肿或积液等。

介入放射学技术具有创伤小、定位准确、见效快、重复性强、可多种技术联用以及简便易行等特点,是微创外科的重要组成部分,但也可能发生并发症,有些甚至更加严重,需引起重视。常见并发症有:穿刺部位感染、出血、血肿、血管内膜损伤或假性动脉瘤形成;血管对比剂造成的过敏反应、肾脏毒性等;相关的组织和脏器损伤,如射频消融治疗导致的肠管损伤,胸腔穿刺引流引起的气胸、肺损伤,以及肿瘤穿刺针道种植转移等。

本章思维导图

（刘颖斌）

第二篇

麻醉与围手术期处理

第十五章 麻醉

第一节 概述

麻醉（anesthesia）一词来源于希腊文，其原意是感觉丧失，即指应用药物或其他方法使病人整体或局部暂时失去感觉，从而消除手术时的疼痛。随着外科学及麻醉学的发展，麻醉的任务不再局限于解决手术中的疼痛问题。作为现代医学快速发展的支撑性平台学科，麻醉学已经发展成为内涵丰富的围手术期医学。

1846 年 10 月 16 日，美国牙科医生 Morton 在美国麻省总医院公开演示了乙醚麻醉并获得成功，标志着现代麻醉学的起源。如今，麻醉学已经成为临床医学的一个重要学科，也是促进外科技术发展和推动舒适化诊疗的重要学科。它主要包括临床麻醉、重症治疗、急救复苏和疼痛治疗四个部分，其中临床麻醉是现代麻醉学的主要部分。

手术是以治疗为目的的医疗干预，但同时也会给病人带来损伤。麻醉要保证病人在手术过程中的安全，最大限度地减少疾病和手术对病人造成的伤害。麻醉医生通过使用镇痛药、镇静药和肌松药等药物使病人意识和痛觉消失、肌肉松弛来配合手术操作，同时还要对病人的生命体征进行精准的调控。在手术期间，麻醉医生要管理病人的气道和呼吸，预防和处理各类呼吸系统并发症；根据病人的血流动力学变化，合理地实施容量管理和血液保护，并恰当地应用血管活性药物以维持合适的器官灌注，保护脏器的功能；要了解各类神经功能监测技术，维持合适麻醉深度的同时提高神经功能监测的准确性，以便更好地指导外科手术中的探查和操作。此外，临床麻醉还涵盖了术前麻醉门诊对病人进行评估、优化和预康复，以及术后管理急性疼痛，防治并发症以加速病人康复的过程。麻醉学的理论和技术，包括系统的病情评估、人工气道的建立、器官功能的监测、心肺复苏和疼痛治疗等，不仅应用于手术室内，也广泛应用于手术室外的诊疗工作中。比如，手术室外急危重症病人的救治或呼吸心跳骤停病人的急救复苏，癌性疼痛诊疗与缓和医疗，分娩镇痛以及无痛内镜检查，等等。对于临床医学生来说，无论将来从事何种专业，都需要掌握这些基本理论和操作技术。

第二节 麻醉前评估和准备

麻醉前评估通常在麻醉门诊或术前麻醉访视中进行。麻醉前评估的主要目的是评估并优化病人的全身状况，制订合适的麻醉方案，从而增强手术病人对手术和麻醉的耐受性，避免或减少围手术期并发症，保障其围手术期安全。同时，麻醉前评估也是缓解病人术前焦虑情绪、建立良好医患关系的重要环节，麻醉医生应认真做好麻醉前评估和准备工作。

一、麻醉前评估

麻醉药物和方法可能影响病人的生理稳定性，手术创伤和术中出血使病人处于应激状态，外科疾病及内科合并症更给手术麻醉带来诸多困难。为提高手术麻醉的安全性，术前应对病人全身状况和手术风险进行系统的评估，对可逆的危险因素进行纠正。对疑难危重病人或日间手术病人，一般在麻醉门诊完成评估和优化。

（一）病史采集　术前应充分了解病人的现病史、既往史、个人史、手术麻醉史、治疗用药史、过敏史及家族史等，并对全身各系统进行病史回顾，对可能增加麻醉风险的因素进行细致评估，以便采取措施预防相关并发症，如青光眼病人慎用阿托品。对有麻醉史者，应详细询问既往麻醉方法、用药及是否有并发症等。

（二）体格检查　术前体格检查应重点关注病人的生命体征、一般情况、气道条件、心肺功能、脊柱和神经系统等，并视病人的临床状况及手术类型进行重点查体。

全面的气道评估是安全实施气道管理的重要前提，具体包括通气条件、插管条件和颈前外科气道条件评估三个部分。面罩通气困难的危险因素包括面罩贴合困难、肥胖、打鼾、无牙和高龄等。插管困难程度评估指标主要包括张口度、Mallampati 分级、甲颏距（thyromental distance，TMD）、颈部活动度、下颌骨水平支长度及上唇咬合试验等。上气道梗阻和头面部畸形也是导致插管困难的重要原因。

除一般情况及气道评估外，对合并内科疾病的病人，应有针对性地进行重点查体。如肝病病人应检查有无腹水、蜘蛛痣、出血倾向及神志异常等表现；脑血管病病人可有局灶神经系统功能缺损体征等。细致的查体有助于全面评估病人的全身状况。

（三）实验室检查　目前针对术前实验室检查没有统一的要求。既往许多研究支持术前常规进行血液学检查，但近年的观点认为病史和查体比实验室检查更重要，对无症状病人进行常规实验室检查，其临床意义并不大。但在实际临床工作中，多数医院的诊疗常规建议对择期手术病人完成血尿常规、肝肾功能、凝血功能、感染指标、心电图及 X 线胸片等检查。对年龄较大，合并系统性疾病或实施复杂手术的病人，应针对其具体情况，完善相关特殊检查。如冠心病病人可行超声心动图和/或冠状动脉评估等，慢性阻塞性肺疾病病人可行血气分析和/或肺功能检查，以充分评估手术及麻醉风险，指导术中管理，预防相关并发症。

（四）全身状态评估分级（ASA classification）　综合分析麻醉前评估所得信息，可对病人全身状况及手术麻醉耐受性作出综合评估。现在临床较常用的评估方法之一为美国麻醉医师协会（American Society of Anesthesiologists，ASA）颁布的病人全身健康状况分级（表 15-1）。一般认为，I～II级病人对麻醉和手术的耐受性良好，风险性较小；III级病人的器官功能虽在代偿范围内，但对麻醉和手术的耐受性减弱，风险性较大；IV级病人因器官功能代偿不全，麻醉和手术的风险性很大，即使术前准备充分，围手术期的死亡率仍很高；V级者为濒死病人，麻醉和手术都异常危险，不宜行择期手术。围手术期死亡率和 ASA 分级密切相关。研究表明，大多数围手术期心搏骤停发生在 ASA III～IV级病人，其复苏成功率和复苏后存活率也低于 ASA I～II级病人，说明病人病情越重，围手术期发生心搏骤停的可能性越大，死亡率也越高。

表 15-1　ASA 病情分级和围手术期死亡率

分级[*]	标准	死亡率/%
I	体格健康，发育营养良好，各器官功能正常	0.06～0.08
II	除外科疾病外，有轻度并存疾病，功能代偿健全	0.27～0.40
III	并存疾病较严重，体力活动受限，但尚能应付日常活动	1.82～4.30
IV	并存疾病严重，丧失日常活动能力，经常面临生命威胁	7.80～23.0
V	无论手术与否，生命难以维持 24 小时的濒死病人	9.40～50.7
VI	确诊为脑死亡，其器官拟用于器官移植手术	—

注：[*]急症病例在相应 ASA 分级后加注"急"或"E"，表示风险较择期手术增加。

（五）合并疾病的麻醉前评估　对于存在内科系统合并症的病人，择期手术前应根据病情严重程度及手术风险大小进行充分评估，纠正或改善合并症情况，使病人以最佳状态应对手术和麻醉。

二、麻醉前准备

(一) 纠正或改善病理生理状态 营养不良可导致血浆白蛋白降低、贫血、血容量不足以及某些维生素缺乏,使病人耐受麻醉、手术创伤及失血的能力降低。因此,术前应改善营养不良状态,一般要求血红蛋白≥80g/L,血浆白蛋白≥30g/L,并纠正脱水、电解质紊乱和酸碱平衡失调。中老年病人常合并内科疾病,尤其是冠心病、糖尿病、高血压等,术前应充分评估疾病严重程度,优化器官功能。合并心脏病者,应重视改善心脏功能。长期服用 β 受体拮抗剂治疗心绞痛、心律失常和高血压者,围手术期应继续用药到手术当天;因为长期用药可引起 β 受体上调,停药可能会诱发高血压、心动过速和心肌缺血等。合并高血压的病人,应经过内科系统治疗以控制血压平稳,择期手术病人静息血压宜控制在 140/90mmHg 以下。但急诊手术或原发病导致血压控制不佳者,则血压高低不应成为限制麻醉和手术的障碍。术前应避免使用中枢性降压药或单胺氧化酶抑制剂,以免麻醉期间发生顽固性低血压和心动过缓。其他降压药可持续用到手术当天,避免因停药而发生血压剧烈波动。合并呼吸系统疾病者,根据疾病严重程度选择肺功能、动脉血气分析或适当的影像学检查;吸烟者最好术前戒烟至少 2 周,并进行呼吸功能锻炼,行雾化吸入和胸部物理治疗以促进排痰;有急、慢性肺部感染者应用有效抗生素或其他药物治疗以控制感染。其他常见疾病的麻醉前准备详见第十八章第一节。

(二) 心理方面的准备 手术是一种创伤性治疗方法,麻醉对病人来讲则更加陌生。因此,病人术前难免出现紧张和焦虑等情绪反应,甚至有恐惧感。这种心理状态可致中枢神经和交感神经系统过度兴奋,并对整个围手术期产生影响。因此,在麻醉门诊或术前访视时,应以关心和鼓励的方法减轻其思想顾虑和焦虑心情;耐心听取和解答病人提出的问题,以取得病人的理解、信任与合作。对于过度紧张影响睡眠或合并严重心血管疾病的病人,术前可适当给予镇静药治疗。有心理障碍者,应请心理医学科医生协助处理。

(三) 胃肠道准备 择期手术前应常规排空胃,以避免围手术期发生胃内容物的反流误吸及其导致的窒息和吸入性肺炎。正常胃排空时间为 4～6 小时,但恐惧、焦虑等情绪以及严重创伤可使病人胃排空速度显著减慢。一般认为,择期手术病人,无论选择何种麻醉方法,术前易消化固体食物或非母乳类奶制品至少禁食 6 小时;而油炸食物、富含脂肪或肉类食物至少禁食 8 小时;合并胃肠排空功能减退或胃食管反流高风险的病人,应适当延长禁食时间或加用促胃动力药物和抑酸药物。新生儿、婴幼儿禁母乳至少 4 小时,进食易消化固体食物、非母乳或婴儿配方奶后至少禁食 6 小时。胃肠动力正常的病人术前 2 小时可饮少量清水,包括饮用水、果汁(无果肉)、苏打饮料、清茶和黑咖啡,但不包括酒精饮料。急症病人也应充分考虑胃排空问题。饱胃而又需立即手术者,无论选择全麻,还是局部麻醉或椎管内麻醉,都存在较大的呕吐和误吸的风险。

(四) 麻醉用品、设备及药品的准备 为了使麻醉和手术能安全顺利地进行,防止意外事件的发生,麻醉前必须对麻醉机和监测设备、麻醉用品及药品进行准备和检查。无论实施何种麻醉,都必须准备麻醉机、急救设备和药品。麻醉期间除监测病人的基本生命体征,如血压、脉搏氧饱和度(SpO_2)和心电图外,还应根据病情和条件,选择适当的监测项目,如呼气末二氧化碳分压($P_{ET}CO_2$)、直接动脉血压、中心静脉压(CVP)、体温或麻醉深度等。危重病人或行大手术病人根据需要实施经食管超声、脉搏指示连续心排血量(PiCCO)等有创血流动力学监测。在麻醉诱导前,应再一次检查核对已准备好的设备、用具和药品等;麻醉医生、手术医生和手术室护士一起行三方核查,核对病人的姓名、年龄、拟行手术、禁食水情况以及过敏史等重要信息。

(五) 知情同意 在手术前,应向病人和/或其家属说明拟采取的麻醉方案及备选方案,围手术期可能发生的各种并发症及意外情况,手术前后麻醉相关注意事项等,并签署知情同意书。

第三节 | 全身麻醉

麻醉药经呼吸道吸入或经静脉、肌内注射进入人体内,病人产生一种可逆的神志消失、遗忘、痛觉消失、肌肉松弛和自主神经功能阻滞的状态,这种方法称为全身麻醉。麻醉药对中枢神经系统抑制的程度与病人体内的药物浓度有关,麻醉医生可以通过控制药物剂量来调控麻醉的深度。麻醉药物产生的神经系统抑制作用是完全可逆的,当药物被代谢或从体内排出后,病人的神志、痛觉感知和各种反射会恢复至术前状态。

一、全身麻醉药

广义的全身麻醉药是指全身麻醉过程中需要使用的多种药物,包括吸入麻醉药、静脉麻醉药、肌肉松弛药和麻醉性镇痛药。狭义的全身麻醉药是指能够作用于中枢神经系统,产生全身麻醉作用的药物,根据用药途径和作用机制不同,可分为吸入麻醉药和静脉麻醉药。

（一）吸入麻醉药（inhalation anesthetics） 是指经呼吸道进入人体内而产生全身麻醉作用的药物,包括强效挥发性麻醉药(七氟烷、地氟烷、异氟烷等)和氧化亚氮(笑气,nitrous oxide,N_2O)。吸入麻醉药经呼吸道进入肺泡后顺浓度梯度差扩散,通过肺泡膜进入血液循环,然后进入中枢神经系统发挥麻醉作用。吸入麻醉药停止输送后,中枢神经系统内的麻醉药物则反向扩散到血液循环,最后再经呼吸道排出体外。

1. 理化性质与药理性能 吸入麻醉过程中,麻醉深度与脑内吸入麻醉药的分压相关,当肺泡、血液和脑组织中的吸入麻醉药分压达到平衡时,肺泡药物浓度可间接反映脑内吸入麻醉药的浓度,从而反映病人的麻醉深度。一个大气压下,某种吸入麻醉药与纯氧同时吸入时,能使50%的病人在切皮时不发生体动反应的肺泡浓度称为最低肺泡有效浓度(minimum alveolar concentration,MAC)。MAC是不同吸入麻醉药产生等效麻醉深度时所需的肺泡浓度,所以能反映不同吸入麻醉药的效能,麻醉药的MAC值越小,其麻醉效能越强。由表15-2可见,吸入麻醉药的麻醉效能与其油/气分配系数(即药物的脂溶性)成正比关系,油/气分配系数越高,麻醉效能越大,MAC越小。吸入麻醉药的可控性与其血/气分配系数(即药物在血液中的溶解度)相关,血/气分配系数越低者,其在肺泡、血液和脑组织中分压达到平衡状态的时间越短,因而在中枢神经系统内的浓度越容易控制。氧化亚氮、地氟烷和七氟烷的血/气分配系数较低,其诱导和恢复的速度都较快。

表 15-2　吸入麻醉药的理化性质

药物	分子量	油/气分配系数	血/气分配系数	代谢率/%	MAC/%
乙醚	74	65	12	2.1~3.6	1.9
氧化亚氮	44	1.4	0.47	0.004	105
氟烷	197	224	2.4	15~20	0.75
恩氟烷	184	98	1.9	2~5	1.7
异氟烷	184	98	1.4	0.2	1.15
七氟烷	200	53.4	0.65	2~3	2.0
地氟烷	168	18.7	0.42	0.02	6.0

2. 代谢和毒性 大多数吸入麻醉药的脂溶性较高,很难以原型由肾脏排出,绝大部分以药物原型经呼吸道排出,仅小部分在肝脏代谢后由肾脏排出。吸入麻醉药的肝、肾毒性相对较低。但第一个卤素类吸入麻醉药甲氧氟烷的氧化代谢产物可导致暴发性的免疫性肝损害。其他吸入性麻醉药如恩氟烷、异氟烷和地氟烷也有导致严重肝损害的潜在风险,但临床实际发生率极低。

3. 常用吸入麻醉药 目前临床常用的吸入麻醉药包括氧化亚氮(笑气,N_2O)、七氟烷(七氟醚,sevoflurane)、异氟烷(异氟醚,isoflurane)和地氟烷(地氟醚,desflurane)。N_2O 为麻醉效能很低的气体麻醉药,无法单独用于麻醉维持,因此 N_2O 常与其他全麻药复合应用,常用吸入浓度为 50%~70%。吸入 50% N_2O 可用于牙科或产科镇痛。麻醉时必须维持吸入氧浓度(F_iO_2)高于 0.3,以免发生低氧血症。在 N_2O 麻醉恢复期,血中的 N_2O 迅速弥散至肺泡内,可使肺泡中的氧分压明显低于空气的氧分压而引起缺氧,称弥散性缺氧,因此停止吸 N_2O 后应吸纯氧 5~10 分钟。N_2O 可使体内封闭腔(如中耳、肠腔等)内压升高,因此肠梗阻者不宜应用。

七氟烷的麻醉性能较强,血/气分配系数低,麻醉深度可控性强。对呼吸道无刺激性,不增加气道分泌物,且对呼吸道平滑肌具有舒张作用,因此可同时用于麻醉的诱导和维持。维持麻醉浓度为 1.5%~2.5% 时,对循环系统影响较小。可增强非去极化肌松药的作用,减少肌松药用量。麻醉后清醒迅速,清醒时间在成人平均为 10 分钟,小儿为 8.6 分钟。

地氟烷的麻醉性能较七氟烷弱,麻醉深度可控性强,肝、肾毒性很低,可单独用于或与 N_2O 合用于维持麻醉。因其对神经肌肉接头有抑制作用,术中可减少肌松药用量。因对循环功能的影响较小,对心脏手术或心脏病病人行非心脏手术的麻醉或可更为有利。因其诱导和苏醒迅速,也适用于门诊手术病人的麻醉,而且术后恶心呕吐的发生率明显低于其他吸入麻醉药。但地氟烷使用过程中需要特殊的蒸发器,价格也较贵。

(二)静脉麻醉药(intravenous anesthetics) 经静脉注射进入体内,通过血液循环作用于中枢神经系统而产生全身麻醉作用的药物,称为静脉麻醉药。与吸入麻醉药相比,其优点为诱导快,对呼吸道无刺激,无环境污染,术后恶心呕吐发生率低。常用静脉麻醉药有:

1. 氯胺酮(ketamine) 镇痛作用显著;可增加脑血流量、颅内压及脑代谢率,颅内高压病人慎用;有兴奋交感神经的作用,使心率增快、血压及肺动脉压升高,适用于休克病人的麻醉诱导;对呼吸的影响较轻,但用量过大或注射速度过快,或与其他麻醉性镇痛药伍用时,可引起显著的呼吸抑制,甚至呼吸暂停。临床常用的全麻诱导剂量为 1~2mg/kg 静脉注射,麻醉维持剂量为 15~45μg/(kg·min)。也常用于小儿基础麻醉,肌内注射 5~10mg/kg 可维持麻醉 30 分钟左右。主要副作用有:一过性呼吸暂停,呼吸道分泌物增多,幻觉、噩梦及精神症状,眼内压和颅内压增高。

2. 依托咪酯(etomidate) 为速效短效催眠药,无镇痛作用。可降低脑血流量、颅内压及脑代谢率。对心率、血压及心排血量的影响均很小,不增加心肌氧耗量,并有轻度冠状动脉扩张作用。主要用于全麻诱导,适用于年老体弱和危重病人的麻醉,一般剂量为 0.15~0.3mg/kg。副作用:注射后常发生肌阵挛;对静脉有刺激性,引起注射部位局部疼痛;术后易发生恶心呕吐;反复用药或持续静脉滴注后可能抑制肾上腺皮质功能。

3. 丙泊酚(propofol) 具有镇静、催眠和轻微镇痛的作用。起效快,静脉注射 1~2mg/kg 后 30~40 秒病人即入睡,停药后苏醒快而完全。丙泊酚可降低脑血流量、颅内压和脑代谢率;对心血管系统有明显的抑制作用,大剂量或快速注射时可导致明显的外周阻力和心排血量降低;对呼吸的抑制程度与剂量相关。经肝脏代谢,反复注射或静脉持续输注时体内有一定蓄积,但对肝肾功能无明显影响。丙泊酚是临床常用的麻醉诱导药物和静脉麻醉维持药物。副作用:对静脉有刺激作用,可导致注射部位局部疼痛;对呼吸有抑制作用,必要时应行人工辅助呼吸;麻醉后恶心、呕吐的发生率约为 2%~5%。

4. 咪达唑仑(midazolam) 随剂量增加,可依次产生抗焦虑、镇静、催眠、顺行性遗忘、抗惊厥和中枢性肌肉松弛等多种作用,反复注射无蓄积现象;对心血管系统影响轻微,可有轻度心率增快、血压降低;对呼吸的抑制程度与剂量相关;降低颅内压,减少脑血流量和氧耗量;经肝代谢,经肾排出。临床常用于术前镇静、麻醉诱导和维持,亦可作为局麻辅助用药和重症监测治疗病房(intensive care unit,ICU)病人镇静用药。副作用为注射后局部疼痛、血栓性静脉炎和顺行性遗忘。

5. 右美托咪定(dexmedetomidine) 为经胃肠外给药的选择性 α_2 肾上腺素受体激动剂,可产生剂量依赖的镇静、抗焦虑和镇痛效应,联合使用时可减少阿片类药物的用量;经肝代谢,经肾排出。临床常用于术中镇静、全麻辅助用药、机械通气病人镇静。副作用为心动过缓、心脏传导抑制、低血压、恶心，过度镇静时可能导致气道梗阻。

（三）肌肉松弛药（muscle relaxants） 简称肌松药，能阻断神经肌肉传导功能而使骨骼肌松弛，是全麻用药的重要组成部分。虽然肌松药不产生麻醉作用，但其能够使骨骼肌松弛，便于手术操作，有助于减少全身麻醉药的用量，从而避免深麻醉带来的危害。

1. **作用机制和分类** 神经肌肉接头包括突触前膜、突触后膜和介于前后膜之间的突触间隙。在生理状态下，当神经兴奋传至运动神经末梢时，引起位于神经末梢内的囊泡破裂，将递质乙酰胆碱向突触间隙释放，并与突触后膜的乙酰胆碱受体相结合，引起突触后膜去极化而诱发肌纤维的收缩。肌松药主要在神经肌肉接头干扰正常的神经肌肉兴奋传递。根据干扰方式的不同，可将肌松药分为两类：去极化肌松药（depolarizing muscle relaxants）和非去极化肌松药（nondepolarizing muscle relaxants）。

（1）去极化肌松药：以琥珀胆碱为代表。琥珀胆碱的分子结构与乙酰胆碱相似，能与乙酰胆碱受体结合而引起突触后膜去极化和肌纤维成束收缩。但琥珀胆碱与受体的亲和力较强，而且在神经肌肉接头处不易被胆碱酯酶分解，因而作用时间较长，使突触后膜不能复极化而处于持续的去极化状态，对神经冲动释放的乙酰胆碱不再发生反应，结果产生肌肉松弛作用。当琥珀胆碱在接头部位的浓度逐渐降低，突触后膜可发生复极化时，神经肌肉传导功能才恢复正常。

作用特点：①与突触后膜上的乙酰胆碱受体结合，使突触后膜呈持续去极化状态；②首次注药后，在肌松作用出现前，可有肌纤维成束震颤，是肌纤维不协调收缩的结果；③胆碱酯酶抑制药不仅不能拮抗其肌松作用，反而有增强效应。

琥珀胆碱（suxamethonium）是去极化肌松药的代表药物。其起效快，肌松作用完全且短暂。静脉注射后 15～20 秒即出现肌纤维震颤，在 1 分钟内肌松作用达高峰。静脉注射 1mg/kg 后，可使呼吸暂停 4～5 分钟，肌力完全恢复约需 10～12 分钟。对血流动力学的影响不明显，但可引起血钾一过性升高。不引起组胺释放，因而不引起支气管痉挛。可被血浆胆碱酯酶迅速水解，代谢产物随尿排出。临床主要用于全麻时的气管内插管，用量为 1～2mg/kg，由静脉快速注射。副作用：有引起心动过缓及心律失常的可能；广泛骨骼肌去极化过程中，可引起血清钾水平升高；肌强直收缩时可引起眼内压、颅内压、胃内压升高以及术后肌痛。

（2）非去极化肌松药：以筒箭毒碱为代表。这类肌松药能与突触后膜的乙酰胆碱受体相结合，但不引起突触后膜的去极化。当突触后膜 75%～80% 以上的乙酰胆碱受体被非去极化肌松药占据后，神经冲动虽可引起神经末梢乙酰胆碱的释放，但没有足够的受体与之相结合，突触后膜不能去极化，从而阻断神经肌肉的传导。非去极化肌松药和乙酰胆碱与受体竞争性结合，具有明显的剂量依赖性。当应用胆碱酯酶抑制药（如新斯的明）后，乙酰胆碱的分解减慢、浓度升高，可反复与非去极化肌松药竞争受体。一旦乙酰胆碱与受体结合的数量达到阈值时，即可引起突触后膜去极化和肌肉收缩。因此，非去极化肌松药的作用可被胆碱酯酶抑制药所拮抗。

作用特点：①与突触后膜上的乙酰胆碱受体结合，但不引起突触后膜的去极化；②神经兴奋时突触前膜释放乙酰胆碱的量并未减少，但不能发挥作用；③出现肌松作用前没有肌纤维成束收缩；④能被胆碱酯酶抑制药所拮抗。

常用的非去极化肌松药包括维库溴铵（vecuronium）、罗库溴铵（rocuronium）和顺阿曲库铵（cisatracurium）。维库溴铵肌松作用强，作用时间较短，起效时间为 2～3 分钟，临床作用时间为 25～30 分钟。在临床用量范围内，无组胺释放作用，也无抗迷走神经作用，因而适用于缺血性心脏病病人。主要经肝、肾代谢排除，存在严重肝肾功能障碍者，其作用时效可延长，并可发生蓄积作用。罗库溴铵是目前临床上起效最快的非去极化肌松药，用量为 1.2mg/kg 时，60 秒即可行气管内插管。罗库溴铵有特异性拮抗药，可快速拮抗罗库溴铵引起的神经肌肉阻滞。顺阿曲库铵起效时间为 2～3 分钟，临床作用时间为 50～60 分钟，在临床剂量范围内不会引起组胺释放。其代谢途径为霍夫曼酰胺降解，对病人肝、肾功能的损害和依赖均较小。

2. 应用肌松药的注意事项 ①应建立人工气道(如气管内插管或声门上通气装置),并施行辅助或控制呼吸。②肌松药无镇静、镇痛作用,不能单独应用,应与其他全麻药联合应用。③应用琥珀胆碱后可引起短暂的血钾升高,眼内压和颅内压增高。因此,严重创伤、烧伤、截瘫、青光眼和颅内压增高者禁忌使用。④低体温可延长肌松药的作用时间;吸入麻醉药、某些抗生素(如链霉素、庆大霉素和多黏菌素)及硫酸镁等,可增强非去极化肌松药的作用。⑤合并神经肌肉接头病变的病人,如重症肌无力病人,应谨慎使用非去极化肌松药。⑥某些肌松药有组胺释放作用,有哮喘史及过敏体质者慎用。

(四) 麻醉性镇痛药

1. 作用机制及分型　常用麻醉性镇痛药为阿片类药物(opioids),与体内阿片受体结合。阿片受体主要分布在脑内和脊髓内痛觉传导区以及与情绪行为相关区域,主要分为 3 型:μ、κ 和 σ 受体。不同受体激动后,产生不同效应。

2. 常用的麻醉性镇痛药

(1) 吗啡(morphine):是从鸦片中提取的阿片类药物。作用于大脑边缘系统可消除紧张和焦虑,并引起欣快感,有成瘾性,能提高痛阈,解除疼痛。对呼吸中枢有明显抑制作用,轻者呼吸频率降低,重者潮气量减少甚至呼吸停止。并有组胺释放作用,可引起支气管痉挛。吗啡能使小动脉和静脉扩张、外周血管阻力下降及回心血量减少,引起血压降低,但对心肌无明显抑制作用。主要用于中重度疼痛的治疗,如创伤或手术引起的剧痛、心绞痛等。由于吗啡具有良好的镇静和镇痛作用,常用于术前镇痛、术中麻醉及术后镇痛。

(2) 哌替啶(pethidine):具有镇痛、镇静和解除平滑肌痉挛等作用。用药后有欣快感,有成瘾性。对心肌收缩力有抑制作用,可引起血压下降和心排血量降低。对呼吸有轻度抑制作用。常用于急性疼痛的治疗,与异丙嗪或氟哌利多合用,可作为局部麻醉的辅助用药。2 岁以内小儿不宜使用此药。

(3) 芬太尼(fentanyl):是化学合成的强效阿片类药物,具有成瘾性。镇痛作用为吗啡的 75~125 倍,持续约 30 分钟。对呼吸有抑制作用,临床常用的镇痛或麻醉剂量很少引起低血压。常用于麻醉诱导、术中麻醉维持和术后镇痛,可缓解插管引起的心血管反应,可作局部麻醉的辅助用药,也是心血管手术麻醉的常用药物。

(4) 瑞芬太尼(remifentanil):为超短效镇痛药。单独应用时可使心率明显减慢;与其他全麻药合并使用时可引起严重的低血压和心动过缓。可产生剂量依赖性的呼吸抑制,但停药后 5~8 分钟自主呼吸可恢复。用药所致的肌强直的发生率较高。可用于麻醉诱导和术中麻醉维持,对气管内插管引起的反应的抑制作用强。因停止输注后,瑞芬太尼的镇痛作用很快消失,故停药前应采取其他适当的镇痛措施,如给予中长效的镇痛药物或硬膜外镇痛等。

(5) 舒芬太尼(sufentanil):是芬太尼的衍生物,镇痛作用为后者的 5~10 倍,持续时间约为后者的 2 倍。对呼吸的抑制作用与等效剂量的芬太尼相似,但持续时间比后者短。舒芬太尼对循环系统的干扰更小,更适用于心血管手术的麻醉。常用于麻醉诱导、术中维持和术后镇痛,也作为局部麻醉期间的辅助用药。

二、全身麻醉的实施

(一) 全身麻醉的诱导(induction of anesthesia)　是指病人接受全麻用药后,神志逐渐消失,肌肉逐渐松弛,麻醉医生为其建立人工气道(比如:气管内插管)并进行机械通气,这一过程称为全麻诱导期。诱导前应准备好麻醉机、气管内插管相关用具及吸引器等,建立静脉通道,开放并吸引胃肠减压管,测定血压和心率的基础值,并监测心电图和 SpO_2。全麻诱导方法有:

1. 吸入诱导法　将连接纯氧的麻醉面罩扣于病人的口鼻部,开启麻醉药蒸发器使病人吸入麻醉药物,待病人意识消失并进入麻醉状态时,可静脉注射肌松药再行气管内插管或置入喉罩。

2. 静脉诱导法　静脉诱导开始时,病人先以面罩吸入纯氧 2~3 分钟,增加氧储备并排出肺及组织内的氮气。根据病情选择合适的静脉麻醉药及剂量,如丙泊酚、依托咪酯、咪达唑仑等,从静脉缓慢注入并严密观察病人的意识、循环和呼吸的变化。病人意识消失后再注入肌松药,呼吸停止时根据病人情况决定是否应用麻醉面罩进行辅助通气,肌肉松弛后进行气管内插管或置入喉罩。插管成功后,立即与麻醉机相连接并行机械通气。与吸入诱导法相比,静脉诱导较迅速,病人也较舒适,无环境污染;但麻醉深度的分期不明显,某些静脉麻醉药对循环的干扰较大。

(二)全身麻醉的维持(maintenance of anesthesia)　是指全麻诱导完成后至手术麻醉结束前的麻醉管理过程。在这个过程中,麻醉医生通过持续或间断给予麻醉药、镇痛药和肌松药来维持合适的麻醉深度,并通过合适的容量管理以及血管活性药物的使用来调控生命体征,保持器官灌注,维持内环境稳定。全身麻醉的维持根据全麻药的给药途径不同,可分为吸入麻醉药维持和静脉麻醉药维持。

吸入麻醉药维持是指经呼吸道吸入一定浓度的吸入麻醉药以维持适当的麻醉深度。目前常用的吸入麻醉药包括氧化亚氮、七氟烷、异氟烷和地氟烷等。由于氧化亚氮的麻醉效能弱,高浓度吸入时有发生缺氧的危险,因而难以单独用于维持麻醉。七氟烷和异氟烷等挥发性麻醉药的麻醉性能强,高浓度吸入可使病人意识消失,并有一定的镇痛和肌松作用,能单独用于麻醉维持。吸入麻醉药虽然有一定的镇痛和肌松作用,但仍然无法满足大手术的需求。因此,临床上常将 N_2O、O_2 和挥发性麻醉药合用来维持麻醉,必要时加用静脉用的镇痛药和肌松药。使用氧化亚氮时,应监测吸入氧浓度及 SpO_2,吸入氧浓度不低于30%。挥发性麻醉药应采用专用蒸发器以控制其吸入浓度。有条件者可连续监测吸入和呼出的吸入麻醉药浓度,合理调控麻醉深度。

静脉麻醉药维持是指全麻诱导后采用静脉麻醉药维持适当麻醉深度的方法。静脉给药方法有单次注射、分次注射和连续输注三种,应根据手术特点、病人特点及不同药物的药理特点来选择给药的种类和方法。目前常用的静脉麻醉药的镇痛和肌松作用很弱,故在麻醉维持过程中必须加用麻醉性镇痛药和肌松药。这种静脉麻醉药、镇痛药和肌松药复合应用的平衡麻醉方式称为全静脉麻醉(total intravenous anesthesia,TIVA),它既可发挥各类药物的优点,又可减少单药的副作用;具有诱导快、操作简便且无环境污染等优势;如果用药适时、适量,可使麻醉过程平稳,恢复也较快。

复合麻醉(combined anesthesia)是指两种或两种以上的全麻药和/或麻醉方法复合应用,彼此取长补短,以达到最佳临床麻醉效果。但是,在复合麻醉中如何根据手术需求及药理特点选择合适的给药种类、时机及剂量是十分重要的,也是相当困难的。麻醉过浅导致术中知晓和镇痛不足,麻醉过深导致术中低血压,麻醉后苏醒延迟及肌松药的残余作用都可能给病人带来严重并发症。因此,麻醉医生必须熟悉各类药物的药理特点,术中严密监测呼吸及循环功能的变化,仔细观察浅麻醉导致的应激反应。静脉麻醉药可使用根据药物的药代动力学和药效学设计的电子泵进行更加精确的浓度靶控输注。有条件者可根据脑电双频指数和肌松监测等指标来辅助判断麻醉深度,指导术中用药。

(三)全身麻醉深度的判断　20世纪30年代,Guedel总结了乙醚麻醉深度分期的各种体征和表现。乙醚麻醉深度的分期标准包含了乙醚对意识、痛觉、反射、肌肉、呼吸和循环的抑制程度,描述了典型的全身麻醉过程中,全麻药对人体各系统的逐步抑制过程。具体可分为浅麻醉期、手术麻醉期和深麻醉期(表15-3)。由于乙醚引起的麻醉深度变化较慢,且不同麻醉分期中,病人的临床表现特征分明,故而很容易理解和掌握。尽管现有的新型麻醉药起效更快,尤其是复合麻醉时,病人的麻醉深度分期愈加不明显,但在临床中判断病人的麻醉深度时,乙醚麻醉深度分期的基本点仍有一定的参考价值。

在复合麻醉中,药物的联合应用会给全身麻醉深度的判断带来困难。比如,在麻醉深度不足的情况下,使用大剂量的镇痛药和肌松药,病人可无疼痛反应且肌肉完全松弛。因此,术中病人无任何体动且血流动力学平稳,但病人的意识未完全消失,可感知术中发生的事情却无法表达,这种情况称为"术中知晓"。全麻术中知晓可对病人造成巨大的精神伤害,甚至导致严重不良后果。因此,麻醉深度应根据复合应用的药物(包括各种全麻药、镇静药、肌松药及镇痛药等)对意识、感官、运动、神经反射

表 15-3　通用临床麻醉深度判断标准

麻醉分期	呼吸	循环	眼征	其他
浅麻醉期	不规则,呛咳,气道阻力↑,喉痉挛	血压↑,心率↑	睫毛反射(−),眼睑反射(+),眼球运动(+),流泪	吞咽反射(+),出汗,分泌物↑,刺激时体动
手术麻醉期	规律,气道阻力↓	血压稍低但稳定,手术刺激无改变	眼睑反射(−),眼球固定于中央	刺激时无体动,黏膜分泌物消失
深麻醉期	膈肌呼吸,呼吸频率↓	血压↓	对光反射(−),瞳孔散大	

及内环境的影响程度进行综合判断。例如,有自主呼吸者,手术刺激时呼吸增强、加速为浅麻醉的表现;溢泪为浅麻醉的表现,而角膜干燥无光为麻醉过深的表现。循环的稳定性也是判断麻醉深浅的重要标志,循环严重抑制多为麻醉过深,心率增快、血压升高则多为浅麻醉的表现。维持适当的麻醉深度是重要而复杂的任务,麻醉医生应密切观察病人的各项指标和体征,综合各项反应作出合理判断,并根据手术刺激的强弱及时调节麻醉深度,以适应手术麻醉的需要。

随着监测技术的不断进步,目前临床中还有许多基于脑电波形分析的麻醉深度监测手段(包括脑电双频指数和熵指数等的监测)以及各类肌松深度监测手段,有助于麻醉医生更好地了解和管理病人的麻醉深度。

(四)全身麻醉的苏醒　手术结束后,停用全身麻醉药,病人体内的吸入麻醉药通过呼吸道排出体外,静脉麻醉药经肝、肾代谢清除,使用肌松拮抗药物拮抗残余肌松药的作用,当病人的意识、肌力和自主呼吸安全恢复后拔除气管导管或喉罩的过程为全身麻醉的苏醒。麻醉苏醒过程需进行严密的监测,当病人存在呼吸功能恢复不全、气道明显受损、血流动力学不稳定、严重低体温或昏迷时,手术后应保留气管内插管或喉罩并返 ICU 继续治疗,直至这些情况好转后再拔除气管导管或喉罩。全身麻醉苏醒后,病人仍需要送到术后恢复室或在手术室继续监测观察,直至病人完全苏醒,呼吸、循环平稳后,才能离开。

三、呼吸道的管理

无论采用何种麻醉方法,气道管理都是麻醉管理中的一项非常重要的内容。其目的在于保持病人的呼吸道通畅,维持 PaO_2 和 $PaCO_2$ 在安全范围内,防止误吸等原因引起的肺损伤,保证病人的生命安全。

(一)维持气道的通畅性　是气道管理的先决条件。围手术期病人气道梗阻的常见原因包括:舌后坠、口咽部水肿和异物、喉痉挛、气道痉挛等。根据病人的具体情况,可采取相应措施保障病人的气道通畅。舌后坠(图 15-1)是全麻插管前、麻醉拔管后或应用镇静药的非全麻病人发生呼吸道梗阻的最常见原因。将病人的头后仰或托起下颌(图 15-2)多能缓解舌后坠引起的梗阻;必要时可置入口咽或鼻咽通气管(图 15-3、图 15-4),将后坠的舌根和咽部软组织撑起,从而解除梗阻。气道梗阻缓解

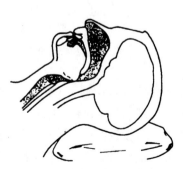

图 15-1　舌后坠引起呼吸道梗阻

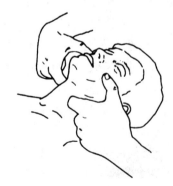

图 15-2　托下颌方法

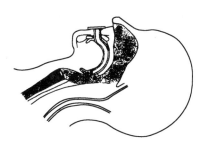

图 15-3 放置口咽通气管

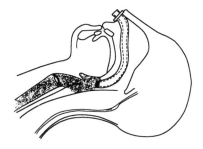

图 15-4 放置鼻咽通气管

后,可通过面罩进行辅助通气。对于全麻病人或面罩通气不足者,气管内插管是最常用的人工气道管理技术;此外,喉罩和喉管等声门上通气设备也是建立人工气道的有效手段。

(二)气管内插管 气管内插管(endotracheal intubation)是将特制的气管导管,经口腔或鼻腔插入到病人的气管内,是麻醉医生必须熟练掌握的基本操作技能,也是临床麻醉管理的重要组成部分。其目的在于:①麻醉期间保持病人的呼吸道通畅,防止异物进入呼吸道,便于及时吸出气管内分泌物或血液;②便于进行机械通气,防止病人发生缺氧和CO_2蓄积;③便于吸入麻醉药的应用。凡是在全身麻醉过程中,病人的呼吸道通畅性无法保证(如颅内手术、开胸手术及俯卧位手术等),因疾病难以保持呼吸道通畅者(如肿瘤压迫气管),全麻药对呼吸有明显抑制或应用肌松药者,都应行气管内插管。气管内插管在危重病人的抢救中也发挥了重要作用,包括呼吸衰竭需要进行机械通气、心肺复苏、药物中毒以及新生儿严重窒息等情况。常用的插管方法有经口腔插管和经鼻腔插管。

1. **经口腔插管** 借助直接喉镜在直视下显露声门后,将导管经口腔插入气管内(图 15-5)。直接喉镜显露声门存在困难的病人可采用可视喉镜、可视硬镜或可视软镜等设备辅助声门显露和气管内插管。气管导管的插管深度是指门齿到导管尖端的距离,成人的插管深度女性约为20～22cm,男性约为22～24cm。插管完成后,确认气道导管在气管内且深度位置恰当,根据手术需求和病人面部情况,妥善固定气管导管。确认气管导管位置正常的方法包括:①压胸部时,导管口有气流呼出;②机械通气时,可见双侧胸廓对称起伏,双肺呼吸音清晰、对称;③病人如有自主呼吸,导管接麻醉机后可见球囊随呼吸而张缩;④支气管镜检查确认导管在气管内;⑤如能监测呼气末二氧化碳分压($P_{ET}CO_2$),随呼吸显示规律的CO_2图形则确认插管成功。

2. **经鼻腔插管** 在某些特殊情况下(例如口腔内手术、病人的张口度小等),需要将气管导管经鼻腔插入气管内(图 15-6)。插管可在喉镜或支气管镜辅助下进行,也可在保留病人自主呼吸的情况下盲探插入。

3. **气管内插管的并发症**

(1)气管内插管有引起牙齿损伤或脱落,口腔、咽喉部和鼻腔黏膜损伤导致出血,以及颞下颌关节脱位和环杓关节脱位的可能。

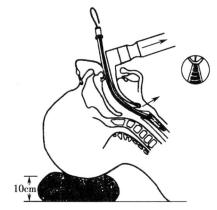

10cm

图 15-5 用喉镜显露声门

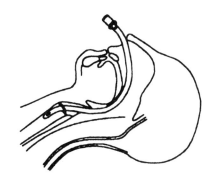

图 15-6 导管经鼻腔插入气管内

（2）浅麻醉下行气管内插管可引起剧烈呛咳、屏气、喉痉挛或支气管痉挛；心率增快及血压剧烈波动可导致心肌缺血或脑血管意外；严重的迷走神经反射可导致心律失常，甚至心搏骤停。

（3）气管导管内径过小可增加呼吸阻力；导管内径过大或质地过硬则容易损伤声门，严重者可引起急性喉头水肿，损伤呼吸道黏膜，远期可形成慢性肉芽肿；导管过软则容易变形，或因压迫、扭折而引起呼吸道梗阻。

（4）导管插入过深，可误入一侧主支气管内，引起通气不足、低氧血症或术后肺不张。导管插入过浅时，可因病人体位变动而意外脱出，导致严重不良事件。因此，体位变动时应注意保护好气管导管，体位变动后应再次检查确认导管的深度，并常规听诊两肺的呼吸音。

（三）**喉罩气道**（laryngeal mask airway） 是一种特殊的人工气道管理设备，虽然被引入麻醉临床仅 40 余年，但已在世界范围内得到广泛应用，是目前临床最常用的声门上人工气道设备。喉罩前端的通气罩呈椭圆形，可包绕会厌和声门，在声门上形成一个密封的通气空间（图 15-7）。喉罩置入后，可借助听诊、气道阻力、$P_{ET}CO_2$ 波形、放置胃管（双管喉罩）等方法来判断其位置是否正确。喉罩位置恰当时，病人可通过喉罩进行自主呼吸，喉罩的通气管也可与呼吸机相连，进行机械通气。

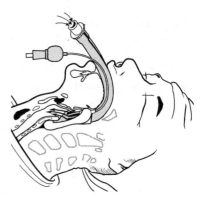

图 15-7 **喉罩的正确位置**

喉罩的优点是无需喉镜和肌松药辅助，操作简单，置入成功率高，初学者经过几次培训后即可快速掌握，这一优点尤其适用于手术室外需要紧急建立气道的情况。插管型喉罩不仅能够用于人工通气，还能够经喉罩的通气管引导气管内插管，特别适用于同时合并困难通气和困难插管的病例。因为喉罩是声门上设备，不接触声门和气管，对病人的刺激较小，因此，插入和拔除过程中病人的血流动力学平稳，呛咳、体动的发生率较低，术后咽痛、声嘶的发生率也较气管内插管更低。

喉罩不能完全防止误吸，因此不能用于呕吐、反流风险高的病人（例如饱胃、严重胃食管反流和腹内压过高者）。置入喉罩需要病人的张口度在 2cm 以上。咽喉部结构不正常或存在感染者不能应用喉罩。存在声门下气道梗阻者或严重肺部疾病者无法使用喉罩。喉罩位置不当或密封效果不好时，正压通气也会导致胃肠胀气，增加反流、误吸的风险。

四、全身麻醉的并发症及其防治

不断提高麻醉质量和麻醉安全性是所有麻醉工作者不懈追求的目标。近年来，随着麻醉监测和管理技术的不断提升，围手术期严重麻醉并发症的发生率和死亡率均呈显著下降趋势。但手术和麻醉是一个极其复杂的过程，病人自身因素、手术因素、麻醉因素和仪器设备因素等均与围手术期麻醉并发症的发生有关。本章节仅介绍全身麻醉中最常见的并发症及罕见但致命的并发症。

（一）**反流与误吸** 全身麻醉时病人的意识丧失，吞咽及咳嗽反射减弱或消失，贲门松弛，胃内容物较多的病人容易发生胃食管反流。反流物一旦到达咽喉部，就可发生误吸，造成窒息或吸入性肺炎。通常情况下反流和误吸最易发生在麻醉诱导气管内插管前和麻醉苏醒气管拔管后。饱胃、食管下括约肌功能障碍、胃食管手术后、胃排空功能障碍及神经肌肉疾病所致喉功能不全等病人，麻醉时反流误吸的发生率较高。通常表现为恶心、呕吐、呛咳，伴有唾液增多、频繁吞咽或痉挛性呼吸等。病人一旦出现呕吐，应迅速将头偏向一侧，并取头低脚高位，避免呕吐物进入呼吸道，同时用吸引器清除口鼻腔的反流物。必要时进行气管内插管或支气管镜检查，清除气管内异物。依据误吸物的种类、量的多少及 pH 的高低，其临床表现和预后差别较大。当误吸量较大，尤其是含有较多固体食物时，可导致呼吸道部分或完全性梗阻，病人可出现严重的窒息缺氧，甚至心搏骤停。吸入酸性胃液可导致支气管痉挛和哮喘样发作，并引发吸入性肺炎，临床表现为发绀、呼吸困难、呼吸浅快、心率增快等症状，称为 Mendelson 综合征。肺部听诊可闻及哮鸣音和啰音。X 线检查示受累肺野呈不规则、边缘模糊的斑状阴影,呈肺水肿征象(常发生在右下叶)。

治疗上可应用舒张支气管的药物和抗生素预防肺部感染。对确诊胃液进入肺内者,可于气管内插管后,用支气管镜进行吸引,后再将生理盐水 5~10ml 注入气管内,边注边吸,反复冲洗直至吸出液变为清亮,同时可应用 2~3 天的糖皮质激素。吸入性肺不张和吸入性肺炎是反流误吸的严重后果,病情较为凶险,预后一般较差,因此全身麻醉过程中应积极预防反流和误吸的发生。对于择期手术病人,麻醉前应禁食、禁水,饱胃病人应延期手术。凡饱食后又必须进行急诊手术者,可优先采用局部麻醉或椎管内麻醉并保持病人清醒。急诊饱胃病人必须行全身麻醉时,手术前可给予促进胃排空、升高胃液 pH 的药物;麻醉诱导时采用快速顺序诱导的方法,即:病人充分预吸氧后,按照顺序快速静脉推注起效迅速的麻醉药(丙泊酚)和肌松药(琥珀胆碱或 1.0~1.5mg/kg 罗库溴铵),尽量不实施面罩辅助通气,同时按压环状软骨以降低反流误吸的风险,肌肉松弛后快速完成气管内插管;麻醉苏醒期等病人完全清醒且咽喉部保护性反射恢复以后再尝试拔管。

(二) 呼吸道梗阻(airway obstruction)　以声门为界,呼吸道梗阻可分为上呼吸道梗阻和下呼吸道梗阻。

1. **上呼吸道梗阻**　常见原因为机械性梗阻,如舌后坠、口腔内分泌物或血液及异物阻塞、喉头水肿及喉痉挛等。不全梗阻表现为呼吸困难并有鼾声;完全梗阻者有鼻翼扇动和三凹征,虽有强烈的呼吸动作而无气体交换。舌后坠可采用托下颌或放置口咽/鼻咽通气管的方法解决梗阻。有咽喉部分泌物及异物时需及时清除。喉头水肿多发生于婴幼儿及反复插管的病人,也可因手术牵拉和刺激喉头引起。轻者使用糖皮质激素后可缓解,严重者应立即行气管内插管或气管切开,以缓解梗阻。上呼吸道梗阻的另一个常见原因是喉痉挛,多发生在浅麻醉下异物刺激喉头或行尿道、宫颈扩张及刺激肛门括约肌时。喉痉挛时,病人表现为吸气性呼吸困难,吸气时有喉鸣声,可因缺氧而发绀。轻度喉痉挛者经面罩加压给氧即可缓解,严重者可应用肌松药后行控制通气或经环甲膜穿刺置管行加压给氧,多数可缓解。为预防喉痉挛的发生,咽喉部吸引应在深麻醉或病人完全清醒的状态下轻柔进行,实施疼痛刺激较强的操作时要确保足够的麻醉深度。

2. **下呼吸道梗阻**　常见原因包括支气管痉挛、气管导管扭折、导管斜面堵塞、分泌物或误吸物堵塞气管及支气管等。支气管痉挛多发生于有哮喘史或慢性阻塞性肺疾病的病人。这类病人的支气管平滑肌张力较高,气道呈现高反应,一旦气管导管进入气管内,即可引起严重的气管和支气管痉挛,导致下呼吸道梗阻,气体难以进入肺。此时肺部听诊可闻及哮鸣音,甚至呼吸音消失。梗阻严重者会出现低氧血症、CO_2 潴留和心动过速。因此,维持适当的麻醉深度和良好的氧合是缓解支气管痉挛的重要措施。氯胺酮和吸入麻醉药有扩张支气管的作用,是哮喘病人的首选麻醉药。发生支气管痉挛时,需提高吸入氧浓度,缓慢静脉输注氨茶碱 250~500mg、氢化可的松 100mg,或吸入支气管扩张药,以舒张支气管,防止病人缺氧。

(三) 通气不足(hypoventilation)　麻醉期间和全麻后都可能发生通气不足,主要表现为 CO_2 潴留,可伴有低氧血症。麻醉期间发生通气不足,主要是由于麻醉药、麻醉性镇痛药和肌松药产生的中枢性和外周的呼吸抑制,同时辅助呼吸或控制呼吸的分钟通气量不足,应增加潮气量和/或呼吸频率。全麻后的通气不足主要是各种麻醉药,尤其是麻醉性镇痛药和肌松药的残留作用引起中枢性呼吸抑制和呼吸肌功能障碍的结果,应辅助或控制呼吸直到病人的呼吸功能完全恢复,必要时可给予相应的拮抗药。

(四) 低氧血症(hypoxemia)　吸空气时,$SpO_2 < 90\%$,$PaO_2 < 60mmHg$,或吸纯氧时 $PaO_2 < 90mmHg$ 即可诊断为低氧血症。临床表现为呼吸急促、发绀、躁动不安、心律失常及血压升高等。常见原因和处理原则为:①麻醉机的故障、氧气供应不足可引起吸入氧浓度过低,气管内导管插入一侧支气管或脱出气管外以及呼吸道梗阻均可引起低氧血症,应及时发现和纠正;②弥散性缺氧:可见于 N_2O 吸入麻醉,停止吸入 N_2O 后应继续吸氧至少 5~10 分钟;③肺不张,可通过吸痰、增大通气量及肺复张等措

施纠正;④误吸:轻者应用吸氧治疗有效,严重者应行机械通气治疗;⑤肺水肿:可发生于急性左心衰竭或肺毛细血管通透性增加的病人,应增加吸入氧浓度,同时积极治疗原发病。

(五)低血压(hypotension) 麻醉期间收缩压下降幅度超过基础值的30%或绝对值低于80mmHg者应及时处理。常见原因有:①麻醉过深可导致血压下降、脉压变小,麻醉前已有血容量不足者表现更为明显;②术中失血过多可引起低血容量性休克;③过敏反应、肾上腺皮质功能低下及复温时,均可引起血管张力降低而导致低血压,治疗包括补充血容量、恢复血管张力(应用血管收缩剂)及病因治疗;④术中牵拉内脏常可引起反射性血压下降,同时发生心动过缓,应及时解除刺激,必要时给予阿托品治疗。

(六)高血压(hypertension) 麻醉期间收缩压高于160mmHg或升高幅度超过基础值的30%会增加失血量和心肌耗氧量,使心脑血管意外的危险性增加,应当及时处理。术中高血压的常见原因有:①与并存疾病有关,如原发性高血压、嗜铬细胞瘤、甲状腺功能亢进(简称甲亢)、原发性醛固酮增多症和颅内压增高等;②与手术、麻醉操作有关,如手术探查、气管内插管等;③通气不足引起CO_2潴留;④药物导致的血压升高,如氯胺酮。手术中出现高血压时,首先要去除诱因,并保证合适的麻醉深度。对于顽固性高血压者,可适当给予降压药物以维持循环稳定。

(七)心律失常 麻醉深度不当、手术刺激过强、低血压、高血压、CO_2潴留和低氧血症均可诱发心律失常。原有心脏疾病,尤其是心律失常的病人,麻醉过程中更易出现心律失常。所以发生心律失常时,首先要寻找并去除诱因,保证麻醉深度适宜,维持病人循环容量正常、血流动力学稳定及心肌供氧平衡。窦性心动过速与高血压同时出现时,常为麻醉过浅的表现,应适当加深麻醉。低血容量、贫血及缺氧均可导致窦性心动过速,应针对病因进行治疗。当手术牵拉内脏(如胆囊,可引起胆心反射)或发生眼心反射时,迷走神经反射可致心动过缓,严重者可致心搏骤停,应及时停止手术操作,必要时静脉注射阿托品。发生期前收缩时,应先明确其性质并观察其对血流动力学的影响。房性期前收缩对血流动力学无明显影响者无需特殊处理。浅麻醉或CO_2潴留所致的室性期前收缩,适当加深麻醉或排出CO_2后多可缓解。如室性期前收缩为多源性、频发或伴有R-on-T现象,表明有心肌灌注不足,应积极治疗。

(八)术后恶心、呕吐(postoperative nausea and vomiting,PONV) 通常是指术后24小时内发生的恶心和/或呕吐,是全身麻醉后最常见的并发症之一。多数病人症状不严重,但不适感明显。部分症状严重的病人甚至可能发生吸入性肺炎、脱水、切口裂开、食管撕裂等严重并发症。

导致PONV的危险因素较多,成人PONV最常见的危险因素包括:女性;有晕动病或PONV病史;不吸烟;使用阿片类药物等。危险因素越多,术后发生PONV的风险越高。对于存在两个及两个以上危险因素的病人,建议预防性使用抗呕吐药物。常用的抗呕吐药物包括:5-HT₃受体拮抗剂、糖皮质激素、氟哌利多和甲氧氯普胺等。对于高危病人,麻醉方面还可以避免使用吸入性麻醉药,采用非甾体抗炎药和神经阻滞联合等多模式镇痛方式减少阿片类药物的用量等。

(九)恶性高热 恶性高热是指携带致病基因的易感病人在全身麻醉过程中接触挥发性吸入麻醉药和/或去极化肌松药之后发生的骨骼肌异常高代谢状态。典型的临床表现为肌肉持续痉挛性收缩,$PaCO_2$迅速升高,体温急剧升高(速度可达1℃/5min),可超过42℃,重度酸中毒。最容易诱发恶性高热的药物是琥珀胆碱和氟烷。恶性高热发病急,病情进展迅速,如果得不到及时有效的诊治,死亡率很高。治疗恶性高热的特效药物是丹曲林(dantrolene)。

(黄宇光)

第四节 | 局部麻醉

用局部麻醉药(简称局麻药)暂时阻断某些周围神经的冲动传导,使这些神经所支配的区域产生麻醉作用,称为局部麻醉(local anesthesia),简称局麻。广义的局麻包括椎管内麻醉(见本章第五节)。

局麻时病人意识清醒,适用于较表浅或较局限的手术,但也可干扰重要器官的功能。因此,施行局麻时应熟悉局部解剖和局麻药的药理作用,掌握规范的操作技术。

一、局部麻醉药

(一) 化学结构和分类　常用局麻药分子的化学结构主要包括芳香族环、胺基团和中间链三部分。中间链可为酯链或酰胺链。根据不同中间链分成酯类局麻药(如普鲁卡因、丁卡因等)和酰胺类局麻药(如利多卡因、布比卡因和罗哌卡因等)两类。

(二) 理化性质和麻醉性能　局麻药的理化性质决定局麻药的效能和作用持续时间。重要指标包括解离常数(pK_a)、脂溶性和血浆蛋白结合率(表 15-4)。

表 15-4　常用局麻药比较

比较项目	普鲁卡因	丁卡因	利多卡因	布比卡因	罗哌卡因
理化性质					
pK_a	8.9	8.4	7.8	8.1	8.1
脂溶性	低	高	中等	高	高
血浆蛋白结合率/%	6	76	66	95	94
麻醉性能					
相对效能	1	8	2	8	8
弥散性	弱	弱	强	中等	中等
毒性	弱	强	中等	中等	中等
起效时间					
表面麻醉	—	慢	中等	—	—
局部浸润	快	—	快	快	快
神经阻滞	慢	慢	快	中等	中等
作用时间/h	0.75~1	2~3	1~2	5~6	4~6
一次限量 */mg	1 000	40(表面麻醉) 80(神经阻滞)	100(表面麻醉) 400(神经阻滞)	150	150

注:* 系成人剂量,使用时还应根据具体病人和具体部位调整用量。

　　1. **解离常数**(pK_a)　局麻药的 pK_a 较组织液的 pH 大,局麻药的 pK_a 愈大,离子型药物部分愈多,弥散性能愈差,不易透过神经鞘膜,故起效时间愈长(见表 15-4)。

　　2. **脂溶性**　局麻药的脂溶性愈高,麻醉效能愈强。布比卡因和丁卡因脂溶性高,麻醉效能最强,利多卡因中等,普鲁卡因最低,罗哌卡因略低于布比卡因。

　　3. **蛋白结合率**　局麻药注入体内后,一部分呈游离状态的起到麻醉作用,另一部分与局部组织的蛋白结合,或吸收入血与血浆蛋白结合,暂时失去药理活性。局麻药的血浆蛋白结合率愈高,作用时间愈长。

(三) 吸收、分布、生物转化和清除

　　1. **吸收**　局麻药自作用部位吸收后,进入血液循环,其吸收的量和速度决定血药浓度。影响因素:①药物剂量:为避免血药峰值浓度(C_{max})过高引起的药物中毒,每一种局麻药都规定了一次用药的限量;②注药部位:与该处血供直接相关,一般作肋间神经阻滞时吸收较快,而肺泡内的吸收速度接近于静脉注射;③局麻药的性能:普鲁卡因、丁卡因使注射区血管明显扩张,加速药物的吸收;④血管收缩剂:在局麻药液中加入适量肾上腺素,使血管收缩,可延缓药液吸收,延长作用时间,并可减少毒性反应的发生;而布比卡因和罗哌卡因易与蛋白结合,吸收速率减慢,故不需要加用肾上腺素。

2. **分布** 局麻药吸收入血后,首先分布至肺,并有部分被肺组织摄取,这对大量药物进入血液有缓冲作用。随后很快分布到血液灌注好的器官。然后以较慢速率再分布至血液灌注较差的肌、脂肪和皮肤。布比卡因和罗哌卡因的蛋白结合率高,不易透过胎盘屏障。

3. **生物转化和清除** 局麻药进入血液循环后,大多以代谢产物以及少量原形经肾排出。酰胺类局麻药在肝内被线粒体酶水解,故肝功能不全病人用量应酌减。酯类局麻药主要被血浆假性胆碱酯酶水解,如有先天性假性胆碱酯酶质量的异常,以及肝硬化、严重贫血、恶病质和晚期妊娠等使该酶含量减少者,也应减量使用。

（四）常用局麻药

1. **普鲁卡因（procaine）** 为弱效、黏膜穿透力差的短时效局麻药。适用于局部浸润麻醉,不用于表面麻醉和硬膜外麻醉。其代谢产物对氨苯甲酸有减弱磺胺类药物的作用,使用时应注意。

2. **丁卡因（tetracaine）** 为长效、强效的局麻药。其黏膜穿透力强,适用于表面麻醉、神经阻滞和椎管内麻醉,不用于局部浸润麻醉。

3. **利多卡因（lidocaine）** 是中等效能和时效的局麻药。它的组织弥散性能和黏膜穿透力都很好,可用于各种局麻方法,但使用的浓度不同。最适用于神经阻滞和硬膜外麻醉。成人一次限量表面麻醉为100mg,局部浸润麻醉和神经阻滞为400mg。但反复用药可产生快速耐药性。

4. **布比卡因（bupivacaine）** 为强效和长时效局麻药。常用于神经阻滞和椎管内麻醉,常用浓度为0.25%～0.75%。用于分娩镇痛时常用浓度为0.125%～0.25%。左布比卡因与布比卡因作用相似,但前者心脏毒性更弱。

5. **罗哌卡因（ropivacaine）** 其作用强度和药代动力学与布比卡因类似,但它的心脏毒性较低。硬膜外麻醉的选用浓度为0.25%～0.75%,而高浓度0.75%～1%时,可较好地阻滞运动神经。其成人一次限量为150mg。由于低浓度、小剂量时几乎只阻滞感觉神经,而且与血浆蛋白结合率高,尤其适用于硬膜外镇痛如术后镇痛和分娩镇痛。

二、局部麻醉的方法

（一）表面麻醉 将穿透力强的局麻药施用于黏膜表面,并透过黏膜阻滞位于黏膜下的神经末梢,产生黏膜的麻醉,称表面麻醉（surface anesthesia）。常用于眼、鼻、咽喉、气管、尿道及皮肤等处的浅表手术与治疗或内镜检查。包括:眼用滴入法,鼻用涂敷法,咽喉气管用喷雾法,尿道用灌入法和皮肤涂敷等。常用药物为1%～2%丁卡因或2%～4%利多卡因。因眼结膜和角膜组织柔嫩,滴眼液用0.5%～1%丁卡因,皮肤用复方局麻药乳膏。

（二）局部浸润麻醉 将局麻药注入手术区的组织内,阻滞神经末梢而产生麻醉作用,称局部浸润麻醉。常用0.5%普鲁卡因或0.25%～0.5%利多卡因。

基本方法:先在手术切口的一端,针尖斜面向下刺入皮内,注药形成皮丘,然后在第一个皮丘的边缘再进针,如法操作形成切口线上的皮丘带。遵循逐层浸润切开的原则,经皮丘向皮下组织注射局麻药,即可切开皮肤和皮下组织。如手术拟进入深层组织,可在肌膜内和肌膜下注药或行腹膜浸润。

针对肿块切除术,如乳房良性肿瘤切除术、头皮手术等,为了避免将局麻药直接注入肿瘤组织,减少局麻药液对手术部位解剖的影响,可采用另一种局部浸润麻醉方法,即围绕手术区,在其四周和底部注射局麻药,阻滞进入手术区的神经干和神经末梢,亦称区域阻滞。

注意事项:①注入组织内的药液需有一定容积和张力,使药液与神经末梢广泛接触,以增强麻醉效果;②为避免用药量超过上限,应降低药液浓度;③每次注药前都要回抽,以免注入血管内;④实质脏器和脑组织等无痛觉,不用注药;⑤药液中含肾上腺素［浓度为1:（20万～40万）,即2.5～5μg/ml］可减缓局麻药的吸收,延长作用时间。

（三）神经阻滞 在神经干、丛和节的周围注射局麻药,阻滞其冲动传导,使所支配的区域产生麻醉作用,称神经阻滞(nerve block)。包括眶下、颈(臂)神经丛、肋间神经、腰丛、坐骨神经、股神经和指(趾)神经等阻滞,以及诊疗常用的星状神经节和腰交感神经节阻滞等。

1. 颈神经丛阻滞 颈神经丛(简称颈丛)由 $C_{1\sim4}$ 脊神经组成,分为深丛和浅丛。深丛在斜角肌间与臂神经丛(简称臂丛)处于同一水平,并同为椎前筋膜所覆盖。浅丛沿胸锁乳突肌后缘从筋膜下穿出至表面,分成多支支配皮肤和浅表结构。

(1)深丛阻滞:常用两种方法。①颈前阻滞法:常采用 C_4 横突一处阻滞法,病人仰卧,头转向对侧,从乳突尖端至 C_6 横突作一连线,穿刺点在此线上,C_4 横突位于胸锁乳突肌和颈外静脉交叉点附近,用手指按压常可摸到横突,在此水平刺入 2～3cm 可触及横突骨质,回抽无血液和脑脊液,注入局麻药液 10ml;②肌间沟阻滞法:同臂丛阻滞的肌间沟径路法,但穿刺点在肌间沟尖端,刺过椎前筋膜后,不寻找异感,注入局麻药液 10ml,并压迫肌间沟下方,避免药液下行而阻滞臂丛。

(2)浅丛阻滞:体位同上。在胸锁乳突肌后缘中点垂直进针至皮下,注射 1% 利多卡因 6～8ml;或在此点注射 3～4ml,再沿胸锁乳突肌后缘向头侧和尾侧各注射 2～3ml。

适应证和并发症:适用于颈部手术,如甲状腺手术、气管切开术等。浅丛阻滞并发症少见。深丛阻滞的并发症包括:①局麻药毒性反应;②药液意外注入蛛网膜下腔或硬膜外间隙;③霍纳综合征(Horner syndrome);④喉返神经麻痹;⑤膈神经麻痹。故不能同时作双侧深丛阻滞。

2. 臂丛阻滞 臂丛主要由 $C_{5\sim8}$ 和 T_1(C、T 分别代表颈和胸)脊神经的前支组成,支配上肢的感觉和运动。这些神经自椎间孔穿出后,在前、中斜角肌之间的肌间沟内相互合并组成臂丛。然后在锁骨上方第一肋骨面上横过进入腋窝,并形成主要终末神经,即正中神经、桡神经、尺神经和肌皮神经。在肌间沟中,臂丛为椎前筋膜和斜角肌筋膜所形成的鞘膜包裹,此鞘膜在锁骨上方延伸为锁骨下动脉鞘膜,在腋窝形成腋鞘。臂丛阻滞入路包括肌间沟、锁骨上和腋径路(图 15-8)。

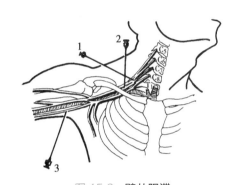

图 15-8 **臂丛阻滞**
1. 肌间沟径路 2. 锁骨上径路 3. 腋径路

(1)肌间沟径路:病人仰卧,手臂贴身旁使肩下垂,头略偏向对侧,让病人微抬头,以显露胸锁乳突肌的锁骨头,用示指在其后缘向外滑动,可扪及前、中斜角肌之间的凹陷,呈上小、下大的三角形,即为肌间沟;在环状软骨水平,该水平线与肌间沟的交叉点定为穿刺点。将针头与皮肤垂直进针,刺破椎前筋膜时可有突破感,然后向内向足侧进针少许。当针触及臂丛时,病人常诉异感,回抽无血或脑脊液,即可注射 1.3% 利多卡因 15ml 或 0.5% 罗哌卡因 15ml。

(2)锁骨上径路:病人体位同肌间沟径路,阻滞侧肩下垫一薄枕,确定锁骨中点上 1～1.5cm 处进针,并向后、内及下方向推进,当病人诉有放射到手指、腕或前臂的异感时固定针位,回抽无血或空气,即可注药。如无异感,针尖进入 1～2cm 深度时可触及第一肋,沿第一肋表面探索,引出异感后,回抽无血无气即可注药,或沿肋骨作扇形阻滞。

(3)腋径路:病人仰卧,术侧上肢外展90°,前臂向上屈曲90°,呈行军礼姿势。操作者在手术侧胸大肌下缘与臂内侧缘相接处摸到腋动脉搏动(图 15-9)。操作时右手持针头,左手示指和中指固定皮肤和动脉,在动脉的桡侧缘或尺侧缘垂直于皮肤刺入。刺破鞘膜时有较明显的突破感,固定针位,松开手指,针头随动脉搏动而跳动,回抽无血后注入局麻药液 20～25ml。注射时压迫注射点远端,有利于药液向腋鞘近心端扩散,以便阻滞肌皮神经。

适应证和并发症:臂丛阻滞适用于上肢手术,肌间沟径路可用于肩部手术,锁骨上径路适用于肘、前臂和手部手术,腋径路更适用于前臂和手部手术。上述三种方法易出现局麻药毒性反应。肌间沟径路和锁骨上径路还可发生膈神经麻痹、喉返神经麻痹和霍纳综合征。锁骨上径路较易发生气胸;肌间沟径路较易引起高位硬膜外麻醉,或药液意外注入蛛网膜下腔而引起全脊髓麻醉。

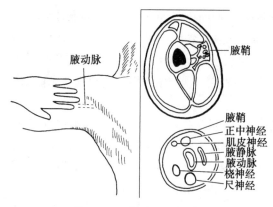

腋动脉

腋鞘
正中神经
肌皮神经
腋静脉
腋动脉
桡神经
尺神经

图 15-9　腋径路臂丛阻滞

3. 肋间神经阻滞 $T_{1\sim12}$ 脊神经的前支绕躯干环行,在肋角处脊神经前支位于肋沟内紧贴动脉下向前延伸。过腋前线后,神经和血管位于内外肋间肌之间,在腋前线处分出外侧皮神经。肋间神经支配肋间肌、腹壁肌及相应的皮肤。

阻滞方法:病人侧卧或俯卧,腹部放一枕头,上肢外展,前臂上举。在距后正中线 6~8cm 处,触诊拟阻滞神经所在的肋骨下缘,并在相应的肋角标记穿刺部位;消毒皮肤,于标记处注射皮丘,左手示指将皮肤轻轻上推,右手持注射器在肋骨接近下缘处垂直刺入至触及肋骨骨质。松开左手,针头随皮肤下移。将针再向内刺入,滑过肋骨下缘后再深入 0.2~0.3cm,回抽无血或气体后,注入局麻药液 3~5ml。该阻滞方法适用于相应部位手术的麻醉和镇痛,但需警惕气胸和局麻药毒性反应。

4. 指(或趾)神经阻滞　用于手指(足趾)手术。每指有 4 根指神经支配,包括来自掌侧和背侧的指神经。

(1)指根部阻滞:在指根背侧部进针,向前滑过指骨至掌侧皮下,麻醉者用手指抵于掌侧可感到针尖,此时后退 0.2~0.3cm,注射 1% 利多卡因 1ml。再退针恰至进针点皮下注药 0.5ml。手指另一侧如法注射。

(2)掌骨间阻滞:针自手背部插入掌骨间,直达掌面皮下。随着针头推进和拔出时,注射 1% 利多卡因 4~6ml。

注意观察局部的皮温、颜色。在手指、足趾以及阴茎等处使用局部麻醉药时禁忌加用肾上腺素,注药量也不能太多,以免血管收缩或受压而引起组织缺血坏死。

近年来,应用超声引导技术,实现了多种神经阻滞和筋膜间隙阻滞的可视精确定位,替代了过去的"盲探异感"定位方式,动态观察局麻药液扩散情况和局部组织结构,减少了局麻药的用量和并发症,提高了局麻的安全舒适效果。此外,新型长效局麻药布比卡因多囊脂质体的问世,更好地满足了局部麻醉和术后镇痛更长时间等方面的需求。

三、局部麻醉的并发症及其防治

(一)毒性反应　当局麻药使用过量或误入血液或鞘内,使血药浓度超过一定阈值时,就会发生局麻药的全身性毒性反应,严重者可危及生命。

1. 常见原因　①一次用量超过病人的耐受剂量;②意外注入血管内;③注药部位血供丰富,吸收增快;④病人体质衰弱等原因导致耐受性降低。

2. 临床表现　主要表现在中枢神经系统和心血管系统,且中枢神经系统对局麻药更为敏感。轻度毒性反应时,病人常出现眩晕、多语、嗜睡、寒战、惊恐不安和定向障碍等症状。由于中枢神经系统的下行抑制系统神经元较兴奋系统神经元更容易被抑制,早期临床表现以兴奋为主,如血压升高、心率增快等。如果继续发展,可出现面肌和四肢震颤、意识丧失、抽搐或惊厥,甚至呼吸循环衰竭。然而局麻药对神经系统的作用主要是抑制,震颤和惊厥可能是局麻药对中枢神经系统抑制不平衡的表现。当血药浓度继续升高,即表现为全面抑制。局麻药对心血管系统的毒性作用主要是阻滞交感或副交感神经传出纤维,血管广泛扩张,心肌收缩力下降,心率减慢,房室传导阻滞,心排血量降低,血压下降,甚至心搏骤停。

3. 预防和治疗　预防措施:一次用药量不应超过限量,注药前应回抽无血液,根据具体情况和用药部位酌减剂量,药液内加入适量肾上腺素,或麻醉前使用苯二氮䓬类药物。抢救措施:一旦发生毒性反应,应立即停止用药,吸入氧气。轻度毒性反应者,可静脉注射地西泮 0.1mg/kg 或咪达唑仑 3~

5mg,以预防和控制抽搐。对于惊厥反复发作者,静脉注射咪达唑仑 3～5mg;如有气管内插管条件,方可静脉注射琥珀胆碱 1～2mg/kg,控制呼吸。如出现低血压,可用去甲肾上腺素联合补液等纠正血压;心动过缓可静脉注射阿托品。一旦心搏骤停,立即行心肺脑复苏。局麻药中毒时,可使用 20% 的脂肪乳剂,负荷剂量为 1.5ml/kg,静脉注射持续 1 分钟,维持剂量为 0.25ml/(kg·min),持续输注至循环稳定后 10 分钟。

(二)过敏反应 临床上酯类局麻药过敏者较多,酰胺类局麻药罕见,但同类型的局麻药可能有交叉性过敏。有时添加肾上腺素引起的反应也容易与局麻药毒性反应相混淆而被误判为过敏反应。

1. 临床表现 使用很少量局麻药后,可出现荨麻疹、咽喉水肿、支气管痉挛、低血压和血管神经性水肿,甚至危及病人生命。应重视询问病人的过敏史和麻醉监测。

2. 治疗 一旦发生,立即停药;保持气道通畅,吸氧;维持循环稳定,适量补充血容量,紧急时可适当选用血管加压药,同时应用糖皮质激素和抗组胺药。但其预防效果尚难肯定。局麻药皮肤试验预测局麻药过敏反应的可信度有限,假阳性率达 40%。因此,不必进行常规局麻药皮肤试验,如果病人有对酯类局麻药过敏史,可选用酰胺类局麻药。

第五节 │ 椎管内麻醉

椎管内有两个可用于麻醉的腔隙,即蛛网膜下腔和硬脊膜外间隙。根据局麻药注入的腔隙不同,分为蛛网膜下腔麻醉(spinal anesthesia)、硬膜外间隙麻醉(epidural anesthesia)、骶管麻醉(caudal anesthesia)及腰硬联合麻醉(combined spinal-epidural anesthesia,CSE),统称椎管内麻醉。

一、椎管内麻醉的解剖基础

(一)脊柱和椎管 脊柱由脊椎重叠而成。脊椎由位于前方的椎体和后方的椎弓所组成,中间为椎孔,所有上下椎孔连接在一起即成椎管。椎管上起自枕骨大孔,下止于骶裂孔。正常脊柱有 4 个生理弯曲,即颈、胸、腰和骶尾弯曲(图 15-10)。病人仰卧时,C_3 和 L_3 所处位置最高,T_5 和 S_4 最低,这对腰麻时药液的分布有重要影响。

(二)韧带 从外至内分别是棘上韧带、棘间韧带和黄韧带。棘上韧带连结脊椎棘突尖端,质地较坚韧,老年人常发生钙化。棘间韧带连结上、下两棘突,质地较疏松。黄韧带连结上、下椎板,覆盖着椎板间孔,几乎由弹性纤维构成,穿刺时有韧性(图 15-11)。作椎管内麻醉时,穿刺针经过皮肤、皮下组织、棘上韧带、棘间韧带和黄韧带,即进入硬膜外间隙。如再刺过硬脊膜和蛛网膜,即至蛛网膜下腔。

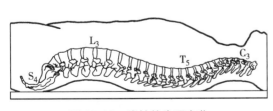

图 15-10 脊柱的生理弯曲

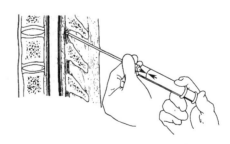

图 15-11 黄韧带的韧性感

(三)脊髓、脊膜与腔隙 椎管内有脊髓和三层脊髓被膜。脊髓下端成人一般终止于 L_1 椎体下缘或 L_2 上缘,新生儿在 L_3 下缘,并随年龄增长而逐渐上移。因此,成人的腰麻应选择 L_2 以下的椎间隙穿刺,儿童应在 L_3 以下。

脊髓的被膜自内至外为软膜、蛛网膜和硬脊膜。硬脊膜由坚韧的结缔组织形成,血供较少,刺破后愈合较慢。软膜和蛛网膜之间的腔隙称蛛网膜下腔,上与脑蛛网膜下腔连通,下端止于 S_2 水平,内有脑脊液。在 S_2 水平,硬脊膜和蛛网膜均封闭而成硬膜囊。硬脊膜与椎管内壁(即黄韧带和骨膜)之间的腔隙为硬膜外间隙,内有脂肪、疏松结缔组织、血管和淋巴管(图 15-12)。硬膜外间隙在枕骨大孔处闭合,与颅腔不通,其尾端止于骶裂孔。硬脊膜和蛛网膜之间有一潜在腔隙,称为硬膜下间隙。

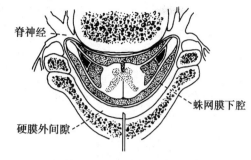

图 15-12　椎管横断面图

脊髓的三层被膜均向两侧延伸并包裹脊神经根,形成根硬膜、根蛛网膜和根软膜,其与椎管内局麻药的扩散作用有关。

(四)骶管　骶管是骶骨内的椎管腔,在此腔内注入局麻药所产生的麻醉称骶管麻醉,是硬膜外麻醉的一种。骶管内有疏松结缔组织、脂肪和丰富的静脉丛,容积约 25～30ml。由于硬膜囊终止于 S_2 水平,故骶管是硬膜外间隙的一部分。骶管下端终止于骶裂孔,骶裂孔呈 V 形或 U 形,上有骶尾韧带覆盖,两旁各有一豆大骨性突起,称为骶角。骶裂孔和骶角是骶管穿刺定位时的重要解剖标志。自硬膜囊至骶裂孔的平均距离为 47mm,为避免误入蛛网膜下腔,骶管穿刺时进针不能太深。

(五)脊神经　脊神经共 31 对:颈神经(C)8 对,胸神经(T)12 对,腰神经(L)5 对,骶神经(S)5 对和尾神经(Co)1 对。每条脊神经由前、后根合并而成。前根又名腹根,从脊髓前角发出,由运动神经纤维和交感神经传出纤维(骶段为副交感神经传出纤维)组成。后根又名背根,由感觉神经纤维和交感神经传入纤维(骶段为副交感神经传入纤维)组成,进入脊髓后角。各种神经纤维由粗到细依次为运动纤维、感觉纤维及交感和副交感纤维。

二、椎管内麻醉的机制及生理

(一)脑脊液　成人脑脊液总容积约 120～150ml,在脊蛛网膜下腔内仅 25～30ml。透明澄清,pH 7.35,比重 1.003～1.009。侧卧位时压力 0.69～1.67kPa(70～170mmH$_2$O),坐位时 1.96～2.94kPa(200～300mmH$_2$O)。腰麻时可用脑脊液稀释局麻药。

(二)药物作用部位　腰麻时,局麻药直接作用于脊神经根和脊髓表面。而硬膜外麻醉时局麻药作用的途径可能有:①通过蛛网膜绒毛进入根部蛛网膜下腔,作用于脊神经根;②药液渗出椎间孔,在椎旁阻滞脊神经,由于椎间孔内神经鞘膜很薄,局麻药可能在此处透入而作用于脊神经根;③直接透过硬脊膜和蛛网膜进入蛛网膜下腔,同腰麻一样作用于脊神经根和脊髓表面。椎管内麻醉的主要作用部位是脊神经根,由于蛛网膜下腔内有脑脊液,局麻药注入后被稀释,且脊神经根是裸露的,易于被局麻药所阻滞。因此,腰麻与硬膜外麻醉比较,腰麻用药的浓度较高,容积较小,剂量也小(约为后者的 1/5～1/4),而稀释后的浓度远较硬膜外麻醉为低。

(三)麻醉平面与阻滞作用　麻醉平面是指感觉神经被阻滞后,用针刺法测定皮肤痛觉消失的范围。交感神经被阻滞后,能减轻内脏牵拉反应;感觉神经被阻滞后,能阻断疼痛传导;运动神经被阻滞后,能产生肌肉松弛。由于神经纤维的粗细不同,交感神经最先被阻滞,且阻滞平面一般要比感觉神经高 2～4 个节段;运动神经最迟被阻滞,其平面比感觉神经要低 1～4 个节段。各脊神经节段在人体体表的分布区见图 15-13。参照体表解剖标志,不同部位的脊神经支配分别为:胸骨角平面为 T_2,两侧乳头连线为 T_4,剑突下为 T_6,季肋部肋缘为 T_8,平脐线为 T_{10},耻骨联合上 2～3cm 为 T_{12},大腿前面为 $L_{1～3}$,小腿前面和足背为 $L_{4～5}$,大腿和小腿后面以及肛门会阴区为 $S_{1～5}$。如痛觉消失范围上界平乳头连线,下界平脐线,则麻醉平面表示为 $T_{4～10}$。

(四)椎管内麻醉对生理的影响

1. 对呼吸的影响　取决于阻滞平面的高度,尤以运动神经被阻滞的范围更为重要。如胸脊神经被阻滞,肋间肌大部或全部麻痹,可使胸式呼吸减弱或消失,但只要膈神经($C_{3～5}$)未被阻滞,仍能保持基本的肺通气量;如膈肌同时麻痹,腹式呼吸减弱或消失,则将导致通气不足甚至呼吸停止。高位

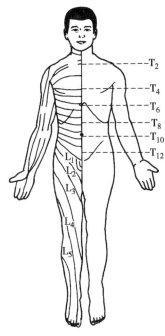

图 15-13 脊神经在体表的节段分布

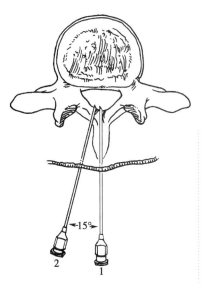

图 15-14 直入法与侧入法

硬膜外麻醉时,应减小局麻药浓度,关注呼吸与上肢肌力,以减轻呼吸抑制和及时纠正。

2. 对循环的影响 ①低血压:椎管内麻醉时,交感神经被阻滞,导致小动脉舒张,周围阻力降低,静脉扩张使静脉系统内血容量增加,回心血量减少,心排血量下降,从而导致低血压。其发生率和血压下降幅度与麻醉平面及病人全身情况密切相关。因此,应特别注意术前准备不充分、已有低血容量、动脉粥样硬化、心功能不全、麻醉平面高和阻滞范围广等情况。②心动过缓:由于交感神经被阻滞,迷走神经兴奋性增强,或者在高平面阻滞时,心动加速神经(T_4 以上平面)也被阻滞,均可减慢心率。

3. 对其他系统的影响 椎管内麻醉时,迷走神经功能亢进,胃肠蠕动增加,容易诱发恶心、呕吐。椎管内麻醉对肝、肾功能也有一定影响,病人还可发生尿潴留。

三、椎管内麻醉的方法

(一)**蛛网膜下腔麻醉** 局麻药注入蛛网膜下腔,阻断部分脊神经的传导功能而引起相应支配区域的麻醉作用称为蛛网膜下腔麻醉,又称腰麻。

1. 分类 根据给药方式、麻醉平面和局麻药液的比重分类。

(1)给药方式:可分为单次法和连续法。

(2)麻醉平面:阻滞平面达到或低于 T_{10} 为低平面,高于 T_{10} 但低于 T_4 为中平面,如高至 T_4 及以上为高平面腰麻(现已不用)。

(3)局麻药液的比重:以脑脊液比重为基础,配制轻比重、等比重或重比重的局麻药液,利用药液轻比重上浮、重比重下沉的原理,结合体位改变来调节麻醉平面。

2. 腰麻穿刺术 一般取侧卧位(鞍区麻醉选坐位),帮助病人屈髋屈膝,头颈向胸部屈曲,腰背部尽量向后弓曲,使棘突间隙张开便于穿刺。成人穿刺点一般选 $L_{3\sim4}$ 间隙,禁忌在 $L_{1\sim2}$ 及以上穿刺。在两侧髂嵴最高点作一连线,与脊柱相交处即为 L_4 棘突或 $L_{3\sim4}$ 棘突间隙。直入法穿刺时,用局麻药在间隙正中作皮丘,并在皮下组织和棘间韧带逐层浸润。穿刺针刺过皮丘后,其斜口与硬脊膜纤维纵向平行进针,方向应与病人背部垂直。当针穿过黄韧带时,常有明显落空感,再进针刺破硬脊膜,出现第二次落空感。拔出针芯见有脑脊液自针内滴出,即表示穿刺成功。穿刺成功后连接注射器,注入预配的局麻药。侧入法穿刺是在棘突中线旁开 1～1.5cm 处进针,针干向中线倾斜,约与皮肤成 75° 角,避开棘上韧带而刺入蛛网膜下腔(图 15-14),适用于棘上韧带钙化的老年病人、肥胖病人或直入法穿刺有困难者。

3. 腰麻常用药

(1)普鲁卡因:成人一次用量为 100～150mg,鞍区麻醉为 50～100mg。取普鲁卡因 150mg 溶于 5% 葡萄糖溶液或脑脊液 3ml 中,配制成 5% 普鲁卡因重比重液,作用时间为 1～1.5 小时。

(2)丁卡因:成人一次用量为 8～15mg。取 1% 丁卡因溶液 1ml(10mg),加 10% 葡萄糖溶液和 3% 麻黄碱溶液各 1ml,按 1:1:1 配制成 0.33% 丁卡因重比重液。起效时间 5～10 分钟,作用时间 2～2.5 小时。

（3）布比卡因：常用剂量为 10～15mg。常用浓度为 0.5%～0.75% 的布比卡因 2ml,加 10% 葡萄糖溶液 1ml 配制成 0.33%～0.5% 布比卡因重比重溶液,起效时间较丁卡因快,作用时间为 1.5～3.3 小时。

（4）罗哌卡因：用法与布比卡因基本相同。

以上配药中若用无菌注射用水替换葡萄糖溶液,即可配制成轻比重药液。

4. 麻醉平面的调节 局麻药注入蛛网膜下腔以后,应在 5～10 分钟内调节和控制麻醉平面。一旦超过药液与神经组织结合所需时间,就不容易调节平面。此时若麻醉平面过低不能满足手术需要,则应变更麻醉方式;平面过高则对生理影响较大,甚至危及生命。影响麻醉平面的因素很多,如局麻药液的比重、剂量、容积、病人身高、脊柱生理弯曲和腹腔内压力等,但药物的剂量是影响腰麻平面的主要因素,剂量越大,平面越高。若这些因素不变,穿刺间隙、病人体位和注药速度则是调节平面的重要因素。

（1）穿刺间隙：在 $L_{2～3}$ 间隙穿刺并注入重比重局麻药液,病人转为仰卧位后,药液在脑脊液中会沿着脊柱的曲度向胸段流动,麻醉平面容易偏高;如在 $L_{4～5}$ 间隙穿刺注药,则麻醉平面容易偏低。

（2）病人体位：给病人注药后调整为仰卧位,强调注药后 5～10 分钟内完成调节平面,根据手术对麻醉平面的要求改变体位。如用重比重药液,上平面过低时,可将手术台调至头低位,使麻醉平面上升,一旦平面足够,立即将手术台调至水平位,并严密观察病人的呼吸和循环变化。如果是一侧下肢的手术,穿刺时取病侧在下的侧卧位,注药后继续保持侧卧位 5～10 分钟,麻醉作用即偏于病侧下肢。如只需阻滞肛门和会阴区,可在 $L_{4～5}$ 间隙采用鞍区麻醉。

（3）注药速度：注药速度愈快,麻醉范围愈广;注药速度愈慢,则麻醉范围愈局限。注药速度为每 5 秒注射 1ml。

5. 适应证和禁忌证 腰麻适用于 2～3 小时以内的下腹部、盆腔、下肢和肛门会阴部手术,如剖宫产术、阑尾切除术、疝修补术、半月板摘除术、痔切除术、肛瘘切除术等。禁忌证：①中枢神经系统疾病,如脑脊膜炎、脊髓前角灰白质炎等;②凝血功能障碍;③休克;④穿刺部位感染;⑤脓毒症;⑥脊柱外伤或结核;⑦急性心力衰竭或冠心病发作;⑧脱髓鞘性神经病变,如电击伤、烧伤、截瘫和多发性神经病等。对老年人、心脏病及高血压等病人应严格控制用药量和麻醉平面。不能配合者,如精神病病人,不用腰麻。

（二）硬膜外间隙麻醉 将局麻药注射到硬脊膜外间隙,阻滞部分脊神经的传导功能,使其所支配区域的感觉和/或运动功能消失的麻醉方法,称为硬膜外间隙麻醉,又称硬膜外麻醉。有单次法和连续法两种,临床常用连续法。

1. 硬膜外穿刺术 硬膜外穿刺可在颈、胸、腰、骶各段间隙进行。由于硬膜外间隙内无脑脊液,药液注入后依赖本身的容积向两端扩散,故一般选择手术区域中央的相应棘突间隙穿刺。各种手术选择的穿刺棘突间隙可参考表 15-5。

穿刺体位、方法和穿刺层次与腰麻基本相同。与腰麻不同的是只能刺破黄韧带,不能刺破硬脊膜,即一次落空感。判断到达硬膜外间隙的方法：①阻力消失法：刺破黄韧带时有落空感,注液无阻力,低阻力注射器测试阻力消失,回抽无脑脊液,表示针尖已达硬膜外间隙;②毛细管负压法：穿刺针抵达黄韧带后,与盛有液体的玻璃毛细管相连接,继续缓慢进针,当有落空感时,管内液体被吸入,即为硬膜外间隙特有的"负压现象",确定到位。然后在硬膜外间隙置入导管约 3～4cm,退针并固定导管,连接注药器(图 15-15)。

2. 常用局麻药和注药方法 常用 1.5%～2% 利多卡因,起效时间 5～8 分钟,作用维持时间约 1 小时。丁卡因用 0.25%～0.33% 浓度,起效时间 10～20 分钟,维持时间 1.5～2 小时。布比卡因用 0.5%～0.75% 浓度,起效时间 7～10 分钟,维持时间 2～3 小时。罗哌卡因常用 0.75% 浓度。

穿刺置管成功后,先注入试验剂量 2% 利多卡因 3～5ml,观察 5～10 分钟,确证无腰麻现象,则根据试验剂量的效果和病人的情况决定追加剂量。试验剂量和追加剂量之和称初量。在初量作用将消失时,再注入第二次量,其剂量约为初量的 1/2～2/3。

表 15-5 硬膜外麻醉穿刺棘突间隙的选择

手术部位	手术名称	穿刺棘突间隙（置管方向）
颈部	甲状腺、颈淋巴系手术	$C_{5\sim6}$ 或 $C_{6\sim7}$（向头）
上肢	双侧手术、断肢再植术	$C_7\sim T_1$（向头）
胸壁	乳房手术	$T_{4\sim5}$（向头）
上腹部	胃、胆囊、脾、肝、胰腺等手术	$T_{8\sim9}$（向头）
中腹部	小肠手术	$T_{9\sim10}$（向头）
腰部	肾、肾上腺、输尿管上段手术	$T_{10\sim11}$（向头）
下腹部	阑尾手术	$T_{11\sim12}$（向头）
盆腔	子宫、直肠等手术	$T_{12}\sim L_1$，$L_{4\sim5}$（均向头），双管法
腹股沟区	腹股沟疝、髋关节等手术	$L_{1\sim2}$（向头）
下肢	大腿手术	$L_{2\sim3}$（向头）
	小腿手术	$L_{3\sim4}$（向头）
会阴	肛门、会阴部手术	$L_{3\sim4}$（向尾）或骶管麻醉

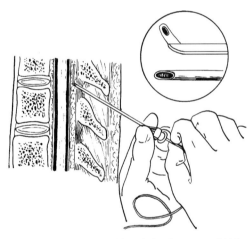

图 15-15 硬膜外导管经穿刺针置入硬膜外间隙示意图
右上圆圈内为硬膜外穿刺针前端的瓢状开口以及硬膜外导管通过瓢状开口的放大示意图。

如果硬膜外导管意外置入蛛网膜下腔，注入试验剂量局麻药后 5 分钟内即出现截断性的麻醉平面，并伴有明显的下肢运动障碍和血压下降等现象，应立即停止给药。如发生血压剧降或呼吸困难，应紧急抢救。

3. **麻醉平面的调节** 硬膜外麻醉的阻滞平面与腰麻不同，呈节段性。影响平面的主要因素有：①局麻药容积：硬膜外间隙药液的扩散与容积有关，注入容积愈大，扩散愈广，麻醉范围愈大。②穿刺间隙：麻醉上、下平面的高低取决于穿刺间隙的高低，如间隙选择不当，有可能上或下平面不符合手术要求而导致麻醉失败，或因平面过高而引起呼吸循环的抑制。③导管方向：导管向头端插入，药液易向胸、颈段扩散；向尾端插管，则易向腰、骶段扩散。④注药方式：药量相同，如一次集中注入则麻醉范围较广，分次注入则范围缩小；通常在颈段注药，其扩散范围较胸段广，而胸段又比腰段广。⑤病人情况：老年、动脉硬化、妊娠、脱水、衰弱等病人，注药后麻醉范围较一般人为广，故应减少药量。此外，药液浓度、注药速度和病人体位等也可产生一定影响。

4. **适应证和禁忌证** 常用于横膈以下的各种腹部、腰部、下肢手术和胸壁手术，且不受手术时间的限制。而颈部和上肢手术因麻醉操作和风险管理都较复杂，现已不用。

禁忌证与腰麻相似。对老年、妊娠、贫血、高血压、心脏病及低血容量等病人，应谨慎使用，减少用药剂量，加强监测管理。

（三）**骶管麻醉** 是硬膜外麻醉的一种，经骶裂孔将局麻药注入骶管腔内，阻滞骶脊神经。适用于直肠、肛门和会阴部手术。

1. **骶管穿刺术** 病人取侧卧或俯卧位。侧卧位时腰背向后弓曲，两膝向腹部靠拢。俯卧位时髋部垫一小枕，两腿略分开，脚尖内倾，脚后跟外旋，以放松臀部肌。穿刺前先触及尾骨尖端，沿中线向头侧约 3～4cm 处可摸到一个 V 形或 U 形凹陷，其两旁各有一豆大骨质隆起的骶角，此凹陷即骶裂孔。在骶裂孔中心作皮丘，针尖垂直刺入皮肤和覆盖骶裂孔的骶尾韧带时，有阻力突然消失的落空感。此时将针干与皮肤成 30° 角方向进针,若遇骨质,应调整角度,使针干与骶管纵轴方向一致进针,即可进入骶管腔。为了避免刺入蛛网膜下腔,穿刺针不得超越髂后上棘连线水平(S_2 水平)。

采用骶管简化垂直进针法时,病人侧卧,用 7 号短针经骶裂孔上端垂直刺过骶尾韧带即可,此法比较安全(图 15-16)。穿刺成功后接上注射器,回抽无血液和脑脊液即可注入局麻药。注药时应无阻力,注药后无局部皮下肿胀。

2. 常用局麻药 骶管麻醉可用 1.5% 利多卡因或 0.5% 布比卡因,成人用药量一般为 20ml。其麻醉时间分别为 1.5~2 小时和 4~6 小时。采取分次注药法,先注入试验剂量 5ml,观察 5 分钟,如无不良反应,再将其余 15ml 注入。

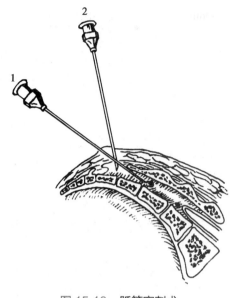

图 15-16 骶管穿刺术

(四)蛛网膜下腔与硬膜外间隙联合麻醉 又称腰硬联合麻醉,广泛用于下腹部及下肢手术。其特点是既有腰麻起效快、镇痛完善与肌松弛的优点,又有硬膜外麻醉可调节麻醉平面、满足长时间手术的需要等长处。穿刺方法有两种。两点法:病人体位与腰麻相同,先选 T_{12}~L_1 作硬膜外间隙穿刺并置入导管,然后再于 $L_{3~4}$ 或 $L_{4~5}$ 间隙行蛛网膜下腔穿刺。一点法:经 $L_{2~3}$ 棘突间隙用特制的联合穿刺针作硬膜外间隙穿刺,穿刺成功后再用配套的 25G 腰穿针经硬膜外穿刺针内行蛛网膜下腔穿刺,见脑脊液流出即可注入局麻药(腰麻);然后退出腰穿针,再经硬膜外针向头端置入硬膜外导管,并固定导管备用。由于所用腰穿针为圆锥形非切割型细穿刺针,故刺破硬脊膜时损伤很小,术后头痛的发生率明显降低,但注药时间需 45~60 秒。临床上多采用一点法。

四、椎管内麻醉的并发症及其防治

(一)腰麻并发症及其防治

1. 术中并发症

(1)血压下降、心率减慢:麻醉平面愈高,阻滞范围愈广,发生血管舒张的范围增加,而进行代偿性血管收缩的范围减小,故血压下降愈明显。一般低平面腰麻血压下降者较少。合并高血压或血容量不足者,自身代偿能力低下,更容易发生低血压。若麻醉平面超过 T_4,交感神经被阻滞,迷走神经相对亢进,易引起心动过缓。当血压明显下降时,可先快速静脉输液 200~300ml,以扩充血容量,必要时可静脉注射去氧肾上腺素。心动过缓者可静脉注射阿托品。

(2)呼吸抑制:常见于高平面腰麻的病人,因胸段脊神经广泛阻滞,肋间肌麻痹,病人感到胸闷气促,说话费力,胸式呼吸减弱,出现发绀。当全部脊神经被阻滞时,即发生全脊髓麻醉,病人呼吸停止,血压下降甚至心搏骤停。此外,平面过高可引起呼吸中枢缺血、缺氧,加重呼吸抑制。呼吸功能不全时应给予吸氧,同时借助面罩辅助呼吸。一旦呼吸停止,应立即行气管内插管和控制呼吸。

(3)恶心呕吐:常见于以下情况:①麻醉平面过高,发生低血压和呼吸抑制,造成脑缺血缺氧而兴奋呕吐中枢;②迷走神经亢进,胃肠蠕动增强;③牵拉腹腔内脏;④对术中辅助用药较敏感等。应针对原因处理,如吸氧、提升血压、麻醉前用阿托品和暂停手术牵拉等。氟哌利多、昂丹司琼(ondansetron)等药物也有一定的预防和治疗作用。

2. 术后并发症

(1)硬脊膜穿破后头痛(post dural puncture headache,PDPH):曾称腰麻后头痛。发生率为 3%~30%,常出现于麻醉后 2~7 天,年轻女性较多见。其特点是抬头或坐立时头痛加重,平卧后减轻或消失。约半数病人的症状在 4 天内消失,一般不超过一周,但也有病程较长者。由于硬脊膜和蛛网膜的血供较差,穿刺孔不易愈合,脑脊液漏出导致颅内压降低和颅内血管扩张而引起血管性头痛。头痛的发生与穿刺针粗细或反复穿刺有关。预防:①采用圆锥形非切割型细穿刺针(26G);②穿刺针斜口应与脊髓长轴方向平行;③避免反复多次穿刺。治疗:①平卧休息,腹带束腹,针灸,给予镇痛药和静脉补液;②对严重者可向硬膜外间隙内注入生理盐水,或 5% 葡萄糖溶液,或右旋糖酐 40 15~30ml;③必要时可采用硬膜外自体血充填疗法。

(2)尿潴留:较常见。主要原因是支配膀胱的副交感神经纤维被局麻药阻滞未恢复,下腹部或肛门、会阴手术后切口疼痛,病人不习惯卧床排尿等。治疗:热敷、针灸或肌内注射副交感神经兴奋药卡巴胆碱(carbachol),必要时留置导尿管。

(3)腰麻后神经并发症:①脑神经麻痹:一般在腰麻后 1 周发病,常先有剧烈头痛、畏光、眩晕,继而出现斜视和复视。其发病机制可能是脑脊液外漏,脑组织失去了脑脊液的衬垫作用,当病人坐起或站立时,脑组织因重力作用下沉而压迫脑神经,展神经较长,更容易被牵拉或受压而导致功能障碍。通过纠正低颅内压,给予复合维生素 B 以及对症治疗,6 个月内可能自愈。②粘连性蛛网膜炎:常先出现感觉障碍,逐渐进展为感觉丧失和瘫痪。这是一种原因不明的软膜和蛛网膜慢性增生性炎症反应,会导致蛛网膜下腔和硬膜外间隙粘连闭锁,血管闭塞,以及脊髓和脊神经根的退行性改变。③马尾综合征:特点是局限于会阴区和下肢远端的感觉和运动障碍,轻者仅有尿潴留,严重者大小便失禁,如为穿刺损伤,数周或数月后可能自愈,如为化学性损伤,恢复较困难。

(4)化脓性脑脊膜炎:可由直接或间接原因引起,如皮肤感染、脓毒症等,严重者可危及生命,重在预防。

(二)硬膜外麻醉并发症及其防治

1. 术中并发症

(1)全脊髓麻醉(total spinal anesthesia):硬膜外麻醉所用局麻药大部分或全部意外注入蛛网膜下腔,使全部脊神经被阻滞。病人可在注药后数分钟内发生呼吸困难、血压下降、意识模糊或消失,继而呼吸停止、心搏骤停。一旦发生,应立即面罩加压给氧,紧急行气管内插管和控制呼吸,加速补液,使用血管加压药,加强监测。

(2)局麻药毒性反应:硬膜外间隙内有丰富的静脉丛,可加速局麻药吸收;导管意外进入或损伤血管,使局麻药直接入血。以上原因都可引起不同程度的毒性反应。此外,一次用药剂量超过限量,也是发生毒性反应的常见原因。

(3)血压下降:主要因交感神经被阻滞而引起阻力血管和容量血管的扩张,导致血压下降。尤其是上腹部手术时,因胸腰段交感神经阻滞的范围较广,并可阻滞心交感神经而引起心动过缓,更易发生低血压。阻滞平面较高、较广,局麻药毒性反应的直接心肌抑制作用都可加重低血压。处理原则:除常规升压措施及加强监测外,还应控制麻醉平面。

(4)呼吸抑制:硬膜外麻醉可影响肋间肌及膈肌的运动,导致呼吸储备功能降低,而对静息通气量的影响较小。当阻滞平面低于 T_8 时,呼吸功能基本正常;如达 T_2 以上,通气储备功能明显下降。为了减轻对呼吸的抑制,降低用药浓度可以减轻对运动神经的阻滞,如颈段硬膜外麻醉可用 1%~1.3% 利多卡因,上胸段用 1.3%~1.6% 利多卡因,平面虽高,但对呼吸功能的影响较小。

(5)恶心呕吐:与腰麻相同。

2. **术后并发症** 硬膜外麻醉的术后并发症一般较腰麻为少。少数病人出现腰背痛或暂时尿潴留,一般多不严重。但也可发生严重的神经并发症,甚至截瘫。对于这些并发症,应以预防为主。

(1)神经损伤:可由穿刺针或较硬的导管直接损伤脊神经根或脊髓,或者局麻药毒性作用所致。表现为局部感觉和/或运动障碍,并与神经分布相关。在穿刺或置管时,如病人有电击样异感并向肢体放射,应放弃阻滞麻醉,并采取对症治疗,数周或数月后可能自愈。

(2)短暂神经综合征(transient neurologic syndrome,TNS):见于脊髓麻醉作用消失后 24 小时内,

常为双侧或单侧的从臀部到腿部的放射性疼痛,或单纯臀部或腿部疼痛。疼痛轻重不一,通常在1周左右自愈。体格检查和影像学检查无神经学阳性改变。可口服非甾体抗炎药,必要时加用阿片类药物对症治疗。

（3）硬膜外血肿:发生率约2%～6%,血肿形成致截瘫的发生率为1:20 000。硬膜外麻醉后若出现麻醉作用持久不退,或消退后再出现肌无力、截瘫等,可能是血肿形成压迫脊髓的征兆。应及早诊断,争取在血肿形成后8小时内进行椎板切开减压术,清除血肿。如超过24小时则恢复很难。

（4）脊髓前动脉综合征:脊髓前动脉是一条终末血管,供应脊髓截面前2/3的区域。较长时间血供不足,引起脊髓缺血甚至坏死而出现的系列表现,称脊髓前动脉综合征。病人主诉躯体沉重、翻身困难,一般无感觉障碍。部分病人能逐渐恢复,也有些出现截瘫。可能原因:①原有动脉硬化,血管腔狭窄;②局麻药中肾上腺素浓度过高,引起脊髓前动脉持久收缩;③麻醉期间有较长时间的低血压。

（5）硬膜外脓肿:无菌操作不严格或穿刺针经过感染组织,引起硬膜外间隙感染并逐渐形成脓肿。临床表现出脊髓和神经根受刺激和压迫症状,如放射性疼痛、肌无力及截瘫,并伴有感染征兆。应予足量有效抗生素,及早行椎板切开引流。

（6）导管拔出困难或折断:可因椎板、韧带以及椎旁肌群强直。处理时可将病人处于原穿刺体位,一般可顺利拔出。若仍拔管困难,可在导管皮肤周围注射局麻药或在全麻肌松条件下均匀用力取出,或手术取出。如导管折断,无感染或神经刺激症状者,残留体内的导管一般不需要手术取出,但应严密观察,否则需手术取出。

（三）骶管麻醉并发症及其防治　骶管内由于有丰富的静脉丛,穿刺时容易损伤血管,导致局麻药吸收过快,发生毒性反应。如穿刺针插入过深超过S_2水平,意外进入蛛网膜下腔,则可发生全脊髓麻醉。此外,术后尿潴留也较多见。有骶管畸形、穿刺点感染、穿刺困难或回抽有血液的病人,应改用其他麻醉方式。

（闵　苏）

第六节 ｜ 麻醉期间和麻醉恢复期的监测和管理

一、麻醉期间的监测和管理

病人在手术麻醉期间,外科疾病或并存疾病、麻醉方法和药物、手术创伤和失血以及体位改变等因素都可对生理功能造成不同程度的影响,严重者可危及生命安全。因此,麻醉期间应密切观察和监测病人的各种生理功能的变化,主动采取措施预防严重生理变化的发生;一旦发生,应力求及早发现和及时纠正,以避免发生严重并发症。

（一）呼吸监测和管理　麻醉期间最容易受到影响的是呼吸功能。全身麻醉可引起不同程度的呼吸抑制;椎管内麻醉阻滞平面过高影响呼吸肌力也可引起严重的呼吸抑制;麻醉辅助用药、手术体位及并存的呼吸疾病等,都是麻醉期间影响呼吸管理的重要因素。因此,麻醉期间采用合适的气道管理技术,保持呼吸功能正常是一项十分重要的任务。呼吸功能正常是指能维持动脉血氧分压（PaO_2）、动脉血二氧化碳分压（$PaCO_2$）和动脉血pH（同时受代谢因素的影响）在正常范围内,这三项指标也是衡量呼吸管理是否合理的主要参数。对于保持自主呼吸的病人,应观察其呼吸运动的类型（胸式或腹式呼吸）以及呼吸的幅度、频率和节律,同时观察病人的口唇黏膜、皮肤及手术野出血的颜色,以判断是否有呼吸道梗阻、缺氧或CO_2蓄积。麻醉期间必须持续监测SpO_2,全麻控制呼吸的病人还应监测潮气量、呼吸频率、气道压力以及$P_{ET}CO_2$,必要时进行动脉血气分析,以保证病人的呼吸功能正常。

（二）循环监测和管理　维持稳定的循环功能和满意的器官灌注是术中麻醉管理的重要任务,循环系统的变化将直接影响病人的临床安全和术后恢复。麻醉期间应常规监测心率、血压和心电图,至少每隔5～10分钟测定和记录一次血压、心率、脉率等参数,并记录手术重要步骤、出血量、输液量、输血量、尿量及血管活性药物使用情况等。拟行大手术,预计术中血流动力学波动较大或合并严重心脑血管疾病的病人,可根据需要实施直接动脉血压监测、经食管超声监测和连续心排血量监测等高级血流动力学监测方法。麻醉期间引起循环功能障碍的可能原因包括:病人基础疾病造成的病理生理改变、麻醉药物、手术创伤、体位改变、腹腔镜气腹压力和出血等对循环产生的影响等。当发生循环功能障碍时,应积极寻找病因和诱因,对血容量、心脏功能和循环阻力作出正确判断,并进行有针对性的处理。麻醉期间维持充足的有效循环血容量是非常重要的,血压降低往往与绝对或相对的血容量不足有关。应结合心功能、肾功能、术前禁食、脱水等情况,对术中失血及围手术期液体丢失进行补充。建立必要的循环监测措施有助于指导术中的补液治疗。麻醉过浅可引起机体的应激反应,使血压升高、心率增快;麻醉过深可抑制心肌收缩功能,引起外周血管舒张和阻力降低,导致血压降低。因此,根据病情和手术要求及时调节麻醉深度,对于维持循环稳定也非常重要。术中还可能发生各种类型的休克,包括低血容量性休克(大量出血)、梗阻性休克(急性肺栓塞)、分布性休克(感染性休克)和心源性休克(急性心肌梗死)等。术中突发严重低血压时,应结合病人病史、手术情况、麻醉情况和血流动力学监测结果,快速明确诊断,给予对应的治疗,必要时可应用血管活性药物来支持循环功能,以维持重要脏器的灌注,减少低血压对机体造成的损害。

(三)控制性降压 在某些情况下,为了降低血管张力、便于施行手术(例如动脉导管未闭、颅内动脉瘤等疾病的手术),或减少手术野的渗血以方便手术操作、减少失血量(例如脊柱手术、颅后窝手术等),或控制血压过度升高、防止发生心血管并发症(例如心肌缺血、急性肺水肿等),麻醉期间需要利用药物和/或麻醉技术使动脉血压降低并控制在一定水平,称为控制性降压。血压降低有可能使重要器官(脑、心、肾)的血流量减少,导致缺氧和功能障碍的危险。因此,必须严格掌握适应证和血压控制标准,并在降压期间加强监测,维持正常的血管内容量,维持各生命器官的组织灌注和氧供在正常范围。有严重器官疾病(如心脏病、高血压、脑供血不足及肝、肾功能障碍等)以及酸碱平衡失调、低血容量、休克及严重贫血者,禁忌行控制性降压。异氟烷吸入浓度增加后,可明显降低外周血管阻力而对心肌收缩力的影响较小,适用于短时间的降压;如需长时间降压,可复合应用血管活性药(例如硝普钠、硝酸甘油及尼卡地平等)来达到降压目的;还应重视体位调节对血压的影响。一般认为,术前血压正常者,应控制收缩压不低于 80mmHg,或平均动脉压在 50~65mmHg;或以降低基础血压的 30% 为标准,并根据手术野渗血等情况进行适当调节。

(四)体温的监测和管理 体温是重要的生命体征之一,因此术中的体温监测十分必要。小儿因体温调节中枢发育尚未完全、体表面积相对较大,术中更容易发生体温异常。体温过高可使代谢增快、氧耗量增加,严重时可引起代谢性酸中毒和高热惊厥。体温降低时,药物的代谢速度减慢,病人对麻醉的耐受性也降低,容易发生麻醉过深而引起循环抑制,麻醉后苏醒时间也延长;低温可增加心血管并发症的发生率,严重低温还会导致室颤;低温对凝血功能也有损害,可增加失血量;低温还会增加伤口感染的发生率,影响伤口愈合。室温过低、静脉输液和术野冲洗液温度较低、手术创面大等因素,使术中低体温的发生率明显增加。术中的体温监测通常采用鼻咽温,某些情况下(例如实施体外循环时)还应监测中心体温(食管或直肠温度)。常用的术中保温措施包括温毯、暖风机和输液加温等。

某些手术需要将体温降低到一定程度,以降低机体代谢,保持或延缓细胞活动。浅低温(32~35℃)适用于脑复苏病人及神经外科手术,可以延长阻断脑循环的时间、降低颅内压、减轻脑水肿。中低温(26~31℃)适用于短小的心脏手术,或大血管手术必须阻断动脉主干时以保护远心端的脏器功能。深低温(25℃以下)常与体外循环配合来进行复杂的心内手术。

(五)其他 非全麻病人术中应注意神志和意识的变化,严重低血压和低血氧可使病人出现烦躁不安、表情淡漠,甚至意识丧失。发生局麻药毒性反应时,病人可出现精神兴奋症状,严重者可发生惊厥。此外,血电解质、酸碱平衡、血糖、凝血功能的监测和管理也非常重要。麻醉期间还应根据麻醉方式和手术需要采取一些特殊的监测技术,包括麻醉深度监测、肌松监测、喉返神经功能监测以及感觉和运动诱发电位监测等。

二、麻醉恢复期的监测和管理

麻醉恢复期,手术及麻醉对病人造成的生理影响并未完全消除。在此期间,病人的呼吸及循环功能仍然处于不稳定状态,各种保护性反射仍未完全恢复,其潜在的危险并不亚于麻醉诱导期。因此,应重视麻醉恢复室(postanesthesia care unit,PACU)的管理。

(一)监测 麻醉恢复期应重点关注病人的意识、呼吸和循环状况以及有无手术麻醉相关并发症。常规监测心电图、血压、呼吸和SpO_2,每5~15分钟记录一次。手术较大者,不管是全麻还是局麻,术后都应常规吸氧。对于并存肺部疾病,或行开胸或上腹部手术的病人,更应重视其呼吸功能的变化和管理。全麻后的病人要注意其神志恢复的情况和速度,而椎管内麻醉病人应密切观察其阻滞部位感觉和运动的恢复情况。

(二)全麻后苏醒延迟的处理 常见原因为全麻药的残余作用,包括吸入及静脉全麻药、肌松药和麻醉性镇痛药等。可由麻醉过深引起,亦可为病人的病理生理改变引起药物的代谢和排泄时间延长所致,如高龄、肝肾功能障碍和低温等。此外,麻醉期间发生的并发症(如电解质紊乱、脑出血或脑血栓形成、低体温、血糖过高或过低、脓毒症等)也可引起病人的意识障碍,即使麻醉因素已排除,病人仍可发生不同程度的意识障碍。无论是何种原因引起的麻醉后苏醒延迟,首先都应维持循环稳定、通气功能正常和充分供氧。对于术后长时间不苏醒者,应进一步检查其原因,并针对病因治疗。

(三)保持呼吸道通畅 麻醉后早期,病人的神志和肌松未完全恢复可导致上呼吸道梗阻。术前合并肺部疾病、肥胖、高龄、有吸烟史、术中气道操作、长时间俯卧位手术、胸部和上腹部手术、应用大剂量麻醉性镇痛药、残余神经肌肉阻滞作用等因素,也会增加上呼吸道梗阻的发生率及严重程度。因此,麻醉恢复期应密切观察病人的呼吸道情况,避免发生严重呼吸道梗阻而导致机体严重缺氧。一旦发生呼吸道事件,首先必须保证病人的呼吸道通畅并吸氧,必要时应托下颌、置入口咽/鼻咽通气管、行面罩辅助通气或气管内插管;同时还应密切监测病人的血压和心率。如果未能及时发现和处理呼吸道事件,病人的生命安全可能受到威胁。

(四)维持循环系统的稳定 在麻醉恢复期,血压波动、心律失常和心肌缺血等心血管事件比较常见,体位的变化对循环也有影响。一旦发生心血管事件,应积极寻找病因,及时处理。

1. **发生术后低血压的常见原因** ①低血容量:表现为黏膜干燥、心率增快及少尿,应检查血红蛋白含量及血细胞比容以除外内出血,对于顽固性低血压者,应监测尿量、直接动脉血压和中心静脉压以指导治疗;②静脉回流障碍:可发生于机械通气、张力性气胸和心脏压塞等;③血管张力降低:可发生于椎管内麻醉、过敏反应和肾上腺皮质功能低下等,也可见于应用抗高血压药、抗心律失常药及复温时;④心源性:包括心律失常、急性心力衰竭、心肌缺血和肺栓塞等。

2. **发生术后高血压的常见原因** ①术后疼痛、膀胱尿潴留、谵妄躁动或恶心呕吐;②低氧血症和/或高碳酸血症;③颅内压增高、低体温或用药错误;④既往有高血压病史,尤其在病人术前停用抗高血压药时。

3. **发生术后心律失常的常见原因** 缺氧、高碳酸血症、疼痛、电解质紊乱(尤其是低钾血症)、心肌缺血、药物和酸碱失衡等。

4. **发生术后心肌缺血的常见原因** 全身炎症反应、低氧血症、严重贫血、心动过速、低血压和高血压等。

(黄宇光)

本章思维导图

第十六章 疼痛治疗

第一节 概 述

疼痛是复杂的主观感受与体验,随着疼痛医学的进展,其定义内涵和评估诊断也在不断更新。

【定义】 2020年国际疼痛学会(International Association for the Study of Pain,IASP)将"疼痛"的定义修订为:疼痛是一种与实际或潜在的组织损伤相关的不愉快的感觉和情绪情感体验,或与此相似的经历。

【评估】 目前尚无测量疼痛的客观指标,只能利用间接的方法来评估病人的疼痛情况。疼痛的评估内容包括疼痛部位、时间、性质、程度、诱发缓解因素、伴随症状、心理状态、生活质量、功能影响等。

在临床工作中,疼痛程度评估是准确进行疼痛诊疗工作的基础。评估疼痛程度的量表有多种,应根据病人的认知水平、意识状态、教育程度以及文化语言的差异选用。以下是临床上较为常用的单维度疼痛程度量表。

1. **数字分级评分法**(numerical rating scale,NRS) 该量表由0到10共11个数字组成,数字越大代表疼痛程度越重,让病人选出一个最能代表自身疼痛程度的数字。通常,0分代表无痛,1~3分代表轻度疼痛,4~6分代表中度疼痛,7~10分代表重度疼痛。此方法需要评估对象有抽象的刻度理解能力,适用于有一定文化程度的病人。

2. **语言分级评分法**(verbal rating scale,VRS) 医护人员将疼痛等级分为:1—轻微的疼痛;2—引起不适感的疼痛;3—比较疼痛/难受;4—严重的疼痛;5—剧烈的疼痛。病人从中选择一个最能代表其疼痛程度的等级。此方法需要评估对象有一定的语言理解能力,容易受到文化程度、方言等因素影响。

3. **视觉模拟评分法**(visual analogue scale,VAS) 该量表由一条100mm的直线组成,直线的一端为0mm,代表"完全无痛";另一端为100mm,代表"最剧烈的疼痛",病人在这条线上最能代表其疼痛程度的位置作标记,评分越高代表疼痛程度越剧烈。此方法具有准确、简便易行等特点,在临床和科研中使用广泛,但需要病人有一定的抽象思维能力。

4. **修订版Wong-Baker面部表情疼痛评估法**(Wong-Baker Faces Pain Scale revision,FPS-R) 该量表要求病人对疼痛程度进行从0(无痛)到10(最严重疼痛)的评分,同时提供6种面部表情图片(微笑、悲伤、痛苦、哭泣等)来形象表达分值区域所代表的疼痛程度,病人指出与其疼痛程度最相符的刻度或图片即可。此方法适用于儿童、老年人、文化程度较低或表达困难等病人。

【诊断】 疼痛既可以是疾病的症状,同时也是一种疾病。因此,在进行治疗前,应尽可能明确诊断或作出初步诊断,具体流程如下。

1. **采集病史** 根据主诉有针对性地询问病史。
2. **体格检查** 根据主诉和病史进行重点部位的体格检查。
3. **化验检查** 进行必要的实验室检查、影像学检查和其他相关检查。
4. **阻滞测试** 必要时进行诊断性阻滞测试。

第二节 疼痛的病理生理学

疼痛的病理生理学非常复杂,涉及外周、脊髓、脑之间复杂的相互作用。

【传导通路】　经典的疼痛传导通路(躯干四肢痛觉上行传导通路)是伤害性刺激作用于外周伤害性感受器,疼痛刺激信号沿神经纤维传入,先在背根神经节进行疼痛信息的初步整合;再继续沿传入纤维传导并终止于相应节段脊髓背角处,进行疼痛信息的进一步整合;然后发出纤维交叉至对侧组成脊髓丘脑束上行至丘脑,最后发出纤维投射到大脑皮质相应区域。在网状结构、大脑边缘系统、额叶、顶叶、颞叶等大脑皮质的广泛区域进行综合分析,并对疼痛产生情绪反应和反射性或意识性运动。

【病理生理】　根据病理生理机制,疼痛可分为伤害感受性疼痛、神经病理性疼痛、伤害可塑性疼痛。

1. **伤害感受性疼痛**(nociceptive pain)　主要是组织结构损伤所致,是指当伤害性刺激作用于外周组织时,由炎性刺激因子刺激神经末梢、外周神经或神经根所引起的疼痛。目前发现的炎性刺激因子包括 P 物质、降钙素基因相关肽、谷氨酸、ATP 等。

2. **神经病理性疼痛**(neuropathic pain)　是由躯体感觉系统损害或疾病导致的疼痛,常由多种机制引起,包括外周敏化、中枢敏化、离子通道改变、下行抑制系统功能降低等。

(1)外周敏化:是指伤害性感受神经元对传入信号的敏感性增加。外周神经损伤后,受损的细胞和炎症细胞会释放多种化学物质,如去甲肾上腺素、缓激肽、组胺、前列腺素、钾离子、细胞因子、5-羟色胺以及神经肽等。这些递质可使伤害性感受器发生敏化,放大其传入的神经信号。

(2)中枢敏化:是指脊髓及脊髓以上痛觉相关神经元的兴奋性异常升高或者突触传递增强,包括神经元的自发性放电活动增多、感受域扩大、对外界刺激的阈值降低、对阈上刺激反应增强等病理改变,从而放大疼痛信号的传递。其相应的临床表现有自发性疼痛、痛觉过敏、痛觉超敏等。

(3)离子通道改变:多种离子通道的异常参与了神经病理性疼痛的发生,包括钙、钠、钾离子通道等。目前,对钙离子通道的研究表明,神经损伤后脊髓背角钙离子通道 α_2-δ 亚基表达升高,使钙离子通道异常开放,增加钙离子内流,导致兴奋性神经递质释放增加、神经元过度兴奋,从而产生痛觉过敏和痛觉超敏。

(4)下行抑制系统功能降低:外周伤害性信号向中枢传导可激活中枢抑制性神经元从而减轻疼痛反应。神经病理性疼痛病人的神经元功能障碍导致下行抑制系统功能降低,兴奋作用占主导地位,产生疼痛、焦虑和睡眠问题。

3. **伤害可塑性疼痛**(nociplastic pain)　这是国际疼痛研究界提出的用于描述第三类疼痛的术语,其在机制上不同于由组织损伤引起的伤害感受性疼痛和由躯体感觉神经损伤引起的神经病理性疼痛,而是由中枢神经系统对疼痛和感觉处理的增强以及疼痛调节的改变引起的。

(樊碧发)

第三节 │ 急性疼痛的治疗和管理

急性疼痛持续时间通常短于 3 个月,常与创伤、手术、炎症或某些疾病状态等有关。其中,术后疼痛是外科最常见和最需要处理的急性疼痛,若控制不佳,部分还可能演变为慢性疼痛。

术后疼痛的管理目标包括:①最佳的镇痛;②最少的不良反应;③最快速的躯体和心理功能恢复;④最优的舒适度和满意度。

一、术后镇痛的原则和方法

【术后镇痛原则】　术后疼痛的来源主要包括术中疼痛处理不当或残余的切口痛、内脏痛、炎性痛和神经病理性疼痛,应根据疼痛的不同来源选择合适的镇痛方法和药物。例如,切口痛可以通过以局麻药为主的硬膜外麻醉、外周神经阻滞或局部浸润等方式进行有效控制;内脏痛可以使用阿片类药物或硬膜外麻醉进行控制;炎性疼痛可以使用非甾体抗炎药进行控制。

【术后镇痛方法】

1. **全身给药** 包括口服、静脉和肌内注射。口服给药主要适用于神志清楚且术后胃肠功能良好的轻中度疼痛病人。静脉给药起效快,多用于短小手术或作为多模式镇痛方案的一部分,连续静脉给药常用于 ICU 病人术后镇痛。肌内注射是临床最为传统的方法,但因血药浓度波动较大,容易导致镇痛不全或过量,现已很少应用于术后镇痛。

2. **椎管内麻醉** 包括蛛网膜下腔麻醉和硬膜外麻醉(包括骶管麻醉),主要适用于胸腹部及下肢的术后镇痛,最大的优点是对病人呼吸、循环等生理功能影响小,缺点是可出现阻滞不完全或阻滞过度引起的下肢乏力、低血压或硬膜外血肿等并发症。

3. **外周神经阻滞** 阻滞外周神经可以阻断疼痛信号上传,可单独应用于神经支配区的手术切口镇痛,也可与其他方法联合应用。

4. **局部浸润** 多应用于手术切口以减少术后镇痛药的使用,或是作为多模式镇痛方案的一部分。

【术后镇痛药物】

1. **阿片类药物** 主要用于术后中重度疼痛的治疗,通过与中枢及外周神经系统的阿片受体结合发挥镇痛作用,代表药物包括吗啡、芬太尼、舒芬太尼等。阿片类药物是术后镇痛管理的支柱,但由于该类药物的不良反应存在剂量依赖和受体依赖,目前多采用多模式镇痛方案以减少阿片类药物剂量。

2. **非甾体抗炎药**(nonsteroidal anti-inflammatory drugs, NSAIDs) 常用于术后轻中度疼痛或重度疼痛的多模式镇痛方案。通过抑制环氧合酶和前列腺素的合成发挥解热、镇痛、抗炎、抗风湿的作用。依据其作用机制分为非选择性和 COX-2 选择性 NSAIDs。前者主要包括布洛芬、酮咯酸、氟比洛芬酯等,这类药物在发挥镇痛作用的同时容易导致胃肠道损伤和血小板功能抑制;后者主要包括依托考昔、塞来昔布等,其致胃肠道损伤和血小板功能抑制的不良反应较少。

3. **局部麻醉药** 是椎管内阻滞、外周神经阻滞以及局部浸润的常用药物之一,代表药物包括布比卡因和罗哌卡因等。

4. **其他镇痛药** 右美托咪定是一种高选择性 α_2 肾上腺素受体激动剂,具有镇静、镇痛、抗炎、抗交感、抗焦虑作用。与其他镇静镇痛药物联合使用时具有良好的协同效应,是术后多模式镇痛常用的药物之一。但该药有增加呼吸抑制和心动过缓的风险,对心动过缓或心脏传导阻滞病人应慎用或禁用。

【术后镇痛方案】 为达到最佳疗效和最少不良反应的镇痛目标,加强术后镇痛风险的防范和管理,需优化镇痛管理方案。

1. **多模式镇痛** 通过联合不同镇痛机制的药物和技术,采用不同的给药途径,作用于疼痛发生的不同部位、时相和靶点,发挥协同镇痛效应,是围手术期最常用的镇痛管理方案。

2. **个体化镇痛** 不同病人对疼痛和镇痛药的反应存在个体差异,需综合考虑病人情况、手术部位、创伤面积、疼痛特点、社会背景等因素制订最优化的疼痛管理方案,定期评估镇痛疗效并及时调整镇痛方案。

3. **规范化镇痛** 成立急性疼痛服务(acute pain service, APS)小组,多学科团队成员共同参与,包括麻醉医生、手术医生、护士、药师等,记录病人的疼痛评分、部位、性质,镇痛处理、疗效以及不良反应等情况。

二、术后镇痛并发症及预防

术后镇痛可以提供有效镇痛,但不可避免地会产生一些不良反应,对病人术后恢复造成不良影响,需早识别、早防治。

【常见并发症及预防措施】

1. **恶心呕吐** 参见麻醉相关章节。

2. **呼吸抑制**　阿片类药物能降低呼吸频率和幅度,导致病人通气不足、CO_2蓄积,甚至低氧血症。预防及处理:①常规监测呼吸频率、意识状态和SpO_2。②保持呼吸道通畅,清理口腔分泌物,予面罩吸氧,必要时予加压辅助通气,舌后坠的病人可放置口咽通气管。③停用麻醉性镇痛药,减少或停用镇痛泵。④阿片类药物过量导致的呼吸抑制可用纳洛酮进行拮抗。

3. **低血压和心动过缓**　麻醉性镇痛药可抑制交感神经,导致心率减慢、血压降低。预防及处理:①加强生命体征监测,密切观察血压、心率、病人口唇颜色、四肢末梢温度。②一般治疗措施包括吸氧、抬高双下肢等。③必要时给予升压药,如麻黄碱、去氧肾上腺素。④检查麻醉平面、镇痛泵设置,必要时停用镇痛泵,待血压恢复后再继续使用。

4. **尿潴留**　导致尿潴留的原因主要是全身麻醉及椎管内麻醉后排尿反射受抑制和麻醉性镇痛药降低了膀胱平滑肌和括约肌张力,还有心理因素、伤口疼痛、不习惯床上排尿等原因。预防及处理:①加强护理,包括宣教、热敷、按摩等。②对于使用上述方法仍无效的病人,可留置导尿管促进尿液排出。

5. **胃潴留、腹胀与便秘**　阿片类药物可抑制肠蠕动,加上腹部手术、全身麻醉、拟胆碱药使用、长期卧床等因素,均易引起胃潴留、腹胀与便秘。预防及处理:①鼓励病人早期进行床上和下床活动;②加强护理,观察排气、排便、肠鸣音情况;③可适当给予热敷、按摩、宣教等护理措施;④必要时给予缓泻剂、灌肠、胃肠减压、针灸等治疗。

(黄宇光)

第四节 | 慢性疼痛的诊断和治疗

一、慢性疼痛的诊治范围

慢性疼痛是指持续时间超过 3 个月的疼痛。此类疼痛在正常组织愈合后仍持续存在,通常是没有生物学价值的疼痛。

慢性疼痛的诊治范围包括以下 7 种。

1. **慢性原发性疼痛**　身体的一个或多个区域持续超过 3 个月的疼痛且无法用别种疼痛状况作描述。

2. **癌性疼痛**　源自肿瘤本身以及抗肿瘤治疗过程中产生的疼痛。

3. **慢性创伤后疼痛**　源自受伤或手术后发生的持续超过 3 个月的疼痛,并除外感染性或既有疾病所产生的疼痛。

4. **慢性神经病理性疼痛**　感觉神经损伤所引起的疼痛,常见的有三叉神经痛、带状疱疹后神经痛、痛性糖尿病周围神经病变和中枢痛等。

5. **慢性头痛和口腔颜面疼痛**　源自头部或口腔颜面部的疼痛,常见的有原发性头痛、舌咽神经痛和三叉神经痛等。

6. **慢性内脏性疼痛**　源自内脏器官的慢性疼痛,机制尚未完全阐明,主要是由内脏器官功能障碍所引起的。

7. **慢性肌肉骨骼疼痛**　源自骨骼、肌肉、关节或是结缔组织的疼痛,常见的有筋膜炎、腱鞘炎、肩周炎、腰肌劳损、骨关节炎和椎间盘突出症等。

二、慢性疼痛治疗常用方法

【药物治疗】　药物治疗是慢性疼痛最基本、最常用的治疗方法。

1. **非甾体抗炎药(包括对乙酰氨基酚)**　常用于缓解慢性轻度疼痛,或与阿片类药物联合用于缓解中、重度疼痛。多用于肌肉软组织疼痛、骨关节疼痛、头痛或癌性疼痛等慢性疼痛。NSAIDs 在慢性疼痛治疗过程中应注意不宜超量使用,不推荐两种药物联用,避免长期大剂量应用,禁用于有消化性溃疡、肾功能不全、出血倾向史、冠脉旁路移植术病史的病人。对乙酰氨基酚在慢性疼痛治疗过程中应注意有引起肝损伤的风险。

2. **阿片类镇痛药**　几乎对所有类型的疼痛都有效,被广泛应用于癌性疼痛的治疗和慢性非癌性疼痛的二线治疗。推荐选择阿片受体激动剂类药物,以吗啡、羟考酮、氢吗啡酮等为代表,长期使用时首选口服给药。常见的不良反应包括便秘、恶心、呕吐、嗜睡、瘙痒、头晕、尿潴留、谵妄、认知障碍以及呼吸抑制等。在使用过程中,应注意加强对药物不良反应的监测。

3. **抗神经痛药**　主要用于神经病理性疼痛的治疗,如带状疱疹后神经痛、痛性糖尿病周围神经病变、幻肢痛等。常用药物包括加巴喷丁、普瑞巴林、曲马多等。

4. **抗抑郁药**　抗抑郁药可显著改善一些疼痛的症状,既有抗抑郁作用,也具有独立的镇痛效应。常用药物包括度洛西汀、阿米替林、多塞平、氟西汀和帕罗西汀等。

5. **糖皮质激素类药物**　该类药具有抗炎和免疫抑制作用,可用于多种形式的疼痛,但考虑到其副作用,临床应用时应严格掌握适应证。除全身给药外,还可经局部给药,如关节腔内、软组织痛点、神经根(干)周围、硬膜外间隙等。常用药物有复方倍他米松、地塞米松等。

6. **局部麻醉药**　在慢性疼痛治疗中主要用于神经阻滞,常用的药物包括利多卡因、布比卡因和罗哌卡因等。

【微创介入镇痛治疗】　微创介入镇痛治疗是在影像学(如超声、X线、CT等)的引导下,将药物或器械置入病变的组织或神经周围,通过化学、物理等手段,以最便捷的方式、最小的创伤治疗疼痛的技术。

1. **神经阻滞**　此技术是在神经周围注入药物,通过抗炎、改善局部循环、蛋白变性等暂时或永久阻断疼痛的传导通路及恶性循环,达到缓解疼痛的目的。常用的药物包括局部麻醉药、糖皮质激素、臭氧、神经毁损药(如无水乙醇)等。常用的治疗方法包括外周神经阻滞、神经丛(干、节)阻滞和椎管内阻滞等。

2. **神经射频技术**　此技术是通过专用设备和穿刺针精确输出超高频无线电波并作用于局部组织,起到切割或神经调节作用,从而治疗疼痛类疾病。其靶标包括周围神经、神经节、椎间盘、关节、软组织等,现已成为治疗多种顽固性疼痛的有效手段,如颈腰椎间盘突出症、骨关节疾病、带状疱疹后神经痛等。

3. **低温等离子技术**　此技术是通过在治疗区域产生等离子,使治疗区域的某些分子连接断裂,如椎间盘的长链分子胶原及其类似物,从而将胶原蛋白转变为液态或者气态物质,最终被吸收,常用于治疗椎间盘源性颈肩、腰背痛等。

4. **经皮脊椎内镜技术**　该技术是脊柱微创手术的一种,需借助于工作通道将内镜置于病变部位,在持续的水环境下直视操作,解除相关神经的压迫,以缓解疼痛、改善症状。目前,该技术已广泛应用于颈椎、胸椎及腰椎的退行性病变、感染甚至肿瘤等疾病的治疗。

5. **神经调控技术**　神经调控是指采用电刺激或药物手段改变中枢神经、外周神经或自主神经系统功能,从而改善病人的症状,提高生活质量,包括神经电刺激术和鞘内药物输注系统植入术。

(1)神经电刺激:该技术通过穿刺或手术开放的方式将电极植入到硬膜外或周围神经附近,利用电脉冲刺激脊髓背柱、脊神经或周围神经来调节神经系统功能,从而达到缓解疼痛的目的。根据刺激部位分为脊髓电刺激术(spinal cord stimulation,SCS)和外周神经电刺激术(peripheral nerve stimulation,PNS)。该技术适用于带状疱疹后神经痛、痛性糖尿病周围神经病变、腰椎术后疼痛综合征、复杂性区域疼痛综合征、脊髓损伤后疼痛、周围神经损伤性疼痛、周围血管性疾病引发的疼痛等。

(2)鞘内药物输注系统(intrathecal drug delivery systems,IDDS)植入术:该技术通过埋藏在病人体内的输注泵向蛛网膜下腔输注药物,作用于脊髓相应的位点,阻断疼痛信号向大脑皮质传递,从而达到控制疼痛的目的。除癌性疼痛外,该方法还适用于各种难治性疼痛。

【其他疗法】 由于疼痛成因复杂,治疗手段亦多种多样。除上述方法外,还包括物理疗法(如电疗法、光疗法、超声波疗法等)、中医疗法(如针灸、针刀、中药等)和心理治疗等。

三、癌性疼痛

【定义】 癌性疼痛(简称癌痛)是指由肿瘤本身以及抗肿瘤治疗过程产生的疼痛。

【病因】 癌痛原因复杂多样,大致可分为 3 类。

1. 肿瘤相关性疼痛 由肿瘤直接侵犯、压迫局部组织,或者肿瘤转移累及骨、软组织、神经等所致。

2. 抗肿瘤治疗相关性疼痛 常由手术、其他创伤性操作、放射治疗、其他物理治疗以及药物治疗等抗肿瘤治疗所致。

3. 非肿瘤因素性疼痛 由病人的其他合并症、并发症以及社会心理因素等非肿瘤因素所致。

【治疗原则】 采用综合治疗的原则,根据病人的病情和身体状况,应用恰当的镇痛治疗手段,及早、持续、有效地控制疼痛,预防和处理药物不良反应,降低疼痛和有关治疗带来的心理负担,提高病人生活质量。

【治疗方法】 包括病因治疗、药物治疗和非药物治疗。

1. 病因治疗 癌痛的主要病因是肿瘤本身或并发症等,需予针对性的抗肿瘤治疗,包括手术、放疗、化疗、分子靶向治疗、免疫治疗及中医药治疗等,有可能减轻癌痛。

2. 药物治疗 阿片类镇痛药是癌痛治疗的核心药物,其他辅助镇痛药物包括非甾体抗炎药、抗神经痛药等。使用时需遵循 WHO 的三阶梯镇痛基本原则,即"按阶梯给药、口服给药、按时给药、个体化给药和注意具体细节",合理地选择镇痛药,个体化调整用药剂量、给药频率,积极防治不良反应,以期获得最佳镇痛效果和最小不良反应。

3. 非药物治疗 包括微创介入镇痛治疗、针灸、经皮穴位电刺激以及社会心理支持治疗等。其中,适时联合微创介入镇痛治疗和药物治疗可以提升镇痛效果。

四、疼痛综合管理

疼痛综合管理包括急性疼痛管理和慢性疼痛诊疗,疼痛的多学科诊疗模式是疼痛综合管理水平的重要体现形式。

【急性疼痛管理】 一般由麻醉科牵头,涉及急性疼痛的相关科室参与。开展门诊和住院病人在急性疾病诊断明确后(如各类急腹症、创伤等)的疼痛处理、围手术期疼痛管理、介入治疗期疼痛管理(如无痛胃肠镜、无痛纤维支气管镜)等工作。

【慢性疼痛诊疗】 一般由疼痛科牵头,涉及慢性疼痛的相关科室参与。开展神经病理性疼痛、癌痛、慢性骨与关节疼痛等慢性疼痛疾病的诊断和治疗工作。

(樊碧发)

本章思维导图

NOTES

第十七章 | 重症监测治疗及复苏

第一节 | 重症监测治疗

一、概述

重症监测治疗病房（intensive care unit，ICU），是集中监护和救治重症病人的病区单元。ICU 对各种原因导致一个及一个以上器官与系统功能障碍、危及生命或具有潜在高危因素的病人，应用先进的诊断、监测和治疗技术，对病情进行连续、动态的定性和定量观察，并通过及时有效的干预措施，为重症病人提供治疗和生命支持。ICU 内重症病人的器官功能监测与救治技术水平，直接反映医院的综合救治能力，体现医院整体医疗实力，是现代化医院综合实力的重要标志之一。近四十余年，我国ICU 的发展顺应了社会需求、医疗需求和外科发展的需求。

重症监测治疗病房通常坐落于重症医学科（department of critical care medicine），ICU 的设立，应根据医院的规模、病种、技术力量和设备条件而定。在综合性医院，ICU 的总床位数一般为医院总床位数的 2%～8%。每个 ICU 单元床数为 8～15 张，床位使用率以 65%～80% 为宜。外科 ICU 的病人救治，需要多学科诊疗团队（MDT）协同工作，在日常医疗管理中，ICU 医生应与外科专科医生以及相关学科的专家密切协作，提高临床救治效率。

二、重症监测治疗的主要内容

ICU 工作的主要内容，是应用先进的监测与生命支持技术，对病人的生理功能进行连续、动态的定性与定量监测，对其病理生理状态、病情严重性和治疗迫切性进行动态评估，提供规范的、高质量的生命支持，提高救治成功率。

（一）监测的目的

1. 早期发现严重威胁病人生命的高危因素，及时采取干预措施。

2. 连续评价器官功能状态，为预防和治疗器官功能损害提供依据。

3. 评估原发疾病的严重程度，预测重症病人的病情发展趋势及预后。

4. 指导疾病的诊断和鉴别诊断。

5. 指导目标导向治疗，根据连续监测的生理参数及其对治疗的反应，随时调整治疗方案（如治疗与干预策略、药物剂量和速度等），以达到目标生理学指标，显著降低病人病死率。

（二）重症监测治疗的内容 对重症病人的监测，已经实现了全身各器官、系统的综合性床旁快速监测。在 ICU 开展的监测，从基本生命体征的监测，发展到全面的器官系统功能监测，深入到组织代谢水平的评估。

1. **循环系统**

（1）心电图监测：为常规监测项目，主要是为了了解心率的快慢，进行心律失常类型的诊断，以及心肌缺血的判断等。

（2）血流动力学监测：包括无创和有创性监测，可以实时反映病人的血容量、心功能等循环状态。选择恰当的监测手段是获得准确监测结果的前提。有创的血流动力学监测方法包括有创动脉压、肺动脉漂浮导管（Swan-Ganz）、脉搏指示连续心排血量（PiCCO）监测。经典的肺动脉漂浮导管可对左、右心室的负荷进行量化测定,心排血量、肺动脉楔压(PAWP)和中心静脉压(CVP)在评估心脏负荷和肺水肿危险性方面具有重要的临床价值。PAWP 和 CVP 的实际测量值受到心脏顺应性、心脏瓣膜功能、胸腔内压力和血管的收缩与舒张状态等多种因素的影响,以静态 PAWP 和 CVP 值来指导容量治疗具有一定的局限性。

因此,临床需要更多的动态血流动力学指标来满足病人的循环监测需求。动态血流动力学监测方法是指心脏对特定前负荷指标变化发生反应的能力。如脉搏指示连续心排血量监测及每搏输出量变异度(SVV)等方法,可连续、动态监测心排血量、胸内血容量(ITBV)、血管外肺水(EVLW)及 SVV 等参数,其中 ITBV 和 SVV 能较好地反映机体对容量变化的反应性。

无创血流动力学监测例如床边抬腿试验、床边超声、阻抗法和无创心排血量监测(NICO)等无创或微创动态血流动力学监测方法,也已常规用于指导临床容量管理,为临床血流动力学监测提供更多选择。

(3)组织灌注与氧合状态的监测:对于外科重症病人,组织灌注及氧合状态与病人预后密切相关,持续全身组织低灌注可导致脏器难以逆转的损伤。

1)传统监测指标:如血压、脉搏、尿量、末梢循环状态等,对于评估休克程度与液体复苏有一定的临床意义。但因无法量化评估组织灌注,其临床应用存在局限性。

2)静脉-动脉二氧化碳分压差(Pcv-aCO$_2$):Pcv-aCO$_2$ 是中心静脉与动脉的二氧化碳分压差值,又称 CO$_2$gap,参考范围为 2～5mmHg。Pcv-aCO$_2$ 是反映组织灌注量的良好指标。在全身血流灌注充足时,微循环血流可快速清除组织产生的 CO$_2$,Pcv-aCO$_2$ 通常 <6mmHg;当全身血流灌注不足时,微循环血流淤滞导致组织产生的 CO$_2$ 更多地弥散进入微循环,引起 Pcv-aCO$_2$ 升高,出现 Pcv-aCO$_2 \geq$6mmHg。

3)血乳酸:正常人体血乳酸≤2mmol/L。由于组织低灌注,血乳酸浓度升高(>4mmol/L)并持续48 小时以上者,提示预后不佳,病死率达 80% 以上。血乳酸清除率比单纯的血乳酸绝对值能更好地反映组织灌注和病人的预后。在外科常见的低血容量性休克和感染性休克中,复苏治疗后第一个 24 小时的血乳酸浓度是否恢复正常非常关键。同时,需要注意到血乳酸受肝肾功能、双胍类降糖药和代谢性疾病等因素的影响,临床应予以鉴别。

4)混合静脉血氧饱和度(SvO$_2$):指肺动脉血氧饱和度和中心静脉饱和度,是反映组织氧平衡的重要参数。其正常值范围为 70%～75%。SvO$_2$ 小于 60%,反映全身组织氧合受到威胁,小于 50%表明组织缺氧严重。中心静脉血氧饱和度(ScvO$_2$)是指上腔静脉或右心房血的氧饱和度,参考值为 70%～80%,与 SvO$_2$ 具有很好的相关性,可以反映全身组织灌注和氧合状态,临床应用较为普遍。

5)直视下微循环灌注状态监测:正交偏振光谱(OPS)等成像技术是近年来出现的监测微循环的新技术,通过床边直视下观察病人的微循环,可以监测组织灌注。微循环评估通过半定量分析计算灌注小血管密度(PVD)、灌注血管比例(PPV)、微循环血流指数(MFI),具有直观、操作简单、无创等优点。

2. 呼吸系统

(1)呼吸功能监测:急性呼吸衰竭在外科病人中并不少见,肺部并发症是引起外科病人急性呼吸衰竭乃至死亡的主要原因之一,手术前肺功能异常者,较易发生肺部并发症。肺通气功能和换气功能监测对评估肺功能的损害程度、呼吸治疗效果十分重要。常用呼吸功能监测参数见表17-1。

(2)呼吸治疗

1)氧疗(oxygen therapy):氧疗是通过供氧装置或技术,使病人的吸入氧浓度(FiO$_2$)高于大气的氧浓度,达到纠正低氧血症的目的。当肺换气功能无障碍时,氧疗有利于氧由肺泡向血流方向弥散,升高 PaO$_2$。轻度通气障碍、肺部感染等对氧疗较为敏感,疗效较好;当肺泡完全萎陷、水肿或肺泡的血液灌注减少导致通气/血流比例失调时,单独氧疗的效果差,应考虑从氧疗转换为机械通气,同时加强原发病的治疗。

表 17-1　常用呼吸功能监测参数

参数	缩写	参考值范围
潮气量 /（ml/kg）	V_T	6～10
呼吸频率 /（次 / 分）	RR	12～20
动脉血氧饱和度 /%	SaO_2	96～100
动脉血氧分压 /mmHg	PaO_2	80～100
氧合指数 /mmHg	PaO_2/FiO_2	＞300
动脉血 CO_2 分压 /mmHg	$PaCO_2$	35～45
最大吸气力 /cmH_2O	MIF	75～100
肺内分流率 /%	Q_S/Q_T	3～5
无效腔量 / 潮气量	V_D/V_T	0.25～0.40
肺活量 /（ml/kg）	VC	65～75

供氧方法包括：①高流量系统：病人所吸入的气体都由该装置供给，气体流速高，FiO_2 稳定并能调节。常用装置有文丘里（Venturi）面罩或高流量湿化治疗仪。②低流量系统：所提供的氧流量低于病人吸气总量，在吸氧的同时还吸入一定量的空气，因此 FiO_2 不稳定，也不易控制。常用方法有鼻导管吸氧、面罩吸气、带贮气囊面罩吸氧等。

2）机械通气：指通过呼吸机实现气道与肺泡间的压力差，使得气体进入肺泡的过程。机械通气是治疗呼吸衰竭的有效方法，目前临床采用的是正压机械通气。机械通气的目的为：改善并维持肺的通气与换气功能；减少呼吸肌做功；特殊治疗需要，如连枷胸的治疗等。机械通气本身也可引起或加重肺损伤，称为呼吸机相关性肺损伤（ventilator-induced lung injury，VILI），包括压力伤（barotrauma）、容量伤（volutrauma）及生物伤（biotrauma）。

机械通气常用模式有：

A. 控制呼吸（controlled mechanical ventilation，CMV）：呼吸机按预先设定的参数给病人进行机械通气，病人被动呼吸。该模式通常仅用于各种原因引起的无自主呼吸者。

B. 辅助控制通气（assist-control ventilation，A/CV）：呼吸机与病人的自主呼吸同步，给予预设定的潮气量。呼吸机的送气动作由病人吸气时产生的负压或气流量触发，这一负压触发值可调。为防止因病人的呼吸频率过慢而发生通气不足，可设置安全备用频率，当病人两次呼吸间歇长于备用频率的间歇时，呼吸机启动控制呼吸。

C. 同步间歇指令通气（synchronized intermittent mandatory ventilation，SIMV）：一种指令性正压通气和自主呼吸相结合的通气模式，在机械通气期间允许病人自主呼吸。呼吸频率可由病人控制，呼吸机以固定频率正压通气，但每次送气都是在病人吸气力的触发下发生的。

D. 压力支持通气（pressure support ventilation，PSV）：只适用于有自主呼吸者，可降低病人的呼吸做功。病人吸气相一开始，启动呼吸机送气并使气道压力迅速达到预设的压力值，当吸气流速降到一定量时即切换成呼气相。

E. 呼气末正压（positive end-expiratory pressure，PEEP）：机械通气过程中，借助于机械装置使呼气末期的气道压力高于大气压。PEEP 可使肺容量和功能残气量（functional residual capacity，FRC）增加，防止肺不张；可使萎陷肺泡再膨胀，改善肺顺应性，从而减少肺内分流量，纠正低氧血症。该模式适用于合并小气道早期关闭、肺不张和肺内分流量增加者。

三、病情评估

在 ICU 对病人病情和预后进行正确的评估，对于治疗十分重要。使用统一标准评估具有以下意义:①可正确评估病情的严重程度和预后;②合理选用治疗用药和措施,并评估其疗效;③为病人转入或转出 ICU 提供客观标准;④可根据干预措施的效果来评价医、护的质量。重症病人评分系统给临床提供了量化、客观的指标。常用病情评分系统有:

1. **急性生理与慢性健康状况评分Ⅱ**(Acute Physiology and Chronic Health Evaluation Ⅱ,APACHE Ⅱ) APACHE 评分系统中,APACHE Ⅱ较为常用。APACHE Ⅱ主要由急性生理改变、慢性健康状况以及年龄三部分组成,包含了 12 项生理指标和格拉斯哥昏迷评分,加上年龄和既往健康等状况,对病情进行总体评估。APACHE Ⅱ最低 0 分,最高 71 分,评分越高,病情越重,预后也越差。一般认为,APACHE Ⅱ评分 9~15 分为轻度危险,16~20 分为中度危险,大于 20 分为严重危险。

2. **治疗干预评价系统**(Therapeutic Intervention Scoring System,TISS) 1974 年建立,根据病人所需要采取的监测、治疗、护理和诊断性措施进行评分。病情越重,采取的监测、治疗及检查的措施越多,TISS 评分越高。目的是对病人病情严重程度进行分类,并可依据此评分,合理安排医疗护理工作。一般认为,评分为 40 分以上者,属于高危病人。TISS 简单易行,缺点是未考虑到病人的年龄和既往健康状况,不同水平的医疗单位所采取的监测和治疗方法也不一致。

3. **多脏器功能障碍评分**(Multiple Organ Dysfunction Score,MODS) Marshall 于 1995 年提出多脏器功能障碍评分,Richard 于 2001 年加以改良。特点是参数少,评分简单、易于操作,对病死率和预后预测较准确。缺点是只反映了 6 个常见器官的功能状态,也没有考虑其他影响预后的因素。

4. **脓毒症相关的序贯器官衰竭评分**(Sepsis-related Organ Failure Assessment,SOFA) 强调早期、动态监测;包括 6 个器官,每项 0~4 分,每日记录最差值。SOFA 评分在脓毒症诊断和评估工作中有很大价值。脓毒症为感染引起宿主反应失调而导致的危及生命的器官功能障碍,即感染 +SOFA≥2 分即可诊断脓毒症。

四、重症监测治疗的人文关怀

ICU 的外科重症病人处于强烈的应激状态之中,其常见原因包括:

1. **自身严重疾病的影响** 包括病人因为病重难以自理,需要接受各种有创诊治操作,自身伤病的疼痛等。

2. **环境因素** 病人通常要被约束于床上,灯光长时间照明,各种噪声(机器声、报警声)的影响,睡眠剥夺等。

3. **疼痛及不适** 外科创面疼痛、气管内插管及其他各种插管和长时间卧床带来的不适等。

4. **对自身状态的忧虑** ICU 医护人员应该采取各种措施,根据病人本身基本情况、疾病特点及需求,采取个体化、人性化的监护治疗,减少应激。

对 ICU 内外科病人实施有效的镇痛与镇静,可以消除或减轻病人的疼痛及躯体不适感,减少不良刺激及交感神经系统的过度兴奋;帮助改善病人睡眠,诱导遗忘,减少或消除病人对其在 ICU 治疗期间病痛的记忆;减轻或消除病人的焦虑、躁动甚至谵妄,防止病人的无意识行为干扰治疗;减轻器官应激负荷,保护器官储备功能。

因此,镇痛与镇静已成为 ICU 人文关怀治疗的重要组成部分。此外,在治疗过程中,充分强调保护病人的隐私,尊重病人的权利,加强对病人及家属的病情宣教,完善与病人及家属的沟通技巧。通过各种人文关怀措施,减少重症病人监护期间的痛苦经历,降低其生理不适和心理应激,最终促进疾病恢复。

第二节 | 心肺脑复苏

心搏骤停(sudden cardiac arrest,SCA)是指各种原因(心血管疾病、创伤、电击、溺水、中毒、麻醉等)导致心脏泵血功能的突然停止,病人随即出现意识丧失、脉搏消失、呼吸停止。心搏骤停是心脏性猝死的最常见原因,发达国家统计的院外年发病率为(55~120)/10 万,平均生存率仅 10.6%。

"心肺复苏"（cardiopulmonary resuscitation，CPR）是针对心搏骤停所采取的紧急医疗措施，通过徒手和/或辅助设备来维持病人的循环、呼吸，以维持重要器官的灌注，并尽快恢复自主循环（return of spontaneous circulation，ROSC）。成功的心肺复苏不仅要恢复自主心跳和呼吸，还要尽可能减轻心搏骤停后全脑缺血损伤。因此，"心肺脑复苏"（cardiopulmonary cerebral resuscitation，CPCR）的概念逐渐被提出，旨在采取各种脑保护策略以减少复苏后存活病人的神经功能缺损。完整的复苏过程分为三个阶段：初步复苏、加强复苏以及复苏后治疗。

一、初步复苏

初步复苏是心搏骤停后第一时间挽救生命的关键措施，主要用于发病现场，包括快速评估病情并尽早启动心肺复苏、电除颤等抢救措施。成人初步复苏的主要内容有：

（一）尽早识别心搏骤停并启动急救服务系统（emergency medical services，EMS） 对心搏骤停的快速识别十分重要，一旦犹豫不定，就会错失宝贵的抢救时间。为了避免在判断心搏骤停的过程中花费过多时间，2020年美国心脏协会（AHA）复苏指南建议：对于非急救专业人员，只要病人无意识或无反应，合并呼吸状态异常或无呼吸，即可假定为心搏骤停并启动CPR；对于专业医务人员，在判断病人无反应、无呼吸的同时，可进行脉搏检查（不超过10秒），如未扪及脉搏即可假定为心搏骤停并启动CPR。若为单人施救，在判断心搏骤停的同时，须第一时间大声呼救以寻求周围人的帮助，拨打急救电话，启动EMS，以获得专业人员的救助并得到除颤仪。若为2人或2人以上施救，一人立即开始CPR，另一人打电话启动EMS。

（二）尽早开始CPR CPR是初步复苏的关键，启动EMS的同时立即开始CPR。心脏按压是CPR的首要措施，在恢复自主循环之前，全身的组织灌注主要依赖心脏按压。因此，国际复苏指南已将成人CPR的顺序确定为心脏按压—开放气道—人工呼吸（compressions-airway-breathing，C-A-B），即在现场复苏时，首先心脏按压30次，然后再开放气道进行人工通气。为了鼓励及时施救，2020年AHA复苏指南推荐，非专业人员可进行单纯的心脏按压。实际上，在心搏骤停的最初阶段仍有氧存留在病人肺内和血液中，及早开始心脏按压可尽早建立血液循环，将氧带到大脑和心脏。

1. **心脏按压** 心脏按压是间接或直接施压于心脏，使心脏维持充盈和搏出功能，并能诱导心脏恢复自主心律的措施。心脏按压的方法包括胸外按压以及开胸心脏按压。

（1）胸外按压（external chest compression）：在胸壁外施压对心脏间接按压的方法，称为胸外按压或闭胸心脏按压。目前认为，胸外按压之所以能使心脏排血，存在两种可能的机制：①心泵机制：胸外按压时，心脏在胸骨和脊柱之间直接受压，使心室内压升高，推动血液循环；②胸泵机制：胸外按压时，胸膜腔内压明显升高并传递到胸内的心脏和血管，再传递到胸腔以外的大血管，驱使血液流动；按压解除时胸膜腔内压下降，静脉血回流到心脏。

1）高质量的徒手胸外按压：①复苏体位：施行胸外按压时，病人最好平卧于硬板或地上；②按压部位：病人胸骨下1/2，即两乳头连线中点的胸骨上；③按压手法：施救者立于或跪于病人一侧，将一手掌根部置于按压点，另一手掌根部叠放其上，双手指紧扣并向上方翘起；身体稍前倾，两臂伸直，使肩、肘、腕位于同一轴线；凭借上身重力垂直向胸骨加压；④按压深度及频率：按压深度至少5cm（避免超过6cm），频率为100~120次/分；⑤按压及放松时间：按压后胸廓需充分回弹，按压和放松时间比为1：1；⑥按压与通气比：成人CPR的按压与通气比为30：2，每5组为一个周期，时间约2分钟；⑦按压轮换：2人及2人以上CPR时，每隔2分钟需进行轮换，避免按压者疲劳影响按压质量；轮换时动作要迅速，尽量减少按压中断时间（图17-1）。

2）胸外按压辅助设备：为了提高按压质量，并在抢救过程中节省人力资源，在高质量徒手胸外按压施行困难（如长时间复苏、施救人员身穿铅衣、存在传染病防护要求等）的情况下，可尝试使用胸外按压辅助设备。目前临床可用的辅助设备包括机械按压装置、主动按压-释放装置等。在使用辅助设备前，需进行严格的人员培训，熟练掌握后方可使用；同时在使用过程中，需严格控制安装及撤除装置

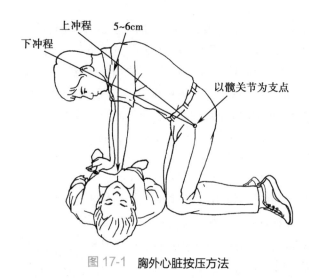

图 17-1　胸外心脏按压方法

导致的按压中断时间。

（2）开胸心脏按压（open chest cardiac compression,OCCC）:切开胸壁直接挤压心脏的方法称为开胸心脏按压或胸内心脏按压。由于能直接挤压心脏,产生的冠状动脉和脑的血流量明显高于胸外按压的水平,更容易恢复自主心律并减少脑组织的缺血损伤。

然而,开胸心脏按压对技术条件的要求较高,难以立即开始,存在延迟复苏、加重感染的风险,因此目前并不推荐常规进行开胸心脏按压。对于在开胸手术中发生心搏骤停或合并严重的开放性胸部外伤的病人,可以考虑开胸心脏按压。

2. 开放气道　保持呼吸道通畅是进行人工通气的前提。昏迷病人很容易出现呼吸道梗阻,常见原因包括舌根后坠,呼吸道内的分泌物、呕吐物或其他异物梗阻。因此,在施行人工通气前首先需要清除呼吸道内的异物,然后采用仰头抬颏法开放气道(图 17-2);但对于有颈椎或脊髓损伤者,开放气道应采用托下颌法(见图 15-2);有条件时可放置口咽或鼻咽通气管、食管堵塞通气管或气管内插管等,以维持呼吸道通畅。

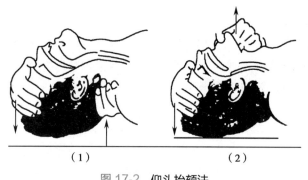

（1）　　　　　　　　　　（2）

图 17-2　仰头抬颏法
（1）头后仰　（2）提起下颌

3. 人工通气　随着 CPR 时间的延长,机体血氧含量会持续下降。因此,在 CPR 过程中需给予通气来提高血氧含量。但是,给予通气会导致按压中断并增加胃扩张和反流的风险,故人工通气的原则是给予适当氧气的同时尽量减少对按压效果的影响。2020 年 AHA 复苏指南建议:人工通气的潮气量为 500～600ml,或能观察到胸廓起伏;每次通气时间超过 1 秒;采用口对口人工呼吸时,在平静呼吸而非深呼吸后吹气;避免过度通气(通气频率过高或通气量过大)。成人 CPR 的按压与通气比为 30:2,即胸外按压 30 次后即进行 2 次通气。若高级气道(如气管内插管)已建立,可在持续胸外按压时按照 10 次/分的频率给予通气。院前人工通气的方式主要有口对口人工呼吸、口对鼻人工呼吸以及简易人工呼吸器。

（1）口对口人工呼吸:施救者一手保持病人头部后仰,并将其鼻孔捏闭,另一手抬起下颌。平静吸气后对准病人口部吹入,每次吹毕后将口移开,此时病人凭借胸廓的弹性收缩被动地完成呼气。

（2）口对鼻人工呼吸:用于口唇受伤或牙关紧闭者。施救者轻微上抬病人下颌使其闭口,平静吸气后对准病人鼻子将气体吹入。

（3）简易人工呼吸器:专业的急救人员可使用携带的简易人工呼吸器进行现场通气,最常见的是由面罩、单向呼吸活瓣和球囊所组成的球囊面罩。使用时将面罩扣于病人口鼻部,EC 手法抬高下颌的同时扣紧面罩,然后挤压球囊即可将气体吹入病人肺内。松开球囊时,气体被动呼出,并经活瓣排到大气中。球囊远端还可与氧气源连接,提高吸入氧浓度。

(三)尽早开始电除颤　电除颤(electric defibrillation)是以一定能量的电流冲击心脏使室颤终止的方法,以直流电除颤法应用最为广泛。成人心搏骤停时最常见的心律失常是室颤(VF),无脉性室速(PVT)可在短时间内迅速恶化为室颤,可以和室颤同等对待。电除颤是终止可除颤心律(室颤和无脉性室速)、尽早恢复自主循环的最有效方法。早期电除颤成功率高,并可明显改善心搏骤停病人的预后。因此,尽早启动 EMS、尽早实施电除颤是复苏成功的关键。

1. **除颤仪的使用原则**　对于院前心搏骤停,持续给予 CPR 直至除颤仪可供使用;当发现室颤或无脉性室速时,可先除颤一次,然后立即进行 5 组 CPR,之后再次检查心律、脉搏,必要时再行电除颤;双相波除颤仪优于单相波除颤仪;在怀疑存在顽固性心律失常时,根据除颤仪厂家建议的能量进行选择,如无厂家建议,可选择最大能量作为初始能量(双相波 200J,单相波 360J)。

2. **胸外除颤仪的使用方法**　①除颤体位:去枕平卧位,暴露胸部,左上肢外展;②除颤前准备:检查病人有无植入起搏器,擦干胸前皮肤,并取下金属物;③开机:开启除颤仪电源,选择非同步模式;④定位与识别:除颤仪两个电极的安放位置应保证电流尽可能多地通过心肌组织。胸外除颤时最常见的电极安放位置是"前-侧位",即一个电极板置于胸骨右缘第二肋间(心底部),另一个电极板置于左侧腋中线第五肋间(心尖部);通过除颤仪的监护屏幕辨别是否为可除颤心律;⑤除颤:电极板上均匀涂抹导电糊,选择除颤能量(双相波最大 200J,单相波最大 360J);按下充电按钮,充电完毕后,大声呼喊"准备除颤,大家离开";确认电极板安放位置正确,再次确认为可除颤心律,向下施加 10kg 压力后双手同时按下放电按钮,完成除颤;⑥除颤后处理:除颤后立即进行 5 组 CPR,再次检查心律、脉搏,必要时再进行电除颤。

3. **其他除颤仪**　开胸手术时可将电极板直接放在心室壁上进行除颤,称为胸内除颤;成人胸内除颤能量从 10J 开始,一般不超过 40J。一些公共场所(如机场)通常备有自动体外除颤仪(automated external defibrillator,AED),附带自粘式电极贴,将其粘贴在心底部和心尖部,可自动判断心律并完成充电、放电,便于非专业施救者使用,可提高院外心搏骤停者的存活率。

(四)初步复苏终止指征　CPR 期间需要对终止复苏的时机进行准确判断,这样有助于筛选具有治疗前景的病人,同时减少无效抢救的发生。2020 年 AHA 复苏指南建议,在实施急救转运前,病人符合以下所有标准可考虑终止初步复苏:①心搏骤停发生时无急救人员或第一目击者;②经积极救治未恢复自主循环;③因无可除颤心律而未实施电除颤。现有的临床资料显示,当满足上述所有标准时,获得生存或恢复良好神经功能的概率极低。

二、加强复苏

加强复苏是初步复苏的延续,是以高质量的复苏技术、复苏设备和药物治疗为依托,争取最佳疗效和预后的复苏阶段,其内容包括:

(一)呼吸支持　高级气道支持是维持气道通畅和稳定的重要方法。同时,建立高级气道可能带来中断胸外按压、气道损伤、反流误吸等风险。在加强复苏阶段,由经过充分培训的专业人员快速建立人工气道、实施机械通气可保证供氧,更有利于恢复自主循环。

1. **建立人工气道**　人工气道应在尽量避免中断按压的情况下尽早建立。人工气道包括食管-气管联合导管、喉罩以及气管内插管。实施中可根据情况采取不同措施,气管内插管是最常用、最确切的方法。

2. **实施机械通气**　机械通气是使用呼吸机来代替、控制或改变自主呼吸的一种通气方式,是目前临床上确切、有效的呼吸支持手段。加强复苏阶段进行机械通气时,频率可设置为 10 次/分,潮气量为 500~600ml,避免过度通气。

(二)恢复和维持自主循环　加强复苏阶段应着力恢复和维持自主循环,因此高质量的 CPR 和早期电除颤十分重要。对于室颤病人,早期 CPR 和电除颤可显著增加病人的生存率。对于非室颤病人,采取高质量 CPR 和辅助药物治疗有助于迅速恢复并维持自主循环,改善病人的预后。

加强复苏阶段的流程如下:CPR 开始后即要考虑是否进行电除颤,如判断为可除颤心律(室颤或无脉性室速),应立即电除颤一次,除颤后立即进行 5 组 CPR;如判断为不可除颤心律(无脉性电活动或心室停搏),继续 CPR 的同时静脉推注肾上腺素 1mg,每 3~5 分钟可重复给予;如果仍为可除颤心律,则再次除颤,并继续 5 组 CPR,同时静脉推注肾上腺素 1mg,每 3~5 分钟可重复给予。如此反复救治,直到自主循环恢复或达到终止复苏指征。

(三)药物治疗 复苏药物主要包括血管活性药物和非血管活性药物两类。血管活性药物的作用是收缩血管,保证重要脏器灌注;非血管活性药物主要为抗心律失常药,主要用于帮助终止室颤和无脉性室速。

1. 建立给药通路 临床抢救中常用的给药通路包括静脉内给药、骨髓腔内给药、气道内给药等。静脉内给药是最常用的方法,分为中心静脉和周围静脉通路。在静脉通道难以建立时,骨髓腔内给药也是较好的给药途径,多用于儿童,可穿刺胫骨或髂骨,其效果与静脉给药相当。如果上述方式均不可行,可尝试气道内给药,一般将药物常规用量的 2~2.5 倍量以生理盐水稀释到 10ml,经气管内插管迅速注入。

2. 复苏药物

(1)血管活性药物:包括肾上腺素和血管加压素。利用其缩血管特性增加冠状动脉和脑的灌注压,有助于恢复自主循环。此类药物对可除颤心律和不可除颤心律的心搏骤停都适用。

1)肾上腺素(epinephrine):心肺复苏的首选药物,通过提高冠状动脉和脑的血流量,有利于恢复自主心律、减轻脑缺血损伤,同时能增强心肌收缩力,可使室颤者的细颤波转为粗颤波,提高电除颤成功率。CPR 时推荐静脉推注肾上腺素 1mg,每 3~5 分钟重复给予一次。对于不可除颤心律,应尽早使用肾上腺素;对于可除颤心律,在最初数次除颤失败后,应考虑使用肾上腺素。

2)血管加压素(vasopressin,VP):在心搏骤停时可考虑单独使用血管加压素或联合肾上腺素。但是与肾上腺素相比,血管加压素在恢复自主循环、提高生存率及改善神经功能方面均无优势。

(2)抗心律失常药:包括胺碘酮、利多卡因。此类药物的目的是终止室颤或无脉性室速,尽早恢复自主循环。

1)胺碘酮(amiodarone):CPR 过程中抗心律失常的首选用药,对室上性和室性心律失常均有效。胺碘酮能够改善病人对电除颤的反应,提高短期生存率。推荐首剂 300mg 静脉推注,必要时重复注射 150mg,一日总量不超过 2g。胺碘酮具有扩血管作用,使用时注意预防血压下降。

2)利多卡因(lidocaine):适用于室性心律失常,对室上性心律失常无效。对于反复发生室颤的病人,利多卡因可降低复发率。推荐首剂 1~1.5mg/kg 静脉推注,5~10 分钟后可再次给予 0.5~0.75mg/kg,最大量为 3mg/kg。

(3)不推荐在心搏骤停时常规使用的药物

1)阿托品:仅对迷走神经兴奋引起的窦性心动过缓和房室传导阻滞有一定的治疗作用。目前 AHA 复苏指南已不推荐 CPR 中常规使用阿托品。阿托品仅适用于治疗恢复自主心律后的心动过缓。

2)钙剂:可以增强心肌收缩力和心室自律性,使心脏的收缩期延长,但在心搏骤停时几乎没有任何效果,因此不推荐常规使用。钙剂仅在合并低钙血症、高钾血症、高镁血症和钙通道阻滞剂中毒时使用。

3)硫酸镁($MgSO_4$):硫酸镁仅用于伴有长 QT 间期的尖端扭转型室速(TdP)相关的心搏骤停,不推荐常规使用。

4)碳酸氢钠:在复苏期间不推荐常规使用。只有在复苏前已存在严重的代谢性酸中毒、高钾血症,或三环类抗抑郁药、巴比妥类药物过量时,可考虑给予碳酸氢钠。

(四)CPR 质量的实时监测 高质量的生命支持是 CPR 的核心。对 CPR 质量的实时监测,有助于优化 CPR 效果,提高复苏成功率。常用的 CPR 质量监测手段有:视听反馈装置、动脉血压监测、心电监测和呼气末二氧化碳分压监测。

1. **视听反馈装置**　对心肺复苏质量(按压频率、深度、回弹)进行实时监控、记录并提供视觉反馈和纠正性音频提示的装置。视听反馈装置是目前最先进的 CPR 监测手段,可改善 CPR 质量,并提高病人的出院生存率。

2. **动脉血压监测**　动脉舒张压对维持冠状动脉血流至关重要。在胸外按压期间,如果动脉舒张压持续低于 20mmHg,心肌供血不足,就难以恢复自主循环。脑灌注压与平均动脉压密切相关,维持足够的平均动脉压有助于改善脑血流、恢复良好的神经功能。所以持续监测动脉血压,对于提高 CPR 质量、评估重要器官的灌注十分关键。

3. **心电监测**　心搏骤停以及复苏过程中会出现多种心律失常,持续的心电监测不仅可以明确诊断,还可以为电除颤及药物治疗提供依据。

4. **呼气末二氧化碳分压($P_{ET}CO_2$)监测**　在 CPR 期间,体内 CO_2 的排出主要依赖于心排血量和肺组织的灌注量。当心排血量和肺灌注量不足时,$P_{ET}CO_2$ 很低(<10mmHg);当心排血量增加、肺灌注量改善时,$P_{ET}CO_2$ 升高(>20mmHg)。当自主循环恢复时,最早的变化是 $P_{ET}CO_2$ 突然升高,可达 40mmHg 以上。因此,连续监测 $P_{ET}CO_2$ 可以用来判断心脏按压的效果,$P_{ET}CO_2$>10mmHg 表示心肺复苏有效。

(五)体外循环 CPR(extracorporeal cardiopulmonary resuscitation,ECPR)　ECPR 是指采用体外呼吸、循环支持技术进行的 CPR。目前 ECPR 的主要方式是在院外或院内安置体外膜式氧合器(extracorporeal membrane oxygenator,ECMO)来实现体外呼吸及循环支持。由于 ECPR 的实施需要高水平团队、特殊的设备、完善的管理程序以及巨大的经济成本,目前没有广泛使用。2020 年法国的一项大型多中心临床研究显示,约 4% 的院外心搏骤停病人接受了 ECPR,但是这些病人的生存率并未提高。因此 2020 年 AHA 复苏指南建议,目前没有充分证据支持在心搏骤停中常规使用 ECPR;仅在给予临时呼吸、循环支持情况下具有潜在可逆性的心搏骤停时,可考虑实施。

(六)加强复苏终止指征　2020 年 AHA 复苏指南建议,在加强复苏阶段,病人符合以下所有标准时可考虑终止复苏:①心搏骤停发生时无目击者;②无旁观者实施初始 CPR;③经积极救治未恢复自主循环;④因无可除颤心律而未实施电除颤。

三、复苏后治疗

心搏骤停病人恢复自主循环后,仍需全面的医疗干预,包括复苏后早期生命支持和脏器保护治疗、复苏后康复治疗以及适时全面的预后评估。因此,一旦恢复自主循环,应立即转运到有 ICU 的医疗单位进行复苏后治疗(post-cardiac arrest care,PCAC)。复苏后治疗主要包括呼吸支持、循环支持、脑复苏治疗以及其他并发症治疗。系统的复苏后治疗不仅可以提高病人的生存率,还能改善病人的生存质量。

(一)优化氧合和通气　自主循环恢复后,尽早建立可靠的人工气道(如气管内插管),维持适当的氧合和通气十分重要。氧合状态的改变,不论低氧血症还是高氧血症,都可能导致脑、心等重要脏器的进一步损伤。同时,继发于通气异常的高碳酸血症或低碳酸血症会导致血管舒缩功能障碍、脑血流改变,进而影响脏器功能。但是,目前最佳氧合和通气指标尚无统一标准。基于当前研究证据,2021 年欧洲复苏指南建议:①恢复自主循环后,可吸入纯氧(氧浓度 100%)直至得到可靠的动脉血氧饱和度(SaO_2)或动脉血氧分压(PaO_2)数据;②一旦获得可靠的血氧监测数据,可滴定式下调吸氧浓度,保证脉搏氧饱和度(SpO_2)为 94%~98% 或 PaO_2 为 75~100mmHg;③避免低氧血症或高氧血症;④对机械通气病人采用肺保护性通气策略,潮气量为 6~8ml/kg(理想体重);⑤调整机械通气病人的参数,维持动脉血二氧化碳分压($PaCO_2$)在 35~45mmHg。

(二)循环支持　维持血流动力学稳定,是所有重症病人支持治疗的基本要素。在心搏骤停病人中,复苏后低血压与较低的生存率和严重神经功能缺损相关。因此,维持适当的动脉血压十分关键。目前多将收缩压≥90mmHg或平均动脉压≥65mmHg作为初始血压目标。然而,从维持重要脏器良好灌注的角度来说,最适血压目标需要进行个体化调整。为了获得最适血压,需要了解病人年龄与既往血压水平,并进行全面的血流动力学监测(前负荷、后负荷、心脏泵血功能、氧代谢等指标)以及重要脏器灌注(冠状动脉血流、脑血流)的评估。根据评估结果,进行相应的支持治疗,包括液体复苏、应用血管活性药物维持脏器灌注、强心药物或植入性循环支持装置改善心脏泵血功能以及各种针对心搏骤停病因的治疗(如冠脉再通手术)。

（三）**脑复苏**　为了防治心搏骤停后缺氧性脑损伤所采取的措施,称为脑复苏(cerebral resuscitation)。脑组织对缺血缺氧非常敏感,当大脑完全缺血5～7分钟以上时,即可见多发性、局灶性脑组织缺血的形态学改变。自主循环功能恢复后,脑组织缺血后再灌注,出现脑充血、脑水肿及持续低灌注状态,进一步加重脑损伤。脑复苏的主要任务,就是维持脑氧供需平衡,防治脑水肿和颅内压增高,减轻或避免脑组织再灌注损伤,恢复脑细胞功能。具体的治疗包括优化脑灌注、目标体温管理、控制癫痫发作以及其他脑保护措施。

1. **优化脑灌注**　脑灌注压为平均动脉压与颅内压之差,通常需维持在60～70mmHg。为保证脑灌注并避免过度灌注,需要降低颅内压,并寻求最适平均动脉压。

（1）降低颅内压

1）体位:抬高床头30°,保持颈部正中位,保证颈内静脉回流通畅。

2）镇痛镇静治疗:足量镇痛、适度镇静可减轻应激反应,并降低脑氧耗,辅助降低颅内压。

3）渗透性治疗:使用20%甘露醇、3%高渗钠快速静脉滴注降低颅内压。

4）手术治疗:保守治疗无效的颅内高压,可行去骨瓣减压术。

（2）滴定最适平均动脉压:脑血流具有自动调节功能,正常情况下,平均动脉压在50～150mmHg之间波动,脑血管通过自身的收缩和舒张维持脑灌注恒定不变。但是,大脑发生缺血性损伤时,脑血流自动调节功能出现障碍,平均动脉压的变化会直接影响脑灌注。近年来,多模态脑功能监测技术逐渐成熟并在国内开展,通过整合脑血流、脑组织氧饱和度、脑代谢、脑电、颅内压等信息,对病人的脑血流自动调节功能作出分析,滴定最适平均动脉压范围,指导临床治疗。

2. **目标体温管理**(targeted temperature management,TTM)　目标体温管理是脑复苏综合治疗的重要组成部分。控制体温可减少脑血流量、降低脑代谢,辅助降低颅内压。但是,全身低温也会带来不利的影响,如寒战、心肌抑制、凝血功能障碍等。2021年欧洲复苏指南建议:对恢复自主循环后昏迷的病人进行目标体温管理;将目标温度保持在32～36℃至少24小时;对于持续昏迷病人,恢复自主循环72小时内避免体温超过37.7℃。

3. **控制癫痫发作**　各种癫痫样发作是脑损伤后的常见临床表现,恢复自主循环后早期癫痫样发作并不少见。2020年AHA复苏指南建议:对复苏后所有的昏迷病人采用脑电图进行癫痫诊断;对于心搏骤停后有临床症状的癫痫,可使用左乙拉西坦、丙戊酸钠以及镇静药控制癫痫;不建议预防性抗癫痫。

4. **其他脑保护措施**　①脑细胞主要利用葡萄糖供能,维持较高的血糖水平有利于神经细胞功能恢复,故血糖水平可维持在7.8～10mmol/L;②脑组织需要充足的氧输送,故血红蛋白水平至少维持在70～90g/L。

（四）**其他对症支持治疗**　常规使用质子泵抑制剂(PPI)预防应激性溃疡;使用肢体气压治疗和/或抗凝药物预防深静脉血栓形成;给予充足的肠内营养,并注意评估胃肠耐受情况。

第三节 ｜ 急性肾损伤

急性肾衰竭(acute renal failure,ARF)是指短时间内(几小时至几天内)发生的肾脏功能减退,即溶质清除能力及肾小球滤过率（glomerular filtration rate, GFR）下降，从而导致以水、电解质和酸碱平衡紊乱及氮质代谢产物蓄积为主要特征的一组临床综合征。近年来，ARF 归类于急性肾损伤（acute kidney injury, AKI）。与 ARF 相比，AKI 更强调对这一综合征早期诊断、早期预防与治疗的重要性。目前，AKI 的定义（表 17-2）、分期标准（表 17-3）在临床工作以及科研中被广泛采纳应用。

表 17-2　AKI 的定义

符合下列任何一条即可定义 AKI	
1	SCr* 在 48 小时内增加大于等于 26.5μmol/L（0.3mg/dl）
2	已知或推测过去的 7 天内 SCr 增高大于等于基础值的 1.5 倍
3	尿量少于 0.5ml/（kg·h）持续 6 小时以上

注：*SCr 指血肌酐水平。

表 17-3　AKI 的分期标准

分期	血肌酐	尿量
1	增至基础值的 1.5～1.9 倍，或 48 小时增加≥26.5μmol/L（≥0.3mg/dl）	尿量<0.5ml/（kg·h）持续 6～12 小时
2	增至基础值的 2.0～2.9 倍	尿量<0.5ml/（kg·h）持续≥12 小时
3	增至基础值的 3.0 倍及以上，或血肌酐升高到≥353.6μmol/L（≥4.0mg/dl），或开始进行肾脏替代治疗，或年龄<18 岁时，eGFR 下降至<35ml/（min·1.73m^2）	尿量<0.3ml/（kg·h）持续≥24 小时或无尿≥12 小时

AKI 的发病率和病死率一直居高不下，约 10%～15% 住院病人可发生 AKI，尤其是在 ICU，有超过 50% 的重症病人会发生 AKI，其中约 25%～75% 的 AKI 与脓毒症或者脓毒症休克相关，病死率从 11%～77% 不等。

【病因和分类】　AKI 或 ARF 的病因，广义上讲包括肾前性、肾性、肾后性三种类型；狭义上讲即指急性肾小管坏死（acute tubular necrosis, ATN）。

1. **肾前性**　病因包括：各种原因引起的急性血容量不足；充血性心力衰竭、急性心肌梗死、严重心律失常、心脏压塞、肺栓塞等导致的心排血量降低；全身性疾病如脓毒症休克、过敏反应、肝肾综合征等引起有效循环血量减少或重新分布；以及肾血管病变或药物等因素引起的肾血管阻力增加等因素。这些均可导致肾脏血流的低灌注状态，肾小球滤过率不能维持正常而引起少尿。初时，肾实质并无损害，属功能性改变；若不及时处理，可使肾血流量进行性减少，发展成为急性肾小管坏死，出现 ARF。

2. **肾性**　主要是由肾缺血和肾毒素等原因所造成的急性肾实质性病变，急性肾小管坏死较常见。病变可以发生在肾小球、肾小管、肾间质、肾血管。临床上能导致肾缺血的因素很多，如大出血、脓毒症休克、血清过敏反应等。肾毒素物质有：氨基糖苷类抗生素如庆大霉素、卡那霉素等；重金属如铋、汞、铝、砷等；其他药物如放射显影剂、阿昔洛韦、顺铂、环孢素、两性霉素 B 等；有机溶剂如四氯化碳、乙二醇、苯、酚等；生物类毒物如蛇毒、蕈毒等。肾缺血和肾毒素对肾的影响不能截然分开，常交叉同时作用，如挤压综合征、脓毒症休克等。

3. **肾后性**　由尿路梗阻所致，包括双侧肾、输尿管病变以及盆腔肿瘤压迫输尿管，引起梗阻以上部位积水。膀胱内结石、肿瘤以及前列腺增生、前列腺肿瘤和尿道狭窄等引起双侧下尿路积水，使肾功能急剧下降。

【临床表现】　临床上急性肾衰竭分为少尿型和非少尿型，而少尿型 ARF 的临床病程分为少尿（或无尿）期、多尿期和恢复期。

1. 少尿(或无尿)期 为整个病程的主要阶段,一般为 7～14 天(平均 5～6 天,长者可达 1 个月以上)。少尿期越长,病情愈重,预后愈差。

(1)尿量减少:尿量骤减或逐渐减少,24 小时尿量少于 400ml 者称为少尿(oliguria),少于 100ml 者称为无尿(anuria)。

非少尿型急性肾衰竭(non-oliguric acute renal failure)是指病人在进行性氮质血症期内,每日尿量维持在 400ml 以上,甚至 1 000～2 000ml。其发病机制目前仍不是很清楚,急性肾衰竭尿量不减少的原因有三种解释:①各肾单位受损程度不一,小部分肾单位的肾血流和肾小球滤过功能存在,而相应肾小管重吸收功能存在显著障碍;②所有肾单位的受损程度虽相同,但肾小管重吸收功能障碍的严重程度远较肾小球滤过功能降低程度重;③肾髓质深部形成高渗状态的能力降低,致使髓袢滤液中水分重吸收减少。

一般认为,与少尿型比较,非少尿型急性肾衰竭的临床表现轻,进程缓慢,严重的水、电解质和酸碱平衡紊乱以及胃肠道出血等并发症少;但高钾血症的发生率与少尿型相近,病死率仍可高达 26%,临床上仍须重视。

(2)进行性氮质血症:由于肾小球滤过率降低,蛋白质的代谢产物不能经肾排泄,含氮物质积聚于血中,称氮质血症(azotemia)。如同时伴有发热、感染、损伤,则蛋白质分解代谢增加,血中尿素氮和肌酐升高更快。氮质血症时,血内其他毒性物质如酚、胍等亦增加,最终形成尿毒症(uremia),临床表现为恶心、呕吐、头痛、烦躁、倦怠无力、意识模糊,甚至昏迷。

(3)水、电解质和酸碱平衡紊乱

1)水过多:随着少尿期延长,体内水分大量蓄积,加上体内本身的内生水,易发生水过多甚至水中毒(water intoxication)。严重时可发生高血压、心力衰竭、肺水肿及脑水肿。水中毒是 ARF 的主要死因之一。

2)高钾血症(hyperkalemia):正常人 90% 的钾离子经肾排泄。少尿或无尿时,钾离子排出受限,特别是组织分解代谢增加(如严重挤压伤)时,钾由细胞内释放到细胞外液;酸中毒时细胞内钾转移至细胞外,有时血钾可在几小时内迅速升高达危险水平,是 ARF 死亡的常见原因之一。

3)高镁血症(hypermagnesemia):正常情况下,60% 的镁由粪便排泄,40% 由尿液排泄。在 ARF 时,血镁与血钾多呈平行改变。高镁血症时心电图表现为 PR 间期延长,QRS 波增宽,T 波增高。高血镁可引起神经肌肉传导障碍,出现低血压、呼吸抑制、麻木、肌力减弱、昏迷甚至心搏骤停。

4)低钠血症(hyponatremia)和低氯血症(hypochloremia):两者多同时存在。低钠血症可为水过多所致的稀释性低钠血症,或是经皮肤、胃肠道失钠及利尿剂导致的失钠性低钠血症。严重者可致血渗透压降低,水向细胞内转移,出现细胞水肿,表现为疲乏、嗜睡、定向力消失甚至低渗昏迷等。低氯血症常见于呕吐、腹泻或应用大量袢利尿剂者,表现为腹胀、呼吸浅、抽搐等代谢性碱中毒症状。

5)高磷血症(hyperphosphatemia)和低钙血症(hypocalcemia):ARF 时会发生血磷升高,有 60%～80% 的磷转向肠道排泄,并与钙结合成不溶解的磷酸钙,影响钙的吸收,出现低钙血症。血钙过低会引起肌抽搐,并加重高血钾对心肌的毒性作用。

6)代谢性酸中毒(metabolic acidosis):为 ARF 少尿期的主要病理生理改变之一。缺氧使无氧代谢增加,无机磷酸盐等非挥发性酸性代谢产物排泄障碍,加之肾小管损害以及丢失碱基和钠盐,分泌 H^+ 及其与 NH_3 结合的功能减退,导致体内酸性代谢产物的积聚和血 HCO_3^- 浓度下降,产生代谢性酸中毒并加重高钾血症。临床表现为呼吸深而快,呼气带有酮味,面部潮红,并可出现胸闷、气急、嗜睡及神志障碍,严重时出现血压下降、心律失常,甚至出现心搏骤停。

(4)全身并发症:心血管系统可以表现为高血压、急性肺水肿和心力衰竭、心律失常、心包炎等。消化系统常见食欲缺乏、恶心、呕吐、腹胀、腹泻,亦可出现消化道出血、黄疸等。神经系统表现为疲倦、精神较差,若出现意识淡漠、嗜睡或烦躁不安甚至昏迷,提示病情严重。血液系统表现为贫血和 DIC,贫血的程度与原发病因、病程长短、有无出血并发症等密切相关。

2. 多尿期 在少尿或无尿后的 7～14 天,如 24 小时内尿量增加至 800ml 以上,即为多尿期开始。一般历时约 14 天,尿量每日可达 3 000ml 以上。在开始的第 1 周,由于肾小管上皮细胞功能尚未完全恢复,虽尿量明显增加,但血尿素氮、肌酐和血钾水平仍继续上升,尿毒症症状并未改善,此为早期多尿阶段。当肾功能进一步恢复、尿量大幅度增加后,则又可出现低血钾、低血钠、低血钙、低血镁和脱水现象,此时病人仍然处于氮质血症及水、电解质紊乱状态。待血尿素氮、肌酐水平开始下降时,则病情好转,即进入后期多尿阶段。

3. 恢复期 ARF 病人在恢复早期可无症状,或体质虚弱、乏力、消瘦。肾小球滤过功能多在 3～6 个月内恢复正常,但部分病例的肾小管浓缩功能不全可维持 1 年以上。若肾功能持久不恢复,提示遗留永久性肾损害,少数病例可出现肾组织纤维化而转变为慢性肾功能不全。

【诊断与鉴别诊断】 根据原发疾病、临床表现和实验室检查、影像学检查可作出诊断和鉴别诊断。

1. 病史及体格检查 需详细询问和记录与 AKI 相关的病史,归纳为以下三个方面。①有无肾前性因素;②有无引起肾小管坏死的病因;③有无肾后性因素。此外,应注意既往是否有肾病和肾血管病变,在原有慢性肾功能不全的基础上引起急性肾损伤。全身和肢体水肿、颈静脉充盈程度检查可以提示 AKI 的发生原因及评价目前水、电解质平衡和心脏功能的情况。心肺听诊可了解有无心力衰竭、肺水肿及心律失常。

2. 尿液检查 注意尿色改变,酱油色尿提示有溶血或软组织严重破坏。肾前性 AKI 时尿浓缩,尿比重和渗透压高;肾性 AKI 为等渗尿,尿比重在 1.010～1.014。尿常规检查,镜下见到宽大的棕色管型,即为肾衰竭管型,提示急性肾小管坏死;大量红细胞管型及蛋白提示急性肾小球肾炎;有白细胞管型提示急性肾盂肾炎。肾前性 AKI 与急性肾小管坏死的少尿期尿液有明显差别(表 17-4)。

表 17-4　肾前性 AKI 与急性肾小管坏死少尿期尿液变化的比较

比较要点	肾前性 AKI	急性肾小管坏死
尿比重	>1.020	<1.015
尿渗透压 / [mOsm/(kg·H$_2$O)]	>500	<350
尿钠含量 / [mmol(mEq)/L]	<20	>20
尿肌酐/血肌酐	>40	<20
尿蛋白含量	阴性至微量	+
尿沉渣镜检	基本正常	透明、颗粒、细胞管型、红细胞、白细胞和变性坏死上皮细胞

3. 血液检查 ①血常规检查:嗜酸性粒细胞明显增多提示急性间质性肾炎的可能,轻、中度贫血可能与体液潴留有关;②动态监测血液酸碱度与电解质水平;③动态监测血尿素氮、肌酐和肌酐清除率。

4. 影像学检查 主要用于诊断肾后性 AKI。B 超检查可显示双肾大小以及肾输尿管积水;尿路平片、CT 平扫可发现尿路结石影;如怀疑尿路梗阻,可作逆行尿路造影。磁共振水成像可显示尿路梗阻部位及程度。X 线或放射性核素检查可发现肾血管有无阻塞,确诊则需行肾血管造影,但应特别注意对比剂肾毒性。

5. 肾穿刺活检(kidney biopsy) 通常用于没有明确致病原因的肾实质性急性肾衰竭,如肾小球肾炎、血管炎、过敏性间质性肾炎等。

【治疗】 AKI 的治疗原则:①加强液体管理,维持液体平衡;②维持内环境稳定,调节电解质及酸碱平衡;③控制感染;④肾替代治疗,清除毒素以利于损伤细胞的修复;⑤早期发现导致 AKI 的危险因素,积极治疗原发病。

1. 少尿期治疗

（1）液体管理：无论是在少尿期还是多尿期，无论是防止 AKI 的加重还是促进 AKI 的恢复，都离不开合理的液体管理。对于轻度 AKI，主要是补足容量、改善低灌注和防止新的低灌注的发生。对于较重的 AKI 甚至 ARF 的病人，由于其往往存在利尿剂抵抗，少尿期应严格控制水、钠摄入量。在纠正了原有的体液缺失后，应坚持"量出为入"的原则。每日输液量为前一日的尿量加上显性失水量和非显性失水量约 400ml（皮肤、呼吸道蒸发水分 700ml 减去内生水 300ml）。显性失水是指粪便、呕吐物、渗出液、引流液等可观察到的液体量总和。发热病人体温每增加 1℃应增加入液量 100ml。血流动力学监测有助于了解血容量和心功能状态，为液体治疗提供依据。

（2）纠正电解质、酸碱平衡紊乱：当存在高血钾时，应以 10% 葡萄糖酸钙 20ml 经静脉缓慢注射或加入葡萄糖溶液中静脉滴注，以钙离子对抗钾离子对心脏的毒性作用；或以 5% 碳酸氢钠溶液 100ml 静脉滴注，或 25g 葡萄糖及 6U 胰岛素缓慢静脉滴注，使钾离子进入细胞内而降低血钾。当血钾 >6.5mmol/L 或心电图呈高血钾图形时，应紧急实施血液净化治疗。轻度代谢性酸中毒无须处理，只有当血碳酸氢盐浓度 <15mmol/L 时，才予以补充碳酸氢钠。

（3）营养支持：合理的营养支持可以最大限度地减少蛋白分解，减缓血尿素氮、肌酐升高，有助于肾损伤细胞的修复和再生，提高 ARF 病人的生存率。如病情允许，肠内营养是首选的营养支持途径。对于未接受肾脏替代治疗者，应注意血清必需氨基酸与非必需氨基酸比例失衡。

（4）控制感染：是减缓 ARF 发展的重要措施。积极处理感染灶，采取各种措施预防导管相关性感染，选择抗生素时注意避免肾毒性和含钾制剂，并根据药代动力学和药效学调整用量和用法。

（5）肾脏替代治疗（renal replacement therapy，RRT）：又称为血液净化（blood purification），是应用人工方法替代肾脏功能清除体内水分和溶质，同时纠正水、电解质与酸碱平衡紊乱的治疗方法，是目前治疗肾衰竭的重要方法。常用方法包括：

1）血液透析（hemodialysis，HD）：血液透析时，血液和透析液间的物质交换主要在滤过膜的两侧完成，弥散作用是溶质转运的主要机制。HD 模式的特点是对小分子物质，包括尿素氮、肌酐、钾、钠等的清除效率高，但对炎症介质等中分子物质的清除能力较差。

2）血液滤过（hemofiltration，HF）：是利用滤过膜两侧的压力差，通过超滤的方式清除水和溶质，对流和弥散作用是溶质转运的主要机制，所以 HF 有利于中、大分子物质的清除，对于全身炎症反应综合征的治疗效果更佳。

3）连续性肾脏替代治疗（continuous renal replacement therapy，CRRT）：CRRT 能连续、缓慢、等渗地清除水分及溶质，更符合生理，容量波动小，尤其适用于血流动力学不稳定的病人；使血浆渗透压缓慢下降，防止失衡综合征；更好地维持水、电解质和酸碱平衡，为营养支持创造条件；能清除中、大分子及炎症介质，控制高分解代谢，从而改善严重感染及 MODS 病人的预后。

4）腹膜透析：腹膜透析的优点有：①设备和操作简单，安全而易于实施；②不需要建立血管通路和抗凝，特别适合有出血倾向、手术后、创伤以及颅内出血的病人；③血流动力学稳定；④有利于营养支持治疗。

2. 多尿期的治疗 多尿期初，由于肾小球滤过率尚未恢复，肾小管的浓缩功能仍较差，血肌酐、尿素氮和血钾水平还可以继续上升；当尿量明显增加时，又会发生水、电解质紊乱，此时病人全身状况仍差，蛋白质不足，容易感染，故临床上仍不能放松监测和治疗。治疗重点为维持水、电解质和酸碱平衡，控制氮质血症，治疗原发病和防止各种并发症的发生。

【预防】

1. 维持肾脏灌注压 严密监测病人的血流动力学变化，维持适当的心排血量、平均动脉压和血管容量，保证肾灌注，防止肾脏缺血。

2. 避免使用肾毒性药物 应特别注意：①高龄、全身性感染、心力衰竭、肝硬化、肾功能减退、血容量不足和低蛋白血症者对肾毒性药物尤为敏感,要高度重视;②药物的肾毒性与剂量和血药浓度直接相关,应选择合适剂量和给药方法;③避免同时使用两种或两种以上肾毒性药物。

3. **控制感染**　是预防 AKI 的重要措施,应积极查找感染源,彻底清除感染灶,合理应用抗生素,预防导管相关和呼吸机相关的医源性感染。

4. **清除肾毒性物质**　积极液体复苏可减轻肌红蛋白尿的肾毒性,预防 AKI。

5. **预防对比剂肾损伤**　严格限制对比剂剂量,高危病人应使用非离子等渗对比剂,静脉输入等张液体以降低对比剂肾病的发生率。

第四节 | 急性呼吸窘迫综合征

急性呼吸窘迫综合征(acute respiratory distress syndrome,ARDS)是指由严重感染、休克、创伤及烧伤等多种病因引起的弥漫性肺泡毛细血管内皮细胞和肺泡细胞炎症性损伤,从而导致的急性低氧性呼吸衰竭。

【病因和危险因素】　ARDS 的病因和危险因素多种多样,可分为直接肺损伤因素及非直接肺损伤因素(表 17-5)。50% 的 ARDS 由肺内因素引起,脓毒症是 ARDS 最常见的病因和危险因素,ICU 中 40% 的脓毒症病人会发生 ARDS。随着危险因素的增加,ARDS 的发生风险也相应增加。外科手术也是 ARDS 的常见高危因素,心脏换瓣手术、腹主动脉瘤手术、腹部大手术合并腹腔高压的 ARDS 发病率可高达 10%～20%。

【病理】　ARDS 复杂的病理改变仍未完全清楚。典型的 ARDS 病理变化可分为渗出期、增生期和纤维化期,三个阶段在病程中相互关联并部分重叠,呈现不均一性。

表 17-5　ARDS 的病因和危险因素

直接肺损伤因素	非直接肺损伤因素
肺炎	脓毒症(肺外感染)
消化液误吸	多发伤
肺挫伤	心肺转流手术
脂肪、羊水或空气栓塞	药物中毒
溺水	急性胰腺炎
吸入性损伤	大量输血
再灌注性肺水肿	
电子烟吸入	

渗出期主要表现为弥漫性肺泡-毛细血管屏障的损伤。Ⅰ型肺泡上皮细胞脱落,细胞间隙增宽,基底膜裂解,血管内液体漏出,透明膜形成,出现灶性或大片性肺泡萎陷是其特征性改变。增生期主要表现为Ⅱ型肺泡上皮细胞大量增生,肺泡囊和肺泡管纤维化,肌性小动脉内膜增生,管腔狭窄。纤维化期是晚期 ARDS 病人的典型病理变化,主要表现为肺组织弥漫性不规则性纤维化。15%～40% 的纤维化期后期的 ARDS 病人死于难治性呼吸衰竭。

【病理生理】

1. **肺容积减少**　ARDS 的肺又被称为小肺(small lung)或婴儿肺(baby lung)。严重 ARDS 病人实际参与通气的肺泡可能仅占正常肺泡的三分之一。

2. **肺顺应性降低**　肺顺应性降低是 ARDS 的特征之一。主要与肺泡表面活性物质减少引起的表面张力增高和肺不张、肺水肿导致的肺容积减少有关。

3. **通气/血流(V/Q)比例失调**　通气/血流(V/Q)比例失调是导致低氧血症的主要原因。由于 ARDS 肺部病变的不均一性,V/Q 比例升高或降低可同时存在于不同的病变区域中。

4. **肺动脉高压**　ARDS 早期,在低氧、缩血管介质如血栓烷素 A_2(TXA$_2$)、肿瘤坏死因子 α(TNF-α)等及一氧化氮生成减少等因素作用下肺动脉发生痉挛,肺动脉压力升高。ARDS 后期,由于肺小动脉平滑肌增生和非肌性动脉演变为肌性动脉等结构性改变,出现不可逆性肺动脉压力升高。

【临床特征与检查】

1. 症状与体征　ARDS 通常出现在原发病因或诱因发生后一周内,表现为进行性的呼吸困难及低氧血症,伴呼吸急促、心动过速、出汗、烦躁等表现。随着低氧的严重程度加剧及时间延长,可出现肺外器官损伤,甚至多器官功能不全或衰竭。除上述临床症状和体征外,同时存在原发疾病的临床表现。

2. 影像学　X 线、CT 及超声是 ARDS 常用的影像学检查方法。ARDS 的影像学改变不具有特征性,可表现为毛玻璃样阴影、间质水肿伴肺渗出、肺实变、肺不张、胸腔积液等。这些影像学表现优先出现在病变相关区域,是肺泡水肿、炎性间质水肿和肺毛细血管充血的结果。ARDS 的影像学改变虽然不具有特征性,但仍是 ARDS 诊断的重要依据之一,并且对鉴别诊断及指导临床治疗具有重要作用。

3. 动脉血气分析　动脉血气分析是评价肺气体交换的主要检查。氧分压与吸入氧浓度的比值称为氧合指数(PaO_2/FiO_2),是评价 ARDS 低氧严重程度的指标。ARDS 早期,由于呼吸频率增快,常表现为呼吸性碱中毒。在 ARDS 后期,无效通气加剧的情况下,可出现二氧化碳分压增高。

4. 支气管镜　支气管镜可通过支气管肺泡灌洗、保护性支气管刷片等技术获取灌洗液标本、痰液标本等,进行细胞学、病原学、生化学、蛋白学的检测,是诊断 ARDS 肺内病因的重要手段。

5. 血流动力学监测　血流动力学监测是 ARDS 诊断及治疗的重要组成部分,特别是在鉴别心源性肺水肿及指导 ARDS 病人液体管理中具有重要作用。

【诊断】　对于具有全身性感染、休克、重度肺部感染、大量输血、急性胰腺炎、严重外伤等引起 ARDS 的病因,在一周内出现进行性呼吸困难及常规吸氧难以纠正的低氧血症,影像学提示双肺斑片状渗出影,不能用心衰肺水肿解释的情况,应考虑 ARDS 的可能。满足下列所有条件,可诊断为 ARDS。

1. 呼吸系统症状在已知的临床损伤发生后 1 周内开始,或在过去 1 周内病人必须出现新的症状或症状加重。

2. X 线胸片或 CT 扫描图像存在符合肺水肿的双肺阴影,这些阴影不能完全用胸腔积液、肺塌陷或肺结节来解释。

3. 病人的呼吸衰竭不能完全用心力衰竭或液体过剩来解释。

4. 存在中度至重度氧合障碍,用动脉氧分压与吸入氧浓度的比值(PaO_2/FiO_2)来定义:

(1)轻度 ARDS:呼吸机参数设置为呼气末正压(PEEP)通气或持续气道正压(CPAP)≥5cmH$_2$O 时,200mmHg<PaO_2/FiO_2≤300mmHg。

(2)中度 ARDS:呼吸机设置为 PEEP≥5cmH$_2$O 时,100mmHg<PaO_2/FiO_2≤200mmHg。

(3)重度 ARDS:呼吸机设置为 PEEP≥5cmH$_2$O 时,PaO_2/FiO_2≤100mmHg。

此外,ARDS 需要与其他引起低氧血症的疾病相鉴别,如:心源性肺水肿,肾病综合征、血管炎、肝硬化等全身性疾病引起的非心源性肺水肿,以及急性肺栓塞、慢性阻塞性肺疾病急性加重、特发性肺间质纤维化等。

【治疗】　ARDS 的总治疗原则是纠正低氧血症,提高全身氧输送,维持组织灌注,防治组织器官进一步损伤,同时避免医源性损伤如呼吸机相关性肺损伤等。

1. 病因治疗　病因是影响 ARDS 发展及转归的关键因素,及时、有效的病因治疗是 ARDS 治疗的关键环节。主要包括全身性感染病灶的引流及控制、抗菌药物及时合理应用、腹腔高压及急性胰腺炎的治疗等。然而,一些复杂病因可能难以在短时间内有效控制,导致 ARDS 的病因治疗非常困难。

2. 氧疗　是纠正 ARDS 病人低氧血症的基本必需手段。氧疗的方式包括:鼻导管/面罩吸氧、经鼻高流量湿化氧疗(HFNC)、无创机械通气及有创机械通气。由于 ARDS 的病理生理改变,普通鼻导管/面罩吸氧方式对 ARDS 病人的低氧血症往往难以奏效,机械通气是最常用的氧疗方式。机械通气通过有效的吸气及呼气末正压维持,改善肺不张、肺内分流,从而有效地降低 ARDS 病人的呼吸功,纠正低氧血症,改善全身缺氧,保护肺外器官。

3. 俯卧位通气　可以减少病人肺本身重力对靠近脊柱侧的重力依赖区肺泡的压迫,使腹侧和背侧的胸膜腔内压分布更均匀,同时减少心脏和纵隔对部分肺组织的压迫,有利于背侧部分塌陷肺泡复张,同时减少腹侧区域肺泡死腔,使肺通气分布更均一。对中重度 ARDS 顽固性低氧血症,实施俯卧位通气可有效改善病人氧合及预后。

4. 体外膜氧合(extracorporeal membrane oxygenation,ECMO)　是体外肺辅助(extracorporeal lung assist,ECLA)技术中的一种,其中静脉-静脉体外膜氧合(VV-ECMO)主要用于部分或完全替代病人肺功能,使肺得以充分休息,从而为肺修复和原发病的治疗争取时间。对常规呼吸支持手段不能维持足够氧合与通气需求的重症 ARDS 病人,可早期进行 ECMO 治疗。

5. 液体管理　ARDS 病人常由于机械通气导致胸腔内压力增加、回心血量减少,以及原发感染性疾病或脓毒症等原因而出现休克状态。然而,在 ARDS 病人肺泡毛细血管屏障通透性异常的情况下,肺静水压的适度增加也会导致肺水肿加重。体液过多对 ARDS 病人的结局有害。应该通过对 ARDS 病人动态的血流动力学管理,实施限制性的液体治疗策略,避免不必要的液体复苏及正平衡。

6. 镇静镇痛与肌松药物　气管内插管和 ECMO 支持治疗的 ARDS 病人应常规使用镇静和镇痛药物,以降低病人氧耗,改善氧合,增加病人的舒适度,提高人机协调性,同时可降低自主呼吸驱动从而避免过强自主呼吸带来的肺损伤。中重度 ARDS 病人,在较深度镇静镇痛仍无法控制过强的自主呼吸情况下,可短时间输注肌松药。

7. 其他支持与并发症预防　对于合并炎症反应过强、自身液体管理难以实现、内环境严重紊乱等情况的 ARDS 病人,可考虑血液净化治疗。ARDS 病人会出现全身应激反应,机体处于高分解代谢状态,内源性氮与细胞内电解质丢失,机械通气或者血液净化等技术会加速病人的能量消耗。因此,ARDS 病人在无明确禁忌时应早期开始营养支持,根据胃肠功能采用合适的营养途径。营养支持时注意能量供给应充足,除糖、脂肪、氨基酸外,还要注意微量元素及维生素的补充。另外,对于 ARDS 病人,由于长期卧床、高凝等因素,注意预防下肢深静脉血栓形成,根据危险因素及出血风险,给予药物或者物理预防。

本章思维导图

（管向东）

第十八章 围手术期处理

围手术期是指从决定手术治疗时起,到与本次手术有关的治疗基本结束为止的一段时间,包括手术前、手术中和手术后三个阶段。创伤病人术前期可能仅数分钟,复杂病人可能需数天甚至更长时间,以做好充分的术前评估及准备,为手术成功创造最佳条件。手术后期,要采取综合治疗措施,促使病人早日康复。术后期的长短可因不同疾病及术式而有所不同。围手术期处理(perioperative management)是为病人手术顺利康复做充分而细致的工作,包括术前准备、术中保障和术后处理三大部分。

第一节 术前准备

病人的术前准备与疾病的轻重缓急、手术大小有密切关系。按照手术的时限性,外科手术可分为三种:①急诊手术(emergency operation):例如外伤性肠破裂,在最短时间内进行必要的准备后立即手术。胸腹腔大血管破裂出血等十分危急的情况下,为抢救生命,必须争分夺秒地进行紧急手术。②限期手术(confine operation):例如各种恶性肿瘤根治术,手术时间虽可选择,但不宜延迟过久,应在尽可能短的时间内做好术前准备。③择期手术(selective operation):例如胆囊结石胆囊切除术、甲状腺腺瘤切除术及腹股沟疝修补术等,可在充分的术前准备后选择合适时机进行手术。

手术前,要对病人的全身情况有足够的了解,包括心理和营养状态,心、肺、肝、肾、内分泌、血液系统以及免疫系统功能等。因此,必须详细询问病史,全面地进行体格检查,除常规的实验室检查外,还需要进行一些涉及重要器官功能的检查评估,对病人的手术耐受性作出细致的评估。

(一)一般准备 包括心理准备和生理准备。

1. 心理准备 病人术前容易出现恐惧、紧张及焦虑等情绪,医务人员应给予充分的关怀和鼓励,就病人的病情、手术的必要性和预期疗效、围手术期可能发生的并发症、术后的恢复过程和预后进行详细的解释说明,使病人及家属能以积极的心态配合围手术期诊疗。同时取得他们的知情同意,签署书面知情同意书,包括手术知情同意书、麻醉知情同意书、输血治疗同意书等。为挽救生命而需行紧急手术时,若亲属未赶到医院,无法签署知情同意书,须在病史中记录清楚。

2. 生理准备 对病人的生理状态进行调整,使病人能在较好的状态下安全度过手术和术后的治疗过程。

(1)术前适应性锻炼:包括术前练习在床上大小便,教会病人正确咳嗽和咳痰方法。有吸烟、饮酒史的病人,术前4周应戒烟、戒酒。

(2)输血和补液:施行中、大型手术者,术前应做好血型鉴定和交叉配血试验,备好一定数量的血制品。对有水、电解质及酸碱平衡失调和贫血、低蛋白血症的病人,应在术前予以纠正。

(3)预防感染:术前及时处理龋齿或已发现的感染灶;病人在术前不与罹患感染者接触。下列情况需要预防性应用抗生素:①涉及感染病灶或切口接近感染区域的手术;②胃肠道手术;③操作时间长、创伤大的手术;④开放性创伤,创面已污染或有广泛软组织损伤,发生创伤至实施清创的间隔时间较长,或清创所需时间较长,以及难以彻底清创者;⑤恶性肿瘤手术;⑥涉及大血管的手术;⑦需要植入人工制品的手术;⑧器官移植手术。预防性抗生素的给药方法:应在切皮前30～60分钟输注完毕;手术时间超过3小时或术中出血量大于1 500ml,术中可重复使用一次;预防用药时间一般不超过24小时,个别情况可延长至48小时。

（4）胃肠道准备:参见第十五章第二节中"胃肠道准备"部分。

（5）其他:手术前夜,可给予镇静药,以保证良好的睡眠。如发现病人有与疾病无关的体温升高,或妇女月经来潮等情况,应推迟手术日期。进手术室前,应排尽尿液;估计手术时间长,或是盆腔手术,应留置导尿管。若病人有活动义齿,术前应取下,以免麻醉或术中脱落造成误咽或误吸。

（二）特殊准备　除要做好上述术前一般准备外,还需根据病人的具体情况,做好多方面的特殊准备。

1. 营养不良　术前营养不良是术后并发症发生率和死亡率升高的重要危险因素。评估术前营养不良的程度并予以纠正,是外科围手术期重要的治疗措施。营养状况的评估应包括病人的病史、体格检查,尤其要关注病人发病以来的体重变化。因病所致体重下降＞20%,不仅死亡率上升,术后感染率也会增加 3 倍。实验室检查评估病人营养状况的指标包括血清中白蛋白、转铁蛋白、前白蛋白水平等。对于严重营养不良的病人,应当予以营养支持,在改善病人的营养状况后再施行手术。

2. 脑血管病　围手术期脑卒中不常见(一般发生率＜1%,心脏手术约为 2%～5%),80% 都发生在术后,多由低血压、房颤相关的心源性栓塞所致。危险因素包括老年、高血压、冠状动脉疾病、糖尿病和吸烟等。对存在无症状的颈动脉杂音、近期有短暂性脑缺血发作的病人,应进一步检查与治疗。近期有脑卒中病史者,择期手术应推迟至少 2 周,最好 6 周。

3. 心血管病　高血压者应继续服用降压药物,病人静息血压宜控制在 140/90mmHg 以下。非急诊手术病人,血压过高(＞180/100mmHg)时,术前应服用降压药物使血压稳定在一定水平。对原有高血压病史,进入手术室后血压急骤升高者,应与麻醉医生共同处理,根据情况选择实施或延期手术。

对伴有心脏疾病的病人,施行手术的死亡率明显高于非心脏病者,需要外科医生、麻醉医生和内科医生共同对心脏危险因素进行评估和处理。常用 Goldman 指数量化心源性死亡的危险性和危及生命的并发症(表 18-1)。对年龄≥40 岁,接受非心脏手术的病人,心源性死亡、致命性心脏并发症的发生率随评分的增加而升高:0～5 分,危险性＜1%;6～12 分,危险性为 7%;13～25 分,危险性为 13%(死亡率 2%);≥26 分,危险性为 78%(死亡率 56%)。Goldman 指数的优点是半数以上的得分是可以控制的,例如充血性心力衰竭得到纠正可减 11 分,心肌梗死延期手术可减 10 分等。

表 18-1　Goldman 指数

临床所见	得分
第二心音奔马律或静脉压↑	11
心肌梗死发病＜6 个月	10
任何心电图每分钟＞5 个室性期前收缩	7
最近心电图有非窦性节律或房性期前收缩	7
年龄＞70 岁	5
急症手术	4
胸腔、腹腔、主动脉手术	3
显著主动脉瓣狭窄	3
一般状况差	3

4. 肺功能障碍　术后肺部并发症和相关的死亡率仅次于心血管系统,居第二位。有肺部疾病史或预期行肺切除术、食管或纵隔肿瘤切除术者,术前尤应对肺功能进行评估。危险因素包括慢性阻塞性肺疾病、吸烟、老年、肥胖、急性呼吸系统感染。胸部影像学检查可以鉴别肺实质病变与胸膜腔异常;红细胞增多症可能提示慢性低氧血症;若 PaO_2＜60mmHg 和 $PaCO_2$＞45mmHg,围手术期肺部并发症增加。对高危病人,术前肺功能检查具有重要意义,第 1 秒最大呼气量(forced expiratory volume in 1s,FEV_1)＜2L 时,可能发生呼吸困难;FEV_1/FVC＜50%,提示肺重度功能不全,术后可能需要机械通气和特殊监护,术前应行相应的呼吸功能锻炼。

术前戒烟极为重要。戒烟 1～2 周,黏膜纤毛功能可恢复,痰量减少;戒烟 6 周,可以改善肺活量。术前鼓励病人进行呼吸训练,增加功能残气量,可以减少肺部并发症。急性呼吸系统感染者,择期手术应推迟至治愈后 1~2 周;如系急诊手术,需同时积极治疗呼吸系统感染。阻塞性呼吸道疾病者,围手术期应用支气管扩张药;哮喘急性发作期,择期手术应推迟。

5. **肾疾病** 麻醉、手术创伤都会加重肾脏的负担。急性肾衰竭的危险因素包括:术前血尿素氮和肌酐升高、充血性心力衰竭、老年、术中低血压、阻断腹主动脉、脓毒症、使用肾毒性药物等。实验室检查血钠、血钾、血钙、血磷、血尿素氮、血肌酐等,可以有效评价肾功能。对慢性肾功能不全的病人围手术期应当多学科(包括外科、麻醉、肾脏内科等)合作做好术前准备工作,最大限度地改善肾功能,如果需要透析,应在计划手术 24 小时以内进行。对于术前存在肾衰竭的病人,应当维持电解质(尤其是血清钾)在正常范围内。

6. **糖尿病** 糖尿病病人在整个围手术期都处于应激状态,其并发症发生率和死亡率较无糖尿病者高 50%。对糖尿病病人的术前评估包括糖尿病慢性并发症(如心血管病、肾疾病)和血糖控制情况,并作相应处理:①仅以饮食控制血糖水平满意者,术前不需要特殊准备。②口服降糖药的病人,应继续服用至手术的前一日晚上;服长效降糖药物者,应在术前 2~3 日停服。禁食病人需静脉输注葡萄糖加胰岛素,维持血糖轻度升高状态(5.6~11.2mmol/L)。③平时用胰岛素者,术前应以葡萄糖和胰岛素维持正常糖代谢,在手术日晨停用胰岛素。④伴有酮症酸中毒的病人,需要接受急诊手术,应当尽可能纠正酸中毒、血容量不足、电解质紊乱(特别是低血钾)。对糖尿病病人术前应将糖化血红蛋白水平控制在 7% 以下,术中应监测并调控血糖浓度不超过 8.33mmol/L。

7. **凝血功能障碍** 通过常规凝血检查识别出的严重凝血功能异常仅占 0.2%。所以,仔细询问病史和体格检查尤为重要。病史中注意询问病人及家族成员有无出血和血栓栓塞史;是否曾输血,有无出血倾向,如手术和月经有无严重出血,是否易发生皮下瘀斑、鼻出血或牙龈出血等;是否同时存在肝、肾疾病;有无营养不良,过量饮酒,服用阿司匹林、非甾体抗炎药或降血脂药(可能导致维生素 K 缺乏),有无抗凝治疗(如房颤、静脉血栓栓塞、机械心脏瓣膜置换术后服华法林)等。查体时应注意有无皮肤、黏膜出血点(紫癜)、脾大或其他全身疾病征象。术前 10 天停用抗血小板药噻氯匹定(ticlopidine)和氯吡格雷(clopidogrel),术前 7 天停用阿司匹林,术前 2~3 天停用其他非甾体抗炎药。如果临床确定有凝血功能障碍,择期手术前应作相应的治疗。当血小板计数<50×10^9/L 时,建议输血小板;大手术或涉及血管部位的手术,应保持血小板计数>75×10^9/L;神经系统手术,血小板计数临界点不低于 100×10^9/L。脾肿大和免疫引起的血小板破坏,输血小板难以奏效,不建议常规预防性输血小板。紧急情况下,药物引起的血小板功能障碍,可给 DDAVP(1-脱氨-8-右旋-精氨酸加压素),输血小板。对于需要抗凝治疗的病人,应当权衡术中出血和术后血栓形成的利弊。血友病病人的围手术期处理,需请血液内科医生协助。

8. **下肢深静脉血栓形成的预防** 静脉血栓形成是术后最为常见的并发症之一。围手术期发生静脉血栓形成的危险因素包括:年龄>40 岁,肥胖,有血栓形成病史,静脉曲张,吸烟,大手术(特别是盆腔、泌尿外科、下肢和恶性肿瘤手术),长时间全身麻醉和凝血功能异常。血栓形成常发生在下肢深静脉,一旦血栓脱落可发生致命的肺动脉栓塞。因此,有静脉血栓危险因素者,应予普通肝素或低分子肝素预防性抗血栓治疗,机械性预防措施如肢体锻炼、间歇性压力梯度仪等可以作为药物性预防的辅助措施。药物和机械性预防的联合应用有助于高危病人的血栓预防。

第二节 | 术后处理

术后处理是围手术期处理的一个重要阶段,是连接术前准备、手术与术后康复的桥梁。

(一) 常规处理

1. **术后医嘱** 包括诊断、施行的手术、监测方法和治疗措施,例如镇痛、抗生素应用、护理级别及静脉输液,各种管道、插管、引流物、吸氧等处理。

2. **监测** 手术后多数病人可返回原病房,特殊病人可以送至外科重症监测治疗病房(intensive

care unit,ICU）。常规监测生命体征,包括体温、脉率、血压、呼吸频率、尿量情况,记录液体出入量。应采用经皮氧饱和度监测仪动态观察动脉血氧饱和度。

3. 静脉输液　术后静脉输液量应根据病人术中的失血失液量和输血补液量,结合术后病人的进食进水情况进行综合计算。术后输液的量、成分和输注速度,取决于手术的大小、病人器官功能状态和疾病严重程度。输液过量又可导致肺水肿和充血性心力衰竭;休克和脓毒症病人由于液体自血管外渗至组织间隙,会出现全身水肿,因此估计恰当的输液量十分重要。

4. 引流管　引流的种类、吸引的压力、灌洗液种类及灌洗次数、引流的部位及护理方式也应写进医嘱。要经常检查放置的引流管有无阻塞、扭曲等情况,换药时要注意引流管的妥善固定,以防落入体内或脱出,并应记录引流物的量和性质,引流物情况有可能提示有无出血或瘘等的发生。

（二）体位　手术后,应根据麻醉方式及病人的全身状况、术式、疾病的性质等选择体位,使病人处于既舒适又便于活动的体位。全身麻醉尚未清醒的病人除非有禁忌,均应平卧,头转向一侧,使口腔内分泌物或呕吐物易于流出,避免误吸入气管。蛛网膜下腔麻醉的病人,可平卧 6 小时,以防止因脑脊液外渗而出现低颅压性头痛。全身麻醉清醒后、蛛网膜下腔麻醉 6 小时后、硬膜外间隙麻醉或局部麻醉的病人,可根据手术需要选择合适体位。

施行颅脑手术后,如无休克或昏迷,可取 15°～30° 头高脚低斜坡卧位。施行颈、胸手术后,多采用高半坐位卧式,以便于呼吸及有效引流。腹部手术后,多取低半坐位卧式或斜坡卧位,以减小腹壁张力。脊柱或臀部手术后,可采用俯卧或仰卧位。腹腔内有污染的病人,在病情许可的情况下,尽早改为半坐位或头高脚低位,以便体位引流。休克病人,应取下肢抬高 15°～20°,头部和躯干抬高 20°～30° 的特殊体位。肥胖病人可取侧卧位,有利于呼吸和静脉回流。

（三）术后各种不适的处理

1. 疼痛　麻醉作用消失后,切口受到刺激时会出现疼痛。术后疼痛可引起呼吸、循环、胃肠道和骨骼肌功能变化,甚至引起并发症。胸部和上腹部手术后疼痛,使病人不愿深呼吸,造成肺膨胀不全、活动减少,引起静脉淤滞、血栓形成。术后疼痛也会导致儿茶酚胺和其他应激激素的释放,引起血管痉挛、高血压,严重者甚至发生卒中、心肌梗死和出血。有效的镇痛可改善手术预后。术后推荐采用多模式镇痛方案。在控制切口痛方面,对于开腹手术,推荐连续中胸段硬膜外病人自控镇痛（patient-controlled epidural analgesia,PCEA）联合非甾体抗炎药（NSAIDs）。实施 PCEA 具有发生低血压、硬膜外血肿、尿潴留等并发症风险,应密切监测并予预防。腹腔镜手术的镇痛方案可选择局麻药切口浸润镇痛或连续浸润镇痛、外周神经阻滞联合低剂量阿片类药物病人自控静脉镇痛（patient-controlled intravenous analgesia,PCIA）和 NSAIDs。

2. 呃逆　术后发生呃逆者并不少见,多为暂时性的,但有时可为顽固性的。呃逆可能是神经中枢或膈肌直接受刺激引起的。手术后早期发生者,可采取压迫眶上缘,短时间吸入二氧化碳,抽吸胃内积气、积液,给予镇静或解痉药物等措施。施行上腹部手术后,如果出现顽固性呃逆,要特别警惕膈下积液或感染的可能。此时,应作 CT 或超声检查,一旦明确有膈下积液或感染,需要及时处理。

（四）胃肠道功能　麻醉、手术对小肠蠕动影响很小,胃蠕动恢复较慢,右半结肠恢复需 48 小时,左半结肠需 72 小时。胃和空肠手术后,上消化道功能的恢复需要 2～3 天。在食管、胃和小肠手术后,有显著肠梗阻、神志欠清醒以及急性胃扩张的病人,应留置鼻胃管,经常冲洗,确保鼻胃管通畅,直到胃肠蠕动恢复。胃或肠造口导管应进行重力(体位)引流或负压、间断吸引。空肠造口的营养管可在术后第 2 天滴入营养液。造口的导管需待内脏与腹膜之间形成牢靠的粘连后方可拔除(约术后 3 周)。

（五）术后活动　术后早期下床活动可促进呼吸、胃肠、肌肉骨骼等多系统功能恢复,有利于预防肺部感染、压疮和下肢深静脉血栓形成,有利于肠道蠕动和膀胱收缩功能的恢复,从而减少腹胀和尿潴留的发生。

早期下床活动,应根据病人的耐受程度,建立每日活动目标,逐步增加活动量。在病人已清醒、麻醉作用消失后,就应鼓励病人在床上活动,如深呼吸、四肢主动活动及间歇翻身等。足趾和踝关节交替性伸屈活动,下肢肌肉交替松弛和收缩,有利于促进静脉回流。

(六) 缝线拆除 缝线的拆除时间,可根据切口部位、局部血液供应情况、病人年龄、营养状况等来决定。一般头、面、颈部在术后 4~5 日拆线,下腹部、会阴部在术后 6~7 日拆线,胸部、上腹部、背部、臀部在术后 7~9 日拆线,四肢手术在术后 10~12 日拆线(近关节处可适当延长),减张缝线在术后 14 日拆线。青少年病人可适当缩短拆线时间,老年、营养不良病人可延迟拆线时间,也可根据病人的实际情况采用间隔拆线。

对于初期完全缝合的切口,拆线时应记录切口愈合情况,可分为三类:①清洁切口(Ⅰ类切口):指缝合的无菌切口,如甲状腺大部切除术等。②可能污染切口(Ⅱ类切口):指手术时可能带有污染的缝合切口,如胃大部切除术等。皮肤不容易彻底消毒的部位、6 小时内的伤口经过清创术缝合、新缝合的切口再度切开者,也属此类。③污染切口(Ⅲ类切口):指邻近感染区或组织直接暴露于污染或感染物的切口,如阑尾穿孔的阑尾切除术、肠梗阻坏死的手术等。切口的愈合也分为三级:①甲级愈合,用"甲"字代表,指愈合优良,无不良反应。②乙级愈合,用"乙"字代表,指愈合处有炎症反应,如红肿、硬结、血肿、积液等,但未化脓。③丙级愈合,用"丙"字代表,指切口化脓,需要作切开引流等处理。应用上述分类分级方法,观察切口愈合情况并作记录。如甲状腺大部切除术后愈合优良,则记以"Ⅰ/甲";胃大部切除术后切口血肿,则记以"Ⅱ/乙",余类推。

第三节 | 术后并发症的防治

手术后可能发生各种并发症,掌握其发生的原因、临床表现、预防及治疗措施,是术后处理的一个重要组成部分。术后并发症可由原发病、手术或一些不相关的因素引起。有时原已存在的并发症又可导致另一并发症(如术后大出血可能引起心肌梗死)。

(一) 术后出血 术中止血不完善、创面渗血未完全控制、原痉挛的小动脉断端舒张、结扎线脱落、凝血功能障碍等,都是造成术后出血的原因。

术后出血可以发生在手术切口、空腔器官及体腔内。腹腔手术后 24 小时之内出现休克,应考虑到有内出血,表现为心率快、血压下降、尿量减少、外周血管收缩。如果出血持续,腹围可能增加。床旁超声检查及诊断性腹腔穿刺可以明确诊断。胸腔手术后从胸腔引流管内每小时引流出的血液量持续超过 100ml,就提示有内出血。拍摄胸部 X 线平片,可显示胸腔积液。中心静脉压低于 0.49kPa($5cmH_2O$),每小时尿量少于 25ml,在输注足够的血液和液体后休克征象和监测指标均无好转或继续加重,或一度好转后又恶化等,都提示有术后出血,应当迅速再手术止血。

(二) 术后发热与低体温

1. 发热 发热是术后最常见的症状,约 72% 的术后病人体温超过 37℃,41% 高于 38℃。术后发热不一定表示伴发感染。非感染性发热通常比感染性发热出现得早(出现发热的平均时间分别为术后 1.4 日和 2.7 日)。

非感染性发热的主要原因:手术时间长(>2 小时)、广泛组织损伤、术中输血、药物过敏、麻醉药(氟烷或恩氟烷)引起的肝中毒等。如体温不超过 38℃,可不予处理。高于 38.5℃,病人感到不适时,可予以物理降温,对症处理,严密观察。感染性发热的危险因素包括病人体弱、高龄、营养状况差、糖尿病、吸烟、肥胖、使用免疫抑制剂或原已存在的感染病灶。预防性抗生素被忽视也是危险因素之一。手术因素有止血不严密、残留死腔、组织创伤等。感染性发热除伤口和其他深部组织感染外,其他常见发热病因包括肺不张、肺部感染、尿路感染、化脓性或非化脓性静脉炎等。

2. 低体温(hypothermia) 轻度低体温是常见的术后并发症,多因麻醉药阻断了机体的体温调节过程,开腹或开胸手术热量散失,或者输注冷的液体和库存血液。轻度低体温对机体无明显影响。然而严重的低体温会引起一系列的并发症:周围血管阻力明显增加,心脏收缩力减弱,心排血量减少,神经系统受抑制,凝血酶功能失常导致凝血功能障碍。深度低体温通常与大手术,特别是多处创伤的手术,以及输注大量冷的液体和库存血液有关。

术中应监测体温。大量输注冷的液体和库存血液时,应通过加温装置,必要时用温盐水反复灌洗体腔。术后注意保暖。以上措施可以预防术后低体温。

(三)呼吸系统并发症　术后死亡原因中,呼吸系统并发症居第二位。年龄超过60岁,呼吸系统顺应性差,残气容积和呼吸无效腔增加,有慢性阻塞性肺疾病(慢性支气管炎、肺气肿)、哮喘、肺纤维化等病史者,术后更易发生呼吸系统并发症。

1. **肺膨胀不全**　上腹部手术的病人,肺膨胀不全的发生率为25%,老年、肥胖、长期吸烟和有呼吸系统疾病的病人更常见,最常发生在术后48小时内(90%的发热可能与该并发症有关)。如果持续超过72小时,肺部感染则不可避免。

预防和治疗:叩击胸、背部,鼓励咳嗽和深呼吸,经鼻气管吸引分泌物。严重慢性阻塞性肺疾病病人,雾化吸入支气管扩张药和溶黏蛋白药物有效。有气道阻塞时,应行支气管镜治疗。

2. **术后肺部感染**　易患因素包括肺膨胀不全、异物吸入和有大量分泌物。腹腔感染需要长期辅助呼吸者,术后肺部感染的危险性最高。气管内插管损害黏膜纤毛转运功能、吸氧、肺水肿、吸入异物和应用糖皮质激素,都会影响肺泡巨噬细胞的活性。50%以上的术后肺部感染,系革兰氏阴性杆菌引起。

3. **肺栓塞**(pulmonary embolism,PE)　是由内源性或外源性的栓子堵塞肺动脉主干或分支,引起肺循环障碍的临床和病理生理综合征。包括肺血栓栓塞症、脂肪栓塞综合征、羊水栓塞、空气栓塞、肿瘤栓塞和细菌栓塞。肺栓塞的易患因素较多,包括年龄(50岁以上)、下肢深静脉血栓形成、创伤、软组织损伤、烧伤、心肺疾病、肥胖、某些血液病、代谢病(如糖尿病)等。临床表现为:突发性呼吸困难、胸痛、咯血、晕厥;不明原因的急性右心衰竭或休克、血氧饱和度下降;肺动脉瓣区收缩期杂音、P_2亢进等。肺栓塞的治疗主要包括:①一般处理:重症监护,绝对卧床,适当应用镇静、镇痛药物以缓解病人的焦虑和惊恐症状。②呼吸支持:吸氧、气管内插管机械通气。③循环支持。④溶栓、抗凝治疗等。其预后与呼吸功能不全的严重程度相关。

(四)术后感染

1. **腹腔脓肿和腹膜炎**　表现为发热、腹痛、腹部触痛及白细胞增多。如为弥漫性腹膜炎,应急诊剖腹探查。如感染局限,行腹部和盆腔超声或CT扫描常能明确诊断。腹腔脓肿定位后可在超声引导下行穿刺置管引流,必要时开腹引流。根据细菌培养的药敏试验结果针对性选用抗生素治疗。

2. **真菌感染**　临床上多为假丝酵母菌(念珠菌)所致,常发生于长期应用广谱抗生素的病人。若有持续发热,又未找出明确的病原菌,此时应排除真菌感染的可能性。进一步行真菌相关检查,根据检查结果行抗真菌治疗。

(五)切口并发症

1. **血肿、积血和血凝块**　是最常见的并发症,危险因素有服用阿司匹林、小剂量肝素,原已存在凝血功能障碍,术后剧烈咳嗽,以及血压升高等。表现为切口部位肿胀和边缘隆起、颜色改变,血液有时经皮肤缝线外渗。甲状腺、甲状旁腺或颈动脉术后发生的颈部血肿特别危险,因为血肿可迅速进展,压迫呼吸道而导致窒息。小血肿能再吸收,但伤口感染率增加。治疗方法:在无菌条件下清除血凝块,结扎出血血管,再次缝合伤口。

2. **血清肿**(seroma)　系伤口的液体积聚而非血或脓液积聚,与手术切断较多的淋巴管(如乳房切除术、腹股沟区域手术等)有关。血清肿使伤口愈合延迟,增加感染的风险。皮下的血清肿可用空针抽吸,敷料压迫,以阻止淋巴液渗漏和再积聚。腹股沟区域的血清肿多发生在血管手术之后,空针抽吸有损伤血管和增加感染的风险,可让其自行吸收。如果血清肿持续存在,或通过伤口外渗,需再次探查切口,结扎淋巴管。

3. **伤口裂开**　伤口裂开系指手术切口的任何一层或全层裂开。腹壁全层裂开常伴有腹腔内脏膨出。切口裂开可以发生在全身各处,但多见于腹部及肢体邻近关节的部位,主要原因有:①营养不良,组织愈合能力差;②切口缝合技术有缺陷,如缝线打结不紧,组织对合不全等;③腹腔内压力突然增高,如剧烈咳嗽,或严重腹胀。切口裂开常发生于术后1周内,常发生在病人腹部突然用力时,自觉切口疼痛和突然松开,有淡红色液体自切口溢出。除皮肤缝线完整而未裂开外,深层组织全部裂开,称部分裂开;切口全层裂开,有肠管或网膜脱出者,为完全裂开。

预防和治疗:关腹时避免形成死腔,引流物勿通过切口。预防方法如下:①关腹时加用全层腹壁减张缝线;②应在良好麻醉、腹壁松弛条件下缝合切口,避免强行缝合造成腹膜等组织撕裂;③及时处理腹胀;④病人咳嗽时,最好平卧,以减轻咳嗽时膈肌突然大幅度下降和腹内压力骤然增加;⑤适当的腹部加压包扎也有一定的预防作用。

切口完全裂开时,要立刻用无菌敷料覆盖切口,在良好的麻醉条件下重新缝合,同时加用减张缝线。切口完全裂开再缝合后常发生肠麻痹,术后应放置胃肠减压。

4. 切口感染 表现为伤口局部红、肿、热、疼痛和触痛,有分泌物(浅表伤口感染),伴有或不伴有发热和白细胞增多。处理原则:在伤口红肿处拆除伤口缝线,使脓液流出,同时行细菌培养。清洁手术切口感染的常见病原菌为葡萄球菌或链球菌,会阴部或肠道手术切口感染的病原菌可能为肠道菌群或厌氧菌群,应选用相应的抗菌药治疗。累及筋膜和肌肉的严重感染,需要急诊切开清创、静脉应用广谱抗生素治疗。

(六)泌尿系统并发症

1. 尿潴留 手术后尿潴留较为多见,尤其是老年病人、盆腔手术、会阴部手术或蛛网膜下腔麻醉后排尿反射受抑制,切口疼痛引起膀胱和后尿道括约肌反射性痉挛,以及病人不习惯床上排尿等,都是常见原因。凡是手术后6～8小时尚未排尿,或者虽有排尿,但尿量较少、次数频繁,都应在下腹部耻骨上区作叩诊检查,如发现明显浊音区,即表明有尿潴留,应及时处理。安抚病人情绪,如无禁忌,可协助病人坐于床沿或站立排尿。如无效,应及时导尿。尿潴留时间过长,导尿时尿液量超过500ml者,应留置导尿管1～2日,有利于膀胱壁逼尿肌收缩力的恢复。若有器质性病变,如骶前神经损伤、前列腺增生等,需要留置导尿管4～5天。

2. 泌尿系感染 下泌尿道感染是较常见的获得性医院内感染。泌尿道原已存在的感染、尿潴留和各种泌尿道的操作是主要原因。短时间(＜48小时)膀胱插管的病人,约5%出现细菌尿,然而有临床症状的仅为1%。急性膀胱炎表现为尿频、尿急、尿痛和排尿困难,可有轻度发热;急性肾盂肾炎则有高热、腰部疼痛与触痛。尿液检查有大量白细胞和脓细胞,尿液细菌培养得以确诊。

预防措施:严格无菌操作,防止泌尿系污染,预防和及时处理尿潴留。治疗措施包括:给予足量的液体、膀胱彻底引流和针对性抗感染治疗。

(吕 毅)

本章思维导图

第三篇

神经外科疾病

第十九章 | 颅内压增高和脑疝

第一节 | 概　述

颅内压增高（increased intracranial pressure）是神经外科常见的临床综合征。颅脑损伤、肿瘤、血管病、脑积水、炎症等多种病理损害发展至一定阶段，都可能导致颅内压超过正常上限，从而引起该综合征。了解颅内压形成的物质基础、熟悉其调节机制和掌握颅内压增高的发生机制及常用处理策略，是学习神经外科的重点和关键。

【颅内压的形成与正常值】　颅腔内脑组织、脑脊液和运行于脑血管内的血液是颅内压形成的物质基础。颅缝闭合后颅腔的容积固定，正常成人约为 1 400～1 500ml。颅腔内的上述三种内容物各占一定容积，使颅内保持一定的压力，称为颅内压（intracranial pressure，ICP）。成人正常颅内压（侧卧位）为 70～200mmH$_2$O，儿童（侧卧位）为 50～100mmH$_2$O。

【颅内压的调节与代偿】　生理状态下，血压和呼吸可引起颅内压小范围的波动。颅内压增高时，颅内三种内容物对颅内压的调节作用也不同。脑组织在短时间内很难被压缩，所以颅内压增高后的调节主要依靠调节脑血流量以及脑脊液的分布和分泌来实现。颅内压增高时，脑脊液的分泌较前减少而吸收增多，以代偿增加的颅内压；当颅内压降低时，其分泌较前增加而吸收减少，以维持正常颅内压。脑脊液的总量约占颅腔总容积的 10%，血液则依据血流量的不同约占总容积的 2%～11%。颅内容物体积增加超过 5%，或颅腔容量缩减超过 8%～10%，则会导致颅内压增高。

【颅内压增高的原因】　可分为五大类。

1. 颅内占位性病变挤占了颅内空间，如颅内血肿、肿瘤、脑脓肿等。

2. 脑组织体积增大，如脑水肿。

3. 脑脊液循环和/或吸收障碍导致高颅压性脑积水。

4. 脑血流过度灌注或静脉回流受阻，见于脑肿胀、静脉窦血栓等。

5. 先天性畸形使颅腔的容积变小，如狭颅症、颅底凹陷症等。

【颅内压增高的病理生理】

1. 影响颅内压增高的因素

（1）年龄：婴幼儿的颅缝未闭合，颅内压增高可使颅缝裂开而增加颅腔容积。老年人由于脑萎缩，颅内的代偿空间增大。

（2）病变扩张速度：颅内病变体积扩增与颅内压上升呈现指数曲线，如图 19-1 中所示，称为体积-压力关系曲线。

病程初期，病变缓慢增长仅引起颅内压轻微变化，一旦颅内压代偿功能失调，则病情将迅速发展，在短期内即出现颅内高压危象或脑疝。

（3）病变部位：颅脑中线或颅后窝的占位性病变容易导致梗阻性脑积水，故颅内压增高症状突出且进展快。静脉窦受累时，可引起颅内静脉回流障碍或脑脊液吸收障碍，颅内压增高症状可出现较早。

（4）伴发脑水肿程度：脑转移性肿瘤、脑肿瘤放射治疗

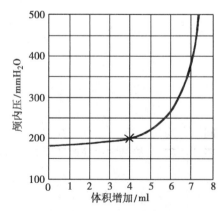

图 19-1　颅内体积-压力关系曲线

后、炎症反应等均可伴有较明显的脑水肿,故早期即可出现颅内压增高症状。

（5）全身系统性疾病:电解质及酸碱平衡紊乱、尿毒症、肝性脑病、毒血症、感染等都可引起继发性脑水肿而致颅内压增高。高热、缺氧等常加重颅内压增高的程度。

2. 颅内压增高的后果　可引起一系列中枢神经系统功能紊乱和病理变化。

（1）脑血流量的降低,造成脑缺血甚至脑死亡:正常成人每分钟约有 1 200ml 血液进入颅内,通过脑血管的自动调节功能进行调节。其公式为:

$$脑血流量（CBF）= ［平均动脉压（MAP）- 颅内压（ICP）］/脑血管阻力（CVR）$$

平均动脉压 - 颅内压的值为脑灌注压（cerebral perfusion pressure,CPP）,因此,该公式又可改写为:

$$脑血流量（CBF）= 脑灌注压（CPP）/脑血管阻力（CVR）$$

正常的脑灌注压为 9.3～12kPa（70～90mmHg）,脑血管阻力为 0.16～0.33kPa（1.2～2.5mmHg）,此时脑血管的自动调节功能良好。如颅内压增高引起脑灌注压下降,则机体通过自动调节功能使血管扩张,以降低血管阻力,使上述公式的比值不变,从而保证脑血流量的稳定。如果颅内压不断增高使脑灌注压低于 5.3kPa（40mmHg）,自动调节功能失效,脑血管不能再作进一步扩张以减少血管阻力,公式的比值就变小,脑血流量随之急剧下降,造成脑缺血。当颅内压升至接近平均动脉压水平时,颅内血流几乎完全停止,甚至出现脑死亡。

（2）脑移位和脑疝:参见本章第三节。

（3）脑水肿:脑水肿时水的积聚可在细胞外间隙,也可在细胞膜内,前者称为血管源性脑水肿,后者称为细胞毒性脑水肿。前者多见于脑损伤、脑肿瘤、感染等病变,主要是由于毛细血管的通透性增加,水分在神经细胞和胶质细胞间隙潴留,使脑体积增加。细胞毒性脑水肿为多种原因导致的脑细胞代谢功能障碍,使钠离子和水分子潴留在神经细胞和胶质细胞内所致,常见于脑缺血、脑缺氧。颅内压增高时,由于上述两种因素可同时或先后存在,故出现的脑水肿多数为混合性。

（4）库欣反应:颅内压急剧增高时,病人出现心率变慢、呼吸减慢、血压升高（又称"两慢一高"）,称为库欣反应。多见于急性颅内压增高病例,慢性者则不明显。

（5）胃肠功能紊乱及消化道出血:部分病人可出现胃肠道功能紊乱、呕吐、胃十二指肠出血及溃疡和穿孔等。这与颅内压增高引起下丘脑自主神经中枢缺血有关。

（6）神经源性肺水肿:在急性颅内压增高的病例中,发生率高达 5%～10%。这是由于下丘脑、延髓受压导致 α 肾上腺素能神经活性增强,血压反应性增高,左心室负荷过重,左心房及肺静脉压增高,肺毛细血管压力增高,液体外渗,引起肺水肿,病人表现为呼吸急促、痰鸣,并有大量泡沫状血性痰液,死亡率较高。

第二节 ｜ 颅内压增高

【颅内压增高类型】

1. 根据颅内压增高范围可分为两类

（1）弥漫性颅内压增高:由颅腔狭小或脑实质体积增大引起,其特点是颅腔内各部位及各分腔之间压力均匀升高,不存在明显的压力差,因此脑组织无明显移位。弥漫性脑膜脑炎、弥漫性脑水肿、交通性脑积水、静脉窦血栓等所引起的颅内压增高均属于这一类型。

（2）局灶性颅内压增高:因颅内有局限的扩张性病变,病变部位压力首先增高,使附近的脑组织受到挤压而发生移位,并把压力传向远处,造成颅内各腔隙间压力差,此压力差增大时可导致脑室、脑干及中线结构移位,更易形成脑疝。

2. 根据病变进展速度,分为急性、亚急性和慢性三类

(1)急性颅内压增高:见于急性颅脑损伤引起的颅内血肿、高血压性脑出血等。其病情发展快,颅内压增高所引起的症状和体征明显,生命体征(血压、呼吸、脉搏、体温)变化剧烈。

(2)亚急性颅内压增高:病情发展较快,颅内压增高速度较急性者稍慢,多见于颅内恶性肿瘤、转移瘤及各种颅内炎症等。

(3)慢性颅内压增高:病情发展较慢,可长期无颅内压增高的症状和体征,多见于生长缓慢的颅内良性肿瘤、慢性硬脑膜下血肿等。

急性、亚急性或慢性颅内压增高均可导致脑疝发生。脑疝发生后,移位脑组织被挤进小脑幕切迹裂孔、硬脑膜裂隙或枕骨大孔中,压迫脑干,产生一系列危急症状。脑疝的发生加剧了脑脊液和血液循环障碍,使颅内压力进一步增高,从而形成恶性循环,最终导致死亡。

【引起颅内压增高的常见疾病】

1. 颅脑损伤 颅内血肿、脑挫裂伤伴脑水肿、大面积凹陷性颅骨骨折、外伤性蛛网膜下腔出血等是颅内压增高的常见原因。其他如静脉窦血栓形成或脂肪栓塞亦可致颅内压增高,但较少见。

2. 颅内肿瘤 约80%以上的颅内肿瘤会出现颅内压增高。肿瘤的大小、部位、性质和生长速度都会影响颅内压的演进。恶性胶质瘤或脑转移瘤,由于肿瘤生长迅速,常伴有严重的脑水肿,故在短期内即出现明显的颅内压增高;位于或邻近脑脊液循环通路的肿瘤,即使体积不大也容易产生梗阻性脑积水,颅内压增高症状可早期出现而且显著;位于前中颅窝底部或大脑凸面的肿瘤,即便瘤体较大,颅内压增高症状也可较晚出现。

3. 颅内感染 脑膜炎、脑炎或脑脓肿可引起颅内压增高。结核性脑膜炎晚期,因脑底部炎性粘连影响脑脊液循环,容易出现脑积水和颅内压增高。

4. 脑血管疾病 出血后血肿压迫、血凝块阻塞脑脊液循环通路或脑脊液吸收障碍均可导致颅内压增高。大面积脑梗死也可引起颅内压增高,如伴梗死后出血,可进一步加重颅内压增高。

5. 脑寄生虫病 脑寄生虫病导致颅内压增高的原因包括:①可以产生局部肉芽肿性占位;②炎性粘连影响脑脊液的循环和吸收;③常伴发脑水肿。

6. 颅脑先天性疾病 婴幼儿先天性脑积水多由于导水管的发育畸形,形成梗阻性脑积水;颅底凹陷和/或先天性小脑扁桃体下疝畸形,脑脊液循环可在第四脑室正中孔或枕骨大孔区受阻;狭颅症病儿由于颅缝过早闭合,颅腔狭小,限制脑的正常发育,从而引起颅内压增高。

7. 良性颅内压增高 又称假脑瘤综合征,以脑蛛网膜炎多见,其中发生于颅后窝者颅内压增高最为显著。颅内静脉窦(上矢状窦或横窦)血栓形成阻碍静脉回流时引起颅内压增高。其他代谢性疾病、维生素A摄入过多、药物过敏和中毒性脑病等均可引起颅内压增高,但多数病人的症状可随原发疾病好转而逐渐恢复。

8. 脑缺氧 心搏骤停或严重呼吸道梗阻均可导致严重脑缺氧。此外,癫痫持续状态和喘息状态(肺性脑病)亦可导致严重脑缺氧和继发性脑水肿,从而出现颅内压增高。

【临床表现】

1. 头痛 最常见症状之一,早晨或夜间较重,多在额部及颞部。头痛程度随颅内压的增高而进行性加重。当用力、咳嗽、弯腰或低头活动时,常头痛加重。

2. 呕吐 头痛剧烈时可伴有恶心和呕吐。呕吐可呈喷射性,有时可导致水电解质紊乱和体重减轻。

3. 视乳头水肿 是颅内压增高重要客观体征之一。表现为视乳头充血,边缘模糊不清,中央凹陷消失,视乳头隆起,静脉怒张。若颅内压增高长期存在,则视乳头颜色苍白,视力减退,视野向心性缩小,称为视神经继发性萎缩。若颅内压增高不能及时解除,则视力恢复困难,严重者甚至失明。

头痛、呕吐和视乳头水肿是颅内压增高典型表现,称为颅内压增高"三主征","三主征"各自出现的时间并不一致,可以其中一项为首发症状。

4. 意识障碍及生命体征变化　疾病初期意识障碍可表现为嗜睡、反应迟钝。严重者可出现昏睡、昏迷，伴有瞳孔散大、对光反射消失、脑疝，也可出现去脑强直。生命体征变化包括血压升高、脉搏徐缓、呼吸减缓、体温升高等，脑疝晚期终因呼吸循环衰竭而死亡。

5. 其他症状和体征　病儿可有头颅增大、头皮和额眶部浅静脉扩张、颅缝增宽或分离、前囟饱满隆起。头颅叩诊时呈破罐音（MacEwen 征）。

【诊断】

详细询问病史和认真进行神经系统检查，可发现具有诊断价值的信息。当发现有"三主征"时，则颅内压增高可以确诊。小儿反复呕吐及头围迅速增大，成人进行性的剧烈头痛、进行性瘫痪及视力进行性减退等，都应考虑到有颅内病变可能。对于临床疑诊病例，应及时选择恰当的辅助检查，以利早期诊断和治疗。

1. 头部 CT　快速、精确、无创伤，是颅内病变初诊的首选检查，尤其适用于急症。

2. 头部 MRI　也是无创伤性检查，对软组织分辨率较 CT 更高，但检查所需时间较长，对颅骨骨质显像差。

3. 头部数字减影血管造影（digital subtraction angiography，DSA）　用于诊断脑血管性疾病和血供丰富的颅脑肿瘤。

4. X 线平片　可发现骨缝分离、骨质变薄、血管压迹增加、异物等，现已少用于单独诊断。

5. 腰椎穿刺　可了解颅内压，但对颅内压增高的病人有一定危险，可诱发脑疝，故应慎重。

6. 颅内压监测　通过持续监测颅内压帮助诊断、指导用药和选择手术时机。

【治疗原则】

1. 一般处理　①凡有颅内压增高的病人，应留院观察。②密切观察神志、瞳孔、血压、呼吸、脉搏及体温的变化。③符合颅内压监测指征者，宜通过监测指导治疗。④频繁呕吐者应暂禁食，以防吸入性肺炎。⑤补液应"量出为入"，补液过多可促使颅内压增高恶化，补液不足可引发血液浓缩。⑥用轻泻药来疏通大便，以防病人用力排便，不可作高位灌肠，以免颅内压骤然增高。⑦对昏迷的病人及咳痰困难者要考虑行气管切开术，防止因呼吸不畅而使颅内压进一步增高。

2. 病因治疗　对无手术禁忌的颅内占位性病变，首先应考虑作病变切除术。若有脑积水，可视情况行手术将脑脊液引流至体外，或分流至蛛网膜下腔、腹腔或心房等。引起急性脑疝时，应分秒必争进行紧急抢救或手术处理。

3. 药物治疗　适用于尚未查明原因，或虽已查明原因，但仍需要非手术治疗的病例。常用的药物有：20% 甘露醇、呋塞米、高渗盐水等。此外，也可采用 20% 人血白蛋白静脉注射。

4. 糖皮质激素　地塞米松、氢化可的松、泼尼松等，可减轻脑水肿，有助于缓解颅内压增高，但激素对颅脑创伤所致的脑水肿无明确疗效。

5. 巴比妥治疗　大剂量异戊巴比妥钠或硫喷妥钠注射可降低脑的代谢、减少脑血流，减少氧耗及增加脑对缺氧的耐受力，使颅内压降低。给药期间宜监测血药浓度和脑血流、脑代谢。临床研究显示，巴比妥疗法并未改善病人预后。

6. 过度换气　动脉血的 CO_2 分压每下降 1mmHg，可使脑血流量递减 2%，从而使颅内压相应下降。

7. 对症治疗　头痛者可给予镇痛药，但应忌用吗啡和哌替啶等类药物，以防止抑制呼吸中枢。有抽搐发作者，应给予抗癫痫治疗。烦躁病人在排除颅内高压进展、气道梗阻、排便困难等前提下，给予镇静药。

第三节　脑　疝

【解剖学基础】　颅腔被小脑幕分成幕上腔及幕下腔，幕下腔容纳脑干及小脑。幕上腔又被大脑镰分隔成左、右两分腔，容纳左、右大脑半球，双侧借大脑镰下的镰下孔相通，所以两侧大脑半球的活动度较大。中脑在小脑幕切迹裂孔中通过,其外侧面与颞叶的钩回、海马回相邻。发自大脑脚内侧的动眼神经越过小脑幕切迹,走行在海绵窦的外侧壁直至眶上裂(图19-2)。颅腔与脊髓腔相连处的出口称为枕骨大孔。延髓下端通过此孔与脊髓相连。小脑蚓锥体下部两侧的小脑扁桃体位于延髓下端的背面,其下缘与枕骨大孔后缘相对(图19-3)。

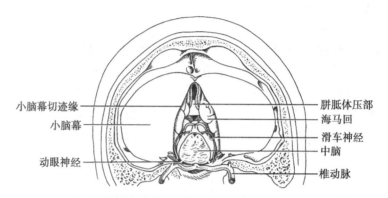

图 19-2　小脑幕切迹处局部解剖关系(由幕下向上看时所见)

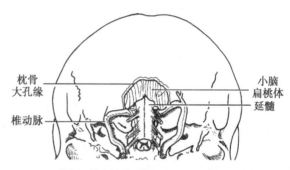

图 19-3　枕骨大孔处的局部解剖关系(由颅外向颅内观察,硬脑膜和寰枢椎已去除)

　　脑组织在压力梯度驱使下,被挤入小脑幕切迹裂孔、枕骨大孔、大脑镰下间隙等生理性间隙或病理性孔道中,导致脑组织、血管及脑神经等重要结构受压,从而出现一系列临床综合征,称为脑疝(brain hernia)。

　　【病因和分类】　常见病因有:①各种颅内血肿,如硬膜外血肿、硬膜下血肿及脑内血肿;②大面积脑梗死;③颅内肿瘤;④颅内脓肿、颅内寄生虫病及各种肉芽肿性病变;⑤医源性因素,如对颅内压增高病人进行腰椎穿刺,使颅腔和脊髓蛛网膜下腔压力差增大,进而引发脑疝。

　　根据移位的脑组织或其通过的硬脑膜间隙/孔道,对脑疝进行分型或命名。常见的脑疝有:①颞叶钩回疝或小脑幕切迹疝,为颞叶海马回、钩回通过小脑幕切迹被推移至幕下;②小脑扁桃体疝或枕骨大孔疝,为小脑扁桃体及延髓经枕骨大孔被推挤向椎管内;③扣带回疝或大脑镰下疝,一侧半球的扣带回经镰下孔被挤入对侧(图19-4)。

　　【病理生理】　发生小脑幕切迹疝时,移位的脑组织疝入小脑幕切迹下方,脑干受压移位。同侧的大脑脚受到挤压而造成病变对侧偏瘫,同侧动眼神经受压可产生先刺激、后麻痹的症状。移位的钩回、海马回可将大脑后动脉挤压于小脑幕切迹缘,导致枕叶皮质缺血坏死。发生枕骨大孔疝时,延髓直接受压,病人可迅速出现呼吸骤停。脑疝发生后,脑脊

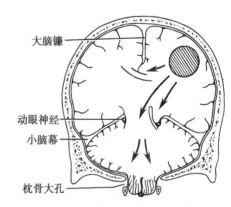

图 19-4　大脑镰下疝(上)、小脑幕切迹疝(中)和枕骨大孔疝(下)示意图

液循环通路进一步受阻,加剧了颅内压增高,形成恶性循环,使病情迅速恶化。

【临床表现】　不同类型的脑疝临床特点不同,在此仅简述小脑幕切迹疝及枕骨大孔疝。

1. **小脑幕切迹疝**

（1）颅内压增高的症状:表现为剧烈头痛,与进食无关的频繁呕吐;头痛程度进行性加重伴烦躁不安。急性脑疝病人可无视乳头水肿。

（2）瞳孔改变:初期由于病侧动眼神经受刺激,病侧瞳孔变小,对光反射迟钝;随着病情进展,动眼神经则麻痹,瞳孔逐渐散大,直接和间接对光反射均消失,并有病侧上睑下垂、眼球外斜。如果脑疝进行性恶化,影响脑干血供时,脑干内动眼神经核功能丧失可致双侧瞳孔散大,对光反射消失,此时病人多已处于濒死状态。

（3）运动障碍:表现为病变对侧肢体的肌力减弱或瘫痪,病理征阳性。严重时可出现去脑强直,为脑干严重受损的信号。

（4）意识改变:由于脑干内网状上行激活系统受累,病人随脑疝进展可出现嗜睡、浅昏迷至深昏迷。

（5）生命体征紊乱:脑干内生命中枢功能紊乱或衰竭,表现为心率减慢或心律不规则,血压忽高忽低,呼吸不规则,大汗淋漓或汗闭,面色潮红或苍白。体温可高达41℃以上或体温不升。病人最终因呼吸循环衰竭而出现呼吸停止,血压下降,心脏停搏。

2. **枕骨大孔疝**　由于颅内压急速增高,病人剧烈头痛,频繁呕吐,颈项强直,强迫头位。生命体征紊乱出现较早,意识障碍出现较晚。因脑干缺氧,瞳孔可忽大忽小。由于位于延髓的呼吸中枢受损严重,病人早期可突发呼吸骤停而死亡。

【治疗】　脑疝是急剧的颅内压增高造成的,一旦确诊应按颅内压增高的处理原则快速静脉输注高渗降颅内压药物,以缓解病情,争取时间。病因明确者,应尽快去除病因,如清除颅内血肿或切除脑肿瘤等。如难以确诊或病因难以去除,可选用下列手术,以降低颅内高压和抢救脑疝。

1. **侧脑室外引流术**　经额、枕部快速钻孔或锥颅,穿刺侧脑室并安置引流管,引流脑脊液,以迅速降低颅内压。

2. **脑脊液分流术**　脑积水病人可施行脑室 - 腹腔分流术（ventriculo-peritoneal shunt, V-P shunt）、腰大池 - 腹腔分流术或侧脑室 - 心房分流术等。导水管梗阻或狭窄者,可选用神经内镜下第三脑室底造瘘术（neuroendoscopic third ventriculostomy, ETV）。

3. **减压术**　小脑幕切迹疝时可采用颞肌下减压术;枕骨大孔疝时可采用枕下减压术。大面积脑梗死、重度颅脑损伤致严重脑水肿而使颅内压增高时,可采用去骨瓣减压术。以上方法称为外减压术。开颅术中出现脑组织肿胀膨出,在排除颅内血肿的前提下,可切除失活组织或部分非功能区脑组织,以达到减压目的,称为内减压术。

（周良学）

第二十章 | 颅脑损伤

第一节 | 概 述

颅脑损伤（craniocerebral injury）是一种常见疾病，仅次于四肢伤，主要由交通事故、坠落、跌倒、火器等所致。颅脑损伤的死亡率和致残率高居全身各部位损伤之首。

【颅脑损伤方式】 暴力直接作用于头部引起的损伤，称为直接损伤；暴力作用于身体其他部位，然后传导至头部所造成的损伤，称为间接损伤。

1. **直接损伤** ①加速性损伤：相对静止的头部突然受到外力打击，头部沿外力的作用方向呈加速运动而造成的损伤，称为加速性损伤，例如钝器击伤。损伤部位主要在头部着力点，即着力伤（coup injury）。②减速性损伤：运动着的头部，突然撞在静止的物体后引起的损伤，称为减速性损伤，例如坠落或跌倒时头部被物体阻挡后停止运动。此类损伤发生于着力部位，以及着力部位对侧的脑组织，即对冲伤（contrecoup injury）。③挤压性损伤：两个或两个以上不同方向的外力同时作用于头部，颅骨变形造成的损伤，称为挤压性损伤，如车轮碾压等。

2. **间接损伤** ①病人坠落时双下肢或臀部着地，外力经脊柱传导至颅底引起颅底骨折和脑损伤；②外力作用于躯干，引起躯干突然加速运动，由于惯性作用，头颅的运动落后于躯干，运动的躯干再快速带动相对静止的头颅，在颅颈之间发生强烈的过伸或过屈，头颅运动有如挥动鞭子末端的运动，造成颅颈交界处延髓与脊髓连接部的损伤，即挥鞭样损伤（whiplash injury）；③胸部突然遭受挤压时，胸腔压力突然升高，血液经上腔静脉逆行，使上胸、肩颈、头面部的皮肤和黏膜以及脑组织出现弥散点状出血灶，称为创伤性窒息（traumatic asphyxia）。

临床工作中所见的颅脑损伤可存在多种不同的损伤机制，如车辆撞击病人躯干，头部加速运动造成头部挥鞭样损伤，继而病人倒地，头部撞于地面或其他障碍物，又发生减速性损伤，然后再被车轮碾压，形成挤压性损伤。因此，每个病人的受伤机制需要认真分析，对颅脑损伤作出正确判断。

【分类】 临床上需要根据颅脑损伤的轻重、受伤机制、病理变化和病程差异，确定不同治疗措施，并用适当的分类方法来指导医疗实践。目前，国际上较广泛运用的是格拉斯哥昏迷评分（Glasgow coma scale，GCS）法。GCS评分法由英国格拉斯哥神经科学研究所的 Teasdale 和 Jennet 提出（1974年），分别对病人的运动、言语、睁眼反应进行评分（表20-1），以三者的计分之和表示意识障碍程度，并将颅脑损伤后昏迷分成三种类型：轻型 13～15 分，伤后昏迷时间<20 分钟；中型 9～12 分，伤后昏迷 20

表 20-1 格拉斯哥昏迷评分（GCS）

运动反应	计分	言语反应	计分	睁眼反应	计分
按吩咐完成动作	6	回答正确	5	自主睁眼	4
刺痛时定位反应	5	回答错误	4	呼唤睁眼	3
刺痛时屈曲反应	4	胡言乱语	3	刺痛睁眼	2
刺痛时过屈反应（去皮质）	3	仅能发声	2	不能睁眼	1
刺痛时伸展反应（去脑）	2	不能发声	1		
刺痛时无反应	1				

分钟至 6 小时;重型 3~8 分,伤后昏迷时间>6 小时,或在伤后 24 小时内意识恶化并且昏迷时间>6 小时。最高 15 分,为意识清楚;最低 3 分,为深昏迷。

第二节 | 头皮损伤

头皮损伤均由直接外力造成,损伤类型与致伤物有关。钝器可造成头皮挫伤、不规则裂伤或头皮血肿,锐器损伤的伤口整齐,头发绞入机器则可引起头皮撕脱伤。观察头皮损伤情况,在颅脑损伤的诊治中有一定的帮助,因为:①头皮损伤的情况可判断受伤外力的性质和大小,头皮损伤的部位常是着力点,着力点的判断有助于推断脑损伤的部位;②头皮血供丰富,伤后极易失血,可导致病人尤其是儿童失血性休克;③头皮抗感染和愈合能力较强,但一旦感染,有可能引起颅骨骨髓炎和颅内感染。

一、头皮血肿

头皮富含血管,遭受钝器损伤后,可发生血管破裂,因此可能出现没有头皮裂伤却存在头皮血肿的情况。

皮下血肿(subcutaneous hematoma)比较局限,周边较中心区更硬,无波动,易误诊为颅骨凹陷骨折,必要时行 CT 检查进行鉴别。这类血肿量少,可观察或伤后立即冰敷,短期内血肿可自行吸收。帽状腱膜下血肿(subgaleal hematoma)不受颅缝限制,可扩散至全头,触之较软,可有明显波动。血肿较小者加压包扎头部,待其自行吸收;血肿较大且凝血功能正常时,应严格进行皮肤消毒后穿刺抽吸血肿,再加压包扎头部。如经反复穿刺和加压包扎而血肿仍不能缩小,需注意是否有凝血功能障碍等原因。婴幼儿巨大帽状腱膜下血肿可引起贫血甚至失血性休克。对已有感染的血肿,需切开头皮引流感染灶。骨膜下血肿(subperiosteal hematoma)一般不跨过颅缝,血肿张力较高,可有波动。应注意是否伴有颅骨骨折。处理原则与帽状腱膜下血肿相仿,伴有颅骨骨折者不宜加压包扎,以防血液经骨折缝流入颅内,造成硬脑膜外血肿。

二、头皮裂伤

锐器所致的头皮裂伤(scalp laceration)伤口创缘整齐,多数裂伤仅限于头皮,可深达骨膜,一般颅骨完整。少数锐器可插入颅内,穿透颅骨和硬脑膜而造成开放性脑损伤。钝器造成的头皮裂伤多不规则,创缘有挫伤痕迹,伴着力点的颅骨骨折或脑损伤。

头皮裂伤系头皮的开放伤,宜尽早行清创缝合术,如受伤时间达 24 小时,只要无明显感染征象,仍可彻底清创后行一期缝合。术中应将伤口内的头发、泥沙等异物彻底清除;明显坏死污染的头皮应切除,但不可切除过多,以免缝合时产生张力;清创时观察有无颅骨骨折或碎骨片,如发现脑脊液或脑组织外溢,应按开放性脑损伤处理。术后给予抗生素治疗。

三、头皮撕脱伤

头皮撕脱伤(scalp avulsion)是最严重的头皮损伤,往往由头发卷入高速转动的机器内所致。由于皮肤、皮下组织和帽状腱膜三层紧密连接,所以在强烈的牵扯下,往往发生头皮自帽状腱膜下间隙全层撕脱,有时还连同部分骨膜。严重者整个头皮甚至连前部的额肌一同撕脱。伤后失血多时易出现失血性休克,应及时处理。

头皮撕脱伤应根据伤后时间、撕脱是否完全、撕脱头皮的条件、颅骨是否裸露、创面有无感染等情况采用不同的方法处理:①若皮瓣部分脱离且血供尚好,则清创后原位缝合;②如皮瓣已完全脱落,但完整、无明显污染、血管断端整齐,且伤后未超过 6 小时,则清创后行头皮血管(眶上动静脉、颞浅动静脉或枕动静脉)显微吻合,再全层缝合头皮;③如撕脱的皮瓣因挫伤或污染不能再利用,而骨膜未撕脱,可取自体中厚皮片作游离植皮,或作转移皮瓣;若骨膜已遭破坏,颅骨外露,可先作局部筋膜转移,再植皮；④撕脱时间长，创面感染或经上述处理失败者，可先行创面清洁和更换敷料，待肉芽组织生长后再植皮。如颅骨裸露，还需做多处颅骨钻孔至板障层，待钻孔处长出肉芽组织后再植皮。

第三节 | 颅骨骨折

颅骨骨折是指外界暴力造成颅骨正常结构改变。闭合性颅脑损伤中有颅骨骨折者约占15%～20%。颅骨骨折（skull fracture）的危害性常常不在于骨折本身，而在于同时并发的硬脑膜、脑组织、颅内血管和脑神经的损伤。

【发生机制】 颅骨遭受外力时是否造成骨折，主要取决于头部遭受暴力的大小、方向、致伤物性质，以及致伤物与颅骨接触的面积和受力颅骨的解剖特点。外力作用于头部瞬间，颅骨产生弯曲变形；外力作用消失后，颅骨又立即弹回。如暴力较强时，当颅骨的变形超过其弹性限度，即发生骨折。

【分类】

1. **按骨折形态分类** 分为线形骨折、凹陷骨折、粉碎性骨折、洞形骨折。粉碎性骨折多呈凹陷性，洞形骨折多见于火器伤。

2. **按骨折部位分类** 分为颅盖骨折、颅底骨折。

3. **按骨折部位是否与外界相通分类** 分为闭合性骨折、开放性骨折。颅底骨折虽不与外界直接沟通，但如伴有硬脑膜破损引起脑脊液漏、颅内积气，一般为开放性骨折。

一、颅盖骨折

颅盖骨折一般分为线形骨折（linear fracture）和凹陷骨折（depressed fracture）两种。前者还包括颅缝分离，后者包括粉碎性骨折。多数的线形骨折为颅骨全层骨折，少数为颅骨内板断裂。骨折线多为单一的，或呈线条状或放射状。骨缝宽度一般为一条裂缝或数毫米，偶尔可达1cm。凹陷骨折多数为颅骨全层凹陷，少数为内板内陷。陷入骨折片周边的骨折线呈环状或放射状。婴幼儿颅骨质软，着力点处的颅骨可产生乒乓球样凹陷。

【临床表现和诊断】 线形骨折可伴有头皮损伤（挫裂伤、头皮血肿），常需进行X线平片或CT检查（骨窗相）。高分辨率CT（high resolution CT，HRCT）可查出细小的骨折线。

范围较大、凹陷明显、头皮软组织出血不多时，骨折触诊可确定。但凹陷不深的骨折易与边缘较硬的头皮下血肿混淆，需经CT检查鉴别。凹陷骨折的骨片陷入颅内时，其下方的局部脑组织受压或发生脑挫裂伤、颅内血肿，临床上可出现相应病灶的神经功能障碍、颅内压增高和/或癫痫。如凹陷的骨折片刺破静脉窦，可引起大出血。

【治疗】 线形骨折本身无须外科处理。但如骨折线通过脑膜血管沟或静脉窦，应警惕硬脑膜外血肿的发生。

对凹陷骨折是否需要手术，意见尚不一致。一般认为，以下情况引起瘫痪、失语等神经功能障碍或癫痫者，应手术治疗：①凹陷深度＞1cm；②位于脑重要功能区；③骨折片刺入脑内。手术将骨折片撬起复位，或摘除碎骨片后作颅骨成形术。非脑功能区的轻度凹陷，或无脑组织受压症状的静脉窦处凹陷骨折，可暂不手术。

二、颅底骨折

颅底骨折（skull base fracture）可由颅盖骨折延伸而来，少数可由头部挤压伤或着力点位于颅底水平所造成。颅底骨折大多数为线形骨折，也有粉碎性骨折。由于颅底结构上的特点，横形骨折线在颅前窝可由眶顶达到筛板，在颅中窝常沿颞骨岩部前缘走行甚至将蝶鞍横断。纵形骨折线邻近中线者，常伤及筛板、视神经孔、破裂孔、颞骨岩部内侧和岩枕裂直达枕骨大孔，靠外侧者常伤及眶顶、圆孔和卵圆孔，甚至出现颞骨岩部横断（图20-1）。

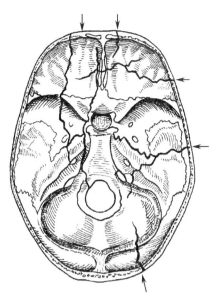

图 20-1　常见颅底骨折线位置

【临床表现和诊断】

1. **颅前窝骨折**　骨折多累及额骨水平部(眶顶)和筛骨。骨折出血可经前鼻孔流出,或进入眶内,在眼睑和球结膜下形成淤血斑,俗称"熊猫眼"。脑膜撕裂者,脑脊液沿撕裂处经鼻腔流出,表现为脑脊液鼻漏。气体经颅骨破裂处进入颅内出现颅内积气,伴嗅神经损伤。

2. **颅中窝骨折**　骨折可累及蝶骨和颞骨。血液和脑脊液经蝶窦口流至鼻咽部。若骨折线累及颞骨岩部,血液和脑脊液可经中耳和破裂的鼓膜由外耳道流出,形成耳漏;如鼓膜未破,则可沿咽鼓管流至鼻咽部。颞骨岩部骨折常发生面神经和听神经损伤。如骨折位于中线处,可累及视神经、动眼神经、滑车神经、三叉神经和展神经。

3. **颅后窝骨折**　骨折常累及颞骨岩部和枕骨基底部。在乳突和枕下部皮肤可见皮下淤血(Battle 征),或在咽后壁发现黏膜下淤血。骨折位于中线者可出现舌咽神经、迷走神经、副神经和舌下神经损伤。

颅底骨折可伤及颈内动脉,造成颈内动脉-海绵窦瘘或鼻出血。

颅底骨折的诊断依靠临床表现,需要头颅 CT 明确诊断。颅底的高分辨率 CT(HRCT)有助于对骨折部位精确定位,薄层 MRI T_2 扫描有助于发现脑脊液漏的漏口。

【治疗】　颅底骨折如为闭合性,可不作特殊处理。若合并脑脊液漏,病人须取头高位并绝对卧床休息,避免用力咳嗽、打喷嚏和擤鼻涕,同时给予抗生素治疗以预防颅内感染。一般不堵塞或冲洗破口处,不作腰椎穿刺。绝大多数漏口会在伤后 1~2 周内自行愈合。如超过 1 个月仍未停止漏液,可考虑行手术修补漏口。伤后视力减退,疑为碎骨片挫伤或血肿压迫视神经者,应在 24 小时内行视神经探查减压术。

第四节 ｜ 脑损伤

颅脑损伤中最为严重的是脑损伤。脑损伤分为原发性损伤和继发性损伤两大类。原发性脑损伤包括脑震荡(cerebral concussion)、脑挫裂伤(cerebral contusion)和弥漫性轴索损伤(diffuse axonal injury, DAI)。继发性脑损伤包括脑水肿、脑肿胀和颅内血肿等,颅内血肿在第五节介绍。

【发生机制】　了解颅脑损伤的方式和发生机制,结合暴力作用于头部的部位和方向,判断脑损伤的部位和性质,在临床诊治中有十分重要的意义。

脑损伤的发生机制比较复杂,造成脑损伤的基本因素有:①暴力作用于头部时,颅骨内陷和回弹或骨折引起的脑损伤,这种损伤常发生在着力点;②头部遭受暴力后的瞬间,脑与颅骨之间的相对运动造成的损伤,这种损伤既可发生在着力点,也可发生在着力点对侧脑组织,即对冲伤;③头部受到暴力后,脑组织本身受压、变形、扭曲造成的脑损伤。这三种因素在加速性损伤和减速性损伤中所起的作用不同。在加速性损伤中,主要是第一种因素起作用。在减速性损伤中,上述三种因素均存在,脑与颅骨之间的相对运动所造成的脑损伤更多见且更严重。枕骨内面和小脑幕表面比较平滑,而颅前窝底和颅中窝底颅骨骨面凹凸不平。因此,在减速性损伤中,无论着力点在枕部或额部,脑损伤均多见于额叶、颞叶前部及底面(图 20-2)。

【分类】　按脑损伤发生的时间和机制分为:原发性脑损伤和继发性脑损伤。前者是指外力作用于头部时立即发生的损伤,后者是指头部受伤一段时间后出现的脑损伤。按脑与外界是否相通分为:闭合性脑损伤和开放性脑损伤。脑组织未与外界相通的脑损伤均属闭合性脑损伤;脑组织与外界相通者则为开放性脑损伤。

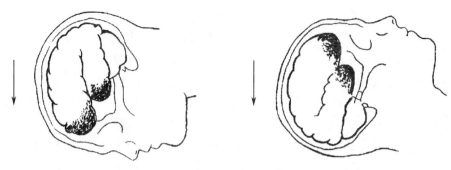

图 20-2　减速性损伤中的着力部位和脑损伤位置

一、脑震荡

脑震荡是较轻的脑损伤,其特点为伤后即刻发生短暂的意识障碍和逆行性遗忘。

【发生机制和病理】　脑震荡的发生机制仍有争议。一般认为脑震荡引起的意识障碍主要是由于脑干网状结构受损。这种损害与颅脑损伤时脑脊液的冲击(脑室液经脑室系统骤然移动)、暴力打击瞬间产生的颅内压力变化、脑血管功能紊乱、脑干的机械性牵拉或扭曲等因素有关。

受力脑组织的神经元线粒体、轴突肿胀,间质水肿;脑脊液中乙酰胆碱和钾离子浓度升高,影响轴突传导或引起脑组织代谢紊乱。临床资料证实,部分脑震荡病人的脑干听觉诱发电位检查提示有器质性损害。脑震荡可能是一种最轻的弥漫性轴索损伤。

【临床表现和诊断】　伤后立即出现短暂的意识丧失,持续数秒至数分钟,一般不超过半小时。有时仅表现为瞬间意识错乱或恍惚,并无昏迷。同时伴有面色苍白、瞳孔改变、出冷汗、血压下降、脉弱、呼吸浅慢等自主神经和脑干功能紊乱的表现。意识恢复后,对受伤当时和伤前近期的情况不能记忆,即逆行性遗忘。多有头痛、头晕、疲乏无力、失眠、耳鸣、心悸、畏光、情绪不稳、记忆力减退等症状,持续数日、数周,少数持续时间较长。

神经系统检查无明显阳性体征。腰椎穿刺检查提示颅内压和脑脊液生化指标在正常范围。CT检查颅内无异常。

【治疗】　脑震荡无特殊治疗,一般卧床休息 5～7 天,酌用镇静、镇痛药物,消除病人的畏惧心理,多数病人在 2 周内恢复正常,预后良好。

二、脑挫裂伤

脑挫裂伤是头部遭受暴力造成的原发性脑器质性损伤,既可发生于着力点的脑组织,也可在对冲部位。

【病理】　脑挫裂伤轻者仅见局部软脑膜下脑皮质散在点片状出血点。较重者脑组织损伤范围较广泛,常有软膜撕裂,深部白质受累。严重者脑皮质及其深部的白质广泛挫碎、破裂、坏死,局部出血、水肿,甚至形成脑内血肿。显微镜下可见脑组织出血、脑皮质分层不清或消失。

【临床表现】　此类病人的临床表现可因损伤部位、范围、程度不同而异。轻者仅有轻微症状,重者深昏迷,甚至立即死亡。

1. **意识障碍**　是脑挫裂伤最突出的症状之一。伤后可立即发生,持续时间长短不一,由数分钟至数小时、数日、数月乃至迁延性昏迷,与脑损伤轻重程度相关。

2. **头痛、恶心、呕吐**　是脑挫裂伤最常见的症状。疼痛可局限于某一部位(多为着力部位),亦可为全头性疼痛,呈间歇性或持续性,伤后 1～2 周内最明显,以后逐渐减轻,可能与蛛网膜下腔出血、颅内压增高或脑血管功能障碍相关。伤后早期的恶心、呕吐可能是受伤时第四脑室底的脑干呕吐中枢受到脑脊液冲击、蛛网膜下腔出血对脑膜的刺激或前庭系统受刺激所引起的;晚期发生的呕吐可能是颅内压逐渐增高而造成的。

3. **生命体征** 轻中度脑挫裂伤病人的血压、脉搏、呼吸多无明显改变。严重脑挫裂伤病人,由于脑组织出血和水肿引起颅内压增高,可出现血压上升、脉搏徐缓、呼吸深慢,危重者出现病理呼吸。

4. **局灶症状和体征** 伤后立即出现与脑挫裂伤部位相应的神经功能障碍或体征,如运动区损伤出现对侧肢体瘫痪,语言中枢损伤出现失语等。额极和颞极损伤后,可无明显神经功能障碍。

【诊断】 根据伤后立即出现的意识障碍、局灶症状和体征及较明显的头痛、恶心、呕吐等,多可诊断为脑挫裂伤。此类病人因存在意识障碍,可给神经系统检查带来困难。当脑挫裂伤发生在额极、颞极及额颞叶脑底面时,病人可无局灶症状和体征,确诊常需 CT 等辅助检查。

头部 CT 扫描能清楚地显示脑挫裂伤的部位、范围和程度,是目前最常用的检查手段。脑挫裂伤典型的 CT 表现为局部脑组织内有高低密度混杂影,点片状高密度影为出血灶,低密度影为水肿区(图 20-3)。通过 CT 扫描还可了解脑室受压、中线结构移位等情况。MRI 因检查时间较长,一般很少用于急性颅脑损伤的诊断,但对发现较轻的脑挫伤灶,MRI 优于 CT。

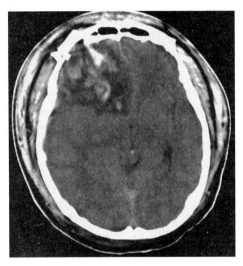

图 20-3 脑挫裂伤(CT,右额叶底面)

可通过腰椎穿刺了解脑脊液是否含有血液,同时可测定颅内压,并可引流血性脑脊液,以减轻症状。但对颅内压明显增高的病人,腰椎穿刺应谨慎或禁忌。

【治疗】

1. **严密观察病情** 脑挫裂伤病人早期病情变化较大,应由专人护理,病情严重者应送入神经重症监测治疗病房(neurological intensive care unit,NICU),密切观察其生命体征、意识、瞳孔和肢体活动情况,必要时应作颅内压监测或及时复查头部 CT。

2. **一般处理**

(1)体位:抬高床头 15°~30°,有利于颅内静脉血回流。对昏迷病人,头偏向一侧再取侧卧位或侧俯卧位,以免唾液或呕吐物误吸。

(2)保持呼吸道通畅:是脑挫裂伤治疗中的一项重要措施。呼吸道梗阻可加重脑水肿,使颅内压进一步升高,导致病情恶化。因此,对昏迷病人必须及时清除呼吸道分泌物。短期内不能清醒者,宜早作气管切开。呼吸减弱、潮气量不足的病人,应用呼吸机辅助治疗。

(3)躁动和癫痫的处理:对躁动不安者应查明原因,如疼痛、尿潴留、颅内压增高、体位不适、缺氧等,并作相应处理。特别警惕病人躁动可能为脑疝发生前的表现。脑挫裂伤后癫痫发作可进一步加重脑缺氧,癫痫呈持续状态时可危及生命,应视为紧急情况,需通过镇静、抗癫痫等加以控制。

(4)高热的处理:高热可使代谢率增高,加重脑缺氧和脑水肿,必须及时处理。中枢性高热,可取亚低温冬眠治疗。其他原因(如感染)所致的高热,按原因不同分别处理。

(5)镇静、镇痛治疗:阿片类药物、苯二氮䓬类药物、GABA 受体激动剂、α_2 受体激动剂等,通过降低脑代谢、脑氧耗,减少应激和神经炎症,改善脑缺血、缺氧以达到神经保护作用。

3. **防止脑水肿或脑肿胀** 继发性脑水肿或脑肿胀和脑内血肿是导致脑挫裂伤病人早期死亡的主要原因。因此,控制脑水肿或脑肿胀是治疗脑挫裂伤最为重要的环节之一。具体方法见第十九章第二节"颅内压增高"。

4. **手术治疗** 下列情况下应考虑手术:①继发性脑水肿严重,脱水治疗无效,病情加重;②颅内血肿清除后,颅内压无明显缓解,伤区脑组织继续水肿或肿胀,并无颅内其他部位血肿;③脑挫裂伤灶和血肿清除后,病情好转,转而又恶化出现脑疝。手术方法包括脑挫裂伤灶清除、额极或颞极切除、颞肌下减压和去骨瓣减压术等。

三、弥漫性轴索损伤

脑弥漫性轴索损伤是头部遭受旋转外力作用时,剪应力造成的以颅中央区域脑内神经轴索肿胀断裂为主要特征的损伤,在重型颅脑损伤中约占28%～50%,治疗困难,预后差。

【病理】 脑弥漫性轴索损伤好发于神经轴索聚集区,如胼胝体、脑干、灰白质交界处、小脑、内囊和基底节。肉眼可见损伤区组织间裂隙和血管撕裂性出血灶,一般不伴明显的脑挫裂伤和颅内血肿。显微镜下发现轴缩球(axonal retraction ball)是确认弥漫性轴索损伤的主要依据。轴缩球是轴索断裂后,断端轴浆溢出膨大的结果,为圆形或卵圆形小体,直径5～20μm,一般在伤后12小时出现,2周内逐渐增多,持续约2个月。

根据病理所见,弥漫性轴索损伤可分为三级:I级,显微镜下发现轴缩球,分布于轴索聚集区,以胼胝体旁白质区为主;II级,具有I级的特点,肉眼还可见胼胝体有撕裂出血灶;III级,除具有II级特点外,尚可见脑干上端背外侧组织撕裂出血灶。

【临床表现】

1. 意识障碍 伤后即刻发生的长时间的严重意识障碍是弥漫性轴索损伤的典型临床表现。损伤级别愈高,意识障碍愈重,特别严重者数小时内即死亡,即使幸存下来,也多呈昏迷或迁延性昏迷。弥漫性轴索损伤病人无伤后清醒期。弥漫性轴索损伤病人是否有伤后神志好转期与原发性脑损伤和继发性脑损伤的严重程度有关。

2. 瞳孔和眼球运动改变 部分病人可有单侧或双侧瞳孔散大,广泛损伤者可有双眼同向偏斜、向下凝视或双侧眼球分离等体征。

【诊断】 伤后即刻发生的意识障碍是弥漫性轴索损伤的典型表现,CT或MRI检查示颅内中线区域脑组织撕裂出血作为诊断的依据。CT检查表现为胼胝体、脑干上端、内囊和基底节区、白质等部位的小灶状高密度影,一般不伴周围水肿或其他损害。无出血的脑组织撕裂,CT很难发现,此时MRI优于CT。在弥漫性轴索损伤急性期,脑组织撕裂出血灶在MRI T_1加权像中呈高信号;非出血性组织撕裂在MRI T_1加权像中呈低信号,T_2加权像中呈高信号。磁敏感加权成像(susceptibility weighted imaging,SWI)对诊断颅内微小损伤的灵敏度更高,结合临床表现可提高诊断率。

目前较为公认的诊断标准为:①伤后持续昏迷(＞6小时);②CT示脑组织撕裂出血或正常;③颅内压正常但临床状况差;④无明确脑组织结构异常的伤后持续意识障碍;⑤创伤后期弥漫性脑萎缩;⑥受伤脑组织有特征性病理改变。

【治疗】 弥漫性轴索损伤的基础研究取得了不少进展,但在临床治疗方面仍无突破,治疗包括呼吸道管理、过度换气和吸氧、低温、脱水、镇静、镇痛治疗等。治疗过程中若病情恶化,应及时复查CT,如发现迟发颅内血肿或严重脑水肿,需立即手术,清除血肿或行去骨瓣减压术。

第五节 | 颅内血肿

颅内血肿是颅脑损伤中最常见最严重的继发性病变,发生率约占闭合性颅脑损伤的10%和重型颅脑损伤的40%～50%。如不能及时诊断和治疗,可出现血肿周边的脑组织水肿加重或进行性颅内压增高,形成脑疝而危及生命。

颅内血肿按症状出现时间分为急性血肿(3日内)、亚急性血肿(3日以后到3周内)和慢性血肿(超过3周)。按血肿发生部位分为硬脑膜外血肿、硬脑膜下血肿和脑内血肿。

一、硬脑膜外血肿

硬脑膜外血肿(epidural hematoma)约占外伤性颅内血肿的30%,大多属于急性型,可发生于任何年龄。

【发生机制】 硬脑膜外血肿主要源于脑膜中动脉、静脉窦破裂以及颅骨骨折出血等。脑膜中动脉经颅中窝底的棘孔入颅后，沿颞骨脑膜中动脉沟走行，在近翼点处分为前、后两支，主干及分支均可因颞骨骨折而撕破，于额颞叶硬脑膜外形成血肿。颅内静脉窦(上矢状窦、横窦)、脑膜中静脉、板障静脉或导血管损伤后也可形成硬脑膜外血肿。少数病人并无骨折，其血肿可能和头部受到暴力后硬脑膜与颅骨分离，硬脑膜表面的小血管撕裂有关。

硬脑膜外血肿最多见于颞部、额顶部和颞顶部。脑膜中动脉主干撕裂所致的血肿多在额颞部，可向额部或顶部扩展；前支出血，血肿多在额颞部；后支出血，血肿多在颞顶部。由上矢状窦破裂形成的血肿在其一侧大脑半球或两侧。横窦出血形成的血肿多在颅后窝或骑跨于颅后窝和枕部。

【临床表现】

1. 意识障碍 进行性意识障碍为硬脑膜外血肿的最严重症状，其变化过程与原发性脑损伤的轻重和颅内血肿形成的速度密切相关。临床上常见三种情况：①原发性脑损伤轻，伤后无原发昏迷，待颅内血肿形成后才出现意识障碍(清醒→昏迷)；②原发性脑损伤略重，病人伤后一度昏迷，随后完全清醒或好转，但不久又陷入昏迷(昏迷→中间清醒或好转→昏迷)；③原发性脑损伤较重，伤后昏迷进行性加重或持续昏迷。因为硬脑膜外血肿病人的原发性脑损伤一般较轻，所以大多表现为①、②种情况。

2. 颅内压增高 病人在昏迷前或中间清醒(好转)期常有头痛、恶心、呕吐等颅内压增高症状，伴有血压升高、呼吸和脉搏变慢等生命体征改变。

3. 瞳孔改变 硬脑膜外血肿所致的颅内压增高达到一定程度时，可形成脑疝。小脑幕上血肿大多先形成小脑幕切迹疝，出现意识障碍加重和瞳孔改变：早期因动眼神经受到刺激，病侧瞳孔缩小，但时间短暂，甚至不被发现；随即由于动眼神经受压，病侧瞳孔散大；若脑疝继续发展，脑干严重受压，中脑动眼神经核受损，则双侧瞳孔散大。与小脑幕上血肿相比，小脑幕下血肿较晚出现瞳孔改变，且较早出现呼吸紊乱甚至骤停。

4. 神经系统体征 伤后立即出现的局灶神经功能障碍的症状和体征，系原发性脑损伤的表现。单纯硬脑膜外血肿没有压迫脑功能区，早期较少出现体征。但当血肿增大引起小脑幕切迹疝时，则可出现对侧锥体束征。脑疝进一步发展，脑干受压可导致去脑强直。

【诊断】 根据头部受伤史，伤后当时清醒，随后昏迷，或出现有中间清醒(好转)期的意识障碍过程，结合 CT 检查显示骨折线经过脑膜中动脉或静脉窦沟，一般可以早期诊断。

CT 扫描不仅可以直接显示硬脑膜外血肿，表现为颅骨内板与硬脑膜之间的双凸镜形或弓形高密度影(图20-4)，还可了解脑室受压和中线结构移位的程度及并存的脑挫裂伤、脑水肿等情况。伤后应尽早做 CT 检查，并随时复查 CT。

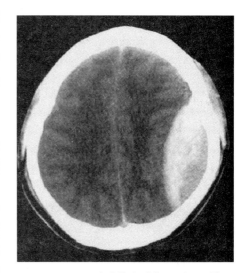

图 20-4 硬脑膜外血肿(CT，左顶叶)

【治疗】

1. 手术治疗 手术适应证：有明显颅内压增高症状和体征；CT 扫描提示明显脑组织受压的颅内血肿；小脑幕上血肿量>30ml、颞区血肿量>20ml、小脑幕下血肿量>10ml 以及压迫大静脉窦而引起颅内压增高的血肿。手术方法可根据 CT 扫描所见采用骨瓣开颅或骨窗开颅，清除血肿，妥善止血。血肿清除后，如硬脑膜张力高或疑有硬脑膜下血肿，应切开硬脑膜探查。对少数病情危急，未及时行 CT 检查者，直接在瞳孔散大侧颅骨骨折线处钻孔行手术探查，再扩大骨窗清除血肿。

2. 非手术治疗 伤后无明显意识障碍，病情稳定，CT 扫描显示小脑幕上血肿量<30ml，小脑幕下血肿量<10ml，中线结构移位<1.0cm 者，可在密切观察病情的前提下，采用非手术治疗。

二、硬脑膜下血肿

硬脑膜下血肿（subdural hematoma）约占外伤性颅内血肿的40%，多属急性或亚急性型。慢性硬脑膜下血肿有其特殊性，在此节一并介绍。

【发生机制】 急性和亚急性硬脑膜下血肿的发生原因主要为脑皮质血管破裂，发生于额极、颞极以及额颞底面的出血多是对冲性脑挫裂伤所致。大脑表面回流到静脉窦的桥静脉或静脉窦本身撕裂所致的血肿，范围较广，可不伴有脑挫裂伤。

慢性硬脑膜下血肿的出血来源和发生机制尚不完全清楚。多发于老年人，绝大多数有轻微头部外伤史。极少部分病人无外伤，可能与长期服用抗凝药物、营养不良、维生素C缺乏、血管性疾病等相关。此类血肿常有厚薄不一的包膜。

【临床表现】 急性和亚急性硬脑膜下血肿主要表现为：

1. **意识障碍** 伴有脑挫裂伤的硬脑膜下血肿病人多表现为持续昏迷或昏迷进行性加重，亚急性血肿多有中间清醒期。

2. **颅内压增高** 伤后继发的脑水肿均造成颅内压增高，导致头痛、恶心、呕吐及生命体征改变。

3. **瞳孔改变** 伴有脑挫裂伤和脑水肿时病情进展迅速，容易引起脑疝而出现瞳孔改变，最初表现为血肿同侧的瞳孔散大，一旦脑疝形成，处理不及时可出现双侧瞳孔散大，危及生命。

4. **神经系统体征** 伤后立即出现的偏瘫等体征，系脑挫裂伤所致。逐渐出现的体征，则是血肿压迫脑功能区或脑疝的表现。

慢性硬脑膜下血肿进展缓慢，病程较长，多为1个月左右，也可为数月。临床表现差异很大，大致分为三种类型：①以智力和精神症状为主，表现为头晕、耳鸣、记忆力减退、反应迟钝或精神失常；②以病灶症状为主，如偏瘫、失语、局限性癫痫等；③颅内压增高症状少见，缺乏明确的神经系统定位症状。第一种类型易误诊为阿尔茨海默病或精神病，后两种类型易与颅内肿瘤混淆。

【诊断】 头部外伤史，伤后即有意识障碍并逐渐加重，或出现中间清醒期，伴有颅内压增高症状，多表明有急性或亚急性硬脑膜下血肿。CT检查可以确诊，急性或亚急性硬脑膜下血肿表现为脑表面与颅骨之间有新月形高密度、混杂密度或等密度影（图20-5），多伴有脑挫裂伤和脑组织受压。

慢性硬脑膜下血肿容易误诊或漏诊。老年人出现慢性颅内压增高症状、智力和精神异常，或神经功能障碍等症状，特别是近期有轻度头部受伤史者，应考虑到慢性硬脑膜下血肿的可能，及时行CT或MRI检查可确诊。CT显示脑表面新月形或半月形低密度或等密度影，MRI显示为新月形或半月形的短T_1、长T_2信号影（图20-6）。

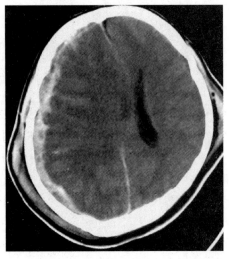

图20-5 急性硬脑膜下血肿（CT，右额顶叶）

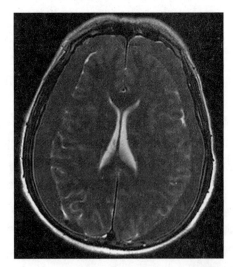

图20-6 慢性硬脑膜下血肿（MRI，双额顶叶）

【治疗】 急性和亚急性硬脑膜下血肿的治疗原则与硬脑膜外血肿类似。硬脑膜外血肿多见于着力部位,硬脑膜下血肿既可位于着力部位,也可位于对冲部位。当病情危急,术前未行 CT 检查确定血肿部位而需要行开颅手术挽救生命时,着力部位和对冲部位均应钻孔,尤其是额极、颞极及其底部,这些部位是硬脑膜下血肿的最常见部位。此外,此类血肿大多伴有脑挫裂伤,术后应加强相应的处理。

慢性硬脑膜下血肿病人凡有明显症状者,应手术治疗,且首选钻孔置管引流术;血肿较小者于顶结节处钻一孔即可,较大者在额部再钻一孔,切开硬脑膜和血肿的壁层包膜,经骨孔置入导管于血肿腔内。由于存在部分复发,需复查 CT 或 MRI。

三、脑内血肿

外伤性脑内血肿(intracerebral hematoma)比较少见,在闭合性颅脑损伤中,发生率约为 0.5%~1.0%。常与枕部着力时的额颞对冲性脑挫裂伤同时存在,少数位于着力部位。

【发生机制】 脑内血肿有两种类型:浅部血肿多由挫裂的脑皮质血管破裂所致,常与硬脑膜下血肿同时存在,多位于额极、颞极及其底面;深部血肿系脑深部血管破裂所引起,脑组织表面可有挫裂伤。

【临床表现和诊断】 脑内血肿与伴有脑挫裂伤的硬脑膜下血肿的症状很相似。CT 检查显示为脑挫裂伤区附近或脑深部白质内类圆形或不规则高密度影(图 20-7)。

【治疗】 脑内血肿的治疗与硬脑膜下血肿相同,多采用骨瓣或骨窗开颅手术,术中清除脑内血肿、硬脑膜下血肿和挫伤的脑组织。少数脑深部小血肿,若无明显颅内压增高,可不行开颅手术,置入颅内压探头,密切观察病情。

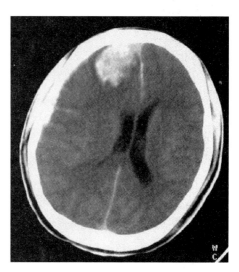

图 20-7 脑内血肿(CT,右额叶)

第六节 | 开放性颅脑损伤

非火器性或火器性致伤物造成头皮、颅骨、硬脑膜同时破裂,脑脊液流出,脑组织与外界相通的创伤统称为开放性颅脑损伤(open craniocerebral injury)。与闭合性颅脑损伤(closed craniocerebral injury)相比,除损伤原因和机制不同外,其诊断和治疗也有特点。

一、非火器性开放性颅脑损伤

【致伤原因和机制】 致伤物可分为两类:一类是锐器,如刀、斧、钉、竹签、针等;另一类为钝器,如铁棍、石块、木棒等。锐器前端尖锐锋利,容易切开或穿透头皮、颅骨和脑膜,进入脑组织。伤道较整齐光滑,损伤主要限于局部,对周围影响很小。钝器的致伤机制可因致伤物的种类而不同,如铁棍、木棒等穿入颅内,脑损伤情况类似锐器伤;而石块等击中头部造成的开放伤,其损伤机制则类似闭合性颅脑损伤中的加速性脑损伤。

【临床表现】

1. 意识障碍 锐器所致的脑损伤局限于着力点,很少引起脑震荡或弥漫性脑损伤,故伤后很少立即出现意识障碍。钝器所致的开放伤与闭合伤相似,除着力点有局部脑损伤外,也伴有脑的弥漫性损害,所以多数病人伤后立即出现意识障碍。如合并颅内血肿,也可出现中间清醒(好转)期的意识变化过程。

2. **神经系统症状** 因开放伤的脑局部损伤比较严重,故神经系统症状较多见,如瘫痪、感觉障碍、失语、偏盲等。

3. **生命体征改变** 锐器所致的局限性开放伤,病人生命体征多无明显变化。如直接伤及脑干、下丘脑等重要结构,或钝器引起广泛脑损伤时,生命体征可有明显改变。头部开放伤口大量失血者,可出现失血性休克。

4. **脑脊液、脑组织外溢** 开放性脑损伤病人的伤口处可见脑脊液和/或脑组织外溢。

【诊断】 开放性颅脑损伤病人头部有伤口,可见到脑脊液和/或脑组织外溢,应通过 CT 或 X 线检查了解颅内损伤情况及有无继发血肿、异物存留等情况。

CT 检查可以确定脑损伤的部位和范围及是否继发颅内血肿、脑水肿或脑肿胀,对存留的骨折片或异物行精确的定位。CT 血管造影(CT angiography,CTA)有助于发现颅内异物或颅底骨折所导致的脑血管损伤。

【治疗】 开放性颅脑损伤的治疗与闭合性颅脑损伤有许多相似之处,如严密观察病情,保持呼吸道通畅,防治脑水肿或脑肿胀等,但也有其特点。

1. **防治休克** 开放性颅脑损伤因创伤部出血过多而发生失血性休克比较常见。因此,需要迅速控制出血,补充血容量,纠正休克。

2. **颅内异物的处理** 对插入颅腔的异物,不可贸然撼动或拔出,以免引起新的损伤。只有在充分了解颅内异物的位置及其周边的颅内重要结构(血管等)后,才可手术治疗,术中显露异物及其周围重要结构,取出异物,彻底止血,修补硬脑膜,防止脑脊液漏。

3. **外溢脑组织的保护** 脑组织经伤口溢出时,虽缓解了急性颅内压增高,但也增加了颅内感染的机会,应急诊处理,保护好外露的脑组织。

4. **清创手术** 开放性颅脑损伤应争取在 6~8 小时内行清创术。清创手术由浅入深,逐层进行,彻底清除头发、碎骨片、血肿、挫伤的脑组织和异物等,彻底止血。硬脑膜应严密缝合,可取自体骨膜、颞肌筋膜或阔筋膜修补。术后加强抗感染和抗癫痫治疗。

二、火器性颅脑损伤

火器性颅脑损伤(craniocerebral missile injury)在战时常见,平时亦有发生,发生率仅次于四肢伤,但死亡率居首位。

【分类】

火器性颅脑损伤有诸多分类方法,但多烦琐,下列分类较为简单实用。

1. **头皮软组织伤** 头皮损伤,颅骨完整,少数病人的局部脑组织可能有挫伤。

2. **非穿透伤** 头皮损伤和颅骨骨折,硬脑膜尚完整,脑组织挫裂伤,甚至形成颅内血肿。

3. **穿透伤** 有头皮伤和颅骨骨折,硬脑膜破裂,脑组织损伤较严重,常合并颅内血肿。此类损伤根据损伤发生形式分为三种(图 20-8)。①盲管伤:致伤物由大脑凸面或颜面部射入,停留于颅腔内。一般在入口或伤道近端有许多碎骨片等异物,致伤物位于伤道最远端。有时致伤物穿过颅腔,冲击对侧的颅骨内板后弹回,折转一段距离,停留在脑内,称反跳伤。脑组织的损伤严重。②贯通伤:致伤物贯通颅腔,有入口和出口,入口脑组织内有许多碎骨片等异物,出口骨缺损较大。由于伤道长,脑的重要结构和脑室常被累及,损伤严重。③切线伤:致伤物与颅骨和脑呈切线性擦过,脑内无致伤物。颅骨和脑组织呈沟槽状损伤,常有许多碎骨片等异物散在浅部脑组织中。

【损伤机制和病理】 火器性颅脑损伤的损伤情况与致伤物的性状、速度、大小密切相关。现代枪弹速度高,弹头尖且圆滑,穿透力强,容易造成贯通伤。弹片不规则,穿透力较弱,容易引起盲管伤。致伤物射入颅腔内,造成的脑组织损伤可分为:

1. **管道性损伤** 任何致伤物进入颅腔后,均可造成长短不一的一段脑组织伤道,损伤程度与致伤物种类、速度、大小有关。脑组织伤道按损伤程度和性质分为三层:①脑组织破坏区,系伤道的中心

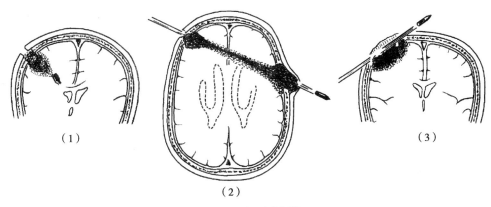

图 20-8　**颅脑穿透伤**
（1）盲管伤　（2）贯通伤　（3）切线伤

部分,脑组织损伤严重,坏死液化的脑组织碎屑与血凝块混杂在一起,有时经伤口外溢;②脑挫伤区,在破坏区周围,脑组织有点状出血和水肿,不易完全恢复;③脑震荡区,在挫伤区周围,为伤道的外层,肉眼观察无明显变化,伤后短期内可逐渐恢复。

2. **膨胀性损伤**　高速致伤物进入颅腔内,除造成管道性损伤外,还可因其穿过脑组织瞬间产生的膨胀而造成全脑的弥散性损害。严重时,脑和脑干功能损伤,病人多在伤后短期内死亡。

【临床表现】

1. **意识障碍**　低速致伤物(如弹片)造成的脑损伤较局限,伤后立即出现的意识障碍较少。高速致伤物(如枪弹)容易引起弥漫性脑损伤,伤后意识丧失的发生率较高。如伤后出现进行性意识障碍加重,应考虑颅内血肿形成的可能。

2. **生命体征变化**　重型火器性颅脑损伤病人,伤后多有生命体征变化,伤及脑干生命中枢者,可迅速出现中枢性呼吸、循环衰竭。伤后出现呼吸深慢、脉缓有力、血压升高等,是颅内压增高的表现,提示有颅内血肿或严重脑水肿。

3. **瞳孔变化**　伤后逐步出现一侧瞳孔散大、对光反射消失的小脑幕切迹疝征象时,应考虑颅内血肿形成。双侧瞳孔散大固定,提示脑干受累严重,已处濒危阶段。

4. **神经系统症状**　伤后立即出现的肢体瘫痪,是皮质运动区或其传导束直接损伤的结果。如出现瘫痪程度加重,多表示有伤道内血肿形成。

【诊断】　火器性颅脑损伤的检查、诊断与其他颅脑损伤类似,需特别强调头面部伤口和合并伤的检查。

火器性颅脑损伤病人应常规行 CT 检查,以了解伤道,脑挫裂伤的部位和范围,颅骨骨折情况,明确异物的种类、数目、大小和位置,以及有无颅内血肿、脑脓肿等。如金属异物滞留在颅内,则禁止行头部 MRI 检查。

【治疗】

1. **急救**　火器性颅脑损伤发病急,病情重,变化快,应尽力抢救。对危重病人在现场、转送途中或急诊入院时,应同时实施紧急救治:①包扎伤口,减少出血,有脑组织膨出时,注意保护;②昏迷病人应取侧俯卧位,及时清除口、鼻、气管内的血液、呕吐物或分泌物,必要时作气管内插管,以确保呼吸道通畅;③对休克病人,在抗休克治疗的同时,迅速查明引起休克的原因(头部伤口失血过多、胸腹脏器伤、骨折等),并作相应的处理。

2. **早期清创**　目的是将污染、出血、挫伤脑组织和存在异物的开放性脑损伤,变成洁净、无活动性出血、无异物的闭合性损伤。早期清创应在伤后数小时到 24 小时内进行。清创手术方法与非火器性开放伤相似。

3. **其他治疗**　与闭合性颅脑损伤相同。

第七节 | 颅脑损伤并发症及其处理

颅脑损伤后的并发症包括外伤性脑脊液漏、脑外伤后脑积水、颅骨缺损、外伤性癫痫、脑创伤后综合征、脑外伤后下丘脑损伤、颅脑损伤后精神障碍等。

一、外伤性脑脊液漏

见本章第三节颅底骨折部分。

二、脑外伤后脑积水

颅脑损伤后继发性脑积水的发生率可达 10%～30%，分为急性和慢性两类。急性脑积水多为血块堵塞脑脊液循环通路所致，多为梗阻性脑积水，表现为脑外伤后颅内压增高症状加重或意识障碍加深；慢性脑积水多为外伤后蛛网膜下腔积血，导致蛛网膜颗粒吸收脑脊液出现障碍，多为交通性脑积水，在脑外伤后 1～3 个月出现，临床表现多为颅内压增高的症状。头部 CT、MRI 检查发现双侧侧脑室或全脑室系统扩大，额角周围脑组织水肿带即"戴帽征"。治疗上一般采用脑室-腹腔分流术。

三、颅骨缺损

脑外伤后的颅骨缺损多为外伤后的去骨瓣减压手术所致，外伤直接导致的颅骨缺损很少见。颅骨缺损区域可扪及脑组织的搏动，在咳嗽、平卧或颅内压高时，颅骨缺损部位的头皮隆起、张力高。需行头部 CT 或 HRCT 检查，了解骨质缺损情况。颅骨缺损的面积小、有较厚肌肉覆盖，可以不手术。若颅骨缺损面积大，需要行颅骨修补手术。手术时机：在颅骨缺损后 1 个月即可开展，如果存在颅骨缺损部位头皮感染，或颅内压高导致的颅骨缺损部位头皮张力高，可推迟颅骨修补手术。

四、外伤性癫痫

脑外伤后癫痫分为早期和晚期两类。早期癫痫发作于脑外伤急性期内，多在一周内发作，主要由脑挫裂伤、颅内血肿、蛛网膜下腔出血、凹陷性颅骨骨折、急性脑水肿等引起。晚期癫痫发生于脑外伤急性期后，多在伤后 3 个月或数年出现，由脑膜-脑瘢痕、脑室穿通畸形、颅内感染、脑萎缩、脑积水等引起。临床上需要行脑电图（EEG）、视频 EEG、MRI、PET-CT 等检查。外伤性癫痫以药物治疗为主，多数能控制，一般需连续服药 1 年以上，并逐渐减量至停药。对药物治疗无效者，可行开颅癫痫灶切除术，术后辅以抗癫痫药物治疗。

五、脑创伤后综合征

脑创伤后综合征为伤后数月出现的一系列自主症状，包括头痛、头晕、耳鸣、失眠、记忆力下降、抑郁、喜怒无常等综合表现。查体无明显异常体征。头部 CT、MRI、EEG 等检查无阳性发现。治疗上以心理治疗和对症治疗为主，如镇静、止头痛的药物治疗，心理辅导，抗抑郁治疗等。

六、外伤后下丘脑损伤

伤后下丘脑损伤较为少见，多伴有其他部位的脑挫伤和颅内血肿，由受伤时脑组织的剧烈移动所致。表现为嗜睡、昏迷、高热或体温过低、尿崩、胃出血、呼吸减慢、神经源性肺水肿等。需行头部 MRI 检查。治疗上同脑挫裂伤，余为对症治疗。

七、颅脑损伤后精神障碍

伤后出现的精神障碍是脑组织损伤、病人性格特征、外伤后心理社会因素所致,发生率高于25%。分为急性精神障碍和慢性精神障碍。前者表现为易激动、失眠、多梦、情绪和行为紊乱、幻觉和谵妄等,一般2周内消退;后者表现为注意力集中困难、抑郁、持久性认知功能障碍、人格障碍、精神分裂症样症状等。治疗上给予心理治疗、抗焦虑或抗抑郁药物,以及行为治疗。

(刘志雄)

本章思维导图

第二十一章 | 颅内和椎管内肿瘤

第一节 | 颅内肿瘤

一、概述

原发中枢神经系统肿瘤的年发病率为 16.5/10 万,其中近半数为恶性肿瘤,约占全身恶性肿瘤的 1.5%,以胶质瘤最为常见,约占中枢神经系统肿瘤的 40%。

【病因】 已知病因包括某些遗传综合病症和放射治疗。潜在危险因素包括电磁辐射、神经系统致癌物、过敏性疾病和病毒感染等。胚胎发育中一些残留细胞或组织也可分化生长成肿瘤,如颅咽管瘤、脊索瘤和畸胎瘤等。

【病理学分类】 2021 年 WHO 中枢神经系统肿瘤分类第五版(WHO CNS 5),采用组织学病理诊断+基因特征的"整合诊断(integrated diagnosis)"的模式,并在此基础上进一步强调分子诊断的重要性,同时新定义了多种肿瘤类型和相关亚型。

【临床表现】 因肿瘤的组织生物学特性、原发部位不同而异,以颅内压增高和神经功能定位症状为其共性。

1. **颅内压增高** 原因包括肿瘤占位效应、瘤周脑水肿和脑脊液循环受阻所致脑积水。临床表现详见第十九章相关内容。

2. **神经功能定位症状** 神经功能缺损是肿瘤直接刺激、压迫和破坏脑神经的结果。①破坏性症状:为肿瘤侵及脑组织所致。中央前、后回部位肿瘤可导致对侧肢体运动和感觉障碍;额叶肿瘤常导致精神障碍;枕叶肿瘤可引起视野障碍;顶叶下部角回和缘上回可导致失算、失读、失用及命名性失语;语言运动中枢受损可出现运动性失语。肿瘤侵及下丘脑时表现为内分泌障碍;四叠体肿瘤导致眼球上视障碍。小脑蚓部受累时出现肌张力减退及躯干和下肢共济失调,小脑半球肿瘤导致同侧肢体共济失调。脑干肿瘤表现为交叉性麻痹。②压迫症状:鞍区肿瘤可引起视力、视野障碍。海绵窦区肿瘤压迫Ⅲ、Ⅳ、Ⅴ和Ⅵ脑神经,病人出现眼睑下垂、眼球运动障碍、面部感觉减退等海绵窦综合征表现。病人早期出现脑神经症状有定位价值。

3. **癫痫** 脑肿瘤相关癫痫的发病率高达 30%～50%,缓慢生长的脑肿瘤(如胚胎发育不良性神经上皮肿瘤、低级别胶质瘤等),其癫痫发生率明显高于迅速生长的恶性脑肿瘤(如胶质母细胞瘤、转移瘤等)。瘤性癫痫的发生及发作类型与肿瘤部位有关,例如:运动功能区胶质瘤的癫痫发生率高达 90%,多为局灶性发作;额叶肿瘤多为癫痫大发作;中央区及顶叶肿瘤多导致癫痫部分性发作;颞叶肿瘤可表现为伴有幻嗅的精神运动性发作。长程视频脑电图监测到癫痫发作期的棘波、棘尖波具有诊断价值。

4. **老年人和儿童颅内肿瘤特点** 老年人脑萎缩,颅内空间相对增大,发生颅脑肿瘤时颅内压增高不明显,易误诊。老年人以幕上脑膜瘤和转移瘤为多见。儿童以发生于中线区肿瘤多见,幕下以髓母细胞瘤和室管膜瘤为常见,幕上以颅咽管瘤为多;常出现脑积水症状而掩盖肿瘤定位体征,易误诊为胃肠道疾病。

【诊断】 包括定位诊断(肿瘤部位和周围结构关系)与定性诊断(肿瘤性质及其生物学特性)。需要与脑部炎症、变性或脑血管病等相鉴别。

1. 头部 CT 和 MRI 根据颅脑肿瘤表现在 CT 图像上的异常密度和 MRI 图像上的信号变化、脑室受压和脑组织移位、瘤周脑水肿范围,瘤组织及其继发改变,如坏死、出血、囊性变和钙化等,可以确定肿瘤部位、大小、数目、血供、与周围结构解剖关系,对绝大部分肿瘤可作出定性诊断。功能 MRI 技术(fMRI)的临床应用已日渐成熟,可揭示肿瘤与大脑皮质功能区以及皮质下传导纤维束的关系,但需注意,当肿瘤侵袭至邻近运动区(<4mm)时,基于功能 MRI 的定位结果可能不可靠。

2. 正电子发射计算机断层扫描(PET) 利用能发射正电子核素,测量组织代谢活性蛋白质的合成率、受体的密度和分布等,反映人体代谢和功能,可早期发现肿瘤,判断脑肿瘤恶性程度,尤其可诊断脑转移瘤并提示原发灶,鉴别原发中枢神经系统淋巴瘤与体部淋巴瘤脑转移。

3. 活检 利用立体定向或神经导航技术获取标本,行组织学检查,确定肿瘤性质,选择治疗方法。

【治疗】

1. 内科治疗 ①降低颅内压。②术前有癫痫病史者术后一般常规应用抗癫痫药物 3 个月,若无癫痫发作,且复查脑电图结果阴性可逐渐减量停药。对于术前无癫痫发作病史的幕上肿瘤病人,术前无须预防性使用抗癫痫药物,术后一般应用抗癫痫药物 2 周,若无癫痫发作即可逐渐减量停药。针对合并癫痫高危因素的病人应适当延长术后应用抗癫痫药物的时间。

2. 外科治疗 最大安全范围切除肿瘤,降低颅内压和解除对脑神经的压迫。

3. 放射治疗 放射治疗是多数恶性肿瘤切除术后的辅助治疗或少数特殊肿瘤的主要治疗手段。生殖细胞瘤和淋巴瘤对放射线高度敏感,垂体腺瘤、颅咽管瘤、脊索瘤、星形细胞瘤对放射线低度敏感。对容易种植的髓母细胞瘤、生殖细胞肿瘤、胚胎性肿瘤,多数应行全脑、全脊髓照射。

4. 化学药物治疗 替莫唑胺是治疗恶性胶质瘤的一线化疗药物,替莫唑胺同步放射治疗联合 6 周期辅助化疗是胶质母细胞瘤术后的标准化治疗方案。卡莫司汀(卡氮芥,BCNU)或洛莫司汀(环己亚硝脲,CCNU)、依托泊苷(VP16)、替尼泊苷(VM26)及铂类药物等常作为恶性胶质瘤的二线化疗药物。

二、弥漫性胶质瘤

根据 WHO CNS 5 神经肿瘤的分类,弥漫性胶质瘤(diffuse gliomas)可分为成人型弥漫性胶质瘤、儿童型弥漫性低级别胶质瘤、儿童型弥漫性高级别胶质瘤、局限性星形细胞胶质瘤和室管膜肿瘤。

脑胶质瘤的诊断需包含组织病理诊断和基因特征,主要基因特征包括异柠檬酸脱氢酶(IDH)突变状态、染色体 1p/19q 联合缺失状态、O6-甲基鸟嘌呤-DNA 甲基转移酶(MGMT)启动子甲基化、α地中海贫血伴智力低下综合征 X 连锁基因(ATRX)突变、端粒酶反转录酶(TERT)启动子突变、肿瘤抑制蛋白(TP53)突变、组蛋白 H3 突变、*MYB/MYBL1* 基因变异、*MET* 基因变异、丝裂原激活蛋白激酶(MAPK)通路相关基因变异等。

弥漫性胶质瘤复发率高,肿瘤复发后的治疗仍是医学难题。再手术仍然是最主要的治疗手段,不能手术的病人推荐入组临床试验。

(一)成人弥漫性星形细胞瘤(IDH 突变型 WHO 2 级) 成人弥漫性星形细胞瘤(adult-type diffuse astrocytoma)主要发生于中青年,发病高峰是 25~45 岁。多位于大脑半球,以额叶、颞叶多见,顶叶次之,枕叶少见。星形细胞瘤生长缓慢,平均病史 2~3 年,病情呈缓慢进行性发展。癫痫常为首发症状,超过 50% 的病人以癫痫起病,75% 的病人有头痛。

【诊断】 头部 CT 常表现为低密度脑内病灶,较均匀一致,占位效应不明显,瘤周无明显水肿;在 MRI 上,多呈长 T_1、长 T_2 信号,增强扫描后肿瘤一般不强化,与脑实质分界不清,少数可表现为囊性。

【治疗】 手术是低级别星形细胞瘤的主要治疗措施,目前主张早期手术治疗。手术治疗的目的是:①明确组织学和分子病理诊断;②缓解占位效应,改善症状;③降低瘤负荷,延缓生长;④预防肿瘤恶变。对于肿瘤未能完整切除或年龄大于 40 岁的病人,术后应进行辅助性放射治疗。

（二）成人弥漫性星形细胞瘤（IDH 突变型 WHO 3～4 级）和胶质母细胞瘤（IDH 野生型，WHO 4 级）　统称高级别胶质瘤，好发于中老年，前者中位发病年龄为 45 岁，后者为 55 岁。高级别胶质瘤生长迅速，病程短，WHO 3 级胶质瘤的平均生存期为 20 个月，WHO 4 级胶质瘤的平均生存期为 16 个月。病人主要表现为颅内压增高症状与局灶性神经症状，常见头痛、精神改变、肢体无力、呕吐等，癫痫发作相对少见。

胶质母细胞瘤（glioblastoma,GBM）是恶性程度最高的星形细胞瘤，根据发生学与临床过程不同可分为原发性与继发性。大多数 GBM 为原发性，主要的分子遗传学特征包括 PTEN 突变、EGFR 扩增和/或超表达等。继发性 GBM 由 2 级或 3 级星形细胞瘤发生恶变而来，90% 以上存在低度恶性前体肿瘤的临床过程，病人常较年轻（平均 40 岁），最主要的分子遗传学特征是 IDH 突变和 TP53 突变。

【诊断】　头部 CT 呈低密度或不均一密度的混杂病灶，占位效应明显，伴有瘤周水肿；在 MRI 上 90%～95% 的肿瘤呈明显不均匀强化，可伴囊性变、出血，肿瘤形态不规则（图 21-1）。

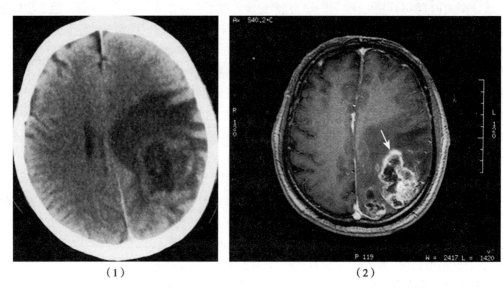

（1）　　　　　　　　　　　　　　（2）

图 21-1　左侧顶枕胶质母细胞瘤 CT（1）和 MRI（2）

【治疗】　高级别胶质瘤的治疗模式是手术联合术后辅助放射治疗和/或化疗的综合治疗。手术原则是在保留重要神经功能的前提下最大限度切除肿瘤。手术目的在于瘤细胞减容、缓解占位效应和明确组织学及分子病理诊断。新诊断的间变性胶质瘤的标准化治疗方案是手术切除加放射治疗，根据肿瘤 MGMT 甲基化的状态可考虑是否给予替莫唑胺化疗。GBM 的标准化治疗方案是手术切除加放射治疗和替莫唑胺同步化疗，联合肿瘤电场治疗（tumor treating fields, TTFs）。

（三）少突胶质细胞瘤（WHO 2～3 级）　少突胶质细胞瘤（oligodendroglioma）约占神经上皮肿瘤的 25%～33%，根据 2021 版 WHO 分类，少突胶质细胞瘤的确诊需要 IDH 突变和 1p/19q 联合缺失同时存在。发病高峰为 30～40 岁，男性多于女性（3：2）。肿瘤生长较缓慢，平均病程 4 年，常以癫痫为首发症状（≥80%）。

少突胶质细胞瘤最显著的影像学特征是在 CT 图像上有钙化，见于约 90% 的病例。肿瘤有浸润性生长倾向，呈灰红色，质地柔韧，与正常脑组织界限较清楚。

少突胶质细胞瘤对化疗敏感，因此推荐的治疗方案是手术切除加化疗的联合治疗。间变性少突胶质细胞瘤可给予放射治疗。常用的化疗方案有：①PCV（丙卡巴肼＋洛莫司汀＋长春新碱）；②替莫唑胺单药化疗。

（四）儿童弥漫性胶质瘤　儿童型弥漫性胶质瘤（pediatric-type diffuse glioma）虽然在组织学形态上与成人型有相似之处，但其发病部位和分子病理学特征与成人型有很大不同，主要发生于儿童，亦可见于成人。第 5 版 WHO 分类将其分为儿童型弥漫性低级别胶质瘤和儿童型弥漫性高级别胶质瘤两组。根据组织学形态和分子特征的不同,儿童型弥漫性胶质瘤的诊断相对成人更复杂,术后放化疗需谨慎进行。

三、脑膜瘤

脑膜瘤(meningioma)占颅内原发肿瘤的 14.4%～19.0%,系脑外肿瘤,通常为良性,起源于蛛网膜。平均高发年龄为 45 岁,男性与女性发病比例为 1∶1.8,儿童少见,60%～70% 位于矢状窦旁、大脑凸面、蝶骨和鞍结节。多发脑膜瘤占 8%,常见于神经纤维瘤病人。恶性脑膜瘤较少见,呈浸润性生长,与脑组织界限不清,脑水肿严重,可转移至肺。CT 显示肿瘤密度均匀一致,可伴有钙化,有或无脑水肿,基底较宽,常附着在硬脑膜上,增强扫描后肿瘤明显强化。MRI T_2 加权像可显示肿瘤和硬脑膜窦通畅情况,增强后可见“硬脑膜尾征”。

完全切除肿瘤后大多数脑膜瘤可治愈,但有时难以全切。偶然发现无症状小脑膜瘤,尤其是高龄病人时可定期 MRI 随访,不急于手术,某些肿瘤可能会逐渐停止生长。对于恶性脑膜瘤(WHO 3 级)和复发的不典型脑膜瘤(WHO 2 级)可考虑放射治疗。

四、垂体腺瘤

垂体腺瘤(pituitary adenoma)为来源于垂体前叶的良性肿瘤,约占颅内肿瘤的 10%～15%,尸检发现率高达 10%。起病年龄多为 30～50 岁,女性多于男性。垂体腺瘤绝大多数为良性,垂体腺癌罕见(约占 0.1%～0.2%)。根据肿瘤是否侵犯海绵窦、神经、脑组织和鞍区骨质,可分为侵袭性垂体腺瘤和非侵袭性垂体腺瘤。

【临床分类】 根据临床症状通常将垂体腺瘤分为两类:功能性(或分泌性,占 65%～85%)和无功能性(15%～35%)。根据分泌激素的不同,功能性垂体腺瘤可分为:①催乳素细胞腺瘤(PRL 细胞腺瘤):为最常见类型,常导致女性停经溢乳综合征(Forbes-Albright syndrome)和男性性功能障碍;②生长激素细胞腺瘤(GH 细胞腺瘤):导致成人肢端肥大症、儿童或青春期巨人症;③促肾上腺皮质激素细胞腺瘤(ACTH 细胞腺瘤):可导致库欣病;④促甲状腺激素细胞腺瘤(TSH 细胞腺瘤):可导致甲亢,较为罕见。无功能性垂体腺瘤常无内分泌功能亢进的症状,包括促性腺激素细胞腺瘤和裸细胞腺瘤等。

【临床表现】 垂体腺瘤常因垂体或靶腺功能亢进或减退导致相应内分泌症状。垂体腺瘤体积较大时可产生占位症状,包括:压迫视神经可引起视力下降、视野缺损,膨胀性生长推挤硬膜引起头痛等。肿瘤内出血、坏死导致垂体卒中,病人出现突然头痛,视力急剧下降。

【影像学检查】 MRI 扫描是诊断垂体腺瘤的首要方式,鞍区动态增强扫描有助于发现垂体微腺瘤。CT 扫描可见蝶鞍扩大。

【垂体腺及靶腺功能检查】 垂体功能检查指标包括 PRL、GH、胰岛素样生长因子 1(IGF1)、TSH、卵泡刺激素 / 黄体生成素(FSH/LH)和促肾上腺皮质激素(ACTH)等;靶腺功能检查包括甲状腺功能、肾上腺皮质功能和性腺功能等。结合影像学检查可临床诊断垂体腺瘤。

【治疗】

1. **手术治疗** 多数垂体腺瘤首选手术治疗,手术指征包括:①非分泌性肿瘤体积较大引起占位症状;②垂体卒中;③溴隐亭治疗无效或药物副作用不能耐受的 PRL 细胞腺瘤;④GH 细胞腺瘤;⑤ACTH 细胞腺瘤;⑥伴脑脊液漏的垂体腺瘤。绝大部分垂体腺瘤可采用神经内镜下经鼻腔-蝶窦微创手术。

2. **药物治疗** PRL 细胞腺瘤首选药物治疗。溴隐亭治疗可使 90% 的肿瘤体积缩小和 PRL 水平下降。垂体靶腺功能低下的治疗原则是缺什么补什么,常用泼尼松、甲状腺素、睾酮类和女性激素等药物治疗。

3. **放射治疗** 因有引起垂体功能低下的风险,放射治疗常用于不能手术切除的肿瘤,包括伽马刀和普通放射治疗等。

五、神经纤维瘤

神经纤维瘤病（neurofibromatosis）属于神经皮肤综合征，为胚胎 2～4 个月时外胚层组织发育异常所致，是一种常染色体显性遗传病，该病主要累及皮肤、周围神经和中枢神经系统。根据基因变异的不同，神经纤维瘤病又分为两个亚型：神经纤维瘤病Ⅰ型（neurofibromatosis type Ⅰ，NF1）和神经纤维瘤病Ⅱ型（neurofibromatosis type Ⅱ，NF2）。诊断主要依据临床表现，NF1 主要表现为皮肤咖啡牛奶斑、腋窝或腹股沟雀斑、视神经胶质瘤、虹膜错构瘤等；NF2 主要表现为双侧前庭神经施万细胞瘤合并多发脑膜瘤、施万细胞瘤、胶质瘤、神经纤维瘤、晶状体后囊混浊等。手术是主要治疗手段，通过切除主要肿瘤缓解临床症状。新型治疗为通过基因检测筛选靶向药物。

六、髓母细胞瘤

髓母细胞瘤（medulloblastoma）属胚胎性肿瘤，是儿童常见恶性肿瘤，占儿童颅内肿瘤的 15%～20%，多在 10 岁前发病，男性与女性发病比例为 2∶1。肿瘤多起自小脑蚓部，位于第四脑室顶，易引起梗阻性脑积水。5% 的病人发生颅外、骨、淋巴结和肺转移。临床表现颅内压增高和共济失调。CT 和 MRI 扫描可见颅后窝中线实性肿瘤，MRI T_2 像表现为稍高信号，肿瘤增强明显。手术尽量切除肿瘤，术后辅以放射治疗和化疗。根据肿瘤分子遗传学特征分为 4 型：WNT 激活型、SHH 激活型和数字命名的 3 型、4 型，不同亚型预后不同。WNT 激活型预后最好，3 型预后最差。

七、生殖细胞肿瘤

生殖细胞肿瘤（germ cell tumor，GCT）包括生殖细胞瘤（germinoma）和非生殖细胞瘤的生殖细胞肿瘤（NGGCT）两类，后者包括胚胎癌、绒毛膜癌、内胚窦瘤和成熟/未成熟畸胎瘤，除成熟畸胎瘤外均为恶性。该类肿瘤主要见于儿童，占儿童颅内肿瘤的 0.3%～15%，男性明显多于女性，为 3∶1。多发生在间脑中线部位，松果体区和鞍上区分别占 51% 和 30%，8.5% 为多发，男性以松果体区多见，女性以鞍上区多见。

肿瘤压迫中脑顶盖可引起眼球上视不能，肿瘤位于鞍上导致视力视野障碍、尿崩和垂体腺功能减退，导水管受压或阻塞侧脑室 Monro 孔可引起梗阻性脑积水、颅内压增高和共济失调。肿瘤位于基底节区，病人出现偏瘫、偏身感觉障碍等症状。与生殖细胞肿瘤相关的分子标志物主要有 β-人绒毛膜促性腺激素（β-HCG）、甲胎蛋白（AFP）和胎盘碱性磷酸酶（PLAP）。

生殖细胞瘤的治疗模式为静脉化疗与中等剂量放射治疗的联合，而 NGGCT 类恶性肿瘤需手术、放射治疗与化疗的综合治疗，成熟畸胎瘤手术完整切除后无需放化疗。单纯生殖细胞瘤的 10 年生存率在 90% 以上，胚胎癌、内胚窦瘤、绒癌的预后极差。

八、颅内转移瘤

颅内转移瘤（intracranial metastasis）入颅途径为血液，可单发或多发，80% 位于大脑中动脉分布区。肺癌、乳腺癌和黑色素瘤是脑转移瘤最常见的原发肿瘤类型，肉瘤脑转移少见。黑色素瘤、绒毛膜癌和支气管肺癌所致脑转移瘤常伴瘤内出血。15% 的病人既往无肿瘤病史，以脑转移灶为首发症状。75% 的脑转移瘤病人因肿瘤压迫出现肢体运动障碍或癌性脑膜炎。50% 的病人颅内压增高，表现为嗜睡、淡漠。15% 的病人发生癫痫。确定为脑转移瘤后要寻找原发病灶。伴颅内压增高的单发病灶可手术切除。多发转移灶可采用全脑放射治疗或立体定向放射治疗。

九、其他颅内肿瘤

（一）颅咽管瘤 颅咽管瘤（craniopharyngioma）占颅脑肿瘤的 2.5%～4%，半数发生在儿童，发病高峰为 5～10 岁。颅咽管瘤发自位于垂体结节部的颅咽管残余鳞状上皮细胞，为良性肿瘤。肿瘤阻塞脑脊液通路常导致脑积水、颅内压增高;肿瘤影响腺垂体及丘脑下部功能,表现为性发育迟缓、性功能减退;鞍上肿瘤多引起双颞偏盲,可有视乳头萎缩或水肿。CT 扫描可发现肿瘤钙化和囊性变,钙化可见于几乎所有儿童病例和半数成人病例。MRI 扫描可显示肿瘤与下丘脑、终板、垂体和颈内动脉关系。实验室检查见腺垂体、肾上腺皮质和甲状腺功能减退。手术治疗的目的是通过切除肿瘤解除肿瘤对视交叉及其他神经组织的压迫,解除颅内压增高。

（二）前庭神经施万细胞瘤　前庭神经施万细胞瘤(vestibule Schwannoma)源于前庭神经的施万细胞(Schwann 细胞),发生在内耳道段,临床习惯称为听神经瘤(acoustic neuroma),为良性肿瘤,占颅内肿瘤的 8%～10%,年发病率约 1.5/10 万。40 岁以下听神经瘤病人应注意排除神经纤维瘤病。多以单侧高频耳鸣隐匿性起病,逐渐丧失听力。大多数肿瘤早期表现为同侧神经性听力下降、耳鸣和平衡障碍三联征。大型听神经瘤压迫脑干和小脑,堵塞脑脊液循环,导致颅内压增高。薄层轴位 MRI扫描显示内耳道圆形或卵圆形强化肿瘤(图 21-2),大型肿瘤可囊性变。CT 扫描显示内耳道扩大,呈喇叭口状,伴骨质破坏。

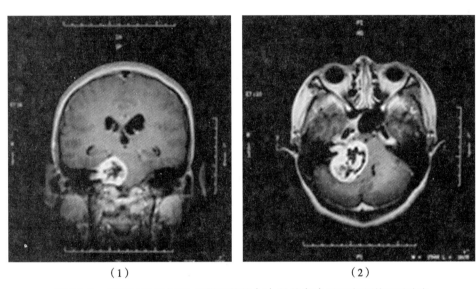

（1）　　　　　　　　　　　　　　　（2）

图 21-2　右听神经瘤 MRI 扫描冠状位(1)、轴位(2)显示内耳道圆形肿瘤

根据病人的年龄、肿瘤大小、术前听力和脑神经受损情况制订治疗方案。病人高龄、肿瘤直径<1.5cm,可密切观察听力变化,定期行影像学检查及听力检查,如肿瘤生长较快,应手术。肿瘤直径>2.5cm 应力争全切。高龄、全身状况差、肿瘤直径<3.0cm 或手术肿瘤残留,可考虑行立体放射治疗。

（三）室管膜瘤　室管膜瘤(ependymoma)占颅内肿瘤的 1.2%～7.8%,近 70% 发生于儿童。60%～70% 位于幕下,肿瘤常起源于第四脑室并侵犯闩部,呈灰色,似有边界,恶性程度较髓母细胞瘤低,但可通过脑脊液种植散播,预后差。病人多伴有颅内压增高、眩晕、共济失调。起源于第四脑室底的肿瘤常伴脑积水。呈 RELA 融合基因阳性的室管膜瘤是一类特殊基因型肿瘤,见于 70% 的儿童幕上室管膜瘤,提示预后不良。

（四）表皮样囊肿和皮样囊肿　表皮样囊肿(epidermoid cyst)和皮样囊肿(dermoid cyst)是先天性良性肿瘤,起源于椎管内、外胚层的异位组织。表皮样囊肿占颅脑肿瘤的 0.5%～1.5%,好发于脑桥小脑角、鞍上,由鳞状上皮层状排列,内含角蛋白、细胞碎片和胆固醇,囊肿破裂会出现无菌性脑膜炎。皮样囊肿占颅内肿瘤的 0.3%,内含皮肤附属器如毛发和皮脂腺,有些可见成熟骨,多发生在儿童,肿瘤多位于中线如囟门、第四脑室、鞍上和椎管,出现相应临床症状。全切肿瘤囊壁可治愈,但囊壁与重要神经粘连严重时不应勉强切除;肿瘤复发可再手术。

（五）血管母细胞瘤　血管母细胞瘤(hemangioblastoma)多见于颅后窝,占颅内肿瘤的 1.0%～2.5%。肿瘤为良性,边界清楚。70% 的小脑血管母细胞瘤为囊性合并瘤结节,结节富于血管而呈红色,囊壁为小脑而非肿瘤组织。本病有家族聚集倾向,可为 von Hippel-Lindau 病的一部分。CT 扫描显示为低密度囊性或实性占位性病变,增强扫描后肿瘤实质部分显著强化。MRI 可见瘤内实质部分流空,周围脑组织因含铁血黄素沉积而形成低信号区。脑血管造影可显示密集的血管团。手术全切肿瘤可治愈。

第二节 │ 椎管内肿瘤

一、概述

椎管内肿瘤(intraspinal tumor)是指发生于脊髓本身及椎管内与脊髓邻近组织(脊神经根、硬脊膜、血管、脂肪组织、胚胎残余组织等)的原发性肿瘤或转移性肿瘤的总称。

【分类和病理】 根据肿瘤与脊髓、硬脊膜的位置关系,一般将椎管内肿瘤分为髓内、髓外硬脊膜下和硬脊膜外三类(图 21-3),有的肿瘤呈哑铃形生长,可同时累及上述区域。

髓内肿瘤约占椎管内肿瘤的 20%,常见室管膜瘤和星形细胞瘤,其他为血管性肿瘤、胚胎残余组织来源肿瘤等。髓外硬脊膜下肿瘤最常见,绝大部分为良性,约占 55%,常见神经鞘瘤、脊膜瘤、神经纤维瘤等。硬脊膜外肿瘤约占 25%,多为恶性,起源于椎体或硬脊膜外组织,包括转移癌、肉瘤等,其他还有骨瘤、软骨瘤、脊索瘤、脂肪瘤等。

【临床表现】 因椎管腔较狭小,脊髓及神经根等结构位于其内,很小的病变便可产生较严重的功能障碍。肿瘤对脊髓和神经根的影响主要为压迫性及浸润破坏性两种类型。前者多系良性、硬度较大的肿瘤,严重者影响脊髓血液循环,导致局部缺血、水肿及变性坏死。后者多为恶性、质地较软的肿瘤,侵蚀脊髓组织,短期内造成脊髓横贯性损害。临床表现与肿瘤所在脊髓节段、肿瘤位于髓内或髓外以及肿瘤性质相关。

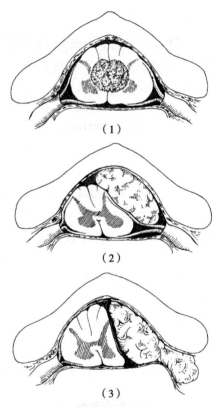

图 21-3 椎管内肿瘤三种部位
(1)髓内肿瘤 (2)髓外硬脊膜下肿瘤
(3)硬脊膜外肿瘤

1. **根性痛** 这是脊髓肿瘤早期最常见症状,原因是脊神经后根或脊髓后角细胞受刺激,脊髓感觉传导束受到刺激,硬脊膜受压或受牵张,体位改变牵拉脊髓。疼痛部位与肿瘤所在平面的神经分布一致,对定位诊断有重要意义。根性痛常为髓外占位性病变的首发症状,其中颈段和马尾部肿瘤更多见。硬脊膜外转移瘤所致疼痛最严重。

2. **感觉障碍** 感觉纤维受压时表现为感觉减退和感觉错乱,被破坏后则出现感觉丧失。髓外肿瘤从一侧挤压脊髓使之移位,构成布朗 - 塞卡综合征(Brown-Séquard syndrome),又称脊髓半切综合征,表现为肿瘤平面以下同侧肢体瘫痪和深感觉消失,对侧痛温觉减退或消失。髓内肿瘤沿脊髓前、后中线生长,对称压迫脊髓,一般不出现脊髓半侧损害综合征。

3. **肢体运动障碍及反射异常** 肿瘤压迫神经前根或脊髓前角,出现支配区肌群下位运动神经元瘫痪,即肌张力低,腱反射减弱或消失,肌萎缩,病理征阴性。肿瘤压迫脊髓,使肿瘤平面以下的锥体束向下传导受阻,表现为上位运动神经元瘫痪,即肌张力高,腱反射亢进,无肌萎缩,病理征阳性。圆锥及马尾部肿瘤因只压迫神经根,故也出现下位运动神经元瘫痪。

4. **自主神经功能障碍** 最常见膀胱和直肠功能障碍。肿瘤平面以下躯体少汗或无汗,胸 2 以上因睫状脊髓中枢受损还可以引起同侧霍纳综合征（Horner syndrome）。膀胱反射中枢位于腰骶节脊髓内，故腰骶节段以上肿瘤压迫脊髓时，膀胱反射中枢仍存在，膀胱充盈时可有反射性排尿；腰骶节段的肿瘤使反射中枢受损导致尿潴留，但当膀胱过度充盈后会出现尿失禁。骶节以上脊髓受压时引起便秘，骶节以下受压时肛门括约肌松弛导致大便失禁。

【诊断】 详尽询问病史，进行全身和神经系统查体，初步定位神经障碍所在脊髓节段。MRI 扫描可清楚地显示肿瘤、脑脊液和神经组织，但对脊柱骨质的显示不如 CT 和 X 线平片。CT 扫描见病变部位椎管扩大，椎体后缘受压破坏，椎管内软组织填充。脊髓血管造影可除外脊髓动静脉畸形（AVM）。

【治疗】 椎管内肿瘤诊断明确后，应及早手术治疗。浸润性髓内肿瘤难以彻底手术切除，手术原则是在保护神经功能的前提下最大限度切除，并进行充分的椎管减压，解除对脊髓的压迫；合并脊柱失稳者可一期行脊柱融合内固定术。

二、神经鞘瘤

神经鞘瘤是椎管内最常见的肿瘤类型，肿瘤起源于脊神经鞘膜施万细胞，在椎管的各个节段均可发生。本病发展缓慢，瘤内囊性变或出血可呈急性加重。首发症状多为神经根性疼痛；从远端开始出现肢体运动障碍；肿瘤水平附近有皮肤过敏区和括约肌功能障碍。

脊柱 X 线平片或 CT 可见椎弓破坏，椎弓根间距加宽，椎间孔扩大。MRI 显示肿瘤呈长 T_1、长 T_2 信号，增强扫描一般强化明显，瘤体与脊髓分界清楚。一旦确诊应手术治疗，手术效果好。

三、脊膜瘤

脊膜瘤（spinal meningioma）起源于蛛网膜内皮细胞或硬脊膜的纤维细胞，发病率仅次于神经鞘瘤，居第二位，好发于胸段。脊膜瘤绝大多数位于髓外硬膜下，有完整的包膜，基底在硬脊膜，少数可跨越硬脊膜向外生长，通常单发，少数可多发或恶性变。好发年龄为 20～50 岁，75%～85% 为女性。

脊膜瘤长期缓慢生长后，逐渐对脊髓和/或神经根产生压迫，引起其支配区域的感觉异常、疼痛。随着肿瘤体积增大，肿瘤可对脊髓产生压迫并损伤脊髓，导致肢体无力症状。MRI 扫描表现与颅内典型的脑膜瘤影像表现相近，肿瘤边界清晰，增强扫描表现为轻度均匀强化，可见硬脊膜尾征。CT 扫描显示瘤体呈等密度或稍高密度，部分可见钙化影。手术切除效果好。

四、髓内肿瘤

（一）脊髓室管膜瘤 脊髓室管膜瘤起源于脊髓的中央管或终丝部位的室管膜细胞，约占原发性髓内肿瘤的 60%，发病高峰年龄为 30～40 岁。以 *MYCN* 基因扩增为特征的室管膜瘤约占 8%～10%，具有侵袭性，易发生中枢神经系统播散转移。

脊髓室管膜瘤通常生长较为缓慢，病人起病时症状多轻微，以单侧或双侧肢体疼痛、麻木最多见，部分病人由于瘤体出血可出现症状急性加重。MRI 扫描见瘤体多位于脊髓中央，均匀向周边膨胀性生长，逐步占据整个脊髓宽度，肿瘤两端或一端常继发脊髓空洞。注射对比剂后，肿瘤实性部分呈异质性、较均匀增强，周围边界明显。手术切除是治疗脊髓室管膜瘤的首选及主要治疗手段。相较颅内室管膜瘤，脊髓室管膜瘤总体预后良好。

（二）脊髓星形细胞瘤 脊髓星形细胞瘤发病率仅次于室管膜瘤，居第二位，多发生于 20～50 岁的成人，约 75% 发生于颈胸段脊髓。肿瘤呈偏侧性生长，无包膜，分界不清。约 40% 的脊髓星形细胞瘤以组蛋白 H3 基因变异（H3K27-altered）为特征，易发生中枢神经系统播散转移，预后差。MRI 扫描可见脊髓增粗，肿瘤偏心性生长，肿瘤可发生坏死囊性变，信号不均匀，恶性星形细胞瘤易沿软脊膜播散，使脊髓呈非对称性扩大。

因肿瘤呈浸润性生长,手术原则是在保护神经功能前提下尽可能多地切除肿瘤组织,并行椎管扩大减压,解除脊髓组织的压迫。脊髓高级别星形细胞瘤术后应进行放射治疗,常规化疗不敏感。

五、椎管转移瘤

约 10% 的体部肿瘤病人可发生椎管内转移,原发灶多为肺、前列腺、乳腺和肾的癌肿。椎管转移瘤大多数位于硬脊膜外,以胸段多见,其次为腰段。转移途径为血管或淋巴系统,椎旁肿瘤可经椎间孔侵入椎管,也可直接转移至脊柱。95% 的病人以局部神经根性痛或牵扯痛为首发症状,疼痛剧烈,卧床时背痛是此类肿瘤的典型表现。增强 MRI 是主要检查手段,CT 或 X 线检查可评估骨质受侵情况。治疗目的是缓解疼痛,维持脊柱稳定性,保护括约肌和行走功能。放射治疗可单独或术后辅助应用。根据原发灶肿瘤性质可选择化学药物治疗。

六、先天性脊髓肿瘤

椎管先天性肿瘤系由胚胎发育期残存的胚层细胞发展而成。肿瘤多位于脊髓末端或骶尾部,病人常合并脊柱裂和皮肤窦道,常合并脊髓拴系。根据肿瘤来源胚胎细胞成分不同,病理类型包括表皮样囊肿、皮样囊肿、畸胎瘤、肠源性囊肿、脂肪瘤等。

椎管内先天性肿瘤一般为良性。对于无明显症状及神经功能缺陷的病例,可选择对症治疗、观察、定期随访。出现症状时应行手术切除,在保护神经功能前提下全切肿瘤可治愈;若合并脊髓拴系,应一期手术松解,一般手术效果良好。如不能全切肿瘤,囊壁残留容易复发,但一般复发较慢。复发肿瘤可再次手术治疗。

(江　涛)

第二十二章 | 颅内和椎管内血管性疾病

脑血管疾病的发病率和病死率都很高,与心血管疾病和恶性肿瘤构成严重威胁人类健康的三大疾病。颅内和椎管内血管疾病,如血管畸形和颅内动脉瘤等需要外科治疗。

第一节 | 自发性蛛网膜下腔出血

蛛网膜下腔出血(subarachnoid hemorrhage,SAH)是各种病因引起颅内和椎管内病变血管突然破裂,血液流至蛛网膜下腔的统称,分为自发性和外伤性两类,本节仅述自发性蛛网膜下腔出血。

【病因】 颅内动脉瘤和脑(脊髓)血管畸形占自发性蛛网膜下腔出血的70%,前者较后者多见,其他原因有动脉硬化、烟雾病(moyamoya disease)、脑肿瘤卒中、血液病、动脉炎、脑炎、脑膜炎及抗凝治疗的并发症等。

【临床表现】

1. 剧烈头痛 多数病人在动脉瘤破裂前有情绪激动、便秘、咳嗽等诱因。病人突发头痛如"头要炸开",伴有恶心呕吐、面色苍白、全身冷汗、眩晕、项背痛或下肢疼痛。出血后1~2天内脑膜刺激征阳性。动脉瘤破裂后未得到及时治疗,可能会在首次出血后1~2周内再次出血,约1/3的病人死于再出血。

2. 半数病人出现一过性意识障碍,严重者出现昏迷。

3. 20%的病人出血后有抽搐发作。

4. 脑神经损害 颈内动脉-后交通动脉、基底动脉顶端和大脑后动脉的动脉瘤可造成同侧动眼神经麻痹。

5. 视力视野障碍 蛛网膜下腔出血沿视神经鞘延伸,眼底检查可见视网膜下片状出血。出血量过多时血液浸入玻璃体内,引起视力障碍。巨大动脉瘤压迫视神经或视放射时,病人可出现双颞偏盲或同向偏盲。

6. 约1%的颅内动静脉畸形和动脉瘤病人可出现颅内杂音。部分病人蛛网膜下腔出血发病后数日可有低热。

7. 视网膜(内)出血和/或玻璃体积血(Terson综合征)可能与高死亡率相关。

自发性蛛网膜下腔出血的鉴别诊断见表22-1。

为便于判断病情、选择造影和手术时机以及评价疗效,常采用Hunt-Hess蛛网膜下腔出血分级(表22-2)。

【诊断】

1. 头部CT 蛛网膜下腔出血后48小时内,非强化高分辨率CT可发现≥95%的SAH。第一周内CT显示最清晰,显示脑沟与脑池密度增高。颈内动脉瘤破裂出血以环池最多;大脑中动脉瘤破裂时血液积聚在病侧外侧裂(图22-1);大脑前动脉瘤出血集中在前纵裂池;基底动脉瘤破裂后,血液主要聚积于脚间池与环池附近。

CT血管造影(CT angiography,CTA)是诊断动脉瘤和血管畸形的首选无创检查,对SAH的鉴别很有帮助。

表 22-1 自发性蛛网膜下腔出血的鉴别诊断

鉴别要点	动脉瘤	动静脉畸形	动脉硬化	烟雾病	脑肿瘤卒中
发病年龄	多见于 40～60 岁	多见于 35 岁以下	多见于 50 岁以上	多见于儿童或中年人	多见于 30～60 岁
出血前症状	无症状或脑神经麻痹	癫痫发作	高血压史	肢体麻木	颅内压增高和病灶症状
血压	正常或增高	正常	增高	正常	正常
复发出血	常见且有规律	年出血率 2%	可见	可见	少见
意识障碍	多严重	较重	较重	有轻有重	较重
脑神经麻痹	Ⅱ～Ⅵ脑神经	无	少见	少见	颅底肿瘤可见
偏瘫	少见	较常见	多见	较常见	常见
眼部症状	可见玻璃体积血	可有同向偏盲	眼底动脉硬化	少见	可有视乳头水肿
CT 检查	蛛网膜下腔高密度	增强可见 AVM 影	脑萎缩或脑梗死灶	脑室出血铸型或脑梗死灶	增强可见脑肿瘤影
脑血管造影或 CTA	动脉瘤和血管痉挛	AVM	脑动脉粗细不均	脑底动脉异常血管网形成	有时可见肿瘤染色

表 22-2 Hunt-Hess 蛛网膜下腔出血分级

分级	病情
0	动脉瘤未破裂
1	无症状，或轻度头痛，轻度颈项强直
1a	无急性脑膜/脑反应，但有固定的神经功能缺失
2	中至重度头痛，颈项强直，或脑神经麻痹（如Ⅲ、Ⅳ脑神经麻痹）
3	嗜睡或意识模糊，轻度局灶性神经功能缺失
4	昏迷，中至重度偏瘫，早期去大脑强直
5	深昏迷，去大脑强直，濒死状态

注：合并严重全身性疾病（如高血压、糖尿病、严重动脉硬化、慢性阻塞性肺疾病）或血管造影发现严重血管痉挛者，加 1 级。

2. **头部磁共振成像**（magnetic resonance imaging，MRI） 蛛网膜下腔出血后 24～48 小时内不敏感（高铁血红蛋白过少），4～7 天后敏感性增加（对亚急性 SAH，10～20 天时成像效果佳）。

磁共振血管造影（magnetic resonance angiography，MRA）对直径小于 3mm 的动脉瘤，敏感性明显较差。MRA 适用于高危病人的筛查。

3. **数字减影血管造影**（digital subtraction angiography，DSA） 可明确动脉瘤尺寸、部位、单发或多发，有无血管痉挛（图 22-2），动静脉畸形的供应动脉和引流静脉，以及侧支循环，有利于 SAH 的病因诊断。对怀疑脊髓动静脉畸形者应行脊髓动脉造影。

4. **腰椎穿刺** 对已确诊的 SAH 病人无须再作腰椎穿刺。在 SAH 伴有颅内压增高时，为获取脑脊液而行腰椎穿刺可能诱发脑疝。

【治疗】

1. 出血急性期，病人应绝对卧床休息，可用止血药。头痛剧烈者给予镇痛、镇静药物，保持大便通畅等。伴颅内压增高时，应用 20% 甘露醇溶液脱水治疗。

2. 尽早针对病因治疗，如开颅动脉瘤夹闭或介入栓塞，动静脉畸形或脑肿瘤切除等。

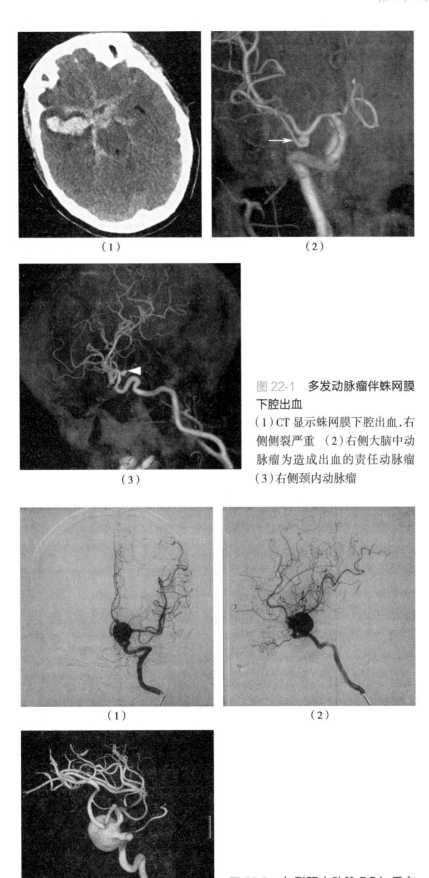

（1）

（2）

（3）

图 22-1　**多发动脉瘤伴蛛网膜下腔出血**
（1）CT 显示蛛网膜下腔出血，右侧侧裂严重　（2）右侧大脑中动脉瘤为造成出血的责任动脉瘤　（3）右侧颈内动脉瘤

（1）

（2）

（3）

图 22-2　**左侧颈内动脉 DSA，示左颈内动脉后交通段巨大动脉瘤**
（1）左颈内动脉正位片　（2）左颈内动脉侧位片　（3）三维血管造影

第二节 | 颅内动脉瘤

颅内动脉瘤（intracranial aneurysm）系颅内动脉局限性异常扩张造成动脉壁的囊性膨出,占蛛网膜下腔出血的75%～80%。本病好发于40～60岁中老年人。

【病因】 动脉瘤的病因尚不完全清楚。动脉壁先天缺陷学说认为Willis环动脉分叉处动脉壁先天性平滑肌层缺乏。动脉壁后天性退变学说则认为,颅内动脉粥样硬化和高血压使动脉内弹力板破坏,渐渐膨出形成囊性动脉瘤。炎症反应引起蛋白水解酶增多,在动脉瘤形成过程中的作用有待进一步研究。若存在感染病灶如细菌性心内膜炎、肺部感染等,感染性栓子脱落侵蚀脑动脉壁会导致形成感染性动脉瘤;头部外伤也可导致发生动脉瘤。但前述两种情况临床均少见。遗传也可能与动脉瘤形成相关。

【病理和分类】 动脉瘤多为囊性,呈球形或浆果状,外观紫红色,瘤壁极薄,瘤顶部最薄弱,多为出血点。动脉瘤破裂口周围被凝血块包裹,瘤顶破口处与周围组织粘连。组织学检查可见动脉瘤壁仅存一层内膜,缺乏中层平滑肌组织,弹性纤维断裂或消失。

夹层动脉瘤:由动脉内膜的撕裂导致血液进入动脉壁,通常由创伤引起。

依动脉瘤位置分为:①颈内动脉系统动脉瘤,约占颅内动脉瘤的90%,包括颈内动脉-后交通动脉瘤、大脑前动脉-前交通动脉瘤和大脑中动脉瘤;②椎-基底动脉系统动脉瘤,约占颅内动脉瘤的10%,包括椎动脉-小脑后下动脉瘤、基底动脉瘤和大脑后动脉瘤等。

【临床表现】

1. **未破裂出血的中、小型动脉瘤** 病人无症状,多为偶然发现。动脉瘤一旦破裂则表现为SAH,部分病人出血前有劳累、情绪激动等诱因,也可无明显诱因或睡眠中发病。

多数动脉瘤破口会被凝血块封闭而停止出血,病情逐渐稳定。随着动脉瘤破口周围血块溶解,动脉瘤可能再次破溃出血,多发生在第一次出血后2周内。

SAH后脑脊液中红细胞破坏产生5-羟色胺、儿茶酚胺等多种血管活性物质,使脑血管痉挛,多发生在出血后3～15天。局部血管痉挛时,脑血管造影显示动脉瘤附近动脉纤细,病人症状不明显;广泛脑血管痉挛会导致脑梗死,病人意识障碍加重,出现偏瘫,甚至死亡。

2. **局灶症状** 取决于动脉瘤部位、毗邻解剖结构及动脉瘤大小。动眼神经麻痹常见于颈内动脉-后交通动脉瘤和大脑后动脉瘤。有时局灶症状出现在SAH前,如头痛、眼眶痛,继之动眼神经麻痹,此时应警惕随之而来的动脉瘤破裂出血。大脑中动脉瘤出血形成血肿,病人可出现偏瘫和/或失语。动脉瘤压迫视神经时,病人可有视力视野障碍。

【诊断】

1. 出血急性期动脉瘤的诊断见本章第一节"自发性蛛网膜下腔出血"。

2. 经股动脉插管全脑血管造影,对判明动脉瘤位置、数目、形态、尺寸、血管痉挛情况和确定手术方案都十分重要。

Hunt-Hess 3级以下病人,应及早行脑血管造影,3级及3级以上病人待病情稳定后再行造影检查。及早通过造影明确诊断,尽快手术夹闭或介入闭塞动脉瘤,防止动脉瘤再次破裂出血。SAH病人首次造影阴性,可能是脑血管痉挛导致动脉瘤未显影,应在1个月后重复血管造影。

【治疗】

1. **手术时机** 应尽快对破裂动脉瘤进行动脉瘤手术夹闭或血管内栓塞治疗,以避免再出血。Hunt-Hess分级≤3级的病人应争取急诊手术(出血后3日内),Hunt-Hess分级>3级的病人可能存在脑血管痉挛和脑积水,急诊手术危险性较大,需待病情好转后再进行手术。

2. **围手术期治疗** 绝对卧床,适当镇静治疗,减少不良声、光刺激。维持正常血压。便秘者应给缓泻剂。

针对蛛网膜下腔出血后的脑血管痉挛,采用尼莫地平治疗。为预防动脉瘤再次出血,采用抗纤维蛋白溶解剂(如氨基己酸)。

3. 手术方法 动脉瘤颈夹闭术可彻底消除动脉瘤。如为高龄、病情危重或不接受手术夹闭动脉瘤的病人,椎-基底动脉瘤可选血管内治疗(endovascular treatment)。复杂性动脉瘤可在复合手术室,采用介入与动脉瘤夹闭复合手术(hybrid operation)治疗。动脉瘤术后均应复查脑血管造影来证实动脉瘤是否闭塞。

4. 未破裂动脉瘤 CTA 和 MRA 发现的未破裂动脉瘤的治疗尚无高等级的临床指南。目前治疗未破裂动脉瘤的策略主要考虑病人年龄、动脉瘤形态、尺寸和位置。巨大和/或症状性动脉瘤、动脉瘤增大或形态改变建议治疗,特别是年轻病人。

未经治疗的偶发动脉瘤,推荐每半年进行一次 MRA/CTA 检查,如显示动脉瘤增大应进行治疗,动脉瘤未见增大可继续随访观察。

第三节 | 颅内和椎管内血管畸形

颅内和椎管内血管畸形(vascular malformation)属先天性中枢神经系统血管发育异常,分为四种类型:①动静脉畸形(arteriovenous malformation,AVM);②海绵状血管畸形(cavernous malformation,CM);③毛细血管扩张(telangiectasia);④静脉畸形(venous malformation,VM)。其中以 AVM 最常见,占血管畸形的 44%~60%;其次是 CM,占血管畸形的 19%~31%。

一、动静脉畸形

(一)颅内动静脉畸形 颅内动静脉畸形是由一支或几支发育异常的供血动脉、引流静脉形成的病理脑血管团,可随机体发育而增长。小型 AVM 直径不及 1cm,巨大 AVM 直径可达 10cm。畸形血管团周围脑组织因缺血而萎缩,呈胶质增生。畸形血管表面的蛛网膜色白且厚。颅内 AVM 可位于脑组织任何部位,大脑半球 AVM 多呈楔形,其尖端指向侧脑室。

【临床表现】

1. 出血 畸形血管破裂出血多发生在脑内,也可导致脑室内或蛛网膜下腔出血。30%~65% 的 AVM 的首发症状是出血,出血好发年龄为 20~40 岁。出血后病人出现意识障碍、头痛、呕吐等症状。单支动脉供血、体积小、部位深在,以及颅后窝 AVM 容易发生急性破裂出血。妇女妊娠期 AVM 出血风险较高。

2. 额、颞部 AVM 的病人多以癫痫为首发症状,与病灶周围脑缺血、胶质增生,以及出血后含铁血黄素刺激大脑皮质有关。长期顽固性癫痫发作导致脑组织缺氧,会造成病人智力减退。

3. 间断性局部或全头痛,可能与供血动脉、引流静脉以及静脉窦扩张,或 AVM 小量出血、脑积水和颅内压增高有关。

4. 由于 AVM 盗血、脑内出血或合并脑积水,病人出现肢体运动、感觉、视野以及语言的进行性功能障碍。个别病人可有颅内杂音或三叉神经痛。

5. 儿童大脑大静脉畸形也称大脑大静脉动脉瘤(aneurysm of vein of Galen),可以导致心力衰竭和脑积水。

【诊断】

1. 头部 CT AVM 在增强扫描时表现为混杂密度区,大脑半球中线结构无移位。出血急性期 CT 可以确定出血量、部位以及脑积水。

2. 头部 MRI 因病灶内高速血流,AVM 的 MRI 扫描表现为流空现象,显示畸形血管团与脑的解剖关系,为切除 AVM 选择手术入路提供依据。

3. 全脑血管造影 可了解畸形血管团的大小、范围、供血动脉、引流静脉以及血流速度(图 22-3)。

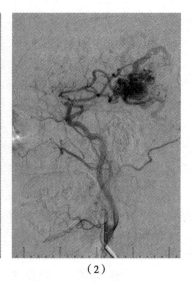

图 22-3 右侧颈总动脉 DSA,示右顶枕动静脉畸形
（1）右颈总动脉正位片 （2）右颈总动脉侧位片

4. CTA 和 MRA 可供筛查或 AVM 病人随访。

5. 脑电图 大脑半球 AVM 的脑电图可见慢波或棘波。手术中根据脑电图监测提示切除癫痫病灶可减少术后抽搐发作。

【治疗】

1. 手术切除是根治 AVM 的最佳方法,可以去除病灶出血危险,恢复正常的脑血流供应。

切除巨大 AVM 手术中或手术后会发生急性脑膨出或脑出血,称为正常灌注压突破(normal perfusion pressure breakthrough,NPPB),危险性极高。目前采用复合手术,术中栓塞,然后切除巨大 AVM,并利用激光多普勒血流仪监测脑动静脉畸形切除前后病灶周围皮质局部血流变化,发现切除 AVM 后周围脑皮质血流量增加,持续时间超过24～48 小时,因此保持病人血压低水平是克服 NPPB 的措施之一。

2. 位于脑深部重要功能区如脑干、间脑等部位的 AVM,不适宜手术切除。

3. 各种治疗后都应复查脑血管造影,了解畸形血管是否消失。对残存的畸形血管团还需辅以其他治疗,避免再出血。直径<3cm 或手术后残存的 AVM,可考虑血管内治疗或立体放射治疗(γ 刀),但在治疗期间仍有出血可能。

(二)脊髓动静脉畸形 脊髓 AVM 少见,男性多于女性,80% 的病人在 20～40 岁发病。

脊髓 AVM 发展缓慢,可多年保持稳定。脊髓 AVM 位于髓内和/或髓外,亦可在硬脊膜外形成动静脉瘘。由于脊髓各节段供血来源不同,按 AVM 部位可分为三段:颈段、上胸段和下胸 - 腰 - 骶段,以后者常见。

【临床表现】

1. AVM 压迫脊髓或神经根,导致病灶所在节段肢体麻木和肌力下降。

2. 病灶血管破裂引起蛛网膜下腔出血或脊髓内血肿。病人以与畸形所在脊髓节段相符合的急性疼痛发病,改变体位可诱发疼痛;间歇性跛行、肢体力弱甚至瘫痪、括约肌障碍等症状临床也常见。

【影像学特点】 MRI 扫描显示 AVM 为流空的血管影,有时为异常条索状等 T_2 信号。合并出血时病灶混有不规则点片状短 T_1 高强度信号。MRI 也可鉴别髓内 CM。脊髓血管造影可显示 AVM 的位置和范围(图 22-4)。

【治疗】 显微外科手术切除表浅局限的脊髓 AVM 效果满意。范围广泛的脊髓 AVM 可采用血管内治疗。

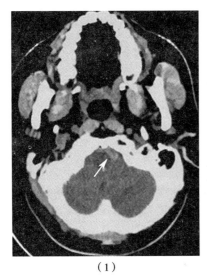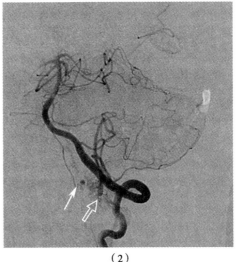

（1）　　　　　　　　　　　　（2）

图 22-4　**蛛网膜下腔出血，脊髓前动脉动脉瘤合并血管畸形**

（1）CT 显示延髓左侧前方少量蛛网膜下腔出血（箭头）　（2）脊髓前动脉动脉瘤（与出血相关，实心箭头）合并血管畸形（空心箭头）

二、海绵状血管畸形

海绵状血管畸形又称为海绵状血管瘤（cavernoma；cavernous angioma；cavernous hemangioma）。

（一）脑海绵状血管畸形　脑 CM 的发生率为 0.02%～0.13%，占中枢神经系统血管畸形的 5%～13%。

CM 分为散发型和遗传型。后者多见于孟德尔染色体显性遗传。遗传学至少有 3 个基因位点（7q11-q22、7p15-p13 和 3q25.2-q27），是一种常染色体显性遗传病。各年龄段均可发病，男女发病率相似。多发病灶占 23%～50%，多见于家族性 CM。

【病理】　CM 发生在脑或脊髓实质，少见于脑神经，直径从几毫米到几厘米。CM 可伴发静脉畸形、动静脉畸形和毛细血管畸形，身体其他部位也可伴发小型 CM。

CM 大体标本呈桑葚状，黑红色或紫色。光镜下 von Willebrand 因子染色阳性，平滑肌缺失。电镜下内皮细胞出现不正常裂隙，内皮下平滑肌缺失和分化不良。

【临床表现】

1. 脑内出血　出血发生率较低，每年约 2.6%～3.1%（女性 4.2%，男性 0.9%）。妊娠期和分娩时出血危险是否增加尚未知。CM 可反复少量出血，除脑干 CM 外，很少危及病人生命。

2. 癫痫是最常见症状，见于 35%～55% 的 CM 病人。新出现癫痫的发生率为每年 2.4%。

3. CM 逐渐增大，病灶占位效应可以引起进行性神经功能障碍。

【影像学特点】

1. MRI　病灶边界清楚，病灶中心为形状不规则混杂信号，周边为低信号区。病灶中央或者周围可见不同时期出血。T_2 像显示病灶周边脑组织因水肿呈现高密度。对比剂强化后病灶可轻微强化或不强化。部分病例可见伴发静脉畸形的影像学表现。

2. 脑血管造影　主要用于鉴别诊断。

【手术适应证】

1. CM 的 MRI 表现具有特征性，活检或手术切除只用于明确诊断。

2. 无症状偶然发现的 CM，可以定期 MRI 随访观察。首次诊断后半年复查 MRI，病灶稳定者每年复查 1 次。家庭成员有 CM 的一级亲属，应接受增强 MRI 扫描及遗传学调查。

3. 手术治疗取决于病人的年龄、临床症状、医疗条件和病人愿望。采用手术治疗还是观察，要权衡给病人带来的风险和获益。

4. 若 CM 反复出血、出现进行性神经功能障碍或难治性癫痫,可采用微创神经外科技术切除。手术前功能 MRI 定位病灶与大脑皮质肢体运动区、语言功能区的关系,手术中采用电生理监测,保护病人肢体和语言功能。

5. 伴有癫痫的 CM 病人,病灶切除后皮质电灼消除癫痫灶。手术后应口服抗癫痫药物 3 个月,停止发作后可以逐步减药。

6. 手术治疗 CM 前必须评估术后可能发生的神经功能障碍,特别是脑干 CM。立体定向放射外科治疗 CM 效果不确定,并发症较多,目前仍处于临床研究阶段。

(二)脊髓海绵状血管畸形 脊髓 CM 罕见,出血后可导致脊髓功能障碍,如神经根性疼痛和间歇性跛行等。

MRI 是脊髓 CM 最有价值的影像学检查。MRI 可以清晰显示不同时期出血成分的信号变化,瘤腔内的反复慢性出血和新鲜出血内所含游离正铁血红蛋白,使其在所有成像序列中均呈高信号。血管造影常为阴性,用于与动静脉畸形血管病相鉴别。

手术切除是治疗脊髓 CM 的主要手段,特别是对于症状明显者。对于无症状的 CM,其治疗策略尚存在争议,但考虑到高达 4.5% 的年出血率和手术切除的安全性及有效性,其再出血导致神经功能损伤风险远高于手术风险,因此一旦出现病灶向外部生长或出现渐进、严重的神经功能障碍,就应该手术治疗。

第四节 | 脑底异常血管网症

脑底异常血管网症又称烟雾病(moyamoya disease,MMD),因颈内动脉颅内起始段狭窄或闭塞,脑底出现异常血管网,病理性血管网在脑血管造影时形似烟雾状而得名。本病亚洲发病率较北美高。有两个发病高峰:<10 岁和 30~39 岁,女性轻度易感。有证据表明有家族倾向,但遗传学尚未证实。

【病因】 病因尚不清楚。有研究发现,病人的硬脑膜和皮瓣动脉中碱性成纤维细胞生长因子的水平升高。受累血管的内弹力膜可能变薄或者增厚。

继发性烟雾病也称为烟雾综合征,合并如下疾病:动脉粥样硬化,纤维肌发育不良,弹性假黄瘤,脑动脉炎和放射治疗后,钩端螺旋体脑动脉炎等。烟雾病病人的动脉壁存在先天性缺陷,易合并动脉瘤,可引起 SAH,常被误以为是烟雾样血管本身引起的。

【临床表现】 儿童和青壮年多见,可表现为缺血性或出血性脑卒中。

1. **脑缺血** 儿童更常见,可反复发作。包括 TIA、脑梗死。用力使劲或过度换气(如吹奏乐器,哭喊)可诱发神经症状,可能产生低碳酸血症合并反应性血管收缩。病人出现两侧肢体交替偏瘫和/或失语,以及智力减退等。有些病人出现反复头痛或癫痫发作。

2. **脑出血** 发病年龄晚于缺血型。异常血管网的粟粒性囊状动脉瘤破裂引起 SAH、脑出血以及脑室出血(脑室铸型)。病人急性发病,突然出现头痛、呕吐、意识障碍或伴偏瘫。

【诊断】

1. **头部 CT 和 MRI 扫描** 可显示脑梗死、脑萎缩或脑(室)内出血铸型。CTA 和 MRA 可见烟雾状的脑底异常血管网征象。

2. **头部 DSA** 显示颈内动脉床突上段狭窄或闭塞;基底节部位出现纤细的异常血管网,呈烟雾状;广泛血管吻合,如大脑后动脉与胼周动脉吻合网,颈外动脉与颞动脉吻合(图 22-5)。血管造影不仅可用于疾病的诊断,还可帮助明确用于血运重建术的血管及发现合并的动脉瘤。

【治疗】

1. **药物治疗** 常用血小板抑制剂、抗凝药、钙通道阻滞剂、糖皮质激素、甘露醇等。

2. **手术治疗** 脑血运重建术对于降低缺血性卒中和 TIA 发生率有明显作用,包括颞浅动脉-大

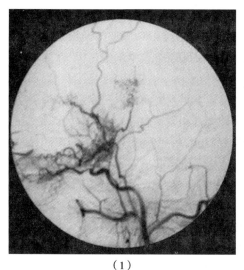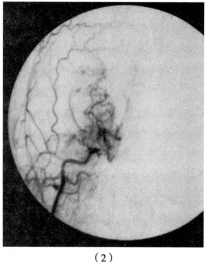

（1）　　　　　　　　　　　（2）

图 22-5　脑底异常血管网症（烟雾病）

右颈总动脉 DSA,示右侧大脑中动脉闭塞伴颈内动脉末段烟雾样血管生成:(1)右颈总动
脉侧位;(2)右颈总动脉正位。

脑中动脉搭桥术（STA-MAC 搭桥术）、脑 - 颞肌贴敷术（encephalomyosynangiosis,EMS）和脑 - 硬脑膜血管贴敷术（encephaloduroarteriosynangiosis,EDAS）等。

急性脑内出血造成脑压迫者应紧急手术清除血肿。单纯脑室内出血可行侧脑室额角穿刺引流。血肿吸收后继发脑积水行侧脑室 - 腹腔分流术。脑缺血病人给予扩张血管治疗。

3. 继发性脑底异常血管网症　针对病因治疗。

第五节 │ 硬脑膜动静脉瘘

硬脑膜动静脉瘘（dural arteriovenous fistula,DAVF）是一种血管异常,动静脉分流位于硬脑膜的褶皱之间,由颈内/外动脉或椎动脉的分支供血,8% 的病例中发现多个瘘管。常位于横窦/乙状窦、小脑幕/岩部、颅前窝/筛窦、颅中窝/侧裂、海绵窦（颈动脉 - 海绵窦瘘）、上矢状窦、枕骨大孔等部位。

大多数 DAVF 是后天获得性疾病,与静脉窦血栓形成、创伤、炎症、妊娠及分娩等有关。病人多为女性（61%~66%）,通常在 40~50 岁发病。

【临床表现】　临床表现为搏动性耳鸣、颅内杂音或头痛、颅内压增高、癫痫、脑神经麻痹、局灶性神经功能缺损和颅内出血等。

【诊断】　头部 CT 和 MRI 可以显示颅内压增高引起的继发征象、脑水肿、颅内出血以及脑积水等,但是 CT 和 MRI 影像正常并不能排除 DAVF 诊断。

DSA 是确诊该病最可靠手段。DAVF 的血供相当丰富,应行全脑六血管（双侧颈内动脉、颈外动脉及其分支和双侧椎动脉）造影,有时还需行双侧甲状颈干、肋颈干等动脉造影,以防漏诊。每一次血管造影都应进行到静脉期,以评估颅内静脉和静脉窦的引流情况。

【治疗】　半数的低流量颈动脉海绵窦瘘（carotid-cavernous fistula,CCF）可自发形成血栓后自行闭合,对有出血史、难以耐受颅内血管杂音、进行性神经功能缺失、有局部压迫或颅内压增高症状者,应行血管内治疗。选用可脱性乳胶球囊或弹簧圈等栓塞材料封闭瘘口。

第六节 │ 脑血管疾病复合手术

复合手术（hybrid operation）是借助介入、微创、放射、影像等多种监测治疗手段,采用一期或分期手术的方式对疾病进行治疗的一种手术策略。脑血管疾病复合手术是指显微外科手术联合介入治疗的方式,其应用范围主要包括复杂颅内动脉瘤、高级别动静脉畸形、脑心共患疾病、脑动静脉瘘、颈动脉闭塞等。脑血管疾病复合手术将诊断性血管病造影、介入和/或手术治疗、治疗后复查血管造影在多功能手术室一次完成。

复合手术治疗脑血管疾病可以避免病人多次辗转于手术室和放射治疗室之间,治疗后立即复查DSA,发现问题即时弥补,可提高手术效果,减少病人痛苦和负担。

1. **动脉瘤治疗**　动脉瘤夹闭术后血管造影发现,19%的病例由于动脉瘤残留和/或母血管闭塞,需要二次手术调整动脉瘤夹。动脉瘤介入治疗后也会由于动脉瘤栓塞不全或造成出血,需要病人二次手术。复合手术可以避免上述情况发生。

2. **手术切除巨大 AVM 前栓塞**　手术切除前栓塞巨大 AVM,包括动脉瘤和瘘,可缩小畸形尺寸,减少术中出血和缩短手术时间,降低手术难度和改善预后。手术栓塞物还可以作为"地标",帮助手术切除时识别深部 AVM 位置,减少正常组织损伤。切除 AVM 后复查造影,若发现 AVM 残余可以继续切除,避免二次手术。

3. **出血性动脉瘤和/或 AVM 合并血肿紧急手术**　在复合手术室对出血性动脉瘤进行急诊DSA,明确动脉瘤位置和尺寸,并决策采用介入治疗或开颅夹闭动脉瘤,或联合治疗,可以降低等待治疗过程中动脉瘤再次破裂的风险。

伴有脑内血肿或脑疝的 AVM 病人,术中首先经血管造影确定 AVM 位置和体积,必要时进行部分栓塞,然后开颅清除血肿并通过显微手术切除 AVM,即刻复查造影,确定是否完整切除 AVM,为抢救病人赢得时间。

第七节 | 缺血性脑卒中外科治疗

脑供血动脉狭窄或闭塞可引起缺血性脑卒中,占脑卒中的 60%~70%,严重者可致病人死亡。

缺血性脑卒中的主要原因是动脉粥样硬化,颈内动脉和椎动脉均可发生,临床可表现为短暂性脑缺血性发作(TIA)、可逆缺血性神经功能缺陷(RIND)、进展性卒中(PS)或完全卒中(CS)。有些病人无症状,经超声检查发现颈内动脉和/或椎动脉狭窄,是早期发现并预防缺血性脑卒中的有效手段。

【影像学诊断】

1. **颈动脉超声检查**　可以诊断颈动脉是否存在狭窄、粥样硬化斑块等异常。

2. **头部 CT**　发病初期 CT 扫描可以排除脑出血,但在脑梗死的早期 CT 无异常发现,脑卒中后24~48 小时可发现脑梗死区,无占位效应。

CT 血管造影(CTA)只需数秒就可获得从主动脉弓到颈内/颈外血管的高分辨率图像,同时可以获得 CT 灌注成像(CT perfusion,CTP)。

3. **MRI**　卒中发生后 4 小时内即可显示脑缺血区。结合磁共振造影(MRA)检查可以发现动脉夹层。

4. **DSA**　显示不同部位脑动脉狭窄、闭塞或扭曲。用于除外动脉瘤、血管炎,或同时行血管内治疗。

【手术治疗】

1. **颈动脉内膜切除术**(carotid endarterectomy,CEA)　采用手术切开颈内动脉壁,直接取出动脉管腔内的动脉硬化斑块,重塑颈内动脉,预防脑卒中发作,适用于颅外段颈内动脉严重狭窄(狭窄率超过 50%),狭窄部位在下颌角以下,手术可及者。

手术适应证:颈动脉内膜切除术(CEA)可用于颈内动脉狭窄率>70% 的无症状狭窄病人。当解剖结构不利于血管内介入治疗时,推荐选择 CEA。

2. **颈动脉支架成形术**(carotid artery stenting,CAS)　手术适应证:

（1）无症状狭窄：狭窄率≥70%，近期可能发生缺血性危害，包括血管狭窄、斑块脱落造成的远端梗死和斑块破裂出血加重狭窄段闭塞，需安放支架。

（2）有症状狭窄：狭窄率≥50%，半年到一年内有短暂性脑缺血发作或脑梗死病史。

第八节 | 脑出血外科治疗

脑出血（intracerebral hemorrhage，ICH）是指发生在脑实质内的出血，占脑卒中的15%～30%，致死率高。脑出血多发于50岁以上高血压动脉硬化病人，男性多于女性，通常是在活动时发病（睡眠时很少发病），这可能与血压的升高有关。50%出血位于基底节，可向内扩延至内囊。随着出血量增多，形成血肿而破坏脑组织，血肿及其周围脑组织水肿压迫，直至发生脑疝。脑干内出血，出血破入脑室者病情严重。脑出血手术治疗的价值仍然存在争议。

【病因】　与高血压、饮酒、吸烟和肝功能障碍有关。长期服用阿司匹林等抗凝药物增加ICH的风险。

脑淀粉样血管病（cerebral amyloid angiopathy，CAA）导致的脑出血，约占脑出血的10%。CAA是β-淀粉样蛋白的病理性沉积引起的，常沉积于脑膜或皮质小血管的中膜内（特别是白质的血管中）。CAA不会造成基底神经节或脑干出血。

【诊断】　既往有高血压动脉硬化病史，病人突然出现剧烈头痛、呕吐及不同程度意识障碍，同时可伴有偏瘫、失语等神经功能障碍，应及时行头部CT检查，以鉴别脑出血与脑梗死。头部CT扫描可快速准确定位急性脑出血，出血表现为高密度影区，可破入脑室或合并脑积水。MRI扫描不作为首选检查，后期可帮助诊断脑血管淀粉样变。

病人年龄≥60岁、限于脑叶皮质或皮质-皮质下多发出血、缺乏其他出血原因，应怀疑CAA脑出血。确诊淀粉样变需对脑血管组织进行病理学检查。

【手术治疗】　手术目的是清除血肿、终止出血、缓解血肿和脑水肿占位效应。但是不能通过手术清除血肿改善神经功能损伤症状。

1. 手术适应证　根据病人年龄、神经功能、出血部位和出血量，以及病人家属对治疗结果的期盼而定。手术清除血肿适用于：

（1）血肿和脑水肿占位效应明显，由此引发肢体偏瘫、失语、精神错乱或躁动等症状。CT扫描显示脑中线结构移位，有早期脑疝迹象。

（2）大脑半球的脑叶皮质（非深部）出血、非优势半球，血肿体积中等（10～30ml）适于手术。＜10ml的血肿通常不需要手术。＞30ml的大血肿预后差，＞60ml的大量出血、伴GCS≤8分，30天病死率为91%。小脑出血GCS≤13分、血肿直径≥4cm应手术清除。

2. 手术禁忌证　①高龄，糖尿病，心、肺、肝、肾功能严重不全的病人不宜手术；②优势半球深部出血、血肿量大；深昏迷（GCS≤5分）；神经功能损害严重；脑干功能消失（眼球固定，强直）。

3. 手术注意事项　可采用神经内镜、微骨窗入路手术或CT引导穿刺，吸出血肿，血肿腔内注射尿激酶有助于溶解血凝块。

手术中应留取标本行病理检查（包括血肿块、存在的异常缠结的血管，若有可能再留取一些血肿腔壁），以排除肿瘤、动静脉畸形和脑淀粉样血管病等。

脑疝是导致死亡的主要原因，绝大多数发生在出血后第一周的GCS≤7分的病人。死亡率差异很大，取决于血肿的大小和位置、病人年龄和基础疾病状况，以及出血病因。脑叶出血者预后好于深部（如基底节和脑干）出血。

（赵继宗）

本章思维导图

第二十三章 颅脑和脊髓先天性畸形

第一节 | 概 述

颅脑和脊髓先天性畸形是发育异常引起的一类影响中枢神经系统形态和功能的疾病,表现为头颅、脑和脊髓的形态、结构异常或缺如,是婴幼儿发育迟缓、癫痫发作或各种神经系统异常的常见原因。危险因素包括遗传、环境、孕妇营养不良、孕期患感染性疾病、高龄或低龄产妇等。WHO数据显示,全球每1 000名活产婴儿中有约1~2个病儿,经济、卫生条件落后的国家或地区的发病比例更高。其中,以神经管闭合不全、先天性脑积水较为常见。

第二节 | 先天性脑积水

先天性脑积水(congenital hydrocephalus)又称婴幼儿脑积水(infantile hydrocephalus),是指发生于胚胎期或婴幼儿期,因脑脊液产生、吸收的失衡和/或脑脊液循环受阻以及脑发育异常所致的病理状态。脑室系统内脑脊液过多或脑实质发育异常导致脑室扩大,颅腔因颅缝未闭而代偿性扩大,形成典型的颅脑及眼部体征,并造成脑功能损害。先天性脑积水的发生率为2‰~5‰。

【分类】

1. **梗阻性脑积水**(obstructive hydrocephalus) 系脑室系统存在梗阻因素(如肿瘤)所致。梗阻常发生在脑室狭窄部位,如室间孔、中脑导水管、第四脑室出口等处。梗阻部位以上的脑室系统可显著扩大。

2. **交通性脑积水**(communicating hydrocephalus) 第四脑室出口以远的脑脊液通路梗阻或脑脊液吸收功能障碍所致。

此外,可根据脑积水发展速度分为急性、慢性和静止性脑积水;根据压力可分为高压性、正常压力和低压性脑积水。

【病因】 病因尚不明,部分先天性脑积水与多个致病基因突变相关,而更多的则归因于肿瘤、出血、感染、创伤等。当这一过程发生在胚胎期和婴幼儿期时(图23-1),对脑发育的影响更为严重。

1. **脑脊液产生过多** 感染、出血、炎症及脉络丛肿瘤可造成脑脊液过度分泌。

2. **脑脊液吸收障碍** 感染、出血、炎症等导致蛛网膜下腔粘连阻碍吸收,静脉窦血栓形成、上腔静脉阻塞综合征也是重要原因。

3. **脑脊液循环受阻** 循环通路存在梗阻因素,如中脑导水管狭窄、脑室内肿瘤或血凝块阻塞等。此外,基因突变可导致纤毛功能障碍,造成动力学异常。

【临床表现】 脑积水在不同年龄的病人中临床表现多样和多变。新生儿由于发育未完善、缺乏表达能力,其临床表现有别于成人,需要细致检查。

1. **颅内压增高引起的症状** 脑积水进展期,颅缝已闭者,常表现为头痛、呕吐、视神经水肿三联征。而婴幼儿多表现为喂养困难、易激惹、嗜睡等。

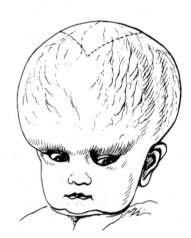

图23-1 **先天性脑积水的样貌**
虚线表示扩大的前囟。

2. 头围和头部形态异常 婴幼儿头围增长每月超过2cm,尤其伴随着前囟增大、颅缝增宽等,应引起高度关注。头皮菲薄、头皮静脉怒张、"落日征"、巨颅等均提示脑积水的可能。

3. 神经功能障碍 视路受损可致视力急、慢性下降,展神经麻痹造成斜视,动眼神经受损出现复视。侧脑室扩张使放射冠受到牵张、压迫,引起步态异常和排便控制障碍。颅内压继续增高可导致意识状态恶化,病人出现昏睡,直至昏迷。如高颅内压被逐渐代偿趋于平衡后,常表现为脑室扩张、皮质萎缩,病儿神经功能发育明显延迟,但头围不再增大,临床症状不再加重,为静止性脑积水。

4. 胚系基因突变导致的脑积水常以多系统综合征为表现。

【辅助检查】

1. 腰椎穿刺 可以测定颅内压、获取标本并送检、穿刺注入核素或对比剂行脑池扫描以明确梗阻部位等,但存在诱发脑疝的风险。

2. 头部CT 安全快捷,可以显示脑室扩张部位和程度,寻找病因。计算额角最宽径与同一层面颅腔最大内径的比值(Evan's index),用来评估脑室扩张程度。

3. 头部MRI 多数情况下较CT敏感,能准确地显示脑室和蛛网膜下腔各部位的形态、大小和狭窄部位,并可行脑脊液电影从而了解脑脊液循环状况。

4. 头部超声 可以监测评估脑室形态,有时能发现病因如脑室内、外出血等。

5. 基因检测 胚系致病基因突变,如*TRIM71*、*SMARCC1*等检测有助于明确病因。

【治疗】 除约20%的病儿经利尿、脱水等治疗或未经治疗症状即可缓解并停止发展外,其余的多需治疗。目前常采用的治疗方式如下:

1. 非手术治疗 药物治疗包括乙酰唑胺、脱水剂等。对于静脉窦的闭塞、新生儿脑室内出血等可能有效,多次腰椎穿刺可以缓解部分后者所致的脑积水。

2. 手术治疗 目前手术方式有脑室-腹腔分流术、神经内镜下第三脑室底造瘘术等。

(1)脑室-腹腔分流术:是目前应用最广的术式。通过颅骨钻孔,穿刺脑室置入分流管的脑室端;连接控制阀门;远端导管经皮下隧道置入腹腔内。

(2)第三脑室底造瘘术:使用神经内镜在第三脑室底部前份开孔,沟通第三脑室和基底池,多用于梗阻性脑积水。

第三节 | 颅裂和脊柱裂

颅裂(cranium bifidum)和脊柱裂(spina bifida)为先天性颅骨和椎管闭合不全畸形,是胚胎发育障碍所致,其好发部位见图23-2。颅裂和脊柱裂均可分为显性和隐性两类。隐性颅裂只有颅骨缺损而无颅腔内容物的膨出,隐性脊柱裂只有椎管的缺损而无椎管内容物的膨出,大多无需特殊治疗。本节仅讨论显性颅裂和脊柱裂。

一、颅裂

显性颅裂又称囊性颅裂或囊性脑膜膨出,按膨出物的内容可分为:①脑膜膨出,内容物为脑膜和脑脊液;②脑膨出,内容物为脑膜和脑实质,不含脑脊液;③囊状脑膜脑膨出,内容物为脑膜、脑实质和部分脑室,脑实质与脑膜之间有脑脊液(图23-3);④囊状脑膨出,内容物为脑膜、脑实质和部分脑室,但在脑实质和脑膜之间无脑脊液存在。

【临床表现和诊断】 颅裂多发于颅骨的中线部位,少数偏于一侧,好发于枕部(约75%)及鼻根部(约15%),亦可

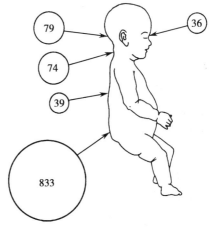

图23-2 1 061例颅裂和脊柱裂发生部位的分布

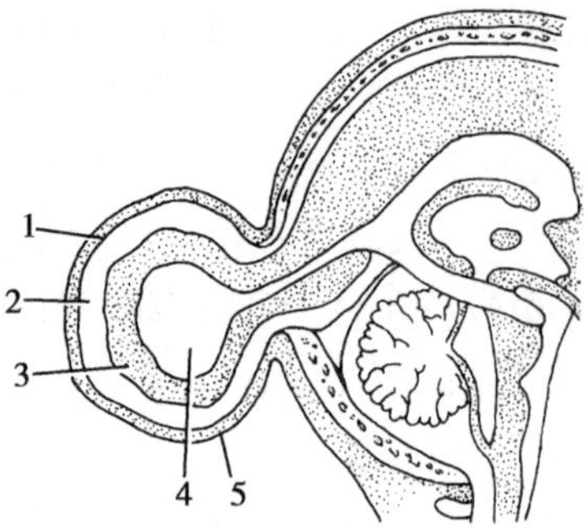

图 23-3 囊状脑膜脑膨出示意图
1. 脑膜 2. 脑脊液 3. 脑组织 4. 部分脑室 5. 头皮

发生于蝶骨、筛骨、眼眶等部位。穹窿部的颅裂畸形表现为局部肿块,出生时即可发现,并逐渐增大;因膨出内容物的不同,其质感、透光性、随体位和胸腹压力变化的趋势有所不同。触诊可扪及颅骨缺损。合并脑发育不全、脑积水等其他脑畸形者,可有肢体瘫痪、挛缩或抽搐等脑损害征象。颅底的囊性颅裂常在鼻根部,表现为眼距增宽、眼眶变小,可堵塞鼻腔引起呼吸困难,并可引起泪囊炎;还可影响相应的脑神经,出现相应症状和体征。

本病多在婴儿出生时或出生后一个月内,通过观察头颅形态即可作出诊断。CT 和 MRI 有助于确诊和鉴别诊断。

【辅助检查】 CT 能清楚地显示颅裂的部位、大小、膨出的内容以及是否合并脑发育不全、脑积水等。MRI 可更清晰地显示脑部畸形和膨出物的组成。子宫超声检查、孕妇血和羊水甲胎蛋白检查有助于在妊娠期发现本病,早期给予相应处理。

【治疗】 如条件许可,应在 1 岁前手术。尽早手术,目的是关闭颅裂处的缺损,切除膨出囊壁,保存神经功能,将膨出的脑组织复位,整复皮肤、兼顾外观。位于颅盖的颅裂,颅骨缺损可暂不修补,只需修补硬脑膜和缝合头皮。颅裂位于颅底部者,常需开颅修补颅骨裂孔及硬脑膜。伴脑积水者,应先处理脑积水。伴严重脑畸形、膨出物有脑干组织者为手术相对禁忌证。

二、脊柱裂

脊柱裂最常见的形式是棘突及椎板缺如,椎管向背侧开放,好发于腰骶部。显性脊柱裂可分为:①脊膜膨出:多见于腰部或腰骶部。脊膜连同包裹的脑脊液,囊性突出于皮下,脊髓、脊神经的位置形态正常。1/3 有神经功能缺失。此型症状最轻,预后良好。②脊髓脊膜膨出:脊髓和/或脊神经伴随脊膜由骨质缺损处囊状膨出,并与邻近结构形成粘连(图 23-4)。③脊髓膨出(myelocele):即脊髓外露,脊髓和脊膜通过椎板缺失处向椎管外膨出。

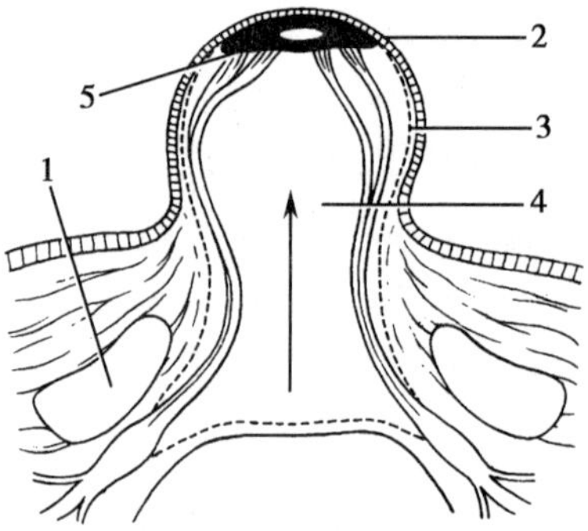

图 23-4 脊髓脊膜膨出(横断面观)
1. 椎弓 2. 皮肤 3. 脊膜 4. 脊髓腔 5. 脊髓及其扩张的中央管

【临床表现】 可以归纳为以下 3 个方面。

1. 局部表现

(1)皮肤异常:皮肤表面的浅凹、多毛、毛细血管瘤样皮损、窦道等,都提示可能存在神经管闭合畸形。

(2)局部肿块:生后即可发现腰骶部、下胸段、颈段、上胸段中线附近有隆起的肿块。80% 的病损位于腰骶段。哭闹时体积增大;内容物以液体成分为主者,透光试验阳性。合并椎管内、外脂肪瘤者,肿块呈实性。

2. 脊髓、神经受损表现

(1)下肢运动感觉障碍:新生儿下肢自发运动的不对称,穿衣困难(肌力、肌张力异常),关节位置形态异常(如足内翻)等都提示神经损害。运动障碍以弛缓性瘫痪为主。细致查体发现的感觉障碍平面和运动受损的肌群,有助于判断膨出神经的节段和评估预后。

(2)括约肌功能障碍:小便次数减少、肛门括约肌皱褶减少及张力降低、粪便溢流等具有诊断提示价值。

(3)合并畸形产生的临床症状:可合并脑积水、Chiari 畸形、脊柱侧凸、皮毛窦等畸形,呈现相应症状。

3. 囊状脊柱裂溃破的表现 内容物外露、脑脊液外溢,临床识别不难。

【诊断】　除上述典型的临床表现外,尚需借助 X 线、三维 CT、MRI 等影像学检查明确诊断和进行鉴别诊断。脊柱 X 线检查是初诊检查手段,用于了解骨性缺损情况。脊柱三维 CT 可显示骨缺损的形式,MRI 显示脊柱裂的细节(脊髓低位、终丝增粗、合并的脂肪瘤和膨出物的组成等)。

【治疗】

1. **非手术治疗**　合并重度脑积水、严重脊柱畸形、其他脏器先天性畸形、截瘫、胸腰段囊性脊柱裂等疾病的脊柱裂病儿,新生儿期病死率较高。待病儿状况逐步稳定,度过了生命危险期后可考虑延期手术。

2. **手术治疗**　显性脊柱裂均需手术治疗,手术时机在出生后 1～3 个月;如囊壁已极薄,须提前手术。脊髓外露、脊髓脊膜膨出溃破的病儿需要急诊手术。手术治疗的关键:松解粘连和拴系,处理伴发病损,恢复脊髓的包被,分层修复硬脊膜、筋膜层和皮下层,无张力缝合皮肤。需要长期随访。脊柱关节矫形、神经源性膀胱等的治疗需要多团队协作。

第四节 | 狭颅症

狭颅症(craniostenosis)又称颅缝早闭(craniosynostosis)或颅缝骨化症,以单个或多个颅骨骨缝早闭为特征。颅缝过早闭合导致颅腔狭小、形态异常,不能适应脑的发育,压迫和限制了正处于迅速发育阶段的脑组织,引起颅内压增高及各种神经功能障碍。

【临床表现】

1. **头颅畸形**　因受累骨缝不同而有各种类型。矢状缝过早闭合,形成舟状头或长头畸形;两侧冠状缝过早闭合,形成短头或扁头畸形;一侧冠状缝过早闭合,形成斜头畸形;额缝过早闭合,形成三角颅;所有颅缝均过早闭合,形成尖头畸形或塔状头,需与小头畸形鉴别,后者继发于脑发育不良,无颅缝早闭、颅内压增高。(图 23-5)

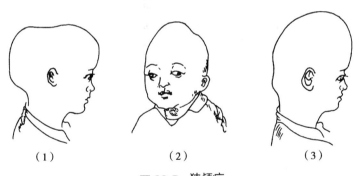

图 23-5　**狭颅症**
(1)舟状头　(2)塔状头　(3)扁头

2. **神经功能障碍和颅内压增高**　部分病儿可有智力低下,精神萎靡或易于激动。视力障碍较为常见,晚期发生视神经萎缩、视野缺损甚至失明。颅内高压症多不典型。

3. **眼部症状和合并畸形**　包括眼眶窄浅、眼球突出、眼距异常、斜视等。常合并身体其他部位畸形,如并指(趾)、腭裂、唇裂及脊柱裂等。

【诊断】　依据上述头部特征,一般不难诊断。颅骨 X 线平片发现骨缝过早消失,代之以融合处骨密度增高,并有脑回压迹增多、鞍背变薄等颅内压增高征象。三维 CT 可以多角度显示颅骨形态。

【治疗】　手术越早效果越好,生后 6 个月内预后较好。病儿一旦出现视神经萎缩和智力障碍等症状,即使施行手术,神经功能也已不易恢复。根据受累骨缝、病儿年龄,选择不同的手术方式,总的原则是切除骨化的颅缝,扩大颅腔,兼顾外形和神经发育的双重需要。

第五节 | 颅底陷入症

颅底陷入症（basilar invagination）又称颅底凹陷症，是指枕骨大孔周围的颅底骨质结构向颅内陷入，主要特征是枢椎齿突高于正常水平，向上突入枕骨大孔，导致枕骨大孔区前后径缩短和颅颈交界区狭窄，从而使延颈髓腹侧受压和局部神经受牵拉。颅底陷入症多系先天性发育畸形所致，常与扁平颅底（platybasia）、寰枢椎脱位、寰枕融合、小脑扁桃体下疝等畸形合并存在；亦可继发于骨软化症、Paget病和类风湿关节炎等疾病。

【临床表现】 婴幼儿颅底和颈椎骨化尚未完成，组织结构松而富于弹性，故此期常无临床症状。成年以后可因颅颈交界区失稳而逐渐出现延颈髓受压和邻近脑神经/脊神经受损症状，如共济失调、四肢和躯干运动感觉障碍、声音嘶哑、饮水呛咳、吞咽困难和呼吸抑制等。严重者可继发脑积水和脊髓空洞而出现相应的临床症状。颈项粗短、枕后发际较低、头部歪斜、面颊和耳廓不对称等特殊外观，也提示本病的可能。

【诊断】 在X线颅骨侧位片上，测量Chamberlain线（硬腭后缘与枕骨大孔后上缘连线，正常者枢椎齿突低于此线，若齿突高于此线3mm以上，即为颅底陷入症）和Boogaard角（颅前窝底与斜坡构成的颅底角，正常为115°～145°，大于145°即为扁平颅底）（图23-6）。头部CT颅底薄层扫描和三维重建可以很好地显示骨畸形。MRI能清楚地显示延髓、颈髓的受压部位和有无小脑扁桃体疝。

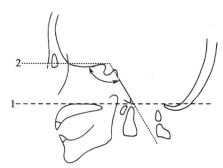

图23-6 颅骨X线侧位片
1. Chamberlain线　2. Boogaard角

【治疗】 颅底陷入症是否需要手术取决于有无临床症状及是否存在寰枢关节脱位。无明显临床症状者可暂不手术，观察随访；合并寰枢关节脱位者，因存在颅颈交界区失稳，临床症状往往出现较早且明显，需及时进行手术治疗。手术方式包括经后路枕下减压术和齿突复位（上下复位和前后复位）植骨融合术，必要时需先经前路（经口或经鼻）行齿突松解和/或切除，再经后路复位固定。

第六节 | 脊髓拴系综合征

脊髓拴系综合征（tethered cord syndrome，TCS）是指先天或后天等因素使脊髓或圆锥受牵拉，导致脊髓出现缺血、缺氧、神经组织变性等病理改变，引起腰骶部及腿部疼痛、运动及感觉障碍等一系列神经症状和体征。本病多见于婴幼儿和青少年，女性多于男性，进展缓慢。该病多发于腰骶髓，常引起圆锥异常低位。

【临床表现】

1. **腰骶部皮肤异常** 常有特征性的皮肤表现。90%病儿有皮下肿块，50%有皮肤窦道、脊膜膨出、血管瘤和多毛症。

2. **疼痛** 为最常见的症状。特点是无明显皮肤节段分布，可呈单侧或双侧放射痛。儿童的疼痛部位常在腰骶区，可向下肢放射。成人则分布广泛，可牵涉肛门直肠深部、臀中部、会阴部、下肢和腰背部等。

3. **膀胱和直肠功能障碍** 常同时出现。前者表现为遗尿、尿频、尿急、尿失禁或尿潴留，后者可表现为便秘或大便失禁。儿童以遗尿和尿失禁最多见。

4. **感觉功能障碍** 鞍区和下肢远端皮肤感觉麻木或减退，可合并皮肤溃疡。

5. **运动功能障碍** 常表现为单侧或双侧下肢进行性无力和行走困难。

6. 肌肉骨骼畸形　足畸形最常见,如双足不对称、高弓内翻足、鹰爪趾、营养不良性溃疡等。

【辅助检查】

1. **MRI**　是诊断最佳和首选的检查方法,可清楚显示脊髓圆锥的位置、形态及增粗的终丝,也可发现椎管内(外)脂肪瘤、畸胎瘤、脊髓空洞症、脊髓纵裂及其他畸形。

2. **CT**　可显示骨骼畸形、脊柱裂等。

3. **X 线平片**　目前主要用于了解有无脊柱侧凸和术前椎体定位。

4. **其他检查**　神经电生理检查、B 超和膀胱功能检查等,是诊断以及评估术后功能状态的手段。

【诊断】　需结合临床表现及放射学评估。疼痛范围广泛,不能用单根神经损害来解释;成人在出现症状前有明显的诱因;膀胱和直肠功能障碍,经常出现尿路感染;感觉运动障碍进行性加重;可有不同的先天性畸形,或有腰部手术史;MRI 和/或 CT 椎管造影发现脊髓圆锥位置异常和/或终丝增粗。部分病人早期症状隐匿,不易确诊(图 23-7)。

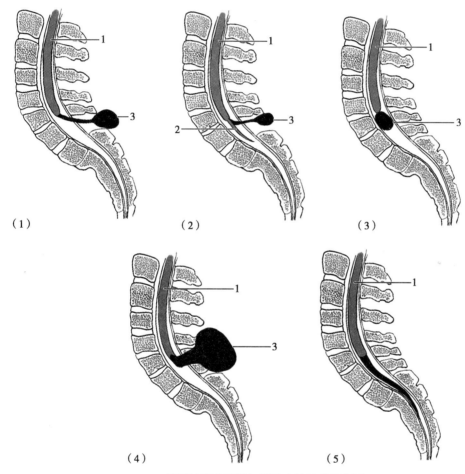

图 23-7　**脊髓拴系中圆锥与脂肪瘤的关系示意图**
(1)脂肪瘤通过纤维束与脊髓圆锥相连　(2)脂肪瘤通过纤维束与终丝相连　(3)脂肪瘤直
接与脊髓圆锥相连　(4)脂肪瘤穿过筋膜与脊髓圆锥相连　(5)终丝拉长增粗或脂肪瘤变
1. 脊髓　2. 终丝　3. 脂肪瘤

【治疗】　手术治疗是目前唯一有效的方法。手术目的是解除脊髓拴系和神经压迫、恢复局部的微循环、矫正合并的畸形、促进神经功能恢复。合并脂肪瘤的病人以松解拴系和减容为主,尽量切除肿瘤,减少脊髓损伤等并发症。手术越早效果越好,但术后可能出现再粘连、拴系复发,可再次手术治疗。

(周良学)

第二十四章 | 功能神经疾病

功能神经疾病主要包括癫痫、运动障碍性疾病（如帕金森病、原发性震颤等）、神经血管压迫综合征（如三叉神经痛、舌咽神经痛、偏侧面肌痉挛等）、意识障碍等可通过外科治疗的疾病。功能神经外科（functional neurosurgery）是神经外科的分支之一。

第一节 | 癫 痫

癫痫（epilepsy）是大脑神经元过度同步化放电，导致短暂脑功能障碍的神经系统疾病。约 1/3 的癫痫为药物难治性癫痫，需要手术治疗。通常将早于临床发作的致痫性电生理信号产生区域和其初级播散区域定义为致痫灶（epileptogenic zone，EZ）。频繁的癫痫发作造成的脑缺血、缺氧导致脑功能受损，因此癫痫手术目的不只限于控制癫痫，还有助于改善脑功能。

【手术适应证】 约 20% 的病人尽管服用抗癫痫药，但仍有癫痫发作，可以通过手术控制癫痫。手术适应证包括药物难治性癫痫，以及出现严重药物副作用者。

【术前评估】

1. 高分辨 MRI 和 CT 高分辨 MRI 对发现内侧颞叶硬化（MTS）的海马不对称，以及神经元发育异常（例如皮质发育不良，可造成癫痫发作）非常有效。此外，还可以发现肿瘤、动静脉畸形、海绵状血管畸形等。

2. 视频脑电监测 在脑电图设备基础上增加了视频设备，同步拍摄病人癫痫发作时的临床表现。

3. 正电子发射计算机断层扫描（PET） 当 MRI 及 EEG 不能定位时，可用 ^{18}F-氟代脱氧葡萄糖（^{18}F-FDG）PET 扫描，可发现在颞叶病灶同侧有代谢减低区。

4. 脑磁图（MEG） 有助于癫痫诊断，并可定位癫痫灶及脑皮质功能区。可用于术前手术规划。

【外科治疗】

1. 病灶切除 颞叶癫痫包括颞叶外侧型癫痫、海马硬化导致的颞叶内侧型癫痫等，可行前颞叶切除术或前颞叶加海马杏仁核切除术。除了颞叶癫痫灶切除术，额叶、顶叶、枕叶、岛叶皮质致痫灶切除也较常用，但手术效果不如颞叶癫痫可预测。

2. 癫痫大发作的外科治疗 胼胝体切开术可用来切断癫痫电活动的传导，减轻癫痫发作。对于严重、复杂的病人可采用此术式。

大脑半球或脑叶离断术只限于广泛的单侧癫痫活动的病人。手术有一定致残率，包括脑积水、无菌性脑膜炎和脑表面含铁血黄素沉积等。目前改良的大脑半球或脑叶离断术，切断与对侧半球或相邻脑区的联系纤维，阻断癫痫放电传导，保留脑叶的皮质和血管。

3. 神经调控手术 对致痫灶弥散而无法手术切除或位于重要功能区，切除手术致残概率极高的病人，可采用神经调控手术技术行姑息性治疗，如脑深部电刺激术、迷走神经电刺激术等，可以在一定程度上缓解癫痫发作。

第二节 | 帕金森病

帕金森病（Parkinson disease，PD）是以肌肉震颤、僵直、运动减少，以及自主神经功能障碍和姿势反射异常为特征的中枢神经系统慢性进展性疾病,发病率约(4.5～21)/10万。多见于中老年人,发病率随年龄的增长而增高,多在50～70岁发病。

【临床表现】 参见《神经病学》相关章节。

【外科治疗】

1. 手术适应证 诊断明确,症状明显,中度或重度帕金森病;药物治疗(包括多种药物)难以控制者;有明显药物毒性反应,如服用左旋多巴引起运动过多症者。

2. 手术方式 脑深部电刺激术(deep brain stimulation,DBS)通过立体定向方法进行精确定位,在脑内特定的靶点如丘脑核团(中央中核、前核和丘脑底核)、脑干、小脑、尾状核等处植入电极进行持续微电流刺激,从而改变相应核团兴奋性以达到改善和控制中枢神经系统疾病的一种安全、有效、可逆的神经外科新疗法。

第三节 | 原发性震颤

原发性震颤(essential tremor,ET)又称特发性震颤、家族性震颤,是一种常染色体显性遗传病,常有家族史。临床主要表现为上肢不可控震颤,可累及头颈、面部、下颌和舌等,严重影响病人的生活质量。

药物治疗效果不佳的病人可行外科治疗。丘脑深部电刺激(DBS)将电极植入特定的核团治疗,相对无创、安全和可调控,为主要选择。此外,也可选择立体定向丘脑腹中间核(VIM)核团毁损术。

第四节 | 神经血管压迫综合征

【概述】 神经血管压迫综合征(neurovascular compression syndrome,NVCS)由血管直接与脑神经接触,直接压迫或由动脉搏动引起。神经血管压迫综合征主要包括三叉神经痛、面肌痉挛、舌咽神经痛等。

1. 三叉神经痛 原发性三叉神经痛(trigeminal neuralgia,TN)是最常见的神经性疼痛之一。神经系统查体可有轻度感觉丧失。老年人多见。临床表现为短暂的、反复发作的、电击样剧痛,分布于一侧三叉神经的一支或多支分布区。半数以上的病人有固定的疼痛引发点,又称扳机点。疼痛多位于单侧,可长期固定于某一支,以第二、第三支多见。

大多数病人发病初期用卡马西平能较好地控制疼痛。随着病情的发展,逐渐产生耐受性,效果变差,需手术治疗。

2. 面肌痉挛(hemifacial spasm,HFS) 是发生于单侧面神经支配区域,间歇发作、无痛、不自主的痉挛性的肌肉收缩,多局限于上面部或下面部,可伴有过度流泪。好发于中老年人,女性略多于男性,但发病年龄有年轻化的趋势。神经系统检查多无阳性体征。本病缓慢进展,极少自愈。

面肌痉挛最常见的责任血管是小脑前下动脉(AICA),其他可能的血管包括延长的小脑后下动脉(PICA)、小脑上动脉(SCA),以及迂曲的椎动脉、耳蜗动脉、延长扩张的基底动脉等。颅后窝MRI检查可以排除肿瘤或动静脉畸形。

药物治疗包括卡马西平、奥卡西平以及肉毒毒素注射等,常用于发病初期、无法耐受手术或者拒绝手术者,以及作为手术后症状不能缓解者的辅助治疗。

3. 舌咽神经痛 表现为舌咽神经和迷走神经分布区的严重的撕裂样疼痛,最常累及咽喉和舌底,放射至耳部及下颌后部,偶尔也到颈部,偶伴泌涎和咳嗽。男性多于女性,通常在40岁后发病。药物治疗包括口服卡马西平、苯妥英钠等,药物常在数月或数年后逐渐失去效果,需手术治疗。

【外科治疗】 手术治疗方式主要包括微血管减压术(microvascular decompression,MVD)和神经毁损手术两类。

微血管减压术效果明显,80%～90% 的三叉神经痛术后疼痛消失或控制满意,面肌痉挛的手术有效率达 92%。

神经毁损手术主要包括经皮穿刺射频热凝毁损术(percutaneous radiofrequency thermocoagulation)和三叉神经节球囊压迫术(balloon compression of trigeminal ganglion)等,适用于年老体弱或无法耐受微血管减压术的病人。

第五节 | 脑机接口与脑功能修复

进入 21 世纪,脑机接口(brain-computer interface,BCI)的临床试验研究不断取得突破性进展。BCI 是在大脑与外部环境之间建立一种不依赖于外周神经和肌肉的交流与控制通道,从而实现大脑与外部设备的直接交互。脑机接口技术是神经外科和医学工程学相互交叉的重要领域,为严重脑神经损伤病人脑功能修复开拓了一条有效的外科治疗新路。

【脑机接口类型】 脑机接口系统的组成主要包括信号采集输入、交互范式、特征编解码和输出反馈模块。依据信号输入方式可以分为侵入式和非侵入式脑机接口;依据交互范式可以分为主动式、反应式和被动式脑机接口;依据信号编解码模式可以分为单模态和多模态脑机接口;依据反馈方式可以分为单向和双向脑机接口。

【脑功能修复】 脑机接口技术将改变神经康复的理念,为脑认知功能损伤、意识障碍、偏瘫、截瘫病人脑功能修复开拓一条新途径。脑机接口技术在各类脑与脊髓功能性疾病中的诊疗用途,可以分为监测识别、交流控制、康复训练和神经调控四个主要的方向。

不同的神经疾病需要脑机接口技术辅助的方式不同。例如:对卒中或脊髓损伤后重度运动功能障碍的病人,需要实现对外部辅助工具和智能环境的控制;而对卒中后丧失言语功能的病人,以及肌肉侧索硬化等病人需要进行交流意图的输出重建;对有意识障碍的病人还特别需要识别其是否存在残留的交流和运动意图。同时,不同的神经系统疾病可能诱发共性的感知觉缺陷以及运动、认知和言语等功能障碍,脑机接口技术可针对不同的功能损伤提供不同方面的辅助。

(赵继宗)

本章思维导图

第四篇
颈部与乳腺外科疾病

第二十五章 | 颈部疾病

第一节 | 甲状腺疾病

一、解剖生理概要

甲状腺是人体最大的内分泌腺,由左、右两个侧叶和峡部构成,峡部时有锥状叶与舌骨相连。侧叶位于喉与气管的两侧,下极多位于第5~6气管软骨环之间,峡部多位于第2~4气管软骨环的前方(图25-1)。甲状腺侧叶的背面有甲状旁腺,内侧毗邻喉、咽、食管(图25-2)。

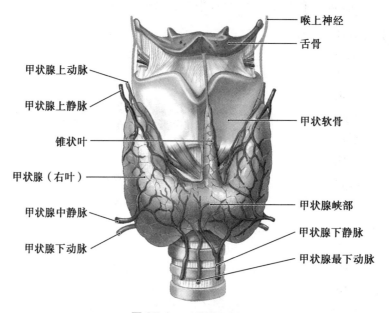

图 25-1 甲状腺正面观

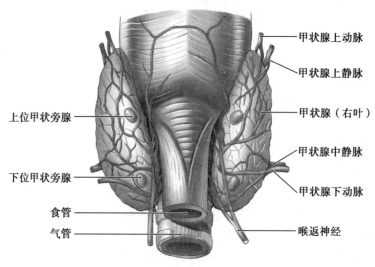

图 25-2 甲状腺背面观

甲状腺由内、外两层被膜包裹,内层被膜很薄,紧贴腺体称为甲状腺固有被膜;外层被膜为气管前筋膜的延续,包绕并固定甲状腺于气管和环状软骨上,又称甲状腺外科被膜。在内、外层被膜之间有疏松的结缔组织、甲状旁腺和喉返神经经过,甲状腺手术时应在此两层被膜之间进行,紧贴固有被膜进行分离有利于保护甲状旁腺和喉返神经。

甲状腺的血供非常丰富,主要源于甲状腺上动脉(颈外动脉的分支)和甲状腺下动脉(甲状颈干的分支),偶有甲状腺最下动脉(<5%)。甲状腺上、下动脉的分支之间,以及甲状腺上、下动脉分支与咽喉、气管、食管的动脉分支之间,都有广泛的吻合支相互交通,故在手术时,虽将上、下动脉全部结扎,甲状腺残留部分仍有血液供应。甲状腺丰富的毛细血管网汇合成甲状腺上、中和下静脉,上、中静脉汇入颈内静脉,下静脉通常汇入无名静脉。

甲状腺内淋巴管网极为丰富,逐渐向甲状腺固有被膜下集中,形成集合管,然后伴行或不伴行周边静脉引出甲状腺,汇入颈部淋巴结。颈部淋巴结分七区(图25-3):Ⅰ区,颏下(ⅠA)和颌下(ⅠB)淋巴结,ⅠA区位于双侧二腹肌前腹和舌骨围成的区域内,ⅠB区位于二腹肌前、后腹和下颌骨下缘围成的区域内;Ⅱ区,颈内静脉淋巴结上组,上至二腹肌后腹,下至舌骨体下缘水平;Ⅲ区,颈内静脉淋巴结中组,上至舌骨体下缘水平,下至环状软骨下缘水平;Ⅳ区,颈内静脉淋巴结下组,环状软骨下缘水平到锁骨上缘;Ⅴ区,颈后三角区淋巴结,前界为胸锁乳突肌后缘,后界为斜方肌

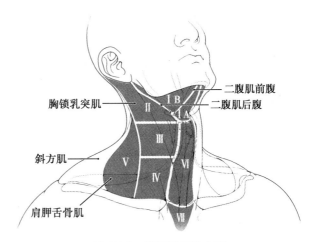

图 25-3　颈部淋巴结分区

前缘,下界为锁骨上缘;Ⅵ区(中央区),包括喉前、气管前、气管旁和气管食管沟内的淋巴结,上至舌骨,下至胸骨上切迹,外界为颈总动脉内缘;Ⅶ区,为Ⅵ区淋巴结向下方的延续,上界为胸骨上切迹,下界为无名动脉上缘。

喉返神经来自迷走神经,走行在气管食管沟内,多在甲状腺下动脉的分支间穿过,支配声带运动。喉上神经亦来自迷走神经,分为内支(感觉支)和外支(运动支)。内支分布在喉黏膜上,支配声门上方咽部的感觉;外支支配环甲肌,使声带紧张。

甲状腺的功能是合成、贮存和分泌甲状腺素。甲状腺素的主要作用是加快组织氧化及产热作用和促进人体的生长发育等。主要的调节机制包括下丘脑-垂体-甲状腺轴控制系统和甲状腺腺体内的自身调节系统。

二、单纯性甲状腺肿

单纯性甲状腺肿是某些原因导致体内的甲状腺素水平降低,促甲状腺激素(TSH)反馈性分泌过多,致使甲状腺代偿性肿大,可表现为弥漫性或结节性改变。

【病因】

1. 甲状腺素原料(碘)缺乏　环境缺碘是引起单纯性甲状腺肿(simple goiter)的主要原因。部分地域的居民因饮水和食物中含碘量不足而患此病较多,故又称"地方性甲状腺肿"(endemic goiter)。由于碘的摄入不足,无法合成足够量的甲状腺素,会反馈性地引起垂体TSH分泌增多并刺激甲状腺增生和代偿性肿大。初期,因缺碘时间较短,增生、扩张的滤泡较为均匀地散布在腺体各部,形成弥漫性甲状腺肿。随着缺碘时间延长,病变继续发展,扩张的滤泡便聚集成单个或多个结节,形成结节性甲状腺肿(nodular goiter)。当结节因血液供应不良发生退行性变时,还可引起囊肿或纤维化、钙化等改变。补充加碘盐已成为地方性甲状腺肿重要的预防措施。

2. 甲状腺素需要量增高 青春期、妊娠期或绝经期时,由于对甲状腺素的生理需要量暂时性增高,有时也可发生轻度弥漫性甲状腺肿,即生理性甲状腺肿,常在成年或妊娠后自行缩小。

3. 甲状腺素合成和分泌障碍 如服用某些药物(如硫脲类)、先天缺乏合成甲状腺素的酶等。

【临床表现】 女性多见,一般无全身症状。甲状腺呈不同程度的肿大,随吞咽上下活动。病程早期,甲状腺呈对称、弥漫性肿大,腺体表面光滑,质地柔软。随后,在肿大腺体的一侧或两侧可扪及单个(或多个)结节,通常存在多年,增长缓慢。当囊性结节并发囊内出血时,可引起结节迅速增大,有时伴颈部疼痛不适。

甲状腺不同程度的肿大和肿大后对周围器官的压迫症状是本病主要的临床表现,可表现为压迫气管、食管和喉返神经。气管受压会出现气管弯曲、移位和气道狭窄,影响呼吸,甚至出现呼吸困难,过久还可使气管软骨变性、软化;喉返神经受压会引起声音嘶哑;食管受压可出现吞咽异物感甚至吞咽困难。甲状腺肿向胸骨后延伸生长形成胸骨后甲状腺肿,还可能压迫颈深部大静脉,引起头颈部静脉回流障碍,出现面部青紫、肿胀及颈胸部表浅静脉怒张等症状。

此外,结节性甲状腺肿还可继发甲亢,也可发生恶变。

【诊断】 根据地方流行性和肿物随吞咽上下活动的特点,可作出地方性甲状腺肿的诊断。所有病人均应行甲状腺功能和颈部超声检查,明确甲状腺功能是否异常及甲状腺肿的特征和程度。

【治疗】

1. 生理性甲状腺肿可不给予药物治疗,宜多食含碘丰富的食物。

2. 对 20 岁以下的弥漫性单纯性甲状腺肿病人可给予小剂量左甲状腺素钠片,以抑制 TSH 分泌,缓解甲状腺的增生和肿大。

3. 有以下情况时,应及时行手术治疗:①因气管、食管或喉返神经受压引起临床症状者;②胸骨后甲状腺肿;③巨大甲状腺肿影响生活和工作者;④结节性甲状腺肿继发甲状腺功能亢进者;⑤结节性甲状腺肿怀疑或证实有恶变者。

4. 手术方式 根据病变范围的不同,可选择甲状腺腺叶部分或腺叶切除术、甲状腺次全切除术或甲状腺近全/全切除术。

三、甲状腺功能亢进的外科治疗

甲状腺功能亢进(hyperthyroidism,简称甲亢)是由各种原因引起循环中甲状腺素异常增多而出现以全身代谢亢进为主要特征的疾病总称,分为原发性、继发性和高功能腺瘤三类。①原发性甲亢最常见,是指在甲状腺肿大的同时,出现甲亢症状。病人年龄多在 20~40 岁之间,表现为双侧腺体弥漫性、对称性肿大,常伴有眼球突出,故又称“突眼性甲状腺肿”(exophthalmic goiter)。②继发性甲亢较少见,如继发于结节性甲状腺肿的甲亢,病人先有结节性甲状腺肿多年,后续才出现甲亢症状。发病年龄多在 40 岁以上。腺体呈结节性肿大,多不对称,无突眼,易发生心肌损害。③高功能腺瘤少见,腺体内有单个或多个自主性高功能结节,无突眼,结节周围的甲状腺组织呈正常或萎缩性改变。

【病因】 病因尚未完全明确,原发性甲亢多认为是一种自身免疫性疾病,继发性甲亢和高功能腺瘤可能与结节本身的分泌紊乱有关。

【临床表现】 包括甲状腺肿大、性情急躁、易激动、失眠、双手颤动、怕热、多汗、皮肤潮湿、食欲亢进却消瘦、体重减轻、心悸、脉快有力(脉率常在 100 次/分以上,休息及睡眠时仍快)、脉压增大(主要因收缩压升高)、内分泌紊乱(如月经失调)以及无力、易疲劳等。其中脉率增快及脉压增大尤为重要,可作为判断病情程度和治疗效果的重要指标。

【诊断】 主要依靠临床表现,并结合辅助检查,常用的辅助检查方法如下:

1. 血清 TSH、T_3 及 T_4 测定 TSH 是筛查甲亢的第一线指标,具有较高的特异度。甲亢早期,T_3 上升往往较早、较快,而 T_4 上升较缓,因此 T_4 测定对早期甲亢的诊断意义不大。而游离 T_3(FT_3)和游离 T_4(FT_4)不受甲状腺素结合球蛋白的影响,直接反映甲状腺的功能状态,是临床诊断甲亢的主要指标。

2. 甲状腺摄 ^{131}I 率测定 正常甲状腺 24 小时内摄取的 ^{131}I 量为人体总量的 30%~40%。如果 2 小时内甲状腺摄 ^{131}I 量超过人体总量的 25%,或在 24 小时内超过 50%,且吸 ^{131}I 高峰提前出现,均可诊断甲亢。

3. 基础代谢率测定 可根据脉压和脉率计算,或用基础代谢率测定器测定。后者较可靠,但前者简便。测定基础代谢率要在完全安静、空腹时进行。常用计算公式为:基础代谢率 =(脉率 + 脉压)－ 111。正常值为 ±10%,+20%~30% 为轻度甲亢,+30%~60% 为中度,+60% 以上为重度。

【**手术治疗**】 手术是治疗甲亢的主要方法之一,可以快速有效地治疗甲亢,但有一定的手术并发症发生率,须严格把握手术指征和禁忌证。

1. 手术指征 ①继发性甲亢或高功能腺瘤;②中度及中度以上的原发性甲亢;③腺体较大且伴有压迫症状,或胸骨后甲状腺肿等类型甲亢;④抗甲状腺药物或 ^{131}I 治疗后复发或坚持长期用药有困难;⑤怀疑或证实合并甲状腺恶性肿瘤。

老年病人或有严重器质性疾病不能耐受手术为手术绝对禁忌证,而妊娠早、晚期为手术相对禁忌证。

2. 手术方式 目前手术方式包括双侧甲状腺次全切除、双侧甲状腺近全切除或全甲状腺切除术。甲状腺近全或全切除术可消除持续或复发性甲亢的可能,是目前原发性甲亢的推荐术式,应由经验丰富的外科医生实施,术中注意保护喉返神经和甲状旁腺。

3. 术前准备 为避免甲亢病人在基础代谢率高的情况下进行手术的危险,术前应采取充分且完善的准备以保证手术顺利进行和预防术后并发症的发生。

(1)一般准备:对精神过度紧张或失眠者可适当应用镇静药和催眠药以消除病人的恐惧心理。心率过快者,可口服普萘洛尔。发生心力衰竭者,应予以洋地黄制剂。

(2)术前检查:除全面的体格检查和必要的生化检查外,还应包括:①颈部 X 线或 CT 检查,了解有无气管受压或移位;②心电图和心脏超声检查,了解有无心律失常和心力衰竭;③喉镜检查,确定声带功能;④测定基础代谢率,了解甲亢程度,选择手术时机。

(3)药物准备:是术前准备的重要环节。

1)抗甲状腺药物加碘剂:甲亢病人均应在术前服用抗甲状腺药物(过敏或不能耐受者除外),待甲亢症状得到基本控制后,改服 2 周碘剂,再进行手术。碘剂仅适用于原发性甲亢,继发性甲亢和高功能腺瘤术前不常规推荐使用碘剂。由于抗甲状腺药物能导致甲状腺肿大和动脉性充血,手术时易发生出血。因此,服用抗甲状腺药物后需加用碘剂 2 周,待甲状腺缩小变硬、动脉性充血减轻后手术。此法安全可靠,但准备时间较长。

常用的碘剂是复方碘化钾溶液(Lugol 液,含碘量为 8mg/滴),每日 3 次,从每次 3 滴开始,以后逐日每次增加一滴,至每次 16 滴为止,然后维持此剂量,以两周为宜。但由于碘剂只抑制甲状腺素释放,而不抑制其合成,因此一旦停服碘剂,贮存于甲状腺滤泡内的甲状腺球蛋白就会大量分解,甲亢症状可重新出现,甚至更严重。因此,凡不准备施行手术者,不要服用碘剂。

2)单用抗甲状腺药物:适用于继发性甲亢和高功能腺瘤病人。术前应用抗甲状腺药物将甲状腺功能控制到正常再手术。

3)β 受体拮抗剂:适用于没有条件服用碘剂、抗甲状腺药物过敏,或甲状腺功能虽正常,但合并心动过速且无禁忌证的病人,术后逐渐停药。此外,术前不用阿托品,以免引起心动过速。

4. 手术和术后注意事项

(1)麻醉:通常采用气管内插管全身麻醉。

(2)手术:操作应轻柔、细致,认真止血,注意保护甲状旁腺和喉返神经。

(3)术后观察和护理:术后当日应密切关注病人呼吸、体温、脉搏、血压的变化,警惕甲状腺危象的发生。如脉率过快、体温升高应充分重视。病人采取半卧位,以利呼吸和引流切口内积血。帮助病人及时排出痰液,保持呼吸道通畅。此外,对于行双侧甲状腺次全切除术的病人,术后要继续服用复方碘化钾溶液,每日 3 次,每次 10 滴,共 1 周左右;或由每日 3 次,每次 16 滴开始,逐日每次减少 1 滴,7～10 日后停用。

5. 手术的主要并发症

(1)术后呼吸困难和窒息:是术后最严重的并发症,多发生在术后 48 小时内,如不及时发现、处理,可危及生命。常见原因为:①出血及血肿压迫气管,多发生于术后 24 小时内;②喉头水肿,主要是手术创伤所致,也可由气管内插管引起;③气管塌陷,是气管壁长期受肿大甲状腺压迫,发生软化,切除腺体后软化的气管壁失去支撑的结果;④双侧喉返神经损伤。

(2)喉返神经损伤:大多数是因手术损伤,如误夹、牵拉、切断或缝扎所致,少数也可由血肿压迫或瘢痕组织牵拉引起,可分为暂时性和永久性两种。挫夹、牵拉、血肿压迫所致多为暂时性的,经理疗等及时处理后,一般在 3～6 个月内逐渐恢复。而切断、缝扎引起者属永久性损伤。由于手术切断、缝扎等直接损伤喉返神经者,术中或术后立即出现症状。而因瘢痕组织牵拉等所致者,则可在术后数日才出现症状。一侧喉返神经损伤,大都引起声音嘶哑。双侧喉返神经损伤可导致失音或严重的呼吸困难,甚至窒息,必要时需立即行气管切开。术中神经监测技术可帮助术中减少喉返神经损伤。

(3)喉上神经损伤:外支损伤常见,多发生于处理甲状腺上极时,为分离不仔细而将神经与周围组织一同大束结扎所致。外支损伤会使环甲肌瘫痪,引起声带松弛,音调降低。内支损伤,则喉黏膜感觉丧失,进食特别是饮水时,容易误咽发生呛咳。一般经理疗后可自行恢复。

(4)甲状旁腺功能减退:手术时误切或挫伤甲状旁腺、血供受损等均可引起甲状旁腺功能减退,导致术后发生低钙血症,其发生率与手术范围、手术次数等因素有关。表现为神经肌肉的应激性增高,多在术后 1～3 天出现症状。起初多数病人只有肢端及口周的针刺样麻木感或强直感,严重者可出现面肌和手足伴有疼痛的持续性痉挛,更严重者可发生喉和膈肌痉挛,引起窒息死亡。手术时,避免损伤甲状旁腺,切下标本后立即检查有无甲状旁腺误切,发现后立即移植到胸锁乳突肌内,均是避免此并发症发生的关键。

低钙血症的治疗:补充钙剂是最常用的治疗措施,口服补钙方案为每次 500～1 000mg 元素钙,每日 2～3 次,之后根据有无症状、是否达到目标血钙调整剂量;症状较重或长期不能恢复者,可加服骨化三醇,以促进钙在肠道内的吸收。若仍出现严重低钙血症,如发生手足搐搦,可予以静脉补钙,10% 葡萄糖酸钙溶液 10～20ml 缓慢静脉推注是最快速有效和最容易耐受的升血钙的方法。

(5)甲状腺危象:是甲亢术后的严重并发症,是甲状腺素过量释放引起的暴发性肾上腺素能兴奋现象。临床观察发现,危象发生与术前准备不足、甲亢症状未能很好控制及手术应激有关,充分的术前准备和轻柔的手术操作是预防的关键。多发生于术后 12～36 小时,起病急、发展快。主要表现为:高热(>39℃)、脉快(>120 次/分),同时合并神经、循环及消化系统严重功能紊乱,如烦躁、谵妄、大汗、呕吐、水泻等。若不及时处理,可迅速发展至虚脱、昏迷、休克甚至死亡,死亡率约 8%～25%。

治疗包括:

1)一般治疗:应用镇静药、降温、充分供氧、补充能量,维持水、电解质及酸碱平衡等。镇静药常用苯巴比妥钠 100mg;降温可用退热剂、冬眠药物和物理降温等综合方法,保持体温在 37℃ 左右;静脉输入大量葡萄糖溶液补充能量。

2)药物治疗:抗甲状腺药物(如丙硫氧嘧啶)、碘剂(复方碘化钾或饱和碘化钾溶液)、β 受体拮抗剂(如普萘洛尔)以及肾上腺皮质激素(如氢化可的松)等。

四、甲状腺炎

(一)亚急性甲状腺炎(subacute thyroiditis) 又称 De Quervain 甲状腺炎或巨细胞性甲状腺炎。多见于 30～40 岁女性。常继发于病毒性上呼吸道感染,是颈前肿胀和甲状腺疼痛的常见原因。组织切片上可见白细胞、淋巴细胞及异物巨细胞浸润,并在病变滤泡周围出现巨细胞性肉芽肿。

【临床表现】 多表现为甲状腺突然肿胀、发硬及颈前疼痛,并向病侧耳颞处放射。常始于一侧甲状腺,很快向腺体其他部位扩散。病人可有发热、血沉增快。病程约 3 个月,愈后甲状腺功能多不减退。

【诊断】 发病前 1~2 周有上呼吸道感染史,病后 1 周内因部分滤泡细胞破坏可表现为基础代谢率略升高,血清 T_3、T_4 升高,但甲状腺摄 ^{131}I 量显著降低(分离现象)和泼尼松试验治疗有效有助于诊断,细针抽吸活检若发现特征性细胞可作出明确诊断。

【治疗】 本病为自限性疾病,预后良好。轻型病人可仅应用非甾体抗炎药,较重病人可给予泼尼松治疗 1~2 个月。停药后若复发可予以放射治疗,效果较持久。抗生素无效。

(二)慢性淋巴细胞性甲状腺炎(chronic lymphocytic thyroiditis) 又称桥本(Hashimoto)甲状腺炎,多见于 30~50 岁女性,是一种自身免疫性疾病,也是甲状腺功能减退(简称甲减)常见的原因。组织学表现为甲状腺滤泡结构广泛地被淋巴细胞和浆细胞浸润,并形成淋巴滤泡及生发中心。

【临床表现】 多为无痛性弥漫性甲状腺肿,对称、质硬、表面光滑,早期多无临床表现,病程后期可出现甲状腺功能减退表现,较大腺肿可有压迫症状。

【诊断】 甲状腺肿大、摄 ^{131}I 量减少,结合血清甲状腺过氧化物酶抗体(TPOAb)和/或甲状腺球蛋白抗体(TgAb)水平升高可协助诊断。疑难时,可行细针抽吸活检以确诊。

【治疗】 多不需要治疗,可随访观察。若存在临床甲减或亚临床甲减,可长期服用左甲状腺素钠片治疗。有压迫症状、疑有恶变者可考虑手术。

五、甲状腺腺瘤

甲状腺腺瘤(thyroid adenoma)是最常见的甲状腺良性肿瘤,常见于 40 岁以下女性,包括滤泡、具有乳头状结构的滤泡及嗜酸细胞腺瘤,其中甲状腺滤泡腺瘤多见。

【临床表现】 颈部出现圆形或椭圆形结节,多为单发,稍硬,表面光滑,生长缓慢,无压痛,随吞咽上下活动,病人大多无任何症状。腺瘤发生囊性变且因囊壁血管破裂发生囊内出血时,可在短期内迅速增大,局部出现胀痛。

【治疗】 因甲状腺腺瘤有引起甲亢和发生恶变的可能,故应早期行病侧甲状腺腺叶或部分(腺瘤小)切除,切除标本须立即行冰冻切片检查,但甲状腺腺瘤和滤泡状癌的鉴别需术后对标本充分取材后确认。

六、甲状腺癌

甲状腺癌(thyroid carcinoma)是最常见的内分泌系统恶性肿瘤,约占全身恶性肿瘤的 1%,发病率近年来呈上升趋势。

【病理】

1. 乳头状癌 是成人及儿童甲状腺癌最常见的病理类型,多见于 30~50 岁女性。此型分化好,恶性程度低。虽常有多中心病灶,且较早便出现颈淋巴结转移,但预后较好。

2. 滤泡状癌 多见于 40~60 岁女性。肿瘤生长较快,且有血管侵犯倾向。颈淋巴结转移仅占 10%,但易经血行转移到肺、骨等器官,预后不如乳头状癌。

乳头状癌、滤泡状癌统称为分化型甲状腺癌,约占成人甲状腺癌的 90% 以上。

3. 髓样癌 来源于滤泡旁细胞(C 细胞),可分泌降钙素。恶性程度中等,可有颈淋巴结转移和血行转移,预后不如分化型甲状腺癌,但较未分化癌好。

4. 未分化癌 多见于 70 岁左右老年人。发展迅速,高度恶性,约 50% 早期便有颈淋巴结转移,易侵犯周围器官,并发生肺、骨等远处转移。预后很差,平均存活 3~6 个月,一年生存率仅 5%~15%。

【临床表现】 初期多表现为无症状结节,多数病人在体检时无意发现,少数以颈淋巴结肿大为首要表现就诊。随着病程进展,肿物常可压迫或侵犯气管、食管、神经等,出现呼吸障碍、吞咽障碍、声音嘶哑等症状。晚期可转移到肺、骨等器官,出现相应的临床表现。有少部分病人甲状腺肿大不明显,而因转移灶就医时,应想到甲状腺癌的可能。

髓样癌除有颈部肿物外,因其能产生降钙素、前列腺素、5-羟色胺等,病人可有腹泻、面部潮红和多汗等表现。

【诊断】 颈部超声是重要的辅助检查手段之一。细针抽吸活检是甲状腺结节或可疑淋巴结术前诊断的重要方法。若甲状腺肿物质硬、固定,或有颈淋巴结肿大,或存在多年的甲状腺肿物在短期内迅速增大,均应怀疑为甲状腺癌。此外,血清降钙素测定可协助诊断髓样癌。

【临床分期】 2017 年美国癌症联合委员会(AJCC)在甲状腺癌 TNM 分期中,更注重肿瘤浸润程度、病理组织学类型及年龄(表 25-1)。

表 25-1　甲状腺癌的临床分期

分期	分化型甲状腺癌		髓样癌(所有年龄)	未分化癌(所有年龄)
	<55 岁	≥55 岁		
Ⅰ期	TNM_0	$T_{1\sim2}N_{0/X}M_0$	$T_1N_0M_0$	
Ⅱ期	TNM_1	$T_{1\sim2}N_1M_0$ $T_{3a}/T_{3b}NM_0$	$T_{2\sim3}N_0M_0$	
Ⅲ期		$T_{4a}NM_0$	$T_{1\sim3}N_{1a}M_0$	
ⅣA 期		$T_{4b}NM_0$	$T_{1\sim3}N_{1b}M_0$ $T_{4a}NM_0$	$T_{1\sim3a}N_{0/X}M_0$
ⅣB 期		TNM_1	$T_{4b}NM_0$	$T_{1\sim3a}N_1M_0$ $T_{3b\sim4}NM_0$
ⅣC 期			TNM_1	TNM_1

T:原发肿瘤。

T_X　原发肿瘤不能评估。

T_0　没有原发肿瘤证据。

T_1　肿瘤最大径≤2cm,且在甲状腺内。

　T_{1a}　肿瘤最大径≤1cm,且在甲状腺内。

　T_{1b}　肿瘤最大径>1cm 且≤2cm,在甲状腺内。

T_2　肿瘤最大径>2cm 且≤4cm,且在甲状腺内。

T_3　肿瘤最大径>4cm,且在甲状腺内;或任何大小的肿瘤伴有肉眼可见的腺外侵犯且只侵犯带状肌。

　T_{3a}　肿瘤最大径>4cm,且在甲状腺内。

　T_{3b}　任何大小的肿瘤伴有肉眼可见的侵犯带状肌的腺外侵犯(包括侵犯胸骨舌骨肌、胸骨甲状肌、甲状舌骨肌、肩胛舌骨肌)。

T_4　肉眼可见的腺外侵犯且范围超出带状肌。

　T_{4a}　任何大小的肿瘤伴肉眼可见的腺外侵犯累及皮下软组织、喉、气管、食管、喉返神经。

　T_{4b}　任何大小的肿瘤伴肉眼可见的腺外侵犯累及椎前筋膜或包绕颈动脉或纵隔血管。

N:区域淋巴结。

N_X　区域淋巴结不能评估。

N_0　无证据表明存在区域淋巴结转移。

N_1　区域淋巴结转移。

　N_{1a}　Ⅵ区和Ⅶ区淋巴结转移(气管前、气管旁、喉前/Delphian 淋巴结、上纵隔淋巴结),可为单侧或双侧。

　N_{1b}　单侧、双侧或对侧的侧颈部淋巴结转移(Ⅰ、Ⅱ、Ⅲ、Ⅳ或Ⅴ区)或咽后淋巴结转移。

M:远处转移。

M_0　无远处转移。

M_1　有远处转移。

此外,对于分化型甲状腺癌这类进展相对缓慢、病人生存期长的恶性肿瘤,美国甲状腺协会根据手术获得的临床病理特征提出了初始复发风险分层,分为低、中和高危三层,以指导术后的临床决策。

【治疗】 除未分化癌以外,手术是其他各型甲状腺癌的基本治疗方法,并辅以 TSH 抑制、放射性核素及外放射等治疗方法。

1. **手术治疗** 手术是治疗甲状腺癌的重要手段之一。根据肿瘤的病理类型和侵犯范围不同,其术式也不同。甲状腺癌的手术治疗包括甲状腺本身的切除以及颈淋巴结清扫。

分化型甲状腺癌甲状腺的切除范围目前虽有争议,但最小范围为腺叶(加峡部)(图 25-4)切除已达成共识。诊断明确的分化型甲状腺癌,有以下任何一条指征者建议行甲状腺全切(图 25-5)或近全切:①有颈部放射史;②已有远处转移;③双侧癌结节;④肉眼可见的甲状腺腺外侵犯;⑤肿瘤直径>4cm;⑥预后不良的病理亚型,如高细胞型、柱状细胞型等;⑦双侧颈多发淋巴结转移。仅对满足以下所有条件者建议行腺叶(加峡部)切除:①无颈部放射史;②无远处转移;③无甲状腺腺外侵犯;④无其他不良病理亚型;⑤无明显临床淋巴结转移;⑥肿瘤直径<1cm。若肿瘤直径在 1~4cm,应充分评估是否具有相对的高危因素并结合病人意愿决定手术方式。手术是治疗髓样癌最有效的手段,多主张甲状腺全切或近全切。

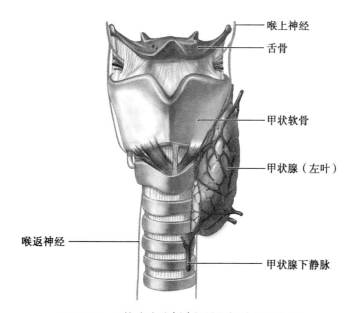

喉上神经
舌骨
甲状软骨
甲状腺(左叶)
喉返神经
甲状腺下静脉

图 25-4 甲状腺腺叶(右)加峡部切除后示意图

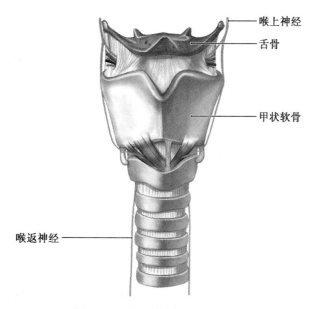

喉上神经
舌骨
甲状软骨
喉返神经

图 25-5 全甲状腺切除后示意图

颈淋巴结清扫的范围同样有争议，但对于所有分化型甲状腺癌病人，术中在有效保护甲状旁腺和喉返神经的情况下，至少行病灶同侧中央区淋巴结清扫术在国内已达成共识，中央区清扫既清扫了甲状腺癌最易转移的区域，又有助于临床分期、指导治疗和减少再次手术的并发症。一般不做预防性侧颈淋巴结清扫术，仅对术前穿刺病理证实、影像学怀疑或术中冰冻病理证实的侧颈淋巴结转移的病人行治疗性侧颈淋巴结清扫术，没有器官受累时通常行改良型侧颈淋巴结清扫术（Ⅱ～Ⅴ区），即指保留胸锁乳突肌、颈内静脉及副神经的侧颈淋巴结清扫。

2. TSH 抑制治疗 指分化型甲状腺癌术后应用甲状腺激素抑制 TSH 分泌从而抑制癌组织的生长。其最佳目标值应满足：既能降低肿瘤的复发率、转移率和相关病死率，又能减少外源性亚临床甲亢导致的不良反应。对于不同复发风险的病人，采取不同程度的 TSH 抑制治疗，并结合病人抑制治疗的不良反应风险来调整药物剂量和疗程长短，即双风险评估。一般来说，初治期复发风险分层为高危的病人，TSH 需抑制在 0.1mU/L 以下，中危病人 TSH 需抑制在 0.1～0.5mU/L，低危病人 TSH 需抑制在 0.5～2mU/L，再根据病人抑制治疗的不良反应风险和疗效评估进行动态调整。建议中高危病人终身抑制，低危病人抑制治疗 5～10 年，之后改为替代治疗。

3. 放射性核素治疗 甲状腺组织和分化型甲状腺癌细胞均具有摄 ^{131}I 功能，利用 ^{131}I 发射出的 β 射线的电离辐射生物效应可破坏残余甲状腺组织和癌细胞，从而达到治疗目的。^{131}I 治疗的目的包括清甲治疗（清除甲状腺癌术后残留甲状腺组织）、辅助治疗（清除术后影像学无法证实的可能存在的转移或残留病灶）和清灶治疗（治疗术后已证实的、无法手术切除的局部或远处转移灶）。清除残留甲状腺组织可降低复发及转移的可能性，残留甲状腺组织完全清除后，TSH 升高可促使转移灶摄碘能力增强，有利于 ^{131}I 显像发现及治疗转移灶。

4. 外放射治疗 主要用于甲状腺未分化癌。

七、甲状腺结节的诊断和处理原则

甲状腺结节是外科医生经常遇到的一个问题，流行病学研究显示女性发病率高于男性，一般人群通过触诊的检出率为 3%～7%，经高分辨率超声可在 20%～76% 的随机人群中检出甲状腺结节，其中约 8%～16% 为甲状腺癌。如何鉴别至关重要，避免漏诊恶性结节。

【诊断】

1. 病史 多数病人在体检时偶然发现。有些病人可有症状，如短期内甲状腺结节突然增大，可能是腺瘤囊性变出血所致；若过去存在甲状腺结节，近日结节快速、无痛性增大，应考虑恶性可能。

对于甲状腺结节，儿童及男性更应受到重视。有头颈部放射史、甲状腺癌家族史者应警惕恶性可能。

2. 临床表现 大多数甲状腺结节无临床症状，合并甲状腺功能异常时，可出现相应的临床表现。部分病人由于结节压迫甲状腺周围组织而出现相应的临床症状。提示可能恶性的相关体征包括结节生长迅速、排除声带病变而持续性声音嘶哑或发音困难、与周围组织粘连固定、颈部淋巴结病理性肿大等。

3. 血清学检查 甲状腺结节均应检测甲状腺功能，明确是否存在甲状腺功能异常。甲状腺球蛋白水平对鉴别甲状腺结节的良恶性并无价值，一般用于检测分化型甲状腺癌病人术后是否存在复发。若临床可疑或穿刺怀疑髓样癌，应检测血清降钙素。

4. 超声检查 对所有甲状腺结节首选超声检查，明确结节的大小、数目、位置、质地、回声水平、钙化、边缘、血供等情况。颈部超声是评估甲状腺结节最重要的影像学检查手段，有助于结节良恶性的鉴别，同时还可评估颈部有无异常淋巴结。

5. 放射性核素显像 甲状腺结节伴有血清 TSH 降低时应行放射性核素显像检查，判断结节是否有自主摄取功能，若提示为甲状腺自主功能结节，则恶性风险低。

6. 细针抽吸活检 超声引导下的细针抽吸活检是甲状腺结节术前首选的病理诊断方法，可在术前明确结节性质,但有一定的假阳性率和假阴性率。对于经穿刺仍不能确定良恶性的结节,可对穿刺标本行分子标志物检测(如 *BRAF* 突变检测)。

【处理原则】 甲状腺结节的处理应综合考虑病史、临床表现、血清学及辅助检查结果。若确定为良性,多数结节仅需定期随访,具有手术指征的可行手术治疗。若能恰当应用细针抽吸活检,则可更精确地选择治疗方案。对于超声可疑的结节,若穿刺结果为阴性或不确定,可重复穿刺或辅以分子标志物检测以提高诊断准确率,或定期随访,或行诊断性手术。若细针抽吸活检诊断为可疑或恶性病变,则需手术治疗。除传统的颈部开放手术外,腔镜甲状腺手术可使手术切口远离颈部,达到颈部无瘢痕的效果。

第二节 | 甲状旁腺功能亢进的外科治疗

【解剖生理概要】 甲状旁腺紧密附于甲状腺左、右叶背面,数目不定,一般为 4 枚,每侧上、下各 1 枚,呈卵圆形或扁平形,外观呈淡黄棕色或暗红棕色,每枚平均重量 35～40mg。上位甲状旁腺位置相对固定,多数位于以喉返神经与甲状腺下动脉交叉点上方 1cm 处为中心、直径 2cm 的一个圆形区域内(约占 80%)。下位甲状旁腺有 60% 位于甲状腺下、后、侧方,其余可位于甲状腺前面,或与胸腺紧密联系,或位于纵隔内或甲状腺内。

甲状旁腺分泌甲状旁腺激素(parathyroid hormone,PTH),其主要靶器官为骨、肾和小肠。PTH 的生理功能是调节体内钙的代谢并维持钙磷平衡,促进破骨细胞活动,使骨钙(磷酸钙)溶解释放入血,致血钙和血磷升高。其血中浓度超过肾阈时,便经尿排出,导致高尿钙和高尿磷。同时 PTH 能抑制肾小管对磷的重吸收,使尿磷增加、血磷降低。此外,PTH 对肠道的钙离子吸收也有间接作用。因此当发生甲状旁腺功能亢进时,可出现高血钙、高尿钙和低血磷。PTH 的分泌不受垂体控制,而与血钙离子浓度之间存在负反馈关系。

一、原发性甲状旁腺功能亢进

原发性甲状旁腺功能亢进(primary hyperparathyroidism)是指甲状旁腺主动分泌过多 PTH 而导致的钙、磷及骨代谢紊乱,简称原发甲旁亢,是一种可经手术治愈的疾病,欧美等国家较我国常见。

【病理】 包括腺瘤、增生及腺癌。甲状旁腺腺瘤(parathyroid adenoma)单发常见,约占所有原发甲旁亢的 85%;甲状旁腺增生(parathyroid hyperplasia)约占 12%,4 枚腺体均可受累;腺癌仅占 1%～2%。

【临床表现】 包括无症状型和症状型两类。无症状病人多无明显症状,或仅有骨质疏松等非特异性症状,常在普查时因血钙增高而被确诊。我国目前以症状型原发甲旁亢多见,但无症状型病人比例逐年升高。其中症状型可分为三型。

Ⅰ型:最常见,以骨病为主,也称骨型。病人可诉骨痛,易发生骨折。骨膜下骨质吸收是本病特点,最常见于中指桡侧或锁骨外 1/3 处。

Ⅱ型:以肾结石为主,故称肾型。在尿路结石病人中,约有 3% 存在甲状旁腺腺瘤,严重者可致肾衰竭。

Ⅲ型:兼有上述两型的特点,表现为骨骼改变及尿路结石。

其他症状可有消化性溃疡、神经精神症状、虚弱及关节痛等。

【诊断】 主要根据临床表现,结合实验室检查、定位检查来确定诊断。

1. 实验室检查

(1)血钙测定:是诊断甲旁亢的首要指标,绝大多数病人的血钙值高出正常范围,正常人的血钙值一般为 2.25～2.58mmol/L。

(2)PTH 测定:PTH 升高是诊断原发甲旁亢最可靠的直接证据,可高达正常值的数倍。

（3）血磷测定：部分病人伴有低磷血症，诊断价值不如血钙。

2. 定位检查

（1）超声检查：是最常用的检查方法，但对于异位甲状旁腺，超声定位较为困难。

（2）放射性核素显像：目前普遍采用 ^{99m}Tc-MIBI（甲氧基异丁基异腈），效果满意，定位准确率可达 90% 以上。对异位甲状旁腺的定位尤为有用。

（3）颈部增强 CT：可显示病变甲状旁腺与周围组织的解剖关系，有助于术前获取精确定位，在异位甲状旁腺检出方面也有较高灵敏度。

【治疗】 主要采取手术治疗，手术方式可选择开放或腔镜手术。术中冰冻切片检查、病灶切除后血钙和 PTH 降低有助于明确诊断。

1. 甲状旁腺腺瘤 原则是切除腺瘤，对早期病例效果良好。病程长并有肾损害的病例，切除腺瘤可终止甲状旁腺功能亢进对肾功能的继续损害，但对已有的肾损害，若属严重者，疗效较差。

2. 甲状旁腺增生 有两种手术方法：一种是作甲状旁腺次全切除，即切除 $3\frac{1}{2}$ 枚腺体，保留 1/2 枚腺体。另一种方法是切除所有 4 枚甲状旁腺，同时作甲状旁腺自体移植，并冻存部分腺体，以备必要时应用。

3. 甲状旁腺癌 应行甲状旁腺肿瘤＋同侧甲状腺腺叶及峡部的根治切除术，并清扫同侧中央区淋巴结。若肿瘤侵犯周围软组织，应将受侵软组织广泛切除。

手术并发症及术后处理：并发症很少，偶可发生胰腺炎，原因尚不清楚。探查广泛、操作不慎时可损伤喉返神经。术后 24～48 小时内血清钙会明显下降，病人可感到面部、口周或肢端麻木，严重者可发生手足搐搦，一般在术后 3～4 天恢复正常。部分病人低血钙症状重且持续时间长，可加用口服钙剂及维生素 D 治疗。术后出现血清钙下降往往表示手术成功，病变腺体已切除。

二、继发性甲状旁腺功能亢进

继发性甲状旁腺功能亢进（secondary hyperparathyroidism，SHPT）简称继发甲旁亢，是指低钙血症等原因长期刺激甲状旁腺，使其增生肥大并分泌过多的 PTH，是慢性肾衰竭病人常见且严重的并发症。

【病因和病理】 肾功能障碍或衰竭时，一方面肾小管再吸收钙离子能力下降、血磷排泄受阻，导致钙磷代谢紊乱。另一方面，1,25-羟维生素 D_3 不能活化为 1,25-二羟维生素 D_3，导致胃肠道吸收钙离子的能力下降。长期的低钙血症反馈性刺激甲状旁腺增生和分泌 PTH。继发甲旁亢的病理表现理论上均为增生，各个腺体增生程度可有不同，往往有较大差异。

【临床表现】 继发甲旁亢病人长期高 PTH 水平可引起多系统损害的症状，常见症状包括骨痛及骨折、血管和组织钙化、皮肤瘙痒、肌无力、神经和精神症状等。

【诊断】 首先结合病史，然后通过检测血钙、PTH 等实验室指标作出定性诊断，并作为开始治疗及判断疗效的依据。定位检查包括：颈部超声、CT、^{99m}Tc-MIBI 等。但继发甲旁亢病人的甲状旁腺增大往往不如原发甲旁亢明显，放射性核素显像阳性率较低，故定位手段首选颈部超声和 CT。

【治疗】 大多数病人可通过调整饮食、药物、充分透析等方式控制血磷、血钙，降低 PTH 水平。对出现骨痛、骨质疏松、皮肤瘙痒等症状严重影响生活质量，持续性 PTH＞800ng/L，钙敏感受体激动剂、维生素 D 及其类似物等药物抵抗，以及内科治疗无效的高钙或高磷血症，均建议行手术治疗。

手术方式的选择除考虑降低手术并发症发生率及持续继发甲旁亢的发生率外，还要考虑保留足够的甲状旁腺功能及潜在肾移植的可能，具体手术方式根据病人的个体情况和外科医生的经验选择。目前临床上应用较广泛的术式是甲状旁腺次全切除术、甲状旁腺全切除加自体移植术和甲状旁腺全切除不加自体移植术。

第三节 | 颈淋巴结结核

颈淋巴结结核(tuberculosis of cervical lymph nodes)多见于儿童和青年人,常为结核分枝杆菌经扁桃体、龋齿侵入所致,约 5% 继发于肺和支气管结核病变。

【临床表现】 颈部一侧或两侧有多个大小不等的肿大淋巴结,一般位于胸锁乳突肌的前、后缘。初期,肿大的淋巴结较硬,无痛,可推动。病变继续发展,发生淋巴结周围炎,使淋巴结与皮肤和周围组织发生粘连;各个淋巴结也可相互粘连,融合成团,形成不易推动的结节性肿块。随着病情进展,淋巴结发生干酪样坏死、液化,形成寒性脓肿,脓肿破溃后形成经久不愈的窦道或慢性溃疡。上述不同阶段的病变可同时出现于同一病人的不同淋巴结。少部分病人还可有低热、盗汗、食欲缺乏、消瘦等全身症状。

【诊断】 根据结核病接触史及局部体征,特别是已形成寒性脓肿,或已破溃形成经久不愈的窦道或溃疡时,多可明确诊断。如果鉴别困难,可穿刺或切除一个或数个淋巴结做病理检查。

【治疗】

1. **全身治疗** 注意营养和休息。口服异烟肼 6~12 个月,如伴有全身症状或身体他处有结核病变者,应接受正规抗结核治疗。

2. **局部治疗** ①少数局限的、较大的、能推动的淋巴结,可考虑手术切除,手术时注意勿损伤副神经。②寒性脓肿尚未破溃者,可行穿刺抽吸治疗。从脓肿周围的正常皮肤处进针,尽量抽尽脓液,然后向脓腔内注入 5% 异烟肼溶液作冲洗,并留适量于脓腔内,每周 2 次。③对溃疡或窦道,如继发感染不明显,可行刮除术,伤口不加缝合,开放引流。④寒性脓肿继发化脓性感染者,需先行切开引流,待感染控制后,必要时再行刮除术。

第四节 | 颈部肿块

一、概述

颈部肿块可以是颈部或非颈部疾病的共同表现,临床常见,包括肿瘤、炎症和先天性畸形。因恶性肿瘤占有相当比例,所以颈部肿块的鉴别诊断具有重要意义。

(一)肿瘤

1. **原发性肿瘤** 良性肿瘤有甲状腺腺瘤、血管瘤等。恶性肿瘤有甲状腺癌、恶性淋巴瘤、唾液腺癌等。

2. **转移性肿瘤** 原发病灶多在口腔、鼻咽部、甲状腺、肺、纵隔、乳房、胃肠道、胰腺等处。

(二)炎症 急、慢性淋巴结炎,淋巴结结核,软组织感染等。

(三)先天性畸形 甲状舌管囊肿或瘘、胸腺咽管囊肿或瘘、囊状淋巴管瘤(囊状水瘤)、皮样囊肿等。

根据肿块的部位(表 25-2,图 25-6),结合病史和检查发现,综合分析,才能明确诊断。必要时可行肿块穿刺或切除活检。

二、常见的颈部肿块

1. **慢性淋巴结炎** 多继发于头、面、颈部的炎症病灶。肿大的淋巴结分散于颈侧区或颌下颏下区。在寻找原发病灶时,应特别注意肿大淋巴结的淋巴引流区域。常需与恶性病变鉴别,必要时应切除肿大淋巴结做病理检查。

2. **甲状腺疾病** 详见本章第一节。

表 25-2　颈部各区常见肿块

部位	单发性肿块	多发性肿块
颌下颏下区	颌下腺炎、颏下皮样囊肿	急、慢性淋巴结炎
颈前正中区	甲状舌管囊肿、各种甲状腺疾病	
颈侧区	胸腺咽管囊肿、囊状淋巴管瘤、颈动脉体瘤、血管瘤	急、慢性淋巴结炎，淋巴结结核，转移性肿瘤，恶性淋巴瘤
锁骨上窝		转移性肿瘤、淋巴结结核
颈后区	纤维瘤、脂肪瘤	急、慢性淋巴结炎
腮腺区	腮腺炎、腮腺混合瘤或癌	

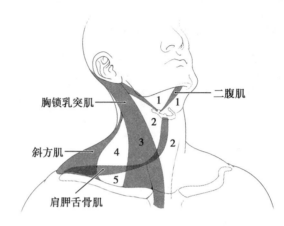

图 25-6　颈部解剖分区
颈前区：1. 颌下颏下区　2. 颈前正中区
颈侧区：3. 胸锁乳突肌区　4. 肩胛舌骨肌斜方肌区　5. 锁骨上窝

　　3. 转移性肿瘤　在颈部肿块中，发病率仅次于慢性淋巴结炎和甲状腺疾病。原发癌灶绝大部分（85%）在头颈部，尤以鼻咽癌和甲状腺癌转移多见。锁骨上窝转移性淋巴结的原发灶多在胸腹部；胃肠、胰腺肿瘤多经胸导管转移至左锁骨上淋巴结。

　　4. 恶性淋巴瘤　包括霍奇金淋巴瘤和非霍奇金淋巴瘤，是来源于淋巴组织恶性增生的实体瘤，多见于青壮年男性。肿大的淋巴结常先出现于一侧或两侧颈侧区，生长迅速，相互粘连成团。确诊需要淋巴结的病理检查。

　　5. 甲状舌管囊肿　是与甲状腺发育有关的先天性畸形。胚胎期，甲状腺是由口底向颈部伸展的甲状舌管下端发生的。甲状舌管通常在胎儿 6 周左右自行闭锁，若甲状舌管退化不全，即可形成先天性囊肿，感染破溃后成为甲状舌管瘘。多见于 15 岁以下儿童，男性为女性的 2 倍。表现为在颈前区中线、舌骨下方有直径 1～2cm 的圆形肿块，境界清楚，表面光滑，有囊性感，并能随伸缩舌上下移动。治疗需完整切除囊肿或瘘管，应切除部分舌骨以彻底清除囊壁或窦道，并向上分离至舌根部，结扎导管，以免复发。术中行冰冻切片检查有无恶变。

（张　浩）

第二十六章 | 乳房疾病

第一节 | 解剖生理概要

　　成年女性乳房是两个类半球形的性征器官,位于胸大肌浅面,约在第2至第6肋骨水平。外上方形成乳腺腋尾部伸向腋窝。乳头位于乳房中央区,周围的色素沉着区称为乳晕。

　　乳腺有15~20个腺叶,腺叶分成若干腺小叶,腺小叶由小乳管和腺泡组成。小乳管汇聚到腺叶乳管,乳管开口于乳头,腺叶和乳管均以乳头为中心呈放射状排列。乳管近开口的1/3段略为膨大,称"壶腹部"。腺叶、腺小叶和腺泡间有结缔组织间隔,腺叶间还有与皮肤垂直的纤维束,连于皮肤和浅筋膜深层之间,称Cooper韧带,起支持和固定乳房的作用。

　　乳腺是多个内分泌腺的靶器官,生理活动受垂体、肾上腺皮质及卵巢分泌的激素影响,在不同的年龄阶段表现不同。

　　乳房血运主要受胸外侧动静脉及胸廓内动静脉支配。

　　乳房的神经主要由锁骨上神经分支及第2~6肋间神经支配(图26-1)。

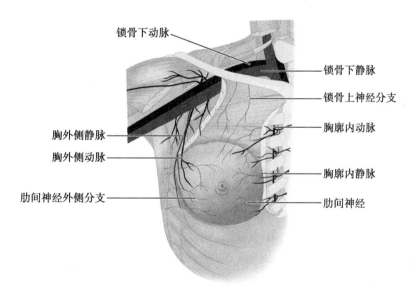

　　　　　　　　　　锁骨下动脉

　　　　　　　　　　　　　　　　　　　　锁骨下静脉

　　　　　　　　　　　　　　　　　　　　锁骨上神经分支

　胸外侧静脉　　　　　　　　　　　　　胸廓内动脉

　胸外侧动脉

　　　　　　　　　　　　　　　　　　　　胸廓内静脉

　肋间神经外侧分支　　　　　　　　　　肋间神经

图 26-1　乳房的血运及神经

　　乳房的淋巴网丰富,其淋巴液输出有4个途径:①乳房大部分淋巴液流至腋淋巴结,部分乳房上部淋巴液可直接流向锁骨下淋巴结;②部分乳房内侧的淋巴液可通过肋间淋巴管流向内乳淋巴结;③两侧乳房间皮下有交通淋巴管;④乳房深部淋巴网可沿腹直肌鞘和肝镰状韧带通向肝。

　　目前,通常以胸小肌为标志将腋淋巴结分为三组(图26-2):

　　Ⅰ组:胸小肌外侧腋淋巴结。

　　Ⅱ组:胸小肌后方的腋淋巴结和胸大、小肌间淋巴结(Rotter淋巴结)。

　　Ⅲ组:胸小肌内侧锁骨下淋巴结。

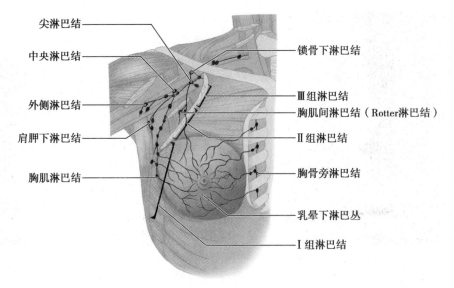

尖淋巴结

中央淋巴结

外侧淋巴结

肩胛下淋巴结

胸肌淋巴结

锁骨下淋巴结

Ⅲ组淋巴结

胸肌间淋巴结（Rotter淋巴结）

Ⅱ组淋巴结

胸骨旁淋巴结

乳晕下淋巴丛

Ⅰ组淋巴结

图 26-2　腋淋巴结分组

第二节　乳房检查

病人取仰卧或端坐位检查，两侧乳房充分暴露。

（一）视诊　在光线明亮处，观察两侧乳房的形状、大小是否对称，两侧乳头是否在同一水平，有无回缩、凹陷和分泌物。观察乳房有无局限性的隆起或凹陷，皮肤有无红肿、破溃、"橘皮样"改变、酒窝征、静脉怒张等。

（二）触诊　检查者采用手指掌面触诊，应循序对乳房外上（包括腋尾部）、外下、内下、内上各象限及中央区作全面检查。先查健侧，后查患侧。

发现乳房肿块后，应注意肿块位置、大小、硬度、表面是否光滑、边界是否清楚以及活动度。轻轻捻起肿块表面皮肤，明确肿块是否与皮肤粘连。良性肿瘤的边界一般比较清楚，活动度大。恶性肿瘤的边界不清，质地硬，表面不光滑，活动度小，可与表面皮肤粘连。肿块较大者，还应检查肿块与深部组织的关系。可让病人两手叉腰，使胸肌保持紧张状态，若肿块活动度受限，表示肿瘤侵及深部组织。最后轻挤乳头，若有溢液，依次挤压乳晕四周，明确并标记溢液来自哪一乳管。

腋淋巴结检查：最好采用端坐位。检查者面对病人，以右手扪其左腋窝，左手扪其右腋窝。先让病人上肢外展，以手伸入其腋顶部，手指掌面压向病人的胸壁，然后嘱病人放松上肢，搁置在检查者的前臂上，用轻柔的动作自腋顶部从上而下扪查腋顶部淋巴结，然后将手指掌面转向腋窝前壁，扪查胸大肌深面淋巴结。站在病人背后，扪查背阔肌前内侧淋巴结。最后检查锁骨下及锁骨上淋巴结。当发现有肿大淋巴结时，应注意其大小、质地、有无压痛、有无融合及活动度。

（三）影像学检查

1. 超声（ultrasound）　对病灶检出不受乳腺密度影响，可以很好地分辨出囊性和实性病灶。多普勒超声和弹性超声可以提供有价值的病灶血供和硬度信息。

2. 乳房 X 线摄影（mammography）　是常用的影像学检查方法，对细小钙化敏感，广泛用于乳腺癌的筛查。乳腺癌的 X 线表现为密度增高的肿块影，边界不规则，或呈毛刺征（图 26-3）。

3. 乳腺磁共振成像（MRI）　软组织分辨力高，对病灶检出率高于乳房 X 线片和超声，对微小病灶、多中心病灶、多病灶的发现及评估病变范围有优势。乳腺癌的表现为 T_1WI 增强后病灶边缘不规则，明显强化（图 26-4）。

（四）活组织病理检查　常用的活检方法有空芯针穿刺活检、真空辅助乳腺活检、细针抽吸活检，前两种病理诊断准确率高，可达 90%～97%；细针抽吸活检的确诊率为 70%～90%。

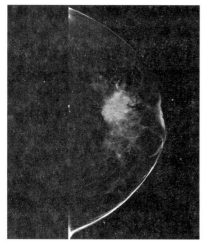

图 26-3　乳房 X 线摄影检查，病灶显示为毛刺状肿块

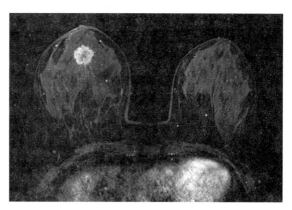

图 26-4　乳腺磁共振成像

对疑为乳腺癌者，若上述方法不能明确诊断，可将肿块连同周围组织一并切除，行术中冰冻病理检查，一般不宜作切取活检。

乳头溢液病人，可行乳管内窥镜检查、乳头溢液涂片细胞学检查。乳头糜烂疑为湿疹样乳腺癌时，可作乳头糜烂部刮片、印片细胞学检查或乳头区切取活检术。

第三节 ｜ 乳腺良性疾病

一、乳腺囊性增生病

乳腺囊性增生病（breast cystic hyperplasia）亦称乳腺病、乳腺小叶增生症、乳腺结构不良症、纤维囊性病，常见于中年女性。其病理形态表现多样，增生可发生于腺管周围并伴有大小不等的囊肿形成，囊内含淡黄色或棕褐色液体；或腺管内表现为不同程度的乳头状增生，伴乳管囊性扩张；也有发生于小叶实质者，主要为乳管及腺泡上皮增生。

【病因】　本病是因女性激素，特别是雌、孕激素比例失调导致乳腺实质增生过度和复旧不全，或因部分乳腺实质中女性激素受体的质和量异常，使乳腺各部分的增生程度参差不齐。

【临床表现】　单侧或双侧乳房胀痛和肿块是本病的主要表现，部分病人表现具有周期性。乳房胀痛一般于月经前明显，月经后减轻，严重者整个月经周期都有疼痛。查体可于单侧或双侧乳房内触及弥漫或局限性增厚，也可触及肿块，多质韧，与周围正常乳腺组织分界不清，但与皮肤无粘连。少数病人可伴有乳头溢液，多为清亮或淡黄色浆液性液体。本病可受病人情绪影响，病程较长，发展缓慢。

【诊断】　本病主要依据临床表现进行诊断，注意排除乳腺癌同时存在的可能，应嘱病人每隔 3～6 个月复查。局限性乳腺增生肿块明显时，要与乳腺癌相鉴别。后者肿块更明确，质地偏硬，有时伴腋淋巴结肿大，影像学检查有助于两者的鉴别。

【治疗】　主要是对症治疗。指导病人调节情绪，疏肝理气的中药可缓解疼痛。若病人经过药物治疗，肿块无明显消退，或在观察过程中，局部病灶可疑恶变，应进行活组织检查。如有中、重度不典型增生，同时有对侧乳腺癌或有乳腺癌家族史等高危因素者，可作单纯乳房切除术。

二、纤维腺瘤

纤维腺瘤（fibroadenoma）是青年女性常见的乳房良性肿瘤，高发年龄是 20～25 岁，其次为 15～20 岁和 25～30 岁。约 75% 为单发，少数属多发。

【病因】 本病是由小叶内纤维细胞对雌激素的敏感性异常增高所致,可能与纤维细胞所含雌激素受体的量或质的异常有关。

【临床表现】 乳房内圆形或分叶状、表面光滑、活动性好的无痛性肿块,质韧似橡皮球。除肿块外,病人常无明显自觉症状。肿块增长缓慢,但妊娠期间可见肿块明显增大,月经周期对肿块的大小无明显影响。

【治疗】 治疗以手术为主,应将肿瘤连同其包膜整块切除,以周围包裹少量正常乳腺组织为宜。切除组织常规做病理学检查。

三、导管内乳头状瘤

导管内乳头状瘤(intraductal papilloma)多见于经产妇,40~50岁为多。75%发生在大乳管壶腹部,发生于中、小乳管的乳头状瘤常位于乳房周围区域。瘤体带蒂而有绒毛,且有很多壁薄的血管,故易出血。恶变率为6%~8%,起源于小乳管的乳头状瘤恶变率高。

【临床表现】 乳头溢液是本病最常见的症状。病人常因乳头溢液污染内衣而发现异常,溢液可为黄色、褐色或鲜血样。瘤体较小,一般难以触及,偶有较大肿块者,按压瘤体区域时可发现对应乳管的乳头溢液。

【治疗】 治疗以手术为主。术前可通过乳管内窥镜检查确定病变乳管及肿物位置。可于乳管内窥镜检查时留置定位导丝标记病变乳管,也可在术中通过溢液乳管注入亚甲蓝对病变乳管进行定位。手术需彻底切除病变的乳管系统。常规进行病理学检查,如有恶变应施行相应手术。

四、乳腺炎

(一)急性乳腺炎(acute mastitis) 是乳腺的急性化脓性感染,多发生于产后哺乳期的妇女,尤以初产妇更为多见,往往发生在产后3~4周。

【病因】 乳汁淤积和细菌入侵是本病的致病原因。致病菌主要为金黄色葡萄球菌。

【临床表现】 乳房疼痛、局部红肿、发热。随着炎症加重,可出现寒战、高热、脉搏加快,也可伴有患侧腋淋巴结肿大、压痛,白细胞计数、中性粒细胞计数及C反应蛋白明显升高。

若炎症较重,可形成乳房脓肿(图26-5),表浅者可触及波动感,深部脓肿则需要通过超声检查或穿刺抽出脓液确诊。脓肿可以是单房或多房性。脓肿可向外破溃,深部脓肿还可穿至乳房与胸肌间的疏松组织中,形成乳房后脓肿(retromammary abscess)。感染严重者,可并发脓毒症。

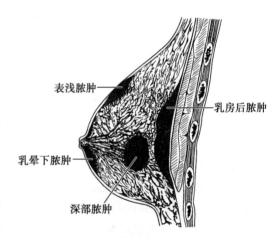

图 26-5 乳房脓肿的不同部位

【治疗】 原则是排空乳汁、消除感染。

未形成脓肿时,早期应用抗生素可获得良好的效果。由于最常见的致病菌为金黄色葡萄球菌,故可经验性应用青霉素治疗。对青霉素过敏者,可用红霉素。注意避免使用四环素、氨基糖苷类、喹诺酮类、磺胺类和甲硝唑等药物,以防止药物经乳汁进入婴儿体内造成损害。若已形成脓肿,应穿刺抽吸脓液并做细菌培养及药敏试验,根据药敏试验结果选择敏感抗生素。

脓肿较大且有多房间隔者需切开引流。为避免损伤乳管形成乳瘘,切口应在脓肿最低点,以乳头为中心作放射状切口切开;乳晕下脓肿则应沿乳晕边缘作弧形切口。深部脓肿或乳房后脓肿可沿乳房下缘作弧形切口(图26-6),经乳房后间隙引流。切开后以手指轻轻分离脓肿的多房间隔,以利充分引流。

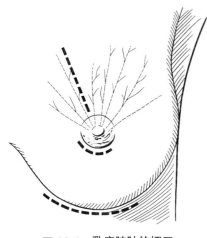

图 26-6 **乳房脓肿的切口**

本病预防关键在于避免乳汁淤积,防止乳头损伤,并保持其清洁。炎症较轻时,健侧乳房可正常哺乳,患侧乳房应停止哺乳,并以吸乳器吸尽乳汁,促使乳汁通畅排出。若感染严重或脓肿引流后并发乳瘘,应停止哺乳。可口服溴隐亭或己烯雌酚,或肌内注射苯甲酸雌二醇。

(二)非哺乳期乳腺炎(non-puerperal mastitis,NPM) 非哺乳期乳腺炎包括乳腺导管扩张症(mammary duct ectasia,MED)/导管周围乳腺炎(periductal mastitis,PDM)和肉芽肿性小叶乳腺炎(granulomatous lobular mastitis,GLM),是一组发生在女性非哺乳期、有自愈过程的炎症性疾病,近年来发病率呈明显上升趋势。发病高峰年龄为 20～40 岁。

【病因】 发病原因尚不明确,可能与乳腺导管扩张、乳头内陷或畸形、特殊细菌感染等有关。

【临床表现】 主要表现为乳房疼痛及肿块,常伴有乳头内陷,乳头黄色浆液性或脓性溢液。部分病人可伴有脓肿形成,脓肿破溃后可形成乳管瘘、窦道或溃疡,反复发作,迁延不愈。通常局部症状较为明显,全身炎症反应较轻,偶可伴有皮肤红斑及关节肿胀。

【治疗】 治疗方法包括药物治疗和手术治疗。可选择的药物包括抗生素、糖皮质激素(甲泼尼龙)、抗结核药、中药等。若无明显急性炎症表现、肿块稳定且局限,可行手术治疗,注意需完整充分切除病灶,适当扩切,以避免复发。若伴有脓肿形成,可行脓肿切开引流术。

(刘彩刚)

第四节 | 乳腺癌

乳腺癌已成为全球最常见的恶性肿瘤之一,发病率还在逐年上升,是全球女性发病率最高和死亡人数最多的恶性肿瘤。

【病因和流行病学特点】 乳腺癌的病因尚不清楚。乳腺是多种内分泌激素的靶器官,其中雌酮及雌二醇与乳腺癌的发病有直接关系。此外,月经初潮年龄早、绝经年龄晚、不孕及初次足月产的年龄与乳腺癌发病均有关。一级亲属中有乳腺癌病史者,发病风险是普通人群的 2～3 倍。携带 BRCA 基因突变者,乳腺癌的风险也较正常人群高。乳腺良性疾病与乳腺癌的关系尚有争议。另外,营养过剩、肥胖、高脂饮食可加强或延长雌激素对乳腺上皮细胞的刺激,从而增加发病机会。环境因素及生活方式与乳腺癌的发病也有一定的关系。在中国高发年龄为 40～60 岁,与西方国家相比更年轻。

【筛查与预防】 乳腺癌筛查的开展对于早期发现乳腺癌并降低病死率具有积极意义。乳腺癌筛查的推荐起始年龄一般为 40 岁,对于高危女性人群,筛查起始年龄可适当提前。乳腺超声和/或乳腺 X 线检查是主要的筛查方法。对年轻女性或乳房组织较致密者,建议超声与 X 线结合使用。

不同乳腺癌风险人群的预防策略有所不同。对于一般风险人群,主要的策略是避免不良风险因素,坚持健康的生活方式。对于高危女性人群,除了坚持健康的生活方式,还可采取适当的药物或手术干预来降低乳腺癌的发生风险。

【临床表现】 乳腺癌早期表现为患侧乳房出现无痛、单发的肿块,多是病人在无意中发现的。肿块质硬,表面不光滑,与周围组织分界不清,活动度差;有 5%～10% 的病人的第一症状是乳头血性溢液。随着肿瘤增大,可出现局部隆起,若侵及周围组织还会出现一系列体征,如:累及 Cooper 韧带使其缩短,而致肿瘤表面皮肤凹陷,即"酒窝征";邻近乳头乳晕时侵入乳管使之缩短,可把乳头牵向一侧引起乳头凹陷;当肿瘤继续增大时,若皮下淋巴管被癌细胞堵塞,引起淋巴回流障碍,则出现真皮水肿,皮肤呈"橘皮样"改变。

某些类型乳腺癌的临床表现与一般乳腺癌有所不同。炎性乳腺癌(inflammatory breast carcinoma)并不多见,特点是发展迅速、预后差。局部皮肤可呈炎症样表现,发红、水肿、增厚、粗糙、表面温度升高,偶有疼痛。乳头湿疹样乳腺癌(Paget's carcinoma of the breast)少见,恶性程度低,发展慢。乳头有瘙痒、烧灼感,以后出现乳头和乳晕的皮肤变粗糙、糜烂如湿疹样,进而形成溃疡,局部反复出现结痂和脱屑。

乳腺癌发展至晚期,可侵入胸肌筋膜、胸肌,以致癌肿固定于胸壁而不易推动,呈盔甲样。癌细胞沿皮下淋巴网广泛扩散到乳房及其周围皮肤,形成小结节,称为卫星结节。有时皮肤破溃形成溃疡,常伴恶臭,容易出血,或向外生长形成菜花样肿瘤。

乳腺癌的转移途径包括淋巴转移和血行转移。淋巴转移最早表现为同侧腋淋巴结肿大,起初质硬、无痛,可被推动;以后数目增多,融合成团,与皮肤或深部组织粘连固定,主要途径有:①癌细胞经胸大肌外侧缘淋巴管侵入同侧腋淋巴结,然后侵入锁骨下淋巴结以至锁骨上淋巴结,进而可经胸导管(左)或右淋巴管侵入静脉血流而向远处转移;②癌细胞向内侧淋巴管,沿着乳内淋巴管的肋间穿支引流到胸骨淋巴结,继而达到锁骨上淋巴结,并可通过同样途径侵入血液。乳腺癌是全身性疾病,早期即可出现血行转移,癌细胞可直接侵入血液循环而致远处转移,常见的有骨、肺、肝转移,可出现相应的症状。

【诊断】 病史、体格检查以及乳腺超声、钼靶检查或 MRI 是临床诊断的重要依据。确诊乳腺癌,要通过组织活检进行病理检查。其他检查如乳腺导管内视镜、细针抽吸细胞学检查、肿瘤标志物检查、核医学显像等也具有一定的辅助诊断价值。组织学诊断时应与纤维腺瘤、乳腺囊性增生病和乳腺炎等良性疾病相鉴别。

【分期】 乳腺癌分期方法很多,现多数采用国际抗癌协会建议的 T(原发癌瘤)、N(区域淋巴结)、M(远处转移)分期法,内容如下。

T_0:原发癌瘤未查出。

T_{is}:原位癌(非浸润性癌及未查到肿块的乳头湿疹样乳腺癌)。

T_1:癌瘤直径≤2cm。

T_2:癌瘤直径>2cm,≤5cm。

T_3:癌瘤直径>5cm。

T_4:癌瘤大小不计,但侵及皮肤或胸壁(肋骨、肋间肌、前锯肌),炎性乳腺癌亦属之。

N_0:同侧腋窝无肿大淋巴结。

N_1:同侧腋窝有肿大淋巴结,尚可推动。

N_2:同侧腋窝肿大淋巴结彼此融合,或与周围组织粘连。

N_3:有同侧胸骨旁淋巴结转移,或有同侧锁骨上淋巴结转移。

M_0:无远处转移。

M_1:有远处转移。

根据以上情况进行组合,可把乳腺癌分为以下各期:

0 期:$T_{is}N_0M_0$

Ⅰ期:$T_1N_0M_0$

Ⅱ期:$T_{0\sim1}N_1M_0$,$T_2N_{0\sim1}M_0$,$T_3N_0M_0$

Ⅲ期:$T_{0\sim2}N_2M_0$,$T_3N_{1\sim2}M_0$,T_4 任何 NM_0,任何 TN_3M_0

Ⅳ期:包括 M_1 的任何 TN

【病理分型与分子分型】 病理学和分子生物学研究均表明乳腺癌是异质性疾病,存在不同的分型,且分型与治疗、临床预后等密切相关。乳腺癌有多种分型方法:

1. 病理分型

(1)非浸润性癌:包括导管内癌(癌细胞未突破导管壁基底膜)、小叶原位癌(癌细胞未突破末梢乳管或腺泡基底膜)及乳头湿疹样乳腺癌(伴发浸润性癌者,不在此列)。此型属早期,预后较好。

（2）浸润性特殊癌：包括乳头状癌、髓样癌（伴大量淋巴细胞浸润）、小管癌（高分化腺癌）、腺样囊性癌、黏液腺癌、大汗腺样癌、鳞状细胞癌等。

（3）浸润性非特殊癌：包括浸润性导管癌、浸润性小叶癌、硬癌、髓样癌（无大量淋巴细胞浸润）、单纯癌、腺癌等。此型是乳腺癌中最常见的类型，判断预后尚需结合其他因素。

（4）其他罕见癌。

2. 分子分型　目前国内外采用免疫组织化学检查 4 种标志物［雌激素受体（ER）、孕激素受体（PR）、人表皮生长因子受体 2（HER2）和细胞核增殖抗原（Ki-67）］来进行乳腺癌分子分型，分为 Luminal A 型、Luminal B 型、HER2 阳性和三阴性分子分型。不同的分子分型具有不同的生物学特性和临床预后，并对应不同的治疗策略。

【治疗】　乳腺癌的治疗采用的是以手术治疗为主的综合治疗策略。

对早期乳腺癌病人，手术治疗是首选。全身情况差、主要脏器有严重疾病、年老体弱不能耐受手术者属手术禁忌。

1. 手术治疗　近年来的研究证实乳腺癌自起病即是全身性疾病，因而缩小手术范围、加强综合辅助治疗越来越重要。

（1）乳腺癌根治术（radical mastectomy）和乳腺癌改良根治术（modified radical mastectomy）：乳腺癌根治术应包括整个乳房、胸大肌、胸小肌及腋窝Ⅰ、Ⅱ、Ⅲ组淋巴结的整块切除，在肿瘤侵犯胸大、小肌时采用此术式。改良根治术主要是保留胸大、小肌的术式，因保留了胸肌，术后外观效果较好，是目前常用的手术方式。

（2）保留乳房的乳腺癌切除术（conservative surgery）：适用于临床Ⅰ期、Ⅱ期，且乳房有适当体积，术后能保持乳房外观效果者。无法获得阴性切缘者禁忌施行该手术。原发灶切除范围应包括肿瘤及周围 1～2cm 的组织。确保标本的边缘无肿瘤细胞。术后必须辅以放疗等。近年来随着肿瘤整复技术的发展和病人对美容要求的提高，保乳手术在我国的开展逐渐增加。

（3）前哨淋巴结活检术及腋淋巴结清扫术（sentinel lymph node biopsy and axillary lymph node dissection）：临床腋淋巴结阳性者常规行腋淋巴结清扫术，范围包括Ⅰ、Ⅱ组腋淋巴结；临床腋淋巴结阴性者可先行前哨淋巴结活检术。前哨淋巴结是指接受乳腺癌病灶引流的第一站淋巴结，可采用示踪剂显示后切除活检。根据前哨淋巴结的病理结果判断腋淋巴结是否有肿瘤转移，对前哨淋巴结阴性者可不常规做腋淋巴结清扫。

（4）腔镜手术：乳腺腔镜手术具备切口隐蔽且微小的优点，手术方式包括皮下部分或全部乳房切除术，腋淋巴结活检或清扫术，内乳淋巴结链切除术，假体植入物和自体组织乳房重建等。

（5）乳房整形修复与重建手术（breast oncoplastic and reconstructive surgery）：近年来，乳腺癌手术治疗逐渐从"保命"发展到"保功能"，进一步朝着"保美容"（整形修复和重建术）的方向发展。按乳房重建的时机可分为即刻重建和后期重建。即刻重建是在一次手术中完成乳房切除和重建。后期重建是指在术后数月或数年后选择适当的时机二次重建。乳房重建的方法很多，主要是假体植入物重建和自体组织乳房重建两类。

2. 化学治疗（chemotherapy）　乳腺癌是实体瘤中化疗最有效的肿瘤之一，化疗在整个治疗中占有重要地位。

术后辅助化疗的目的是消灭潜在的亚临床转移灶，通常适用于具有高复发和转移风险的病人。浸润性乳腺癌伴腋淋巴结转移是应用辅助化疗的指征。一般认为腋淋巴结阴性而有高危复发因素者，如原发肿瘤直径大于 2cm，组织学分级差，雌、孕激素受体阴性，癌基因 HER2 有过度表达者，适宜应用术后辅助化疗。

对肿瘤分化差、分期晚的病例常用蒽环类联合紫杉类方案，如 EC（表柔比星、环磷酰胺）序贯 T（多西他赛或紫杉醇）的方案等。对肿瘤分化较好、分期较早的病例可考虑基于紫杉类或蒽环类的方案，如 TC 或 EC 方案等。

术前化疗又称新辅助化疗,多用于肿瘤较大的三阴性和 HER2 阳性的乳腺癌病例,目的在于缩小肿瘤和/或区域淋巴结转移的大小,提高手术成功率,以及检测肿瘤对药物的敏感性。所有适用于术后辅助化疗的方案也可以用于术前的新辅助化疗。

3. **内分泌治疗**（endocrinotherapy） 乳腺癌细胞中雌激素受体（estrogen receptor,ER）和孕激素受体（progesterone receptor,PR）阳性者,约占所有乳腺癌病人的 70%,抗雌激素治疗有效,称激素依赖性肿瘤。而 ER 阴性者,对抗雌激素治疗反应差,称激素非依赖性肿瘤。因此,对激素受体阳性者应用抗雌激素治疗称作内分泌治疗。

内分泌治疗的关键是减少乳腺癌细胞表面雌激素和雌激素受体的结合,目前常用的药物包括雌激素受体调节剂如枸橼酸他莫昔芬,抑制雄激素向雌激素转化的芳香化酶抑制剂,以及抑制卵巢功能的垂体促黄体激素释放激素激动剂（LHRHa）等。

他莫昔芬是最常用的抗雌激素类药物,通过与雌激素受体竞争结合,阻断雌激素进入肿瘤细胞,抑制其生长,从而减少乳腺癌术后复发及转移,降低对侧乳腺癌的发生率。芳香化酶抑制剂对绝经后病人的效果优于他莫昔芬,这类药物能抑制肾上腺分泌的雄激素转变为雌激素过程中的芳香化,从而降低雌二醇生成量,达到治疗乳腺癌的目的。抑制卵巢功能是一种进一步降低体内雌激素水平的方法,可通过药物治疗或手术治疗实现,适用于绝经前复发风险高的乳腺癌病人。

4. **放射治疗**（radiotherapy） 是乳腺癌局部治疗的手段之一。原则上早期乳腺癌在保乳手术后,应给予适当剂量全乳放疗以降低局部复发率。乳房切除术后,对原发肿瘤直径≥5cm,或腋淋巴结转移≥4 个,或 1～3 个淋巴结转移伴有高危因素者需应用放疗。

5. **靶向治疗** 目前乳腺癌的靶向治疗主要针对 HER2 受体及其下游的信号通路。常用药物有大分子单抗类药物曲妥珠单抗、帕妥珠单抗,小分子酪氨酸激酶抑制剂以及抗体偶联药物等。

6. **免疫治疗** 肿瘤免疫治疗不仅可以单独发挥抗肿瘤效果,还可以与传统的放化疗或靶向治疗相结合,获得更显著的疗效。目前,肿瘤免疫治疗主要包括免疫检查点抑制剂、细胞免疫治疗和肿瘤疫苗三类。免疫检查点抑制剂主要是针对 PD-1/PD-L1 的治疗性单抗。

7. **其他治疗** 乳腺癌病人出现骨转移时,一般不直接构成生命威胁,其治疗的主要目的是预防和治疗骨相关事件,改善生活质量,控制肿瘤进展,应以全身治疗为主,再合理使用骨改良药物,如唑来膦酸和伊班膦酸等双膦酸盐类药物及地舒单抗。

因乳腺癌是全身性疾病,应重视对乳腺癌生物学行为的研究,目前基于多个风险基因（包括编码基因和非编码小分子 RNA）所建立的预测模型,通过个体化预测乳腺癌病人的复发风险和治疗敏感性,能进一步完善综合治疗方案,提高生存率。

第五节 │ 乳腺非上皮源性肿瘤

一、乳腺叶状肿瘤

叶状肿瘤（phyllode tumor,PT）是纤维上皮乳腺肿瘤,由上皮成分和间质成分混合组成,占乳腺肿瘤的 0.3%～1%。亚洲女性的发病率高于欧洲女性。

【病理类型】 WHO 根据肿瘤边界、间质细胞密度、细胞异型性、有丝分裂象、间质过生长状况和恶性异源性成分等病理组织学特征,将其分为良性、交界性和恶性三类（表 26-1）。叶状肿瘤的恶性程度越高,间质成分越多,上皮成分越少。

【临床表现】 常发生于 40～50 岁女性,表现为单发、较大的肿块,活动度好,可在短期内迅速增大,较大的肿瘤会导致乳房皮肤变薄、发亮,甚至溃烂、溃疡。查体多可触及圆形、分叶状、表面光滑的肿块,极少触及腋淋巴结肿大。

【治疗】 手术治疗为主,对良性叶状肿瘤行肿瘤切除术,交界性和恶性乳腺叶状肿瘤行扩大切除术,切缘大于 1cm。叶状肿瘤对放疗或化疗均不敏感。

表 26-1　叶状肿瘤 WHO 分类的组织学特征（WHO 第 5 版）

组织学特征	良性	交界性	恶性
肿瘤边界	清晰	清晰,可能部分侵袭周围组织	侵犯周围组织
间质细胞密度	间质细胞较少,或散在	间质细胞密度中等,可散在	间质细胞丰富
细胞异型性	无或轻度	轻或中度	显著
有丝分裂象	较少:<2.5 个/mm² （<5 个/10HPF#）	较多,2.5～5 个/mm² （5～9 个/10HPF）	显著,>5 个/mm² （≥10 个/10HPF）
间质过生长*	无	无或局部	常见
恶性异源性成分	无	无	可有
肿瘤发生率	不常见	罕见	罕见
肿瘤构成比	60%～75%	15%～26%	8%～20%

注:#HPF 代表高倍镜视野。
　　*间质过生长:定义为在一个低倍镜视野下上皮成分缺失。

【预后】　叶状肿瘤有较高的局部复发率,良性、交界性和恶性的局部复发率分别为 10%～17%、14%～25% 和 23%～30%。复发的肿瘤会发生组织学分级的升高。恶性叶状肿瘤会发生血行转移,其转移率高达 25%,常见转移部位是肺和骨。腋淋巴结转移相对罕见。

二、乳腺肉瘤

乳腺肉瘤（breast sarcoma）源于乳腺结缔组织,分为原发性和继发性。继发性肉瘤发生于乳腺或其他胸部恶性肿瘤接受放疗后。纤维肉瘤、血管肉瘤和多形性肉瘤是乳腺肉瘤基本亚型。中位发病年龄为 49.5 岁,表现为单侧、边界清楚、质地坚硬、生长迅速、较大的肿块,累及皮肤引起皮肤增厚。淋巴结转移发生率较低。需要在手术完全切除、切缘阴性的情况下联合放疗及化疗等在内的多学科治疗。

三、乳腺恶性淋巴瘤

乳腺恶性淋巴瘤（breast lymphoma）可分为原发性（PBL）和继发性（SBL）。PBL 发病率低,占乳腺肿瘤的 0.04%～0.5%。大部分 PBL 来源于 B 细胞,弥漫大 B 细胞淋巴瘤（DLBCL）是最常见的亚型。中位发病年龄为 60～65 岁,表现为单侧无痛性乳腺肿块伴或不伴腋淋巴结肿大,质地中等,边界清楚,活动度好,较少累及乳头、皮肤。治疗包括手术、放疗及化疗等多种治疗手段,手术主要用于获得病理诊断。

（宋尔卫）

本章思维导图

第五篇
胸部外科疾病

第二十七章 | 胸部损伤

第一节 | 概 述

胸部损伤约占全部创伤的15%～20%,战时发生率更高。胸部损伤的严重性不仅取决于骨性胸廓和胸内脏器的损伤范围与程度,还取决于损伤所导致的呼吸和循环功能的紊乱程度。

胸部的基本结构是骨性胸廓支撑保护胸内肺脏和心脏大血管等脏器,对于维持呼吸和循环功能非常重要。正常胸膜腔双侧均衡的负压维持纵隔位置居中。一侧胸腔积气或积液,直接压迫伤侧肺脏,还导致纵隔移位,健侧肺受压,并使腔静脉扭曲影响血液回流,导致呼吸循环功能障碍。

【分类】 根据致伤暴力性质不同,胸部损伤(thoracic injury)可分为钝性伤(blunt injury)和穿透伤(penetrating injury)。根据伤情是否造成胸膜腔与外界相通,胸部损伤也分为闭合性和开放性。

钝性胸部损伤多由减速性、挤压性、撞击性或冲击性暴力所致,损伤机制复杂,钝性暴力可破坏骨性胸廓的完整性,并使胸腔内的心、肺发生冲击、挤压、旋转和扭曲,造成胸腔内组织广泛挫伤。伤员多有肋骨或胸骨骨折,并且常合并其他部位损伤;器官组织损伤以钝挫伤和裂伤为多见,继发于心肺组织广泛钝挫伤的组织水肿常导致急性肺损伤、心力衰竭和心律失常;伤后早期临床表现隐匿,容易误诊或漏诊。钝性胸部损伤多数为闭合性。

穿透性胸部损伤多由火器或锐器暴力致伤,损伤范围通常直接与伤道有关,早期诊断较容易;器官组织裂伤所致的进行性出血和继发循环呼吸功能障碍,是导致伤情进展快,甚至病人死亡的主要原因。

依据危及生命的严重程度和可能发生的时限,胸部损伤可分为快速致命性胸伤,多数导致伤员在现场死亡,包括主动脉破裂、心脏破裂、心搏骤停、气道梗阻;早发致命性胸伤,可能在伤后短时间(1～2小时)内危及伤员生命,包括张力性气胸、开放性气胸、进行性或大量血胸、心脏压塞、主动脉挫伤或夹层形成等;潜在迟发致命性胸伤,包括连枷胸、食管破裂、膈肌破裂、肺挫伤、心脏钝挫伤等。对于快速致命性胸伤,应在院前急救和医院急诊时给予快速有效的处理,并警惕和检查是否存在潜在致命性伤情的证据。

【紧急处理】 胸部损伤的紧急处理包括院前急救处理和院内急诊处理两部分。

1. **院前急救处理** 包括初步复苏与快速致命性胸伤的现场紧急处理。原则为维持呼吸道通畅和辅助呼吸、给氧,控制出血、补充血容量,镇痛、固定长骨骨折、保护合并脊柱伤(尤其是颈椎损伤),并迅速转运。对快速致命性胸伤病人,需在现场紧急处理,立即清理呼吸道,必要时人工辅助呼吸;张力性气胸需放置具有单向活瓣作用的胸腔穿刺针或行胸腔闭式引流;开放性气胸需迅速包扎和封闭胸部吸吮性伤口,安置穿刺针或引流管;对大面积胸壁软化的连枷胸伤者,需要有效镇痛,必要时给予正压人工辅助呼吸。

2. **院内急诊处理** 正确及时地对快速和早发致命性胸伤作出诊断,并排查潜在致命性胸伤。有下列情况时应行急诊开胸探查手术:①进行性大量血胸;②心脏大血管损伤;③严重肺裂伤或气管、支气管损伤;④食管破裂;⑤胸腹或腹胸联合伤;⑥胸壁大块缺损;⑦胸内存留较大的异物。

【急诊室开胸手术】 院前急救的进步使更多危重的胸部损伤病人能被送达医院。送入急诊室时,濒死病人意识丧失、叹息呼吸、脉搏细弱,甚至血压测不出,但尚有心电活动;重度休克病人尚有意识,动脉收缩压<80mmHg。对濒死与重度休克胸部损伤病人需要进行最紧急的处理,方能争

取挽救病人生命的机会。为了避免院内转运延误救治,可以采用急诊室开胸手术(emergency room thoracotomy)的急救模式。急诊室开胸探查手术指征:①穿透性胸伤重度休克者;②穿透性胸伤濒死者,且高度怀疑存在急性心脏压塞。手术在气管内插管下经前外侧第4或第5肋间开胸切口快速施行。手术抢救成功的关键是迅速缓解心脏压塞,有效控制出血,快速补充血容量。

第二节 ｜ 肋骨骨折

暴力直接作用可使受力处肋骨向内弯曲折断,前后挤压暴力使肋骨体段向外弯曲折断,发生肋骨骨折(rib fracture)。第1～3肋骨粗短,且有锁骨、肩胛骨保护,不易发生骨折;但致伤暴力巨大时,也可能发生骨折,常合并锁骨、肩胛骨骨折和颈部、腋部血管神经损伤。第4～7肋骨较长而纤薄,易发生骨折。第8～10肋前端肋软骨形成肋弓与胸骨相连,第11～12前端游离,弹性较大,不易骨折;若发生骨折,应警惕合并腹内脏器和膈肌损伤。肋骨骨折处胸壁皮肤软组织完整,不与外界相通,称为闭合性肋骨骨折;肋骨断端与外界相通,称为开放性肋骨骨折。老年人肋骨骨质疏松,脆性较大,容易发生骨折。已有恶性肿瘤转移灶的肋骨,也容易发生病理性骨折。

多根多处肋骨骨折是指在2根或2根以上相邻肋骨各自发生2处或2处以上骨折,使局部胸壁失去肋骨支撑而软化,在自主呼吸时出现反常运动,即吸气时软化区胸壁内陷,呼气时相对外突,导致伤员出现低通气状态,甚至诱发呼吸衰竭,称为连枷胸(flail chest)(图27-1)。

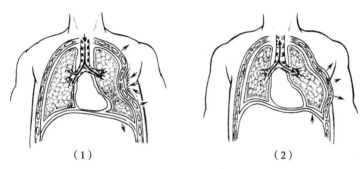

图 27-1　连枷胸,胸壁软化区的反常呼吸运动
(1)吸气　(2)呼气

【临床表现】　肋骨骨折断端局部可刺激肋间神经产生疼痛,在深呼吸、咳嗽或转动体位时加剧。胸痛使呼吸变浅、咳嗽无力,呼吸道分泌物增多、潴留,易致肺不张和肺部感染。骨折断端向内移位可刺破胸膜、肋间血管和肺组织,产生气胸、血胸、皮下气肿或咯血。伤后晚期骨折断端移位可能造成迟发性血胸或血气胸。连枷胸的反常呼吸运动可导致两侧胸腔压力不均衡,造成纵隔扑动,影响肺通气,导致缺氧和二氧化碳蓄积,严重者可发生呼吸和循环衰竭。连枷胸病人常伴有广泛肺挫伤,挫伤区域的肺间质或肺泡水肿导致氧弥散障碍,出现低氧血症。

【诊断】　查体胸壁可见畸形,局部明显压痛;间接挤压骨折处疼痛加重,甚至产生骨摩擦音,即可与软组织挫伤鉴别。胸部X线正侧位片可显示肋骨骨折断裂线和断端错位,但漏诊率较高,且不能显示肋软骨骨折。胸部CT检查能更准确地发现肋骨骨折,还能发现潜在的肺挫裂伤、纵隔血肿、心脏大血管损伤和心脏压塞等胸腔内器官损伤。胸部CT三维重建技术可以更准确地定位肋骨骨折错位程度,为治疗方式提供参考及依据。超声检查对于发现伴随的胸腔积液、气胸、血胸、心包积血积液、腹部脏器损伤以及评价血流动力学状态具有重要意义。

【治疗】　肋骨骨折的处理原则为有效控制疼痛、合理固定肋骨骨折、肺部物理治疗和早期活动。有效镇痛能改善病人的呼吸功能,减少肺部并发症,减少机械通气,缩短ICU停留和住院时间,促进病人早日下床活动并降低相关治疗费用。一般肋骨骨折可采用口服或肌内注射镇痛药,多根多处肋骨骨折则需要持久有效的镇痛治疗。方法包括肋间神经阻滞和胸膜腔内镇痛、硬膜外镇痛、静脉镇痛。

肋间神经阻滞镇痛易于操作,但镇痛时限较短。胸膜腔内镇痛效果不稳定,可能导致膈神经功能抑制。硬膜外镇痛可将局麻药和镇痛药持续分次地注入相应脊神经分布所在平面的硬脊膜外腔,具有区域神经阻滞的优点,镇痛效果较为完善,并可借助装置实现病人自控镇痛,也明显减少全身性静脉镇痛导致伤员嗜睡、咳嗽和自主呼吸受抑制的副作用。

1. 闭合性单处肋骨骨折　骨折两断端因有相邻完整的肋骨和肋间肌支撑,较少有肋骨断端错位、活动和重叠。采用多头胸带或弹性胸带固定胸廓,能减少肋骨断端活动、减轻疼痛。

2. 闭合性多根多处肋骨骨折　有效镇痛和呼吸管理是主要治疗原则。对咳嗽无力、呼吸道分泌物滞留的伤员,应施行纤维支气管镜吸痰和肺部物理治疗,出现呼吸功能不全的伤员,需要气管内插管呼吸机正压通气,正压通气对浮动胸壁可起到"内固定"作用。对于胸背部、胸侧壁多根多处肋骨骨折、胸壁软化范围小而反常呼吸运动不严重的病人,也可采用胸带固定。

3. 肋骨骨折切开复位内固定手术　对于连枷胸、移位明显的不稳定型肋骨骨折,有移位的低位肋骨骨折,存在损伤相关脏器或血管可能,或因合并血气胸等需要胸腔探查的伤员,开放性肋骨骨折胸壁伤口需彻底清创,可施行常规切口或电视胸腔镜下切开复位固定肋骨。

第三节 ｜ 气 胸

胸膜腔内积气称为气胸(pneumothorax),气胸可因为肺大疱破裂形成,更多是创伤、外科手术、气道正压通气、胸腔穿刺或心脏血管导管置入等,导致肺、气管、支气管、食管破裂,空气逸入胸膜腔,或因胸壁伤口穿破胸膜,胸膜腔与外界相通,外界空气进入所致。气胸可以分为闭合性气胸、开放性气胸和张力性气胸三类。游离胸膜腔内积气都位于不同体位时的胸腔上部。当胸膜腔因炎症、手术等原因发生粘连,胸腔积气则会局限于某些区域,出现局限性气胸。

一、闭合性气胸

闭合性气胸(closed pneumothorax)胸壁伤口得到闭合处理或肺组织裂口较小,随着胸腔内积气与肺萎陷程度增加,肺表面裂口缩小,直至吸气时也不开放,气胸则趋于稳定并可缓慢吸收。伤侧肺萎陷程度取决于胸膜腔积气量,肺萎陷使肺呼吸面积减少,通气/血流比例失调,影响肺通气和换气功能。伤侧胸内压增加引起纵隔向健侧移位。根据胸膜腔内积气的量与速度,轻者病人可无症状,重者有明显呼吸困难。查体可能发现伤侧胸廓饱满,呼吸活动度降低,气管向健侧移位,伤侧胸部叩诊呈鼓音,呼吸音降低。胸部 X 线平片或 CT 检查可显示不同程度的肺萎陷和胸膜腔积气,有时可伴有少量胸腔积液。

闭合性气胸发生缓慢且积气量少的病人,无需特殊处理,胸腔内的积气一般可在 1～2 周内自行吸收。大量气胸需进行胸腔穿刺,或行胸腔闭式引流术,排除积气,促使肺尽早复张。

二、开放性气胸

开放性气胸(open pneumothorax)是指外界空气经胸壁伤口或软组织缺损处,随呼吸自由进出胸膜腔。空气出入量与胸壁伤口大小有密切关系,伤口大于气管口径时,空气出入量多,胸内压几乎等于大气压,伤侧肺将完全萎陷,丧失呼吸功能。伤侧胸内压显著高于健侧,纵隔向健侧移位,进一步使健侧肺扩张受限。呼、吸气时,出现两侧胸膜腔压力不均衡的周期性变化,使纵隔在吸气时移向健侧,呼气时移向伤侧,称为纵隔扑动(mediastinal flutter)。纵隔扑动和移位影响腔静脉回心血流,可引起严重循环功能障碍(图 27-2)。

伤员可能出现明显呼吸困难、鼻翼扇动、口唇发绀、颈静脉怒张。伤侧胸壁可见伴有气体进出胸腔发出吸吮样声音的伤口,称为胸部吸吮性伤口(sucking wound)。气管向健侧移位,伤侧胸部叩诊呈鼓音,呼吸音消失,严重者可发生休克。胸部 X 线检查可见伤侧胸腔大量积气,肺萎陷,纵隔移向健侧。

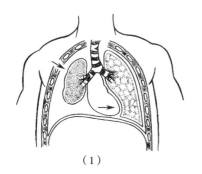
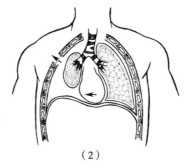

图 27-2　开放性气胸的纵隔扑动
（1）吸气　（2）呼气

开放性气胸的急救处理要点：立即闭合胸壁伤口，将开放性气胸变为闭合性气胸，赢得挽救生命的时间，并迅速转送至医院。使用无菌敷料如凡士林纱布、纱布、棉垫或清洁器材如塑料袋、衣物、碗杯等制作不透气敷料和压迫物，在伤员用力呼气末封盖吸吮性伤口，并加压包扎。转运途中如伤员呼吸困难加重或有张力性气胸表现，应在伤员呼气时开放密闭敷料，排出高压气体，有条件时应施行胸腔闭式引流。送达医院进一步处理：给氧，补充血容量，纠正休克；清创、缝合胸壁伤口，并作胸腔闭式引流；给予抗生素，鼓励病人咳嗽排痰，预防感染。如气胸持续存在或加重，疑有胸腔内脏器损伤或进行性出血，则需行开胸探查手术。

胸腔闭式引流术的适应证：①中、大量闭合性气胸、开放性气胸、张力性气胸；②经胸腔穿刺术治疗，伤员肺无法复张者；③需使用机械通气或人工通气的气胸或血气胸者；④拔除胸腔引流管后气胸或血胸复发者；⑤开胸手术后。方法：根据临床诊断确定安置引流管的部位，气胸引流一般在前胸壁锁骨中线第 2 肋间隙，血胸引流则在腋中线与腋后线间第 6 或第 7 肋间隙。消毒后在局部胸壁全层作局部浸润麻醉，切开皮肤，钝性分离肌层，经肋骨上缘置入带侧孔的胸腔引流管。引流管的侧孔应深入胸腔内 2～3cm。引流管外接闭式引流装置，保证胸腔内气体、液体能克服 3～4cmH$_2$O 的压力通畅引流出胸腔，而外界空气、液体不会吸入胸腔（图 27-3）。术后经常挤压引流管以保持管腔通畅，密切观察气体和液体引流情况，记录每小时或 24 小时引流量。引流后肺膨胀良好，已无气体和液体排出，可在病人深吸气屏气时拔除引流管，并封闭伤口。

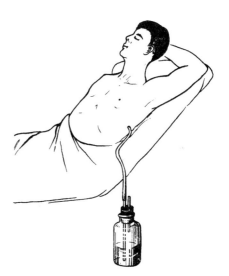

图 27-3　胸腔闭式引流术

三、张力性气胸

张力性气胸（tension pneumothorax）为气管、支气管或肺损伤处形成活瓣，气体随每次吸气进入胸膜腔并积累增多，导致胸膜腔压力高于大气压，又称为高压性气胸。伤侧肺严重萎陷，纵隔显著向健侧移位，健侧肺受压，腔静脉回流障碍。高于大气压的胸内压驱使气体经支气管、气管周围疏松结缔组织或壁层胸膜裂伤处，进入纵隔或胸壁软组织，形成纵隔气肿（mediastinal emphysema）或面、颈、胸部的皮下气肿（subcutaneous emphysema）。

张力性气胸病人表现为严重或极度呼吸困难、烦躁、意识障碍、大汗淋漓、发绀。气管明显移向健侧，颈静脉怒张，多有皮下气肿。伤侧胸部饱满，叩诊呈鼓音，呼吸音消失。胸部 X 线检查显示胸腔严重积气，肺完全萎陷、纵隔移位，并可能有纵隔和皮下气肿。胸腔穿刺有高压气体外推针筒芯。危重病人表现为脉细快、血压降低等循环障碍。

张力性气胸是可迅速致死的危急重症。入院前或院内急救需迅速使用粗针头穿刺胸膜腔减压，并外接单向活瓣装置；在紧急时可在针柄部外接剪有小口的外科手套、柔软塑料袋或气球等，使胸腔内高压气体易于排出，而外界空气不能进入胸腔。进一步处理为安置胸腔闭式引流，使用抗生素预防感染。闭式引流装置可连接负压引流装置，以利加快气体排出，促使肺膨胀。待漏气停止24小时后，X线检查证实肺已膨胀，方可拔除引流管。持续漏气而肺难以复张时，需考虑开胸或电视胸腔镜探查手术。

第四节 ｜ 血 胸

胸膜腔积血称为血胸（hemothorax），与气胸同时存在称为血气胸（hemopneumothorax）。胸腔积血主要来源于心脏、胸内大血管及其分支、胸壁、肺组织、膈肌和心包血管出血。血胸发生后不但因血容量丢失影响循环功能，还可压迫肺，减少呼吸面积，导致呼吸功能障碍。血胸推移纵隔，使健侧肺受压，并影响腔静脉回流。当胸腔内迅速积聚大量血液，超过肺、心包和膈肌运动所起的去纤维蛋白作用时，胸腔内积血发生凝固，形成凝固性血胸（coagulating hemothorax）。凝血块机化后形成纤维板，限制肺与胸廓活动，损害呼吸功能。经伤口或肺破裂口侵入的细菌会在积血中迅速繁殖，引起感染性血胸（infective hemothorax），导致脓血胸（pyohemothorax）。持续大量出血所致胸膜腔积血称为进行性血胸（progressive hemothorax）。少数伤员因肋骨断端活动刺破肋间血管或血管破裂处血凝块脱落，发生延迟出现的胸腔内积血，称为迟发性血胸（delayed hemothorax）。

【临床表现】 血胸的临床表现与出血量、出血速度和个人体质有关。成人伤员，血胸量≤500ml为少量血胸，500ml～1 000ml为中量血胸，＞1 000ml为大量血胸。伤员会出现不同程度的面色苍白、脉搏细速、血压下降和末梢血管充盈不良等低血容量性休克表现；并有呼吸急促、肋间隙饱满、气管向健侧移位、伤侧叩诊呈浊音和呼吸音减低等胸腔积液的临床表现，胸部X线平片或CT检查表现为胸腔积液征象。胸腔穿刺抽出血液可明确诊断。

具备以下征象则提示存在进行性血胸：①持续脉搏加快、血压降低，或虽经补充血容量但血压仍不稳定；②胸腔闭式引流量每小时超过200ml，持续3小时；③血红蛋白量、红细胞计数和血细胞比容进行性降低，引流胸腔积血的血红蛋白浓度和红细胞计数与周围血相接近，且迅速凝固。

血胸病人出现以下情况时，应考虑感染性血胸：①有畏寒、高热等感染的全身表现。②抽出胸腔积血1ml，加入5ml蒸馏水，无感染时呈淡红透明状，出现混浊或絮状物提示感染。③胸腔积血无感染时，红细胞与白细胞计数比例应与周围血相似，即500∶1。感染时白细胞计数明显增加，红细胞与白细胞计数比例达100∶1可确定为感染性血胸。④积血涂片和细菌培养发现致病菌有助于诊断，并可依此选择有效的抗生素。

【治疗】 病人为非进行性血胸，胸腔积血量少，可采用胸腔穿刺及时排出积血。中等量以上血胸、血胸持续存在，有增加发生凝固性或感染性血胸的可能者，应该积极实施胸腔闭式引流术，促使肺膨胀，改善呼吸功能，并使用抗生素预防感染。进行性血胸应及时行开胸探查手术。凝固性血胸应待伤员情况稳定后尽早手术，清除血块，并剥除胸膜表面血凝块和机化形成的纤维包膜；开胸手术可提早到伤后2～3天，更为积极地开胸引流则无益，但明显推迟手术时间可能使清除肺表面纤维蛋白膜变得困难，从而使手术复杂化。感染性血胸应及时改善胸腔引流，排尽感染性积血积脓；若效果不佳或肺复张不良，应尽早手术清除感染性积血，剥离脓性纤维膜。电视胸腔镜手术用于凝固性血胸、感染性血胸的处理，具有创伤小、疗效好、住院时间短等优点。

第五节 ｜ 创伤性窒息

创伤性窒息（traumatic asphyxia）是钝性暴力作用于胸部所致的上半身广泛皮肤、黏膜、末梢毛细血管淤血及出血性损害。当胸部与上腹部受到暴力挤压时,病人声门紧闭,胸内压骤然剧增,右心房血液经无静脉瓣的上腔静脉系统逆流,造成上半身末梢静脉及毛细血管过度充盈扩张并破裂出血。

【临床表现】　伤员面、颈、上胸部皮肤出现针尖大小的紫蓝色瘀斑,以面部与眼眶部为明显。口腔、球结膜、鼻腔黏膜可见瘀斑,甚至出血。视网膜或视神经出血可产生暂时性或永久性视力障碍。鼓膜破裂可致外耳道出血、耳鸣,甚至听力障碍。伤后多数病人有暂时性意识障碍、烦躁不安、头晕、谵妄,甚至四肢痉挛性抽搐,瞳孔可扩大或极度缩小,上述表现可能与脑内轻微点状出血和脑水肿有关。若有颅内静脉破裂,病人可发生昏迷或死亡。

【治疗】　创伤性窒息病人预后取决于承受压力大小、持续时间长短和有无合并伤。在严密观察下对症处理,皮肤黏膜的出血点及瘀斑多数于2～3周后自行吸收消退。少数伤员在压力移除后可发生心跳呼吸停止,应做好充分抢救准备。有合并伤者应针对具体伤情给予积极处理。

第六节 ｜ 肺损伤

根据致伤原因和损伤的特点,肺损伤可表现为肺裂伤、肺挫伤和肺爆震(冲击)伤。肺裂伤伴有脏层胸膜裂伤者可发生血气胸,而脏层胸膜完整者则多形成肺内血肿。肺挫伤大多为钝性暴力致伤,伤后炎症反应致毛细血管通透性增加,炎症细胞浸润和炎性介质释放,使损伤区域发生水肿,大面积肺间质和肺泡水肿则引起换气障碍,导致低氧血症。肺爆震伤(blast injury of lung)由爆炸产生的高压气浪或水波浪冲击损伤肺组织所致。

肺裂伤所致血气胸的诊断与处理如前所述。肺内血肿大多在胸部 X 线检查时发现,表现为肺内圆形或椭圆形、边缘清楚、密度增高的团块状阴影,常在 2 周至数月自行吸收。肺挫伤病人表现为呼吸困难、咯血、血性泡沫痰及肺部啰音,重者出现低氧血症,并常伴有连枷胸。X 线胸片出现斑片状浸润影,一般伤后 24～48 小时变得更明显,CT 检查对于肺挫伤的范围和严重程度判断准确率高于常规 X 线胸片检查。治疗原则为:①及时处理合并伤;②保持呼吸道通畅;③氧气吸入;④限制晶体液过量输入;⑤早期合理使用糖皮质激素;⑥低氧血症使用机械通气支持;⑦对于严重肺穿刺伤、火器伤等,伤员可能发生严重气管内出血,甚至休克而危及生命,需紧急施行开胸探查,必要时进行损伤肺切除手术;⑧预防和治疗感染。

第七节 ｜ 心脏损伤

心脏损伤(cardiac injury)可分为钝性心脏损伤与穿透性心脏损伤。钝性损伤多由胸前区撞击、减速、挤压、高处坠落、冲击等暴力所致,心脏在等容收缩期遭受钝性暴力损伤的后果最为严重。穿透性心脏损伤多由锐器(刃器等)或火器所致。

一、钝性心脏损伤

钝性心脏损伤(blunt cardiac injury)的严重程度与钝性暴力的撞击速度、致伤物的质量、作用时间、心脏舒缩时相以及心脏受力面积和方向有关。轻者为无症状的心肌挫伤,重者甚至可发生心脏破裂。钝性心脏破裂伤员绝大多数死于事故现场,极少数有可能通过有效的现场急救而成功地被送达医院。临床上最常见的是心肌挫伤(myocardial contusion),轻者仅引起心外膜至心内膜下心肌出血、少量心肌纤维断裂;重者可发生心肌广泛挫伤、大面积心肌出血坏死,甚至心内结构,如瓣膜、腱索和室间隔等损伤。心肌挫伤后的修复可能遗留瘢痕,甚至日后发生室壁瘤。严重心肌挫伤的致死原因多为严重心律失常或心力衰竭。

【临床表现和诊断】　轻度心肌挫伤可能无明显症状,中、重度挫伤可能出现胸痛、心悸、气促,甚至心绞痛等症状。病人可能存在胸前壁软组织损伤和胸骨骨折。心肌挫伤的诊断主要依赖临床医生对这一伤情的认识和警惕性,重视辅助检查结果的综合分析。常用的辅助检查为:①心电图:可出现ST段抬高、T波低平或倒置,房性、室性期前收缩或心动过速等心律失常;②超声心动图:可显示心脏结构和挫伤心肌节段功能异常,经食管超声心动图能提高心肌挫伤的检出率;③心肌酶学检测:动态检测血液磷酸肌酸激酶及其同工酶(CK,CK-MB)和乳酸脱氢酶及其同工酶(LDH,LDH1,LDH2)的活性变化有意义,心肌肌钙蛋白(cardiac troponin,cTn)I或T(cTnI or cTnT)测定的特异性更高。

【治疗】　对于心肌挫伤的病人早期应严密监护,充分休息、吸氧、镇痛等。积极预防可能致死的并发症,如心律失常和心力衰竭,这些严重并发症一般在伤后早期出现,但也有迟发者。如果病人的血流动力学不稳定、心电图异常或上述心肌标志物异常,应监护治疗。

二、穿透性心脏损伤

穿透性心脏损伤(penetrating cardiac injury)多由火器、刃器或锐器致伤。火器致伤多导致心脏贯通伤,多数伤员死于受伤现场,异物留存心脏也较多见。刃器或锐器致伤多为盲管伤。心脏介入诊断治疗中的心导管操作可导致医源性心脏穿透伤。穿透性心脏损伤好发的部位依次为右心室、左心室、右心房和左心房,室间隔和瓣膜等结构也可能损伤。心导管所致的心脏损伤以冠状动脉和心房穿透伤多见。

【临床表现和诊断】　穿透性心脏损伤的病理生理及临床表现取决于心包裂口和心脏损伤程度。致伤物和致伤动能较小时,心包与心脏裂口小,心包裂口易被血凝块阻塞而引流不畅,导致心脏压塞。临床表现为静脉压升高、颈静脉怒张、心音遥远、心搏微弱,脉压窄、动脉压降低的贝克三联征(Beck's triad)。迅速解除心脏压塞并控制心脏出血,可以成功地挽救病人生命。致伤物和致伤动能较大时,心包和心脏裂口较大,心包裂口不易被血凝块阻塞,大部分出血流入胸腔,主要表现为失血性休克、现场或转运途中死亡。少数伤员就诊早期生命体征尚平稳,仅有胸部损伤史与胸部较小伤口,易延误诊断和错失抢救时机,要高度重视。

【诊断要点】　①胸部伤口位于心脏体表投影区域或其附近;②伤后短时间出现与失血量不相符的循环不稳定;③贝克三联征或失血性休克和大量血胸的征象。穿透性心脏损伤的病情进展迅速,依赖常规胸部X线、心电图、超声心动图,甚至心包穿刺术明确诊断都是耗时的方法。对于伤后时间短、生命体征尚平稳、不能排除心脏损伤者,应尽快转运伤员到具备全身麻醉和开胸手术条件的手术室,进行床旁经胸或经食管心脏超声检查,一旦明确心包有积血和心脏压塞征象,即迅速开胸,以避免院内延误抢救的黄金时机。

【治疗】　伤员已有心脏压塞或失血性休克表现,应紧急转送手术室,甚至在有条件的急诊手术室施行开胸探查手术。在气管内插管全身麻醉下,切开心包缓解压塞,控制出血,迅速补充血容量。大量失血者可回收心包和胸腔内积血。循环状况稳定后,缝合修补心脏裂口。心脏介入诊治过程中发生的医源性心脏损伤多为导丝尖端所致,因破口较小,发现后应立即终止操作,给予鱼精蛋白中和肝素抗凝,可进行心包穿刺抽吸治疗,使用经胸或经食管心脏超声检查,动态观察心包积血变化,明确心内结构和心脏功能状况。经上述处理,心包有持续出血,病人循环不稳定,甚至有心脏压塞表现者,应积极开胸手术修复。在有条件的医院,抢救心脏损伤应准备体外循环辅助。对于心脏裂口复杂、病人循环难以维持、必须同时处理基础心脏疾病者,可建立体外循环,完成心脏裂口修补和同期心脏畸形治疗。

穿透性心脏损伤经抢救存活者,应注意心腔内和心包内有无遗留的异物及其他病变,如创伤性室间隔缺损、瓣膜损伤、创伤性室壁瘤、心律失常、假性动脉瘤或心包炎等。重视对出院后的病人进行随访,积极处理心脏的残余病变。

第八节 | 膈肌损伤

膈肌分隔相互依存又相互影响的胸腔和腹腔。通常情况下,腹腔压力高于胸腔,膈肌破裂时,腹内脏器和腹腔积液会疝入或流入胸腔。根据致伤暴力不同,膈肌损伤(diaphragmatic injury)可分为穿透性或钝性膈肌损伤。穿透性损伤多由火器或刃器致伤,伤道的深度与方向直接与受累的胸腹腔脏器有关,多伴有失血性休克。钝性损伤的致伤暴力大,损伤机制复杂,常伴有多部位损伤。早期膈肌损伤的临床表现较轻,往往被其他重要脏器损伤所掩盖而漏诊,甚至伤后数年发生膈疝才被发现。

一、穿透性膈肌损伤

下胸部或上腹部穿透性损伤都可累及膈肌,造成穿透性膈肌损伤(penetrating diaphragmatic injury)。穿透性暴力同时伤及胸部、腹部内脏和膈肌,致伤物入口位于胸部,称为胸腹联合伤(thoracoabdominal injuries);致伤物入口位于腹部,称为腹胸联合伤(abdominothoracic injuries)。受损胸部脏器多为肺与心脏,受损腹部脏器右侧多为肝,左侧常为脾,其他依次为胃、结肠、小肠等。火器伤动能大、穿透力强,多造成贯通伤,甚至造成穿窿状膈肌多处贯通伤;刃器则多造成盲管伤。穿透性暴力所致单纯膈肌伤较为少见。胸腹或腹胸联合伤除了伤口处大量出血、有失血性休克等临床表现外,多数伤员可能同时存在血胸、血气胸、心包积血,腹腔积血、积气和空腔脏器穿孔所致的腹膜炎等体征。床旁超声检查可快速、准确地判断胸腔、心包、腹腔积血,以及实质脏器损伤情况。胸腔穿刺术和腹腔穿刺术是判断胸腹腔积血的简单且有效的措施。病人情况稳定时,胸腹部X线检查和CT检查有助于明确血气胸、心包积血、腹内脏器疝入胸腔、膈下游离气体和腹腔积血、脏器损伤及金属异物存留等。但检查耗费时间且需要搬动转运病人,对伤情危重者应慎重。

穿透性膈肌损伤应急诊手术治疗。首先处理胸部伤口和张力性气胸,明确有无心脏压塞和心脏大血管损伤,积极纠正休克,控制出血。根据伤情与临床表现选择经胸、经腹或胸腹联合切口,仔细探查胸腹腔器官,并对损伤的器官和膈肌予以修补。

二、钝性膈肌损伤

钝性膈肌损伤(blunt diaphragmatic injury)多是由膈肌附着的胸廓下部骤然变形和胸腹腔之间压力梯度骤增引起膈肌破裂。交通事故和高处坠落是导致钝性膈肌伤的常见原因。约90%的钝性膈肌损伤发生在左侧,可能与位于右上腹的肝脏可减缓暴力作用和汽车座椅安全带的作用方向有关。钝性伤所致膈肌裂口多数较大,常位于膈肌中心腱和膈肌周边附着处。腹内脏器很容易通过膈肌裂口疝入胸腔,常见疝入胸腔的腹内脏器为胃、脾、结肠、小肠和肝。严重钝性暴力致膈肌损伤的伤员,常伴有胸腹腔内脏器挫裂伤,以及颅脑、脊柱、骨盆和四肢等多部位损伤。

血气胸和疝入胸腔的腹腔脏器引起肺脏受压和纵隔移位,导致呼吸困难,伤侧胸部呼吸音降低,叩诊呈浊音或鼓音等。疝入胸腔的腹内脏器发生嵌顿与绞窄,可出现腹痛、呕吐、腹胀和腹膜刺激征等消化道梗阻或腹膜炎表现。值得注意的是,膈肌破裂后初期可能不易诊断,临床体征和胸部X线检查结果均缺乏特异性,CT检查有助于明确诊断。由于进入肠道的气体和对比剂可将疝入肠袢的部分梗阻转变为完全梗阻,故禁行肠道气钡双重造影检查。对膈疝病人应谨慎作胸腔穿刺或胸腔闭式引流术,因为可能伤及疝入胸腔的腹内脏器。对于怀疑有创伤性膈疝者,禁用充气的抗休克裤,以免增加腹内压。

一旦确诊为创伤性膈肌破裂或膈疝,应尽早进行手术探查和膈肌修补术。视具体伤情选择经胸、经腹或胸腹联合手术径路。外科医生应准备不同径路的手术方案,仔细探查胸腹腔内脏器,并予以相应处理。修补膈肌裂口,清除胸腹腔内积血和积液,并置胸腔闭式引流和腹腔引流。

(肖颖彬)

本章思维导图

第二十八章　胸壁、胸膜疾病

第一节　先天性胸壁畸形

一、漏斗胸

漏斗胸（pectus excavatum）是胸骨连同肋骨向内、向后凹陷形成的舟状或漏斗状畸形，通常胸骨体与剑突交界处凹陷最深，可以是对称或非对称的，是最常见的胸壁畸形，约占全部胸壁畸形的90%。漏斗胸的发病机制仍不明确，有学者认为是由于肋骨生长不协调，下部生长较上部更快，从而向后方挤压胸骨形成畸形；亦有学者认为是当膈肌中心腱过短时，附着于胸骨体下端和剑突部位的膈肌纤维将胸骨和剑突向后牵拉所致。本病发病率男性高于女性，部分病人有家族遗传倾向或同时伴有先天性心脏病。

【临床表现】　婴儿期漏斗胸压迫症状轻者常被忽略。有些病儿虽有吸气性喘鸣和胸骨吸入性凹陷，但常未能检查出呼吸道阻塞的原因。病儿常体形瘦弱，易患上呼吸道感染，活动能力受限。活动时可出现心悸、气短和呼吸困难。阳性体征除胸廓畸形外，常伴有轻度驼背、腹部凸出等特殊体型。青少年或成年病人的肺功能检查常表现为用力呼气量和最大通气量明显降低。心电图常提示心脏顺钟向转位。侧位X线胸片可见下段胸骨向后凹陷，与脊柱间距离缩短。胸部CT扫描不仅能确诊漏斗胸，还可以通过计算Haller指数来评估漏斗胸的严重程度，指导治疗决策和手术规划。Haller指数的计算方法是胸骨最凹陷平面胸廓横径（A）与同层面胸骨后缘至椎体前缘的距离（B）之比。正常人平均为2.52，大于3.2可以诊断漏斗胸，Haller指数＞3.2～≤3.25为轻度漏斗胸，＞3.25～3.5为中度，＞3.5为重度漏斗胸。

【治疗】　畸形程度较轻者无需特殊处理，随年龄增长多可自行矫正。畸形严重者不仅会影响生长发育和呼吸、循环功能，还可造成病儿心理负担，应进行手术治疗。手术时机以2～5岁最佳，早期手术效果较好。目前最常用的手术矫正方法为微创漏斗胸矫正术（Nuss手术）。Nuss手术采用双侧胸壁腋前线小切口，在胸腔镜辅助下于畸形胸骨后方、心脏前方置入特殊材质的矫形钢板，而无须切断胸骨及肋骨，手术效果较满意且创伤小。术后第2～3年根据病儿胸壁畸形矫正状况再次手术取出矫形钢板。以往传统的手术方式，例如胸骨抬举术（Ravitch手术）、胸骨翻转术（Wada手术）以及带蒂胸骨翻转术，因为手术创伤较大，目前已很少应用。

二、鸡胸

鸡胸（pectus carinatum）是一种表现为胸骨前凸的畸形，常伴有两侧肋软骨和肋骨凹陷，是仅次于漏斗胸的第二种常见胸壁畸形。其病因尚未明确，可能与遗传有关，约20%～25%的病人具有家族遗传史。一般认为鸡胸是肋骨和肋软骨过度生长造成的，胸骨畸形继发于肋骨畸形，也可继发于胸腔内疾病。

【临床表现】　多数鸡胸在婴幼儿期很难被发现，往往在病儿五六岁以后才逐渐被注意到。畸形轻者对心肺功能无影响，亦无临床症状。重症者因胸廓前后径加长，导致呼吸幅度减小，肺组织弹性减退，产生气促、乏力症状，病儿常反复出现上呼吸道感染和哮喘，活动耐力较差、易疲劳。大部分病儿因胸壁畸形而有较重的精神负担，常有自卑感。主要体征是前胸壁前凸畸形、胸廓前后径增大以及驼背。严重的鸡胸畸形明显，临床上很容易确诊，侧位X线胸片能清楚显示胸骨的畸形状况，胸部CT

有助于诊断胸部及心血管等系统有无合并畸形。

【治疗】　鸡胸的治疗包括锻炼身体塑形矫形、胸廓动力按压装置矫形和手术矫形等方法。对于畸形程度较轻的病人，健身活动特别是游泳对畸形矫正有帮助。对中、重度畸形病人可采用胸廓动力按压装置，同时结合锻炼矫正。早期矫形治疗对鸡胸病儿效果明显，但有复发可能，多需要长时间佩戴。对于保守治疗效果不佳或严重畸形病人则需要手术治疗。传统矫形手术方法有胸骨翻转法和胸骨沉降法两种。近年来鸡胸微创手术（即反 Nuss 手术）取得了较好的治疗效果。

第二节　脓　胸

脓胸（empyema）是指脓性渗出液积聚于胸膜腔内的化脓性感染。脓胸按病理发展过程可分为急性和慢性；按致病菌种类可分为化脓性、结核性和特异病原性脓胸；按波及范围可分为全脓胸和局限性脓胸（图 28-1）。

【病因和病理】　脓胸的致病菌多直接来自肺内感染灶，也有少数来自胸腔内和纵隔内其他脏器病变（如外伤、手术污染胸膜腔或胸部空腔脏器穿孔破裂以及支气管胸膜瘘等手术并发症）或身体其他部位病灶直接侵入或经淋巴管侵入胸膜腔（如膈下脓肿、肝脓肿、纵隔脓肿、化脓性心包炎等）而引起化脓性感染。继发于脓毒血症或败血症的脓胸，则多由血行播散引起，致病菌种类以肺炎球菌、链球菌多见，但由于抗生素的应用，这些细菌所致肺炎和脓胸

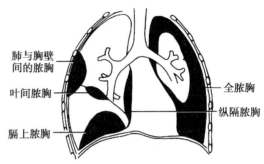

图 28-1　脓胸分类（示意图）

已较前减少；而葡萄球菌特别是耐药性金黄色葡萄球菌引起的脓胸则明显增多，尤以病儿更为多见，且感染不易控制。此外，常见致病菌还包括大肠埃希菌、铜绿假单胞菌、真菌等，此病虽较少见，但发病率也在逐步增高。厌氧菌感染则会导致腐败性脓胸。

脓胸的病程进展是一个渐进的过程，可分成三个阶段，其中 1 期和 2 期临床上统称为急性脓胸，3 期称为慢性脓胸：

1 期（肺炎旁积液期）：感染侵犯胸膜后，引起胸腔积液大量渗出。早期脓液稀薄，在胸膜腔内可自由流动，其胸腔积液特点是呈浆液性，白细胞计数低，乳酸脱氢酶（LDH）水平低于血清的 1/2，pH 和葡萄糖水平正常，无病原微生物生长。在此期内若能有效引流胸腔积液，肺组织容易复张。

2 期（脓性纤维蛋白期）：随着病程进展，渗出液逐渐由浆液性转为脓性，胸腔积液中脓细胞及纤维蛋白增多，纤维蛋白逐步沉积于脏、壁层胸膜表面而形成纤维素层，可将胸腔积液分隔成多个小腔。胸腔积液特点是 pH<7.2，葡萄糖含量小于 2.2mmol/L，LDH>1 000IU/L。初期纤维素膜附着不牢固，质软而易脱落。

3 期（慢性机化期）：随着纤维素层不断增厚，在壁层和脏层胸膜表面形成瘢痕组织。晚期毛细血管及炎症细胞增生形成肉芽组织，纤维蛋白沉着机化，形成韧厚致密的纤维板，构成脓腔壁。纤维板可嵌入肺组织中，使肺膨胀受到限制，损害肺功能并形成一个可能持续感染的脓腔。

脓胸的上述病理改变虽有不同阶段之分，但并无明确时间界限，临床表现也不一致。因此，综合判断脓胸的不同阶段有利于确定治疗方案。

一、急性脓胸

【临床表现】　常有高热、脉快、呼吸急促、食欲缺乏、胸痛、全身乏力等征象。积脓较多者还有胸闷、咳嗽、咳痰等症状。体格检查病侧语颤减弱，叩诊呈浊音，听诊呼吸音减弱或消失。严重者可伴有发绀和休克。

【诊断】　联合胸部 CT、超声及胸腔穿刺有助于诊断脓胸。

胸部 CT 是最常用的诊断方法,能够评估脓胸的位置、积液量、是否存在脓腔分隔,是否存在肺实质改变和支气管病灶等情况,并有助于鉴别脓胸和肺脓肿。

胸部 X 线检查若显示积液所致的致密阴影,建议进一步行胸部 CT 检查。

胸部超声检查是有效确定脓胸范围和准确定位的方法,有助于胸腔积液穿刺定位和实时干预治疗。

胸腔穿刺术是确诊的主要方法。首先观察脓液外观性状、质地稀稠、有无臭味,其次作涂片镜检、细菌培养及药敏试验,以指导临床用药。

支气管镜检查有助于明确是否存在支气管胸膜瘘。

【治疗】　急性脓胸的治疗原则是:①控制原发感染,根据致病菌对药物的敏感性,选用有效抗生素;②彻底排净脓液,促使肺组织尽快复张。

排净脓液的方法有胸腔穿刺抽脓和胸腔闭式引流两种。局限性脓胸或胸腔积液较少的脓胸可采用胸腔穿刺抽脓,并向胸膜腔内注入抗生素。若脓液稠厚不易抽出,或经过治疗脓液量未减少、病人症状无明显改善,或发现有大量气体,疑似伴有气管食管瘘或腐败性脓胸等,均应及早施行胸腔闭式引流术。闭式引流术的方法有经肋间插管和经肋床插管两种方法。经肋间插管通常在床旁进行,将引流管通过穿刺套管针置入胸腔并连接引流装置。经肋床插管常需要在手术室完成,通常用于多房性脓胸或经肋间引流仍不畅的病人,是在脓腔相应部位切开皮肤肌肉,并切除长约 3~4cm 的一段肋骨,然后经肋床切开脓膜,继而以手指探查脓腔,如有多房,应将纤维间隔打通以利引流。吸净脓液后置入粗大(＞20F)有侧孔的引流管,以缝线妥善固定并连接引流装置。亦可在脓腔顶部置管行抗生素冲洗。脓液排出后肺逐渐膨胀,两层胸膜靠拢致脓腔逐渐闭合。若空腔闭合缓慢或不满意,可早行胸腔扩清及纤维膜剥除术。若脓腔长期不能闭合,则将发展成为慢性脓胸。近年来胸腔镜手术被应用于急性脓胸的治疗,并取得满意效果。其优点是可以直视下清除所有脓液及坏死胸膜组织,消除分隔,加速肺复张和胸腔闭合。

急性脓胸的治疗效果是通过肺复张和症状的消退程度以及引流量来评估的。

二、慢性脓胸

【病因】　①急性脓胸未及时治疗;②急性脓胸处理不当,如引流太迟、引流管拔除过早、引流管过细或引流位置不当致排脓不畅;③脓腔内有异物存留使胸膜腔内感染难以控制;④存在其他并发症,如支气管瘘或食管瘘而未及时处理,或毗邻胸膜腔的慢性感染病灶(如膈下脓肿、肝脓肿、肋骨骨髓炎)等反复侵入感染,导致脓腔不能闭合;⑤存在特殊病原菌感染,如结核分枝杆菌、真菌感染。

【病理】　慢性脓胸的特征是胸膜脏层和壁层纤维性增厚,形成致密坚韧的脓腔厚壁,使肺膨胀受限,脓腔无法缩小,感染难以控制;壁层胸膜增厚还可使肋间隙变窄,胸廓塌陷;脓腔壁收缩使纵隔向病侧移位。这些改变会严重影响呼吸功能,部分病人还可出现杵状指(趾)。

【临床表现和诊断】　病人常有长期低热、食欲缺乏、消瘦、贫血、低蛋白血症等全身慢性中毒症状;有时还有气促、咳嗽、咳脓痰等症状。体格检查及胸部影像学检查均可见前述相应改变。曾作胸腔闭式引流术者胸壁可见引流管口瘢痕或瘘管形成。慢性脓胸根据病史、体征和胸部 CT 扫描可明确诊断。

【治疗】　慢性脓胸的治疗原则是通过手术方法消灭致病原因和脓腔,使受压的肺复张,恢复肺通气功能。

常用手术方法有以下几种:①胸膜纤维板剥脱术;②胸廓成形术;③胸膜肺切除术。

1. **胸膜纤维板剥脱术**　此方法通过剥除脓腔壁层胸膜和脏层胸膜表面的纤维板,使肺得以复张从而消灭脓腔,改善肺功能和胸廓呼吸运动,是治疗慢性脓胸的主要方法之一(图 28-2)。以往多采用开胸手术,目前常用胸腔镜手术,创伤小,对于大部分病例与开胸手术同等有效,但对于病史过长、纤维板过厚的病人不适合。对于肺萎陷时间过久,肺组织已纤维化不能复张,或肺内存在广泛炎症、结核性空洞或支气管扩张等病变者,均不宜行胸膜纤维板剥脱术,应采取胸膜肺切除术。

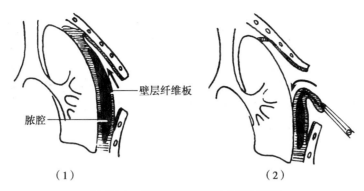

（1）　　　　　　　　　　（2）

图 28-2　胸膜纤维板剥脱术（示意图）

（1）剥除壁层纤维板　（2）剥除脏层纤维板

2. 胸廓成形术　手术目的是去除胸廓局部的坚硬组织，使胸壁内陷以消灭两层胸膜间的死腔。术中不仅要切除覆盖在脓腔上的肋骨，而且还要切除增厚的壁层胸膜纤维板，但需保留肋间神经血管、肋间肌和肋骨骨膜。这些保留的胸壁软组织可制成带蒂组织瓣用来充填脓腔和堵塞支气管胸膜瘘。若脓腔较大，还可利用背阔肌、前锯肌等带蒂肌瓣或带蒂大网膜移植填充脓腔。如病人体质虚弱不能耐受一次广泛手术，可自上而下分期进行，间隔期 3 周左右。此术式创伤大，目前已很少使用。

3. 胸膜全肺切除术　当慢性脓胸合并肺内严重病变，如广泛支气管扩张、结核性空洞、纤维化实变毁损或伴有不易修补成功的支气管胸膜瘘等，可将纤维板剥脱术连同病肺切除术同期完成。但手术技术要求高、难度大，出血多、创伤重，必须严格掌握手术适应证。

第三节 ｜ 胸壁结核

胸壁结核（tuberculosis of the chest wall）是继发于肺或胸膜结核感染的肋骨、胸骨、胸壁软组织结核病变，多表现为结核性寒性脓肿或慢性胸壁窦道。

【病理】　胸内结核经淋巴系统、血行播散或直接侵犯胸壁淋巴结及胸壁各层组织，包括骨骼系统和软组织部分；胸壁结核性脓肿起源于胸壁深处淋巴结者较多，穿透肋间肌蔓延至胸壁浅部皮下层，往往在肋间肌层内、外各存在一个脓腔，中间则有孔道相通，从而形成哑铃状脓肿。有的脓肿穿通肋间肌之后，因重力坠积作用，逐渐向外、向下沉降至胸壁侧面或上腹壁。

【临床表现和诊断】　胸壁结核的全身症状多不明显。若原发结核病灶尚处于活动期，病人则有疲倦、盗汗、低热、虚弱等症状。多数病人除存在局部不红、不热、无痛的脓肿外，几乎没有症状，故称为寒性脓肿。若脓肿穿破皮肤，常排出无臭的混浊脓液，伴有干酪样物质排出，经久不愈，形成溃疡或窦道，且其边缘往往有悬空现象。若寒性脓肿继发化脓性感染，可出现急性炎症症状。

胸壁无痛软块，按之有波动，首先应考虑胸壁结核的可能性。穿刺若抽得脓液，抗酸染色及细菌培养阳性，多可确定诊断。穿刺部位应选在脓肿上方，避免垂直刺入而致脓液沿针道流出形成瘘管。胸部 X 线检查有时可发现肺、胸膜或肋骨结核病变，但 X 线检查阴性并不能排除胸壁结核的可能。若有慢性瘘管或溃疡，行病变部位活检有助于明确诊断。应与化脓性肋骨、胸骨骨髓炎及胸壁放线菌病相鉴别。

【治疗】　由于胸壁结核是全身结核的局部表现，故首先应采用全身抗结核药物治疗。有活动性结核时不可进行手术治疗。在上述全身治疗基础上，对于胸壁结核脓肿可行穿刺排脓并注入抗结核药物。手术治疗胸壁结核的原则是彻底切除病变组织，包括受累的肋骨、淋巴结和有病变的肋间肌、胸膜等，切开所有窦道，彻底刮除坏死组织和肉芽组织，反复冲洗后用健康带蒂肌瓣充填以消除残腔。有时胸壁结核病变可能通向胸膜腔或肺组织，因此应做好开胸手术的准备。术毕胸壁需加压包扎以防止残腔积液；必要时留置引流，24 小时后拔除引流再加压包扎。

结核脓肿合并化脓性感染时，应先切开引流，待局部感染控制后再按上述原则进行处理。

第四节 | 胸壁、胸膜肿瘤

一、胸壁肿瘤

胸壁肿瘤（tumor of the chest wall）是指起源于胸壁深部软组织、肌肉、骨骼的肿瘤,可分为原发性和转移性两类。原发性胸壁肿瘤又可分为良性和恶性。原发于骨组织者,80%起源于肋骨,20%起源于胸骨。发生于前胸壁及侧胸壁者多于发生于后胸壁者。常见的骨骼良性肿瘤包括骨纤维瘤、骨瘤、软骨瘤、骨软骨瘤等;恶性肿瘤则多为各种肉瘤,其中软骨肉瘤约占30%~40%。起源于深部软组织者包括神经类肿瘤、脂肪瘤、纤维瘤、血管瘤及各类肉瘤等。转移性胸壁肿瘤是自他处恶性肿瘤转移而来,以转移至肋骨最为多见,常造成肋骨局部骨质破坏或病理性骨折,引起疼痛,但肿块多不明显。

【诊断】 主要根据病史、症状和肿块的性质。生长比较迅速、边缘不清、表面有扩张血管、疼痛等,往往是恶性肿瘤的表现。肿块坚硬如骨、边缘清楚、增大缓慢者,多属良性骨或软骨肿瘤。胸部CT扫描有助于诊断及鉴别诊断。必要时可作肿瘤的针刺活检或切取活检明确诊断。活检与手术可同期进行。

【治疗】 诊断明确的良性原发性胸壁肿瘤如无症状且肿瘤较小者可以暂不处理,定期随访观察。无法确定性质的原发性胸壁肿瘤均应行手术切除以明确诊断。转移性胸壁肿瘤若原发病变已经切除,亦可视情况采用手术治疗。对于恶性肿瘤应进行包括受累的肌肉、骨骼、肋间组织、壁层胸膜和局部淋巴结在内的胸壁组织整块切除,切除后胸壁缺损面积大者应同期进行胸廓重建术。放疗和化疗对某些不能手术的恶性肿瘤有一定缓解作用,一般多作为综合治疗的一部分。

二、胸膜肿瘤

胸膜肿瘤包括原发性和继发性两类,后者即其他部位原发肿瘤转移至胸膜形成。几乎任何部位的原发癌瘤均可发生胸膜转移,其中乳腺癌和肺癌是最常见的原发肿瘤。胸膜转移瘤病人可以没有症状,或因胸腔积液出现胸闷、气短、呼吸困难等症状。胸膜转移瘤可通过胸腔穿刺抽液行脱落细胞学检查或胸腔镜胸膜活检得到确诊。其治疗应主要针对原发肿瘤,但在大量胸腔积液引起呼吸困难时应行胸腔穿刺抽液或闭式引流术,以减轻肺组织受压,同时可向胸腔内注射药物或生物制品以减少胸腔积液渗出。

原发性胸膜肿瘤较少见。以胸膜间皮瘤为例,国外报告其发病率为0.02%~0.4%,国内报告为0.04%。起源于胸膜下结缔组织的原发肿瘤更为少见,包括平滑肌、血管、淋巴管、神经和脂肪组织肿瘤,而且每种组织均存在相应的良性和恶性肿瘤。

胸膜间皮瘤是一种来源于中胚层的罕见肿瘤,绝大多数为恶性,其病因与长期吸入石棉粉尘有密切关系。临床上将其分为弥漫型及局限型两类。

1. **弥漫型恶性胸膜间皮瘤**（diffuse malignant pleural mesothelioma） 是起源于间皮细胞的原发性胸膜肿瘤,其恶性程度高,病变广泛,部分病人进展极快,预后差。弥漫型恶性胸膜间皮瘤可发生于任何年龄,大多数发生于40~70岁,男性多于女性。起病症状不明显,常见症状包括呼吸困难、持续性剧烈胸痛、干咳等;常伴有大量血性胸腔积液。当肿瘤侵犯肺或支气管时,可继发少量咯血。偶尔可见同侧Horner综合征或上腔静脉阻塞综合征。晚期病人出现厌食、消瘦、全身衰竭等症状。胸部CT扫描能显示病变范围、程度和胸内脏器受累情况。胸腔积液脱落细胞学检查、经皮胸膜穿刺活检、胸腔镜直视下胸膜活检及开胸胸膜活检等方法有助于明确诊断。弥漫型胸膜间皮瘤的治疗较困难,全胸膜肺切除术因创伤大、并发症多、死亡率高而效果不确切,现已很少应用。近年来药物治疗方面取得了一定效果。

2. 局限型胸膜间皮瘤（localized pleural mesothelioma）　生长缓慢，临床上比弥漫型恶性间皮瘤多见。绝大多数呈良性表现，约 50% 的病人可没有症状。咳嗽、胸痛和发热为有症状者最常见的表现，偶尔伴有胸腔积液。胸部 CT 扫描常显示胸膜局限性隆起。局限型纤维间皮瘤常采用手术切除治疗，预后相对较好。

（李　辉）

第二十九章 | 肺疾病

第一节 | 肺大疱

各种原因导致肺泡腔内压力升高,肺泡壁破裂,互相融合,在肺组织内形成直径大于1cm的含气囊腔称为肺大疱(pulmonary bulla)。肺泡破裂后空气进入脏层胸膜下间隙,形成的胸膜下小泡(bleb),并非严格意义上的肺大疱。

【病因和病理】 肺大疱一般继发于小支气管的炎性病变,如肺炎、肺结核或肺气肿,小支气管发生炎性病变后出现水肿、狭窄,管腔部分阻塞,产生活瓣作用,使空气能进入肺泡而不易排出,致肺泡腔内压力升高,同时炎症使肺组织损坏,肺泡壁及间隔逐渐因泡内压力升高而破裂,肺泡互相融合形成大的含气囊腔。另有一些肺大疱由先天基因异常引起,临床上也有不少病因不清的特发性肺大疱。肺大疱有单发也有多发,继发于肺炎或肺结核者常为单发,继发于肺气肿者常为多发,且大疱与周边呈气肿样改变的肺组织常界限不清。显微镜下可见大疱壁为肺泡扁平上皮细胞,也可仅有纤维膜或纤维结缔组织存在。

【临床表现】 病人的症状与大疱的数目、大小以及是否伴有其他肺部疾病密切相关。较小的、数目少的单纯肺大疱可无任何症状,有时仅在X线胸片或胸部CT检查时偶然被发现。体积大或多发性肺大疱病人可有胸闷、气短,少数肺大疱病人有咯血和胸痛。

【并发症】 肺大疱的主要并发症是自发性气胸或血气胸,少数可继发感染。

1. **自发性气胸**(spontaneous pneumothorax) 是肺大疱最常出现的并发症。临床表现为突发胸痛、喘憋、咳嗽及呼吸困难,体格检查患侧胸部叩诊呈鼓音,听诊呼吸音减弱或消失,严重时可见气管向健侧移位。病人症状的严重程度取决于气胸量的多少,发病时间长短,以及是否伴有其他肺部疾病。

2. **自发性血气胸**(spontaneous hemopneumothorax) 较为少见,一般是由于气胸发生时胸膜腔粘连带撕裂所致的小血管断裂。病人除气胸症状外,还可有头晕、心悸、面色苍白等失血症状,X线胸片检查可见胸膜腔积气、积液。部分病人表现为进行性血胸,需急诊手术。

3. **继发感染** 肺大疱继发感染时大疱腔被炎性物质填充,可使空腔消失,或形成液气平。病人出现咳嗽、咳痰、发热,原有的喘憋症状加重。

【诊断与鉴别诊断】 X线平片及CT是诊断肺大疱的主要方法。

X线平片表现为肺野内的薄壁空腔,腔内肺纹理稀少或仅有条索状阴影,大的肺大疱周围可有因受压而膨胀欠佳的肺组织。CT可进一步明确大疱的数目、大小以及是否伴有其他肺部疾病。

体积大的肺大疱需要与气胸进行鉴别。气胸常为突然起病,病情变化快,而肺大疱病情发展较慢;两者的X线胸片均显示局部肺野透亮度增高,但气胸病人X线胸片的透亮度更高,局部完全无肺纹理,且肺组织向肺门方向压缩,弧度与肺大疱相反;胸部CT是有效的鉴别诊断方法。巨大肺大疱与气胸鉴别困难时,作胸腔穿刺应慎重,以免刺破大疱,造成医源性气胸,甚至造成张力性气胸。

【治疗】 肺大疱是一种不可逆转的肺部病损,无有效的药物治疗。检查发现的无症状的肺大疱一般无需治疗。

1. **手术适应证** ①肺大疱破裂引起自发性气胸或血气胸者;②肺大疱体积大、压迫邻近肺组织,症状明显者;③肺大疱反复感染者。

2. 手术方式　①绝大多数的肺大疱均可在胸腔镜下通过肺楔形切除而完整切除；②难以完整切除的肺大疱，可切开大疱，仔细缝合漏气部位，并切除多余的大疱壁，缝合切缘；③位于深部肺组织内的肺大疱，除非巨大或合并感染，否则可不用处理；④较小的或靠近肺门的肺大疱，难以楔形切除，可行结扎或缝扎等处理；⑤如受累肺叶除肺大疱外几无正常肺组织，也可行肺叶切除。

合并复发性气胸的肺大疱病人，建议同期行胸膜固定术，以期产生胸膜腔粘连，减少自发性气胸的复发概率。

第二节 | 肺感染性疾病的外科治疗

一、支气管扩张的外科治疗

支气管扩张（bronchiectasis）是由支气管壁及其周围肺组织的炎症性破坏所造成的。青壮年发病主要继发于感染，如幼儿时期的百日咳、支气管肺炎等，儿童发病则主要继发于先天性畸形。感染与支气管阻塞两种互为因果的因素在支气管扩张形成与发展中起到重要作用。支气管壁及其周围肺组织的反复感染导致支气管壁破坏、纤维化，进而出现支气管扩张；同时炎症引起的淋巴结肿大、稠厚分泌物脓块和异物等造成支气管阻塞；阻塞又加重感染，进一步加重支气管扩张。支气管扩张常位于3~4级支气管，根据扩张的形态通常分为柱状、囊状和混合型三型，以双肺下叶、左肺上叶舌段及右肺中叶多见。

【临床表现】　主要为咳痰、咯血，反复发作呼吸道和肺部感染。病人排痰量较多，呈黄绿色脓性痰液，甚至有恶臭；体位改变，尤其是清晨起床时可能诱发剧烈咳嗽、咳痰，这可能是由扩张支气管内积存的脓液引流入近端气道，造成刺激所致；部分病人痰中带血或大量咯血。病程久者可能有贫血、营养不良或杵状指（趾）。

【诊断】　影像学检查主要包括：①X线平片：轻度支气管扩张可无明显异常，随着病情发展可出现肺纹理增多、紊乱或呈网格、蜂窝状改变。②CT：表现为局限性炎症浸润，肺容积减小，支气管远端呈现柱状或囊状扩张。高分辨率CT薄层扫描对支气管扩张诊断的敏感性与特异性均很高，是目前支气管扩张最重要的检查手段。

【外科治疗】　目前支气管扩张的治疗措施包括内科治疗、外科治疗和支气管动脉栓塞治疗。内科治疗主要包括消除潜在的病因、治疗并存的疾病、控制感染、促进排痰、解除气道痉挛。支气管动脉栓塞可用于治疗支气管扩张引起的大咯血，尤其是针对不能耐受手术或病变广泛不适合手术者；通过支气管动脉造影能明确出血来自支气管动脉的病人，支气管动脉栓塞疗效更佳。

外科治疗是治疗支气管扩张的主要手段，其原则是切除病变组织，消除肺部感染和出血病灶。

1. 手术适应证　①一般情况较好，心、肝、肾等重要器官功能可以耐受手术；②虽经规范内科治疗，但症状无明显减轻，存在大量脓痰、反复或大量咯血等症状；③病变相对局限。

2. 手术禁忌证　①一般情况差，心、肺、肝、肾功能不全，合并肺气肿、哮喘或肺源性心脏病等而不能耐受手术者；②双肺弥漫性病变。

3. 术前准备　①心、肺、肝、肾功能检查，评估病人手术耐受性；②近期高分辨率CT检查，确定病变范围，决定手术方式；③纤维支气管镜检查，用以排除支气管内异物或肿瘤，同时对咯血病人可协助判断出血部位，指导手术切除范围；④控制感染和减少痰量，通过超声雾化吸入、体位引流排痰、呼吸训练等治疗，争取每日排痰量在50ml以下；⑤痰细菌培养和药敏试验，以指导临床用药；⑥支持治疗，给予高蛋白、高维生素饮食，纠正营养不良和贫血。

4. 手术方式　为防止手术中支气管扩张囊腔中的痰液流入健侧肺，造成窒息或健侧肺感染，需采用双腔气管内插管，术中加强吸痰。根据病人一般情况和病变情况，可按下列情况选择不同手术方式：

（1）一侧病变，病变局限于一叶肺、一段或多段者，可作肺叶或肺段切除术。病变累及多叶甚至全肺，而对侧肺的功能良好者，可作多叶甚至一侧全肺切除术。

（2）双侧病变，若一侧肺的肺段或肺叶病变显著，估计痰或血主要来自病重的一侧，可作病重一侧的肺段或肺叶切除术，也可根据情况同期或分期作双侧手术。

（3）双侧病变，范围广泛，一般不宜手术治疗。但若反复大咯血不止，积极内科治疗无效，能明确出血部位，可考虑切除出血的病肺以抢救生命。此外，对弥散性病变和多肺段切除病人，可考虑肺移植手术。

二、肺结核的外科治疗

肺结核（pulmonary tuberculosis）的外科治疗开始于 19 世纪晚期。20 世纪中期出现有效抗结核药物（如链霉素、异烟肼等）后，肺结核的外科手术治疗适应证逐渐减少。即便如此，外科治疗仍是目前肺结核综合疗法的一个组成部分，尤其是近年来多重耐药肺结核在肺结核中的比例逐渐增高，手术治疗成为多重耐药肺结核药物治疗失败后的重要治疗方法。

肺结核外科治疗的原理主要是手术切除病灶或用萎陷疗法促进愈合，目前仍在使用的手术方式包括肺切除术和胸廓成形术。

（一）肺切除术

1. **手术适应证** ①肺结核空洞：如厚壁空洞、张力空洞、巨大空洞和下叶空洞。②结核性球形病灶（结核球）：直径大于 2cm 的结核球或干酪样病灶不易愈合者，结核球难以与肺癌鉴别，或并发肺泡癌或瘢痕组织发生癌变者，也应早作手术切除。③毁损肺：肺叶或一侧全肺毁损，有广泛的干酪样病变、空洞、纤维化和支气管狭窄或扩张，肺功能已基本丧失，药物治疗难以奏效，且成为感染源，引起反复的化脓菌或霉菌感染者。④结核性支气管狭窄或支气管扩张：瘢痕狭窄可造成肺段或肺叶不张，结核病灶及肺组织纤维化可造成支气管扩张，继发感染，引起反复咳痰、咯血者。⑤其他适应证：包括久治不愈的慢性纤维干酪型肺结核，胸廓成形术后仍有排菌，诊断不确定的肺部可疑块状阴影或原因不明的肺不张等。

2. **手术禁忌证** ①肺结核正在扩展或处于活动期，全身症状重，血沉等基本指标不正常，或肺内其他部位出现新的浸润性病灶者。②肺外其他脏器结核病未得到有效控制者。③严重的心、肝、肾疾病未得到控制，代偿能力差；肺功能测定提示病肺切除后将严重影响病人呼吸功能；糖尿病未得到良好控制者。

3. **术前准备及术后处理** ①心、肺、肝、肾功能检查，评估病人手术耐受性。②详细询问病人抗结核药物使用情况，评价疗效。对有耐药性的病人，应采用新的抗结核药物，必要时静脉滴注。③痰菌阳性者应作支气管镜检查，观察有无支气管内膜结核。有支气管内膜结核者应继续抗结核治疗，直到病情稳定。④术后继续抗结核治疗至少 6～12 个月。若肺切除后有胸内残腔，余肺内尚有残留病灶，应考虑同期或分期加作胸廓成形术。

（二）胸廓成形术

是将不同数目的肋骨节段行骨膜下切除，使该部分胸壁软组织下陷，并使其下面的肺得到萎陷，是一种萎陷疗法。手术可一期或分期完成，自上而下切除肋骨，每次切除肋骨不超过 3～4 根，术后应加压包扎胸部，避免胸廓反常呼吸运动。

该手术主要适用于病人一般情况差、不能耐受肺切除术，或病变广泛而不能耐受一侧全肺切除术者。该手术近 30 年来已很少采用，原因是其疗效有限，术后并发脊柱畸形，以及疗效更佳的肺切除术得到普及。

三、肺棘球蚴病的外科治疗

棘球蚴病是我国西北牧区较常见的寄生虫病，大多数病例是细粒棘球绦虫的蚴体侵入人体所致，在肝、肺等脏器中形成囊肿，并造成各种并发症，也称包虫病（hydatid disease）。肺棘球蚴病

（pulmonary echinococcosis）约占棘球蚴病的 10%～15%,多为单发,右肺比左肺多见,下叶比上叶多见。

【临床表现】　肺棘球蚴囊肿由于生长缓慢,如无并发症,可多年无症状。囊肿逐渐长大后,可引起咳嗽、胸痛、咯血、气急等症状。囊肿穿破入支气管后,病人先有阵发性咳嗽,继而咳出大量透明黏液。内囊亦可随之分离,如被咳出,痰液中可找到头节。并发感染者症状类似肺脓肿,出现发热、咳脓痰和咯血等。囊肿穿破入胸膜腔,则形成液气胸,继而成为脓胸。有些病例还可出现皮疹、发热、恶心、呕吐、腹痛、支气管痉挛和休克等过敏反应症状,严重者可以致死。巨大囊肿可压迫纵隔,使气管及心脏移位。

【诊断】　肺棘球蚴病的诊断依据以下三点。

1. 病人居住在或到过棘球蚴病流行区,有犬、羊、牛、马等家畜接触史。

2. **X 线胸片或 CT 表现**　单纯肺棘球蚴囊肿的典型 X 线征象为密度均匀、边界清楚、边缘整齐的圆形或椭圆形单发或多发孤立阴影。囊肿破裂分离后可有如下征象:①外囊破裂,少量空气进入外囊与内囊之间,在囊肿顶部呈现新月形透亮区［图 29-1（1）］;②外囊、内囊都破裂,囊液部分排出,空气同时进入外囊及内囊,则囊内呈现液平面,其上方有两层弧形透亮带［图 29-1（2）］;③内囊、外囊都破裂,且内囊陷落漂浮于囊液表层,则在液平面上呈现不规则的内囊阴影,犹如水上浮莲［图 29-1（3）］;④囊壁破裂,内容物全部排空,则呈现囊状透亮影,类似肺大疱［图 29-1（4）］。

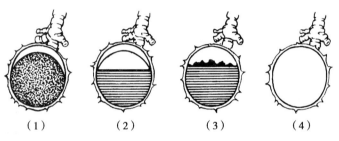

（1）　　　　（2）　　　　（3）　　　　（4）

图 29-1　**肺棘球蚴囊肿破裂后的各种 X 线征象**
（1）外囊破裂,顶部有新月形透亮区　（2）内、外囊破裂,内有液平面,顶部有两层弧形透亮带　（3）内、外囊破裂,内囊陷落,呈现水上浮莲征　（4）囊壁破裂,内容物排空,呈囊状透亮影

3. **实验室检查**　血常规显示嗜酸性粒细胞比例增高,有时可达 25%～30%,棘球蚴补体结合试验阳性;棘球蚴液皮内试验（Casoni 试验）阳性（阳性反应率可达 70%～90%）。

怀疑肺棘球蚴病时,禁忌用穿刺术作为诊断方法,以避免发生囊液外渗产生过敏反应和棘球蚴播散等严重并发症。

【预防】　在棘球蚴病流行区进行宣传教育,内容包括注意饮食卫生、餐前洗手和保护水源等,调查掌握疾病流行情况,对牧犬投驱虫药,加强对屠宰场管理等,以上措施可以降低发病率。

【治疗】　棘球蚴病目前尚无特效治疗药物,外科手术是治疗肺棘球蚴囊肿唯一有效的治疗方法。手术要求全部摘除内囊,并防止囊液外溢,以免引起过敏反应或棘球蚴头节播散。手术方法有下列三种。

1. **内囊摘除术**　适用于无并发症的肺棘球蚴囊肿。术中需注意避免囊液外溢进入周围组织引起过敏。可用穿刺针抽出部分囊液,注入少量 10% 氯化钠溶液以杀灭头节,15 分钟后切开外囊,将内囊完整全部取出。也可以不穿刺囊肿,沿外囊与内囊间隙扩大分离面,此时于气管内加压吹气使肺膨胀,内囊即可完整逸出。然后剥离切除外囊壁,用细丝线缝合囊壁的细小支气管开口。

2. **囊肿摘除术**　适用于较小的、无并发症且位于肺组织深部的肺棘球蚴囊肿。将外囊与内囊一并摘除,然后缝合肺组织创面。

3. **肺叶或肺段切除术**　适用于并发感染,造成周围肺组织病变者。

四、侵袭性肺真菌感染的外科治疗

侵袭性肺真菌感染（invasive pulmonary fungal infection,IPFI）是指由真菌引起的支气管肺感染,即真菌对气管、支气管和肺的侵犯,引起气道黏膜炎症和肺炎性肉芽肿,严重者引起坏死性肺炎。不包括真菌寄生和过敏所致的支气管肺部改变。

真菌按其致病性可以分为致病性真菌和条件致病性真菌。致病性真菌包括组织胞浆菌、球孢子菌、副球孢子菌、孢子丝菌等,主要引起外源性感染,有明显的地域分布,可侵袭免疫功能正常的宿主。条件致病性真菌包括念珠菌、曲霉菌、隐球菌和毛霉菌等,多为内源性感染,对人无致病性或致病力较弱,当宿主免疫功能降低时,可导致肺部真菌感染。临床上常见的 IPFI 多为条件致病性真菌感染,病人多有明显基础疾病,如慢性阻塞性肺疾病(COPD)、肺结核、恶性肿瘤、HIV 感染和艾滋病(AIDS)、器官移植后、糖尿病以及长时间入住 ICU 等。

近年来,由于临床上广谱抗生素的长期使用,抗肿瘤药物、糖皮质激素、免疫抑制剂的广泛应用,器官移植的大量开展,以及免疫缺陷病如艾滋病等的流行,IPFI 在临床上的发生率逐渐增加,并日益成为器官移植受体、恶性肿瘤及免疫缺陷病病人以及其他危重病病人的重要死亡原因之一。虽然新型广谱抗真菌药物的应用使得治疗有效率有所提高,但部分局限性 IPFI 在标准的药物治疗过程中,仍需要联合手术治疗。

1. 手术适应证 ①病变局限,经抗真菌药物正规治疗 3～6 个月无明显好转者,或病变进展,形成肺脓肿、空洞等。②肺内病变无法明确诊断,与肺内肿瘤以及结核等不能鉴别。③病变累及胸膜、胸壁,形成脓胸、胸壁脓肿或窦道等,需外科引流或扩创术。④有反复呼吸道症状如咯血、血痰,经药物治疗不能控制者。⑤肺内病变邻近大血管,为防止大咯血,需手术切除。⑥血液系统恶性肿瘤化疗前预防肺内病变复发。

2. 手术方式 此类病人病程较长或合并其他疾病,如糖尿病、血液病等,病人免疫功能低下,因此术前需对病人的全身情况作充分评估,并给予相应的术前治疗准备。根据病变部位及范围,手术方式包括肺楔形切除、肺段切除、肺叶切除甚至全肺切除。胸膜、胸壁受累者应行引流或扩大切除术,胸壁有窦道者应行扩创术。

3. 手术并发症及其处理 IPFI 术后并发症主要为脓胸、支气管胸膜瘘、复发、肺部感染以及切口感染等,其发生率及死亡率较一般的肺切除手术高。围手术期正规应用抗真菌药物,合理使用抗生素;术中严格无菌操作,妥善处理支气管残端;术后保持呼吸道以及胸腔引流管通畅,使余肺尽早充分膨胀;严格注意口腔卫生等。这些措施对防止及减少术后并发症有重要作用。

第三节 | 肺肿瘤

肺肿瘤包括原发性和转移性肿瘤。原发性肿瘤中良性肿瘤少见,多数为恶性肿瘤,最常见的是肺癌。肺的转移瘤绝大多数为其他组织器官的恶性肿瘤经血行播散到肺部。

一、肺癌

肺癌(lung cancer)又称原发性支气管肺癌,指的是源于支气管黏膜上皮或肺泡上皮的恶性肿瘤。近年来,全世界肺癌的发病率明显增高,在工业发达国家和我国大城市中,肺癌的发病率已居男性肿瘤发病率的首位。20 世纪末,肺癌已成为恶性肿瘤死因中的首位。肺癌的发病年龄大多在 40 岁以上,男性居多,但女性肺癌的发病率近年明显增高。

【病因】 肺癌的病因至今尚未完全明确,肺癌危险因素包括吸烟、大气污染、烹饪油烟、职业接触(包括砷、镉、铬、镍、石棉、煤炼焦过程、氡、电离辐射等)、慢性肺病史、遗传易感性、基因变异等。长期大量吸烟是肺癌的最重要风险因素,吸烟量越大、开始年龄越早、吸烟年限越长则患肺癌的危险性越高。

【病理】 肺癌起源于支气管黏膜上皮或肺泡上皮。肺癌的分布,右肺多于左肺,上叶多于下叶。传统上把起源于肺段支气管开口以近,位置靠近肺门的肺癌称为中心型肺癌;起源于肺段支气管开口以远,位于肺周围部分的肺癌称为周围型肺癌。

肺癌通常分为小细胞肺癌和非小细胞肺癌两大类。由于小细胞肺癌在生物学行为、治疗、预后等方面与其他类型差别巨大,因此将小细胞肺癌以外的肺癌统称为非小细胞肺癌(non-small cell lung cancer,NSCLC)。目前肺癌病理学分类采用的是 2021 年 WHO 修订的病理分型标准,其中较为常见的肺癌病理类型有以下几种。

1. **鳞状细胞癌(简称鳞癌)**　与吸烟关系密切,男性占多数。大多起源于较大的支气管,常为中心型肺癌。鳞癌的分化程度不一,生长速度较缓慢,病程较长,肿块较大时可以发生中心坏死,形成厚壁空洞。通常先经淋巴转移,血行转移发生相对较晚。

2. **腺癌**　近年来发病率上升明显,已超越鳞癌成为最常见的肺癌。发病年龄普遍低于鳞癌和小细胞肺癌,多为周围型,一般生长较慢,但有时在肿瘤较小时即发生血行转移和淋巴转移。

3. **小细胞癌**　与吸烟关系密切,老年男性、中心型多见。小细胞癌为神经内分泌起源,恶性程度高,生长快,很早即可出现淋巴和血行转移。其对放射和化学治疗虽较敏感,但可迅速抵抗或耐药,预后差。

部分肺癌可同时存在不同类型的癌肿组织,如腺癌和鳞癌混合,非小细胞癌与小细胞癌并存等。

【扩散及转移】

1. **直接扩散**　癌肿沿支气管壁并向支气管腔内生长,造成支气管腔部分或全部阻塞;癌肿可穿越肺叶间裂侵入相邻的肺叶;肺癌可突破脏层胸膜,造成胸膜腔种植转移;癌肿可直接侵犯胸壁、纵隔内其他组织和器官。

2. **淋巴转移**　淋巴转移是常见的扩散途径,小细胞癌和鳞癌较多见。癌细胞经支气管和肺血管周围的淋巴管道,先侵入肿瘤所在肺段或肺叶支气管周围的淋巴结,然后到达肺门和纵隔淋巴结,最后累及锁骨上前斜角肌淋巴结和颈部淋巴结。纵隔和锁骨上以及颈部淋巴结转移一般发生在原发灶同侧,但也可以在对侧,即交叉转移。肺癌也可以在肺内、肺门淋巴结无转移情况下发生纵隔淋巴结转移,称为跳跃转移。

3. **血行转移**　小细胞癌和腺癌的血行转移较鳞癌常见。肺癌最常见的远处转移部位是骨、脑、肝、肾上腺。

【临床表现】　肺癌的临床表现与癌肿的部位、大小、是否压迫侵犯邻近器官以及有无转移等情况密切相关。

1. 早期肺癌特别是周围型肺癌往往无任何症状,大多在行 X 线胸片或胸部 CT 检查时发现。随着肿瘤的进展,出现不同的症状。临床常见症状包括咳嗽、血痰、胸痛、发热、气促。其中最常见的症状为咳嗽,肿瘤如果发生在较大的支气管内,常出现刺激性咳嗽。当肿瘤继续长大阻塞支气管时,则继发肺不张和肺部感染,痰量增多,伴有脓性痰液。血痰常见于中心型肺癌,通常为痰中带血点、血丝或断续地少量咯血;大量咯血则很少见。

肺癌的症状没有特异性,凡超过两周经治不愈的呼吸道症状,尤其是血痰、干咳,或原有的呼吸道症状发生改变,要警惕肺癌的可能性。

2. **局部晚期肺癌压迫或侵犯邻近器官时可产生下列症状和体征**　①压迫或侵犯膈神经,引起同侧膈肌麻痹;②压迫或侵犯喉返神经,引起声带麻痹,出现声音嘶哑;③压迫上腔静脉,引起上腔静脉阻塞综合征,表现为面部、颈部、上肢和上胸部静脉怒张,皮下组织水肿;④胸膜腔种植,可引起胸腔积液,常为血性积液,导致气促;癌肿侵犯胸膜及胸壁,还可引起持续性剧烈胸痛;⑤癌肿侵入纵隔,压迫食管,可引起吞咽困难;⑥肺上沟瘤(Pancoast tumor):亦称 Pancoast 瘤,侵入纵隔和压迫位于胸廓入口的器官或组织,如第 1 肋骨、锁骨下动脉和静脉、臂丛神经、颈交感神经等,产生剧烈胸肩痛、上肢静脉怒张、水肿、臂痛和上肢运动障碍,也可引起同侧上眼睑下垂、瞳孔缩小、眼球内陷、面部无汗等颈交感神经综合征(Horner 综合征)。

3. **远处转移的临床表现**　因侵入的器官不同产生不同症状:脑转移可引起头痛、恶心或其他的神经系统症状和体征;骨转移可引起骨痛、血液碱性磷酸酶或血钙升高;肝转移可导致肝大以及碱性磷酸酶、天冬氨酸转氨酶(谷草转氨酶,AST)、乳酸脱氢酶或胆红素升高等;皮下转移时可在皮下触及结节。

4. 副瘤综合征 少数肺癌病例,由于肿瘤产生内分泌物质,临床上呈现非转移性的全身症状,如骨关节病综合征(杵状指、骨关节痛、骨膜增生等)、库欣综合征、Lambert-Eaton 综合征、男性乳腺增大、多发性肌肉神经痛等。这些症状在切除肺癌后有可能会消失。

【诊断】 早期诊断具有重要意义,肺癌只有在病变早期得到诊断、治疗,才能获得较好的疗效。

1. 影像学检查方法

(1)胸部 X 线检查:是临床常用的检查手段,可发现较典型的肺内病灶。肺癌早期 X 线胸片可无异常征象。当癌肿阻塞支气管时,受累的肺段或肺叶出现肺炎征象。支气管管腔被癌肿完全阻塞,可产生相应的肺叶或一侧全肺不张。癌肿转移到肺门及纵隔淋巴结时可出现肺门阴影或纵隔阴影增宽,不张的上叶肺与肺门肿块联合可形成"反 S 征"影像。纵隔转移淋巴结压迫膈神经时,可见膈肌抬高,透视可见膈肌反常运动。气管隆突下肿大的转移淋巴结可使气管分叉角度增大。晚期病例还可看到胸腔积液或肋骨破坏。

(2)胸部 CT:CT 可发现一般 X 线检查隐藏区的病变(如肺尖、脊柱旁、心脏后、纵隔等处)。因其薄层扫描,分辨率高,可以显示直径更小、密度更低的病变。CT 不但可以显示病灶的局部影像特征,还可以评估肿瘤范围、肿瘤与邻近器官关系、淋巴结转移状况,为制订肺癌的治疗方案提供重要依据。低剂量胸部 CT 是目前肺癌筛查最有效的手段,可以发现肺内的早期病变。通过早发现、早诊断、早治疗,从而降低肺癌病人的病死率。

肺癌常见的 CT 征象有分叶征、毛刺征、空泡征、空气支气管征、肿瘤滋养动脉、血管切迹和集束征、胸膜凹陷或牵拉征、偏心空洞等。部分早期肺腺癌在 CT 上可表现为磨玻璃样病灶(ground glass opacity,GGO)。中心型肺癌在 CT 上表现为肺门肿块,还可表现为支气管内占位、管腔狭窄或阻塞、管壁增厚,同时伴有肺门增大及阻塞性肺炎或肺不张等改变。

(3)PET:PET 利用正常细胞和肿瘤细胞对放射性核素标记的脱氧葡萄糖的摄取不同而显像,可用于肺结节的鉴别诊断、肺癌分期、转移灶检测、疗效评价、肿瘤复发转移监测等。近年来发展的PET-CT,结合了 PET 与 CT 的优点,弥补了 PET 对病灶精确定位的困难,提高了诊断的效能及准确性。

(4)MRI:并非肺癌诊断的常用检查手段,但对肺上沟瘤(Pancoast 瘤),MRI 可提供更准确的胸壁侵犯及锁骨下血管和臂丛神经受累情况信息,此外对因碘过敏不能行增强 CT 扫描的病例可考虑行 MRI 检查。

(5)超声:对于肺癌分期具有重要意义,除腹部超声(主要是肝和肾上腺)外,对胸腔积液定位、明确锁骨上淋巴结有无转移等也是重要的辅助检查手段。

(6)骨扫描:采用 ^{99m}Tc 标记的双膦酸盐进行骨代谢显像,是肺癌骨转移筛查的重要手段。

2. 有助于明确病理的检查方法

(1)痰细胞学检查:肺癌脱落的癌细胞可随痰液咳出,痰细胞学检查找到癌细胞,可以明确诊断。中央型肺癌,特别是伴有血痰的病例,痰中找到癌细胞的机会较大。临床可疑肺癌者,应连续送检痰液 3 次或 3 次以上做细胞学检查。

(2)支气管镜检查:临床怀疑的肺癌病例应常规进行支气管镜检查,其主要目的是:①观察气管和支气管中的病变,并取得病理证据;②病灶准确定位,对制订手术切除范围、方式有重要意义;③发现可能同时存在的气管内多源发癌。近年新出现的自发荧光电子支气管镜技术能进一步提高对肉眼未能观察到的原位癌或隐性肺癌的诊断率。

(3)支气管内超声引导针吸活检术(endobronchial ultrasound guided transbronchial needle aspiration,EBUS-TBNA):通过气管镜,在超声引导下,对纵隔或肺门淋巴结进行细针穿刺针吸活检,用于肺癌病理标本的获取和淋巴结分期。与纵隔镜检查相比,它具有更加微创的优势。

(4)纵隔镜检查:全麻下经颈部或胸骨旁局部切口,在纵隔镜直视下对气管周围、隆突下区域淋巴结做组织活检,明确有无淋巴结转移。与 EBUS 相比,纵隔镜取材量大,诊断准确率高。

(5)经胸壁针吸活检术(transthoracic needle aspiration,TTNA):对于肺部病变,尤其是靠近周边的肿块,常规的痰细胞学或支气管镜等检查难以确诊,可考虑行 TTNA。这项检查在 CT 或 B 超引导下进行经胸壁穿刺针吸活检,有引起气胸和出血的风险,随着穿刺针外面保护鞘管的使用,引起针道种植转移的风险极低,可用于术前获取病理诊断及无手术指征的病人的病理取材,以协助指导放、化疗方案的制订。

（6）胸腔积液检查:对于怀疑肺癌转移所致胸腔积液,可抽取胸腔积液作涂片检查,寻找癌细胞。

（7）转移病灶活检:对怀疑为肿瘤转移的体表淋巴结(如锁骨上淋巴结)或皮下结节,可切取病灶组织作病理切片检查,或穿刺活检,以明确诊断。

（8）胸腔镜检查:在其他检查未能取得病理诊断且临床高度怀疑肺癌时可考虑电视胸腔镜手术（video-assisted thoracic surgery,VATS）全面探查胸腔内情况,针对胸膜病变、肺的弥漫性病变、肺外周小结节、肺门纵隔淋巴结等进行活检,明确病理诊断及分期,并可同时完成治疗性切除手术。

【鉴别诊断】　肺癌按肿瘤发生部位、病理类型和不同分期,在临床上可以有多种表现,常需要和下列疾病鉴别。

1. 肺结核

（1）肺结核球:易与周围型肺癌混淆。肺结核球多见于青年,一般病程较长,发展缓慢。病变常位于上叶尖后段或下叶背段。影像上结核病灶密度不均匀,可见到稀疏透光区和钙化点,肺内常另有散在性结核病灶。

（2）粟粒性肺结核:易与某些肺腺癌混淆。粟粒性肺结核常见于青年,全身毒性症状明显,抗结核药物治疗可改善症状,使病灶逐渐吸收。

（3）肺门淋巴结结核:在X线平片和CT上表现为肺门块影,可误诊为中心型肺癌。肺门淋巴结结核多见于青少年,常有结核感染症状,很少有咯血。

肺癌可以与肺结核合并存在。二者的临床症状和影像表现相似,易被误诊,以致延误肺癌的早期诊断与治疗。对于中年以上肺结核病人,在原有肺结核病灶附近或其他肺内出现密度较高的块状阴影、肺叶不张、一侧肺门阴影增宽,以及在抗结核药物治疗过程中肺部病灶未见好转反而逐渐增大等情况,应引起高度怀疑,考虑肺癌的可能,需进一步作检查以鉴别。

2. 肺部感染

（1）支气管肺炎:肺癌产生的阻塞性肺炎,易被误诊为支气管肺炎。支气管肺炎发病较急,感染症状比较明显。影像上表现为边界模糊的片状或斑点状阴影,密度不均匀,且不局限于一个肺段或肺叶。经抗菌药物治疗后,症状迅速消失,肺病变吸收也较快。

（2）肺脓肿:肺癌中央部分坏死液化形成时,影像表现易与肺脓肿混淆。肺脓肿在急性期有明显感染症状,痰量多,呈脓性,CT上空洞壁较薄,内壁光滑,常有液平面,脓肿周围的肺组织或胸膜常有炎性改变。支气管造影空洞多可充盈,并常伴有支气管扩张。癌性空洞常表现为偏心,厚壁,内壁不规则。

3. 肺其他肿瘤

（1）肺良性肿瘤:如错构瘤、纤维瘤、软骨瘤等有时需与周围型肺癌鉴别。一般肺良性肿瘤病程较长,生长缓慢,临床上大多没有症状。影像上呈现近圆形的块影,密度均匀,可以有钙化点,轮廓整齐,多无分叶状。

（2）支气管腺瘤:是一种低度恶性的肿瘤。发病年龄比肺癌早,女性发病率较高。临床表现可以与肺癌相似,常反复咯血。影像学表现有时也与肺癌相似。经支气管镜检查,诊断未能明确者宜尽早行胸腔镜探查术。

（3）炎性假瘤:慢性非特异性炎症疾病引起的类瘤样病变,青壮年居多,病人多无症状,影像学表现为边界较清楚的结节状影,阴影近侧可伴有指向肺门的粗大肺纹理,为炎症吸收不全所致。

【分期】　肺癌的分期对临床治疗方案的选择具有重要指导意义。国际抗癌联盟按照肿瘤（T）、淋巴结转移（N）和远处转移（M）情况对肺癌进行TNM分期。目前临床采用的是第8版国际肺癌TNM分期（表29-1）。该分期适用于非小细胞肺癌和小细胞肺癌,小细胞肺癌在临床中还会用到"局限期"和"广泛期"两分法。不同分期的预后差别较大,非小细胞肺癌ⅠA期5年生存率为80%～90%,而Ⅳ期肺癌的5年生存率则不到10%。

表 29-1 第 8 版国际肺癌分期标准

T(原发肿瘤)

T_x	未发现原发肿瘤,或者通过痰细胞学或支气管灌洗发现癌细胞,但影像学及支气管镜无法发现
T_0	无原发肿瘤证据
T_{is}	原位癌
T_1	肿瘤最大径≤3cm,周围包绕肺组织及脏层胸膜,支气管镜见肿瘤侵及叶支气管,未侵及主支气管
$T_1(mi)$	微浸润性腺癌
T_{1a}	肿瘤最大径≤1cm
T_{1b}	肿瘤最大径>1cm,≤2cm
T_{1c}	肿瘤最大径>2cm,≤3cm
T_2	肿瘤最大径>3cm,≤5cm;或侵及主支气管,但未侵及隆突;或侵及脏层胸膜;或有阻塞性肺炎或部分或全肺不张。符合以上任何一个条件即归为 T_2
T_{2a}	肿瘤最大径>3cm,≤4cm
T_{2b}	肿瘤最大径>4cm,≤5cm
T_3	肿瘤最大径>5cm,≤7cm;或侵及以下任何一个器官,包括:胸壁(包括肺上沟瘤)、膈神经、心包;原发肿瘤同一肺叶出现单个或多个独立的癌结节。符合以上任何一个条件即归为 T_3
T_4	肿瘤最大径>7cm;或无论大小,侵及以下任何一个器官:纵隔、心脏、大血管、隆突、喉返神经、主气管、食管、椎体、膈肌;或原发肿瘤同侧不同肺叶出现单个或多个独立的癌结节

N(区域淋巴结)

N_x	区域淋巴结无法评估
N_0	无区域淋巴结转移
N_1	同侧支气管周围和/或同侧肺门淋巴结以及肺内淋巴结有转移,包括直接侵犯而累及的
N_2	同侧纵隔内和/或隆突下淋巴结转移
N_3	对侧纵隔、对侧肺门、同侧或对侧斜角肌或锁骨上淋巴结转移

M(远处转移)

M_x	远处转移不能被判定
M_0	无远处转移
M_1	远处转移
M_{1a}	胸膜播散(恶性胸腔积液、心包积液或胸膜结节)
M_{1b}	远处单个器官单发转移
M_{1c}	多个器官或者单个器官多处转移

分期标准

分期		T	N	M
隐匿性癌		T_x	N_0	M_0
0 期		T_{is}	N_0	M_0
I 期	I A	T_1	N_0	M_0
	I B	T_{2a}	N_0	M_0
II 期	II A	T_{2b}	N_0	M_0
	II B	$T_{1a\sim2b}$	N_1	M_0
		T_3	N_0	M_0
III 期	III A	$T_{1a\sim2b}$	N_2	M_0
		T_3	N_1	M_0
		T_4	$N_{0\sim1}$	M_0
	III B	$T_{1a\sim2b}$	N_3	M_0
		$T_{3\sim4}$	N_2	M_0
	III C	$T_{3\sim4}$	N_3	M_0
IV 期	IV A	任何 T	任何 N	$M_{1a\sim1b}$
	IV B	任何 T	任何 N	M_{1c}

【治疗】 肺癌的治疗方法主要有外科手术治疗、放射治疗、化学药物治疗、靶向治疗、免疫治疗等。小细胞肺癌和非小细胞肺癌的治疗原则有很大的不同。小细胞肺癌远处转移早,除早期($T_{1\sim2}N_0M_0$)的病人适于手术治疗外,其他应以非手术治疗为主。而非小细胞肺癌则依据确诊时的TNM分期治疗(表29-2)。

表 29-2 非小细胞肺癌分期治疗原则

TNM 分期	治疗原则
ⅠA	手术治疗
ⅠB	手术治疗 ± 术后化疗
Ⅱ	手术治疗 + 术后化疗
ⅢA	多学科综合治疗:新辅助化疗 ± 放疗后手术,或同步放化疗
ⅢB	多学科综合治疗:同步放化疗,部分病人新辅助化疗 ± 放疗后可手术
ⅢC,Ⅳ	综合治疗,根据基因突变情况考虑靶向治疗、化疗或免疫治疗

1. **手术治疗** 早期肺癌外科手术治疗通常能达到治愈效果。手术治疗的适应证是Ⅰ、Ⅱ期和部分经过选择的ⅢA～ⅢB期(如$T_3N_{1\sim2}M_0$)的非小细胞肺癌。已明确有纵隔淋巴结转移(N_2)的病人,手术可考虑在(新辅助)化疗/放化疗后进行。ⅢB、Ⅳ期肺癌,除个别情况(N_2)外,手术不应列为主要的治疗手段。除考虑肿瘤因素外,病人心、肺等重要器官需有足够的功能储备以耐受手术。

肺癌的手术方式首选解剖性肺叶切除和淋巴结清扫。但由于肿瘤或病人耐受性因素,又有扩大切除和局部切除。扩大切除指需切除范围不仅局限于一个肺叶的术式,如双肺叶切除、支气管袖状肺叶切除术、肺动脉袖状肺叶切除术、一侧肺切除(全肺切除)、心包内处理肺血管和/或合并部分左心房切除的全肺切除等。扩大切除的风险远高于标准肺叶切除,因此手术适应证的筛选宜谨慎。局部切除术指切除范围小于一个肺叶的术式,包括肺段切除术和楔形切除术。其优点是手术风险低,但与标准的肺叶切除相比局部复发率增加,主要用于非常早期的肺癌和耐受不良的老年病人。

目前常用的手术方法包括传统的开胸直视手术(经后外侧切口、胸部小切口等切口入胸)和胸腔镜手术(VATS)。VATS仅用1～3个1～3cm长切口替代传统开胸直视手术的20～30cm切口,创伤小、恢复快且效果好,已成为目前肺癌外科治疗的主要手术方式。

2. **放射治疗** 是肺癌局部治疗手段之一。对有纵隔淋巴结转移的肺癌,全剂量放射治疗联合化疗是主要的治疗模式;对有远处转移的肺癌,放射治疗一般用于对症治疗,是姑息治疗方法。对一些早期肺癌病人,因高龄或心、肺等重要器官不能耐受手术者,放射治疗也可作为一种局部治疗手段。手术后放射治疗用于处理术后的切缘残留或局部晚期的病例。在各种类型的肺癌中,小细胞癌对放射疗法敏感性较高,鳞癌次之。

3. **化学治疗** 肺癌的化学治疗分为新辅助化疗(术前化疗)、辅助化疗(术后化疗)和系统性化疗。肺癌的标准化疗方案是包含铂类药(顺铂或卡铂)的两药联合方案,具体方案的选择取决于病理类型和病人身体情况,辅助化疗一般为4个周期。

4. **靶向治疗** 目前在肺癌靶向治疗领域广泛应用的靶点主要有表皮生长因子受体(EGFR)和间变性淋巴瘤激酶(ALK)等。东亚肺腺癌病人中,特别是非吸烟女性病人,*EGFR*基因突变比例超过50%,是最重要的治疗靶点。

5. **免疫治疗** 目前临床应用的免疫治疗药物主要是针对抑制T细胞的程序性死亡蛋白-1(PD-1)及其配体(PD-L1)通路的单克隆抗体药物,可以纠正被肺癌细胞表达的PD-L1分子抑制的免疫反应,从而特异性杀伤肿瘤,可使部分晚期病人获得长期生存。

其他治疗还有中医中药治疗等。目前所有治疗肺癌的方法的效果均不能令人满意,具体的治疗方案应根据肺癌病理类型、TNM分期、病人的心肺功能和全身情况以及其他有关因素等,进行多学科综合分析后再作决定。

二、肺转移性肿瘤

肺是恶性肿瘤常见的转移部位,据统计,死于恶性肿瘤的20%~30%的病例存在肺转移。易发生肺转移的常见原发恶性肿瘤来源有胃肠道、肝、甲状腺、乳腺、骨与软组织、皮肤等。不同肿瘤发生肺转移的时间早晚不一,大多数病例在原发肿瘤出现后3年内转移,有的病例可以在原发肿瘤治疗后5年以上才发生肺转移。少数病例则在查出原发癌肿之前,先发现肺转移病变。随着恶性肿瘤治疗后生存时间的延长及定期复查,肺转移瘤的发生率和发现率在逐渐增加。

【临床表现】 除原发肿瘤症状外大多数没有明显的特殊临床症状,一般在随访的原发肿瘤病人中,进行胸部X线平片检查时始被发现。少数病例可以有咳嗽、血痰、发热和呼吸困难等症状。

【诊断】 肺转移瘤的影像学特点为多发、大小不一、密度均匀、轮廓清楚的圆形周围病灶。少数病例的肺内只有单个转移病灶,根据胸部X线平片和胸部CT表现,结合原发癌症的诊断或病史,一般可对肺转移性肿瘤作出初步诊断,但确诊还需病理证实。

【治疗】 肺转移瘤手术需要具备以下四项条件:①原发肿瘤已得到比较彻底的治疗或控制;②身体其他部位没有转移;③肺部转移瘤能被全部切除;④病人可耐受相应的手术。

手术方法:肺转移瘤手术常用的方法是肺楔形切除术。在肿瘤较大或靠近肺门时可以考虑肺段切除术或肺叶切除术,但全肺切除术应特别慎重。双侧病变可考虑同期或分期手术。

【预后】 肺转移瘤手术疗效受多种因素影响:不能完全切除时预后较差;原发瘤切除到转移瘤出现的间隔时间越长,预后越好;转移灶的数目越多,预后越差;机体免疫状态、原发瘤的生物学行为对术后疗效也有很大影响,其中结肠癌的肺转移瘤切除后预后相对较好。

三、肺良性肿瘤

肺或支气管的良性肿瘤比较少见,临床上相对常见的有错构瘤、软骨瘤、纤维瘤、平滑肌瘤、血管瘤和脂肪瘤、支气管囊腺瘤或乳头状瘤等。

肺错构瘤是较为常见的肺良性肿瘤,是由支气管壁各种正常组织错乱组合而形成的良性肿瘤,一般以软骨为主,也可以有腺体、纤维组织、平滑肌和脂肪等。具有完整的包膜,生长缓慢。大多发生在肺的边缘部分,靠近胸膜或肺叶间裂处。多见于男性青壮年。一般不出现症状,往往在胸部X线或CT检查时发现。肿瘤呈圆形、椭圆形或分叶状块影,边界清楚,可以有钙化点,典型的表现为爆米花样钙化。

治疗方法是肺楔形切除术或肺叶切除术。位置在肺表浅部分,而肿瘤又较小者,也可作肿瘤剥除术。

第四节 | 气管肿瘤

气管肿瘤(tracheal tumor)分为良性气管肿瘤和恶性气管肿瘤。恶性气管肿瘤又分为原发性和继发性气管肿瘤。儿童气管肿瘤中良性者多见,成人气管肿瘤中恶性者多见,男女发病率相当,常见于30~50岁。

【病理】 气管良性肿瘤组织学上包括:乳头状瘤、软骨瘤和纤维瘤等。

气管恶性肿瘤在组织学上分为三类:①上皮来源的肿瘤,主要包括鳞状细胞癌、腺样囊性癌、类癌、腺癌和黏液表皮样癌等;②间叶来源的肿瘤,包括软骨肉瘤、纤维肉瘤和平滑肌肉瘤等;③淋巴瘤,包括非霍奇金淋巴瘤和霍奇金淋巴瘤。

气管恶性肿瘤中鳞状细胞癌最常见,吸烟者多见,约占气管恶性肿瘤的50%,可在气管的各段发生,膜部多见,多呈菜花样生长,易溃烂及阻塞管腔,病情发展较快,易外侵。腺样囊性癌次之,约占

30%,多见于气管的上 1/3,低度恶性,生长较慢,预后相对较好。

气管恶性肿瘤的转移途径主要是淋巴转移,血行转移发生率较低。

【临床表现】　气管肿瘤的症状主要取决于肿瘤的大小、生长速度、活动度、是否破溃以及气管狭窄的程度。临床表现主要包括:①咳嗽、咯血;②呼吸困难、喘憋和喘鸣;③反复发作的肺炎;④晚期可有声音嘶哑和吞咽困难等;⑤肿瘤远处转移引起的症状。

【诊断】　气管肿瘤的早期临床症状和体征不典型。长期慢性刺激性干咳伴进行性呼吸困难,或反复发生肺炎或哮喘,药物治疗无效时,应警惕气管肿瘤。

胸部 CT 是气管肿瘤最好的影像学检查方法,表现为气管腔内的软组织密度肿块,多为偏心性,伴气管壁增厚,管腔不规则狭窄。有时可见气管旁淋巴结肿大,提示肿瘤转移可能。CT 三维重建可更清晰地显示肿瘤的形态。

支气管镜检查是气管肿瘤的另一项常用重要的检查方法,可明确肿瘤的部位、大小、形态和管腔阻塞的程度,初步判断良恶性,并取活检,明确病理。如气管肿瘤较大,则术前还应进行食管造影或食管镜检查,以明确食管是否受侵,评价手术切除的可行性,并与来源于食管的肿瘤相鉴别。

【治疗】　气管肿瘤原则上首选以切除重建为主的手术治疗,其他治疗手段包括支气管镜下的肿瘤切除、腔内支架置入、放疗等。

1. 手术治疗　对于气管恶性肿瘤,或内镜下难以完整切除的良性肿瘤,应争取行气管的切除重建术。气管袖式切除端端吻合术是最常见的手术方式,早期手术预后良好。气管隆突部位的肿瘤或支气管肿瘤累及隆突的,可行气管隆突切除重建术。

术前准确评估病变的范围及气管可切除的长度非常重要。气管切除长度在 5cm 以内的可以一期吻合重建。病变过于广泛者,术后气管吻合口张力过大会影响愈合,可考虑人工气管置换、气管切开肿瘤切除术或气管侧壁切除成形术,再辅以放疗。气管肿瘤合并喉返神经麻痹或上腔静脉阻塞综合征,或合并远处转移的,为手术相对禁忌证。

2. 内镜治疗　对于窄基底的较小的气管良性肿瘤,可考虑内镜下切除,达到治疗目的。对于范围较大无法根治性切除的气管恶性肿瘤,在硬质气管镜或纤维支气管镜下,通过激光电灼、冷冻、氩氦刀、放射性粒子置入、气管内支架置入等手段,能对肿瘤引起的气道梗阻和出血起到治疗作用,达到减轻症状的目的。

3. 放射治疗　可用于不适合手术切除的气管恶性肿瘤或术后辅助治疗,肿瘤过大或外侵严重无法完整切除者,可先行放射治疗,再评估手术的可行性。

(王　俊)

本章思维导图

第三十章 | 食管疾病

第一节 | 食管癌

【概述】 食管癌（esophageal carcinoma 或 carcinoma of the esophagus）是一种常见的上消化道恶性肿瘤，目前被列为全球第八大癌症。我国是世界上食管癌高发地区之一，据最新统计，2020年我国新发食管癌病例约32万例，占全球53.7%，而因食管癌死亡病例更高达30万例，占全球55.3%，二者均居世界之首。近10余年，随着我国医疗水平的进步，我国食管癌发病率和死亡率呈下降趋势。食管癌的5年生存率也从2005年以前的20%上升到30%。

【流行病学及病因学】 食管癌的发病率和死亡率各国差异很大。欧美国家食管癌的发病率很低，约为（2～5）/10万，病理类型也以食管腺癌为主。亚洲国家的发病率为（12～32）/10万，以食管鳞癌为主。在我国，食管癌的发病率有其独特的地理分布特点，河南、河北、山西三省交界地区的发病率最高，可达32/10万。此外，食管癌的分布及死亡率也存在城乡差异，农村均高于城市。

食管癌的发病男性高于女性，男女比例约（13～27）：1。发病年龄多在40岁以上，以60～64岁年龄组发病率最高。

食管癌的确切病因尚不清楚，但吸烟和重度饮酒已被证明是食管鳞癌重要致病原因，食管腺癌的发病多与胃食管反流病以及Barrett食管相关。研究显示，吸烟者食管癌的发病率增加3～8倍，饮酒者增加7～50倍。在我国食管癌高发区，主要致癌危险因素还有亚硝胺和某些霉菌及其毒素。其他可能的致病因素包括：①缺乏某些微量元素及维生素；②不良饮食习惯：食物过硬、过热，进食过快；③食管癌遗传易感因素。

总之，食管癌的病因是复杂的、多方面的。有些可能是主因，有些可能是诱因，有些或许只是一些相关现象。因此有待继续深入研究。

【病理】 临床上采用美国癌症联合委员会（AJCC）和国际抗癌联盟（UICC）食管分段标准（第8版），以原发肿瘤中心所在部位进行判定（图30-1）：①颈段：自食管入口（环状软骨水平）至胸骨切迹，距门齿约20cm。②胸段：从胸骨切迹至食管裂孔上缘，长度约25cm，又被分为上、中、下三段。胸上段从胸骨切迹至奇静脉弓下缘，距门齿约25cm；胸中段从奇静脉弓下缘至下肺静脉下缘，距门齿约30cm；胸下段从下肺静脉下缘至食管裂孔上缘，距门齿约40cm。③腹段：为食管裂孔上缘至胃食管交界处，距门齿约42cm。

胸中段食管癌较多见，下段次之，上段较少。高发区（例如中国）以鳞癌为主，占80%以上；非高发区（美国和欧洲）以腺癌为主，占70%以上。

早期病变多限于黏膜（原位癌），表现为黏膜充血、糜烂、斑块或乳头状，少见肿块。至中、晚期癌肿长大，逐渐累及食管全周，肿块突入腔内，还可穿透食管壁全层，侵及纵隔、心包、气管或支气管以及主动脉。

按病理形态，进展期食管癌可分为四型。①髓质型：管壁明显增厚并向腔内外扩展，癌瘤上下端边缘呈坡状隆起。多数累及食管

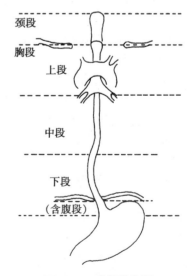

图30-1 食管的分段

周径的全部或绝大部分。②蕈伞型:瘤体向腔内呈蘑菇样突起,边缘隆起,瘤体表面多有浅表溃疡,其底部凹凸不平。③溃疡型:瘤体中央呈深陷而边缘清楚的溃疡。溃疡的大小和外形不一,深入肌层,阻塞程度较轻。④缩窄型:瘤体形成明显的环形狭窄,累及食管全部周径,较早出现阻塞症状。

扩散及转移:癌肿最先向黏膜下层扩散,继而向上、下及全层浸润,很易穿透疏松的外膜侵入邻近器官。癌转移主要经淋巴途径:首先进入黏膜下淋巴管,通过肌层到达与肿瘤部位相应的区域淋巴结。颈段癌可转移至喉后、颈深和锁骨上淋巴结;胸段癌转移至食管旁淋巴结后,可向上转移至胸顶纵隔淋巴结,向下累及贲门周围的膈下及胃周淋巴结,或沿着气管、支气管至气管分叉及肺门。血行转移发生较晚。

AJCC 和 UICC 食管癌 TNM 分期标准(第 8 版)见表 30-1。

表 30-1 食管癌国际 TNM 分期标准(2017 年第 8 版 AJCC/UICC)

分类	标准
T 分期	原发肿瘤
T_x	肿瘤不能确定
T_0	无原发肿瘤证据
T_{is}	重度不典型增生(定义为恶性细胞未突破基底膜)
T_1	肿瘤侵及黏膜固有层、黏膜肌层或黏膜下层
T_{1a}	肿瘤侵及黏膜固有层或黏膜肌层
T_{1b}	肿瘤侵及黏膜下层
T_2	肿瘤侵及食管肌层
T_3	肿瘤侵及食管外膜
T_4	肿瘤侵及食管周围结构
T_{4a}	肿瘤侵及胸膜、心包、奇静脉、膈肌或腹膜
T_{4b}	肿瘤侵及其他邻近器官,如主动脉、椎体或气管
N 分期	区域淋巴结
N_x	区域淋巴结转移不能确定
N_0	无区域淋巴结转移
N_1	1~2 枚区域淋巴结转移
N_2	3~6 枚区域淋巴结转移
N_3	≥7 枚区域淋巴结转移
M 分期	远处转移
M_0	无远处转移
M_1	有远处转移
腺癌 G 分期	
G_x	分化程度不能确定
G_1	高分化癌,>95% 的肿瘤组织由分化好的腺体组成
G_2	中分化癌,50%~95% 的肿瘤组织显示腺体形成
G_3	低分化癌,肿瘤组织由片状和巢状细胞组成,其中形成腺体结构的细胞成分<50%
鳞癌 G 分期	
G_x	分化程度不能确定
G_1	高分化癌,有明显的角化珠结构及较少量的非角化基底样细胞成分,肿瘤细胞呈片状分布,有丝分裂少
G_2	中分化癌,呈现出各种不同的组织学表现,从角化不全到角化程度很低再到角化珠基本不可见
G_3	低分化癌,主要由基底样细胞组成的大小不一的巢状结构,内有大量中心性坏死;由片状或铺路石样肿瘤细胞组成的巢状结构,其中偶见少量的角化不全细胞或角化的细胞

根据 TNM 分期,临床将 $T_{1a}N_0M_0$ 期定义为早期食管癌,而原发肿瘤侵犯食管局部解剖结构或区域淋巴结,但是未发生远隔转移,即 $T_{2\sim4}N_{any}M_0$ 或 $T_{any}N_{1\sim3}M_0$ 期定义为局部晚期/进展期食管癌。

【临床表现】 早期食管癌症状不明显,吞咽粗硬食物时可能偶有不适,如胸骨后烧灼样、针刺样或牵拉摩擦样疼痛。食物通过缓慢,并有停滞感或异物感。哽噎停滞感常通过吞咽水后缓解消失。症状时轻时重,进展缓慢。

中晚期食管癌的典型症状为进行性吞咽困难,即先是难咽固体食物,继而半流质食物,最后液体也不能咽下。病人逐渐消瘦、脱水、无力。持续胸痛或背痛提示癌已侵犯食管邻近组织。当癌肿梗阻所引起的炎症水肿暂时消退,或部分癌肿脱落后,梗阻症状可暂时减轻,常误认为病情好转。食管癌还可外侵周围器官和组织而导致不同临床症状,例如声音嘶哑(喉返神经受侵);Horner 综合征(颈交感神经节受侵或受压);吞咽水或食物时剧烈呛咳(侵及气管或支气管导致食管-气管瘘)。长期不能正常进食最终可导致恶病质状态。若有肝、脑等脏器转移,可出现相应症状。

体格检查时应特别注意锁骨上有无肿大淋巴结、肝有无肿块以及有无腹水、胸腔积液等远处转移体征。

【诊断】 对可疑病例应行食管气钡双重造影。早期可见:①食管黏膜皱襞紊乱、粗糙或有中断现象;②小的充盈缺损;③局限性管壁僵硬,蠕动中断;④小龛影。中、晚期食管癌呈现明显的不规则狭窄和充盈缺损,管壁僵硬。有时狭窄上方食管有不同程度的扩张。

电子胃镜检查可见食管腔内肿物,病变活检可以确诊。但对早期食管癌常易漏诊。近年来常常采用色素内镜、放大内镜、电子染色内镜等方法进行进一步评估。

采用食管超声内镜检查(EUS)可以通过确定食管癌的浸润深度以及有无纵隔淋巴结转移进行术前 T 分期及 N 分期。胸、腹部 CT 扫描、头颅磁共振成像以及骨扫描可以帮助确定食管癌外侵及远处转移情况,多用于 N 分期和 M 分期。

【鉴别诊断】 食管癌应与食管良性肿瘤、贲门失弛缓症和食管良性狭窄相鉴别。临床表现可参考有关章节。诊断方法主要依靠食管气钡双重造影、电子胃镜检查和食管测压。

【预防】 具体措施有:①病因学预防:改变不良生活习惯;②发病学预防:积极治疗食管上皮增生,处理癌前病变,如食管炎、息肉、憩室等;③大力开展防癌宣传教育,普及抗癌知识,在高发区人群中加强普查、筛检。④提高临床规范化诊疗水平及能力。

【治疗】 食管癌的治疗原则是多学科综合治疗,即包括手术治疗、放射治疗、化学治疗及免疫治疗。

1. 早期食管癌及癌前病变可以采用内镜下治疗,包括射频消融、冷冻治疗、内镜黏膜切除术(EMR)或内镜下黏膜剥离术(ESD)治疗,但应严格掌握手术适应证。

2. **手术治疗** 是可切除食管癌的首选治疗方法。术前应进行准确的 TNM 分期。手术方式是肿瘤完全性切除(切除的长度应在距癌瘤上、下缘 5～8cm 以上)、消化道重建和胸、腹两野或颈、胸、腹三野淋巴结清扫。

外科手术适应证:①临床 $T_{1b}N_0M_0$ 期食管癌推荐直接根治性手术治疗,其中包括 cT_{1b}-SM_1 期(食管癌侵及黏膜下层浅 1/3 层)。②对所有局部晚期/局部进展期食管癌病人均应进行术前多学科评估,制订围绕手术的综合治疗方案。通常进行术前新辅助治疗(同步放化疗或单纯化疗),而后再进行外科手术治疗。

手术禁忌证:①Ⅳ期及部分Ⅲ期食管癌(侵及主动脉及气管的 T_4 病变)。②心肺功能差或合并其他重要器官系统严重疾病,不能耐受手术者。

食管癌切除的手术入路包括单纯左胸切口、右胸和腹部两切口、颈-胸-腹三切口、胸腹联合切口,还可采用不开胸经食管裂孔钝性食管拔脱术等不同术式。目前临床推荐经右胸的两切口或三切口入路,因其更符合肿瘤学原则。消化道重建的部位也因为食管癌的位置而有所不同,食管下段癌的吻合口部位通常在主动脉弓上,而食管中段或上段癌的吻合口则多选择颈部(图 30-2)。消化道重建中最常用的食管替代物是胃,也可根据病人个体情况选择结肠和空肠(图30-3)。目前以胸(腹)腔镜为代表的微创技术广泛应用于食管癌外科。各种术式的选择取决于病人的病情和肿瘤的部位。

对晚期食管癌无法手术者,为改善生活质量,可行姑息性减状手术,如食管支架置入术、胃造口术等。

目前食管癌的切除率为58%~92%,手术并发症发生率为6.3%~20.5%。吻合口瘘是较严重的术后并发症之一,其他并发症包括吻合口狭窄、乳糜胸、喉返神经损伤等。切除术后5年和10年生存率分别为8%~30%和5.2%~24%。

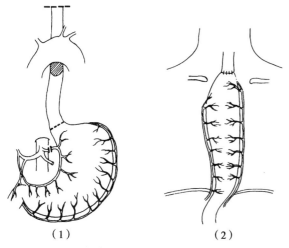

图 30-2　**食管癌切除术后胃代食管术**
(1)上、中段食管癌的食管切除范围　(2)胃代食管、颈部吻合术

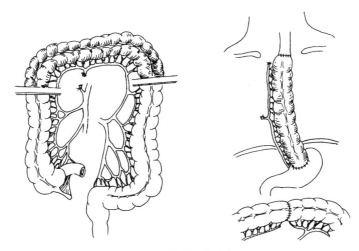

图 30-3　**横结肠代食管术**

3. **放射治疗**　放射治疗是食管癌的重要治疗手段,可以缩小肿瘤和改善症状。①术前放疗:可增加手术切除率,提高远期生存率。一般放疗结束2~3周后再作手术。②术后放疗:对术中切除不完全的残留癌组织在术后3~6周开始术后放疗。③根治性放疗:多用于颈段或胸上段食管癌;也可用于有手术禁忌证且病人尚可耐受放疗者。三维适形放疗是目前较先进的放疗技术。

4. **化学治疗**　食管癌化疗分为姑息性化疗、新辅助化疗(术前)、辅助化疗(术后)。化学治疗必须强调治疗方案的规范化和个体化。采用化疗与手术治疗相结合或与放疗相结合的综合治疗,可提高疗效,改善症状,并延长生存期。

5. **放化疗联合**　对局部晚期食管癌但无全身远处转移病人可以进行新辅助同步或序贯放化疗,然后重新评估疗效以决定是否进行外科手术治疗或继续根治性放化疗。

6. **免疫治疗**　近年来,免疫治疗作为一种新兴的药物治疗手段,在食管癌治疗上取得了重要进展,其治疗覆盖了食管癌治疗的全病程,不但可以提高晚期食管癌病人的生存率和生活质量,还可以与手术、化疗和放疗等治疗手段联合使用,提高食管癌综合治疗效果。

【随访】　食管癌的总体5年生存率约30%。对于新发食管癌病人应建立完整病案和相关资料档案,治疗后定期随访。

第二节 ｜ 食管良性肿瘤

食管良性肿瘤（benign esophageal tumors）少见，按其组织发生来源可分为腔内型（息肉及乳头状瘤）、黏膜下型（血管瘤及颗粒细胞成肌细胞瘤）及壁内型（食管平滑肌瘤或食管间质瘤）。后者约占食管良性肿瘤的 3/4。

食管良性肿瘤病人的症状和体征主要取决于肿瘤的部位和大小。较大的肿瘤可以不同程度地堵塞食管腔，导致吞咽困难、呕吐和消瘦等症状。很多病人伴有吸入性肺炎、胸骨后压迫感或疼痛感。血管瘤病人可发生出血。

对食管良性肿瘤病人，不论有无症状，通过影像学检查（食管吞钡造影和胸部 CT 扫描）和内镜检查即可以作出诊断。发病最多的有食管平滑肌瘤和食管间质瘤，因发生于肌层，故黏膜完整，肿瘤大小不一，呈椭圆形、生姜形或螺旋形。食管吞钡造影可出现"半月状"压迹。食管镜检查可见肿瘤表面黏膜光滑、正常。这时，切勿进行食管黏膜活检致黏膜破损。

一般而言，食管良性肿瘤均可通过外科手术治疗。对腔内型小而长蒂的肿瘤可经内镜摘除。对壁内型和黏膜下型肿瘤，一般可行胸腔镜或开胸手术切除。术中注意保护食管黏膜防止破损。

食管良性肿瘤的手术效果满意，预后良好，恶变者罕见。

第三节 ｜ 腐蚀性食管灼伤

腐蚀性食管灼伤（erosive burn of esophagus）多为误吞强酸或强碱等化学腐蚀剂引起的食管化学性灼伤。强碱产生较严重的溶解性坏死；强酸则产生蛋白凝固性坏死。

【病理】 食管化学性灼伤的严重程度取决于吞服化学腐蚀剂的类型、浓度、剂量，食管的解剖特点，伴随的呕吐情况以及腐蚀剂与组织接触的时间。

吞服化学腐蚀剂后，灼伤的部位常不仅限于食管，还包括口腔、咽、喉、胃或十二指肠。通常腐蚀剂与食管三个生理狭窄段接触的时间最长，因此常在这些部位发生较广泛的灼伤。

根据灼伤的病理程度可分为以下几类。①Ⅰ度：食管黏膜表浅充血水肿，经过脱屑期后 7～8 天而痊愈，不遗留瘢痕。②Ⅱ度：灼伤累及食管肌层。在急性期组织充血、水肿、渗出，组织坏死脱落后形成溃疡。3～6 周内发生肉芽组织增生。以后纤维组织形成瘢痕而导致狭窄。③Ⅲ度：食管全层及其周围组织凝固坏死，可导致食管穿孔和纵隔炎。

灼伤后病理过程大致可分为三个阶段。第一阶段即伤后最初几天，发生炎症、水肿或坏死。常出现早期食管梗阻症状。第二阶段约在伤后 1～2 周，坏死组织开始脱落，出现软的、红润的肉芽组织。梗阻症状常可减轻。这时食管壁最为薄弱，约持续 3～4 周。第三阶段瘢痕及狭窄形成，并逐渐加重。病理演变过程可持续数周至数月，但 1 年后再发生狭窄者少见。瘢痕狭窄的好发部位常在食管的生理狭窄处。

【临床表现】 误服腐蚀剂后，立即出现唇、口腔、咽、胸骨后以及上腹部剧烈疼痛，随即有反射性呕吐，呕出物常为血性。若灼伤涉及会厌、喉及呼吸道，可出现咳嗽、声音嘶哑、呼吸困难。严重者可出现昏迷、虚脱、发热等中毒症状。瘢痕狭窄形成后可导致食管部分或完全梗阻。因不能进食，后期常出现营养不良、脱水、消瘦、贫血等。如为小儿，其生长发育也会受到影响。

【诊断】 依据有吞服腐蚀剂病史以及上述有关临床表现，体检发现口咽部有灼伤表现，即可确立诊断。对于口咽部无灼伤表现但高度怀疑食管灼伤的病例，建议通过食管造影确诊。有胸骨后疼痛、背痛或腹痛时应排除食管或胃穿孔。晚期行食管造影能明确狭窄的部位和程度。

【治疗】

1. **急诊处理程序** ①采集病史，明确所服腐蚀剂的种类、时间、浓度和量。②迅速判断病人一般情况,特别是呼吸系统和循环系统状况。保持呼吸道通畅,必要时行气管切开。尽快建立静脉通道。③尽早吞服植物油或蛋白水,以保护食管和胃黏膜。无条件时可吞服生理盐水或清水稀释。慎用酸碱中和的方法,因可造成二次损伤。④积极处理并发症,包括喉头水肿、休克、胃穿孔、纵隔炎等。⑤防止食管狭窄,早期使用糖皮质激素和抗生素,可减轻炎症反应、预防感染、减缓纤维组织增生及瘢痕形成。对疑有食管、胃穿孔者禁用激素。是否放置食管支架或食管加压法防止狭窄,目前尚有争议。

2. 扩张疗法　宜在伤后 2～3 周后食管急性炎症、水肿消退后进行。食管扩张应定期重复进行。

3. 手术疗法　对严重长段狭窄及扩张疗法失败者,可采用手术治疗。将狭窄段食管旷置或切除,以胃、空肠或结肠代食管。替代物上提途径可经胸腔、胸骨后或皮下。

第四节 ｜ 贲门失弛缓症

贲门失弛缓症(achalasia)是指吞咽时食管体部无蠕动,食管下括约肌松弛不良,临床表现为间断性吞咽困难。多见于 20～50 岁,女性稍多。

【病因和病理】　病因至今未明。一般认为本病病因系食管肌层内神经节的变性、减少或缺如,食管失去正常的推动力。食管下括约肌不能松弛,致食物滞留于食管内。久之食管扩张、肥厚、伸长、屈曲、失去肌张力。食物淤滞,慢性刺激食管黏膜,致充血、发炎甚至发生溃疡。时间久后,极少数病人可发生癌变。

【临床表现】　主要症状为间断性咽下困难、胸骨后沉重感或阻塞感。多数病程较长,症状时轻时重,发作常与精神因素有关。冷食易诱发症状,有时咽固体食物因可形成一定压力,反而可以通过。食管扩大明显时,可容纳大量液体及食物。在夜间可发生气管误吸,并发肺炎。

【诊断】　食管吞钡造影特征为食管体部蠕动消失,食管下端及贲门部呈鸟嘴状,边缘整齐光滑,上段食管明显扩张,可有液气平面。钡剂通过贲门缓慢甚至不能通过。食管腔内压力测定可以确诊。食管纤维镜检查可帮助排除癌肿。

【治疗】

1. 非手术疗法　改变饮食习惯,如少食多餐,细嚼慢咽,避免吃过热或过冷食物。部分轻症早期病人可先试行食管扩张术。

2. 手术疗法　食管下段贲门肌层切开术(Heller 手术)方法简单,是治疗贲门失弛缓症的有效方法,效果良好。肌层切开应彻底,直至黏膜膨出。肌层剥离范围约至食管周径的一半。但需注意防止切破黏膜或损伤迷走神经。也有在此手术基础上加做抗反流手术,如胃底折叠术等。传统开放手术通常采用经腹或经左胸入路,目前多采用经腹腔镜或胸腔镜微创方法,创伤小、恢复快。近年来,随着内镜技术的进步,部分贲门失弛缓症也可以通过内镜治疗。

第五节 ｜ 食管憩室

食管壁的一层或全层局限性膨出,形成与食管腔相通的囊袋,称为食管憩室(diverticulum of the esophagus)。按其发病机制,可分为牵引型和膨出型两种。牵引型因系食管全层向外牵拉,也称真性憩室;膨出型因只有黏膜膨出,也称假性憩室。还可按憩室发生部位分为咽食管憩室、食管中段憩室和膈上憩室(图 30-4)。

一、咽食管憩室

【病因和病理】　因咽下缩肌与环咽肌之间有一薄弱的三角区,加上肌活动的不协调,即在咽下缩肌收缩将食物下推时,环咽肌不松弛或过早收缩,致食管黏膜自薄弱区膨出,属膨出型假性憩室。

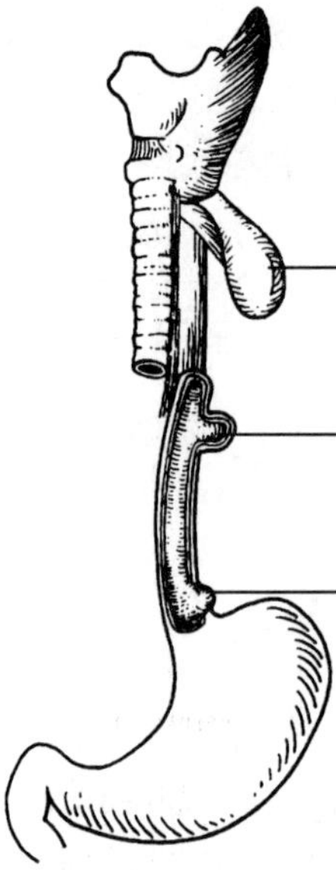

咽食管憩室

食管中段憩室

膈上憩室

图 30-4 食管憩室的类型

【临床表现】 早期无症状。当憩室增大时,可在吞咽时有咕噜声。若憩室内有食物潴留,可引起颈部压迫感。淤积的食物分解腐败后可产生恶臭味,并致黏膜炎症水肿,引起咽下困难。体检有时颈部可扪到质软肿块,压迫时有咕噜声。巨大憩室可压迫喉返神经而出现声音嘶哑。如反流食物吸入肺内,可并发肺部感染。

【诊断】 食管吞钡造影或胸部 CT 扫描可以确诊,可显示憩室的部位、大小、连接部等。

【治疗】 有症状的病人可行手术切除憩室,分层缝合食管壁切口或采用器械闭合切口。若一般情况不宜手术,可每次进食时推压憩室,减少食物淤积,并于进食后喝温开水冲净憩室内食物残渣。

二、食管中段憩室

【病因和病理】 气管分叉或肺门附近淋巴结炎症,形成瘢痕,牵拉食管全层。直径一般为 1～2cm,可单发,也可多发。憩室颈口多较大,不易淤积食物。

【临床表现】 常无症状。发生炎症水肿时,可有咽下哽噎感或胸骨后、背部疼痛感。长期感染可导致食管憩室与肺相通,形成憩室-支气管瘘,病人可以出现肺部同一部位反复感染,还可以出现呛咳等相应症状。

【诊断】 主要依靠食管吞钡造影确诊。有时作胃镜检查以排除癌变。

【治疗】 临床上无症状者无需手术。如果并发出血、穿孔或有明显症状者,可考虑手术治疗。游离被外牵的食管壁,予以切除。

三、膈上憩室

【病因和病理】 食管下段近膈上处,从平滑肌层的某一薄弱处,由某种原因如贲门失弛缓症、食管裂孔疝等,引起食管内压力增高,致黏膜膨出。好发于食管下段后右方。少数为食管全层膨出形成的真性憩室。

【临床表现和诊断】 主要症状为胸骨后或上腹部疼痛。有时出现咽下困难或食物反流。诊断主要依靠食管吞钡造影检查,可显示憩室囊、憩室颈及其位置方向。

【治疗】 有明显症状或食物淤积者,可考虑切除憩室,同时处理食管、膈肌的其他疾病。

(李 辉)

本章思维导图

第三十一章 | 原发性纵隔疾病

本章数字资源

第一节 | 原发性纵隔肿瘤

一、概述

纵隔实际上是一间隙,前为胸骨,后为胸椎(包括两侧脊柱旁肋脊区),两侧为纵隔胸膜,上连颈部,下止于膈肌。纵隔内有心脏、大血管、食管、气管、神经、胸腺、胸导管、丰富的淋巴组织和脂肪组织。为了便于纵隔病变的解剖定位,通常将纵隔划分为若干部分。临床最常见的分区法是"四分法",即以胸骨角与第4胸椎下缘的水平连线为界,把纵隔分成上、下两部。下纵隔再以心包前后界分为前、中、后三部分(图31-1)。

纵隔肿瘤是指发生在纵隔部位的肿瘤或囊肿,由于纵隔内组织和器官较多,胎生结构来源复杂,所以纵隔区肿瘤种类繁多,既有原发的,也有继发的。原发性肿瘤中以良性多见,但也有相当一部分为恶性。常见的纵隔肿瘤(mediastinal tumors)如图31-2所示。

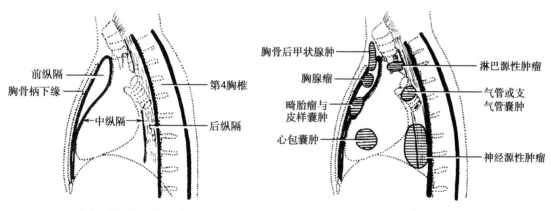

图 31-1 纵隔临床解剖分区

图 31-2 纵隔肿瘤好发部位

根据纵隔肿瘤的类型、位置和大小,可能会出现不同的症状,如:①呼吸道症状,如胸闷、胸痛、咳嗽、咯血等。②神经系统症状:如膈神经受累引起的呃逆和膈肌运动麻痹等;压迫交感神经干时,出现Horner 综合征;压迫喉返神经出现声音嘶哑;压迫臂丛神经出现上臂麻木、肩胛区疼痛及向上肢放射性疼痛;哑铃状的神经源性肿瘤有时可压迫脊髓引起截瘫。③感染症状:如囊肿破溃或肿瘤感染影响到支气管或肺组织时出现的感染症状。④压迫症状:如压迫无名静脉可致单侧上肢及颈静脉压增高;压迫上腔静脉可出现包括面部和上肢肿胀发绀、颈浅静脉怒张、前胸静脉迂曲等上腔静脉阻塞综合征征象;食管受压引起吞咽困难等症状。⑤特殊症状:如胸骨后甲状腺肿可以随吞咽运动上下活动;畸胎瘤破入支气管可使病人咳出皮脂物及毛发;支气管囊肿破裂与支气管相通表现为支气管胸膜瘘症状;胸腺瘤可以伴重症肌无力等。

纵隔肿瘤的诊断主要依赖于影像学技术和病理学检查。影像学技术如胸部 CT、MRI 和超声检查等可以初步判断肿瘤的位置、大小以及与周围组织的关系,而病理学检查可以通过穿刺活检或手术切除肿瘤进行确诊。气管镜、食管镜、纵隔镜等检查有助于鉴别诊断,必要时可采用。

纵隔肿瘤的治疗取决于肿瘤的类型、位置、大小以及与周围组织的关系等因素。一般来说,良性

NOTES

肿瘤以手术切除为主,而恶性肿瘤则需要根据具体情况综合考虑手术、放疗、化疗等多种治疗手段。手术方式可采用开胸手术或微创胸腔镜手术。

总之,纵隔肿瘤是一种相对常见的肿瘤,其治疗需要综合考虑多种因素。

二、胸腺肿瘤

胸腺瘤(thymoma)是指起源于胸腺上皮的肿瘤,是多发于前上纵隔的肿瘤。肉眼所见的胸腺瘤一般呈圆形或卵圆形,体积大小不一,肿瘤质地从软到韧不一,颜色多为深褐色或灰红色。大多数肿瘤边缘界限清楚,但也有部分胸腺瘤浸润附近组织器官。临床上约15%的病人合并重症肌无力。反之,重症肌无力病人中约有半数以上有胸腺瘤或胸腺增生异常。有些退化的残余胸腺内含有活跃的生发中心,常迷走异位于气管前、甲状腺下极、肺门、心包、膈肌等处的脂肪组织内。胸腺因涉及人体免疫功能,有些病症可能与自身免疫机制改变有关。胸腺瘤早期可无症状,多于体检时发现,临床上常表现为胸部钝痛、气短及咳嗽等症状。胸腺瘤可以发生局部侵犯或远处转移,完全切除后有复发的可能。但胸腺瘤作为一种生物学行为恶性程度相对较低的肿瘤,病人若进行早期治疗,可获得较好的治疗效果。胸腺癌和胸腺瘤同为胸腺上皮源性肿瘤,以鳞癌为主,也存在其他类型胸腺癌,恶性程度较胸腺瘤高,常为侵袭性生长。

根据 WHO 分型,胸腺瘤可分为 A 型、AB 型、B 型。其中 A 型为髓质型,以梭形卵圆形肿瘤较为常见,非肿瘤性淋巴细胞较少。AB 型同时存在 A 型特征的局部小灶和富含淋巴细胞的局部小灶。B 型又可分为 3 个亚型:B1 型(富含淋巴细胞的胸腺瘤)、B2 型(在淋巴细胞背景中分布着肿瘤上皮细胞的成分)和 B3 型(圆形或多角形,由中度异型性的上皮细胞组成,夹杂淋巴细胞和鳞状化生灶)。新的 WHO 分型已经将胸腺癌从胸腺瘤中独立出来,不再称为 C 型胸腺瘤。

胸腺瘤的分期包括 Masaoka 分期和 TNM 分期,目前临床上两种分期并行,由于既往 Masaoka 分期应用较多,这里对此进行介绍。根据肿瘤侵及范围、有无侵犯周围组织或器官、有无远处转移等,将胸腺瘤分为 4 期。I 期为局限于胸腺内且未侵及包膜;II 期为侵及包膜或纵隔脂肪组织;III 期为侵犯心包、大血管或肺实质;IV 期为有远处转移。

手术是治疗胸腺瘤的主要方法。I 期胸腺瘤通常能完全切除,5 年生存率很高,达到94.3%。而且,手术切除后的胸腺瘤病人总的 5 年生存率也很高,达到78%。对于 II 期胸腺瘤病人,手术切除后5 年生存率为86.3%,10 年生存率为75.4%。然而,对于 III 期和 IV 期胸腺瘤病人,手术完全切除肿瘤的可能性降低,5 年生存率分别降至71.6% 和39.4%,10 年生存率分别降至56.6% 和29.6%。对于晚期病例,需要更综合的治疗策略,包括化学治疗、放射治疗和免疫治疗等。影响胸腺瘤病人长期生存的主要预后因素包括手术切除的彻底性和 Masaoka 分期。

三、神经源性肿瘤

神经源性肿瘤(neurogenic tumor)多起源于交感神经,少数起源于周围神经。这类肿瘤多位于后纵隔脊柱旁肋脊区内,以单侧多见。肿瘤较小时无明显症状,较大时可压迫神经干,恶变侵蚀时可导致疼痛。纵隔神经源性肿瘤可分成两大类。①自主神经系统肿瘤:大多起源于交感神经。恶性的有神经母细胞瘤及节细胞神经母细胞瘤,良性的有神经节细胞瘤。尚有少数发生于迷走神经的神经纤维瘤。②起源于周围神经的肿瘤:良性的有神经鞘瘤和神经纤维瘤。多发生于脊神经根或其近侧段,亦有少数来自肋间神经。恶性者有恶性神经鞘瘤及神经纤维肉瘤。

四、畸胎瘤与皮样囊肿

畸胎瘤(teratoma)与皮样囊肿(dermoid cyst)多位于前纵隔,接近心底部的心脏大血管前方。根据胚层来源虽可分成表皮样囊肿、皮样囊肿和畸胎瘤(含外、中、内三种胚层组织)三种类型,但其发生学相同。畸胎瘤多为实质性,内含大小不同、数目不等的囊肿。囊壁常有钙化片,内除有结缔组织外还含有表皮、真皮及皮脂腺等。囊内多为褐黄色液体,混有皮脂及胆固醇结节,并有毛发。实体部分有骨、软骨、肌肉、支气管、肠壁及淋巴样组织等。10% 的畸胎类瘤为恶性。

五、其他肿瘤

1. **纵隔囊肿**(mediastinal cyst)　较常见的有支气管囊肿、食管囊肿(或称前肠囊肿或肠源性囊肿)和心包囊肿,均因胚胎发育过程中部分胚细胞异位而发生。三种囊肿均属良性。多呈圆形或椭圆形,壁薄,边缘界限清楚。

2. **胸内异位组织肿瘤和淋巴源性肿瘤**　前者有胸骨后甲状腺肿、甲状旁腺腺瘤等;后者多为恶性,如淋巴瘤等。肿块常呈双侧性且不规则。淋巴源性肿瘤不宜手术,多采用放射治疗或化学药物治疗。

3. **其他肿瘤**　一般有血管源性、脂肪组织性、结缔组织性、来自肌组织等间叶组织的肿瘤,较为少见。

第二节 │ 纵隔感染

【概述】　纵隔感染是指纵隔结构被细菌、真菌、寄生虫等感染引起的一类疾病,可以是原发性的,也可以是继发性的。虽然纵隔感染的发病率相对较低,但它常可引起严重后果,据报道,纵隔感染的死亡率高达 10%～30%。

原发性纵隔感染主要影响的是免疫力低下的人群,如老年人、糖尿病等慢性病病人。病原体可能通过多种途径进入纵隔,包括口腔、鼻腔、颈部和血液等。继发性纵隔感染通常是由其他部位的感染或炎症扩散引起的。常见的引起继发性纵隔感染的原因包括:①贯通性胸部外伤,如车祸、摔伤等造成的胸部创伤,可能导致细菌感染,进而引发纵隔感染。②食管穿孔:包括咽下异物、医源性食管穿孔(食管镜检查)或食管癌溃疡穿孔。③食管手术后吻合口瘘:食管手术后,吻合口可能出现瘘管,使纵隔感染的风险增加。

【症状和体征】

1. **急性纵隔炎**　起病急,有高热、寒战等明显的毒血症状,可伴有吞咽困难、胸骨后疼痛,并向颈部放射或引起耳痛。若脓肿形成,可压迫气管,导致高音调性质的咳嗽、呼吸困难、心动过速和发绀。若未得到及时治疗,可能会发生休克,甚至危及生命。

2. **慢性纵隔炎**　早期通常无症状,但随着病情的发展,可能会出现纵隔器官粘连或受压的症状,主要为上腔静脉阻塞综合征,出现静脉压增高,头面部、颈部及上肢水肿,颈静脉充盈,胸壁上侧支循环静脉扩张。病人还可能有头痛、头晕、呼吸困难、发绀等症状。由于侧支循环的建立,梗阻一般可逐渐减轻,症状亦可改善或消失。

【诊断】　诊断纵隔感染的方法包括血液检测、胸部影像学检查等。血液检测可以发现感染的迹象,如白细胞计数升高、C 反应蛋白浓度增加等。影像学检查和超声检查可以观察到纵隔的肿大、积气等征象。

【治疗】　治疗纵隔感染的方法主要包括药物治疗和手术治疗。药物治疗主要是通过抗生素等药物杀灭病原体,减轻症状,缩短病程。对于严重的纵隔感染,可能需要手术治疗,如切除感染的组织、引流脓液等。对于继发性纵隔感染,需要针对原发病进行有效的治疗。

(李　辉)

本章思维导图

第六篇
心脏与血管外科疾病

第三十二章 心脏疾病

第一节 | 心内直视手术基础措施

一、体外循环

体外循环(extracorporeal circulation;cardiopulmonary bypass,CPB)是在心内直视手术时,利用血泵和氧合器等特殊装置暂时替代人体心肺功能,进行血液循环和气体交换的生命支持技术。其基本原理是将回心的静脉血引出体外,在氧合器进行氧合,并排出二氧化碳,调节温度和过滤,再通过血泵泵入人体动脉系统,维持全身组织器官的血液灌注,以满足其基本代谢和功能。体外循环为心内直视手术提供无血和少血的手术视野,同时也用于重症呼吸衰竭、复杂气管内插管和肝移植辅助等方面。

(一)体外循环的基本装置 主要由人工心肺机和配件组成,包括血泵(人工心)、氧合器(人工肺)、变温器、贮血器、过滤器、动静脉插管等(图32-1)。

1. **血泵**(blood pump) 是代替心脏排血功能的主要部件,包括滚压泵和离心泵。滚压泵利用泵头转子交替转压弹性泵管,驱使泵管内血液单向流动。所用管道的直径决定每转的血流量,调节转速可控制每分钟流量。离心泵是利用驱动马达和磁性连接带动泵内多层旋转锥体或叶轮高速旋转产生离心力,驱动血液单向流动的一种装置,其优点是减少血液成分破坏,广泛用于长时间体外循环及心室辅助。

2. **膜式氧合器**(membrane oxygenator) 采用组织相容性好的半透膜材料,利用气体弥散原理进行血液氧合,排出二氧化碳,氧合过程中血液与氧气不直接接触,能明显减少血液成分破坏和微气栓产生。膜式氧合器(膜肺)主要包括中空纤维型和无微孔硅胶膜型两种。中空纤维型膜肺采用聚丙烯中

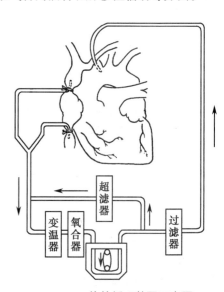

图32-1 体外循环装置示意图

空纤维高分子薄膜材料分隔氧气与血液,实现气体交换功能,用于常规心内直视手术。无微孔硅胶膜型膜肺是通过气体弥散作用进行气体交换,因其生物相容性好、血浆渗漏少、血液破坏小,用于长时间的体外膜肺氧合。

3. **变温器** 利用循环水和导热薄金属隔离板调节血液温度的装置。

4. **过滤器** 由微孔直径为20～40μm的高分子材料滤网组成的装置,放置于动脉供血管路,用于有效滤除体外循环手术中各种微气栓、血栓、脂肪栓及微小组织块等。

5. **其他装置** 包括血管插管、连接管道、贮血器以及监测系统等。

(二)体外循环实施

1. **体外循环准备** 根据病情和手术方式制订个体化体外循环方案。体外循环过程中常需血液稀释,多采取中度稀释,血细胞比容为22%～25%。血液稀释通过预充液来实现,预充液应根据病人情况选择晶体、胶体、白蛋白、血浆或红细胞等。

2. **建立体外循环** 由中心静脉注射肝素300～350U/kg,维持全血活化凝血时间≥480～600秒。

顺序插入升主动脉管、上腔及下腔静脉引流管,并与预充好的人工心肺机管道连接。

3. **体外循环与低温**　根据手术需要实施低温技术。一般分为:①浅低温(32~35℃);②中低温(26~31℃);③深低温(20~25℃);④超深低温(15~19℃)。临床上以浅中低温常用,深低温多用于停循环手术。

4. **体外循环转流**　人工心肺机的灌注流量应根据病人体重或体表面积计算。成人常温灌注流量为60~80ml/(kg·min)。年龄越小,基础代谢率越高,灌注流量相应越高。如体重10~15kg的病儿灌注流量可为100~150ml/(kg·min),低于10kg的病儿可高达150~200ml/(kg·min)。从体外循环转流开始到阻断升主动脉,从开放升主动脉到停止体外循环转流这两段时间,主动脉血供同时来自心脏射血及血泵供血,这种转流方式称为并行循环,通过并行循环可调节体温及辅助心脏功能恢复。

5. **体外循环超滤**　通过超滤装置跨滤膜的静水压力差将水分滤出,将大分子量物质(如蛋白质)及血液细胞成分保留在血管内,以达到浓缩血液、去除部分炎症因子、减轻组织水肿的目的。

6. **体外循环监测**　常规监测平均动脉压并维持于50~70mmHg;监测中心静脉压,以评估血容量;监测血泵的泵压,反映主动脉插管端的阻力;此外,还应严密监测活化凝血时间、鼻咽温度与血温、灌注流量、尿量与尿色、血气分析和血电解质等指标。

7. **体外循环撤除**　心脏充盈适度,心肌收缩有力,平均动脉压60~80mmHg,鼻咽温度36~37℃,血红蛋白浓度成人≥80g/L,儿童≥90g/L,婴幼儿≥110g/L,心电图基本正常,血气分析、电解质结果正常,可停止体外循环。转流结束后,静脉注射适量鱼精蛋白中和肝素,鱼精蛋白与肝素用量比为1.5∶1。

(三)体外循环病理生理　体外循环是一种非生理过程,其实质是休克状态,组织微循环灌注不良,常见的病理生理表现为代谢性酸中毒、低钾血症、血细胞破坏、血小板减少、炎症因子产生等。体外循环时间越长,对病人器官功能损害越大,严重者可导致肝、肾、肺、脑及胃肠道等器官功能衰竭。

(四)体外膜肺氧合与体外生命支持　体外膜肺氧合(extracorporeal membrane oxygenation,ECMO)是一种体外生命支持(extracorporeal life support,ECLS)技术,该系统由体外人工心肺装置和密闭管路组成,能较长时间替代心脏和肺脏功能。主要为心、肺疾病治疗与功能恢复争取时间。

二、心肌保护

体外循环心内直视手术,为保证手术野无血,必须阻断冠脉血液循环,这将造成心脏缺血缺氧及再灌注损伤。为了减轻心肌缺血再灌注损伤,所采用的防治措施称为心肌保护(myocardial protection)。缺血缺氧时心肌仅靠无氧酵解提供少量能量,氧化产能发生障碍,导致心肌细胞质膜功能障碍,细胞内电解质动态失调,大量钙离子细胞内流,致使心肌发生持续性收缩,严重时大量细胞内酶释放,心肌细胞死亡。缺血后恢复氧合血灌注,心肌损害进一步加重,主要表现为氧利用障碍、高能磷酸盐缺乏、心肌水肿和顺应性降低,称为缺血再灌注损伤(ischemia reperfusion injury)。其机制主要包括:能量耗竭、钙离子超负荷和氧自由基损伤等。因此,心肌保护措施应为加强心肌高能磷酸盐贮存与供应,减少高能磷酸盐及其前体的消耗和流失,防止细胞内钙离子超负荷,消除氧自由基毒性作用。心肌保护的关键环节是防治高能磷酸盐耗竭。

(一)心脏停搏液组成　心脏停搏液是心肌保护的重要措施,按照所含离子成分及浓度不同,心脏停搏液可分为"细胞外液型"和"细胞内液型"两类。细胞外液型心脏停搏液主要包括:①以St. Thomas医院为代表的晶体停搏液;②改良St. Thomas含血停搏液:将体外循环管路中的氧合血与高钾晶体停搏液混合,血∶晶体=4∶1,维持钾浓度20~24mmol/L。细胞内液型心脏停搏液主要为HTK液(histidine-tryptophan-ketoglutarate solution),全称组氨酸-色氨酸-酮戊二酸盐液,是一种低钠、稍高钾离子浓度及组氨酸为缓冲剂的心脏停搏液。它在较大的温度范围内(5~35℃)缓冲细胞内酸中毒,单次灌注心肌保护安全时间可达2小时。冷晶体停搏液诱导心脏停搏,联合HTK液序贯灌注,能满足冷缺血6~8小时的供心保护。

心脏停搏液组成的基本原则:①高钾诱导使心脏迅速停搏于舒张期,避免电机械活动,减少能量消耗;②降低心脏温度,减缓心肌代谢率,保存能量储备。常用4℃心脏停搏液灌注,成人予冰屑、儿童予冰水心包腔局部降温;③提供能量底物,维持心脏缺血及再灌注所需的能量物质;④其他:偏碱性(pH 7.6~8.0)、高渗[320~380mOsm/(kg·H_2O)]和细胞膜稳定剂(利多卡因或普鲁卡因),以提供心肌适宜的代谢环境、保证完整的细胞结构和细胞膜质子泵功能。

(二)心脏停搏液的灌注方法 主要有以下两种灌注方法。①顺行灌注:经升主动脉或冠脉开口灌注,此法临床使用最为广泛;②逆行灌注:将灌注管置入冠状静脉窦灌注,适用于顺行灌注困难和冠状动脉严重狭窄或闭塞的病人。顺行灌注与逆行灌注依据临床情况,可合并应用。

第二节 | 先天性心脏病的外科治疗

先天性心脏病病人在心房、心室或大动脉水平可见异常分流通道,根据体循环与肺循环之间的分流状态,可分为三大类:①左向右分流型,如房间隔缺损、室间隔缺损、动脉导管未闭、主动脉窦瘤破裂等。此类疾病早期由于体循环压力高于肺循环压力,血液左向右分流,病人无发绀;病情发展到晚期,肺血管床发生不可逆性重塑导致肺循环高压,此时血液右向左分流,病人可出现发绀、咯血。②右向左分流型,如法洛四联症、肺静脉异位引流、完全型大动脉转位等。由于心脏及其分支血管结构和/或肺血管先天发育异常,肺血少或氧合血不能全部经左心供应体循环,病人出现持续性发绀。③无分流型:体循环与肺循环之间无分流,病人可无发绀,如肺动脉瓣狭窄、主动脉缩窄、先天性主动脉瓣及二尖瓣病变等。

一、动脉导管未闭

动脉导管是胎儿期连接主动脉峡部与左肺动脉根部之间的生理性血流通道。出生后由于肺循环阻力下降、前列腺素E水平显著下降和血氧分压增高,约85%的婴儿在生后2个月内动脉导管闭合,成为动脉韧带,逾期不闭合者即为动脉导管未闭(patent ductus arteriosus,PDA)(图32-2)。根据未闭动脉导管的粗细、长短和形态,分为管型、漏斗型和窗型三种类型。

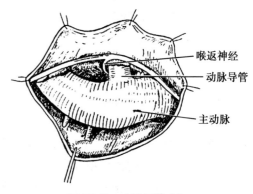

喉返神经
动脉导管
主动脉

图32-2 动脉导管未闭

【病理生理】 正常主动脉压力远超肺动脉压,由于未闭动脉导管的存在,血液从主动脉持续流向肺动脉,形成左向右分流。分流量大小取决于导管直径和主动脉与肺动脉之间的压力阶差。左向右分流导致肺循环血流增加,左心室容量负荷加重,左心室肥大;同时,肺循环血流增加使肺动脉压力升高,引起肺小动脉反应性痉挛,早期出现动力性肺动脉高压,如果分流量大或时间长,则肺小动脉内膜增厚、中层平滑肌和纤维增生导致管腔狭窄,终至不可逆性病理改变,形成阻力性肺动脉高压。此时肺血管阻力和压力明显升高,右心后负荷加重,右心室肥厚。当肺动脉压力接近或超过主动脉压时,血液呈现双向或右向左分流,病人出现发绀、杵状指/趾,即艾森门格综合征(Eisenmenger syndrome)可致右心衰竭和死亡。

【临床表现】 导管直径细、分流量小者常无明显症状。直径粗、分流量大者常并发充血性心力衰竭,表现为易激惹、气促、乏力、多汗以及喂养困难、发育不良等。当病情发展为严重肺动脉高压且出现右向左分流时,表现为下半身发绀和杵状指/趾,称为"差异性发绀"。

听诊可在胸骨左缘第2肋间闻及粗糙的连续性机器样杂音,以收缩末期最为响亮,向颈背部传导,常扪及连续性震颤。肺动脉高压时,表现为收缩期杂音或杂音消失,肺动脉瓣第二心音亢进。左向右分流量大者,可因相对性二尖瓣狭窄而闻及心尖部舒张中期隆隆样杂音。由于舒张压降低,脉压增大,有甲床毛细血管搏动、水冲脉、股动脉枪击音等周围血管征。

【辅助检查】

1. **心电图** 正常或左心室肥大,肺动脉高压时则左、右心室肥大。

2. **X 线检查** 心影增大,主动脉结突出,左心室扩大,肺血增多,透视下可见肺门区动脉搏动增强,称为"肺门舞蹈征"。如发现心影较原来缩小,肺门血管增粗,肺野外带血管变细,即"残根征",表明肺动脉高压严重。

3. **超声** 左心房、左心室增大。超声可显示未闭动脉导管及血流信号异常。

【诊断】 根据杂音性质、部位及周围血管征,结合超声心动图、X 线检查和心电图改变,单纯型动脉导管未闭一般不难诊断。合并其他复杂畸形的病例可行右心导管或升主动脉造影检查,进一步明确诊断。动脉导管未闭需与主-肺动脉间隔缺损、主动脉窦瘤破裂、冠状动脉瘘、室间隔缺损合并主动脉瓣关闭不全相鉴别。

【治疗】

1. **手术适应证** 早产儿、婴幼儿反复发生肺炎、呼吸窘迫、心力衰竭、喂养困难或发育不良者,应尽早手术。无明显症状者若伴有肺动脉高压,宜择期手术。

2. **手术禁忌证** 艾森门格综合征是手术禁忌。

在某些复杂先天性心脏病中,动脉导管未闭是病人赖以生存的代偿通道,如主动脉弓离断、完全型大动脉转位、肺动脉闭锁等。在这些情况下,不可单独结扎动脉导管,需同期进行心脏畸形矫治。

3. **手术方法**

(1)结扎/钳闭、切断缝合术:经左后外侧第 4 肋间切口或电视胸腔镜技术进入左侧胸腔,解剖动脉导管三角区纵隔胸膜,保护迷走神经、喉返神经,游离动脉导管,控制性降压后用粗丝线双重结扎或钽钉钳闭动脉导管。常见并发症为动脉导管或附近主动脉及肺动脉破裂出血、喉返神经损伤、导管再通、假性动脉瘤形成。

(2)导管封堵术:介入封堵是经皮穿刺股动脉和股静脉,在 X 线或超声引导下,右心导管经肺动脉和动脉导管进入降主动脉,确定位置后释放封堵器或弹簧圈封闭动脉导管,适用于年龄稍大的病例;外科经胸封堵是采用胸骨左缘第 3 肋间小切口,在食管超声引导下穿刺肺动脉到达动脉导管及主动脉,释放封堵器,适用于全部年龄段病例。外科经胸封堵术避免了 X 线辐射及下肢血管损伤的风险,若封堵失败,外科补救措施更加及时、有效。

(3)体外循环下结扎导管或内口缝闭术:经胸骨正中切口,建立体外循环,在心包腔内游离并结扎动脉导管,或者切开肺动脉,浅低温下短暂降低体外循环流量,直接缝闭或补片修补导管内口。适用于合并其他心脏畸形需同期手术,导管粗短、钙化、瘤样变伴有严重肺动脉高压、感染性心内膜炎,或结扎术后再通的病例。

二、肺动脉口狭窄

右心室和肺动脉之间存在先天性狭窄的畸形,称为肺动脉口狭窄(pulmonary stenosis)。可单独存在或者是复杂心脏疾病的一部分。病理解剖:右心室漏斗部狭窄、肺动脉瓣膜狭窄和肺动脉瓣环、肺动脉主干及分支狭窄。其中肺动脉瓣膜狭窄最常见,表现为瓣叶增厚、交界融合,瓣膜开口呈鱼嘴状突入肺动脉内,肺动脉主干多有狭窄后扩张。右心室漏斗部狭窄表现为隔膜性狭窄或管状狭窄:前者由纤维肌性隔膜样组织在右心室漏斗部形成局限性狭窄环,将右心室分为两个腔,其中位于狭窄环和肺动脉瓣之间的薄壁心腔称为第三心室;后者右心室前壁、室上嵴隔束及壁束肌肉广泛肥厚,导致弥漫性右心室流出道狭窄,易出现缺氧发作。肺动脉主干及其分支狭窄可为单处或多处肺动脉发育不良。

【病理生理】 肺动脉口狭窄导致右心室向肺动脉排血受阻,右心室必须增强收缩,提高右心室腔内压才能完成泵血。长期压力超负荷引起右心室肥厚,右心室腔变小,加重右心室流出道狭窄,同时部分病人因右心室压力高、乳头肌移位发生三尖瓣反流。晚期右心室心肌重构、纤维化,心肌收缩力下降、三尖瓣关闭不全可致心力衰竭。静脉回心血流受阻和血液淤滞,可出现周围性发绀。严重肺动脉口狭窄若合并心房或心室间隔水平的缺损,可因右向左分流出现中央性发绀。右心室与肺动脉的压力阶差反映肺动脉口狭窄程度。正常压差不超过 5mmHg,压差 $>5\sim<40$ mmHg 为轻度狭窄,$40\sim100$ mmHg 为中度狭窄,>100 mmHg 为重度狭窄。

【临床表现】 轻度狭窄者可长期无症状。中重度狭窄者表现为活动后胸闷、气短、心悸甚至晕厥,活动耐量差,易疲劳。症状随年龄增长而加重,晚期出现肝大、下肢水肿、腹水等右心衰竭表现。

听诊可在胸骨左缘第 2 肋间闻及响亮的喷射性收缩期杂音,伴收缩期震颤,肺动脉第二心音减弱或消失。漏斗部狭窄者杂音位置一般在胸骨左缘第 3~4 肋间。严重狭窄者心脏杂音较轻,口唇、肢端发绀。

【辅助检查】

1. **心电图** 电轴右偏,右心室肥大劳损,T 波倒置和 P 波高尖。

2. **X 线检查** 肺血减少,右心房、右心室增大,心尖圆钝。瓣膜狭窄者因狭窄后扩张,肺动脉段突出。

3. **超声** 对肺动脉口狭窄的诊断准确性高,能明确狭窄部位和程度,并初步估算跨瓣压差。

【诊断】 根据症状体征,结合心电图、X 线和超声检查结果一般能作出诊断。必要时行右心导管测压和右心室造影等检查。肺动脉口狭窄需与房间隔缺损、室间隔缺损、动脉导管未闭和法洛四联症相鉴别。

【治疗】

1. **手术适应证** 轻度狭窄者不需要手术。中度及以上狭窄,有明显临床症状、心电图显示右心室肥厚、右心室与肺动脉压力阶差 >50 mmHg 时,应择期手术。重度狭窄者出现晕厥或继发性右心室流出道狭窄,应尽早手术。

2. **手术方法** 经胸骨正中切口建立体外循环,心脏停搏或跳动下实施心内直视手术。瓣膜狭窄者通过肺动脉切口,进行交界切开术;漏斗部狭窄者则切开右心室流出道,剪除纤维肌环以及肥厚的壁束和隔束心肌,疏通右心室流出道,如狭窄解除仍不满意,可用自体心包或人工材料补片加宽右心室流出道;瓣环狭窄者应切开瓣环,作右心室流出道至肺动脉的跨瓣环补片加宽;肺动脉主干及其分支狭窄者需根据狭窄部位分别采用心包或人工材料补片加宽。

经皮肺动脉瓣球囊扩张术是经股静脉插入导管至肺动脉瓣口,通过球囊充气扩大狭窄的瓣膜开口,适用于单纯瓣膜狭窄且瓣叶病变较轻者。外科经胸肺动脉瓣球囊扩张术是在食管超声引导下经左胸第 2 肋间小切口,穿刺右心室流出道,用球囊扩大狭窄肺动脉瓣口,主要适用于年龄小、体重轻、狭窄严重病儿。此法创伤小、恢复快。但部分病例扩张效果不确切,可因瓣叶撕裂发生肺动脉瓣关闭不全。对于年长儿及成人的单纯肺动脉主干或左、右肺动脉分支狭窄,可采用介入肺动脉内支架植入术。

三、房间隔缺损

房间隔缺损(atrial septal defect,ASD)是心房间隔先天性发育不全导致的左、右心房间异常交通,可分为原发孔型和继发孔型。根据最新的命名分类,原发孔型房间隔缺损被归入房室间隔缺损(心内膜垫缺损)。原发孔型房间隔缺损位于冠状静脉窦前下方,常伴二尖瓣前叶裂。继发孔型房间隔缺损根据解剖部位不同可分为中央型(卵圆孔型)、上腔型(静脉窦型)、下腔型和混合型。多数为单孔缺损,少数为筛孔状多孔缺损。较小的中央型房间隔缺损容易与卵圆孔未闭混淆。

【病理生理】 正常左心房压力(8~10mmHg)略高于右心房(3~5mmHg)。血液经房间隔缺损向右分流,分流量多少取决于缺损大小、两侧心房压力差、两侧心室充盈压和肺血管阻力。原发孔型房间隔缺损的分流量还与二尖瓣反流程度有关。分流所致容量负荷增加造成右心房、右心室增大和肺动脉扩张。早期肺小动脉痉挛,随时间延长,逐渐出现肺小动脉管壁细胞增生、管壁增厚,形成阻力性肺动脉高压。当右心房压力高于左心房时,血液右向左分流,引起发绀,即艾森门格综合征。

【临床表现】 继发孔型儿童期多无明显症状,少数分流量大者出现发育迟缓、活动耐量差,青年期逐渐出现易疲劳、活动后气短等症状。原发孔型症状出现早,病情进展快。

【体格检查】 因肺循环血流增加、肺动脉瓣相对狭窄,胸骨左缘第2~3肋间闻及Ⅱ~Ⅲ级吹风样收缩期杂音,肺动脉瓣第二心音亢进伴固定分裂。原发孔型房间隔缺损伴二尖瓣裂缺者在心尖部闻及Ⅱ~Ⅲ级收缩期杂音。病程晚期出现房颤和肝大、腹水、下肢水肿等表现。

【辅助检查】

1. **心电图** 继发孔型表现为电轴右偏,不完全性或完全性右束支传导阻滞,右心室肥大;原发孔型表现为电轴左偏,PR间期延长,左心室肥大。房间隔缺损晚期常出现房颤、心房扑动。

2. **X线检查** 右心房、右心室增大,肺动脉段突出,主动脉结小,呈典型"梨形心":肺血增多,透视下可见"肺门舞蹈征"。原发孔型显示左心室扩大。

3. **超声** 可准确显示缺损位置、大小和房间隔水平分流信号,以及缺损与上腔静脉、下腔静脉及二尖瓣、三尖瓣的位置关系。原发孔型可有右心、左心扩大和二尖瓣裂缺、反流。

4. **右心导管检查** 主要用于测定肺动脉压力并计算肺血管阻力,当右心房血氧含量超过上腔静脉、下腔静脉血氧含量(血氧饱和度之差>8%),或者右心导管进入左心房,提示存在房间隔缺损。

【诊断】 根据症状体征和超声检查,结合心电图和X线检查,可明确诊断。

【治疗】

1. **手术适应证** 无症状但存在右心房、右心室扩大的病人应手术治疗。年龄不是决定手术的主要因素,合并肺动脉高压时应尽早手术,50岁以上成人、合并房颤或内科治疗能控制的心力衰竭病人也应考虑手术。艾森门格综合征是手术禁忌。

2. **手术方法** 目前多采用微创手术入路,包括全腔镜手术、腔镜辅助右腋下或右前外侧小切口手术。建立体外循环,切开右心房,根据缺损大小选择直接缝合或使用补片材料修补。如合并部分性肺静脉异位引流,应使用补片将异位肺静脉开口隔入左心房。原发孔型应先修复二尖瓣裂,再用补片修补房间隔缺损。常见手术并发症有气体栓塞和三度房室传导阻滞。

介入封堵和经胸封堵在X线或食管超声引导下植入封堵器封闭房间隔缺损。该方法无需体外循环,创伤小,可适用于继发孔型且房间隔缺损大小、位置适宜的病人。对于卵圆孔未闭的成年病人,如合并不明原因脑梗死、短暂性脑缺血发作(transient ischemic attack,TIA)、内科治疗无效的偏头痛,同时右心造影Valsalva动作后出现中到大量的右向左分流,可考虑行卵圆孔介入封堵术。尤其对于合并下肢静脉血栓的病人,更应积极考虑封堵。

四、室间隔缺损

室间隔缺损(ventricular septal defect,VSD)是胎儿期室间隔发育不全所致的心室间异常交通。根据缺损位置不同,分为膜部缺损、漏斗部缺损和肌部缺损三大类型以及若干亚型(图32-3),其中膜部缺损最为常见,其次为漏斗部缺损,肌部缺损较少见。绝大多数室间隔缺损为单个,肌部缺损有时为多个。

【病理生理】 室间隔缺损的血流动力学改变主要取决于缺损大小、左心室与右心室压力阶差和肺血管阻力高低。小缺损分流量少,对心功能影响小,但感染性心内膜炎发病率明显增加;大缺损分流量多,肺循环血流增加,左心室容量负荷加重,左心房、左心室扩大。因肺循环血流增加早期引起肺小动脉痉挛和肺动脉压力升高,右心室后负荷增加,右心室肥厚,随病程进展终至阻力性肺动脉高压,出现右向左分流,即艾森门格综合征。

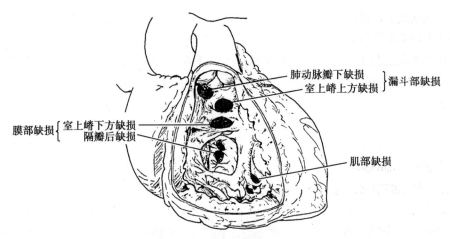

肺动脉瓣下缺损 ⎫
室上嵴上方缺损 ⎬ 漏斗部缺损

膜部缺损 ⎰ 室上嵴下方缺损
　　　　⎱ 隔瓣后缺损

肌部缺损

图 32-3　室间隔缺损的各种类型

【临床表现】　缺损小、分流量少者,一般无明显症状。分流量大者出生后即出现反复呼吸道感染、充血性心力衰竭、喂养困难和发育迟缓。能度过婴幼儿期的较大缺损者,表现为活动耐量差、劳累后心悸气促,逐渐出现发绀和右心衰竭。室间隔缺损病人易并发感染性心内膜炎。

听诊可在胸骨左缘第 2~4 肋间闻及Ⅲ级以上粗糙响亮的全收缩期杂音,常伴收缩期震颤。心脏杂音部位与室间隔缺损的解剖位置有关。分流量大者因二尖瓣相对性狭窄在心尖部可闻及柔和舒张期杂音。肺动脉高压时心前区杂音柔和、短促且强度降低,肺动脉瓣第二心音亢进,可伴有肺动脉瓣关闭不全的舒张期杂音。

【辅助检查】

1. **心电图**　缺损小者心电图多正常;缺损大者常有左心室高电压。肺动脉高压时表现为双心室肥大、右心室肥大伴劳损。

2. **X 线检查**　缺损小者肺充血及心影改变轻。缺损较大者左心室增大,肺动脉段突出,肺血增多。阻力性肺动脉高压时,左、右心室扩张程度反而减轻,伴肺血管影"残根征"。

3. **超声**　不仅显示缺损大小、位置和分流方向、合并畸形,同时可初步了解肺动脉压力。室间隔缺损时左心房、左心室扩大或双心室扩大。

【诊断】　根据杂音部位、性质,结合超声和 X 线检查,一般可作出诊断。严重肺动脉高压有时需行右心导管检查,测定肺动脉压力和计算肺血管阻力,以明确手术适应证。

【治疗】

1. **手术适应证**　根据症状体征、心功能、缺损大小和位置、肺动脉高压程度、房室扩大等情况综合判断。年龄和体重不是手术的决定因素。

(1) 大室间隔缺损(缺损直径大于主动脉瓣环直径的 2/3):新生儿或婴幼儿出现喂养困难、反复肺部感染、充血性心力衰竭时,应尽早手术。大龄儿童和成人出现肺循环与体循环血流量比>2、心脏杂音明显、X 线检查显示肺充血、超声显示左向右分流为主时,应积极手术。

(2) 中等室间隔缺损(缺损直径为主动脉瓣环直径的 1/3~2/3):出现反复肺部感染、发育迟缓等症状,且伴心脏扩大、肺充血、肺动脉高压时,应尽早手术。

(3) 小室间隔缺损(缺损直径小于主动脉瓣环直径的 1/3):随访观察,约半数室间隔缺损在 3 岁以前自然闭合,以膜部缺损最为多见。一旦超声心动图、X 线检查或心电图显示心脏扩大、肺充血,尤其合并感染性心内膜炎时,应积极手术。

(4) 特殊情况:肺动脉瓣下(干下型)缺损易并发主动脉瓣脱垂导致主动脉瓣关闭不全,宜尽早手术。艾森门格综合征是手术禁忌证。

2. **手术方法**　心内直视手术仍然是治疗室间隔缺损的主要方法,可采用全腔镜或腔镜辅助右腋下、右前外侧小切口等微创手术入路。建立体外循环,根据缺损位置选择右心房、右心室或肺动脉切口显露室间隔缺损。缺损小者可直接缝合,缺损大者用自体心包片或人工补片材料修补。术中避免损伤主动脉瓣和房室传导束。

介入封堵和经胸封堵是在 X 线或食管超声引导下治疗室间隔缺损的方法,具有创伤小、恢复快等优点,但仅适用于室间隔缺损大小、位置适宜的病人,其并发症主要为心脏瓣膜关闭不全与三度房室传导阻滞。

五、主动脉缩窄

主动脉缩窄(coarctation of aorta)是指主动脉弓远端的局限性管径狭窄,导致近侧与远侧端产生明显的压差。根据缩窄部位与动脉导管或动脉韧带的关系分为:①导管前型(婴儿型):缩窄位于动脉导管开口的近心端,动脉导管呈未闭状态,并供应降主动脉血液;缩窄范围较广泛,多累及弓部;常合并室间隔缺损、主动脉瓣二瓣化畸形和二尖瓣狭窄等。②导管后型或近导管型(成人型):缩窄位于动脉导管远心端或邻近动脉导管,动脉导管多已闭合,较少合并心脏畸形。缩窄段以下第 3～7 对肋间动脉常与锁骨下动脉分支建立广泛侧支循环(图 32-4)。

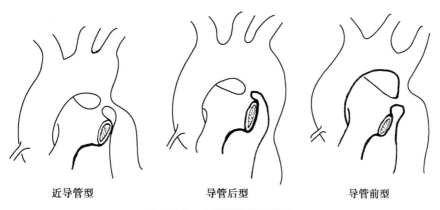

近导管型　　　　　　导管后型　　　　　　导管前型

图 32-4　**主动脉缩窄的分型**

【病理生理】　主动脉缩窄近端血压升高,引起左心室后负荷加重,左心室肥大和劳损,甚至心力衰竭或诱发脑卒中。缩窄远端血压降低,血流量减少,严重者出现肾脏缺血和下半身供血不足,造成低氧、尿少和酸中毒。导管前型侧支循环建立不充分,肺动脉部分血流经动脉导管流入降主动脉,引起下半身发绀。导管后型广泛侧支循环形成,粗大肋间动脉可形成动脉瘤。

【临床表现】

1. **症状**　症状轻重、出现早晚与缩窄程度、是否合并心内畸形有关。若缩窄较轻,不合并其他心内畸形,多无明显症状,常在体检时发现上下肢血压差。缩窄较重者出现头痛、头晕、耳鸣、眼花、气促、心悸、面部潮红等高血压症状,并有下肢易麻木、发冷或间歇性跛行等缺血症状。严重主动脉缩窄合并心脏畸形者,症状出现早,婴幼儿期即有充血性心力衰竭、喂养困难和发育迟缓。

2. **体征**　上肢血压高,桡动脉、颈动脉搏动增强。下肢血压低,股动脉、足背动脉搏动弱甚至不能扪及。胸骨左缘第 2～3 肋间和背部肩胛区可闻及喷射性、收缩期杂音,合并心脏畸形者在心前区闻及相应杂音。部分病人有差异性发绀。

【辅助检查】

1. **心电图**　正常或左心室肥大劳损的相应表现。

2. **X 线检查**　左心室增大,主动脉峡部凹陷,其上、下方左侧纵隔影增宽,呈"3"字形影像。7 岁以上病人可在第 3～9 肋骨下缘发现增粗的肋间动脉所致压迹。

3. **超声**　锁骨上窝探查有助于诊断,显示主动脉缩窄部位、缩窄近侧与远侧压力阶差和加速的血流信号。胸前区探查能发现合并的心脏畸形。

【诊断】　根据上述特征,典型病例不难诊断。CTA、MRI 或主动脉造影可明确缩窄部位、范围、程度、与周围血管关系和侧支血管分布情况,有助于制订个体化治疗方案。

【治疗】

1. **手术适应证**　单纯主动脉缩窄,当上下肢动脉收缩压差>50mmHg、缩窄处管径小于主动脉正常段管径 50%,或上肢动脉收缩压>150mmHg,即具备手术指征。婴幼儿期反复肺部感染、心力衰竭或合并其他心脏畸形(如主动脉弓发育不良、动脉导管未闭、室间隔缺损),应尽早手术和一期矫治。无症状单纯主动脉缩窄者,目前认为 4~6 岁择期手术为宜。年龄过小者易发生术后远期再狭窄,年龄过大者主动脉分支易出现血管硬化等继发改变。

2. **手术方法**　侧支循环发育不良时,应用低温、临时血管桥、左心转流等方法保护脊髓、肾和腹腔脏器,以免阻断胸降主动脉时发生缺血性损害。低温麻醉(32℃)可使阻断主动脉血流的安全时限延长至 30 分钟。手术采用右侧卧位,左侧第 4 肋间进胸,根据病人年龄、缩窄部位和程度以及局部解剖情况选择手术方式。婴幼儿合并心脏畸形时,经胸骨正中切口建立体外循环,行心内畸形和主动脉缩窄的一期矫治。主要手术方式:

(1)缩窄段切除及端端吻合术:适用于缩窄段局限,切除后能无张力地吻合切缘者。

(2)左锁骨下动脉蒂片成形术:结扎、切断足够长度的左锁骨下动脉,纵行剖开左锁骨下动脉形成带蒂瓣,作为扩大主动脉缩窄段的补片。适用于左锁骨下动脉较粗、缩窄段较长的婴幼儿。其优点是采用自体血管,有潜在生长能力,术后再狭窄发生率低。

(3)补片成形术:纵切缩窄血管段,使用人工补片加宽缝合。近年有应用自体肺动脉片代替人工材料的报道。适用于缩窄段较长、端端吻合困难者。主要缺点是易致动脉瘤形成。

(4)缩窄段切除及人工血管移植术:适用于缩窄段较长的病人。因管道不能生长,该方法在儿童期应尽量不用。

(5)人工血管旁路移植术:经左侧第 4 肋间切口或联合正中切口,选用适宜大小的人工血管连接缩窄段的近、远端。适用于缩窄部位不易显露、切除有困难以及再缩窄需再次手术者。

(6)球囊扩张术及血管内支架植入术:经皮穿刺置入球囊扩张导管,扩大缩窄主动脉管腔。在球囊扩张术的基础上,可植入血管内支架,支架的支撑作用可以防止扩张后管壁的弹性回缩,降低再狭窄发生率,同时避免扩张后引发管壁撕裂出血,亦可减少动脉瘤的发生。适用于成人及年长儿。

六、主动脉窦瘤

主动脉窦瘤(aortic sinus aneurysm)是一种少见的先天性心脏病,亚洲人发病率较高,男性多于女性。由于胚胎期主动脉窦部组织发育不良,缺乏正常的中层弹性纤维,长期承受高压血流冲击,逐渐向外膨出,形成主动脉窦瘤。窦瘤呈囊袋状,一般长 0.5~3.5cm,直径 0.5~1.2cm,顶端薄弱,一旦破裂可形成一个或多个破口。主动脉窦瘤破裂好发于右冠状动脉窦,多破入右心室腔;其次为无冠状动脉窦,多破入右心房。常见合并心脏畸形,包括室间隔缺损、主动脉瓣关闭不全等。

【病理生理】　主动脉窦瘤可突入右心室流出道,阻碍右心室血流。一旦瘤体破裂,主动脉血液流入右心室或右心房,形成持续性左向右分流,增加右心室、左心室容量负荷和肺血流,引起心力衰竭、肺动脉高压。其严重程度与窦瘤破口大小和破入心腔压力有关。由于右心房压力更低,破入右心房者病情重,进展快;主动脉舒张压降低还可引起冠状动脉供血不足。

【临床表现】　主动脉窦瘤未破裂时多无明显症状,少数情况下较大瘤体突入右心室流出道引起梗阻表现。瘤体破裂常有明确病史和诱因,如剧烈活动、创伤等。约 40% 的病人突发胸痛、气促等症状,可因急性右心衰竭死亡。多数病人发病隐匿,呈渐进性劳力性心悸、气短。

体格检查:破入右心室者,胸骨左缘第 3~4 肋间可闻及Ⅲ~Ⅳ级收缩期增强的连续性机器样杂音,向心尖传导并伴收缩期震颤。破入右心房者震颤和杂音位置偏向胸骨中线或右缘。多有脉压增宽、水冲脉和毛细血管搏动等周围血管征,并有颈静脉充盈、肝大、双下肢水肿等右心衰竭表现。

【辅助检查】

1. **心电图**　电轴左偏,左心室或双心室肥大。

2. **X 线检查**　肺血增多,心影增大,肺动脉段突出。

3. **超声**　病变主动脉窦明显隆起,舒张期脱入右心室流出道或右心房间隔下缘。可发现窦瘤破裂口及存在分流。

【诊断】　根据病史、心脏杂音特点,结合超声、心电图和 X 线检查可明确诊断。主动脉窦瘤破裂需与动脉导管未闭、高位室间隔缺损伴主动脉瓣关闭不全、冠状动脉瘘和主-肺动脉间隔缺损相鉴别。逆行主动脉造影可发现右冠状动脉窦或无冠状动脉窦瘤样畸形,以及右心房、右心室流出道或肺动脉早期显影。

【治疗】

1. **手术适应证**　一经确诊,应尽早手术,尤其是主动脉窦瘤破裂合并急性心力衰竭不能控制时应急诊或限期手术。主动脉窦瘤未破裂但合并室间隔缺损、主动脉瓣关闭不全或右心室流出道梗阻时,需同期手术修复。未破裂的较小主动脉窦瘤可暂不手术,定期随访。

2. **手术方法**　体外循环下实施心内直视手术,根据主动脉窦瘤突入或破入的心腔与合并畸形选择右心房、右心室或升主动脉切口显露主动脉窦瘤。在窦瘤颈部环形剪除瘤壁,较小窦瘤内口可直接缝合,较大的窦瘤口需用人工材料补片修补。室间隔缺损和主动脉瓣关闭不全应同期处理。

七、法洛四联症

法洛四联症(tetralogy of Fallot)是右心室漏斗部或圆锥发育不良所致的一种具有特征性肺动脉口狭窄和室间隔缺损的心脏畸形,主要包括四种病理解剖:肺动脉口狭窄、室间隔缺损、主动脉骑跨和右心室肥厚。肺动脉口狭窄可发生在右心室体部及漏斗部、肺动脉瓣及瓣环、主肺动脉及左、右肺动脉等部位,狭窄可以是单处或多处。随年龄增长,右心室肌束进行性肥厚、纤维化和内膜增厚,加重右心室流出道梗阻。右心室肥厚继发于肺动脉口狭窄。法洛四联症常见合并畸形有房间隔缺损、右位主动脉弓、动脉导管未闭和永存左上腔静脉等。

【病理生理】　肺动脉口狭窄和室间隔缺损是引起法洛四联症病理生理改变的基础。主要表现在四个方面:①左、右心室收缩压峰值相等。右心室压只能等于而不超过体循环压力,右心室功能得到保护,避免承担进行性加重的压力超负荷,临床很少出现充血性心力衰竭。成人法洛四联症因左心室高压导致右心室压力超负荷,右心室心肌肥厚,常伴三尖瓣关闭不全。②心内分流方向主要取决于右心室流出道梗阻严重程度和体循环阻力。法洛四联症一般是右向左分流,体循环阻力骤然下降或右心室漏斗部肌肉强烈收缩时,可致肺循环血流突然减少,引起缺氧发作;蹲踞时体循环阻力上升,右向左分流减少,发绀减轻,缺氧症状缓解。③肺部血流减少程度主要取决于肺动脉口狭窄严重程度,与狭窄部位无关。④慢性缺氧导致红细胞增多症和体-肺循环侧支血管增多。

【临床表现】　大多数病人出生即有呼吸困难,生后 3～6 个月出现发绀,并随年龄增长逐渐加重。由于组织缺氧,体力和活动耐量均较同龄人差,伴喂养困难、发育迟缓。蹲踞是特征性姿态,多见于儿童期。蹲踞时发绀和呼吸困难有所减轻。缺氧发作多见于单纯漏斗部狭窄的婴幼儿,常发生在清晨和活动后,表现为骤然呼吸困难,发绀加重,甚至晕厥、抽搐和死亡。

体格检查:生长发育迟缓,口唇、眼结膜和肢端发绀,杵状指/趾。胸骨左缘第 2～4 肋间可闻及Ⅱ～Ⅲ级喷射性收缩期杂音,肺动脉瓣区第二心音减弱或消失。严重肺动脉口狭窄者,杂音很轻或无杂音。

【辅助检查】

1. **心电图**　电轴右偏,右心室肥大。

2. **X 线检查**　心影正常或稍大,肺血减少,肺血管纹理纤细;肺动脉段凹陷,心尖圆钝,呈"靴状心",升主动脉增宽。

3. **超声** 右心室流出道、肺动脉瓣或肺动脉主干狭窄;右心室增大,右心室壁肥厚;室间隔连续性中断;升主动脉内径增宽,骑跨于室间隔上方;室间隔水平右向左分流信号。

4. **实验室检查** 血红细胞计数、血细胞比容与血红蛋白含量升高,且与发绀程度成正比。动脉血氧饱和度降低。重度发绀病人血小板计数和全血纤维蛋白原含量明显减少,血小板功能差,凝血时间和凝血酶原时间延长。

【诊断】 根据症状和体征,结合上述检查,不难诊断。CTA能准确反映左、右肺动脉发育情况。右心导管检查可发现右心室压升高,肺动脉压力低,右心室、左心室和主动脉收缩压基本相同。心血管造影能明确主动脉与肺动脉的位置关系、肺动脉狭窄部位和程度、肺动脉分支和左心室发育及体-肺动脉侧支情况。法洛四联症可并发脑血栓、脑脓肿、细菌性心内膜炎和高血压。

【治疗】

1. **手术适应证** 有症状的新生儿和小婴儿应尽早手术,符合条件者应实施一期根治。对无症状或症状轻者,目前倾向于6月龄左右行择期根治术,以减少继发性心肌及全身损害。根治手术的两个必备条件:①左心室发育正常,左心室舒张末期容量指数>30ml/m²;②肺动脉发育良好,McGoon比值≥1.2或Nakata指数≥150mm²/m²(McGoon比值指心包返折处两侧肺动脉直径之和除以膈肌平面降主动脉直径,正常值>2.0;Nakata指数指心包返折处两侧肺动脉横截面积之和除以体表面积,正常值≥330mm²/m²)。对不具备上述条件,或者冠状动脉畸形影响右心室流出道疏通的病人,应先行姑息手术。无论是根治还是姑息手术,禁忌证均为顽固性心力衰竭、严重肝肾功能损害。

2. **手术方法** 姑息手术:目的是增加肺血流量,提高动脉血氧饱和度,促进左心室和肺血管发育,为根治手术创造条件。手术方式较多,最常用有两种:①体循环-肺循环分流术:经典术式为改良Blalock-Taussig分流术,即在非体外循环下用直径4~5mm的人工血管连接左锁骨下动脉和左肺动脉或无名动脉和右肺动脉(图32-5)。②右心室流出道疏通术:体外循环下纵行切开右心室和肺动脉,不修补室间隔缺损,切除肥厚的右心室漏斗部肌肉,用自体心包或人工材料补片拓宽右心室流出道及肺动脉(图32-6)。姑息手术后需密切随访,一旦条件具备,应考虑实施根治手术。姑息手术常见并发症为分流量过大引起充血性心衰和肺水肿、分流量不足导致发绀改善不理想、乳糜胸、Horner综合征、感染性心内膜炎等。

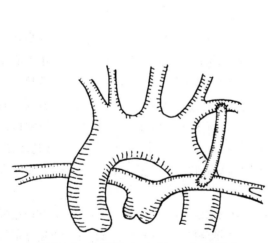

图 32-5 改良 Blalock-Taussig 分流术

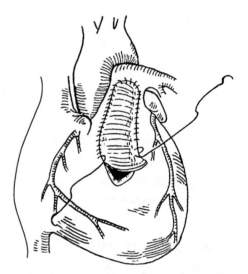

图 32-6 跨肺动脉瓣环的右心室流出道补片

根治手术:体外循环下经右心房或右心室切口,剪除肥厚的壁束和隔束肌肉,疏通右心室流出道,用补片修补室间隔缺损,将骑跨的主动脉隔入左心室,自体心包片或人工血管片加宽右心室流出道、肺动脉瓣环或肺动脉主干及分支。根治手术常见并发症为低心排血量综合征、灌注肺、残余室间隔缺损和三度房室传导阻滞。

(董念国)

第三节 | 后天性心脏病的外科治疗

一、冠状动脉粥样硬化性心脏病

冠状动脉粥样硬化性心脏病（coronary atherosclerotic heart disease）简称冠心病，是成人因心脏疾病死亡的最常见原因。我国近30年来冠心病发病率呈上升趋势。冠心病多在中老年发病，男性发病率明显高于女性。主要病变是冠状动脉内膜脂质沉积、局部结缔组织增生、纤维化或钙化，形成粥样硬化斑块，造成管壁增厚、管腔狭窄或阻塞。

【病理生理】　正常人在静息时冠状动脉血流量为每分钟250ml，占心排血量的5%。心肌摄氧量比较恒定，从每1 000ml冠状动脉血流中摄氧约150ml。体力活动或情绪激动时，心脏搏动次数增多，收缩力增强，以及心室壁张力增高，致心肌需氧量增大，动脉血氧分压降低，冠状动脉血流量就相应增多，以满足心肌耗氧需求。如冠状动脉管腔狭窄、心肌需氧量增大时，供血量不能相应增多，临床上就会呈现心肌缺血的症状。长时间心肌严重缺血可致心肌细胞坏死。

【临床表现】　病变轻者可不出现心肌缺血的症状。病变严重者冠状动脉血流量可降低到仅能满足静息时心肌需氧量；在体力劳动、情绪激动等情况下，心肌需氧量增加就可引起或加重心肌血氧供给不足，出现心绞痛等症状，表现为胸闷、胸骨后压榨感或发作性绞痛，可放射至左侧肩、臂、肘及肢端，休息或服用血管扩张剂后可缓解。

冠状动脉发生长时间痉挛或急性阻塞，血管腔内形成血栓，使部分心肌发生严重、持久的缺血，可以造成局部心肌梗死。心肌梗死时疼痛剧烈、持续时间长，休息和含服硝酸甘油片多不能缓解；可伴有恶心、呕吐、大汗淋漓、心律失常、心源性休克、心力衰竭或心室壁破裂。心肌长时间缺血可造成大面积心肌坏死，心肌坏死后纤维化可形成室壁瘤；梗死累及乳头肌可产生二尖瓣关闭不全，累及室间隔造成穿孔，形成室间隔缺损。心肌长期缺血缺氧，引起心肌广泛变性和纤维化，导致心脏扩张，临床表现为一种以心功能不全为主的综合征，称为缺血性心肌病，预后较差。

【治疗】　冠心病的治疗可分为内科药物治疗、介入治疗和外科治疗三类。应根据病人的具体情况选择，以达到缓解症状、提高生活质量及延长寿命的目的。

冠心病外科治疗主要是应用冠状动脉旁路移植手术（简称"冠脉搭桥"）为缺血心肌重建血运通道，改善心肌的供血和供氧。手术治疗的主要适应证为影响工作和生活且内科治疗不能缓解的心绞痛；经冠状动脉造影发现冠状动脉主干或主要分支明显狭窄，且其狭窄的远端血流通畅的病例。通常严重的左冠状动脉主干狭窄和前降支近端狭窄的病人应及早手术，因这些病例容易发生猝死。冠状动脉前降支近端狭窄合并回旋支或/和右冠状动脉明显狭窄者，功能性检查显示有心肌缺血征象，左心功能不全，合并糖尿病等都是冠脉搭桥的首选适应证。术前需进行选择性冠状动脉造影，准确了解冠状动脉粥样硬化病变的部位、狭窄程度和病变远端冠状动脉血流通畅情况，并测定左心室功能。

冠状动脉旁路移植术通常需要重建多根狭窄冠状动脉的血运，较多采用胸廓内动脉与狭窄段远端的冠状动脉分支端侧吻合术（图32-7）；或采取一段自体的大隐静脉，将静脉的近心端和远心端分别与狭窄段远端的冠状动脉分支和升主动脉作端侧吻合术（图32-8）；或单根大隐静脉或桡动脉等与邻近的数处狭窄血管作序贯或蛇形端侧与侧侧吻合术（图32-9）。

冠状动脉旁路移植术通常需要借助体外循环技术，在心脏停跳下完成。目前也可以借助特殊的心脏表面固定器等装置，在心脏跳动下进行冠状动脉旁路移植。此手术方法避免了应用体外循环，减少了对血液系统、肺脏和肾脏等器官的影响，还可以减少围手术期输血。但是不停跳的冠状动脉旁路移植术难度较大，可能导致再血管化不全，影响远期疗效。

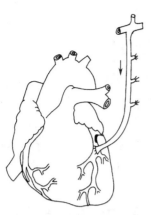

图 32-7 胸廓内动脉远端与左冠状动脉吻合术

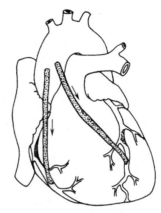

图 32-8 升主动脉-冠状动脉的大隐静脉旁路移植术

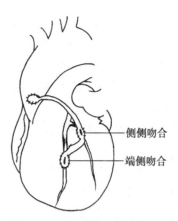

侧侧吻合
端侧吻合

图 32-9 序贯吻合术

旁路移植物以胸廓内动脉的远期通畅率最高,桡动脉、大隐静脉次之。近年来由于经皮冠状动脉内植入支架材料的改进,支架植入的远期通畅率已接近静脉桥。因此,小切口下胸廓内动脉至前降支搭桥联合介入支架植入术治疗非前降支病变的复合技术在临床应运而生,该技术是冠状动脉多支复杂病变治疗的一种个性化选择方案。

心肌梗死引起的室壁瘤、心室间隔穿孔、乳头肌或腱索断裂所致的二尖瓣关闭不全等并发症也可行手术治疗,并根据病人实际情况同期行冠状动脉旁路移植术。对于晚期缺血性心肌病、心脏扩张、心力衰竭者可根据情况采用心室辅助或者心脏移植手术等治疗。

二、二尖瓣狭窄

风湿性二尖瓣狭窄是最常见的心脏瓣膜病之一,由口腔、皮肤或泌尿道感染的链球菌引起超敏反应(风湿热),侵犯心脏瓣膜所致,最常累及二尖瓣,主动脉瓣次之。风湿性病变可以单独损害一个瓣膜区,也可以同时累及几个瓣膜区。

风湿性二尖瓣狭窄(rheumatic mitral stenosis)的发病率在女性中较高。儿童和青年期发作的风湿热,往往在 20~30 岁以后才出现二尖瓣狭窄的临床症状。

【病理】 二尖瓣两个瓣叶在交界处互相粘着融合,造成瓣口狭窄。瓣叶增厚、挛缩、变硬和钙化,限制了瓣叶活动,致使瓣口面积减小。如果瓣膜下方的腱索和乳头肌纤维硬化融合缩短,可将瓣叶向下牵拉,形成漏斗状。僵硬的瓣叶将失去开启、闭合功能。

风湿性二尖瓣狭窄可分为下列两种类型。

1. 隔膜型狭窄 前瓣病变较轻,活动限制较少,主要表现为交界处增厚粘连。

2. 漏斗型狭窄 前瓣和后瓣均增厚、挛缩或钙化,病变累及腱索和乳头肌,将瓣叶向下牵拉,瓣口狭窄呈鱼口状,常伴有关闭不全。

【病理生理】 正常成人二尖瓣瓣口面积为 4~6cm²,每分钟约有 4~5L 血液在舒张期从左心房通过二尖瓣瓣口流入左心室。瓣口面积小于 1.5cm² 时,即可产生血流障碍。瓣口面积缩小至 1cm² 以下时,血流障碍更加严重,左心房压力升高,左心房扩大,肺静脉淤血,并影响肺内气体交换。运动时肺毛细血管压力升高更为明显。压力升高超过正常血浆渗透压 30mmHg 时,即可产生急性肺水肿。病变早期的病例较易发生急性肺水肿;而病变晚期的病例由于长期肺小动脉痉挛,血管壁增厚,肺小动脉阻力增高,肺动脉压力会显著增高。重度二尖瓣狭窄病例,肺动脉收缩压可明显升高,使右心室后负荷增大,从而逐渐出现右心室肥厚、扩大,最终发生右心衰竭。

【临床表现】 二尖瓣狭窄的临床症状主要取决于瓣口狭窄的程度。当瓣口面积缩小至 2.5cm² 左右时,心脏听诊虽有二尖瓣狭窄的杂音,但病人静息时可无症状。当瓣口面积小于 1.5cm² 时,左心房排血困难,肺部慢性淤血,肺顺应性减低,临床上可出现气促、咳嗽、咯血、发绀等症状。气促通常在活动时出现,其轻重程度与活动量大小有密切关系。在剧烈体力活动、情绪激动、呼吸道感染、妊娠、心房颤动等情况下,可以诱发端坐呼吸或急性肺水肿。咳嗽多在肺淤血加重时出现,如活动后和夜间入睡后。肺淤血引起的咯血为痰中带血;急性肺水肿引起的咯血为血性泡沫痰液。有的病例由于支气管黏膜下曲张静脉破裂,可发生大量咯血。此外,还常有心悸、心前区闷痛、乏力等症状。

体格检查:常可见颧部潮红、口唇轻度发绀,即所谓的二尖瓣面容。心脏触诊可发现心尖区舒张期震颤和右心抬举性搏动。心尖区听诊可闻及第一心音亢进,舒张中期滚筒样杂音,瓣膜活动尚好者在胸骨左缘第3、4肋间可闻及开瓣音(opening snap)。肺动脉高压和右心衰竭的病人可出现肺动脉瓣区的第二心音亢进、分裂。其余体征还包括颈静脉怒张、肝大、腹水和双下肢水肿。

【辅助检查】

1. **心电图**　常能发现电轴右偏、P波增宽、右心室肥大伴劳损和心房颤动。

2. **X线检查**　病变轻者多无明显异常。中度或重度狭窄,常见到左心房扩大:食管吞钡检查可发现左心房向后压迫食管,心影右缘呈现左、右心房重叠的双心房阴影。主动脉结缩小、肺动脉段凸出、左心房隆起、肺门区血管影纹增粗。肺间质性水肿的病例,在肺野下部可见横向线条状阴影,称为Kerley B线。长期肺淤血的病例,由于肺组织含铁血黄素沉着,可呈现致密的粟粒形或网形阴影。

3. **超声**　心脏超声是最有效的评估病变程度的方法。M型超声心动图可以显示为瓣叶活动受限制,前瓣叶正常活动波形消失,代之以城墙垛样的长方波,前瓣叶与后瓣叶呈同向活动。左心房前后径增大。二维或切面超声心动图可直接显现二尖瓣瓣叶增厚和变形、活动异常、瓣口狭小、左心房增大,并可检查左心房内有无血栓、瓣膜有无钙化以及估算肺动脉压力。

【诊断】　根据病史、体征、X线、心电图和超声检查即可确诊。怀疑合并有冠心病者应行冠状动脉造影。

【治疗】　外科治疗的目的是扩大二尖瓣瓣口面积,解除左心房排血障碍,缓解症状,改善心功能。

1. **手术适应证**　无症状或纽约心脏病协会心脏功能分级Ⅰ级者,不主张施行手术;有症状且心功能Ⅱ级以上者均应手术治疗。对隔膜型二尖瓣狭窄,特别是瓣叶活动好,没有钙化,听诊心尖部第一心音较脆,有开瓣音的病人,同时没有房颤、左心房内无血栓者,可进行经皮球囊二尖瓣成形术,或在全身麻醉下行开胸闭式二尖瓣交界分离术。二尖瓣狭窄伴有关闭不全或明显的主动脉瓣病变,或有房颤、漏斗型狭窄、瓣叶病变严重、有钙化或左心房内有血栓的病例,则不宜行经皮球囊二尖瓣成形术和闭式二尖瓣交界分离术,而应在体外循环直视下行人工瓣膜二尖瓣置换术。如合并房颤,可以在瓣膜手术同时加行房颤迷宫手术。

2. **手术方法**　经皮球囊二尖瓣成形术已在《内科学》中介绍,以下介绍闭式和直视二尖瓣手术。

(1)闭式二尖瓣交界分离术:经左后外侧或左前外侧切口进胸。经左心耳切口检查二尖瓣瓣叶和瓣口情况,将二尖瓣扩张器由左心室心尖部插入,通过瓣口,分次扩张。由于经皮球囊成形术的广泛应用,闭式二尖瓣交界分离术已很少实施。

(2)直视手术:需在体外循环下进行。通常采用胸骨正中切口。经房间沟切开左心房,或者经右心房切开房间隔进入左心房,显露二尖瓣。如瓣叶病变较轻,予切开融合的交界处,扩大瓣口和切开、分离粘着融合的腱索和乳头肌,以改善瓣叶活动度。如瓣膜病变严重,已有重度纤维化、硬化、挛缩或钙化,则需切除全部或部分瓣膜,行人工瓣膜置换术。

三、二尖瓣关闭不全

二尖瓣关闭不全(mitral regurgitation;mitral insufficiency)可由风湿性病变、退行性变、细菌性心内膜炎、缺血性心脏病等病因导致。风湿性二尖瓣关闭不全多数合并狭窄,主要病理改变是瓣叶和腱索增厚、挛缩、瓣膜面积缩小、瓣叶活动度受限制以及二尖瓣瓣环扩大等。随着老年病人增多,瓣膜退行性变病例增多,主要病理改变是部分腱索断裂、瓣叶脱垂。细菌性心内膜炎可造成瓣叶赘生物形成或穿孔。缺血性心脏病导致的乳头肌功能不全也可造成二尖瓣关闭不全。不伴有瓣器(瓣叶、腱索、乳头肌)明显病变的二尖瓣关闭不全病人,临床上称之为功能性二尖瓣关闭不全。

【病理生理】　左心室收缩时,一部分血液反流入左心房,使排入体循环的血流量减少。由于左心房血量增多,压力升高,逐渐产生左心房代偿性扩大,二尖瓣瓣环也相应扩大,使二尖瓣关闭不全加重,左心室前负荷增加。左心室长时期负荷加重可导致心室重塑,最终可引起左心衰竭。同时,长期的肺静脉淤血可导致肺循环压力升高,最终可引起右心衰竭。

【临床表现】　病变轻、心脏功能代偿良好者可无明显症状。病变较重或病史较长者可出现乏力、心悸、劳累后气促等症状。急性肺水肿和咯血的发生率远较二尖瓣狭窄低。临床上出现症状后,病情可在较短时间内迅速恶化。

体格检查:主要体征是心尖搏动增强并向左向下移位。心尖区可听到全收缩期杂音,常向左侧腋中线传导。肺动脉瓣区第二心音亢进,第一心音减弱或消失。晚期病例可呈现右心衰竭以及肝大、腹水等体征。

【辅助检查】

1. 心电图　较轻的病例心电图可以正常。较重者则常显示电轴左偏、二尖瓣型 P 波、左心室肥大和劳损。

2. X 线检查　左心房及左心室明显扩大。吞钡 X 线检查见食管受压向后移位。

3. 超声　心脏超声是最有效的评估病变程度的方法。M 型检查显示二尖瓣大瓣曲线呈双峰或单峰形,上升及下降速率均增快。左心室和左心房前后径明显增大。左心房后壁出现明显凹陷波。合并狭窄的病例则仍可显示城墙垛样长方波。二维或切面超声心动图可直接显示心脏收缩时二尖瓣瓣口未能完全闭合。多普勒超声检测示舒张期血液湍流,可估计关闭不全的程度。

合并冠心病危险因素或年龄在 50 岁以上者应行冠状动脉造影排除冠心病。

【治疗】　二尖瓣关闭不全的病人在症状明显、心功能受影响、心脏扩大时应及时在体外循环下进行直视手术。手术方法可分为两种:

1. 二尖瓣修复成形术　利用病人自身的组织和部分人工代用品修复二尖瓣,使其恢复功能,包括瓣环的重建和缩小,乳头肌和腱索的缩短或延长,人工瓣环和人工腱索的植入,瓣叶的修复等。因病变类型和外科修复技术的个体差异较大,通常术终应检验修复效果,或在心脏复跳后通过经食管心脏超声心动图评估修复效果,如仍有明显关闭不全,则应重新进行修复或行二尖瓣人工瓣膜置换术。

近些年,经外周血管途径的介入二尖瓣成形技术开始进入临床,主要用于存在外科手术禁忌或高风险的功能性二尖瓣关闭不全病人,初步的临床结果证明其疗效优于药物治疗,但与外科成形技术相比,其疗效仍有争议,需要更多的临床研究数据来证明。

2. 二尖瓣置换术　二尖瓣严重损坏,不适于行瓣膜修复的病例需行二尖瓣置换术。切除二尖瓣瓣叶和腱索,将人工瓣膜缝合固定于瓣环上(图 32-10)。

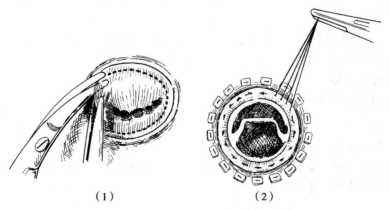

（1）　　　　　　　　　　　（2）

图 32-10　人工瓣膜置换术

（1）沿瓣环保留少量瓣叶组织,切除病变的二尖瓣　（2）人工机械瓣膜缝合,
固定于瓣环上

临床上使用的人工瓣膜有机械瓣膜、生物瓣膜两大类(图 32-11、图 32-12),二者各有其优缺点,应根据情况选用。正确的术后处理十分重要,如心功能的维护、机械瓣膜置换术后的抗凝治疗、病人的远期随访和治疗等。

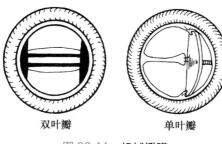

双叶瓣　　　　　单叶瓣

图 32-11　机械瓣膜

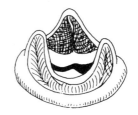

图 32-12　生物瓣膜

四、主动脉瓣狭窄

主动脉瓣狭窄(aortic stenosis)是由于先天性瓣叶发育畸形或者风湿性病变侵害主动脉瓣致瓣叶增厚粘连,瓣口狭窄。病程长者可发生钙化或合并细菌性心内膜炎等。风湿性心脏病常合并主动脉瓣关闭不全及二尖瓣病变等。

【病理生理】　正常主动脉瓣瓣口面积为 $3cm^2$。由于左心室收缩力强,代偿功能好,轻度狭窄并不产生明显的血流动力学改变。但当瓣口面积减小到 $1cm^2$ 以下时,左心室排血受限,左心室收缩压升高,左心室排血时间延长,主动脉瓣闭合时间延迟。静息时排血量尚可接近正常水平,但运动时不能相应地增加。左心室与主动脉出现收缩压力阶差。压力阶差的大小,反映主动脉瓣狭窄的程度。中度狭窄压力阶差常为 30~50mmHg,重度狭窄则可达 50~100mmHg 或更高。左心室室壁逐渐肥厚,最终可导致左心衰竭。重度狭窄的病例,由于左心室高度肥厚,心肌氧耗量增加,主动脉舒张压又低于正常,进入冠状动脉的血流量减少,常出现心肌血液供应不足的症状。

【临床表现】　轻度狭窄病例没有明显的症状。中度和重度狭窄者可有乏力、眩晕或晕厥、心绞痛、劳累后气促、端坐呼吸、急性肺水肿等症状,并可并发细菌性心内膜炎或猝死。

体格检查:胸骨右缘第 2 肋间可扪及收缩期震颤。主动脉瓣区有粗糙喷射性收缩期杂音,向颈部传导,主动脉瓣区第二心音延迟并减弱。重度狭窄病例常呈现脉搏细弱、血压偏低和脉压小。

【辅助检查】

1. 心电图　显示电轴左偏、左心室肥大并劳损、T 波倒置,一部分病例尚可呈现左束支传导阻滞、房室传导阻滞或心房颤动。

2. X 线检查　早期病例心影可无改变。病变加重后示左心室增大,心脏左缘向左向下延长,升主动脉可显示狭窄后扩大。

3. 超声　心脏超声是最有效的评估病变程度的方法。M 型超声显示主动脉瓣叶开放振幅减小,瓣叶曲线增宽,舒张期可呈多线。在二维或切面超声图像上可见到主动脉瓣叶增厚、变形或钙化,活动度减小和瓣口缩小等征象。

【治疗】　临床上出现心绞痛、晕厥或心力衰竭者,一旦出现症状,病情往往迅速恶化,在 2~3 年内有较高的猝死发生率,故应争取尽早施行手术治疗,进行主动脉瓣人工瓣膜置换术。

近年,经周围动脉或经心尖置入的支架瓣膜已进入临床应用,其具有创伤小、恢复快的优点,但同时存在较高的围手术期瓣周漏发生率及永久起搏器植入率,其远期效果是否优于传统外科主动脉瓣置换手术还有待更多的随访数据加以验证。

五、主动脉瓣关闭不全

主动脉瓣关闭不全(aortic insufficiency)是主动脉瓣叶结构异常导致瓣叶不能严密对合的病变。

病因包括风湿性心脏病、老年瓣膜退行性病变、细菌性心内膜炎、马方综合征(Marfan syndrome)、先天性主动脉瓣畸形、主动脉夹层等。

【病理生理】 主要的血流动力学改变是舒张期血液自主动脉反流入左心室。由于主动脉与左心室之间舒张压力阶差较大,瓣口关闭不全的面积即使仅为 $0.5cm^2$,每分钟反流量也可达 $2\sim5L$。左心室在舒张期同时接受来自左心房和主动脉反流的血液,因而充盈过度,左心室逐渐扩大并重构。在心脏功能代偿期,左心室排血量可以高于正常。左心室功能失代偿时,出现心排血量减少,左心房和肺动脉压力升高,可导致左心衰竭。由于舒张压低,冠状动脉灌注量减少,左心室高度肥厚,氧耗量加大,因而造成心肌供血不足。

【临床表现】 轻度关闭不全者,心脏代偿功能较好,没有明显症状。早期症状为心悸、心前区不适、头部强烈搏动感。重度关闭不全者常有心绞痛发作、气促,并可出现阵发性呼吸困难、端坐呼吸或急性肺水肿。

体格检查:心界向左下方增大,心尖部可见抬举性搏动。在胸骨左缘第 3、4 肋间和主动脉瓣区有叹息样舒张早、中期或全舒张期杂音,向心尖区传导。重度关闭不全者呈现水冲脉、动脉枪击音、毛细血管搏动等征象。

【辅助检查】

1. 心电图 显示电轴左偏和左心室肥大、劳损。

2. X 线检查 升主动脉与左心室扩大,搏动幅度增大,左心衰竭可见肺淤血征象。

3. 超声 心脏超声是最有效的评估病变程度的方法。主动脉瓣开放与关闭的速度均增快,舒张期呈多线。由于舒张期血液反流入左心室,冲击二尖瓣,可呈现二尖瓣前瓣叶高速颤动。还可以发现左心室扩大,主动脉瓣叶在舒张期不能完全闭合,瓣叶结构改变,以及舒张期主动脉血液经主动脉瓣反流至左心室。

【治疗】 临床上已经出现症状的病人,如出现心绞痛或左心室衰竭症状,可在数年内病情恶化或发生猝死,故应争取尽早施行人工瓣膜置换或者瓣膜修复术。

六、心脏黏液瘤

心脏肿瘤可以分为原发性和继发性肿瘤。原发性心脏肿瘤中 25% 为恶性,且多为肉瘤;75% 为良性,其中 50% 为黏液瘤。

我国统计资料显示,心脏黏液瘤病人年龄大多数在 30~50 岁,心脏各房室均可发生黏液瘤,但以位于左心房者最常见,其次为右心房,心室黏液瘤较少见。少数病人可有多发性心脏黏液瘤,并有再发倾向及家族史。

【病理】 黏液瘤起源于心内膜下具有多向分化潜能的间叶细胞。心房间隔卵圆窝区富含此类细胞,因而是好发部位。肿瘤长大后呈息肉样肿块突入心脏,常有瘤蒂附着于房间隔或心房壁,瘤体能随心动周期而活动。肿瘤多呈椭圆形或圆形,有时有分叶或形似一串葡萄。外观呈半透明、晶莹的胶冻样,色彩多样:淡黄、浅绿或暗紫,夹杂红色出血区。质脆易碎,碎屑进入血液循环可导致体循环或肺循环的动脉栓塞。

黏液瘤多属良性,但少数病例可能发生恶变,成为黏液肉瘤或出现远处转移。

心脏黏液瘤的主要病理生理改变是突入心腔内的瘤体妨碍正常血流。左心房黏液瘤常造成二尖瓣瓣口梗阻,影响瓣膜的开放和闭合。

【临床表现和诊断】 心脏黏液瘤的临床表现复杂多样,主要取决于瘤体的位置、大小、生长速度、瘤蒂的长短,以及是否发生脱落、出血、坏死等。

1. 血流阻塞现象 左心房黏液瘤最常见的临床症状是房室瓣血流受阻引起的心悸、气急等,与二尖瓣病变相类似。体格检查在心尖区可听到舒张期或收缩期杂音,肺动脉瓣区第二音增强。瘤体活动度较大的病例,在病人变动体位时,杂音的响度和性质可随之改变。右心房黏液瘤造成三尖瓣瓣口阻塞时可呈现颈静脉怒张、肝大、腹水、下肢水肿等与三尖瓣狭窄或缩窄性心包炎相类似的症状。体格检查在胸骨左缘第 4、5 肋间可听到舒张期杂音。

移动度较大的黏液瘤如突然阻塞房室瓣瓣孔，病人可出现晕厥、抽搐发作，甚或发生猝死。

2. **全身反应**　黏液瘤出血、变性、坏死引起的全身免疫反应，常有发热、消瘦、贫血、食欲缺乏、关节痛、荨麻疹、无力、血沉增快、血清蛋白的电泳改变等表现。

3. **动脉栓塞**　少数病例出现栓塞现象，如偏瘫、失语、昏迷，急性腹痛(肠系膜动脉栓塞)，肢体疼痛、缺血(肢体动脉栓塞)等。有的病例在摘除栓子经病理检查后才明确诊断。

4. **其他表现**　左心房黏液瘤在胸部 X 线检查时常显示左心房、右心室增大、肺部淤血等与二尖瓣病变相类似的征象。心电图表现亦与二尖瓣病变相似，但黏液瘤病例很少出现心房颤动。

左心房黏液瘤的临床诊断易与风湿性二尖瓣病变相混淆。黏液瘤病例多无风湿热病史，病程较短，症状和体征可能随体位变动而改变。心电图大多显示窦性心律。超声检查诊断准确率极高，可以看到黏液瘤呈现的能移动的云雾状光团回声，左心房黏液瘤表现为在左心室收缩期时光团位于心房腔内，舒张期时移位到二尖瓣瓣口。

【治疗】　黏液瘤病例明确诊断后应尽早施行手术摘除肿瘤，恢复心脏功能，避免肿瘤发生恶变以及突然堵塞房室瓣瓣口引发猝死，或肿瘤碎屑脱落并发栓塞。

施行黏液瘤摘除术需应用体外循环，目前常用经右房-房间隔切口，对摘除肿瘤最为有利，必要时亦可采用左右房联合切口，将瘤体连同蒂部附着的部分房间隔组织一并切除，然后直接缝合或补片修补房间隔切口。手术过程中应注意阻断循环前不要搬动心脏、挤捏心脏或用手指作心内探查，以免瘤体脱落造成栓塞。注意避免造成肿瘤组织破损，切除肿瘤后应详细检查各个心腔，以防遗漏多发性黏液瘤或残留肿瘤碎屑。

本病手术治疗效果良好，手术死亡率低。少数病例可以再发，故术后需定期随诊。

七、慢性缩窄性心包炎

慢性缩窄性心包炎(chronic constrictive pericarditis)是由心包的慢性炎症性病变所致心包增厚、粘连，甚至钙化，使心脏的舒张功能受限，造成全身血液循环障碍的疾病。

【病因】　慢性缩窄性心包炎过去多数由结核性心包炎所导致，现在结核性缩窄性心包炎病例明显减少，大多数病人病因不明。

【病理生理】　脏层心包和壁层心包因慢性炎症增厚，形成坚硬的纤维瘢痕组织，部分病例的瘢痕组织内有钙质沉积，钙质斑块嵌入心肌或形成钙质硬壳包裹心脏。心脏受到增厚坚硬的心包所束缚，明显地限制了心脏的舒张，使心脏的充盈血量减少，静脉血液回流受阻，体循环静脉系统压力增高，使身体各脏器淤血；同时，由于心脏充盈血量减少，心脏长期受瘢痕组织束缚使心肌萎缩，心肌收缩力降低，心排血量减少，引起各脏器供血不足；当肾血流量减少时，可造成钠和水的潴留，使血容量增加，导致静脉压进一步增高，出现肝大、腹水、胸腔积液、下肢水肿等一系列体循环瘀血体征。肺循环也可受到影响，肺静脉血液回流受阻，呈现肺淤血、肺静脉及肺动脉压力升高。

【临床表现】　主要是右心功能不全的表现。常见的症状为易倦、乏力、咳嗽、气促、腹部饱胀和胃纳不佳等。气促常发生于劳累后，但如有大量胸腔积液或因腹水使膈肌抬高，则静息时亦感气促。肺部明显淤血者，可出现端坐呼吸。

体格检查：颈静脉怒张、肝大、腹水、下肢水肿，心脏搏动减弱或消失，心浊音界一般不增大，心音遥远。一般心律正常，脉搏细速，有奇脉。收缩压较低，脉压小，静脉压常升高达 1.9~3.9kPa(20~40cmH$_2$O)。胸部检查可有一侧或双侧胸腔积液。

【辅助检查】

1. **实验室检查**　可有轻度贫血。红细胞沉降率正常或稍增快。肝功能轻度降低，血清白蛋白减少。

2. **心电图** 各导联 QRS 波低电压,T 波平坦或倒置。部分病人可有心房颤动。

3. **X 线检查** 心影大小接近正常,左、右心缘变直,主动脉弓缩小。心脏搏动减弱或消失。在斜位或侧位片上显示心包钙化较为清晰。X 线胸片上还可显示胸腔积液。

4. **CT 和 MRI** 可以清楚地显示心包增厚及钙化的程度和部位,亦有助于鉴别诊断。

5. **超声** 可显示心包增厚、粘连或积液,心房扩大、心室缩小和心功能减退。

【诊断】 根据病史和临床体征以及超声检查,大多数病人的诊断并无困难。缩窄性心包炎需与肝硬化、充血性心力衰竭和限制型心肌病等相鉴别。CT 可显示心包的增厚钙化程度和范围。

【治疗】 缩窄性心包炎明确诊断后,应行手术治疗。手术前需改善病人的营养状况,纠正电解质紊乱、低蛋白血症和贫血,给予低盐饮食和利尿剂。

外科手术通常采用胸骨正中切口,先切开左心前区增厚的心包纤维组织,切开脏层心包显露心肌后,即可见到心肌向外膨出,搏动有力。然后,沿分界面继续细心地剥离左心室前壁和心尖部的心包,再游离右心室。心包切除的范围,两侧达膈神经,上方超越大血管基部,下方到达心包膈面。有些病例的上、下腔静脉入口处形成瘢痕组织环,亦应予以剥离切除。剥离心包时,应避免损伤心肌和冠状血管。如钙斑嵌入心肌,难以剥离时,可留下局部钙斑。

本章思维导图

心包剥离后,心脏舒张及收缩功能大多立即改善,静脉压下降,静脉血液回流量增多,淤滞在组织内的体液回纳入血液循环;动脉压升高,脉压增大。因此心脏的负担加重,应及时根据情况给予强心、利尿剂。术后要加强对病人的心、肺、肾功能的监测,输液量不宜过多,注意保持水、电解质平衡。

(胡盛寿)

本章数字资源

第三十三章 | 主动脉疾病

第一节 | 主动脉瘤

主动脉瘤是指由各种原因造成主动脉壁正常结构的损害,在血流压力的作用下,主动脉局部或弥漫性扩张或膨出,达到正常主动脉直径的 1.5 倍以上,称为主动脉瘤(aortic aneurysm)。主动脉壁的中层由 45～55 层弹性膜构成,维持主动脉的正常弹力与张力。左心室收缩期产生的部分动能转化为主动脉壁势能,舒张期又将势能转变为前向血流的动能,以有效维持左心室与主动脉的联动。主动脉内血压及血流剪切力极高,成瘤以后若出现破裂,则出血速度和出血量非常大,死亡率极高。

【分类】 主动脉瘤按发生部位不同,可分为胸主动脉瘤、腹主动脉瘤和胸腹主动脉瘤。其中,胸主动脉瘤分为主动脉根部和升主动脉瘤,主动脉弓部动脉瘤及降主动脉瘤。按瘤体形态不同,可分为囊性、梭形、混合性和夹层动脉瘤。按病理形态学,可分为真性和假性动脉瘤,前者的瘤壁具备全层动脉结构,后者的瘤壁仅由动脉外膜、周围粘连组织和附壁血栓构成。

【病因】 主动脉瘤的病因包括遗传性因素、先天性因素、老年退行性因素、炎症性疾病、自身免疫性疾病、血流动力学因素、感染和外伤等。主动脉根部与升主动脉的动脉瘤往往受到遗传性因素影响,并在年轻时出现,常合并主动脉瓣二瓣畸形;当然,也有一部分的散发性和特发性的升主动脉瘤。而降主动脉和腹主动脉的主动脉瘤往往是退行性的,与动脉硬化密切相关,常在老年时出现。病因为马方综合征和白塞综合征等遗传性疾病和自身免疫性疾病者预后不佳,往往在治疗后反复发生动脉瘤或假性动脉瘤。创伤性主动脉瘤多为假性动脉瘤或夹层动脉瘤,与高速冲撞、胸部挤压伤等密切相关,易短时间内破裂大量失血而致死。致病微生物感染(如梅毒)也可导致主动脉壁炎性损害而形成动脉瘤。

【病理生理】 血管壁中层弹性纤维和胶原的断裂与降解是主动脉瘤形成过程中伴随的病理变化。氧化应激、平滑肌细胞凋亡、细胞外基质的蛋白水解和外膜炎症等因素在其中起重要作用。

根据 Laplace 定律,$T=P \times r$(T,张力;P,压力;r,半径),主动脉瘤壁承受的张力与动脉血压和瘤体半径成正比。动脉瘤形成后不可逆转地持续增大,当张力超过管壁弹性极限时,血管破裂而发生大出血。

【临床表现】 由瘤体压迫、牵拉、侵蚀周围组织所引起,视动脉瘤的大小和部位而定。

1. **病程早期** 多无症状、体征,常在影像学检查时偶尔发现。

2. **压迫与搏动性肿块** 升主动脉瘤可侵蚀胸骨及肋软骨而凸出于前胸,呈搏动性肿块;可能使主动脉瓣环变形,瓣叶分离而致主动脉瓣关闭不全,出现相应的杂音和症状;压迫上腔静脉时导致上腔静脉阻塞综合征,出现面部、颈部和肩部静脉怒张;压迫气管和支气管时引起咳嗽和气急。主动脉弓部动脉瘤压迫气管、支气管,出现咳嗽、呼吸困难、肺不张;压迫交感神经出现 Horner 综合征。而降主动脉瘤压迫食管可引起吞咽困难,压迫喉返神经出现声音嘶哑(部分病人可以此为首发症状就医)。腹主动脉瘤压迫胃肠道,表现为上腹胀满不适,食量下降;压迫肾盂、输尿管,可出现泌尿系统梗阻相关的症状;下腔静脉受压,可引起双下肢深静脉血栓形成;压迫胆管,可导致梗阻性黄疸。

3. **栓塞** 瘤腔贴壁血流缓慢与涡流可引起瘤腔内血栓形成,附壁血栓脱落会导致脑、内脏、四肢动脉栓塞。

4. **疼痛与破裂** 瘤体扩大到一定程度常引起疼痛,持续性隐痛常为破裂先兆,疼痛突然加剧则预示破裂可能。预后多不良,死亡原因主要为主动脉瘤破裂,主动脉-食管/气管/消化道瘘等。

【诊断与鉴别诊断】 主要依赖影像学检查确诊。X线检查:发现纵隔影增宽,主动脉明显钙化影。CTA:能够准确、直观地提供瘤体立体影像,对选择制订手术方案具有指导意义(图33-1)。MRA:能更精细地刻画管壁结构对比度,冠状面和矢状面扫描能提供瘤体及管腔纵切面的影像信息,但费用高、检查时间长,血流动力学不稳定者应用时存在危险。超声:能够观察主动脉瘤及血管腔内病变,并了解心脏内结构,适用于血流动力学不稳定者的快速检查及围手术期监测。随着无创影像诊断技术的发展,胸主动脉造影已很少单独用于胸主动脉瘤的诊断。主动脉瘤需与主动脉夹层(尤其是慢性夹层假腔扩大成瘤)、纵隔肿瘤、中央型肺癌、腹腔肿块等疾病相鉴别。

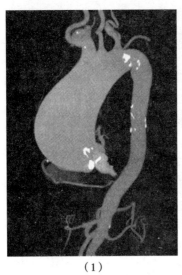 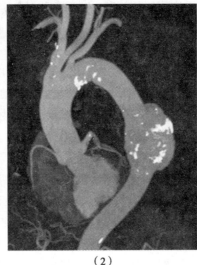 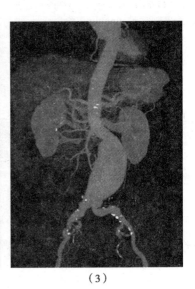

（1） （2） （3）

图 33-1 **主动脉瘤的 CTA 诊断影像**
（1）升主动脉瘤三维重建影像 （2）降主动脉瘤三维重建影像 （3）腹主动脉瘤三维重建影像

【治疗与预后】 主动脉瘤目前无特异性有效药物治疗,针对早期发现的动脉瘤,建议严格控制血压、心率,并定期随访监测主动脉瘤的进展。

对于明确诊断后有手术指征的主动脉瘤,应积极地施行治疗,包括外科开放手术、血管腔内修复术和复合手术三大类。

手术指征:主动脉瘤出现压迫症状、破裂和/或破裂包裹症状;或瘤体直径>5cm;或瘤体直径每年增长>1cm;假性动脉瘤与夹层动脉瘤应尽早治疗。

手术禁忌证:重要器官(心、脑、肝、肾)功能损害;或全身情况不能耐受治疗。

1. **外科开放手术** 外科开放手术治疗使用人工血管替换病变的主动脉段,手术方式和术后近远期结果因主动脉瘤解剖部位而异,且需不同的心肺转流、深低温停循环或选择性脑灌注等技术支持。手术死亡率约为 4%~10%。主要并发症为出血、严重心律失常、冠状动脉供血不足、中枢神经系统并发症、乳糜胸、肠道泌尿系统损伤和心、肺、肾功能不全。

经典的开放手术方式包括:

（1）Bentall 手术(升主动脉、主动脉瓣置换和冠状动脉开口移植术):用于主动脉根部动脉瘤病变导致主动脉瓣环扩大而产生主动脉瓣关闭不全,同时左、右冠状动脉开口上移者,尤多见于马方综合征病人。

（2）主动脉弓部置换术：适用于单纯主动脉弓部动脉瘤。术中需分别游离无名动脉、左颈总动脉及左锁骨下动脉，采用四分支人工血管重建弓部。术中常需采用体外循环合并深低温停循环技术，并通过顺行或逆行灌注进行脑保护。

（3）降主动脉瘤切除、人工血管置换术：降主动脉瘤牵涉到脊髓和腹腔器官的缺血和保护，术中可采用左心转流、股动脉-股静脉部分体外循环技术等方法保护脊髓和肾脏等。

（4）腹主动脉瘤切除、人工血管置换术：适用于肾动脉下方的腹主动脉瘤，无须行体外循环。术中游离腹主动脉及双侧髂总、髂外和髂内动脉，采用分叉型人工血管行腹主动脉、双侧髂动脉重建。

（5）胸腹主动脉瘤切除、人工血管置换、内脏动脉重建术：适用于胸-腹主动脉均成瘤，累及肾动脉、肠系膜上动脉、腹腔干动脉的主动脉瘤。手术创伤大，时间长。Crawford 法是目前较为常用的手术方式，尽管有多种术式和辅助方式来降低手术并发症发生率，但仍有 5%～10% 的围手术期死亡率和肾、肺和脊髓缺血并发症的发生。

2. 血管腔内修复术 血管腔内修复术无须开胸、开腹以及体外循环辅助，在主动脉腔内置入带膜支架，隔绝主动脉瘤瘤腔。此方法具有创伤小、康复快，较少并发症和禁忌证的优点，主要适于降主动脉瘤、腹主动脉瘤以及部分累及弓部的动脉瘤治疗。

随着腔内器械的发展，部分累及主动脉弓上分支动脉的胸主动脉瘤亦可进行血管腔内修复，其中包括开窗支架、分支支架、平行支架、一体式三分支支架等技术的应用。胸主动脉瘤腔内修复术无绝对的禁忌证，但在制订腔内重建弓上分支动脉手术方案，尤其需进行弓上双分支，甚至三分支动脉腔内重建时，应充分评估术者经验及血管外科团队协作能力。对于不具备腔内重建主动脉弓部分支动脉条件的团队，主张采用传统开放手术。术后并发症主要为内漏、带膜支架移位等，手术死亡率约 2%～6.2%。应该强调的是，随着血管腔内技术的成熟、发展和日益普及，国内外越来越多的中心逐渐开始采取全腔内主动脉覆膜支架修复手术。

3. 复合手术 是将外科开放手术技术与血管腔内修复术相结合，使用人工血管和带膜支架共同矫治主动脉瘤病变。"一站式"复合手术需要具备体外循环装置和数字减影血管造影设备的多功能手术室。

第二节 │ 主动脉夹层

主动脉夹层（aortic dissection）是指动脉血流将主动脉内膜撕裂，并进入动脉壁中层，进一步撕裂动脉壁向远端延伸，从而造成主动脉真、假两腔分离的病理改变。其起病急，病情严重，死亡率高。

【病因和病理生理】 主动脉夹层的确切病因尚不明确，常与以下情况有关：高血压、遗传性结缔组织病（如马方综合征、Turner 综合征、Ehlers-Danlos 综合征）、主动脉炎性疾病、动脉粥样硬化及其溃疡、动脉瘤、主动脉缩窄、先天性主动脉瓣膜病、多囊肾、高龄、妊娠、严重外伤或医源性创伤等。

发病机制：各种病因引起含有弹性纤维的主动脉中层破坏或坏死，由血压波动引起血管壁横向切应力（剪切力）的增大导致内膜撕裂，血流逆行或顺行冲击导致壁间血肿蔓延，形成动脉壁间假腔，并通过一个或数个破口与主动脉真腔（原有的主动脉腔）相交通，形成"夹层"。主动脉中层的结构异常为发病基础，内膜撕裂形成"内膜片"，代表真腔与假腔间内、中层隔膜，是急性主动脉夹层最典型的病理特点。内膜撕裂口起于升主动脉（承受应力最大处）者占 65%，起于降主动脉者占 25%，起于主动脉弓和腹主动脉者占 10%，其中降主动脉的内膜撕裂口典型者起源于距离左锁骨下动脉开口处数厘米内，因为这一段的主动脉承受着最大的压力波动。随之是血流顺行（典型者）或逆行冲击以及主动脉壁内层和中层间沿长轴不同程度裂开,血液进入形成假腔,假腔顺行或逆行蔓延可累及升弓部、主动脉全段,引起主动脉破裂、重要脏器供血障碍,夹层累及主动脉瓣结构与冠状动脉开口可致主动脉瓣脱垂、关闭不全和缺血性心肌损伤。临床研究发现,急性主动脉夹层伴有血白细胞增多、血沉加快、C反应蛋白升高等全身炎症反应表现。主动脉夹层破裂可造成急性心脏压塞、胸腹腔积血、纵隔和腹膜后血肿。

主动脉夹层发生缺血并发症有三种机制:一是假腔压迫真腔造成分支动脉开口狭窄;二是夹层延伸进入分支动脉壁造成分支动脉管腔狭窄;三是夹层撕裂口撕裂的内膜活瓣封闭了分支动脉开口。缺血并发症的严重程度取决于分支动脉阻塞的程度、缺血的时间、侧支循环的功能和器官或肢体对缺血的耐受程度。

按照时间分类,从出现症状到诊断在2周以内的夹层称为急性夹层,2周至2个月的为亚急性期夹层,超过2个月的为慢性期夹层。慢性主动脉夹层纤维增生,外膜增厚粘连,腔内多有附壁血栓和血栓机化,往往形成夹层动脉瘤。

主动脉夹层的解剖分类是依据内膜撕裂口的位置和夹层沿主动脉延展的范围。最初由DeBakey等提出的分类如下。Ⅰ型:夹层起于升主动脉,并累及主动脉弓,延伸至胸降主动脉或腹主动脉(或二者均被累及);Ⅱ型:夹层起于并局限于升主动脉;Ⅲa型:夹层起于并局限于胸降主动脉;Ⅲb型:夹层累及胸降主动脉并不同程度地累及腹主动脉。Stanford分型简化了解剖分类标准,只依据第一破口的起始部位来分类:Stanford A型夹层起于升主动脉,因此包括DeBakey Ⅰ型和Ⅱ型夹层;Stanford B型夹层起于左锁骨下动脉以远的降主动脉,包括DeBakey Ⅲa型和Ⅲb型(图33-2)。

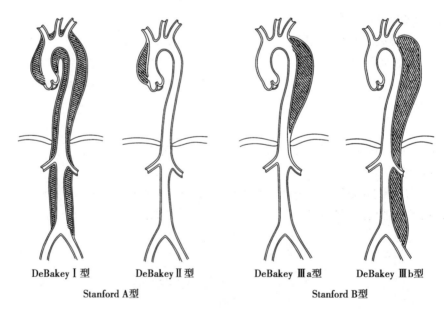

DeBakey Ⅰ型   DeBakey Ⅱ型   DeBakey Ⅲa型   DeBakey Ⅲb型

Stanford A型   Stanford B型

图33-2 主动脉夹层的分型

【临床表现】 急性主动脉夹层发病突然,90%以上表现为前胸、背部或腹部突发性剧烈的撕裂样或刀割样锐痛,疼痛可沿大动脉走行方向传导和转移至腹部或下腹部,80%的病人伴有高血压和心动过速。病人多烦躁不安、大汗淋漓,需与心绞痛、肺栓塞、心肌梗死相鉴别。随病程进展,主动脉夹层病人可能出现与主动脉破裂、主动脉瓣关闭不全和/或重要脏器组织供血障碍相关的症状和体征。主动脉破裂的症状:升主动脉破裂时,由于血液进入心包腔而产生急性心脏压塞,多数病人在几分钟内猝死;胸主动脉破裂可造成胸腔积血;腹主动脉破裂后血液进入腹膜后间隙,出现腹痛、腹胀等症状。上述病人均有失血,甚至休克的表现。重要脏器供血障碍的症状和体征复杂多样,包括:冠状动脉供血障碍引起心绞痛、心肌梗死;头臂干受累引起脑供血障碍时可出现晕厥、昏迷、偏瘫等;腹腔实质器官或肠道缺血导致的腹痛;肾脏缺血导致的急性肾衰竭;下肢缺血引起"5P"征;脊髓缺血引起截瘫等。合并轻度主动脉瓣关闭不全病人可无症状,或被疼痛症状掩盖;中度以上主动脉瓣关闭不全时,病人可出现心悸、气短等症状;严重者可有咳粉红色泡沫痰、不能平卧等急性左心衰竭的表现。

大多数慢性主动脉夹层在破裂之前没有任何症状,部分扩张性的慢性主动脉夹层动脉瘤有慢性疼痛、压迫主动脉附近的胸腹腔脏器等表现。最初的发现往往是 X 线胸片异常或腹部触及搏动性包块。部分慢性主动脉夹层病人由于主动脉分支受累,可能有间歇性跛行、肾血管性高血压、肾功能不全、腹部绞痛等表现。

【检查和诊断】　对有高血压病史,不明原因的突发胸部、背部或腹部剧烈疼痛者,应考虑本病,结合典型的临床表现/体征和辅助检查可以确诊。

一旦疑诊主动脉夹层,需尽快通过影像学检查,了解夹层类型、受累范围、破口位置、假腔内血栓、分支血管和主动脉瓣受累情况以及是否有心包积液等,在此基础上决定治疗措施。全主动脉 CTA 是主动脉夹层的诊断首选和治疗后随访评价的主要手段。MRA 也可用于诊断主动脉夹层,但对于不能耐受较长检查时间的急性期病例,其应用受到一定限制。超声对近端主动脉夹层诊断率较高,但探查降主动脉受限。DSA 属于有创性检查,不再作为主动脉夹层的初始检查,是实施覆膜支架腔内修复术的重要技术。胸部 X 线片可见主动脉弓或纵隔增宽、主动脉局部隆起或大量胸腔积液等征象。心电图和心肌酶谱检查有助于与急性心肌梗死鉴别。

急性主动脉夹层容易误诊,除与急性心肌梗死鉴别外,应与急性心包炎、急性胸膜炎、肺栓塞、急腹症以及急性下肢动脉栓塞等鉴别。

【治疗】　主动脉夹层急性期应迅速给予镇静、镇痛、持续心电监护和支持治疗。使用药物控制血压、心率,以减少对主动脉壁的压力,防止夹层继续扩展和主动脉破裂。

对于 Stanford A 型主动脉夹层,一旦确诊,原则上应按急诊手术治疗,开胸,在体外循环支持下行病损段血管的置换。

对于急性 Stanford B 型主动脉夹层,应在药物控制血压、心率稳定后,限期行血管腔内修复术。如果内科治疗下高血压难以控制,疼痛无法缓解,出现主动脉破裂征象或急性下肢、肾脏缺血等情况,应急诊行血管腔内修复术。累及弓部的 Stanford B 型主动脉夹层,可考虑分支支架、开窗技术、平行支架等辅助技术下行血管腔内修复术。血管腔内修复术的临床成功的标准为完全封闭破口,无明显内漏和严重并发症,假腔消失或假腔内血栓形成,较外科手术具有创伤小、成功率高、恢复快、并发症少等优点。

第三节　多发性大动脉炎

多发性大动脉炎(Takayasu arteritis),又称 Takayasu 病、无脉症,是指主动脉及其分支的慢性、多发性、非特异性炎症造成的受累动脉狭窄或闭塞。本病好发于青年,尤以女性多见。

【病因和病理】　确切病因尚未明确,可能与下列因素有关:①自身免疫反应:多数学者认为本病是一种自身免疫性疾病,可能是由于感染(如链球菌、结核分枝杆菌、立克次体等感染)激发了大动脉壁内的抗原,产生抗大动脉的自身抗体,形成免疫复合物沉积于大动脉壁,并发生非特异性炎症反应。②雌激素的水平过高:本病多见于青年女性,长期应用雌激素的病人,其动脉壁的损害与大动脉炎相似。③遗传因素:有研究发现,近亲(母女、姐妹)先后发病,提示本病与某些显性遗传因子相关。

主要的病理改变为动脉壁全层炎症反应,呈节段性分布。早期的病理改变为动脉外膜和动脉周围炎;浆细胞及淋巴细胞浸润,肌层及弹性纤维破坏,伴有纤维组织增生,内膜水肿、增生、肉芽肿形成。最后导致动脉壁纤维化,管腔不规则狭窄及继发血栓形成,甚至完全闭塞。

【临床表现】　疾病的早期或活动期,常有低热、乏力、肌肉或关节疼痛、病变血管疼痛以及结节红斑等症状,伴有免疫检测指标异常。当病程进入稳定期,病变动脉形成狭窄或阻塞时,即出现特殊的临床表现。根据动脉病变的部位不同,可分为下列 4 种类型。

1. **头臂型**　病变在主动脉弓,可累及一支或几支主动脉弓分支,主要临床表现为:①脑部缺血:一过性黑矇、头晕,严重时可出现失语、抽搐,甚至偏瘫;②眼部缺血:视物模糊、偏盲;③基底动脉缺血:眩晕、耳鸣、吞咽困难、共济失调,或意识障碍等;④上肢缺血:病肢无力、麻木,肱动脉和桡动脉搏动微弱或不能扪及,病侧上肢血压下降以至不能测出,故有"无脉症"之称。

2. **胸腹主动脉型**　病变在左锁骨下动脉远端的降主动脉及腹主动脉,呈长段或局限性狭窄或闭塞,以躯干上半身和下半身动脉血压分离为主要特点。在上半身出现高血压,因而有头晕、头胀、头痛和心悸等症状;下半身则因缺血而呈低血压,下肢发凉、无力、间歇性跛行。累及内脏动脉时,出现相应脏器的缺血症状。当肾动脉受累时,以持续性高血压为主要临床症状。

3. **混合型**　兼有头臂型与胸腹主动脉型的动脉病变,并出现相应的临床症状。

4. **肺动脉型**　部分病人,可累及单侧或双侧肺动脉。一般仅在体检时发现肺动脉区收缩期杂音,重者可有活动后气急、阵发性干咳及咯血。

【检查和诊断】　年轻病人尤其是女性,曾有低热、乏力、关节酸痛病史,出现下列临床表现之一者应考虑多发性大动脉炎的诊断:①一侧或双侧上肢无力,肱动脉和桡动脉搏动减弱或消失,上肢血压明显降低或不能测出,而下肢血压和动脉搏动正常;②一侧或双侧颈动脉搏动减弱或消失,伴有一过性脑缺血症状,颈动脉部位闻及血管杂音;③股动脉及其远侧的动脉搏动减弱,上腹部闻及血管杂音;④持续性高血压,在上腹部或背部闻及血管杂音。

辅助检查:①实验室检查无特异性,在多发性大动脉炎的活动期,往往有红细胞计数减少,白细胞计数增高,血清白蛋白降低,球蛋白增高,血沉增快,以及多项免疫检测指标异常(包括抗链球菌溶血素 O 滴度上升,C 反应蛋白升高,类风湿因子、抗主动脉抗体、Combs 抗体阳性等)。②多普勒超声、CTA、MRA 等,可以检查动脉狭窄的部位和程度。③动脉造影,能确定动脉病变的部位、范围、程度和类型,显示侧支建立情况。④动脉病变涉及相关脏器时,可作有关的特殊检查,例如:心电图及心脏超声检查,脑血流图或颅脑 CT,放射性核素肾图及肾素活性测定,眼底血管检查,放射性核素肺扫描等。

本病需与以下疾病鉴别:①先天性主动脉狭窄:以男性多见,狭窄部位常在动脉导管韧带附近且呈环状,杂音在胸骨左缘上方,无其他动脉受累。②动脉硬化闭塞症:以中老年人为主,男性多见,主要累及大动脉、中动脉,常伴有高血压、高脂血症和糖尿病等,病程晚期可发生肢体坏疽。③血栓闭塞性脉管炎:多见于青年男性,有吸烟史,病变以下肢血管多见,常见肢端坏疽。④胸廓出口综合征:胸廓出口结构异常压迫锁骨下动脉、锁骨下静脉以及臂丛神经引起患侧上肢发凉无力、桡动脉搏动减弱,同时有明显臂丛神经受压表现,例如上肢放射痛和感觉异常等。

【治疗】　疾病的早期或活动期,服用肾上腺皮质激素类药物及免疫抑制剂,可控制炎症,缓解症状,但在停药后,症状易复发。伴有动脉缺血症状者,可服用血管扩张剂;或服用双嘧达莫、阿司匹林等,以减少血小板聚集,防止继发血栓形成和蔓延。出现高血压者,需服用降血压药物。

如病变动脉已有明显狭窄或闭塞,出现典型的脑缺血、肢体血供不足以及重度高血压等症状时,需考虑手术治疗。手术时机应选在大动脉炎活动期已被控制,器官功能尚未丧失前。手术治疗的主要方法有:①经皮腔内血管成形术,目前已用于治疗肾动脉狭窄及颈动脉、锁骨下动脉狭窄等,可取得较好的疗效。球囊扩张应用较广泛,但支架植入由于动脉炎的特点,需慎重应用。②外科手术治疗,包括补片成形术、旁路移植术等,对于部分肾动脉狭窄病例,可考虑行自体肾移植术。

(舒　畅)

第三十四章 │ 周围血管与淋巴疾病

第一节 │ 概 述

周围血管与淋巴疾病种类较多,主要病理改变是狭窄、闭塞、扩张、破裂及静脉瓣膜功能不全等。血管疾病的主要临床表现可归纳为感觉异常、形态和色泽改变、结构变化、组织丧失。

(一)感觉异常

1. 肢体疼痛 主要见于供血不足(急慢性动脉狭窄、闭塞)、回流障碍(急性静脉阻塞、慢性静脉功能不全)或循环异常(动静脉瘘)。通常可分为间歇性和持续性两类。

(1)间歇性疼痛:有下列四种类型。

1)间歇性跛行(intermittent claudication):为运动性疼痛,常在步行中出现供血不足部位的沉重、乏力、胀痛或钝痛,或肢端的明显麻木感,迫使病人止步,休息片刻后疼痛缓解,周而复始。从开始行走到出现疼痛的时间,称为跛行时间,其行程称为跛行距离。跛行时间和距离愈短,提示下肢缺血愈严重。下肢间歇性跛行可见于足、小腿或臀部三个平面。间歇性跛行在椎管狭窄等其他非血管性病变中亦可出现,须鉴别。

2)体位性疼痛:肢体与心脏平面间的位置关系变化会影响血流状况,可激发或缓解疼痛。动脉阻塞性疾病时,抬高病肢可加重症状,伴有肢体远端皮肤苍白;病肢下垂则可缓解疼痛,但浅静脉充盈延迟。相反,静脉疾病时,抬高病肢有利于静脉回流而减轻症状;病肢下垂则因加重淤血而诱发或加重胀痛。

3)温差性疼痛:因温度改变而激发或缓解肢体疼痛。动脉阻塞性疾病时,热环境能舒张血管并促进组织代谢,减轻症状;如组织代谢超过了血管舒张所能提供的血液供应量,则疼痛加剧。相反,寒冷刺激则使血管收缩,疼痛加重。

4)特发性疼痛:多位于小腿和足部,为肌痉挛性疼痛,好发于夜晚,程度剧烈,按摩局部痉挛肌肉或起床行走能缓解,可一夜发作数次,但以一至数月发作一次较常见。在血管病变中静脉疼痛多于动脉,如静脉曲张、深静脉血栓形成后综合征。在非血管疾病中,如甲状旁腺功能减退伴有血钙过低,妊娠时血磷过高,呕吐腹泻、过度出汗所致血氯过低等均可引起。但通常以功能性居多,与日间体力活动过度或站立时间过久有关。

(2)持续性疼痛:静息状态下仍有持续疼痛,又称静息痛(rest pain)。

1)动脉性静息痛:无论急性或慢性动脉闭塞,都可因组织缺血及缺血性神经炎而出现静息痛。急性病变,如动脉栓塞可引起急骤而严重的持续性疼痛。慢性动脉闭塞症状常于夜间加重,病人不能入睡,常取抱膝端坐体位以减轻症状。缺血性神经炎的特点为典型的神经刺激征象:持续性钝痛伴有间歇性剧烈刺痛,从肢体近端向远端放射,尤以趾(指)最严重,同时伴有感觉异常。

2)静脉性静息痛:急性主干静脉阻塞时,肢体远端因严重淤血而产生持续性胀痛,伴有静脉回流障碍的其他表现,如肢体肿胀及静脉曲张等,抬高病肢可减轻症状。

3)炎症及缺血坏死性静息痛:动脉、静脉或淋巴管的急性炎症时,局部可有持续性疼痛。由动脉阻塞造成组织缺血坏死,或静脉性溃疡周围炎,因激惹邻近的感觉神经引起持续性疼痛。

2. 寒冷或潮热 肢体的冷热,主要取决于通过肢体的血液流量。寒冷见于各种原因所致的动脉闭塞,闭塞程度愈严重,距离闭塞平面愈远,寒冷愈明显。静脉病变时,潮热较为多见。动静脉瘘时,由于动脉血液的分流,局部血液流量增多,因而潮热。恒温环境下如肢体双侧对称部位皮肤温度相差≥2℃,或同一肢体相邻部位的皮肤温度有显著改变,则具有临床意义。

3. 倦怠、沉重感 按一般速度行走一段距离后即感到小腿倦怠和沉重,稍事休息后即消失,常提示早期动脉供血不足,易被忽视。静脉病变引起的倦怠见于久站后,平卧或抬高病肢后缓解。需与非血管性疾病如跟腱缩短、平跖足等鉴别。

4. 麻木、麻痹、针刺或蚁行感 当动脉病变影响神经干时,可以出现麻木、麻痹、针刺或蚁行感等感觉异常。动脉栓塞时,麻木可以是首发症状;雷诺综合征时,麻木可与疼痛同时出现。麻痹指肢体运动障碍,常出现在动脉急性缺血时,提示缺血程度重。静脉病变时亦可出现针刺、蚁行、抓痒等感觉变化。下肢慢性静脉功能不全已发生营养障碍性改变者,皮肤感觉往往减退。

5. 感觉丧失 严重的动脉狭窄继发血栓形成,或急性动脉栓塞时,缺血肢体远端浅感觉减退或丧失。

（二）形态和色泽改变

1. 形态改变

（1）肿胀:肢体肿胀多见于下肢。当静脉或淋巴回流障碍时,压力升高,液体成分渗出,在组织和组织间隙积聚。此外,血液中蛋白渗透压、血管壁渗透性和重力作用等因素亦有影响。

1）静脉性肿胀:下肢深静脉回流障碍或动静脉瘘时,因下肢静脉高压使血清蛋白渗入并积聚于组织间隙,引起水肿。水肿特点是凹陷性,以踝、小腿最明显。除浅静脉曲张外,常伴有小腿胀痛、色素沉着或"足靴"区溃疡等表现。抬高病肢,肿胀可以明显减轻或完全消退。动静脉瘘可致静脉高压,引起肿胀,但范围较局限,程度较轻。心源性静脉高压引起的下肢肿胀常为双侧,范围涉及整个下肢,包括足部,愈向远端愈明显,但无静脉淤血的其他症状。麻痹的肢体易发生肿胀是因为腓肠肌不能发挥泵的作用,属坠积性水肿。

2）淋巴水肿:淋巴管发育不全,或各种因素造成的淋巴系统阻塞,导致富含蛋白质的淋巴液在组织间隙积聚,出现肢体肿胀。淋巴水肿具海绵状特性,即加压后凹陷,解除压迫后恢复原状。下肢淋巴水肿多自足趾开始,以足及踝部明显,逐渐向近端蔓延,皮肤和皮下组织增生变厚。进展至后期,皮肤增厚、粗糙呈"苔藓"状,形成典型的象皮肿,而色素沉着和溃疡形成者少见。

（2）萎缩:是慢性动脉缺血的体征,表现为肢体或趾(指)因肌萎缩而瘦细、皮肤光薄、汗毛脱落等。

（3）增生:以先天性动静脉瘘多见,由于血流动力学的改变(动脉流量增加,静脉压和氧含量增高),骨骼和软组织增生肥大,肢体增长,一般在2～5cm之间。

（4）局限性隆起:包括串珠状静脉曲张、血管瘤、游走性血栓性浅静脉炎等。在主干动脉走行中出现的局限性隆起大多为动脉瘤,表现为圆形或类圆形,伴有明确的与心律一致的搏动,可能有震颤或血管杂音。

2. 色泽改变

（1）异常色泽:皮色苍白或发绀,伴有皮温降低,提示动脉供血不足。皮色暗红,伴有皮温轻度升高,是静脉淤血的征象。

（2）指压性色泽改变:手指重压皮肤数秒后骤然放开,正常者受压时因血液排入周围和深部组织而呈苍白色,放开后迅速复原。动脉缺血时,复原时间延缓。在发绀区指压后不出现暂时性苍白,提示局部组织已发生不可逆的缺血性改变。

（3）运动性色泽改变:静息时正常,但在运动后肢体远端皮肤苍白,提示动脉供血不足。这是由于原已减少的皮肤供血,选择性分流入运动的肌肉,致乳头下静脉丛血液排空。

（4）体位性色泽改变:又称 Buerger 试验。先抬高下肢 70°～80°,或高举上肢过头,持续 60 秒,正常肢体远端皮肤保持淡红或稍发白,如呈苍白或蜡白色,提示动脉供血不足;再将下肢下垂于床沿或上肢下垂于身旁,正常人皮肤色泽可在 10 秒内恢复,如恢复时间超过 45 秒,且色泽不均匀,进一步提示动脉供血障碍。肢体持续下垂,正常人至多仅有轻度潮红,凡出现明显潮红或发绀者,提示静脉反流或回流障碍性疾病。

（5）色素沉着:皮肤色素沉着常见于静脉淤滞的下肢小腿远侧 1/3 的 "足靴" 区。有色素沉着的皮肤,对创伤和感染的抵抗力削弱,容易形成溃疡。

（三）结构变化

1. 皮肤及其附件

（1）皮肤和皮下组织:正常时坚实而富有弹性。有缺血性营养障碍时变软而松弛;抬高肢体时皮肤可出现皱纹;足底负重部位有胼胝形成。

（2）皮肤附件:在慢性闭塞性动脉疾病时,趾(指)甲生长缓慢,或增厚并有平行嵴形成。趾背或指背汗毛在肢体循环明显障碍时,可完全停止生长或消失;在循环改善后汗毛可再生长。

2. 动脉和静脉

动脉有下列三方面征象。①搏动减弱或消失:见于管腔狭窄或闭塞性病变;②杂音:动脉狭窄或局限性扩张,或在动静脉间存在异常交通,血液流速骤然改变,在体表位置可听到杂音,扪及震颤;③形态和质地:正常动脉富有弹性,当动脉有粥样硬化或炎症病变时,动脉质地变硬,可以呈屈曲状、硬化或结节等变化。

静脉主要表现为静脉曲张。浅静脉曲张起因是静脉瓣膜破坏或回流障碍。如为动静脉瘘,常伴有皮肤温度升高、杂音及震颤。曲张静脉发生炎症时,局部出现硬结、压痛,并与皮肤粘连。急性血栓性浅静脉炎时,局部可扪及伴触痛的索状物,可有表面皮肤红肿。

3. 肿块

①搏动性肿块:单个、边界清楚的膨胀性搏动性肿块,提示动脉瘤或假性动脉瘤。与动脉走行一致的管状搏动性肿块多由动脉扩张所致,最常见于颈动脉。②无搏动性肿块:浅表静脉的局限性扩张,透过皮肤可见蓝色肿块,常见于颈外静脉、肢体浅静脉及浅表的海绵状血管瘤。静脉性肿块具有质地柔软、压迫后可缩小的特点。淋巴管瘤呈囊性,色白透亮。

（四）组织丧失

1. 溃疡

（1）缺血性溃疡:由于动脉狭窄性病变严重影响肢体末梢血供,因此溃疡好发于肢体远端。溃疡局部由于周围炎症反应刺激感觉神经末梢,以及神经末梢纤维缺氧,因而疼痛剧烈。溃疡边缘起初不规则,后呈锯齿状,底部常有灰白色肉芽组织。溃疡周围组织常有慢性缺血表现。

（2）静脉性溃疡:主要病因是静脉高压、血液淤滞。典型的静脉性溃疡多发于小腿远侧 1/3 的内踝上方,即 "足靴" 区,面积一般较大,也可为点状,单发或多发,呈圆形、类圆形或不规则,底部常有湿润的肉芽组织覆盖,易出血,周围有淤积性皮炎、皮下脂质硬化和色素沉着等改变。

（3）神经性溃疡:糖尿病性神经炎病人,典型溃疡都位于受压点胼胝处,溃疡无痛、深而易出血,周围常有慢性炎症反应和胼胝,常有片状感觉减退,以及二点定位和震颤感觉削弱的特点。

2. 坏疽

当局部动脉血流量明显减少,已不能维持静息状态下组织的代谢需要时,即出现不可逆性组织坏死。坏疽几乎都以剧烈的持续性疼痛开始,受累区皮色发绀,指压时无改变。如无继发感染,形成 "干性坏疽",很少或无臭味,在失活和存活组织之间有明确的分界线。如果并发感染,即形成 "湿性坏疽",有恶臭,边缘组织有炎症反应。此时,邻近小血管易有血栓形成,从而加重局部缺氧程度,加速坏疽进展。

第二节 | 周围血管损伤

周围血管损伤(peripheral vascular trauma)多见于战争时期,但在和平时期也屡有发生。主干血管损伤,可能导致永久性功能障碍或肢体丢失,甚至死亡等严重后果。

【病因】 ①直接损伤:包括锐性损伤,如刀伤、刺伤、枪弹伤、手术及血管腔内操作等开放性损伤;钝性损伤,如挤压伤、挫伤、外来压迫(止血带、绷带、石膏固定等)、骨折断端与关节脱位等,大多为闭合性损伤。②间接损伤:包括创伤造成的动脉强烈持续痉挛;过度伸展动作引起的血管撕裂伤;快速活动中突然减速造成的血管震荡伤。

【病理】 ①血管连续性破坏,如血管壁穿孔、断裂,甚至部分缺损;②血管壁损伤,但血管连续性未中断,可表现为外膜损伤、血管壁血肿、内膜撕裂或卷曲,最终因继发血栓形成导致管腔阻塞;③由热力造成的血管损伤,多见于枪弹伤,引起血管壁广泛烧灼伤;④继发性病理改变,包括继发性血栓形成、周围血肿、假性动脉瘤、损伤性动静脉瘘等。

【临床表现和诊断】 发生在主干动、静脉行程中任何部位的严重创伤,均应考虑血管损伤的可能性。常见临床表现包括创伤部位出血、休克(闭合性损伤出血常较隐匿)、血肿或搏动性肿块、远端肢体或脏器缺血等。

下列检查有助于血管损伤的诊断。

1. **多普勒超声** 可以在无侵入性操作下探及局部血肿或假性动脉瘤,并可显示血管中有无血流。

2. **CTA** 能显示血管损伤的部位及范围,对动脉损伤的显示优于静脉。

3. **血管造影** 适用于:①诊断性血管造影:血管损伤的临床征象模糊、CTA 显示不清或无法经创伤部位的手术切口直接探查可疑的损伤血管;②有明确的血管损伤临床表现,需做血管造影明确损伤部位和范围,为选择术式提供依据。根据伤情,选择在术前或术中施行。

4. **术中探查** 术中主要辨认血管壁损伤的程度和范围。钝性挫伤造成的血管损伤,管壁色泽暗淡,失去弹性,或伴有血管壁血肿,外膜出现瘀斑。出现上述情况,即使仍有搏动存在,也应视为严重损伤。

【治疗】 血管损伤的处理包括急救止血及手术处理两个方面。

1. **急救止血** 创口垫以纱布后加压包扎止血;创伤近端用止血带或空气止血带压迫止血,必须记录时间以便定时放松;损伤血管显露于创口时可用血管钳或无损伤血管钳钳夹止血。在出血未控制前,不宜将血压升得过高,以免加重出血。

2. **手术处理** 基本原则为:止血清创,处理损伤血管。

(1)止血清创:用无损伤血管钳钳夹,或经血管断端插入 Fogarty 导管并充盈球囊阻断血流。修剪无活力的血管壁,清除血管腔内的血栓、组织碎片及异物。

(2)处理损伤血管:主干动、静脉损伤在病情和技术条件允许时,应积极争取修复。对于非主干动、静脉损伤,或病人不可能耐受血管重建术等情况,可结扎损伤的血管。损伤血管修复包括手术重建和腔内治疗。手术重建方法如下:①侧壁缝合术,适用于创缘整齐的血管裂伤。②补片成形术,直接缝合可能造成管腔狭窄的,应取自体静脉或人工血管/生物补片修补血管破口。③端端吻合术,适用于经清创后血管缺损短于 2cm 者。④血管移植术,血管缺损长于 2cm 者,可行自体静脉或人工血管移植。有严重污染者,应尽可能取用自体静脉。⑤解剖外动脉旁路,适用于创面污染严重、无法在原位行动脉重建者。合并骨折时,如肢体处于严重缺血状态,宜先修复损伤血管。血管腔内治疗主要包括栓塞和覆膜支架修复等,适用于外周动脉出血、动静脉瘘及假性动脉瘤等。

【术后观察及处理】 术后应严密观察血供情况,超声定期检测,如发现吻合口狭窄或远端血管阻塞,需视情况予以纠正。如出现肢体剧痛、明显肿胀以及感觉和运动障碍,且有无法解释的发热和心率加快,应考虑骨筋膜隔室综合征可能,及时作深筋膜切开减压。术中、术后常规应用抗生素预防感染,每隔 24~48 小时观察创面,一旦发现感染,应早期引流,清除坏死组织。

第三节 | 动脉疾病

动脉器质性疾病(炎症、狭窄或闭塞)或功能性疾病(动脉痉挛),都将引起缺血性临床表现,病程呈进展性,后果严重。动脉扩张则形成动脉瘤。

一、动脉硬化性闭塞症

动脉硬化性闭塞症（arteriosclerosis obliterans，ASO）是全身性疾病，发生在大、中动脉，累及腹主动脉及其远端主干动脉时，可引起下肢慢性缺血。男性多见，发病年龄多在 45 岁以上，发病率有增高趋势。往往同时伴有其他部位的动脉硬化性病变。

【病因和病理】 病因尚不完全清楚。高脂血症、高血压、吸烟、糖尿病、肥胖等是高危因素。主要病理表现为内膜出现粥样硬化斑块，中膜变性或钙化，伴或不伴继发血栓形成，最终使管腔狭窄，甚至完全闭塞。血栓或斑块脱落，可造成远端动脉栓塞。

【临床表现】 症状的轻重与病程进展、下肢动脉狭窄及侧支代偿的程度相关。早期症状为病肢冷感、苍白，进而出现间歇性跛行。病变局限在主-髂动脉者，疼痛在臀、髋和股部，可伴有阳痿；累及股-腘动脉时，疼痛在小腿肌群。后期，病肢皮温明显降低，色泽苍白或发绀，出现静息痛，肢体远端缺血性溃疡或坏疽。病肢的股、腘、胫后及足背动脉搏动减弱或不能扪及。

【检查】 鉴于本病为全身性疾病，应作详细检查，包括血脂测定，心、脑、肾等脏器的功能与血管的检查及眼底检查。下列检查有助于诊断及病情评估。

1. 一般检查 四肢和颈部动脉触诊及听诊，记录间歇性跛行时间与距离，对比测定双侧肢体对应部位皮温差异，肢体抬高试验（Buerger 试验）。

2. 特殊检查

（1）多普勒超声：可显示管壁厚度、狭窄程度、有无附壁血栓及测定流速。对比同一肢体不同节段或双侧肢体同一平面的动脉压，如差异超过 20～30mmHg，提示压力降低侧存在动脉阻塞性改变。计算踝肱指数（ankle brachial index，ABI），即踝部动脉压与较高一侧肱动脉压比值，正常值为 0.9～1.3，<0.9 提示动脉缺血，<0.4 提示严重缺血。血管严重钙化的病人 ABI 值可失真。

（2）动脉造影：DSA、MRA 与 CTA 等，能显示动脉狭窄或闭塞的部位、范围、侧支及阻塞远端流出道的情况，以确定诊断，指导治疗。

【诊断与分级】 年龄>45 岁，出现肢体慢性缺血的临床表现，均应考虑本病。结合前述检查的阳性结果，尤其是大、中动脉为主的狭窄或闭塞，诊断即可确立。病情严重程度可用 Rutherford 分级。1 级：轻度间歇性跛行，最大跛行距离>500m；2 级：中度间歇性跛行，最大跛行距离为 300～500m；3 级：重度间歇性跛行，最大跛行距离<300m；4 级：静息痛，即静止状态下也会出现下肢沉重、疼痛，疼痛剧烈且持续，夜间更甚；5 级：少量组织缺损或活动性溃疡；6 级：大面积组织溃疡或坏疽。

本病的诊断需首先排除非血管疾病如腰椎管狭窄症、椎间盘脱出、坐骨神经痛、多发性神经炎及下肢骨关节疾病等引起的下肢疼痛或跛行，尚应与下列动脉疾病作鉴别：①血栓闭塞性脉管炎：多见于青壮年，主要为肢体中、小动脉的节段性闭塞，往往有游走性浅静脉炎病史，常无冠心病、高血压、高脂血症与糖尿病病史。②多发性大动脉炎：多见于青年女性，主要累及主动脉及其分支起始部位，活动期常有红细胞沉降率增快及免疫检测异常。③糖尿病足：以糖尿病及其多脏器血管并发症同时存在为特点。感染后引起糖尿病足溃疡或坏疽，多见于趾腹、足跟及足的其他负重部位，溃疡常向深部组织（肌腱、骨骼）潜行发展。

【治疗】

1. 非手术治疗 主要目的为降低血脂，稳定动脉斑块，改善高凝状态，扩张血管与促进侧支循环。方法：控制体重、戒烟，适量锻炼。应用抗血小板聚集及血管扩张药物，如阿司匹林、前列地尔。高压氧舱治疗可提高血氧量和促进肢体的血氧弥散，改善组织缺氧状况。

2. 手术治疗 目的在于通过手术或血管腔内治疗方法，重建动脉通路。

（1）经皮腔内血管成形术（percutaneous transluminal angioplasty，PTA）：可经皮穿刺导入球囊导管至动脉狭窄段，以适当压力使球囊膨胀，扩大病变管腔，恢复血流。金属支架可阻挡血管弹性回缩，维持管腔通畅。新型药涂球囊可在病变部位释放紫杉醇，抑制内膜增生，提高远期通畅率。应用腔内治疗处理髂动脉、股动脉及其远端主干动脉的单个甚至多处狭窄或闭塞性病变,可取得挽救肢体的近期效果。但远期仍会出现血管弹性回缩、支架内再狭窄等,导致病情复发。

(2)内膜剥脱术:剥除病变段动脉增厚的内膜、粥样斑块及继发血栓,主要适用于短段股总动脉病变。

(3)旁路转流术:采用自体静脉或人工血管,于闭塞段近、远端之间作搭桥转流。施行旁路转流术时,应具备通畅的动脉流入道和流出道,吻合口应足够大,尽可能远离动脉粥样硬化病灶。局限的粥样硬化斑块,可先行内膜剥脱术,为完成吻合创造条件。

3. 创面管理 干性坏疽创面,应予消毒包扎,预防继发感染。感染创面可作湿敷处理。组织坏死界限明确者,或严重感染引起毒血症的,需作截肢(趾、指)术。合理选用抗生素。

二、血栓闭塞性脉管炎

血栓闭塞性脉管炎(thromboangiitis obliterans,TAO)又称 Buerger 病,是血管的炎性、节段性和反复发作的慢性闭塞性疾病。多侵袭四肢中、小动静脉,以下肢多见,好发于男性青壮年。

【病因和病理】 确切病因尚未明确,相关因素可归纳为两方面:①外来因素:主要有吸烟,寒冷与潮湿的生活环境,慢性损伤和感染;②内在因素:自身免疫功能紊乱,性激素和前列腺素失调,以及遗传因素。其中,主动或被动吸烟是本病发生和发展的重要危险因素。

本病的病理过程有如下特征:①通常始于动脉,然后累及静脉,由远端向近端进展,呈节段性分布,两段之间血管比较正常。②活动期为受累动静脉管壁全层非化脓性炎症,管腔被血栓堵塞。③后期,炎症消退,血栓机化,新生毛细血管形成。④虽有侧支循环逐渐建立,但不足以代偿,因而神经、肌肉和骨骼等均可出现缺血性改变。

【临床表现】 本病起病隐匿,进展缓慢,多次发作后症状逐渐明显和加重。主要临床表现:①病肢怕冷,皮肤温度降低,苍白或发绀。②病肢感觉异常及疼痛,早期源于血管壁炎症刺激末梢神经,后因动脉阻塞造成缺血性疼痛,即间歇性跛行或静息痛。③长期慢性缺血导致组织营养障碍改变。严重缺血者,病肢末端出现缺血性溃疡或坏疽。④病肢的远端动脉搏动减弱或消失。⑤发病前或发病过程中反复出现游走性浅静脉炎。

【检查和诊断】 临床诊断要点:①大多数病人为青壮年男性,多数有吸烟嗜好;②病肢有不同程度的缺血症状;③有游走性浅静脉炎病史;④病肢足背动脉或胫后动脉搏动减弱或消失;⑤一般无高血压、高脂血症、糖尿病等动脉硬化的常见高危因素。

动脉硬化闭塞症的一般检查和特殊检查均适用于本病。动脉造影可以明确病肢动脉阻塞的部位、程度、范围及侧支循环建立情况。病肢中、小动脉多节段狭窄或闭塞是本病的典型影像学征象。最常累及小腿的 3 支主干动脉(胫前、胫后及腓动脉),或其中1~2 支,后期可累及腘动脉和股动脉。动脉滋养血管是重要的侧支动脉,其显影示形如细弹簧状,沿闭塞动脉延伸,是本病的特殊征象。

血栓闭塞性脉管炎与动脉硬化性闭塞症的鉴别诊断要点见表 34-1。本病同样需与非血管疾病引起的下肢疼痛及其他动脉疾病作鉴别诊断。

表 34-1 动脉硬化性闭塞症与血栓闭塞性脉管炎的鉴别

鉴别要点	动脉硬化性闭塞症	血栓闭塞性脉管炎
发病年龄	多见于>45 岁	青壮年多见
血栓性浅静脉炎	无	常见
高血压、冠心病、高脂血症、糖尿病	常见	常无
受累血管	大、中动脉	中、小动静脉
其他部位动脉病变	常见	无
受累动脉钙化	可见	无
动脉造影	广泛性不规则狭窄和节段性闭塞,硬化动脉扩张、扭曲	节段性闭塞,病变近、远端血管壁光滑

【预防和治疗】　处理原则应着重于防止病变进展,改善和增进下肢血液循环。

1. **一般疗法**　严格戒烟,防止受冷、受潮和外伤,但不应使用热疗,以免组织需氧量增加而加重症状。疼痛严重者,可用镇痛药,慎用易成瘾的药物。病肢应进行适度锻炼,以促进侧支循环建立。

2. **非手术治疗**　除选用抗血小板聚集与血管扩张药物、高压氧舱治疗外,可根据中医辨证论治原则予以治疗。

3. **手术治疗**　目的是重建动脉血流通道,增加肢体血供,改善缺血引起的后果。在闭塞动脉的近、远端仍有通畅的动脉时,可施行旁路转流术。鉴于血栓闭塞性脉管炎主要累及中、小动脉,常导致缺乏良好流出道而使旁路不适用。静脉动脉化、经皮腔内血管成形术(PTA)对部分病人有一定疗效。总体而言,与动脉硬化性闭塞症相比,常规的血运重建手术对于血栓闭塞性脉管炎病人效果不甚理想。

已有肢体远端缺血性溃疡或坏疽时,应积极处理创面,选用有效抗生素治疗。组织已发生不可逆坏死时,应考虑不同平面的截肢术。

4. **其他治疗**　细胞疗法作为近年来新兴的治疗方法,通过自体循环干细胞分泌的细胞因子等促进病肢形成新生血管,改善血供,展现出较好前景。

三、动脉栓塞

动脉栓塞(arterial embolism)是指动脉腔被进入血管内的栓子(血栓、空气、脂肪、癌栓及其他异物)堵塞,造成血流阻塞,引起急性缺血的临床表现。特点是起病急骤,症状明显,进展迅速,后果严重,需积极处理。

【病因和病理】　栓子的主要来源如下:①心源性:引起动脉栓塞的最常见原因,如房颤、风湿性心脏病或细菌性心内膜炎时,心房/室壁或人工心脏瓣膜上的血栓脱落等。②血管源性:如动脉瘤腔内的血栓脱落,动脉粥样斑块脱落。③医源性:血管腔内治疗术中导管、导丝、栓塞材料和支架等异物。④其他源性:骨折、脂肪抽吸术等可导致脂肪栓塞,分娩可引起羊水栓塞,恶性肿瘤可有癌栓。栓子可随血流冲入脑部、内脏和肢体动脉,大都停留在动脉分叉处。严重缺血6～12小时后,组织可发生坏死,出现肌肉及神经功能障碍。

【临床表现】　急性动脉栓塞的典型临床表现为"5P"征,即疼痛(pain)、苍白(pallor)、无脉(pulselessness)、感觉异常(paresthesia)和运动障碍(paralysis)。

1. **疼痛**　通常是最早出现的症状,由栓塞部位动脉痉挛和近端动脉内压突然升高所致。起于栓塞平面,延至远端,并演变为持续性疼痛。轻微的体位改变或被动活动均可致剧烈疼痛,故病肢常处于轻度屈曲的强迫体位。

2. **皮肤色泽和温度改变**　由于动脉供血障碍,皮下静脉丛血液排空,因而皮肤苍白。栓塞远端肢体皮肤温度降低甚至厥冷。根据变温平面,可推测动脉栓塞部位,变温带常比栓塞平面低一掌宽(图34-1)。

3. **动脉搏动减弱或消失**　急性栓塞后,栓塞平面远端的动脉搏动明显减弱,甚至消失。通过触诊病肢各节段的动脉搏动,可大致判断动脉栓塞的部位。

4. **感觉和运动障碍**　由于周围神经缺血,栓塞平面远端肢体皮肤感觉异常、麻木甚至丧失。后期可有肌肉组织坏死,出现深感觉丧失、运动功能障碍以及不同程度的足或腕下垂。

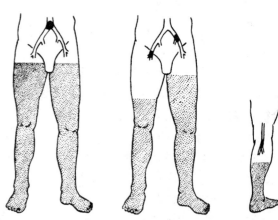

图34-1　**不同位置动脉栓塞后皮肤温度的改变**
阴影代表皮肤温度降低区,都较实际栓塞部位低。

5. 动脉栓塞的全身影响　栓塞动脉的管腔愈大,全身反应也愈重。栓塞发生后,受累肢体可发生组织缺血坏死,引起严重的代谢障碍,表现为高钾血症、肌红蛋白尿和代谢性酸中毒,最终导致肾衰竭。

【检查和诊断】　凡有心脏病史伴有房颤或上述发病原因者,突然出现"5P"征象,即可作出临床诊断。下列检查可为确定诊断提供客观依据:①动脉搏动触诊:能大致判断栓塞平面;②多普勒超声:探测肢体主干动脉搏动突然消失的部位,可对栓塞平面作出诊断;③动脉造影和 CTA:能了解栓塞部位,远端动脉是否通畅,侧支循环状况,有无继发血栓形成等情况(图34-2)。

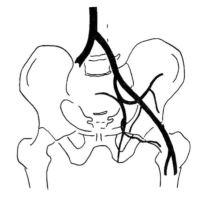

图 34-2　**右髂总动脉栓塞**
对比剂在栓塞近端骤然中断。

在明确诊断的同时,还应针对栓塞的来源作相应的检查,如心电图、超声心动图、血生化和酶学检查等,以便于制订全身治疗方案。

【治疗】　由于病程进展快,后果严重,诊断明确后,必须采取积极的有效治疗措施。

1. 非手术治疗　由于病人常合并严重的心血管疾病,因此,即使预行急诊取栓术,也应重视围手术期管理,以改善全身情况,降低手术风险。非手术治疗适用于:①全身情况不能耐受手术者;②远端小动脉栓塞,如胫腓干动脉远端或肱动脉远端的动脉栓塞;③栓塞时间较长,或有良好的侧支循环建立,可以维持肢体存活者;④肢体已出现明显的坏死征象,手术已不能挽救肢体。常用药物有:抗凝、祛聚、扩血管及溶栓药物。采用低分子肝素抗凝是动脉栓塞的基础治疗,有助于防止继发血栓蔓延,后续可桥接香豆素类衍生物或直接口服抗凝药。尿激酶等纤溶药物,可经外周静脉全身给药或经动脉内导管在病变局部溶栓。治疗期间必须严密观察病人的凝血功能,及时调整用药剂量或中止治疗,防止发生重要脏器出血性并发症。

2. 手术治疗　凡诊断明确,尤其是大、中动脉栓塞,如果病人全身情况允许,应尽早手术治疗,主要包括动脉切开取栓术、动脉旁路转流术、血管腔内治疗等。其中,动脉切开取栓术是治疗急性动脉栓塞的主要手段,包括切开动脉直接取栓和 Fogarty 球囊导管取栓术,后者更常用,不仅简化操作,缩短手术时间,而且创伤小。血管腔内治疗(如经皮机械血栓切除术等)为全身情况差、不能耐受手术者提供了治疗机会。术后应密切观察肢体的血供情况,继续治疗相关的内科疾病。术后如病肢出现肿胀、肌组织僵硬、疼痛,并致已恢复血供的远端肢体再缺血时,应及时作肌筋膜间隔切开术;肌组织已有广泛坏死者,需行截肢术。

四、雷诺综合征

雷诺综合征(Raynaud syndrome)是指小动脉阵发性痉挛,受累部位程序性出现苍白及发冷、青紫及疼痛、潮红后复原的典型症状。常于寒冷刺激或情绪波动时发病。

【病因和病理】　通常将单纯由血管痉挛引起,无潜在疾病的称为雷诺病,病程往往稳定;血管痉挛伴随其他系统疾病的称为雷诺现象,病程较为严重,可以发生指(趾)端坏疽。两者统称为雷诺综合征。发病的确切原因虽未完全明确,但与下列因素有关:寒冷刺激、精神紧张、感染、性腺功能、交感神经功能紊乱、免疫功能及遗传因素等。病理改变与病期有关:早期因动脉痉挛造成远端组织暂时性缺血;后期出现动脉内膜增厚、弹性纤维断裂以及管腔狭窄和血流量减少。如有继发血栓形成致管腔闭塞,可出现营养障碍性改变,指(趾)端溃疡甚至坏死。

【临床表现】　多见于青壮年女性;好发于手指,常为双侧性,偶可累及趾、面颊及外耳。典型症状是顺序出现苍白、青紫和潮红。在疾病的早期,多在寒冷季节发病,一次发作的持续时间为数分钟至几十分钟。随着病情进展,发作频率上升,症状持续时间延长,即使在气温较高的季节遇冷刺激也可发病。发作时,往往伴有极不舒适的麻木,但很少有剧痛;间歇期,除手指皮温稍低外,无其他症状。

指(趾)端溃疡少见,桡动脉(或足背动脉)搏动正常。

【检查和诊断】 根据发作时的典型症状即可作出诊断。必要时可作冷激发试验:手浸泡于冰水中20秒后测定手指皮温,显示复温时间延长(正常15分钟左右)。

【治疗】 保暖措施可预防或减少发作;吸烟者应戒烟。药物治疗首选能够抑制交感神经肌肉接触传导类药物。尚可应用前列腺素 E_1,其具有扩张血管并抑制血小板聚集的作用。若有自身免疫性疾病或其他系统性疾病,应同时进行治疗。大多数病人经药物治疗后症状缓解或停止发展。

五、周围动脉瘤

周围动脉瘤(peripheral arterial aneurysm)通常指主动脉以外的动脉区域发生的局限性异常扩张,可发生于四肢动脉、颈动脉及锁骨下动脉等处,以股动脉瘤和腘动脉瘤最为常见,约占周围动脉瘤的90%。分三类:①真性动脉瘤;②假性动脉瘤;③夹层动脉瘤(图34-3)。

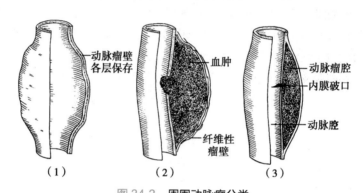

图34-3 周围动脉瘤分类
(1)真性动脉瘤 (2)假性动脉瘤 (3)夹层动脉瘤

【病因】 周围动脉瘤病因复杂,动脉粥样硬化是真性动脉瘤的最常见原因,损伤、感染、炎症引起的动脉瘤以假性动脉瘤居多。

1. **动脉粥样硬化** 多发于50岁以上人群,常伴有高血压、冠状动脉硬化性心脏病及其他部位动脉硬化,可为多发性动脉瘤。

2. **损伤** 锐性损伤如刀刺伤,钝性损伤可以是挫伤、骨折缘损伤,长期拄拐杖反复摩擦挤压腋动脉,长期吸毒者反复动脉穿刺注射。此外,医源性损伤如动脉穿刺、插管,动脉吻合口等。

3. **感染** 结核、细菌性心内膜炎或脓毒症时,细菌可经血液循环侵袭动脉管壁,形成滋养血管或血管壁小脓肿,导致动脉壁溃破形成感染性动脉瘤;梅毒螺旋体侵袭动脉壁发生动脉炎,使肌层胶原纤维和弹性纤维变性,导致囊性或梭形动脉瘤。

4. **动脉炎性疾病** 大动脉炎、川崎病、白塞综合征等动脉非细菌性炎性疾病常累及青年人动脉系统,导致形成动脉瘤。有多发趋势,炎症活动期易破裂出血。

5. **先天性动脉中层缺陷** 如马方综合征(Marfan syndrome)及 Ehlers-Danlos 综合征,常见于青年人。

【临床表现】

1. **搏动性肿块和杂音** 是动脉瘤最典型的临床表现。肿块表面光滑,触诊时具有膨胀性而非传导性搏动,且与心脏搏动一致,可伴有震颤和收缩期杂音。

2. **压迫症状** 因动脉瘤压迫周围神经和静脉以及邻近器官,而出现相应症状。颈动脉瘤压迫喉返神经可引起一侧声带麻痹,出现声音嘶哑;压迫颈交感神经可出现霍纳综合征(Horner syndrome);压迫气管可引起呼吸困难;压迫食管引起吞咽困难等。

3. **远端肢体、器官缺血** 瘤腔内附壁血栓或硬化斑块碎片脱落可造成远端动脉栓塞。动脉瘤继发血栓形成时,可引起远端组织急性缺血。

4. 瘤体破裂　动脉瘤在压力作用下不断扩张增大,最终可突然破裂、出血而危及生命。

5. 其他症状　如瘤体增大较快或先兆破裂,局部可有明显疼痛。感染性动脉瘤可有局部疼痛、周围组织红肿,可伴有发热、周身不适等全身症状。

【诊断与鉴别诊断】　根据临床表现及体格检查,一般可作出临床诊断。瘤体小且肥胖者,不易检出而导致漏诊。当动脉瘤伴周围组织炎症或腔内血栓形成时,搏动不明显,切勿误诊为脓肿或良性肿瘤而行穿刺活检或切开引流术。腘动脉瘤如并发血栓形成,需与腘窝囊肿鉴别。

影像学检查有助于明确诊断,可根据情况选用多普勒超声、DSA、CTA 和 MRA。

【治疗】　周围动脉瘤一经确诊,应尽早治疗。方法有三类。

1. 手术治疗　原则是切除动脉瘤和动脉重建术。动脉重建包括动脉裂口修补、动脉补片移植和动脉端端吻合术等。缺损较大时可行人工血管或自体静脉移植术。如为感染性动脉瘤并伴周围组织感染,应彻底清除瘤腔内血栓及感染组织,反复清洗,自体静脉移植时尽量在感染区域外绕行。

2. 动脉瘤腔内修复术　采用覆膜支架置入瘤体所累及的动脉段,隔绝动脉瘤同时重建动脉。该法创伤较小,但费用较开放手术高,必须严格掌握适应证。

3. 开放手术和腔内修复相结合的复合手术　即以一个较小的手术先重建受动脉瘤影响的重要分支动脉血流,再采用覆膜支架隔绝瘤体及其重要分支。适用于瘤体位置深、开放手术创伤大或病人不能耐受开放手术者。这种治疗方法可减少手术创伤,降低手术风险。

六、内脏动脉瘤

内脏动脉瘤是指发生在腹主动脉内脏支的动脉瘤,以脾动脉瘤最常见(占 60%),其次为肝动脉瘤(占 20%)、肠系膜上动脉瘤(占 8%),也可见腹腔干动脉瘤、肾动脉瘤以及肠系膜下动脉瘤。其主要威胁为瘤体突然破裂,大出血休克而死亡。

(一)脾动脉瘤　在腹腔动脉瘤中,脾动脉瘤仅次于肾下腹主动脉瘤和髂动脉瘤,居内脏动脉瘤之首。脾动脉瘤多见于脾动脉远端 1/3 及近脾门处,单发较多,呈囊状或球状扩张。

【病因】　脾动脉瘤的发病与下列因素或疾病相关:①妊娠:以妊娠妇女居多,且易破裂,破裂率高达 20%～50%。②门静脉高压:门静脉高压时脾肿大、脾动脉血流增加致脾动脉壁薄弱部位瘤样扩大。③胰腺炎:急、慢性胰腺炎的胰液自身消化或局部压迫,可诱发脾动脉假性动脉瘤的形成。④损伤:腹部外科大手术可直接损伤脾动脉,形成脾动脉假性动脉瘤。血管腔内治疗直接损伤血管壁,也是导致动脉瘤的原因。

【临床表现】　脾动脉瘤的临床表现各异。未破裂时症状不典型,部分病人仅表现为上腹部不适、腹痛等,瘤体较大时可有左肩部或左背部疼痛,压迫神经丛或刺激胃后壁造成间歇性恶心、呕吐等消化道症状。动脉瘤破裂时出现突发性急性腹痛,背部或肩部放射痛,以及急性失血性休克等征象。

【诊断】　①CTA:可准确地区分脾动脉以及膨大的瘤体(图 34-4)。三维成像则能显示出不同侧面的立体结构。②MRI:利用其血管流空效应可协助诊断脾动脉瘤,并判断门静脉以及内脏静脉内血流情况。③超声:阳性率不如 CTA 和 MRI,但可作为一种初步检测手段。④选择性血管造影:最常用 DSA,可具体了解瘤体的大小、形态、部位以及与周围的关系,并为腔内治疗提供参考数据。

【治疗】　手术治疗适用于瘤体直径≥2cm,有增大趋势者,以及准备妊娠或妊娠期间发现

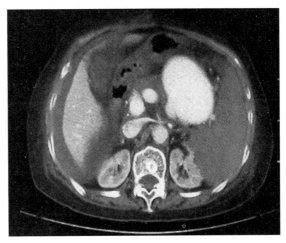

图 34-4　脾动脉瘤 CTA

的脾动脉瘤。手术治疗有腔内和开放手术两种方法:腔内治疗可使用动脉瘤栓塞术,或置入覆膜支架隔绝动脉瘤;开放手术可行脾动脉瘤切除、脾动脉重建或脾动脉瘤连同脾切除等。

(二)肝动脉瘤 可分为肝内和肝外两型,以后者居多,肝内型多见于右侧肝。主要病因有创伤、感染、动脉硬化及肝动脉先天性发育异常。经肝动脉插管化疗、造影等也可引起肝动脉瘤。胆管结石和胆总管T管引流偶可导致肝动脉瘤。瘤体较小未造成胆道阻塞者,临床症状不典型,或仅出现上腹部不适。当瘤体增大压迫胆道时,可出现发热、黄疸等症状;瘤体破裂可出现失血性休克的临床表现,破入胆道或消化道则出现胆道出血或消化道出血。

根据瘤体所处具体部位、大小等,肝动脉瘤的手术治疗总体可以分为血管腔内手术和开放手术。前者主要包括覆膜支架植入、栓塞或者裸支架辅助下栓塞。后者包括:肝外型动脉瘤可作动脉瘤切除,肝内型动脉瘤可行部分肝切除或肝动脉结扎术。

(三)肾动脉瘤 肾动脉瘤可发生在肾动脉主干或其分支,临床常无症状,部分表现为高血压和肾功能异常,偶有肾绞痛的发生,肾动脉瘤破裂时可出现失血性休克。结合超声、CTA、MRI检查不难诊断,选择性肾动脉造影显示更清晰。

治疗肾动脉瘤的主要方法是动脉瘤切除、自体血管移植或人工血管移植重建肾动脉,近年腔内治疗应用较多。对部分病人在动脉瘤切除后行自体肾移植术。

(四)腹腔干和肠系膜动脉瘤 腹腔干和肠系膜动脉瘤较少见,其中肠系膜上动脉瘤约占内脏动脉瘤的8%。本病大多无临床症状,也可出现肠缺血、动脉瘤压迫引起的腹部不适和腹痛,消化道出血、腹腔或后腹膜出血等。如发生消化道缺血坏死,后果严重。临床诊断较困难,常需经CTA或血管造影来确定诊断(图34-5)。除可行动脉瘤切除伴血管重建外,近年来,更多采用腔内微创方法治疗。

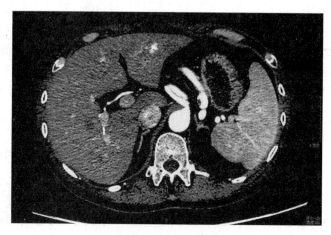

图 34-5　腹腔干夹层 CTA

第四节 │ 静脉疾病

静脉疾病比动脉疾病更常见,好发于下肢。主要分两类:下肢静脉反流性疾病,如下肢慢性静脉功能不全,包括原发性下肢静脉曲张和原发性下肢深静脉瓣膜功能不全;下肢静脉回流障碍性疾病,如下肢深静脉血栓形成。静脉的解剖与血流动力学在静脉疾病的发病机制中起重要作用。

一、解剖结构与血流动力学

【下肢静脉解剖】 下肢静脉由浅静脉、深静脉、交通静脉和小腿肌静脉组成。①浅静脉:有大、小隐静脉两条主干。小隐静脉起自足背静脉网的外侧,自外踝后方上行,逐渐转至小腿屈侧中线并穿入深筋膜,注入腘静脉,可有一上行支注入大隐静脉。大隐静脉是人体最长的静脉,起自足背静脉网的内侧,自内踝前方沿小腿和大腿内侧上行,在腹股沟韧带下穿过卵圆窝注入股总静脉。汇入股总静前,大隐静脉主要有五大属支:阴部外静脉、腹壁浅静脉、旋髂浅静脉、股外侧静脉和股内侧静脉(图34-6)。②深静脉:小腿深静脉由胫前、胫后和腓静脉组成。胫后静脉与腓静脉汇合成短段的胫腓干静脉,后与胫前静脉组成腘静脉,经腘窝进入收肌腱裂孔上行为股浅静脉,至小粗隆平面与股深静脉汇合为股总静脉,于腹股沟韧带下缘移行为髂外静脉(图34-7)。③交通静脉:穿过深筋膜连接深、浅静脉。小腿内侧的交通静脉,多数位于距足底(13±1)cm、(18±1)cm 和(24±1)cm 处;小腿外侧的交通静脉大多位于小腿中段(图34-8)。大腿内侧的交通静脉大多位于中、下 1/3 处。④小腿肌静脉:有腓肠肌静脉和比目鱼肌静脉,直接汇入深静脉。

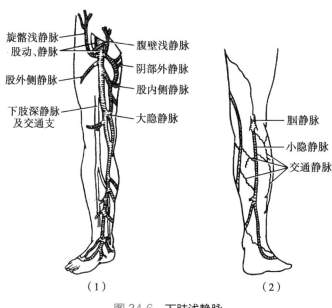

图 34-6 下肢浅静脉
(1)大隐静脉及其属支 (2)小隐静脉及其属支

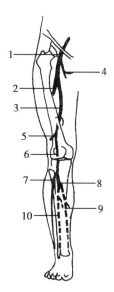

图 34-7 下肢深静脉

1. 股总静脉 2. 股深静脉 3. 股浅静脉
4. 大隐静脉 5. 小隐静脉 6. 腘静脉
7. 胫前静脉 8. 胫腓干静脉 9. 胫后静脉
10. 腓静脉

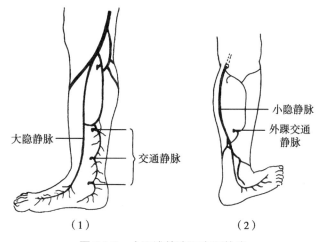

图 34-8 小腿浅静脉和交通静脉
(1)大隐静脉及内踝交通静脉 (2)小隐静脉及外踝交通静脉

【静脉壁结构】 包括内膜、中膜和外膜。内膜由内皮细胞与内膜下层组成;中膜含有平滑肌细胞及结缔组织网,与静脉壁的强弱及收缩功能相关;外膜主要为结缔组织,内含供应静脉壁的血管、淋巴管与交感神经终端。与动脉相比,静脉壁薄,肌细胞及弹性纤维较少,但富含胶原纤维,对维持静脉壁强度起重要作用。静脉壁结构异常主要是胶原纤维减少、断裂、扭曲,使静脉壁失去应有强度而扩张。

静脉瓣膜:由两层内皮细胞折叠而成,内有弹性纤维。正常瓣膜为双叶瓣,每一瓣膜包括瓣叶、游离缘、附着缘和交会点,与静脉壁构成的间隙称瓣窦(图 34-9)。瓣窦部位的静脉壁较非瓣膜附着部位薄且明显膨出,使静脉外形如竹节状。静脉瓣膜具有向心单向开放功能,关闭时可耐受 200mmHg 以上的逆向压力,足以阻止逆向血流。瓣膜结构异常可有:先天性异常,如小瓣膜、裂孔、缺如等;继发性异常,如血栓形成使瓣膜遭受破坏;原发性异常,长期逆向血流冲击,使瓣膜逐渐变薄、伸长、撕裂,最后发生增厚、萎缩。

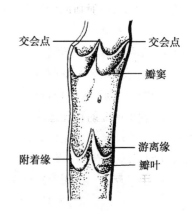

图 34-9 下肢静脉的瓣膜和解剖结构

【血流动力学】 静脉系统内血量约占全身血量的 64%,因此称为容量血管,起着血液向心回流通路、贮存血液、调节心脏流出道及皮肤温度等重要作用。在下肢,浅静脉内的血量占回心血量的 10%～15%,深静脉内的血量占 85%～90%。下肢静脉血流能对抗重力向心回流,主要依赖于:①静脉瓣膜向心单向开放功能;②肌关节泵的动力功能;③其他因素:胸腔吸气期与心脏舒张期产生的负压,对周围静脉有向心吸引作用;腹腔内压升高及动脉搏动压力向邻近静脉传递,具有促使静脉回流和瓣膜关闭的作用。下肢静脉压受体位改变和活动的影响。长时间的静息态坐位、立位,下肢远端静脉处于高压与淤血状态。

二、下肢慢性静脉功能不全

下肢慢性静脉功能不全(chronic venous insufficiency of lower limb)是一组由静脉反流引起的病症,常见症状为下肢沉重、疲劳和胀痛等。1994 年美国静脉学会根据四个方面,包括临床表现、病因分类、解剖定位及病理生理改变,制定了 CEAP 分级系统,2020 年再次更新,据此其临床表现分七类:C0,无可见或明显的静脉疾病征象;C1,毛细血管扩张或网状静脉;C2,静脉曲张(C2r,复发性静脉曲张);C3,水肿;C4,继发于慢性静脉疾病的皮肤和皮下组织改变(C4a,色素沉着或湿疹;C4b,皮肤脂质硬化或萎缩;C4c,环状静脉扩张);C5,已愈合的静脉溃疡;C6,活动期静脉溃疡(C6r,复发性活动期静脉溃疡)。依据病因可分为原发性、继发性(深静脉血栓形成后,静脉外来压迫等)、先天性和病因未知四类。解剖定位包括:浅静脉、深静脉、穿通支以及未明确的病变静脉解剖位置。病理生理分级包括:反流、阻塞、反流和阻塞二者兼有,以及未明确的病理生理改变四类。

(一)原发性下肢静脉曲张(primary lower extremity varicose veins) 指仅涉及隐静脉,浅静脉伸长、迂曲而呈曲张状态,持久站立工作、体力活动强度高、久坐者多见。

【病因和病理生理】 静脉壁薄弱、静脉瓣膜缺陷及浅静脉内压升高,是引起浅静脉曲张的主要原因。静脉壁薄弱和静脉瓣膜缺陷与遗传因素有关。长期站立、重体力劳动、妊娠、慢性咳嗽、习惯性便秘等后天因素,使瓣膜承受过度压力,逐渐松弛,不能紧密关闭。由于离心愈远的静脉承受的静脉压愈高,因此曲张静脉在小腿部远比大腿部明显。

【临床表现和诊断】 原发性下肢静脉曲张以大隐静脉曲张多见,单独的小隐静脉曲张较少见;以左下肢多见,但双下肢可先后发病。主要临床表现为下肢浅静脉扩张、迂曲,下肢沉重、乏力感,踝部轻度肿胀,"足靴"区皮肤营养障碍性改变,如皮肤色素沉着、皮炎、湿疹或皮下脂质硬化以及溃疡形成。

根据典型的临床表现,诊断并不困难。必要时选用超声、容积描记、下肢静脉压测定和静脉造影等辅助检查,以更准确地判断病变性质。

原发性下肢静脉曲张的诊断,必须排除下列几种疾病才能确立:①原发性下肢深静脉瓣膜功能不全:症状相对严重,超声或下肢静脉造影观察到深静脉瓣膜关闭不全的特殊征象。②下肢深静脉血栓形成后综合征:有深静脉血栓形成病史,浅静脉扩张伴有肢体明显肿胀。如鉴别诊断仍有困难,应作超声或下肢静脉造影。③动静脉瘘:病肢皮肤温度升高,局部有时可扪及震颤或有血管杂音,浅静脉压力明显上升,静脉血的含氧量增高。

【治疗】

1. 非手术疗法　病肢穿医用弹力袜或用弹性绷带使曲张静脉处于萎瘪状态。避免久站、久坐,间歇抬高病肢。非手术疗法仅能改善症状,适用于:①症状轻微且不愿手术者;②妊娠期发病,鉴于分娩后症状有可能消失,可暂行非手术疗法;③无法耐受手术者。

2. 硬化剂注射和压迫疗法　硬化剂注入排空的曲张静脉后引起炎症反应使之闭塞,可作为手术的辅助疗法,处理残留的曲张静脉。硬化剂注入后,局部用纱布卷压迫,自足踝至注射处近侧穿弹力袜或缠绕弹性绷带,立即开始主动活动。应避免硬化剂渗漏造成组织炎症、坏死或进入深静脉并发血栓形成。

3. 手术疗法　诊断明确且无禁忌证者都可施行手术治疗:大隐静脉高位结扎及主干与曲张静脉剥脱术。已确定交通静脉功能不全的,可行交通静脉结扎术。近年来,应用激光和射频进行静脉闭合手术,提供了更加微创的选择。

【并发症及其处理】

1. 血栓性浅静脉炎　曲张静脉易引起血栓形成及静脉周围炎,常遗有局部硬结与皮肤粘连,可用抗凝及局部热敷治疗,伴有感染时应用抗生素。炎症消退后,应施行手术治疗。

2. 溃疡形成　踝周及"足靴"区易在皮肤损伤破溃后发生经久不愈的溃疡,愈合后常复发。处理方法:创面湿敷,抬高病肢以利回流,较浅的溃疡一般都能愈合,接着应采取手术治疗。较大或较深的溃疡,经上述处理后溃疡缩小,周围炎症消退,创面清洁后也应作手术治疗,同时作清创植皮,可以缩短创面愈合期。

3. 曲张静脉破裂出血　大多发生于"足靴"区及踝部。可以表现为皮下淤血,或皮肤破溃时外出血,因静脉压力高而出血速度快。抬高病肢和局部加压包扎,一般均能止血,必要时可以缝扎止血,以后再作手术治疗。

(二)原发性下肢深静脉瓣膜功能不全(primary lower extremity deep vein valve insufficiency)　指深静脉瓣膜不能紧密关闭,引起血液反流,但无先天性或继发性原因。

【病因和病理生理】　病因至今未明,发病因素有:①瓣膜结构薄弱,在持续的逆向血流及血柱重力作用下,瓣膜游离缘松弛而不能紧闭,造成静脉血反流;②持久的超负荷回心血量导致静脉管腔扩大、瓣膜相对短小而关闭不全;③深静脉瓣膜发育异常或缺如,失去正常关闭功能;④小腿肌关节泵软弱,泵血无力,静脉血液积聚导致静脉高压和瓣膜关闭不全。股浅静脉第一对瓣膜直接承受近端深静脉逆向血流冲击,常最先出现关闭不全。股深静脉开口相对斜向外方,受血柱重力的影响较小,受累及可能较迟。

【临床表现和诊断】　除浅静脉曲张外,根据临床表现的轻重程度可分为:①轻度:久站后下肢沉重不适,踝部轻度水肿。②中度:轻度皮肤色素沉着及皮下组织纤维化,单个小溃疡。下肢沉重感明显,踝部中度肿胀。③重度:短时间活动后即出现小腿胀痛或沉重感,水肿明显并累及小腿,伴有广泛色素沉着、湿疹或多个复发性溃疡(已愈合或活动期)。

鉴于浅静脉曲张是多种疾病的主要症状,需作深静脉瓣膜功能检查方能明确诊断。

1. 静脉造影　下肢静脉顺行造影显示下列特点:深静脉全程通畅,明显扩张;瓣膜影模糊或消失,失去正常的竹节状形态而呈直筒状;Valsalva屏气试验时,可见含有对比剂的静脉血自瓣膜近端向瓣膜远端反流。在下肢静脉逆行造影中,可见对比剂向远端反流(图34-10)。

2. 下肢活动静脉压测定　常作为筛选检查,可间接地了解瓣膜功能。正常站立位活动后足背浅静脉压平均为10~30mmHg,原发性下肢静脉曲张时为25~40mmHg,深静脉瓣膜关闭不全时高达55~85mmHg。

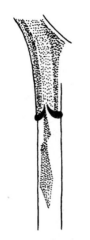

图 34-10　下肢静脉逆行造影
深静脉瓣膜功能不全时,显示对比剂自瓣膜近端向远端反流。

3. 超声检查　可观察瓣膜关闭活动及有无逆向血流。

原发性深静脉瓣膜关闭不全应与深静脉血栓形成后综合征相鉴别,二者临床表现相似,但处理方法不尽相同。深静脉血栓形成后综合征常有深静脉血栓形成病史,浅静脉曲张范围广泛,可涉及下腹壁,下肢静脉造影示深静脉部分或完全再通、形态不规则、侧支开放、瓣膜影消失。原发性深静脉瓣膜关闭不全常无深静脉血栓形成病史,浅静脉曲张局限于下肢,下肢静脉造影示深静脉通畅、扩张、呈直筒状,瓣膜影模糊。

【治疗】　目前深静脉瓣膜重建术由于中远期疗效不理想,已较少施行。对于深静脉瓣膜关闭不全同时伴有浅静脉曲张,目前多主张先作大隐静脉高位结扎、曲张静脉剥脱及交通静脉结扎术。

三、深静脉血栓形成

深静脉血栓形成(deep venous thrombosis,DVT)是指血液在深静脉腔内不正常凝结,阻塞静脉腔,导致静脉回流障碍,如未予及时治疗,急性期可并发肺栓塞,后期则因血栓形成后综合征影响生活和工作。全身主干静脉均可发病,尤其多见于下肢。

【病因和病理】　19 世纪中期,Virchow 提出:静脉损伤、血流缓慢和血液高凝状态是造成深静脉血栓形成的三大因素。①损伤可造成内皮脱落及内膜下层胶原裸露,或静脉内皮及其功能损害,引起多种生物活性物质释放,启动内源性凝血系统,同时静脉壁电荷改变,导致血小板聚集、黏附,形成血栓。②造成血流缓慢的外因有:久病卧床,术中、术后以及肢体制动状态、久坐不动等。③血液高凝状态见于:妊娠、产后或术后、创伤、长期服用避孕药、肿瘤组织裂解产物等。

典型的血栓包括:头部为白血栓,颈部为混合血栓,尾部为红血栓(图 34-11)。血栓形成后可向主干静脉的近端和远端滋长蔓延。其后,在纤维蛋白溶酶(纤溶酶)的作用下,血栓可溶解消散,血栓脱落或裂解的碎片成为栓子,随血流进入肺动脉引起肺栓塞。但血栓形成后常激发静脉壁和静脉周围组织的炎症反应,使血栓与静脉壁粘连,并逐渐纤维机化,最终形成边缘毛糙、管径粗细不一的再通静脉。同时,静脉瓣膜被破坏,导致继发性下肢深静脉瓣膜功能不全,即深静脉血栓形成后综合征。

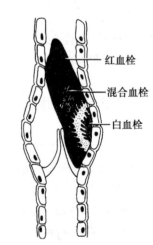

红血栓

混合血栓

白血栓

图 34-11　一个典型血栓形成的病理解剖

【临床表现和分型】　按照血栓形成的发病部位分三类。

1. 上肢深静脉血栓形成　局限于腋静脉,表现为前臂和手部肿胀、胀痛。发生在腋-锁骨下静脉时,整个上肢肿胀,病侧肩部、锁骨上和前胸壁浅静脉扩张。上肢下垂时,肿胀和胀痛加重,抬高后减轻。

2. 上、下腔静脉血栓形成　上腔静脉血栓形成大多数起因于纵隔器官或肺的恶性肿瘤。除有上肢静脉回流障碍的临床表现外,尚有面颈部肿胀、球结膜充血水肿、眼睑肿胀。颈部、前胸壁和肩部浅静脉扩张,病变范围较广并向对侧延伸,胸壁的扩张静脉血流方向向下。常伴有头痛、头胀及其他神经系统症状和原发疾病的症状。下腔静脉血栓形成,多系下肢深静脉血栓向上蔓延所致。其临床特征为双下肢深静脉回流障碍,躯干的浅静脉扩张,血流方向向上。当血栓累及下腔静脉肝段,影响肝静脉回流时,则有巴德-吉亚利综合征的临床表现。

3. 下肢深静脉血栓形成 最为常见,根据发病部位及发病时间可作如下分型。

(1)根据血栓形成的部位分型:①中央型:即髂-股静脉血栓形成。起病急骤,全下肢明显肿胀,病侧髂窝、股三角区有疼痛和压痛,浅静脉扩张,病肢皮温及体温均升高。左侧发病多于右侧。②周围型:包括股静脉或小腿深静脉血栓形成。局限于股静脉的血栓形成,主要特征为大腿肿痛,由于髂-股静脉通畅,故下肢肿胀往往并不严重。局限在小腿部的深静脉血栓形成,临床特点为:突然出现小腿剧痛,患足不能着地踏平,行走时症状加重;小腿肿胀且有深压痛,作踝关节过度背伸试验可致小腿剧痛(Homans 征阳性)。③混合型:即全下肢深静脉血栓形成。主要临床表现为:全下肢明显肿胀、剧痛,股三角区、腘窝、小腿肌层都可有压痛,常伴有体温升高和脉率增快(股白肿)。如病程继续进展,肢体极度肿胀,对下肢动脉造成压迫以及动脉痉挛,导致下肢动脉血供障碍,出现足背动脉和胫后动脉搏动消失,进而小腿和足背往往出现水疱,皮肤温度明显降低并呈青紫色(股青肿),如不及时处理,可发生静脉性坏疽(图34-12)。

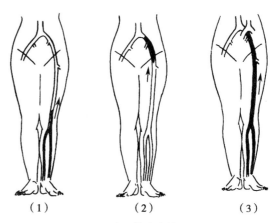

图 34-12　下肢深静脉血栓形成的类型
(1)周围型　(2)中央型　(3)混合型

(2)根据发病时间分型:①急性期:发病 14 天以内;②亚急性期:发病 15～30 天;③慢性期:发病 30 天以后。

(3)根据临床病程演变分型:①闭塞型:疾病早期,深静脉腔内阻塞,以下肢明显肿胀和胀痛为特点,伴有广泛的浅静脉扩张,一般无小腿营养障碍性改变。②部分再通型:病程中期,深静脉部分再通。此时,肢体肿胀与胀痛减轻,但浅静脉扩张更明显,或呈曲张,可有小腿远端色素沉着出现。③再通型:病程后期,深静脉大部分或完全再通,下肢肿胀减轻但在活动后加重,出现明显的浅静脉曲张、小腿广泛色素沉着和慢性复发性溃疡。④再发型:在已再通的深静脉腔内,再次发生急性深静脉血栓形成。

【检查和诊断】 一侧肢体突然发生的肿胀,伴有胀痛、浅静脉扩张,都应怀疑下肢深静脉血栓形成。根据不同部位深静脉血栓形成的临床表现,一般不难作出临床诊断。下列检查有助于确诊和了解病变的范围。

1. 多普勒超声检查 多普勒超声可显示静脉腔内强回声、静脉不能压缩,或无血流等血栓形成的征象。如重复检查,可观察病程变化及治疗效果。

2. 下肢静脉顺行造影 主要征象:①闭塞或中断:深静脉主干被血栓完全堵塞而不显影,或出现对比剂在静脉某一平面突然受阻的征象。常见于血栓形成的急性期。②充盈缺损:主干静脉腔内持久的、长短不一的圆柱状或类圆柱状对比剂密度降低区域,边缘可有线状对比剂显示,形成"轨道征",是静脉血栓的直接征象,为急性深静脉血栓形成的诊断依据。③再通:静脉管腔呈不规则狭窄或细小多枝状,部分可显示扩张,甚至扩张扭曲状。上述征象见于血栓形成的中、后期。④侧支循环形成:邻近阻塞静脉的周围,有排列不规则的侧支静脉显影。大、小隐静脉是重要的侧支,呈明显扩张。

【预防和治疗】 手术、制动、血液高凝状态是发病的高危因素,给予抗凝、祛聚药物,鼓励病人作四肢的主动运动和早期离床活动,是主要的预防措施。治疗方法分为非手术和手术治疗两类,应根据病变类型和临床病程而定。

1. 非手术治疗 ①一般处理:卧床休息、抬高病肢,适当使用利尿剂,以减轻肢体肿胀。病情允许时,穿医用弹力袜或弹性绷带后起床活动。②祛聚药物:如阿司匹林、右旋糖酐等,能扩充血容量、降低血黏度,防治血小板聚集,常作为辅助治疗。③抗凝治疗(anticoagulant therapy):是深静脉血栓形成的基本治疗,可预防血栓形成、防止血栓蔓延,以利静脉管腔再通。抗凝药物有普通肝素、低分子肝素(分子量<6 000)、维生素K拮抗剂和直接口服抗凝药(direct oral anticoagulants),后者包括直接凝血酶抑制剂和Xa因子抑制剂。通常先用低分子肝素皮下注射,达到低凝状态后改用维生素K拮抗剂(如华法林)口服;或者选用直接口服抗凝药。应依据病人病情和病程制订个性化的抗凝方案,抗凝治疗至少3个月。④溶栓治疗(thrombolysis):静脉滴注链激酶(streptokinase)、尿激酶(urokinase)、组织型纤溶酶原激活剂(tissue-type plasminogen activator,t-PA)等,能激活血浆中的纤溶酶原成为纤溶酶,溶解血栓。

出血是抗凝和溶栓治疗的严重并发症,且剂量的个体差异很大,应严密观察凝血功能的变化。纤溶治疗时,尚需监测纤维蛋白原,不应低于1.0g/L(正常2~4g/L)。一旦出现出血并发症,除停药外,应采用硫酸鱼精蛋白对抗肝素、维生素K_1对抗华法林;使用10%氨基己酸(6-氨基己酸)、纤维蛋白原制剂或输新鲜血,对抗纤溶治疗引起的出血。

2. 手术治疗 ①经导管直接溶栓术(catheter-directed thrombolysis,CDT):是腔内治疗技术之一,适用于急性期中央型和混合型血栓形成。在超声或静脉造影监视引导下穿刺相应静脉,顺行或逆行将溶栓导管置入血栓内,通过导管的侧孔,持续脉冲式注入的溶栓药物与血栓充分接触,使溶栓效果更好,同时降低出血并发症发生率,较经周围静脉给药系统溶栓更安全。②机械血栓清除术:经皮机械血栓清除术(percutaneous mechanical thrombectomy,PMT)适用于急性期(14天以内)新鲜的深静脉血栓,主要是采用旋转涡轮或流体动力的原理打碎或抽吸血栓,从而达到迅速减少或清除血栓负荷,解除静脉阻塞的作用。与经导管直接溶栓联合使用能够减少溶栓药物剂量并缩短住院时间。③下腔静脉滤器植入:适用于存在抗凝禁忌的病人,能够减少和预防肺动脉栓塞的发生,但植入有严格的指征。长期放置会导致下腔静脉阻塞和深静脉血栓形成风险,因而首选可回收滤器,待风险降低后及时取出滤器。

【并发症和后遗症】 深静脉血栓如脱落进入肺动脉,可引起肺栓塞。大块肺栓塞可以致死,小的局限性肺栓塞的临床表现常缺乏特异性。典型临床表现有呼吸困难、胸痛、咯血、低血压和低氧血症等,严重者发病急骤,可迅速进入晕厥状态,出现寒战、出汗、苍白或发绀,血压明显下降等。肺动脉CTA检查可以明确诊断。对已有肺栓塞病史、血栓头端延伸至下腔静脉、取栓或置管操作可能造成血栓脱落者,应考虑放置下腔静脉滤器,防止肺栓塞的发生。

深静脉血栓形成后,随着血栓的机化及再通,静脉回流障碍逐渐减轻,而深静脉瓣膜破坏造成的血液反流症状逐渐加重,后遗深静脉血栓形成后综合征(post-thrombotic syndrome,PTS),处理方法根据病变类型而异。闭塞为主者以前述非手术疗法为主。近年来通过腔内手术开通闭塞静脉段,对适合的病人植入支架以解除静脉流出道梗阻,改善病人的临床症状,但其远期疗效仍需要观察。

第五节 │ 动静脉瘘

动脉与静脉间出现不经过毛细血管网的异常短路通道,即形成动静脉瘘(arteriovenous fistula),可分为两类:先天性动静脉瘘(congenital arteriovenous fistula),起因于血管发育异常,是动静脉畸形的一种,约占先天性血管畸形的35.8%;后天性动静脉瘘,大多数由创伤或医源性损伤引起,故又称损伤性动静脉瘘(traumatic arteriovenous fistula)。

一、先天性动静脉瘘

【病因和分类】 在胎儿血管发育的中期,动脉不仅与伴随静脉同行,且与周围的毛细血管有广泛的吻合。出生后,上述吻合支逐渐闭合,动、静脉各行其道。如果原始的丛状血管结构残存,即成大小、数目和瘘型不一的动、静脉间异常通道。在婴幼儿期呈隐匿状态,至学龄期,尤其是进入发育期后,随着活动量增加而迅速发展和蔓延,可以侵犯邻近的肌肉、骨骼及神经等组织。

【临床表现】　头颈部相对好发,其次为四肢、躯干和内脏。在婴幼儿期,一般无明显症状,或仅有轻度软组织肥厚。至发育期可出现明显的临床表现,按照疾病进展的严重程度可分为4期(Schobinger分期):①Ⅰ期(静止期):无症状,通常从出生到青春期。病灶不明显,或仅仅表现为葡萄酒色斑或血管瘤消退期的外观。触诊可及皮温升高。②Ⅱ期(扩张期):通常从青春期开始,肿物增大,肤色加深,侵及皮肤和深部结构。触诊可及搏动、震颤,听诊可闻及杂音。③Ⅲ期(破坏期):出现自发性坏死、慢性溃疡、疼痛或出血等症状。④Ⅳ期(失代偿期):因长期血流动力学异常,并发"高排低阻"性心功能不全或心力衰竭。

【检查和诊断】　根据典型的临床症状:出生后或自幼即出现下肢软组织较肥厚,随年龄增长而逐渐加重,并有肢体粗大、增长,皮温升高,多汗等,即可作出临床诊断。

【治疗】　局限的先天性动静脉瘘,手术切除或瘘口结扎效果较好。范围广泛的多发性瘘,治疗困难,术后易复发。

二、损伤性动静脉瘘

【病因和分类】　主要由创伤或医源性损伤引起。刺伤是导致创伤性动静脉瘘的主要因素,其次为枪弹伤、钝器伤等;而经皮动脉穿刺介入诊断和治疗则是导致医源性损伤最常见的病因。少数见于动脉瘤破入邻近静脉,或因血管壁细菌感染破溃导致动静脉瘘。

【临床表现】　根据病程分为:①急性期:损伤局部出现搏动性肿块,大多有震颤和杂音。多数病人在瘘的远端动脉仍可扪及搏动。②慢性期:由于高压的动脉血经瘘直接灌注静脉,使静脉压力升高,局部症状往往十分典型:沿瘘口的两侧可以听到粗糙连续的血管杂音,邻近瘘的静脉明显扩张,并有血管杂音及震颤,皮肤温度升高。在远离瘘的部位,尤其在足端,因动脉供血量减少和静脉淤血,出现营养障碍性改变,如皮肤光薄、色素沉着、溃疡形成等。瘘口越大,离心脏越近,发生瘘的动脉口径越粗,由于大量血液经瘘孔直接进入静脉,回心血量明显增加,可引起心脏进行性扩大,导致心力衰竭。

【检查和诊断】　根据创伤后局部出现搏动性肿块,震颤,粗糙而连续的血管杂音,伴有浅静脉扩张,远端组织缺血或静脉淤血性改变,即可作出临床诊断。下列检查有助于作出诊断:①多普勒超声:可观察到动脉血经瘘口向静脉分流。②CTA:可对绝大部分颈部动静脉瘘、肢体近端动静脉瘘及腹腔内动静脉瘘作出准确诊断。③血管造影:较大口径的动静脉瘘,通常可以直接显示瘘口;与瘘口邻近的静脉明显扩大,几乎与动脉同时显影;瘘口远端动脉不能全程显示。较小口径的动静脉瘘,常不能直接显示瘘口,但具有邻近瘘口的动静脉几乎同时显影的特点。曾有血肿形成病史者,往往在瘘口的动脉和/或静脉侧出现瘤样扩大。

【治疗】　①保守治疗:多普勒超声可以检测医源性动静脉瘘的大小及瘘口位置,超声引导下压迫动静脉瘘适用于一些动脉和静脉间瘘管较长的病人。②血管腔内治疗:适用于病情稳定、解剖结构合适、手术耐受能力差,以及病变位于难以手术探查部位的病人;主要包括经导管栓塞术、支架植入术或联合两种方法治疗。③外科手术治疗:急性动静脉瘘紧急手术的指征为合并活动性出血、心功能失代偿、动脉搏动减弱、急性内脏或肢体缺血等;慢性动静脉瘘病人若病变或解剖结构不适合行血管腔内修复,以及年轻体健的主动脉-腔静脉瘘病人,均应考虑进行外科手术修复。

第六节 │ 淋巴水肿

淋巴水肿(lymphedema)是慢性进展性疾病,由富含蛋白质的组织间液持续积聚引起。当局部区域的淋巴负荷持续大于淋巴转运能力时,就会发生淋巴水肿。好发于四肢,下肢更为常见。

【解剖和病理生理】　淋巴系统由淋巴管与淋巴结组成。除表皮、中枢神经、角膜、骨骼肌、软骨及韧带等组织外,其他组织器官均存在毛细淋巴管,真皮内尤为丰富。四肢淋巴管分浅、深两组,后者与血管神经束伴行,走向腋窝或腹股沟区,以多支输入淋巴管进入淋巴结,输出淋巴管为单支。淋巴管有完整的外膜,中膜含平滑肌细胞,内膜菲薄,无基底膜,内皮细胞间隙较大,可容细菌、红细胞甚至淋巴细胞透过,具有自主收缩功能,瓣膜则有导向作用。

淋巴管是组织间液回流通道,淋巴结具有过滤与免疫保护功能。正常情况下自血管渗出的液体量,超过静脉端回吸收量,依靠淋巴回流(2~4L/d)维持平衡,组织间液中的大分子物质(蛋白质)不能通过毛细血管内皮间隙,主要依赖淋巴管重吸收。在病理状态下,如静脉高压、低蛋白血症等,自血管渗出液增加、回吸收减少;淋巴系统本身疾病直接影响淋巴的吸收与循环功能。这两种情况均可造成组织间液积聚而引起水肿。

【病因和分类】 淋巴水肿可按病因学(原发性或继发性)、发病机制(低输出性或高输出性)、遗传学(家族性或单纯性)及病发时间(先天性及迟发性)加以分类。目前较为常用的是将淋巴水肿根据病因学分为两类。

1. 原发性淋巴水肿 又分为:①先天性,1岁前即起病,有家族史的称Milroy病;②早发性,临床上较为常见,于1~35岁发病,有家族史者称Meige病;③迟发性,35岁后发病,发病原因至今尚未明确,可能与淋巴管纤维性阻塞、扩张及收缩排空功能障碍有关。

2. 继发性淋巴水肿 常见原因有手术或创伤造成的淋巴系统破坏,放疗后纤维化,肿瘤对淋巴系统的浸润与阻塞,慢性细菌感染,寄生虫感染等。乳腺癌作腋窝淋巴结清扫以及术后放疗易造成上肢淋巴水肿;盆腔肿瘤使盆腔淋巴管(结)浸润或阻塞导致下肢淋巴水肿;反复发作的感染(乙型溶血性链球菌,少数为葡萄球菌)引起的淋巴管纤维性阻塞,最终造成病肢的淋巴水肿。在丝虫病流行地区与结核病高发区,丝虫病和结核病仍是淋巴水肿的重要病因。

【临床表现】 先天性淋巴水肿以男性多见,常为双下肢同时受累;早发性则女性多见,单侧下肢发病,通常不超越膝平面;迟发性者,半数病人发病前有感染或创伤史。主要临床表现:①水肿:自肢体远端向近端扩展的慢性进展性无痛性水肿,可累及生殖器及内脏。②皮肤改变:色泽微红,皮温略高;皮肤日益增厚,苔藓状或橘皮样变;疣状增生;后期呈"象皮腿"。③继发感染:多数为乙型溶血性链球菌感染引起蜂窝织炎或淋巴管炎,出现局部红、肿、热、痛及全身感染症状。④溃疡:轻微皮肤损伤后出现难以愈合的溃疡。⑤恶变:少数病例可恶变成淋巴管肉瘤。

病程进展分期:潜伏期,组织间液积聚,淋巴管周围纤维化,尚无明显肢体水肿。Ⅰ期,呈凹陷性水肿,抬高肢体可大部分或完全缓解,无明显皮肤改变。Ⅱ期,非凹陷性水肿,抬高肢体不能缓解,皮肤开始出现纤维化。Ⅲ期,肢体不可逆性水肿,反复感染,皮肤及皮下组织纤维化和硬化,呈典型"象皮腿"外观。

【检查和诊断】 根据病史及体检不难作出临床诊断。原发性淋巴水肿以慢性进展性无痛性肢体水肿为特点,依据发病年龄及是否有家族史可予以分类;继发性淋巴水肿都有起病原因;晚期病例出现"象皮腿"。进一步检查的目的是确定淋巴阻塞的类型、部位、原因及严重程度,主要方法:①淋巴核素扫描显像(lymphoscintigraphy):核素标记的胶体,如^{99m}Tc、^{198}Au、^{131}I标记的人血清白蛋白,皮下注射后,应被淋巴系统吸收,循淋巴管向近端回流,利用γ相机追踪摄取淋巴显像。如果出现积聚在注射部位、淋巴管与淋巴结显影缓慢或不显影、淋巴管扩大、由淋巴管向皮肤反流等征象,可以作为病因及定位诊断的依据。②荧光微淋巴显像(fluorescence microlymphography):使用吲哚菁绿皮下注射,并在荧光灯照射下追踪引流的淋巴通路。可以实时提示淋巴引流的方向、途径、堵塞部位和皮肤回流情况。③淋巴造影(lymphangiography):由于潜在的不良反应,该侵入性检查目前较少使用。④CT与MRI:常用于诊断或排除可能引起继发性淋巴水肿或高输出性淋巴水肿的局部病理改变,也可以用以检查局部组织特征。

【预防和治疗】 淋巴水肿的早诊断、早干预、早治疗至关重要。淋巴水肿的治疗目标是保护功能,减少生理和心理痛苦,防止皮肤损伤和感染。原发性淋巴水肿目前尚无预防方法,继发性者可通过预防措施降低发生率,预防和及时治疗肢体蜂窝织炎或丹毒;尽可能缩小为诊断或治疗所施行的淋巴组织切除范围;控制丝虫病、结核等特殊感染性疾病。治疗方法:

1. **非手术治疗**　①抬高病肢,护理局部皮肤及避免外伤,适当使用静脉活性药物,穿着具有压力梯度的弹性长袜;②利用套筒式气体加压装置包裹病肢,自水肿肢体远端向近端循序加压,促进淋巴回流;③手法按摩疗法:自水肿的近心端开始,经轻柔手法按摩使水肿消退后,顺序向远端扩展按摩范围;④烘绑压迫疗法:利用电辐射热治疗机(60~80℃)的热效应,促进淋巴回流与淋巴管再生和复通。治疗后用弹性绷带加压包扎。

2. **手术治疗**　针对淋巴水肿的手术通常是姑息性而非根治性的治疗方式,术后持续加压治疗是关键。

（符伟国）

本章思维导图

第七篇

腹部外科疾病

第三十五章 腹外疝

第一节 | 概 述

体内脏器或组织离开其正常解剖部位,通过先天或后天形成的薄弱点、缺损或孔隙进入另一部位,称为疝(hernia)。疝多发生于腹部,以腹外疝为多见。腹外疝是由腹腔内的脏器或组织连同腹膜壁层,经腹壁薄弱点或孔隙,向体表突出而致。腹内疝是由脏器或组织进入腹腔内的间隙囊内而形成,如网膜孔疝。

【病因】 腹壁强度降低和腹内压力增高是腹外疝发生的两个主要原因。

1. **腹壁强度降低** 引起腹壁强度降低的潜在因素很多,最常见的因素有:①某些组织穿过腹壁的部位,如精索或子宫圆韧带穿过腹股沟管、股动静脉穿过股管、脐血管穿过脐环等处;②腹白线因发育不全也可成为腹壁的薄弱点;③手术切口愈合不良、腹壁外伤及感染、腹壁神经损伤、老年、久病、肥胖所致肌萎缩等也常是腹壁强度降低的原因;另外遗传因素、长期吸烟等也可能与腹外疝的发生有关。

2. **腹内压力增高** 慢性咳嗽、慢性便秘、排尿困难、搬运重物、腹水、妊娠、婴儿经常啼哭等是引起腹内压力增高的常见原因。正常人虽时有腹内压增高情况,但如腹壁强度正常,则不致发生疝。

【病理解剖】 典型的腹外疝由疝环、疝囊、疝内容物和疝外被盖等组成。疝囊是壁腹膜的憩室样突出部,由疝囊颈和疝囊体组成。疝囊颈是疝囊比较狭窄的部分,是疝环所在的部位,也是疝突向体表的门户,又称疝门,亦即腹壁薄弱区或缺损所在。各种疝通常以疝门部位作为命名依据,例如腹股沟疝、股疝等。疝内容物是进入疝囊的腹内脏器或组织,以小肠为最多见,大网膜次之。其他腹腔脏器亦可作为疝内容物进入疝囊,但较少见。疝外被盖是指疝囊以外的各层组织。

【临床类型】 腹外疝有易复性、难复性、嵌顿性、绞窄性等类型。

1. **易复性疝**(reducible hernia) 疝内容物很容易回纳入腹腔的疝,称易复性疝。

2. **难复性疝**(irreducible hernia) 疝内容物不能回纳或不能完全回纳入腹腔内,但并不引起严重症状者,称难复性疝。疝内容物反复突出,致疝囊颈受摩擦损伤并产生粘连是导致疝内容物不能回纳的常见原因。少数病程较长的疝,因内容物进入疝囊时产生的下坠力量将疝囊颈上方的腹膜逐渐推向疝囊,尤其是髂窝区后腹膜与后腹壁结合得极为松弛,更易被推移,以致盲肠(包括阑尾)、乙状结肠或膀胱随之下移而成为疝囊壁的一部分(图 35-1)。这种疝称为滑动疝,也属难复性疝。与易复性疝一样,难复性疝的内容物并无血运障碍,也无严重的临床症状。

3. **嵌顿疝**(incarcerated hernia) 疝囊颈较小而腹内压突然增高时,疝内容物可强行扩张疝囊颈而进入疝囊,随后疝囊颈弹性收缩,又将内容物卡住,这种情况称为嵌顿疝。疝发生嵌顿后,如其内容物为肠管,肠壁及其系膜可在疝囊颈处受压,先使静脉回流受阻,导致肠壁淤血和水肿,疝囊内肠壁及其系膜渐增厚,颜色由正常的淡红逐渐转为深红,疝囊内可有淡黄色渗液积聚。于是肠管受压情况加重而更难回纳。肠管嵌顿时,肠系膜内动脉的搏动可扪及,嵌顿如能及时解除,病变肠管可恢复正常。

4. **绞窄性疝**(strangulated hernia) 肠管嵌顿如不及时解除,肠壁及其系膜受压情况不断加重可使动脉血流减少至完全阻断,即为绞窄性疝。此时肠壁逐渐失去其光泽、弹性和蠕动能力,最终变黑坏死。疝囊内渗液变为淡红色或暗红色。如继发感染,疝囊内的渗液则为脓性。感染严重时,可引起疝外被盖组织的蜂窝织炎。积脓的疝囊可自行穿破或误被切开引流而发生肠瘘。

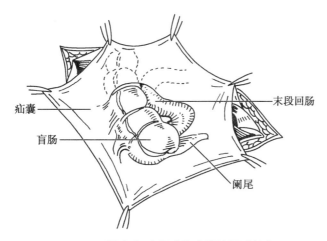

图 35-1　滑动疝，盲肠成为疝囊的组成部分

嵌顿疝和绞窄性疝临床上很难截然区分。肠管嵌顿或绞窄时，可导致急性机械性肠梗阻。但有时嵌顿的内容物仅为部分肠壁，系膜侧肠壁及其系膜并未进入疝囊，肠腔并未完全梗阻，这种疝称为肠管壁疝或 Richter 疝（图 35-2）。如嵌顿的小肠是小肠憩室（通常是 Meckel 憩室），则称为 Littre 疝。嵌顿的内容物通常为一段肠管，有时嵌顿肠管可包括几个肠袢，或呈 W 形，疝囊内各嵌顿肠袢之间的肠管可隐藏在腹腔内，这种情况称为 Maydl 疝，是一种逆行性嵌顿疝（图 35-3）。因为逆行性嵌顿一旦发生绞窄，不仅疝囊内的肠管可坏死，腹腔内的中间肠袢也可坏死；甚至有时疝囊内的肠管尚存活，腹腔内的肠袢已坏死。所以，在手术处理嵌顿或绞窄性疝时，应警惕有无逆行性嵌顿，须把腹腔内有关肠袢牵出检查，判断肠管活力，以防腹腔内的中间坏死肠袢被遗漏。如果疝内容物为阑尾，则称为 Amyand 疝。

儿童疝，因疝环组织一般比较柔软，嵌顿后很少发生绞窄。

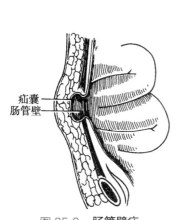

图 35-2　肠管壁疝

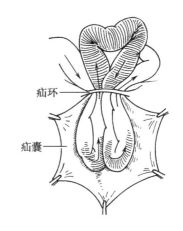

图 35-3　逆行性嵌顿疝

第二节 | 腹股沟疝

腹股沟区是前外下腹壁一个三角形区域，其下界为腹股沟韧带，内界为腹直肌外侧缘，上界为髂前上棘至腹直肌外侧缘的一条水平线。腹股沟疝是指发生在这个区域的腹外疝。

腹股沟疝分为斜疝和直疝两种。疝囊经过腹股沟管深环（内环）突出，向内、向下、向前斜行经过腹股沟管，再穿出腹股沟管浅环（皮下环），可进入阴囊，称为腹股沟斜疝（indirect inguinal hernia）。疝囊经直疝三角区直接由后向前突出，不经过内环，也不进入阴囊，称为腹股沟直疝（direct inguinal hernia）。

斜疝是最多见的腹外疝,发病率约占全部腹外疝的 75%～90%;占腹股沟疝的 85%～95%。腹股沟疝男女发病率之比约为 15:1;右侧比左侧多见。

【腹股沟区解剖概要】

1. 腹股沟区的解剖层次 由浅而深,有以下各层。

(1)皮肤、皮下组织和浅筋膜。

(2)腹外斜肌:其在髂前上棘与脐之间连线以下移行为腱膜,即腹外斜肌腱膜。该腱膜下缘在髂前上棘至耻骨结节之间向后、向上反折并增厚形成腹股沟韧带。韧带内侧端一小部分纤维又向后、向下转折而形成腔隙韧带,又称陷窝韧带(Gimbernat韧带),它填充着腹股沟韧带和耻骨梳之间的交角,其边缘呈弧形,为股环的内侧缘。腔隙韧带向外侧延续附着于耻骨梳,为耻骨梳韧带(Cooper 韧带)。这些韧带在腹股沟疝传统的修补手术中极为重要(图 35-4)。腹外斜肌腱膜纤维在耻骨结节上外方形成一三角形的裂隙,即腹股沟管浅环(外环或皮下环)。腱膜深面与腹内斜肌之间有髂腹下神经及髂腹股沟神经通过,在施行疝手术时应避免其损伤。

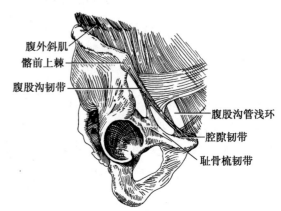

图 35-4　**腹股沟区的韧带**

(3)腹内斜肌和腹横肌:腹内斜肌在此区起自腹股沟韧带的外侧 1/2。肌纤维向内下走行,其下缘呈弓状越过精索前方、上方,在精索内后侧止于耻骨结节。腹横肌在此区起自腹股沟韧带外侧 1/3,其下缘也呈弓状越过精索上方,在精索内后侧与腹内斜肌融合而形成腹股沟镰(或称联合腱),也止于耻骨结节。

(4)腹横筋膜:位于腹横肌深面。其下面部分的外侧 1/2 附着于腹股沟韧带,内侧 1/2 附着于耻骨梳韧带。腹横筋膜与包裹腹横肌和腹内斜肌的筋膜在弓状下缘融合,形成弓状腱膜结构,称为腹横肌腱膜弓(transversus abdominis aponeurotic arch);腹横筋膜至腹股沟韧带向后的游离缘处加厚形成髂耻束(图 35-5),在腹腔镜疝修补术中特别重视腹横肌腱膜弓和髂耻束。在腹股沟中点上方 2cm、腹壁下动脉外侧处,男性精索和女性子宫圆韧带穿过腹横筋膜而造成一个卵圆形裂隙,即为腹股沟管深环(内环或腹环)。腹横筋膜由此向下包绕精索,成为精索内筋膜。深环内侧的腹横筋膜组织增厚,称凹间韧带(interfoveolar ligament)(图 35-6、图 35-7)。在腹股沟韧带内侧 1/2,腹横筋膜还覆盖着股动、静脉,并在腹股沟韧带后方伴随这些血管下行至股部。

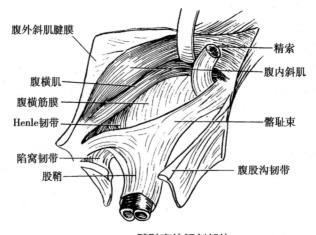

图 35-5　**髂耻束的解剖部位**

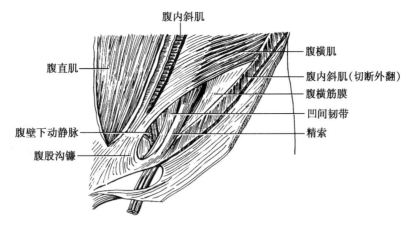

图 35-6　左腹股沟区解剖层次（前面观）

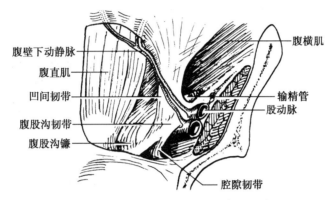

图 35-7　右腹股沟区解剖层次（后面观）

（5）腹膜外脂肪和腹膜壁层。

从上述解剖层次可见,在腹股沟内侧 1/2 部分,腹壁强度较为薄弱,因为该部位在腹内斜肌和腹横肌的弓状下缘与腹股沟韧带之间有一空隙,这就是腹外疝好发于腹股沟区的重要原因。

2. 腹股沟管解剖　腹股沟管位于腹前壁、腹股沟韧带内上方,大体相当于腹内斜肌、腹横肌弓状下缘与腹股沟韧带之间的空隙。成人腹股沟管的长度为 4～5cm。腹股沟管的内口即深环,外口即浅环。它们的大小一般可容纳一指尖。以内环为起点,腹股沟管的走向由外向内、由上向下、由深向浅斜行。腹股沟管的前壁有皮肤、皮下组织和腹外斜肌腱膜,但外侧 1/3 部分尚有腹内斜肌覆盖;后壁为腹横筋膜和腹膜,其内侧 1/3 尚有腹股沟镰;上壁为腹内斜肌、腹横肌的弓状下缘;下壁为腹股沟韧带和腔隙韧带。女性腹股沟管内有子宫圆韧带通过,男性则有精索通过。

3. 直疝三角（Hesselbach 三角,海氏三角）　直疝三角的外侧边是腹壁下动脉,内侧边为腹直肌外侧缘,底边为腹股沟韧带。此处腹壁缺乏完整的腹肌覆盖,且腹横筋膜又比周围部分薄,故易发生疝。腹股沟直疝即在此由后向前突出,故称直疝三角（图 35-8）。直疝三角与腹股沟管深环之间有腹壁下动脉和凹间韧带相隔。

【发病机制】　腹股沟斜疝有先天性和后天性之分。

先天性解剖异常:胚胎早期,睾丸位于腹膜后第 2～3 腰椎两旁,以后逐渐下降,在未来的腹股沟管深环处带动腹膜、腹横筋膜等

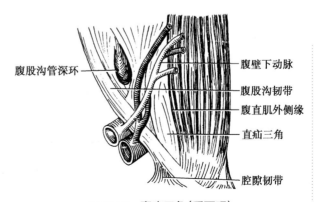

图 35-8　直疝三角（后面观）

经腹股沟管逐渐下移,并推动皮肤而形成阴囊。随之下移的腹膜形成一鞘状突,睾丸则紧贴在其后壁。鞘状突下段在婴儿出生后不久成为睾丸固有鞘膜,其余部分即自行萎缩闭锁成一纤维索带。如鞘状突不闭锁或闭锁不完全,就成为先天性斜疝的疝囊(图35-9)。右侧睾丸下降比左侧略晚,鞘状突闭锁也较迟,故右侧腹股沟疝较多。

后天性腹壁薄弱或缺损:任何腹外疝,都存在腹横筋膜不同程度的薄弱或缺损。此外,腹横肌和腹内斜肌发育不全对发病也起着重要作用。腹横筋膜和腹横肌的收缩可把凹间韧带牵向上外方,从而在腹内斜肌深面关闭腹股沟管深环。如腹横筋膜或腹横肌发育不全,则容易发生疝(图35-10)。已知腹肌松弛时弓状下缘与腹股沟韧带是分离的。但在腹内斜肌收缩时,弓状下缘即被拉直而向腹股沟韧带靠拢,有利于覆盖精索并加强腹股沟管前壁。因此,腹内斜肌弓状下缘发育不全或位置偏高者,易发生腹股沟疝(特别是直疝)。

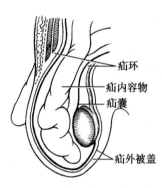

图 35-9 先天性腹股沟斜疝

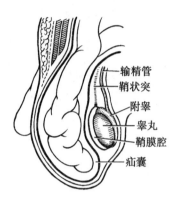

图 35-10 后天性腹股沟斜疝

【临床表现和诊断】 腹股沟斜疝的基本临床表现是腹股沟区有一突出的肿块。有时肿块较小,仅仅通过深环刚进入腹股沟管,此时诊断较为困难;一旦肿块穿过浅环或进入阴囊,诊断就较容易。典型的腹股沟疝可依据病史、症状和体格检查明确诊断。诊断不明确或有困难时可辅以超声、CT/MRI等影像学检查,协助诊断。

易复性斜疝除腹股沟区有肿块和偶有胀痛外,并无其他症状。肿块常在腹压增大时出现,多呈带蒂柄的梨形,并可降至阴囊或大阴唇。如病人平卧休息或用手将肿块向腹腔推送,肿块可向腹腔回纳而消失。回纳后,以手指伸入浅环,可感浅环扩大、腹壁软弱;此时如嘱病人咳嗽,指尖有冲击感。用手指紧压腹股沟管深环,让病人起立并咳嗽,斜疝疝块并不出现;但一旦移去手指,则可见疝块由外上向内下鼓出。疝内容物如为肠袢,则肿块柔软、光滑,叩之呈鼓音。回纳时常先有阻力;一旦回纳,肿块即较快消失,并常在肠袢进入腹腔时发出咕噜声。若疝内容物为大网膜,则肿块坚韧,叩诊呈浊音,回纳缓慢。

难复性斜疝在临床表现方面除胀痛稍重外,其主要特点是疝块不能完全回纳,但疝内容物未发生器质性病理改变。滑动性斜疝除疝块不能完全回纳外,尚有消化不良和便秘等症状。滑动疝多见于右侧,左侧与右侧发病率之比约为1:6。滑动疝虽不多见,但疝内容物可能在疝修补手术时被错误切开,应特别注意。

嵌顿疝通常发生在斜疝,临床上表现为疝块突然增大,肿块紧张发硬,有明显疼痛,疝块无法回纳。嵌顿内容物如为大网膜,局部疼痛常较轻微;如为肠袢,局部疼痛明显,还可伴有机械性肠梗阻的临床表现。疝一旦嵌顿,自行回纳的机会较少,如不及时处理,将会发展为绞窄性疝而危及生命。肠管壁疝(Richter疝)嵌顿时,局部肿块不明显,又不一定有肠梗阻表现,容易被忽略。

绞窄性疝的临床症状多较严重。但在肠袢坏死穿孔时,疼痛可因疝块压力骤降而暂时有所缓解。因此,疼痛减轻而肿块仍存在者,不可认为是病情好转。绞窄时间较长者,疝内容物发生感染,侵及周围组织,可引起疝外被盖组织的急性蜂窝织炎。严重者可发生脓毒症。

腹股沟直疝常见于年老体弱者,其主要临床表现是当病人直立时,在腹股沟内侧端、耻骨结节上外方出现一半球形肿块,并不伴有疼痛或其他症状。直疝囊颈宽大,故平卧后疝块多能自行消失。直疝很少进入阴囊,极少发生嵌顿。疝内容物常为小肠或大网膜。膀胱有时可进入疝囊,成为滑动性直疝,手术时应予以注意。

腹股沟疝的诊断一般不难,但要确定是腹股沟斜疝还是直疝,有时并不容易(表 35-1)。

表 35-1　斜疝和直疝的鉴别

鉴别要点	斜疝	直疝
发病年龄	多见于儿童及青壮年	多见于老年
突出途径	经腹股沟管突出,可进入阴囊	由直疝三角突出,很少进入阴囊
疝块外形	椭圆或梨形,上部呈蒂柄状	半球形,基底较宽
回纳疝块后压住深环	疝块不再突出	疝块仍可突出
精索与疝囊的关系	精索在疝囊后方	精索在疝囊前外方
疝囊颈与腹壁下动脉的关系	疝囊颈在腹壁下动脉外侧	疝囊颈在腹壁下动脉内侧
嵌顿机会	较多	极少

【鉴别诊断】　腹股沟疝的诊断虽较容易,但需与如下常见疾病相鉴别。

1. **睾丸鞘膜积液**　鞘膜积液的肿块局限在阴囊内,其上界可以清楚地摸到;用透光试验检查肿块,鞘膜积液多可透光(阳性),而疝块则不能透光。应注意的是,幼儿的疝块,因组织菲薄,常能透光。腹股沟斜疝时,可在肿块后方扪及实质感的睾丸;鞘膜积液时,睾丸在积液中间,不能扪及实质感的睾丸。

2. **交通性鞘膜积液**　于每日起床后或站立活动时肿块缓慢地出现并增大。平卧、睡觉后或挤压肿块,其体积也可逐渐缩小。透光试验为阳性。

3. **精索鞘膜积液**　肿块较小,在腹股沟管内,牵拉同侧睾丸可见肿块移动。

4. **隐睾**　腹股沟管内下降不全的睾丸可被误诊为斜疝。隐睾肿块较小,挤压时可有胀痛。如病侧阴囊内睾丸缺如,则诊断更为明确。

5. **急性肠梗阻**　嵌顿疝可伴发急性肠梗阻,病人比较肥胖或疝块较小时,更易误诊而导致治疗上的错误。

6. 此外,还应注意与以下疾病鉴别:肿大的淋巴结、动(静)脉瘤、软组织肿瘤等。

【治疗】　腹股沟疝如不及时处理,疝块可逐渐增大,终将加重腹壁的损坏而影响劳动能力;斜疝又常可发生嵌顿或绞窄而威胁病人的生命。因此,除少数特殊情况外,腹股沟疝一般均应尽早施行手术治疗。

1. **非手术治疗**　一岁以下婴幼儿可暂不手术。因为婴幼儿腹肌可随躯体生长逐渐强壮,疝有自行消失的可能。可采用棉线束带或绷带压住腹股沟管深环(图 35-11),给发育中的腹肌以加强腹壁的机会。

年老体弱或伴有其他严重疾病而禁忌手术者,白天可在回纳疝内容物后,将医用疝带一端的软压垫对着疝环顶住。长期使用疝带可使疝囊颈经常受到摩擦而变得肥厚坚韧,促使疝囊与疝内容物发生粘连并增加疝嵌顿的发病率。

2. **手术治疗**　腹股沟疝最有效的治疗方法是手术修补。如有腹内压力增高情况或合并糖尿病,手术前应先予处理,以避免和减少术后复发。手术方法可归纳为下述三种。

(1)传统的疝修补术:手术的基本原则是疝囊高位结扎、加强或修补腹股沟管管壁。

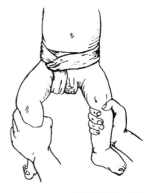

图 35-11　**棉线束带使用法**

1）疝囊高位结扎术：显露疝囊颈，予以高位结扎、贯穿缝扎或荷包缝合，然后切去疝囊。所谓高位，解剖上应达内环口，术中以腹膜外脂肪为标志。婴幼儿的腹肌在发育中逐渐强壮，单纯疝囊高位结扎常能获得满意的疗效。绞窄性斜疝因肠坏死而伴有局部严重感染，通常只实施单纯疝囊高位结扎，腹壁的缺损应择期行手术加强。

2）加强或修补腹股沟管管壁：成年腹股沟疝病人都存在程度不同的腹股沟管前壁或后壁薄弱或缺损，在疝囊高位结扎后，应予以加强或修补。

加强或修补腹股沟管前壁的方法：以 Ferguson 法最常用。它在精索前方将腹内斜肌下缘和联合腱缝至腹股沟韧带上，目的是消灭腹内斜肌弓状下缘与腹股沟韧带之间的空隙。适用于腹横筋膜无显著缺损、腹股沟管后壁尚健全的病例。

加强或修补腹股沟管后壁的方法：常用的有四种。①Bassini 法：提起精索，在其后方把腹内斜肌下缘和联合腱缝至腹股沟韧带上，置精索于腹内斜肌与腹外斜肌腱膜之间。此法临床应用最广泛。②Halsted 法：把腹外斜肌腱膜也在精索后方缝合，把精索移至腹壁皮下层与腹外斜肌腱膜之间。③McVay 法：在精索后方把腹内斜肌下缘和联合腱缝至耻骨梳韧带上。适用于后壁薄弱严重病例，还可用于股疝修补。④Shouldice 法：将腹横筋膜自耻骨结节处向上切开至内环，然后将切开的两叶予以重叠缝合，先将外下叶缝于内上叶的深面，再将内上叶的边缘缝于髂耻束上，以再造合适的内环，发挥其括约肌作用，然后按 Bassini 法将腹内斜肌下缘和联合腱缝于腹股沟韧带深面。这样既加强了内环，又修补了腹股沟管后壁，其术后复发率低于其他方法。适用于较大的成人腹股沟斜疝和直疝。

浅环在修补术中显露疝囊前切开，缝合切口时可再塑，使其缩小仅容精索通过。

（2）无张力疝修补术（tension-free hernioplasty）：传统的疝修补术存在缝合张力大、术后手术部位有牵扯感或疼痛等缺点。无张力疝修补术是在无张力情况下，利用人工高分子材料进行修补，具有术后疼痛轻、恢复快、复发率低等优点。无张力疝修补是目前外科治疗的主要方法。疝修补材料分为可吸收材料、部分可吸收材料和不吸收材料等多种。修补材料的植入需严格执行无菌原则。对嵌顿疝行急诊手术不推荐使用疝修补材料；对有污染可能的手术，不推荐使用不吸收材料进行修补。常用的无张力疝修补术有三种：①平片无张力疝修补术（Lichtenstein 手术）：使用一适当大小的补片材料置于腹股沟管后壁。②疝环充填式无张力疝修补术（Rutkow 手术）：使用一个锥形网塞置入已还纳疝囊的疝环中并加以固定，再用一成型补片置于精索后以加强腹股沟管后壁。③巨大补片加强内脏囊手术（giant prosthetic reinforcement of the visceral sac，GPRVS）：又称 Stoppa 手术，是在腹股沟处置入一块较大的补片以加强腹横筋膜，通过巨大补片挡住内脏囊，后因补片与腹膜发生粘连实现修补目的，多用于复杂疝和复发疝。

（3）经腹腔镜疝修补术（laparoscopic inguinal herniorrhaphy，LIHR）：方法有四种。①经腹腔的腹膜前修补（transabdominal preperitoneal approach，TAPP）：进入腹腔，更易发现双侧疝、复合疝和隐匿疝。对于嵌顿疝及难复性疝，也便于观察与处理。手术要点：在下腹部打开腹膜前间隙（耻骨后间隙和腹股沟间隙），分离和处理疝囊，显露生殖血管、输精管或圆韧带（女性），放置修补材料覆盖肌耻骨孔（内界为腹直肌，外界为髂腰肌，上界为联合腱，下界为耻骨支和耻骨梳韧带），修补材料要求放置平整、妥善固定，关闭腹膜。②完全经腹膜外路径的修补（totally extraperitoneal approach，TEP）：手术直接进入腹膜前间隙而不用进入腹腔，不破坏腹膜完整性。术中分离腹膜前间隙范围、修补部位与TAPP 手术均类似。因不进入腹腔，对腹腔内器官干扰较轻是其优点。其缺点在于 TEP 操作空间相比 TAPP 狭小，巨大的难复性疝、嵌顿疝并不适合 TEP 手术。③腹腔内的补片（intraperitoneal onlay mesh technique，IPOM）修补：在以上两种方法实施有困难时使用，暂不推荐作为腹腔镜首选方法。需进入腹腔，将疝内容物复位后，将补片完整覆盖疝环，以钛钉或者丝线将补片固定于腹壁。IPOM 术式使用的补片与前两种不同，一般分为两面：一面光滑，接触肠管；另一面粗糙，接触腹膜。IPOM 补片材料相对昂贵，有滑脱造成进一步腹腔粘连的可能性。④单纯疝环缝合法。术中用钉或缝线使内环缩小，只用于较小儿童斜疝。经腹腔镜疝修补术具有创伤小、术后疼痛轻、恢复快、复发率低、无局

NOTES

部牵扯感等优点。对于双侧腹股沟疝的修补,尤其是多次复发或隐匿性疝,经腹腔镜疝修补术更具优势。

3. 嵌顿性和绞窄性疝的处理原则　嵌顿疝具备下列情况者可先试行手法复位:①嵌顿时间在3～4小时以内,局部压痛不明显,无腹部压痛或腹肌紧张等腹膜刺激征者;②年老体弱或伴有其他较严重疾病而估计肠袢尚未绞窄坏死者。复位方法是让病人取头低足高卧位,注射吗啡或哌替啶,以镇痛和镇静,并松弛腹肌。右手托起阴囊,持续缓慢地将疝块推向腹腔,左手轻轻按摩浅环和深环以协助疝内容物回纳。此法可能使早期嵌顿性斜疝复位,暂时避免手术,但有挤破肠管、把已坏死的肠管送回腹腔或疝块虽消失而实际仍有一部分肠管未回纳等可能。因此,手法必须轻柔,切忌粗暴;复位后还需严密观察腹部情况,注意有无腹膜炎或肠梗阻的表现。如有这些表现,应尽早手术探查。嵌顿疝手法复位后,大部分病人仍需择期手术修补。

除上述情况外,嵌顿疝原则上应紧急手术治疗,以防止疝内容物坏死并解除伴发的肠梗阻。绞窄性疝的内容物已坏死,应立即手术。术前应做好必要的准备,如有脱水、电解质紊乱,应迅速补液加以纠正。这些准备工作极为重要,可直接影响手术效果。手术的关键在于正确判断疝内容物的活力,然后根据病情确定处理方法。在解除疝环压迫后,凡肠管呈紫黑色,失去光泽和弹性,刺激后无蠕动和相应肠系膜内无动脉搏动者,即可判定为肠坏死。如肠管尚未坏死,则可将其送回腹腔,按易复性疝处理。不能肯定是否坏死时,可在其系膜根部注射0.25%～0.5%普鲁卡因60～80ml,再用温热等渗盐水纱布覆盖该段肠管或将其暂时送回腹腔,10～20分钟后再观察。如果肠壁转为红色,肠蠕动和肠系膜内动脉搏动恢复,则证明肠管尚具有活力,可回纳腹腔。如肠管已坏死,或经上述处理后未见好转,或一时不能肯定肠管是否已失去活力时,则应在病人全身情况允许的前提下,切除该段肠管并进行一期吻合。病人情况不允许肠切除吻合时,可将坏死或活力可疑的肠管外置于腹外,并在其近侧段切一小口,插入一肛管,以期解除梗阻;7～14日后,全身情况好转,再施行肠切除吻合术。绞窄的内容物如系大网膜,可予切除。

手术处理中应注意:①如嵌顿的肠袢较多,应特别警惕逆行性嵌顿的可能。不仅要检查疝囊内肠袢的活力,还应检查位于腹腔内的中间肠袢的活力。②切勿把活力可疑的肠管送回腹腔。③少数嵌顿性或绞窄性疝,手术时因麻醉的作用疝内容物自行回纳腹内,术中切开疝囊时无肠袢。遇此情况,必须仔细探查肠管,以免遗漏坏死肠袢于腹腔内。必要时另作腹部切口探查。④凡施行肠切除术的病人,因手术区污染,在高位结扎疝囊后,一般不宜作无张力疝修补术,以免因感染而致修补失败。

4. 复发性腹股沟疝的处理原则　腹股沟疝修补术后发生的疝称复发性腹股沟疝(简称复发疝),可以分为三种情况:

(1)真性复发疝:由于技术上的问题或病人本身的原因,在疝手术的部位再次发生的疝,且在解剖部位及疝类型上,与初次手术的疝相同。

(2)遗留疝:初次疝手术时,除了手术处理的疝,还有另外的疝,也称伴发疝,临床上未发现,术中又未进行彻底的探查,成为遗留的疝。

(3)新发疝:初次疝手术时,经彻底探查并排除了伴发疝,疝修补手术也是成功的。手术若干时间后再发生疝,疝的类型与初次手术的疝相同或不相同,但解剖部位不同。

后两种情况,又称假性复发疝。在临床实际工作中,要区分复发疝的类型有时不容易也并非必要。疝再次修补手术的基本要求是:①由具有丰富经验的、能够做不同类型疝手术的医生施行;②所采用的手术步骤及修补方式只能根据每个病例术中所见来决定。

第三节 ｜ 股　疝

疝囊通过股环、经股管向卵圆窝突出的疝,称为股疝(femoral hernia)。股疝的发病率约占腹外疝的3%～5%,多见于40岁以上妇女。女性骨盆较宽大、联合肌腱和腔隙韧带较薄弱,以致股管上口宽大松弛而易发病。妊娠是腹内压增高的主要原因。

【股管解剖概要】 股管是一个狭长的漏斗形间隙,长约 1~1.5cm,内含脂肪、疏松结缔组织和淋巴结。股管有上、下两口。上口称股环,直径约 1.5cm,有股环隔膜覆盖;其前缘为腹股沟韧带,后缘为耻骨梳韧带,内缘为腔隙韧带,外缘为股静脉。股管下口为卵圆窝。卵圆窝是股部深筋膜(阔筋膜)上的一个薄弱部分,覆有一层薄膜,称筛状板。它位于腹股沟韧带内侧端的下方,下肢大隐静脉在此处穿过筛状板汇入股静脉。

【病理解剖】 在腹内压增高的情况下,对着股管上口的腹膜,被下坠的腹内脏器推向下方,经股环向股管突出而形成股疝。疝块进一步发展,即由股管下口顶出筛状板而至皮下层。疝内容物常为大网膜或小肠。由于股管几乎是垂直的,疝块在卵圆窝处向前转折时形成一锐角,且股环本身较小,周围又多坚韧的韧带,因此股疝容易嵌顿。在腹外疝中,股疝嵌顿者最多,高达 60%。股疝一旦嵌顿,可迅速发展为绞窄性疝。

【临床表现】 疝块往往不大,常在腹股沟韧带下方卵圆窝处表现为一半球形的突起。回纳内容物后,因疝囊周围较多脂肪,疝块有时不能完全消失。由于疝囊颈较小,咳嗽冲击感也不明显。易复性股疝的症状较轻,常被病人尤其是肥胖者所忽略。股疝如发生嵌顿,除引起局部明显疼痛外,也常伴有较明显的急性机械性肠梗阻,严重者甚至可以掩盖股疝的局部症状。

【鉴别诊断】 股疝的诊断有时并不容易,特别应与下列疾病进行鉴别:

1. 腹股沟斜疝 腹股沟斜疝位于腹股沟韧带上内方,股疝则位于腹股沟韧带下外方,一般不难鉴别。应注意的是,较大的股疝除疝块的一部分位于腹股沟韧带下方以外,一部分有可能在皮下伸展至腹股沟韧带上方。可用手指探查腹股沟管外环(浅环)是否扩大来对两者进行鉴别。

2. 脂肪瘤 股疝疝囊外常有一增厚的脂肪组织层,在疝内容物回纳后,局部肿块不一定完全消失。这种脂肪组织有被误诊为脂肪瘤的可能。两者的不同在于脂肪瘤基底不固定而活动度较大,股疝基底固定而不能被推动。

3. 肿大的淋巴结 嵌顿性股疝常被误诊为腹股沟区淋巴结炎。

4. 大隐静脉曲张结节样膨大 卵圆窝处结节样膨大的大隐静脉在站立或咳嗽时增大,平卧时消失,可能被误诊为易复性股疝。压迫股静脉近心端可使结节样膨大增大;此外,下肢其他部分同时有静脉曲张对鉴别诊断有重要意义。

5. 髂腰部结核性脓肿 脊柱或骶髂关节结核所致寒性脓肿可沿腰大肌流至腹股沟区,并表现为一肿块。这一肿块也可有咳嗽冲击感,且平卧时也可暂时缩小,可与股疝混淆。仔细检查可见这种脓肿多位于腹股沟的外侧部、偏髂窝处,且有波动感。检查脊柱常可发现腰椎有病征。

【治疗】 股疝容易嵌顿,一旦嵌顿又可迅速发展为绞窄性股疝。因此,股疝诊断确定后,应及时手术治疗。对于嵌顿性或绞窄性股疝,更应紧急手术。

股疝的手术治疗方法可以分为:①组织间张力修补,最常用的手术是 McVay 修补法。此法不仅能加强腹股沟管后壁而用于修补腹股沟疝,同时还能堵住股环修补股疝。②也可采用无张力疝修补法或经腹腔镜疝修补术。腹腔镜手术包括 TEP、TAPP 术式。

第四节 | 其他腹外疝

(一)**切口疝**(incisional hernia) 是发生于腹壁手术切口处的疝。发病率居腹外疝的第三位。腹部手术后切口获得一期愈合者,切口疝的发病率通常在 1% 以下;如切口发生感染,则发病率可达 10%;伤口裂开者甚至可高达 30%。

在各种常用的腹部切口中,最常发生切口疝的是经腹直肌切口;下腹部因腹直肌后鞘不完整,切口疝更多见。其次为正中切口和旁正中切口。

切口疝多见于腹部纵行切口的原因是:除腹直肌外,腹壁各肌层及筋膜、鞘膜等组织的纤维大都是横行的,纵行切口势必切断这些纤维;在缝合这些组织时,缝线容易在纤维间滑脱;已缝合的组织又经常受到肌的横向牵引力而容易发生切口裂开。此外,纵行切口虽不至于切断强有力的腹直肌,但因肋间神经可被切断,其强度可能因此而降低。除上述解剖因素外,手术操作不当是导致切口疝的重要原因。其中最主要的是切口感染所致腹壁组织破坏,由此引起的腹部切口疝占50%左右。其他如留置引流物过久,切口过长以致切断肋间神经过多,腹壁切口缝合不严密,手术中因麻醉效果不佳、缝合时强行拉拢创缘而致组织撕裂等情况均可导致切口疝的发生。手术后腹部明显胀气或肺部并发症导致剧烈咳嗽而致腹内压骤增,也可使切口内层裂开而发生切口疝。此外,切口愈合不良也是一个重要因素。发生切口愈合不良的原因很多,如切口内血肿形成、肥胖、老龄、糖尿病、营养不良或某些药物(如糖皮质激素)。

腹部切口疝的主要症状是腹壁切口处逐渐膨隆,有肿块出现。肿块通常在站立或用力时更为明显,平卧休息时则缩小或消失。较大的切口疝有腹部牵拉感,伴食欲缺乏、恶心、便秘、腹部隐痛等表现。多数切口疝无完整疝囊,疝内容物常可与腹膜外腹壁组织粘连而成为难复性疝,有时还伴有不完全性肠梗阻。

检查时可见切口瘢痕处肿块,小者直径数厘米,大者可达10~20cm,甚至更大。有时疝内容物可达皮下。此时常可见到肠型和肠蠕动波,扪之则可闻及肠管的咕噜声。肿块复位后,多数能扪到腹肌裂开所形成的疝环边缘。腹壁肋间神经损伤后腹肌薄弱所致切口疝,虽有局部膨隆,但无边缘清楚的肿块,也无疝环。切口疝的疝环一般比较宽大,很少发生嵌顿。

对于较小的切口疝,可以采用直接单纯缝合修补,手术要点在于:显露疝环,沿其边缘清楚地解剖出腹壁各层组织,回纳疝内容物后,在无张力的条件下拉拢疝环边缘,并逐层缝合健康腹壁组织。对于较大的切口疝,因腹壁组织萎缩的范围过大,要求在无张力前提下拉拢疝环有一定困难。即使勉强完成了修补,术后也难免复发。对这种病例,可用修补材料或自体筋膜组织进行修补。近年来,腹腔镜切口疝修补术逐渐在临床上开展应用。腹腔镜切口疝修补术最大的优势在于:补片的放置更方便有效,对腹腔粘连程度、隐匿性缺损等的判断更直观。相比传统的开放手术,腹腔镜切口疝修补术后病人恢复改善显著,手术伤口并发症发生率、补片感染发生率和复发率均更低。但腹腔镜切口疝修补的手术适应证应比开放手术更严格,术者操作经验不足时可能会出现肠管损伤等较严重的并发症,增加发生腹腔感染和死亡的风险。

(二)脐疝　疝囊通过脐环突出的疝称脐疝(umbilical hernia)。脐疝有小儿脐疝和成人脐疝之分,两者的发病原因及处理原则不尽相同。小儿脐疝的发病原因是脐环闭锁不全或脐部瘢痕组织不够坚强,在腹内压增加的情况下发生。小儿脐疝多属易复性,临床上表现为啼哭时脐疝脱出,安静时肿块消失。

临床发现未闭锁的脐环至2岁时多能自行闭锁。因此,除嵌顿或穿破等紧急情况外,在小儿2岁之前可采取非手术疗法。满2岁后,如脐环直径还大于1.5cm,则可手术治疗。原则上,5岁以上儿童的脐疝均应采取手术治疗。

非手术疗法的原则是在回纳疝块后,用一大于脐环的、外包纱布的硬币或小木片抵住脐环,然后用胶布或绷带加以固定。

成人脐疝为后天性疝,较为少见,多数是中年经产妇女。由于疝环狭小,成人脐疝发生嵌顿或绞窄者较多,故应采取手术疗法。孕妇或肝硬化腹水者,如伴发脐疝,有时会发生自发性或外伤性穿破。

脐疝手术修补的原则是切除疝囊,缝合疝环;必要时可重叠缝合疝环两旁的组织。手术时应注意保留脐眼,以免对病人(特别是小儿)产生心理上的影响。

(三)白线疝(hernia of linea alba)　是指发生于腹壁正中线(白线)处的疝,绝大多数在脐上,故也称上腹疝。白线的腱纤维均为斜行交叉,腹胀时白线需同时伸长和展宽,这就有可能撕破交叉的腱纤维,从而逐渐形成白线疝。上腹部白线深面是镰状韧带,它所包含的腹膜外脂肪常是早期白线疝的内容物。进一步发展,腹膜可向外牵出形成一疝囊,腹内组织可通过囊颈而进入疝囊。下腹部两侧腹直肌靠得较紧密,白线部腹壁强度较高,故很少发生白线疝。

　　早期白线疝肿块小而无症状,以后可因腹膜受牵拉而出现明显的上腹疼痛,以及消化不良、恶心、呕吐等症状。疝块较小而无明显症状者,可不必治疗。症状明显者可行手术。一般只需切除突出的脂肪,缝合白线的缺损。如果有疝囊存在,则应结扎疝囊颈,切除疝囊,并缝合腹白线的缺损。白线缺损较大者,可用人工高分子修补材料进行修补。

　　　(黄志勇)

本章思维导图

第三十六章 | 腹部损伤

腹部损伤(abdominal injury)在平时和战时均常见,其发生率在平时约占人体各种损伤的0.4%～1.8%。由于腹部脏器较多,解剖及生理功能各异,腹部损伤的伤情复杂多样,腹腔内大量出血和严重感染是致死的主要原因。及时、准确地判断有无内脏损伤,有无腹腔内大出血,实质性抑或空腔性脏器损伤,哪个脏器损伤等,并给予及时和准确的治疗,是降低死亡率的关键。

第一节 | 概 述

【分类】 根据损伤是否穿透腹壁以及腹腔是否与外界相通,腹部损伤可分为开放性和闭合性两大类。开放性损伤有腹膜破损者为穿透伤,无腹膜破损者为非穿透伤;其中投射物有入口、出口者为贯通伤,有入口无出口者为盲管伤。开放性损伤即使涉及内脏,其诊断也常较明确。闭合性损伤可仅局限于腹壁,也可兼有内脏损伤,因体表无伤口,有时诊断较为困难,故其临床意义更为重要。此外,穿刺、内镜、灌肠、刮宫、腹部手术等各种诊疗措施导致的腹部损伤称医源性损伤。

【病因】 开放性损伤常由刀刃、枪弹等利器所致,闭合性损伤常因坠落、碰撞、冲击、挤压、棍棒打击等钝性暴力所致。开放性或闭合性损伤都可导致腹部内脏损伤。开放性损伤中常见的受损脏器依次是肝脏、小肠、胃、结肠、大血管等;闭合性损伤中依次是脾脏、肾脏、小肠、肝脏、肠系膜等。

腹部损伤的范围和严重程度,很大程度上取决于暴力的强度、速度、着力部位和作用方向等因素,还受到解剖特点和脏器原有病理情况和功能状态等内在因素的影响。例如,肝和脾组织结构脆弱,血供丰富,位置较固定,受到暴力打击容易发生破裂;上腹部受挤压时,胃窦、十二指肠水平部或胰腺可因被压在脊柱上而断裂;肠道的固定部分(上段空肠、末段回肠、粘连的肠管等)比活动部分更易受损;充盈的空腔脏器(饱餐后的胃、未排空的膀胱等)比空虚时更易破裂。

【临床表现】 由于致伤原因及伤情的不同,腹部损伤的临床表现差异极大。一般单纯腹壁损伤的症状和体征较轻,可表现为受伤部位疼痛,皮下瘀斑,局限性腹壁肿胀和压痛。如伴有内脏挫伤,可无明显症状或有腹痛,严重者可出现腹腔内出血或腹膜炎。

实质性脏器如肝、脾、胰、肾等或大血管损伤的主要临床表现为腹腔内或腹膜后出血,严重者可发生休克。腹痛呈持续性,一般并不剧烈,腹膜刺激征也不明显。如果肝破裂伴有肝内较大胆管断裂,或胰腺损伤伴有胰管断裂,可因胆汁或胰液刺激出现明显的腹痛和腹膜刺激征,体征最明显处一般是损伤所在部位。肩部放射痛提示膈肌受刺激,多为肝或脾的损伤所致。肝、脾包膜下破裂或肠系膜、网膜内出血可表现为腹部肿块。移动性浊音虽然是腹腔内出血的有力证据,但出血量较大时才会出现,对早期诊断帮助不大。肾脏损伤时可出现血尿。

空腔性脏器如胃肠道、胆道、膀胱等破裂的主要临床表现是局限性或弥漫性腹膜炎。除胃肠道症状(恶心、呕吐、便血、呕血等)及全身性感染的表现外,最为突出的是腹膜刺激征,其程度因空腔器官内容物不同而异。通常,胃液、胆汁、胰液的刺激最强,肠液次之,血液最轻。伤者可因肠麻痹而出现腹胀,严重时可发生感染性休克。腹膜后十二指肠破裂的病人有时可出现睾丸疼痛、阴囊血肿和阴茎异常勃起等症状和体征。空腔脏器破裂处也可有不同程度的出血,但出血量一般不大,除非合并邻近大血管损伤。

【诊断】 详细询问外伤史和细致的体格检查,是诊断腹部损伤的主要依据,但有时因伤情紧急,常需同时采取急救措施(如止血、输液、维护呼吸道通畅等)。腹部损伤不论是开放性损伤或闭合性损伤,均应在排除身体其他部位的合并伤(如颅脑损伤、胸部损伤、脊柱骨折、四肢骨折等)后,首先确定有无内脏损伤,再分析脏器损伤的性质、部位和严重程度,确定有无剖腹探查的指征。

开放性损伤的诊断要慎重考虑是否穿透伤。有腹膜刺激征或腹内组织、内脏自腹壁伤口显露者显然腹膜已穿透,且绝大多数都有内脏损伤。穿透伤诊断还应注意:①穿透伤的入口或出口可能不在腹部,而可能在胸、肩、腰、臀或会阴等处;②有些腹壁切线伤虽未穿透腹膜,但并不能排除内脏损伤的可能;③穿透伤的入、出口与伤道不一定呈直线,因受伤时的姿势与检查时可能不同,低速或已减速投射物可能遇到阻力大的组织而转向;④伤口大小与伤情的严重程度不一定成正比。

闭合性损伤诊断中需仔细判断是否有内脏损伤,如不能及时确诊,可能贻误手术时机而导致严重后果。腹部闭合性损伤的诊断思路如下。

1. 有无内脏损伤 对多数伤者根据临床表现即可确定内脏是否受损,但仍有不少伤者早期腹内脏器损伤体征并不明显,或因腹壁损伤局部疼痛明显而影响正确判断。值得注意的是,有些伤者常有较严重的合并损伤,可能掩盖腹部内脏损伤的表现。例如,合并颅脑损伤时可因意识障碍而无法反映腹部损伤的症状,合并胸部损伤时有严重的胸痛和呼吸困难,合并长骨骨折时伴剧痛和运动障碍,这些都会影响腹部损伤的症状和体征而导致漏诊。为此,必须做到:

(1)详细了解受伤史:包括受伤时间、受伤地点、致伤因素、伤情变化和就诊前的急救处理。伤者有意识障碍或因其他情况不能回答问话时,应询问现场目击者和护送人。

(2)重视观察生命体征:包括血压、脉率、呼吸和体温的测定,注意有无休克征象。

(3)全面而有重点的体格检查:包括腹部压痛、肌紧张和反跳痛的程度和范围,有无肝浊音界改变或移动性浊音,肠蠕动是否受抑制,直肠指诊有无阳性发现等。还应注意腹部以外的损伤,尤其是有些火器伤或利器伤的入口虽不在腹部,但伤道却通向腹腔而导致腹部内脏损伤。

(4)必要的实验室检查:红细胞计数、血红蛋白与血细胞比容下降明显,表明有大量失血。白细胞总数增高及中性粒细胞增多不但见于腹内脏器损伤,同时也是机体对创伤的一种应激反应,诊断意义并不大。血、尿淀粉酶升高提示胰腺损伤或胃肠道穿孔,但胰腺或胃肠道损伤未必均伴有淀粉酶升高。血尿是泌尿系损伤的重要标志,但其程度与伤情可能不成正比。

通过检查如发现下列情况之一者,应考虑有腹内脏器损伤:①早期出现休克,尤其是出血性休克征象;②腹部疼痛且进行性加重,并伴恶心、呕吐等消化道症状;③明显腹膜刺激征;④气腹表现;⑤腹部出现移动性浊音;⑥便血、呕血或尿血;⑦直肠指诊发现前壁有压痛或波动感,或指套染血。腹部损伤病人如发生顽固性休克,首先考虑腹内脏器损伤所致,其次考虑是否有其他部位的合并伤。

2. 何种脏器受到损伤 首先确定受损脏器类型,再考虑具体脏器和损伤程度。单纯实质性器官损伤时,腹痛、压痛和肌紧张并不明显,出血量多时可有腹胀和移动性浊音。但肝、脾破裂后,因局部积血凝固,可出现固定性浊音。单纯空腔脏器破裂以腹膜炎为主要临床表现,以上消化道器官破裂穿孔尤为严重。下消化道器官破裂早期可没有腹膜炎表现,而在48小时或72小时后才出现,其原因可能是肠壁的破裂很小,可因黏膜外翻或肠内容物残渣堵塞暂时封闭破口。结肠破裂造成的腹膜炎虽出现晚,但由于细菌较多,感染性休克往往较重,应特别注意。

以下各项对于判断何种脏器损伤有一定价值:①有恶心、呕吐、便血、气腹者多为胃肠道损伤,再结合暴力打击部位和腹膜刺激征最明显的部位,可确定损伤在胃、十二指肠、空回肠或结肠;②有排尿困难、血尿、外阴或会阴部牵涉痛者,提示泌尿系脏器损伤;③有肩部牵涉痛者,多提示上腹部脏器损伤,其中以肝和脾破裂为多见;④有下位肋骨骨折者,注意肝或脾破裂的可能;⑤有骨盆骨折者,提示直肠、膀胱、尿道损伤的可能。

3. 是否存在多发性损伤 多发性损伤可能有以下几种情况:①腹内某一脏器有多处损伤;②腹内有一个以上脏器损伤;③除腹部损伤外,尚有腹部以外的合并损伤;④腹部以外损伤累及腹内脏器。不论哪种情况,在诊断和治疗中都应提高警惕,避免漏诊而产生严重后果。追问病史、详细体检、严密观察和诊治中的全局观点是避免误诊漏诊的关键。例如,对血压偏低或不稳的颅脑损伤者,按颅脑损伤处理后未能及时纠正休克,应考虑腹腔内出血的可能,而且在没有脑干受压或呼吸抑制的情况下,应优先处理腹腔内出血。

4. 诊断有困难时的处理　以上检查和分析未能明确诊断时,可采取以下措施。

（1）辅助检查

1）诊断性腹腔穿刺术和腹腔灌洗术:阳性率可达 90% 以上,对于判断腹腔内脏有无损伤和哪类脏器损伤有重要价值。腹腔穿刺术的穿刺点多选于脐和髂前上棘连线的中、外 1/3 交界处或经脐水平线与腋前线相交处(图 36-1)。把有多个侧孔的细塑料管经针管送入腹腔深处,进行抽吸(图 36-2)。抽到液体后,应观察其性状(血液、胃肠内容物、混浊腹水、胆汁或尿液),以判断受损脏器。必要时可作抽出液体涂片检查。疑有胰腺损伤时可测定其淀粉酶含量。如果抽到不凝血,提示脏器破裂所致内出血,因腹膜的去纤维作用而使血液不凝固。抽不到液体并不排除内脏损伤的可能性,应继续严密观察,必要时可重复穿刺,或改行腹腔灌洗术。

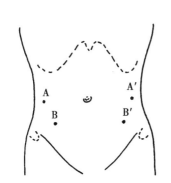

图 36-1　**诊断性腹腔穿刺术的进针点**
A、A′,经脐水平线与腋前线交点;B、B′,髂前
上棘与脐连线中、外 1/3 交点。

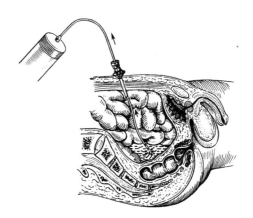

图 36-2　**诊断性腹腔穿刺抽液方法**

诊断性腹腔灌洗术是经上述诊断性腹腔穿刺置入的塑料管,向腹腔内缓慢灌入 500～1 000ml 无菌生理盐水,然后借虹吸作用使腹内灌洗液流回输液瓶中。取瓶中液体进行肉眼或显微镜下检查,必要时涂片、培养或测定淀粉酶含量。此法对腹内少量出血者比诊断性腹腔穿刺术更敏感,利于早期诊断。检查结果符合以下任何一项即属阳性:①灌洗液含有肉眼可见的血液、胆汁、胃肠内容物或证明是尿液;②显微镜下红细胞计数超过 $100×10^9$/L 或白细胞计数超过 $0.5×10^9$/L;③淀粉酶超过 34.3IU/L;④灌洗液中发现细菌。

如能在超声引导下进行穿刺,可提高诊断的安全性和可靠性。

2）X 线检查:凡腹内脏器损伤诊断已明确,尤其是伴有休克者,应及时处理,不必再行 X 线检查以免延误治疗。但如伤情允许,有选择的 X 线检查仍有诊断价值。最常用的是 X 线胸片及平卧位腹部平片,必要时可拍骨盆片。骨盆骨折时,应注意有无盆腔内器官损伤。腹腔游离气体为胃肠道(主要是胃、十二指肠和结肠,少见于小肠)破裂的证据,立位腹部平片可表现为膈下新月形阴影。腹膜后积气提示腹膜后十二指肠或结直肠穿孔。腹腔内有大量积血时,小肠多浮动到腹部中央(仰卧位),肠间隙增大,充气的左、右结肠可与腹膜脂肪线分离。腹膜后血肿时,腰大肌影消失。胃右移、横结肠下移,胃大弯有锯齿形压迹(胃脾韧带内血肿)是脾破裂的征象。右膈升高,肝正常轮廓消失及右下胸肋骨骨折,提示有肝破裂的可能。左侧膈疝时可有胃泡或肠管突入胸腔。右侧膈疝诊断较难,必要时可行人工气腹来鉴别。静脉或逆行肾盂造影可诊断泌尿系损伤。

3）超声检查:可动态观察伤情,操作简便,临床应用较普遍。主要用于诊断肝、脾、胰、肾等实质脏器的损伤,能根据脏器的形态和包膜连续性,以及周围积液情况,提示损伤的有无、部位和程度。但是空腔脏器损伤因腔内气体干扰而难以判断,如果空腔脏器周围有积液,可以在超声引导下行腹腔穿刺,有助于诊断。

4) CT检查:适用于伤情稳定且需明确诊断者。CT能够清晰地显示实质器官损伤的部位及范围,对空腔器官损伤的诊断也有一定价值。血管对比剂增强的CT能鉴别有无活动性出血及其部位。

5) 诊断性腹腔镜检查:可应用于一般状况良好而不能明确有无损伤或损伤部位的病人。腹腔镜可直接窥视而确诊损伤,明确受伤的部位和程度,特别是可以确认有无活动性出血,同时在腹腔镜下进行治疗,避免不必要的剖腹术。但二氧化碳气腹可引起高碳酸血症和因抬高膈肌而影响呼吸,大静脉损伤时更有发生气体栓塞的危险。现有应用无气腹腔镜检查的方法。

6) 其他检查:可疑肝、脾、胰、肾、十二指肠等脏器损伤,经上述检查方法未能证实者,选择性血管造影有一定诊断价值。实质性器官破裂时,可见动脉相的对比剂外漏,实质相的血管缺如及静脉相的早期充盈。MRI检查对血管损伤和某些特殊部位的血肿如十二指肠壁间血肿有较高的诊断价值,而磁共振胆胰管成像(MRCP)适用于胆道损伤的诊断。

(2)严密观察:对于暂时不能明确有无腹部内脏损伤而生命体征尚平稳的病人,严密观察也是诊断的一个重要措施。观察的内容一般包括:①每15~30分钟测定一次血压、脉率和呼吸;②每30分钟检查一次腹部体征,注意腹膜刺激征程度和范围的改变;③每30~60分钟测定一次红细胞数、血红蛋白和血细胞比容,了解是否有所下降,并复查白细胞数是否上升;④必要时可重复进行诊断性腹腔穿刺或灌洗术、超声等。除了随时掌握伤情变化,观察期间还应做到:①不随便搬动伤者,以免加重伤情;②禁用或慎用镇痛药,以免掩盖伤情;③暂禁食水,以免有胃肠道穿孔而加重腹腔污染。为了给可能需要进行的手术治疗创造条件,观察期间还应进行以下处理:①积极补充血容量,防治休克;②应用广谱抗生素以预防或治疗可能存在的腹内感染;③疑有空腔脏器破裂或有明显腹胀时,应进行胃肠减压。

(3)剖腹探查:以上方法未能排除腹内脏器损伤或在观察期间出现以下情况时,应考虑有内脏损伤,及时手术探查。①全身情况有恶化趋势,出现口渴、烦躁、脉率增快乃至休克症状,或体温及白细胞计数上升,或红细胞计数进行性下降;②腹痛和腹膜刺激征进行性加重或范围扩大;③肠鸣音逐渐减弱、消失或腹部逐渐膨隆;④膈下有游离气体,肝浊音界缩小或消失,或者出现移动性浊音;⑤积极抗休克后病情未见好转,甚至加重;⑥消化道出血;⑦腹腔穿刺抽出气体、不凝血、胆汁、胃肠内容物等;⑧直肠指诊有明显触痛。尽管剖腹探查结果可能为阴性,但一旦腹内脏器损伤被漏诊,病人有死亡的可能,因此,只要严格掌握指征,剖腹探查值得施行。

【处理】 腹壁闭合性损伤和盲管伤的处理原则与其他软组织的相应损伤相似,不再赘述。穿透性开放性损伤和闭合性腹内损伤多需手术。穿透性损伤如伴腹内脏器或组织自腹壁伤口突出,可用消毒碗覆盖保护,勿强行回纳,以免加重腹腔污染。回纳应在麻醉下进行。

对于已确诊或高度怀疑腹内脏器损伤者,处理原则是做好紧急术前准备,力争尽早手术。如腹部以外另有合并损伤,应全面权衡轻重缓急,首先处理对生命威胁最大的损伤,如进展迅速的颅脑外伤。对危重的病例,心肺复苏、解除气道梗阻是首要一环;其次要迅速控制大出血、消除开放性或张力性气胸,同时尽快恢复循环血容量、纠正休克等。如无上述情况,腹部创伤的救治就应当放在优先地位。腹腔内实质性脏器损伤常可发生威胁生命的大出血,故比空腔脏器损伤更为紧急,因腹膜炎一般不会在短时间内导致伤者死亡。

防治休克是腹腔损伤救治中的重要环节。休克诊断已明确者,可给予镇静药或镇痛药;已发生休克的腹腔内出血者,要积极抗休克,力争在收缩压回升至90mmHg以上后进行手术;若休克难以纠正,提示腹内活动性大出血可能,应当机立断,在抗休克的同时迅速剖腹止血。空腔脏器破裂者,休克发生较晚,多数属低血容量性休克,应在纠正休克的前提下进行手术治疗;少数合并感染性休克导致休克不易纠正者,也可在抗休克的同时进行手术治疗;对于空腔脏器破裂者应当使用足量广谱抗生素。

麻醉选择以气管内插管麻醉较理想,既能保证麻醉和肌松效果,又能根据需要供氧,并防止手术中发生误吸。胸部有穿透伤者,无论是否有血胸或气胸,麻醉前都应先作病侧胸腔闭式引流,以免在正压呼吸时发生张力性气胸。

手术常选择腹部正中切口,其优点是进腹迅速,创伤和出血较少,便于延伸或添加切口甚至联合开胸,能满足彻底探查腹腔内所有部位的需要。腹部有开放性损伤时,不宜通过扩大伤口去探查腹腔,以免伤口感染和愈合不良。

有腹腔内出血时,开腹后应立即吸出积血,清除凝血块,迅速查明出血部位并进行相应处理。肝、脾、肠系膜和腹膜后的胰、肾是常见的出血来源。决定腹腔探查顺序时可以参考两点:①根据术前诊断或判断,首先探查受伤的脏器;②凝血块集中处一般即是出血部位。若出血猛烈,危及生命,一时又无法判明来源,可用手指压迫腹主动脉穿过膈肌处,暂时控制出血,争得时间补充血容量,查明原因再作处理。

如果没有腹腔内大出血,则应对腹腔脏器进行系统、有序的探查。通常应先探查肝、脾等实质性器官,同时探查膈肌、胆囊等有无损伤;接着从胃开始,逐段探查十二指肠球部、空肠、回肠、大肠及其系膜,然后探查盆腔脏器,再后则切开胃结肠韧带显露网膜囊,检查胃后壁和胰腺;如有必要,最后还应切开后腹膜探查十二指肠降部、水平部和升部。对探查过程中发现的出血性损伤或脏器破裂,应随时止血或夹闭破口。探查次序也可根据切开腹膜时所见决定:如有气体逸出,提示胃肠道破裂;如见到食物残渣,应先探查上消化道;见到粪便,先探查下消化道;见到胆汁则先探查肝外胆道及十二指肠等。纤维蛋白沉积最多或网膜包裹处往往是穿孔所在部位。探查结束应对伤情作全面评估,然后按轻重缓急逐一予以处理。原则上应先处理出血性损伤,后处理空腔器官破裂伤;对于空腔器官破裂伤,应先处理污染重的损伤,后处理污染轻的损伤。

关腹前应彻底清除腹腔内残留的液体和异物,恢复腹腔内脏器的正常解剖关系;用生理盐水冲洗腹腔,污染严重的部位应反复冲洗;根据需要选用乳胶管引流或双套管负压吸引;腹壁切口污染不重者,可以分层缝合,污染较重者,可在皮下放置乳胶片引流,或暂不缝合皮肤和皮下组织,留作延期处理。

第二节 │ 常见内脏损伤的特征和处理

一、脾损伤

脾是腹腔脏器中最容易受损的器官之一。脾损伤(splenic injury)的发生率在腹部创伤中可高达40%~50%;在腹部闭合性损伤中,脾破裂(splenic rupture)占20%~40%,在腹部开放性损伤中约占10%。有慢性病变(如血吸虫病、疟疾、淋巴瘤等)的脾更易破裂。按病理解剖,脾破裂可分为中央型破裂(破裂位于脾实质深部)、包膜下破裂(破裂位于脾实质周边部分)和真性破裂(破裂累及包膜)三种。前两种破裂因包膜完整,出血量受到限制,故临床上可无明显的腹内出血征象,不易被发现,脾内血肿最终可被吸收。脾包膜下血肿可在外力的作用下,发生包膜破裂而致大出血,转为真性脾破裂,导致病情突然加重。临床上所见的脾破裂,约85%为真性破裂。破裂部位多位于脾上极及膈面,裂口对应部位可有肋骨骨折。破裂如发生在脏面,尤其是邻近脾门者,有脾蒂撕裂的可能,出血量很大,病人可迅速发生休克,抢救不及时可致死亡。

脾脏损伤分型和分级尚无统一标准,我国常用天津Ⅳ级分级法(2000年)。Ⅰ级:脾包膜下破裂或被膜及实质轻度损伤,手术所见脾裂伤长度≤5.0cm,深度≤1.0cm;Ⅱ级:脾裂伤长度>5.0cm,深度>1.0cm,但脾门未累及,或脾段血管受累;Ⅲ级:脾破裂伤及脾门部或脾部分离断,或脾叶血管受损;Ⅳ级:脾广泛破裂,或脾蒂、脾动静脉主干受损。

【处理】 脾破裂的处理原则是"抢救生命第一,保脾第二"。根据国外报道,脾切除术后的病人,主要是婴幼儿,对感染的抵抗力减弱,甚至可发生以肺炎球菌为主要病原菌的脾切除术后凶险性感染(overwhelming postsplenectomy infection,OPSI),严重者可导致死亡。因此,如条件允许应尽量保留脾或脾组织。

具体处理方法:①无休克或易纠正的短暂性休克,超声或 CT 等影像学检查证实脾裂伤较局限、表浅,无其他腹腔脏器合并伤,可在严密观察血压、脉搏、腹部体征、血细胞比容及影像学变化的前提下行非手术治疗。若指征把握得当,救治成功率较高。主要措施为绝对卧床休息至少 1 周,禁食、水、输血补液,应用止血药物和抗生素等。②观察中如发现继续出血,或合并其他脏器损伤等不符合非手术治疗条件者,应立即手术探查,以免延误治疗。③手术探查时,要彻底查明伤情,如果损伤轻(Ⅰ、Ⅱ级损伤),可保留脾,根据伤情采用不同的处理方法,如生物胶黏合止血、物理凝固止血、单纯缝合修补、脾动脉结扎及部分脾切除等。如果损伤严重,如脾中心部碎裂,脾门撕裂,缝合修补不能有效止血或有大量失活组织,伤情严重,需迅速施行全脾切除术。④在野战条件下,或病理性脾发生的破裂,应行全脾切除术。⑤脾包膜下破裂形成的较大血肿,或少数脾真性破裂后被网膜等周围组织包裹形成的局限性血肿,可因轻微外力作用,发生被膜或包裹组织胀破而致大出血,称延迟性脾破裂(delayed splenic rupture)。一般发生在伤后两周,也有迟至数月以后者,临床上应特别注意。一旦发生,应立即手术。

二、肝损伤

肝损伤(liver injury)在腹部损伤中约占 20%~30%,以右半肝破裂较为多见。肝外伤的致伤因素、病理类型和临床表现与脾外伤相似,主要危险是失血性休克、胆汁性腹膜炎和继发性感染。因肝损伤时可能有胆汁溢出,故腹痛和腹膜刺激征常较脾破裂伤者更为明显。肝破裂后,血液有时可通过受伤的胆管进入十二指肠而出现黑便或呕血,称外伤性胆道出血(traumatic hematobilia),诊断时应注意鉴别。肝被膜下破裂也有转为真性破裂的可能,而中央型肝破裂形成的血肿可以被吸收,但有继发感染形成肝脓肿的可能。

肝外伤的分级目前常用美国创伤外科协会的肝外伤分级法(1994 年)。Ⅰ级——血肿:位于包膜下,占<10% 肝表面积;裂伤:包膜撕裂,肝实质裂伤深度<1cm。Ⅱ级——血肿:位于包膜下,占10%~50% 肝表面积,或肝实质内血肿直径<10cm;裂伤:肝实质裂伤深度为 1~3cm,长度<10cm。Ⅲ级——血肿:位于包膜下,占>50% 肝表面积或仍在继续扩大,或包膜下或实质内血肿破裂,或实质内血肿直径>10cm 并仍在继续扩大;裂伤:深度>3cm。Ⅳ级——裂伤:肝实质破裂累及 25%~75% 的肝叶,或单一肝叶内有 1~3 个 Couinaud 肝段受累。Ⅴ级——裂伤:肝实质破裂超过 75% 肝叶或单一肝叶超过 3 个 Couinaud 肝段受累;血管破裂:肝后下腔静脉/主肝静脉损伤。Ⅵ级——血管破裂:肝撕脱。Ⅲ级或Ⅲ级以下者如为多处损伤,其损伤程度则增加一级。

【处理】 肝火器伤和累及空腔脏器的非火器伤都应手术治疗。手术治疗的基本要求是确切止血,彻底清创,消除胆漏,通畅引流。其他的刺伤和钝性伤则主要根据伤者全身情况决定治疗方案。轻度肝实质裂伤,血流动力学指标稳定,或经补充血容量后保持稳定的伤员,可在严密观察下进行非手术治疗。近年来,经动脉的放射介入技术用于控制肝脏出血已有大量报道,如设备和技术条件具备,可考虑应用该技术。如果该技术不能控制出血,或生命体征经补充血容量后仍不稳定或需大量输血才能维持血压者,表明有严重活动性出血,应尽早手术。

手术治疗:

(1)暂时控制出血,尽快查明伤情:开腹后迅速吸除腹腔积血,剪开肝圆韧带和镰状韧带,直视下探查左、右半肝的膈面和脏面,不要过分牵拉,避免加深、撕裂肝伤口。若发现肝破裂并有大量活动性出血,立即用手指或橡皮管阻断肝十二指肠韧带,同时用纱布压迫创面暂时止血,以利探查和处理。肝功能正常情况下,每次阻断肝十二指肠韧带的安全时间为 20~30 分钟;存在肝硬化等病理情况时,应分次阻断,每次不宜超过 15 分钟。阻断入肝血流后,如肝裂口仍有大量出血,说明有肝静脉和/或腔静脉损伤,应联合阻断肝下下腔静脉;如出血量仍然很大,还要阻断肝上下腔静脉。迅速剪开伤侧肝的三角韧带和冠状韧带,判明伤情,决定手术方式。

（2）清创缝合术:探明伤情后,应对损伤的肝进行清创。具体方法是清除裂口内的血块、异物以及离断、粉碎或失去活力的肝组织。清创后应对出血点和断裂的胆管逐一结扎。肝被膜下破裂,小的血肿可不予处理,张力较高或体积较大的血肿应切开被膜,进行清创,彻底止血和结扎断裂的胆管。主肝静脉、门静脉和腔静脉等大血管的破口,用无损伤针线缝合修补。对于裂口不深、出血不多、创缘比较整齐者,在清创后可将裂口直接予以缝合,缝合时应注意避免裂口内留有死腔,否则有继发出血或感染形成脓肿的可能。用大网膜、明胶海绵等填塞后缝合裂口,可以消除死腔,提高止血效果,减少继发脓肿的机会。

（3）肝动脉结扎术:如果裂口内有不易控制的动脉性出血,可考虑行肝动脉结扎。最好是解剖出肝固有动脉及左、右肝动脉,根据损伤肝叶进行左或右肝动脉结扎,尽量不结扎肝固有动脉和肝总动脉。

（4）肝切除术:对于有大块肝组织破损,特别是粉碎性肝破裂,或肝组织挫伤严重的病人应施行肝切除术。但不宜采用创伤大的规则性肝切除术,而是在充分考虑肝解剖特点的基础上,作清创式肝切除术,即完整切除损伤和失活的肝组织,尽量多保留健康肝组织,创面的血管和胆管均应予以结扎。

（5）纱布填塞法:对于裂口较深或肝组织已有大块缺损,止血不满意但又无条件进行较大手术的病人,仍有一定应用价值。可用大网膜、明胶海绵、止血粉等填入裂口,再用长而宽的纱条按顺序填入,以达到压迫止血,挽救病人生命的目的。纱条尾端自腹壁切口或另作腹壁戳孔引出。手术后第3～5日起,每日抽出纱条一段,7～10日取完。此法有并发感染或在抽出纱条过程中引起再次出血的可能,故非不得已,应避免采用。

此外,腹腔镜手术也常用于治疗Ⅲ级以下肝外伤。不论采用何种手术方式,肝外伤手术后,在创面和肝周均应留置多根引流管,或采用负压引流,防止渗出的血液和胆汁积聚继发感染。

三、胰腺损伤

胰腺损伤(pancreatic injury)约占腹部损伤的 1%～2%,多因上腹部外力冲击,强力挤压胰腺于脊柱所致。因此,损伤多发生在胰的颈、体部。胰腺损伤后发生胰漏或胰瘘,胰液腐蚀性强,易导致腹腔感染和出血,病死率高达 20% 左右。

【临床表现和诊断】 胰腺破损或断裂后,胰液可积聚于网膜囊内而表现为上腹明显压痛和肌紧张,还可因膈肌受刺激而出现肩部疼痛。外渗的胰液经网膜孔或破裂的小网膜进入腹腔,可很快引起弥漫性腹膜炎伴剧烈腹痛。但单纯的胰腺钝性伤,无或仅有少量胰液外漏,临床表现可不明显,往往容易延误诊断。部分病例渗液局限于网膜囊内,直至形成胰腺假性囊肿才被发现。

血淀粉酶和腹腔穿刺液的淀粉酶升高,对诊断有参考价值,但需与上消化道穿孔时淀粉酶升高加以鉴别。应注意的是,有些胰腺损伤者可无淀粉酶升高。因此,凡上腹部创伤,都应考虑到胰腺损伤的可能。超声可发现胰腺回声不均和周围积血、积液。诊断不明而病情稳定者可作 CT 或 MRI 检查,能显示胰腺轮廓是否完整及周围有无积血、积液。

【处理】 上腹部创伤,高度怀疑或诊断为胰腺损伤,特别是有明显腹膜刺激征者,应立即手术探查胰腺。胰腺严重挫裂伤或断裂者,手术时较易确诊;而损伤范围不大者可能漏诊。凡在手术探查时发现胰腺附近后腹膜有血肿、积气、积液、胆汁者,应将此处切开,包括切断胃结肠韧带或按 Kocher 方法掀起十二指肠,探查胰腺的腹侧和背侧,以查清是否存在胰腺损伤。手术原则是彻底止血,控制胰液外漏和充分引流。被膜完整的胰腺挫伤,仅作局部引流便可;胰体部分破裂但主胰管未断裂者,可作褥式缝合修补;胰颈、体、尾部的严重挫裂伤或横断伤,宜作胰腺近端缝合、远端切除术。胰腺有足够的功能储备,部分切除后一般不会发生内、外分泌功能不足。胰腺头部严重挫裂或断裂时,可结扎头端主胰管、缝闭头端腺体断端处,并行远端胰腺与空肠 Roux-en-Y 吻合术;胰头损伤合并十二指肠破裂者,必要时可将十二指肠旷置。只有在胰头严重毁损确实无法修复时才施行胰头十二指肠切除术。

充分引流是保证胰腺手术效果和预防术后并发症(腹水、继发出血、感染和胰瘘)的重要措施。通常在胰周放置2~4根较粗的引流管,或放置双套管行负压引流,务必保持引流管通畅,引流管应保留10天左右,不能过早拔出,因为有些胰瘘可能在受伤1周后才逐渐出现。

如发现胰瘘,应保证引流通畅,一般可在4~6周内自愈,有时可能需维持数月之久,但较少需再次手术。生长抑素可用于防治外伤性胰瘘。另外,需禁食并给予全胃肠外营养治疗。

四、胃和十二指肠损伤

(一)胃损伤(gastric injury) 在腹部闭合性损伤时较少见,约占腹部损伤的3.16%,只在饱腹时偶可发生。上腹或下胸部的穿透伤则常累及胃,且多伴有肝、脾、横膈及胰腺等损伤。胃镜检查及吞入锐利异物也可引起穿孔,但很少见。若损伤未波及胃壁全层(如浆膜或浆肌层裂伤、黏膜裂伤),可无明显症状;若全层破裂,病人会立即出现剧烈腹痛及腹膜刺激征,肝浊音界消失,膈下有游离气体,胃管引流出血性液体。单纯胃后壁破裂时症状体征不典型,有时不易诊断。

【处理】 空腹时发生小的胃损伤,腹腔污染程度轻,无明显腹膜炎表现者,可采取禁食、胃肠减压等非手术处理,同时密切观察病情变化。损伤较重者,应立即手术探查,包括切开胃结肠韧带探查胃后壁,还应特别注意检查大、小网膜附着处,以防遗漏小的破损。穿透伤者,需探查胃前、后壁。广泛损伤者,可行胃部分切除术,需要做全胃切除者罕见。

(二)十二指肠损伤(duodenal injury) 发生率比胃损伤低,约占腹部损伤的1.16%,多见于十二指肠水平部和降部。十二指肠损伤的诊断和处理难度较大,并发症发生率和死亡率都较高。据统计,十二指肠战伤的死亡率在40%左右,平时伤的死亡率约12%~30%;若同时伴有胰腺、大血管等相邻器官损伤,死亡率更高。伤后早期死亡的原因主要是严重合并伤,尤其是腹部大血管伤;后期死亡则多因诊断不及时和处理不当引起十二指肠瘘致感染、出血和全身多器官衰竭。

十二指肠损伤如发生在腹腔内,胰液和胆汁经破口流入腹腔,早期可有腹膜炎症状。术前诊断虽不易明确损伤部位,但因症状明显,一般不致耽误手术时机。闭合性损伤所致的腹膜后十二指肠破裂,早期症状和体征多不明显,及时识别较困难,如有下述情况应提高警惕:右上腹或右腰部有明显的固定压痛,且持续性加重,可向右肩及右睾丸放射;腹部体征相对轻微而全身情况不断恶化;有时可有血性呕吐物;血清淀粉酶升高;腹部X线平片可见腰大肌轮廓模糊,有时可见腹膜后呈花斑状改变(积气)并逐渐扩展;胃管内注入水溶性碘剂可见外溢;CT或MRI显示腹膜后及右肾前间隙有气泡;直肠指诊有时可在骶前扪及捻发音,提示气体已达到盆腔腹膜后间隙。

【处理】 关键是抗休克及及时得当的手术处理。手术探查时如发现十二指肠附近腹膜后有血肿,组织被胆汁染黄,或在横结肠系膜根部有捻发音,应高度怀疑十二指肠腹膜后破裂,此时应切开十二指肠外侧后腹膜或横结肠系膜根部后腹膜,以便探查十二指肠降部与水平部。

手术方法主要有下列几种:①单纯修补术:适用于裂口不大,边缘整齐,血运良好且无张力者。②带蒂肠片修补术:裂口较大,不能直接缝合者,可游离一小段带蒂空肠管,将其剖开修剪后镶嵌缝合于缺损处。③十二指肠空肠吻合术:十二指肠水平部和升部严重损伤不宜缝合修补时,可将该肠段切除,近端与空肠行端侧吻合,或缝闭两个断端,做十二指肠空肠侧侧吻合。④十二指肠憩室化手术:指十二指肠损伤的修补、十二指肠造口减压、胃部分切除毕Ⅱ式胃空肠吻合。一般用于十二指肠、胰腺严重损伤者,但较为复杂。另可采用上述修补、补片或切除吻合方法修复损伤后,通过胃窦部切口以可吸收缝线将幽门作荷包式缝闭,3周后幽门可再通。此法能达到与十二指肠憩室化相同的效果,但更简便、创伤小,亦称暂时性十二指肠憩室化手术。⑤浆膜切开血肿清除术:十二指肠壁内血肿,除上腹不适、隐痛外,主要表现为高位肠梗阻,若非手术治疗2周梗阻仍不解除,可手术切开血肿清除血凝块,修补肠壁,或行胃空肠吻合术。⑥胰十二指肠切除:手术创伤大、死亡率高。⑦对十二指肠毁损严重但是乳头周围尚完整者,可将毁损的十二指肠切除,乳头周围的十二指肠壁与空肠祥吻合,然后再行空肠胃端端吻合。

治疗十二指肠破裂的任何手术方式,都应附加胃肠道减压,如置胃管、胃造口、空肠造口等十二指肠伤口近、远侧减压,以及胆总管置T管引流等。腹腔内常规放置引流管,充分引流;积极营养支持,以保证十二指肠创伤愈合。

五、小肠损伤

小肠占据着中、下腹的大部分空间,故受伤的机会较多。小肠损伤(small intestine injury)后可在早期即出现明显的腹膜炎,故诊断一般并不困难。部分病人因小肠裂口不大,或穿破后被食物残渣、纤维蛋白甚至突出的黏膜所堵塞,可无腹膜炎表现。小肠穿孔时仅少数病人有气腹,所以如无气腹表现不能排除小肠穿孔。

小肠损伤一经诊断,如条件允许,均需手术治疗。手术时要对整个小肠和系膜进行系统细致的探查,系膜血肿即使不大也应切开检查以免遗漏小的穿孔。手术方式以简单修补为主,一般采用间断横向缝合以防修补后肠腔发生狭窄。有以下情况时,应施行小肠部分切除吻合术:①裂口较大或裂口边缘肠壁组织挫伤严重;②小段肠管有多处破裂或严重挫伤;③肠管大部分或完全断裂;④肠管大血肿或血运障碍;⑤肠系膜损伤或系膜缘大血肿影响肠壁血液循环。

六、结肠损伤

结肠损伤(colon injury)的发生率仅次于小肠损伤,但因结肠内容物液体成分少而细菌含量多,故腹膜炎出现得较晚,但较严重。腹膜后结肠受伤后容易漏诊,常常导致严重的腹膜后感染。

由于结肠壁薄、血液供应差、含菌量大,故结肠损伤的治疗不同于小肠损伤。除少数裂口小、腹腔污染轻、全身情况良好的病人可以考虑一期修补或一期切除吻合(尤其是右半结肠)外,大部分病人先采用肠造口术或肠外置术,待3~4周后病人情况好转时,再关闭瘘口。对于较严重的损伤,可一期修复后加做近端结肠造口术,确保肠内容物不再进入远端。一期修复手术的主要禁忌证为:①腹腔严重污染;②全身严重多发伤或合并腹腔其他脏器损伤,须尽快结束手术;③高龄、全身情况差或伴有肝硬化、糖尿病等;④失血性休克需大量输血(>2 000ml)者、高速火器伤者、手术时间已延误者。

七、直肠损伤

直肠损伤(rectum injury)可发生在直肠上段即盆底腹膜返折之上,或下段即反折之下,两者损伤后的表现有所不同。前者的临床表现与结肠破裂基本相同;后者则可引起严重的直肠周围间隙感染,因无腹膜炎症状,容易延误诊断。腹膜外直肠损伤的临床表现为:①血液或尿液从肛门排出;②会阴部、骶尾部、臀部、大腿部的开放伤口有粪便溢出;③尿液中有粪便残渣。直肠指诊阳性,有时还可摸到直肠破裂口。怀疑直肠损伤而指诊阴性者,必要时行结肠镜检查。

直肠会阴部损伤应按损伤的部位和程度选择不同的术式。直肠损伤的处理原则是早期彻底清创,修补直肠破损,行转流性结肠造口和直肠周围间隙彻底引流。直肠上段破裂,应剖腹进行修补,如属毁损性损伤,可切除后端端吻合,同时行乙状结肠双腔造口术,2~3个月后闭合造口。直肠下段破裂时,应充分引流直肠周围间隙以防感染扩散,并施行乙状结肠造口术,使粪便改道直至直肠伤口愈合。

八、腹膜后血肿

外伤性腹膜后血肿(retroperitoneal hematoma)多系高处坠落、挤压、车祸等所致腹膜后脏器(胰、肾、十二指肠)损伤,或骨盆或下段脊柱骨折和腹膜后血管损伤所引起。出血可在腹膜后间隙广泛扩散形成巨大血肿,还可渗入肠系膜间。

腹膜后血肿出血程度与范围各异,常因有合并损伤而被掩盖。一般来说,除部分伤者可有髂腰部瘀斑(Grey-Turner 征)外,典型表现为内出血征象、腰背痛和肠麻痹;伴尿路损伤者则常有血尿;血肿进入盆腔者可有里急后重感,直肠指诊可触及骶前区伴有波动感的隆起;有时因后腹膜破损而使血液流至腹腔内,故腹腔穿刺或灌洗具有一定诊断价值。超声或 CT 检查可帮助诊断。

因腹膜后血肿常伴大血管或内脏损伤,除积极防治休克和感染外,多数需剖腹探查。手术中如见后腹膜并未破损,可先估计血肿范围和大小,在全面探查腹内脏器并对其损伤作相应处理后,再对血肿的范围和大小进行一次评估。如血肿有所扩展,则应切开后腹膜,寻找破损血管,予以结扎或修补;如无扩展,可不予切开后腹膜,因完整的后腹膜对血肿可起到压迫止血作用,特别是盆腔内腹膜后血肿,出血多来自压力较低的盆腔静脉丛,出血自控的可能性较大。如血肿位置主要在两侧腰大肌外缘、膈脚和骶岬之间,血肿可来自腹主动脉、腹腔动脉、下腔静脉、肝静脉以及肝脏裸区、胰腺或腹膜后十二指肠的损伤,此范围内的腹膜后血肿,不论是否扩展,原则上均应切开后腹膜,予以探查,以便对受损血管或脏器作必要的处理。探查时,应尽力找到并控制出血点;无法控制时,可用纱条填塞,静脉出血常可因此停止。填塞的纱条应在术后 4～7 日内逐渐取出,以免引起感染。感染是腹膜后血肿最重要的并发症。

(沈 锋)

本章思维导图

第三十七章 | 急性化脓性腹膜炎

急性化脓性腹膜炎是由细菌感染、化学性刺激或物理性损伤等引起的腹膜和腹膜腔的炎症,是外科最为常见的急腹症。按病因可分为细菌性和非细菌性;按发病机制可分为原发性和继发性;按累及范围可分为局限性和弥漫性;按临床经过可分为急性、亚急性和慢性。

【解剖生理概要】 腹膜分为相互连续的壁腹膜和脏腹膜。壁腹膜贴附于腹壁、横膈脏面和盆壁的内面;脏腹膜覆盖于内脏表面,构成内脏的浆膜层。脏腹膜将内脏器官悬垂或固定于膈肌、腹后壁或盆腔壁,形成网膜、肠系膜及韧带等解剖结构。

腹膜腔是壁腹膜和脏腹膜之间的潜在间隙,简称腹腔。其在男性是封闭的,在女性经输卵管、子宫、阴道与体外相通。正常情况下,腹膜腔内有 75～100ml 黄色澄清液体,起润滑作用。病变时,腹腔可容纳数升液体或气体。腹腔分为大、小腹腔两部分,即腹腔和网膜囊,经由网膜孔(epiploic foramen,又称 Winslow 孔)相通。

大网膜是连接胃大弯至横结肠的腹膜,呈围裙状遮被小肠。大网膜富含血供和脂肪组织,活动度大,能移动至病灶处并将其包裹,使炎症局限,修复病变和损伤。

壁腹膜主要受体神经支配,对各种刺激敏感,痛觉定位准确。腹前壁腹膜在炎症时,可引起局部压痛、反跳痛及肌紧张,是诊断腹膜炎的主要临床依据。膈肌中心部分的腹膜受到刺激时,通过膈神经的反射可引起肩部放射性痛或呃逆。脏腹膜受自主神经支配,对牵拉、胃肠腔内压力增加或炎症、压迫等刺激较敏感,常表现为钝痛且定位不准确,多局限于脐周和腹中部;重刺激时常引起心率变慢、血压下降和肠麻痹。

腹膜表面是一层扁平间皮细胞。深面为基底膜和浆膜下层,含结缔组织、脂肪细胞、巨噬细胞、胶原和弹性纤维。腹膜面积几乎与全身皮肤面积相等,约为 $1.5m^2$,为双向半透膜,水、电解质、尿素及一些小分子物质能透过腹膜。腹膜能向腹腔内渗出少量液体,内含淋巴细胞、巨噬细胞和脱落的上皮细胞。急性炎症时,腹膜分泌大量渗出液,以稀释毒素和减轻刺激,其中的巨噬细胞能吞噬细菌、异物及破碎组织;纤维蛋白沉积在病变周围,产生粘连,可防止感染扩散并修复受损组织,但也可因此形成腹腔内广泛纤维性粘连,若导致肠管成角、扭曲或成团块,则可引起肠梗阻。腹膜具有强大的吸收功能,可吸收腹腔内的积液、血液、空气及毒素等。腹膜炎严重时,可因吸收大量毒性物质,引起感染性休克。

第一节 | 急性弥漫性腹膜炎

急性化脓性腹膜炎累及整个腹腔,称为急性弥漫性腹膜炎,分为原发性腹膜炎和继发性腹膜炎。

【病因】

1. **继发性腹膜炎**(secondary peritonitis) 是最常见的腹膜炎,空腔脏器穿孔、外伤引起的腹壁或内脏破裂是最常见的原因。如胃十二指肠溃疡急性穿孔,内容物流入腹腔产生化学性刺激,诱发化学性腹膜炎,继而成为化脓性腹膜炎;急性胆囊炎,胆囊壁坏死穿孔,造成胆汁性腹膜炎;外伤造成的肠管、膀胱破裂,腹腔污染及经腹壁伤口进入细菌,也可很快形成腹膜炎。腹腔内脏器炎症扩散是另一常见原因,如急性阑尾炎、女性生殖器官化脓性感染等,含有细菌的渗出液在腹腔内扩散引起腹膜炎。其他如腹部手术中的腹腔污染;胃肠道、胆管、胰腺吻合口渗漏;腹前、后壁的严重感染也可引起腹膜炎。致病菌以大肠埃希菌和肺炎克雷伯菌最为多见,其次为厌氧拟杆菌、链球菌等。多为混合性感染,毒性较强。

2. 原发性腹膜炎(primary peritonitis) 又称自发性腹膜炎,即腹腔内无原发病灶。致病菌多为溶血性链球菌、肺炎双球菌或大肠埃希菌。细菌进入腹腔的途径为:①血行播散:致病菌从呼吸道或泌尿系的感染灶,通过血行播散至腹膜。婴幼儿的原发性腹膜炎多属此类。②上行性感染:女性生殖道的细菌通过输卵管直接扩散至腹腔,如淋菌性腹膜炎。③直接扩散:泌尿系感染时,细菌通过腹膜层直接扩散至腹膜腔。④透壁性感染:正常情况下肠腔内细菌不能通过肠壁。但在某些情况下,如肝硬化并发腹水、肾病、猩红热或营养不良等机体抵抗力低下时,肠腔细菌有可能通过肠壁进入腹腔,发生细菌移位而导致腹膜炎。原发性腹膜炎感染范围很大,与脓液性质及细菌种类有关。

【病理生理】 胃肠内容物和细菌进入腹腔后,机体立即发生反应,腹膜充血、水肿并失去光泽,产生大量浆液性渗出液以稀释腹腔内的毒素,出现大量巨噬细胞、中性粒细胞,加以坏死组织、细菌和凝固的纤维蛋白,使渗出液变混浊而成为脓液。以大肠埃希菌为主的脓液呈黄绿色,常与其他致病菌混合感染而变得稠厚,并有粪便样臭味。

腹膜炎的结局取决于两方面,一是病人全身和腹膜局部的防御能力,二是污染细菌的性质、数量和感染时间。细菌及内毒素刺激病人的细胞防御机制,激活炎性介质,这些细胞因子来自巨噬细胞,也可直接通过肠屏障逸入腹腔,或由损伤的腹膜组织生成。在病程后期,腹腔内细胞因子具有损害器官的作用,其终末介质一氧化氮(NO)阻断三羧酸循环而导致细胞缺氧窒息,造成多器官衰竭和死亡。此外,腹内脏器浸泡在脓性液体中,腹膜严重充血、水肿并渗出大量液体,引起脱水和电解质紊乱,血浆蛋白减少和贫血,加之发热、呕吐,肠管麻痹,肠腔内大量积液使血容量明显减少,导致低血容量性休克,同时细菌毒素入血引发感染性休克。肠管因麻痹而扩张、胀气,可使膈肌抬高而影响心肺功能,使血液循环和气体交换受到影响,加重休克导致死亡。

年轻体壮、抗病能力强者,可使病菌致病性下降。病变损害轻者,能与邻近的肠管、其他脏器及移行过来的大网膜发生粘连,将病灶包裹,使病变局限于腹腔内的某个部位而成为局限性腹膜炎。渗出物逐渐被吸收,炎症消散,自行修复而痊愈。若局限部位化脓,积聚于膈下、髂窝、肠袢间、盆腔,则可形成局限性脓肿。

腹膜炎治愈后,腹腔内多留有不同程度的粘连,大多无不良后果。部分粘连可造成肠管扭曲或成角,使肠管不通,发生机械性肠梗阻,即粘连性肠梗阻。

【临床表现】 由于病因不同,腹膜炎的症状可以是突然发生的,也可能是逐渐出现的。空腔脏器损伤破裂或穿孔引起的腹膜炎发病常较突然,阑尾炎、胆囊炎等引起的腹膜炎多先有原发病症状,后逐渐出现腹膜炎表现。

1. 腹痛 是最主要的临床表现。疼痛程度与发病原因、炎症轻重、年龄及身体素质等有关。疼痛多很剧烈,难以忍受,呈持续性。深呼吸、咳嗽及转动身体时疼痛加剧,病人多呈强迫体位。疼痛先从原发病变部位开始,随炎症扩散而延及全腹。

2. 恶心、呕吐 腹膜受到刺激,可引起反射性恶心、呕吐,呕吐物多是胃内容物。发生麻痹性肠梗阻时可吐出黄绿色胆汁,甚至棕褐色粪水样内容物。

3. 体温、脉搏 其变化程度与炎症轻重有关。开始时正常,以后体温逐渐升高,脉搏逐渐加快。原发病变如为炎症性,则发生腹膜炎之前体温已升高,发生腹膜炎后更高。年老体弱病人体温可不升高。脉搏多加快,如脉搏快、体温反而下降,为病情恶化的征象。

4. 感染中毒症状 病人可出现高热、脉速、呼吸浅快、大汗、口干。病情进一步发展,可出现面色苍白、虚弱、皮肤干燥、四肢发凉、呼吸急促、口唇发绀、脉细微弱、体温骤升或下降、血压下降、神志不清,表明已有重度脱水、代谢性酸中毒及休克。

5. 腹部体征 腹部压痛(tenderness)、反跳痛(rebound tenderness)和腹肌紧张(rigidity),即腹膜刺激征(signs of peritoneal irritation),是腹膜炎的典型体征,以原发病灶所在部位最为明显。腹肌紧张的程度随病因和病人的全身状况不同而异,胃肠或胆囊穿孔可引起强烈的腹肌紧张,甚至呈"木板样"强直,幼儿、老年人或极度衰弱的病人腹肌紧张可不明显,易被忽视。腹胀,腹式呼吸减弱或消失也是重要体征,腹胀加重是病情恶化的征象。腹部叩诊因胃肠胀气而呈鼓音。胃十二指肠穿孔时,肝浊音界缩小或消失。腹腔内积液较多时可叩出移动性浊音。听诊肠鸣音减弱或消失。

直肠指诊:直肠前窝饱满及触痛,表明盆腔已有感染或形成盆腔脓肿。

【辅助检查】 白细胞计数及中性粒细胞比例增高。病情险恶或机体反应能力低下的病人,白细胞计数可不增高。

立位腹部平片:小肠普遍胀气并有多个小液气平面是肠麻痹征象。胃肠穿孔时多可见膈下游离气体。

超声检查:可显示腹腔内有不等量的液体,但不能鉴别液体的性质。超声引导下腹腔穿刺抽液或腹腔灌洗可帮助诊断,可根据叩诊或超声定位,一般在两侧下腹部髂前上棘内下方进行诊断性腹腔穿刺抽液,根据抽出液性质判断病因。结核性腹膜炎为草绿色透明腹水;胃十二指肠急性穿孔时抽出液呈黄色、混浊、含胆汁、无臭味,饱食后穿孔时抽出液可含食物残渣;急性重症胰腺炎时抽出液为血性,淀粉酶高;急性阑尾炎穿孔时抽出液为稀薄脓性,略有臭味;绞窄性肠梗阻时抽出液为血性、臭味重;如抽出不凝血,应想到有腹腔内出血;如抽出全血且放置后凝固,需排除是否刺入血管。抽出液还可作涂片镜检及细菌培养。腹腔内液体少于 100ml 时,往往抽不出液体,可注入一定量生理盐水后再行抽液。

CT 检查:CT 对腹腔实质性脏器病变的诊断帮助较大,是诊断继发性腹膜炎病因最有效的辅助检查,并有助于确定腹腔内液体量,诊断准确率可达 95%。

如已形成盆腔脓肿,可经肛门直肠前穿刺抽液辅助诊断。已婚女性病人可作经阴道(超声)检查或经后穹窿穿刺检查。

【诊断】 根据病史及典型体征、白细胞计数及分类、X 线检查、超声或 CT 结果等综合分析,腹膜炎的诊断一般是比较容易的,但有时确定原发病灶较为困难,应用腹腔镜探查术有助于明确原发病。儿童在上呼吸道感染期间突然腹痛、呕吐,出现明显的腹部体征时,应仔细分析是原发性腹膜炎,还是由肺部炎症刺激肋间神经所致。

【治疗】 分为非手术治疗和手术治疗。

1. **非手术治疗** 对病情较轻,或病程超过 24 小时且腹部体征逐渐减轻者,或伴有严重心、肺等脏器疾病不能耐受手术者,可行非手术治疗。非手术治疗同时也是手术前的准备。

(1)体位:可取半卧位,促使腹腔渗出液流向盆腔,减少吸收并减轻中毒症状,有利于局限和引流;且可促使腹内脏器下移,腹肌松弛,减轻因腹胀挤压膈肌对呼吸和循环产生的影响。休克病人取平卧位或头、躯干和下肢各抬高约 20° 的体位。

(2)禁食、胃肠减压:胃肠道穿孔的病人必须禁食,留置胃管,持续胃肠减压,抽出胃肠道内容物和气体,以减少消化道内容物继续流入腹腔,减轻胃肠内积气,改善胃壁的血运,有利于炎症的局限和吸收,促进胃肠道恢复蠕动。

(3)纠正水、电解质紊乱:禁食、胃肠减压及腹腔内大量渗液,易造成体内水和电解质紊乱。根据病人的出入量及生理需要量计算需补充的液体总量(晶体液、胶体液),以纠正缺水和酸碱失衡。病情严重的应输血浆及白蛋白,纠正腹腔内大量渗出而引起的低蛋白血症;贫血可输血。注意监测脉搏、血压、尿量、中心静脉压、血常规、血气分析等,以调整输液的成分和速度,维持尿量在每小时 30~50ml。急性腹膜炎中毒症状重并有休克时,如补液、输血仍未能改善病人状况,可用一定剂量的激素,以减轻中毒症状、缓解病情。也可以根据病人的脉搏、血压、中心静脉压等情况应用血管收缩剂或扩张剂,以多巴胺较为安全有效。

(4)抗生素治疗:继发性腹膜炎多为混合感染,致病菌主要为大肠埃希菌、肠球菌和厌氧菌。抗生素的选择应考虑致病菌的种类,以往多主张大剂量联合应用,现在认为单一广谱抗生素的效果可能更好,后期应根据细菌培养及药敏试验结果选用抗生素。

要强调的是,抗生素治疗不能替代手术,有些病例只有手术才可治愈。

(5)补充热量和营养支持:急性腹膜炎病人的代谢率约为正常人的140%,每日需要的热量达12 550～16 740kJ(3 000～4 000kcal)。当热量补充不足时,体内大量蛋白首先被消耗,使病人的抵抗力及愈合能力下降。在输注葡萄糖供给热量的同时应补充白蛋白、氨基酸等。静脉输注脂肪乳可获较高热量。长期不能进食的病人应尽早给予肠外营养;手术时已作空肠造口者,肠管功能恢复后可给予肠内营养。

(6)镇静、镇痛、吸氧:可减轻病人的痛苦与恐惧心理。已经确诊、治疗方案已确定及手术后的病人,可用哌替啶类镇痛药。但诊断不清或需进行观察的病人,暂不能镇痛,以免掩盖病情。

2. 手术治疗 绝大多数的继发性腹膜炎需要及时手术治疗。

(1)手术适应证:①经上述非手术治疗6～8小时后(一般不超过12小时),腹膜炎症状及体征不缓解反而加重者。②腹腔内原发病严重,如胃肠道穿孔或胆囊坏疽、绞窄性肠梗阻、腹腔内脏器损伤破裂、胃肠道手术后短期内吻合口漏所致的腹膜炎。③腹腔内炎症较重,有大量积液,出现严重的肠麻痹或中毒症状,尤其是有休克表现者。④腹膜炎病因不明确,且无局限趋势者。

(2)麻醉方法:多选用全身麻醉或硬膜外麻醉,个别休克危重病人也可局部麻醉。

(3)原发病的处理:手术切口应根据原发病变脏器所在部位而定。如不能确定原发病变,则以右旁正中切口为宜,便于向上下延长。如曾做过腹部手术,可经原切口或尽量利用一部分原切口。开腹时要小心肠管,剥离粘连时要尽量避免分破肠管。探查时要细致轻柔,明确腹膜炎的病因后,决定处理方法。例如胃十二指肠溃疡穿孔可行修补或胃大部切除术,但若穿孔时间较长,腹腔污染严重或病人全身状况不好,则只能行穿孔修补术。化脓坏疽的阑尾或胆囊应及时切除;如胆囊炎症重,解剖层次不清,全身情况不能耐受手术,只宜行胆囊造口术和腹腔引流,目前多采用局麻下超声引导的胆囊造口术。坏死的肠管应尽早切除。坏死的结肠如不能一期切除吻合,应行坏死肠段外置或结肠造口术。

(4)彻底清洁腹腔:开腹后立即用吸引器吸净腹腔内的脓液及渗出液,清除食物残渣、粪便和异物等。脓液多积聚在原发病灶附近、膈下、两侧结肠旁沟及盆腔。可用甲硝唑及生理盐水冲洗腹腔至清洁。腹腔内有脓苔、假膜和纤维蛋白分隔时,应予清除以利引流。一般不在腹腔内应用抗生素,以免造成严重粘连。

(5)充分引流:目的是将腹腔内的残留液和继续产生的渗液通过引流管排出体外,以减轻腹腔感染和防止术后发生腹腔脓肿。常用的引流管有硅胶管、乳胶管或双腔引流管等,将引流管放在病灶附近最低位,保证引流顺畅。严重的感染,要放两根以上引流管,术后可作腹腔灌洗。留置腹腔引流管的指征:①坏死病灶未能彻底清除或有大量坏死组织无法清除;②为预防胃肠道穿孔修补等术后发生渗漏;③手术部位有较多的渗液或渗血;④已形成局限性脓肿。

(6)术后处理:继续禁食、胃肠减压、补液、应用抗生素和营养支持治疗,保证引流管通畅。及时根据手术时脓液的细菌培养和药敏试验结果,选用有效的抗生素。待病人全身情况改善,临床感染消失后,可停用抗生素。一般待引流液清亮、量小于每日10ml,无发热、腹胀等,表示腹膜炎已控制,可拔除腹腔引流管。同时应注意心、肺、肝、肾、脑等重要脏器的功能及DIC的情况。

近年来随着腹腔镜手术技术的日益成熟,其在弥漫性腹膜炎诊治方面的应用更加广泛,尤其对原因不明的腹膜炎更显优势。

(吕国悦)

第二节 | 腹腔脓肿

脓液在腹腔内积聚,由肠管、网膜或肠系膜等内脏器官粘连包裹,与游离腹腔隔离,形成腹腔脓

肿。腹腔脓肿可分为膈下脓肿、盆腔脓肿和肠间脓肿(图 37-1)。一般
继发于急性腹膜炎或腹腔内手术,原发性感染少见。

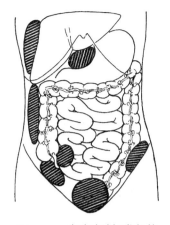

图 37-1　腹腔脓肿好发部位

一、膈下脓肿

【解剖概要】　横结肠及其系膜将大腹腔分成结肠上区和结肠下
区。结肠上区亦称膈下区,肝将其分隔为肝上间隙和肝下间隙。肝上
间隙又被肝镰状韧带分成左、右间隙,肝下间隙被肝圆韧带分成右下和
左下间隙。左肝下间隙又被肝胃韧带和胃分为左前下间隙和左后下间
隙。肝左后下间隙即为网膜囊。由于肝左外叶很小,左肝前下间隙与
左肝上间隙实际上相连而成为一个左膈下间隙。此外,在冠状韧带两
层之间,还存在着一个腹膜外间隙。脓液积聚在一侧或两侧的膈肌下
与横结肠及其系膜的间隙内者,通称为膈下脓肿(subphrenic abscess)。
膈下脓肿可发生在一个或一个以上的间隙。

【病理】　病人平卧时膈下部位最低,急性腹膜炎时腹腔内的脓液易积聚于此处。细菌亦可由门
静脉和淋巴系统到达膈下。约 2/3 的急性腹膜炎病人经手术或药物治疗后腹腔内的脓液可被完全吸
收;约 1/3 的病人发生局限性脓肿。脓肿的位置与原发病有关。十二指肠溃疡穿孔、胆囊及胆管化脓
性感染和阑尾炎穿孔,其脓液常积聚在右膈下;胃穿孔和脾切除术后感染,脓肿常发生在左膈下。

小的膈下脓肿经非手术治疗可被吸收。较大的脓肿,因长期感染可使机体消耗以至衰竭。膈下
感染可引起反应性胸腔积液,或经淋巴途径蔓延到胸腔引起胸膜炎,也可穿入胸腔引起脓胸。脓肿
腐蚀消化道管壁可引起消化道反复出血、内瘘(肠瘘或胃瘘)。如病人的机体抵抗力低下,可发生脓
毒症。

【临床表现】　膈下脓肿一旦形成,可出现明显的全身及局部症状。

1. **全身症状**　发热,初为弛张热,脓肿形成以后呈持续高热,也可为中等程度的持续发热。脉率
增快,舌苔厚腻。逐渐出现乏力、衰弱、盗汗、厌食、消瘦、白细胞计数升高、中性粒细胞比例增高。

2. **局部症状**　脓肿部位可有持续的钝痛,深呼吸时加重。疼痛常位于近中线的肋缘下或剑突
下。脓肿刺激膈肌可引起呃逆。膈下感染可引起胸膜、肺反应,出现胸腔积液或盘状肺不张,咳嗽、胸
痛。有季肋区叩痛,严重时出现局部皮肤凹陷性水肿,皮温升高。右膈下脓肿可使肝浊音界扩大。病
侧胸部下方呼吸音减弱或消失。经大量应用抗生素治疗者,局部症状和体征多不典型。

【诊断与鉴别诊断】　急性腹膜炎或腹腔内脏器的感染性病变治疗过程中,或腹部手术数日后出
现发热、腹痛者,均应想到本病。X 线片显示胸膜反应、胸腔积液、肺下叶部分不张等;膈下可见占位
阴影。左膈下脓肿,胃底可受压移位。约有 10%～25% 的脓肿腔内含有气体,可有液气平面。超声
或 CT 检查对膈下脓肿的诊断及鉴别诊断帮助较大。特别是在超声引导下穿刺,不仅可帮助诊断,还
可同时抽脓、冲洗脓腔并注入有效的抗生素进行治疗。需要提出的是,穿刺阴性者不能排除脓肿存在
的可能。

【治疗】　既往膈下脓肿主要采用手术治疗。近年来,经皮穿刺置管引流术取得了较好的治疗效
果。同时要加强支持治疗,包括补液、输血、营养支持和抗生素的应用。

1. **经皮穿刺置管引流术**　优点是创伤小,可在局部麻醉下施行,一般不会污染游离腹腔,引流效
果较好。适应证:与体壁靠近的、局限性单房脓肿。穿刺置管须由外科医生和超声医生或放射科医生
合作进行。一旦穿刺失败或发生并发症,便于及时中转手术。

操作方法:根据超声或 CT 所显示的脓肿位置,确定穿刺的部位、方向和深度。选择距脓肿最近
处,其间无内脏。选定穿刺部位后,常规消毒、铺巾。局部麻醉并在超声引导下,先用套管针向脓肿刺
入脓腔,拔出针芯,抽取脓液约 5～10ml,送细菌培养和药敏试验。再从套管插入导丝,退出套管针,
用尖刀将皮肤穿刺口扩大,再用扩张器循导丝将针道扩大,然后循导丝置入一根较粗的多孔导管,拔

出导丝,固定导管。可用无菌盐水或抗生素溶液定期冲洗。待临床症状消失,超声检查显示脓腔明显缩小甚至消失,脓液减少至每日 10ml 以内,即可拔管。如脓腔小,也可穿刺吸尽脓液后,用抗生素溶液多次冲洗,不留置导管。如穿刺抽脓后残留脓肿,可再次行穿刺抽脓处理。经此方法治疗,约有 80% 的膈下脓肿可以治愈。此方法已成为膈下脓肿治疗的主要方法。

2. 切开引流术 目前已很少应用。术前借助超声和 CT 检查确定脓肿的部位,根据脓肿所在的部位选择适当的切口。膈下脓肿可以通过多种切口和途径进行切开引流,较常采用经前腹壁肋缘下切口,适用于肝右叶上、肝右叶下位置靠前及膈左下靠前的脓肿。

二、盆腔脓肿

盆腔处于腹腔的最低位,腹腔内的炎性渗出物或脓液易积聚于此而形成脓肿。盆腔腹膜面积小,吸收毒素能力较弱,盆腔脓肿(pelvic abscess)时全身中毒症状亦较轻。

【临床表现和诊断】 急性腹膜炎治疗过程中,如阑尾穿孔或结直肠手术后,出现体温升高、典型的直肠或膀胱刺激症状(里急后重、大便频而量少、黏液便、尿频、排尿困难等),应想到本病的可能。腹部检查多无阳性发现。直肠指诊可发现肛管括约肌松弛,在直肠前壁可触及向直肠腔内膨起、有触痛、有时有波动感的肿物。已婚女性病人可进行阴道检查,以协助诊断。如是盆腔炎性肿块或脓肿,还可经后穹窿穿刺,有助于诊断和治疗。下腹部超声及经直肠或阴道超声检查均有助于明确诊断。必要时可作 CT 帮助诊断。

【治疗】 盆腔脓肿较小或尚未形成时,可以采用非手术治疗。应用抗生素,辅以腹部热敷、温热盐水灌肠及物理透热等疗法。脓肿较大者须手术治疗。在骶管或硬膜外麻醉下,取截石位,用肛门镜显露直肠前壁,清洁消毒后,在波动处用长针穿刺,抽出脓液后循穿刺针作一小切口,再用血管钳插入扩大切口,排出脓液,然后放橡皮管引流 3~4 天。已婚女性病人可经阴道后穹窿穿刺后切开引流。

三、肠间脓肿

肠间脓肿(interloop abscess)是指脓液被包围在肠管、肠系膜与网膜之间的脓肿。脓肿可能是单发的,也可能是多个大小不等的脓肿。如脓肿周围广泛粘连,可发生不同程度的粘连性肠梗阻。病人出现化脓感染的症状,并有腹胀、腹痛、腹部压痛或扪及肿块。腹部立位 X 线片可见肠壁间距增宽及局部肠管积气,也可见小肠液气平面。应用抗生素、物理透热及全身支持治疗。如脓肿自行穿破入肠腔或膀胱则形成内瘘,脓液随大、小便排出。非手术治疗无效或发生肠梗阻者,应考虑剖腹探查解除梗阻,清除脓液并行引流术。术中必须小心分离,避免损伤肠管造成肠瘘。如超声或 CT 检查提示脓肿较局限且为单房,并与腹壁贴靠,也可采用超声引导下经皮穿刺置管引流术。

(黄志勇)

第三节 | 腹腔间室综合征

正常人腹内压接近大气压,为 5~7mmHg。腹内压≥12mmHg 为腹腔高压,腹内压≥20mmHg 伴与腹腔高压有关的器官功能衰竭为腹腔间室综合征(abdominal compartment syndrome,ACS)。任何引起腹腔内容量增加或腹腔容积相对减小的因素都可导致腹内压增加,分为两大类:①腹壁因素:腹部深度烧伤焦痂对腹腔的收缩压迫、腹壁缺血和水肿、巨大腹壁疝修补术后勉强关腹等导致腹壁顺应性降低;②腹腔因素:腹腔内容量增加,如腹腔内大出血、器官严重水肿、胃肠扩张、肠系膜静脉栓塞、腹水或腹腔积脓等。需要大量液体复苏如大面积烧伤、重症胰腺炎等病人,均可能出现腹内压增高。

【病理生理】 腹腔内压力进行性增高,下腔静脉受压,回心血流减少,血压下降;血液循环阻力增大,心搏出量减少;腹腔压力向胸腔传递,膈肌抬高,呼吸道和肺血管阻力增加,出现低氧血症和高碳酸血症;胸腔压力增高也可升高颈静脉压力,影响脑静脉回流;肠系膜血流减少,门静脉回流减少,导致肠道和肝脏缺血;心排血量减少和血压下降导致肾血流量减少,同时肾静脉受压,肾静脉压升高,肾小球滤过率降低,出现少尿或无尿(图37-2)。

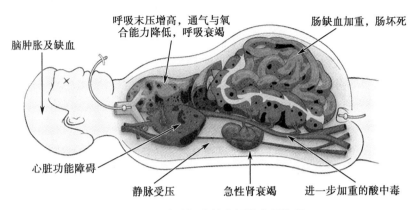

脑肿胀及缺血

呼吸末压增高,通气与氧合能力降低,呼吸衰竭

肠缺血加重,肠坏死

心脏功能障碍

静脉受压　　急性肾衰竭　　进一步加重的酸中毒

图 37-2　腹腔间室综合征的病理生理

【临床表现】　病人出现胸闷气短、呼吸困难、心率加快;腹部膨隆,可伴有腹痛、肠鸣音减弱或消失等。ACS早期即可有高碳酸血症和少尿,后期出现无尿、氮质血症、呼吸衰竭及低心排血量综合征。

【诊断】　临床怀疑ACS者应常规监测腹腔压力。膀胱测压是诊断ACS最常用的方法,易于操作,可重复进行。测量时经尿道插入 Foley 导尿管,排空尿液后注入 100ml 生理盐水,连接测压器。以仰卧位耻骨联合处为零点,呼气时测压。测压时暂停呼吸机的使用。

影像学检查在 ACS 诊断中有重要意义,表现为:腹腔大量积液,圆腹征;肠壁增厚,肠系膜广泛肿胀模糊;腹腔器官间隙闭合;肾脏受压或移位,肾动静脉及下腔静脉狭窄。

当腹内压≥20mmHg 伴随器官功能障碍时,即出现 ACS。此时可伴发难治性酸中毒和多器官功能障碍。在疾病最开始,可用神经阻滞剂和其他药物来缓解腹壁紧张,减少腹腔内容物。若随后病情仍加重,可适当停止肠内营养,甚至直接开腹,减轻腹内压,避免由腹内压增高引起的序贯性器官功能衰竭。

【治疗】　非手术治疗:应积极给予综合治疗,包括液体复苏,利尿脱水,机械辅助正压通气,减轻全身炎症反应,改善器官功能状态,促进胃肠道排空,合理的营养支持等。经皮穿刺引流腹水是创伤小且有效的治疗方法,可在超声或 CT 引导下多点穿刺,置管持续引流。非手术治疗期应严密监测,避免错失手术时机。

手术治疗:非手术治疗无效,腹内压持续>25mmHg 且威胁生命时,应施行腹腔开放。即剖腹后不将腹壁肌层和腱膜缝合,通常选择正中线纵切口,或打开先前的腹部切口。清除血块、积液及填塞物,达到腹腔减压目的后,采用非粘连性合成网片覆盖切口下脏器。施行腹腔开放的同时,应注意保护腹腔脏器,避免器官尤其是肠管损伤。在消除腹腔高压诱因的基础上,尽早施行确定性手术,恢复腹腔脏器的生理环境。

(任建安)

本章思维导图

第三十八章 胃十二指肠疾病

第一节 | 解剖生理概要

【胃的解剖】

1. 胃的位置与分区 胃位于上腹部,介于食管和十二指肠之间。胃与食管结合部称为贲门,与十二指肠结合部称为幽门,皆有括约肌控制内容物流向。介于贲门与幽门间的胃右侧称为胃小弯,左侧为胃大弯。胃小弯和胃大弯三等分的连线将胃分成三个区:自上而下依次为贲门胃底区、胃体区和幽门区(图 38-1)。

幽门区环形肌增厚,在浆膜面可见环形凹陷状浅沟,其表面有胃前静脉分布,是区分幽门与十二指肠的标志。

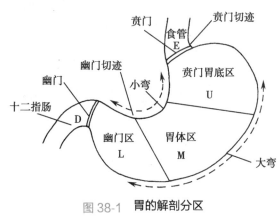

图 38-1 **胃的解剖分区**

2. 胃的韧带 胃借与周围脏器连接的韧带被固定在上腹部,这些韧带包括:胃膈韧带、肝胃韧带、胃脾韧带、胃胰韧带和胃结肠韧带。

3. 胃的血管 胃的动脉血供由腹腔动脉及其分支供应(图 38-2)。胃左动脉起源于腹腔动脉主干,胃右动脉来自肝固有动脉,两者在胃小弯形成动脉弓供血胃小弯侧。来源于胃十二指肠动脉的胃网膜右动脉和来源于脾动脉的胃网膜左动脉形成血管弓供血胃大弯侧。另外数支来源于脾动脉的胃短动脉和1~2支胃后动脉供血胃底和近端胃体。胃左静脉(即冠状静脉)汇入门静脉或脾静脉。胃右静脉汇入门静脉。胃网膜右静脉经胃结肠干汇入肠系膜上静脉。胃网膜左静脉和胃短静脉汇入脾静脉。

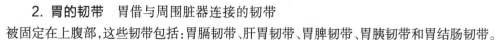
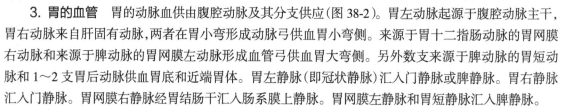

图 38-2 **胃和十二指肠的血液供应**

4. 胃的淋巴引流　胃黏膜下层淋巴管网丰富,在胃近端它与食管淋巴管网连接,在胃远端它与十二指肠淋巴管网连接。胃的淋巴回流主要沿动脉分布,与动脉血流逆向引流淋巴液。胃周淋巴结分成16组,主要有4群(图38-3):①腹腔淋巴结群,主要引流胃小弯上部淋巴液。②幽门上淋巴结群,主要引流胃小弯下部淋巴液。③幽门下淋巴结群,主要引流胃大弯下部淋巴液。④胰脾淋巴结群,主要引流胃大弯上部淋巴液。

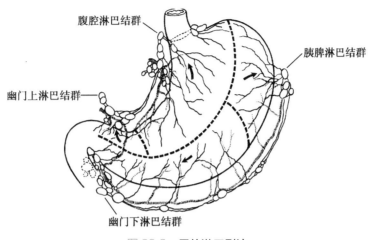

图 38-3　胃的淋巴引流

5. 胃的神经　胃受中枢神经和自主神经双重支配,中枢神经通过自主神经系统的交感神经和副交感神经支配胃肠道。胃内在的自主神经也被称为"肠脑"(gut brain),它存在于黏膜下层(黏膜下神经丛或 Meissner 神经丛)和环形肌与纵行肌之间(肌间神经丛或 Auerbach 神经丛)。胃的运动和分泌主要受交感神经和副交感神经支配,交感神经来源于腹腔神经丛节后纤维,交感神经兴奋时抑制胃的运动和分泌,副交感神经来源于迷走神经,它兴奋时增强胃的运动和分泌。左、右两支迷走神经沿食管右侧下行,左支在贲门腹侧面分出肝胆支和胃前支(Latarjet 前神经),右支在贲门背侧分出腹腔支和胃后支(Latarjet 后神经)。胃前支和后支沿小弯下行,并发出分支,进入胃的前、后壁。至胃窦处的最后3~4支终末支进入胃窦,呈"鸦爪"状,控制胃窦运动和幽门排空(图38-4)。

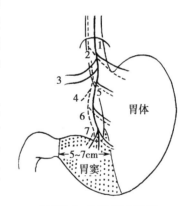

图 38-4　胃的迷走神经

1. 左迷走神经　2. 右迷走神经　3. 肝支　4. 腹腔支　5. 胃前支(Latarjet 前神经)　6. 胃后支(Latarjet 后神经)　7. "鸦爪"

6. 胃壁结构　胃壁由外向内依次为浆膜层、肌层、黏膜下层和黏膜层。胃壁的肌层属平滑肌,由外层的沿胃长轴走行的纵行肌和内层的环形肌组成。环形肌在贲门和幽门处增厚,形成贲门和幽门括约肌。黏膜下层结构疏松,血管、淋巴管和神经丛丰富,是内镜下黏膜剥离术和手术剥离黏膜的操作界面。

　　胃黏膜由黏膜上皮、固有膜和黏膜肌层组成。黏膜层含有大量胃腺,主要分布于胃底和胃体。胃腺包括壁细胞、主细胞、黏液细胞等分泌细胞。贲门腺分布在贲门,主要分泌黏液。幽门腺分布在胃窦和幽门区,除了含有主细胞外,还含有:G 细胞,分泌胃泌素;D 细胞,分泌生长抑素;嗜银细胞和其他内分泌细胞,分泌组胺、5-羟色胺和其他多肽类激素。

【胃的生理】　胃具有运动和分泌两大功能。

1. 胃的运动　胃的运动功能包括容纳、研磨和输送。当食物进入胃后,近端胃,主要是胃底和胃体产生容纳性舒张来接纳食物,以避免胃的压力急剧升高。空腹胃的容量约50ml,而其容纳性舒张时,容量可达 1 000ml,胃内压却无明显上升。当近端胃收缩时,可挤压部分食物进入胃窦,与胃液搅拌并研磨,直至食糜颗粒直径约 1mm 时,幽门括约肌开放,约 2~10ml 的食糜进入十二指肠,如此反复直至胃排空。胃排空的速度与食物的性质和量有关,也受神经和内分泌激素的调节。

胃的平滑肌收缩由胃电驱动。胃电有两种基本波形:①慢波(slow waves)频率为 3 次/分,起源于胃大弯中上 1/3 交界处,该处称为起搏点(pacemaker)。②快波(spikes,fast waves)负载于慢波上,是一种周期性发生并由近端消化道向远端移行的肌电综合波,称为传导性肌电复合波(migrating myoelectrical complex,MMC)。MMC 不完全受中枢神经控制,去中枢神经支配时,MMC 依然存在。在空腹状态下每 90~120 分钟为一个 MMC 周期。

2. 胃液分泌 正常成人每天分泌 1 500~2 500ml 胃液。胃液的主要成分为胃酸、酶、黏液、电解质和水。壁细胞分泌盐酸,非壁细胞分泌的成分略偏碱性,钠离子是主要的阳离子。

胃液的分泌分为基础分泌(消化间期分泌)和餐后分泌(消化期分泌)。基础分泌系自然分泌,不受食物刺激,量少。餐后分泌分为三相:①迷走相(头相):食物经视觉、味觉、嗅觉刺激神经中枢,兴奋信号经迷走神经下传到胃的壁细胞、主细胞和黏液细胞,分泌胃酸、胃蛋白酶和黏液。迷走神经还刺激兴奋 G 细胞和其他内分泌细胞分泌胃泌素、组胺,后者进一步刺激胃酸分泌。迷走相持续时间短,分泌的胃液占胃液量的 20%~30%。②胃相:食物进入胃后,胃扩张引起的物理性刺激形成迷走长反射和食物接触胃黏膜的化学性刺激形成胃壁的胆碱反射短通路均导致胃液分泌。在胃相的胃酸分泌中 G 细胞分泌的胃泌素占主导作用,当胃窦部 pH<2.5 时,胃泌素释放受到抑制,pH<1.2 时,胃泌素释放停止。③肠相:食物进入小肠后刺激十二指肠和近端空肠分泌肠促胃泌素导致胃液分泌。此作用较弱,仅占胃液分泌量的 5%~10%。

【十二指肠的解剖和生理】 十二指肠介于胃和空肠之间,起于胃幽门,止于十二指肠悬韧带,长约 25cm,呈 C 形环绕胰腺头部,是小肠中最为固定的部分。十二指肠由近至远分为四部分:①球部:长约 4~5cm,属腹膜间位组织,是十二指肠溃疡的好发部位。②降部:长约 7~9cm,系腹膜外位,位置固定。距幽门约 8~10cm 的十二指肠乳头有胆总管和胰管开口,是寻找胆、胰管开口的标志。③水平部:长约 10cm,向左呈水平走行,属腹膜外位,位置固定。肠系膜上动脉和静脉在其前方跨行,如动脉血管下行夹角过小形成对十二指肠水平部的压迫,引起梗阻,称为"肠系膜上动脉综合征"。④升部:长约 3~5cm,先向上行,然后急转向下、向前,连接空肠起始部,其向上部分由固定于腹膜后的 Treitz 韧带牵吊,位置固定,是十二指肠和空肠分界标志。十二指肠围绕胰头和部分胰体,血供来源于胰十二指肠上动脉和胰十二指肠下动脉。

胆汁和胰液经乳头进入十二指肠,同时十二指肠黏膜的 Brunner 腺分泌富含如蛋白酶、脂肪酶、蔗糖酶等消化酶的消化液,与十二指肠内的食物混合。十二指肠黏膜的内分泌细胞则分泌胃泌素、胆囊收缩素、肠抑肽等内分泌激素。

第二节 ｜ 胃癌及其他胃肿瘤

一、胃癌

胃癌(gastric cancer)是最常见的恶性肿瘤之一,在我国消化道恶性肿瘤中居第二位,好发年龄在 50 岁以上。

【病因】 胃癌的确切病因不十分明确,但发病与以下因素有关:

1. 地域环境 胃癌发病有明显的地域性差别,在世界范围内,日本发病率最高,而美国则较低。在我国,西北与东部沿海地区胃癌发病率明显高于南方地区。

2. 饮食生活因素　长期食用熏烤、盐腌食品的人群胃癌发病率较高,与食品中亚硝酸盐、真菌毒素、多环芳烃化合物等致癌物含量高有关;吸烟者的胃癌发病危险性较不吸烟者高 50%。

3. 幽门螺杆菌感染　幽门螺杆菌(*Helicobacter pylori*,HP)阳性者胃癌发生的危险性是 HP 阴性者的 3~6 倍。控制 HP 感染在胃癌防治中的作用已受到高度重视。

4. 慢性疾病和癌前病变　易发生胃癌的胃疾病包括胃息肉、慢性萎缩性胃炎及胃部分切除后的残胃。胃息肉可分为炎性息肉、增生性息肉和腺瘤,前两者恶变的可能性很小,胃腺瘤的癌变率在 10%~20% 左右,直径超过 2cm 时癌变概率增大。萎缩性胃炎以胃黏膜腺体萎缩、减少为主要特征,常伴有肠上皮化生或黏膜上皮异型增生,可发生癌变。胃大部切除术后残胃黏膜发生慢性炎症改变,可能在术后 15~25 年发展为残胃癌(gastric stump cancer)。癌前病变系指容易发生癌变的胃黏膜病理组织学改变,本身尚不具备恶性特征,是从良性上皮组织转变成癌过程中的病理变化。胃黏膜上皮的异型增生根据细胞的异型程度,可分为轻、中、重三度,重度异型增生与分化较好的早期胃癌有时很难区分。

5. 遗传和基因　有胃癌家族史的人群其胃癌发病率较对照组高 4 倍,说明遗传因素起一定的作用。

【病理】

1. 大体类型

(1)早期胃癌(early gastric cancer):病变仅限于黏膜或黏膜下层,根据病灶形态可分三型。Ⅰ型为隆起型,癌灶突向胃腔;Ⅱ型为表浅型,癌灶比较平坦,没有明显的隆起与凹陷;Ⅲ型为凹陷型,表现为较深的溃疡。其中Ⅱ型还可以分为三个亚型,即Ⅱa(浅表隆起型)、Ⅱb(浅表平坦型)和Ⅱc(浅表凹陷型)。

(2)进展期胃癌(advanced gastric cancer):指癌组织浸润深度超过黏膜下层的胃癌。按 Borrmann 分型法分四型:Ⅰ型(息肉型,也叫肿块型),为边界清楚、突入胃腔的块状癌灶;Ⅱ型(溃疡局限型),为边界清楚并略隆起的溃疡状癌灶;Ⅲ型(溃疡浸润型),为边界模糊不清的溃疡,癌灶向周围浸润;Ⅳ型(弥漫浸润型),癌肿沿胃壁各层全周性浸润生长,边界不清。若全胃受累,胃腔缩窄、胃壁僵硬如革囊状,称皮革胃,提示预后不良。

胃癌好发部位以胃窦部为主,约占一半;其次是胃底贲门部,约占 1/3。

2. 组织类型　世界卫生组织(WHO)消化系统肿瘤分类第五版(2019 年)将胃癌病理分为 5 种常见亚型[管状腺癌、乳头状腺癌、低黏附型癌(含印戒细胞癌及其他型)、黏液腺癌及混合型腺癌]和 5 种少见亚型(伴有淋巴上皮样间质的癌、肝样腺癌、伴有肠母细胞分化的癌、胃底腺型癌及微乳头型腺癌),胃癌绝大部分为腺癌。

3. 胃癌的扩散与转移

(1)直接浸润:浸润性生长的胃癌突破浆膜后,易扩散至网膜、结肠、肝、脾、胰腺等邻近器官。当胃癌组织侵及黏膜下层后,可沿组织间隙与淋巴网蔓延。贲门胃底癌易侵及食管下端;胃窦癌可向十二指肠浸润,通常浸润在幽门下 3cm 以内。

(2)淋巴转移:是胃癌主要转移途径,早期胃癌的淋巴转移率近 20%,进展期胃癌的淋巴转移率高达 70% 左右。一般情况下按淋巴流向转移,少数情况也有跳跃式转移。胃周淋巴结分为以下 23 组(图 38-5),具体如下:1,贲门右区;2,贲门左区;3,沿胃小弯;4sa,胃短血管旁;4sb,胃网膜左血管旁;4d,胃网膜右血管旁;5,幽门上区;6,幽门下区;7,胃左动脉旁;8a,肝总动脉前;8p,肝总动脉后;9,腹腔动脉旁;10,脾门;11p,近端脾动脉旁;11d,远端脾动脉旁;12a,肝动脉旁;12p,门静脉后;12b,胆总管旁;13,胰头后;14v,肠系膜上静脉旁;14a,肠系膜上动脉旁;15,结肠中血管旁;16,腹主动脉旁(a_1,膈肌主动脉裂孔至腹腔干上缘;a_2,腹腔干上缘至左肾静脉下缘;b_1,左肾静脉下缘至肠系膜下动脉上缘;b_2,肠系膜下动脉上缘至腹主动脉分叉处);17,胰头前;18,胰下缘;19,膈下;20,食管裂孔;110,胸下部食管旁;111,膈上;112,后纵隔。除了上述胃周淋巴结外,还有两处淋巴结在临床上很有意义:一是左锁骨上淋巴结,如触及肿大为癌细胞沿胸导管转移所致;二是脐周淋巴结,如肿大为癌细胞通过肝圆韧带淋巴管转移所致。

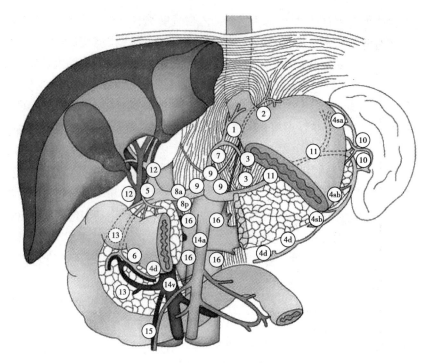

图 38-5　胃的淋巴结分组示意图

（3）血行转移：胃癌细胞进入门静脉或体循环向身体其他部位播散，形成转移灶。常见转移的器官有肝、肺、胰、骨骼等，以肝转移为多。

（4）腹膜种植转移：当胃癌组织浸润至浆膜外后，肿瘤细胞脱落并种植在腹膜和脏器浆膜上，形成转移结节。直肠前凹的转移癌，直肠指诊可以发现。女性病人的胃癌可形成卵巢转移性肿瘤，称Krukenberg 瘤。癌细胞腹膜广泛播散时，可出现大量癌性腹水。

4. **临床病理分期**　国际抗癌联盟和美国癌症联合委员会（UICC/AJCC）胃癌 TNM 分期（第八版）的病理依据主要是肿瘤浸润深度、淋巴结以及远处转移情况。以 T 代表原发肿瘤浸润胃壁的深度。T_x：原发肿瘤无法评估。T_0：无原发肿瘤的证据。T_{is} 代表原位癌：上皮内肿瘤，未侵及黏膜固有层，高度不典型增生。T_1：肿瘤侵及黏膜固有层、黏膜肌层或黏膜下层；T_{1a}：肿瘤侵犯黏膜固有层或黏膜肌层；T_{1b}：肿瘤侵犯黏膜下层。T_2：肿瘤侵犯固有肌层。T_3：肿瘤穿透浆膜下结缔组织，而尚未侵犯脏层腹膜或邻近结构。T_4：肿瘤侵犯浆膜（脏层腹膜）或邻近结构；T_{4a}：肿瘤侵犯浆膜（脏层腹膜）；T_{4b}：肿瘤侵犯邻近结构。N 表示局部淋巴结的转移情况。N_x：区域淋巴结无法评估。N_0：区域淋巴结无转移。N_1：1～2 个区域淋巴结有转移。N_2：3～6 个区域淋巴结有转移。N_3：7 个或 7 个以上区域淋巴结有转移；N_{3a}：7～15 个区域淋巴结有转移；N_{3b}：16 个或 16 个以上区域淋巴结有转移。M 则代表肿瘤远处转移的情况。M_0：无远处转移。M_1：有远处转移。根据 TNM 的不同组合可将胃癌划分为 I～IV 期临床及病理分期（表 38-1，表 38-2）。

【临床表现】　多数早期胃癌病人无明显症状，有时出现上腹部不适，进食后饱胀、恶心

表 38-1　胃癌的临床分期（cTNM）

临床分期	T 分期	N 分期	M 分期
0 期	T_{is}	N_0	M_0
I 期	T_1	N_0	M_0
	T_2	N_0	M_0
IIA 期	T_1	$N_{1\sim3}$	M_0
	T_2	$N_{1\sim3}$	M_0
IIB 期	T_3	N_0	M_0
	T_{4a}	N_0	M_0
III 期	T_3	$N_{1\sim3}$	M_0
	T_{4a}	$N_{1\sim3}$	M_0
IVA 期	T_{4b}	任何 N	M_0
IVB 期	任何 T	任何 N	M_1

表 38-2　胃癌的病理分期（pTNM）

病理分期	T 分期	N 分期	M 分期
0 期	T_{is}	N_0	M_0
ⅠA 期	T_1	N_0	M_0
ⅠB 期	T_1	N_1	M_0
	T_2	N_0	M_0
ⅡA 期	T_1	N_2	M_0
	T_2	N_1	M_0
	T_3	N_0	M_0
ⅡB 期	T_1	N_{3a}	M_0
	T_2	N_2	M_0
	T_3	N_1	M_0
	T_{4a}	N_0	M_0
ⅢA 期	T_2	N_{3a}	M_0
	T_3	N_2	M_0
	T_{4a}	N_1	M_0
	T_{4a}	N_2	M_0
	T_{4b}	N_0	M_0
ⅢB 期	T_1	N_{3b}	M_0
	T_2	N_{3b}	M_0
	T_3	N_{3a}	M_0
	T_{4a}	N_{3a}	M_0
	T_{4b}	N_1	M_0
	T_{4b}	N_2	M_0
ⅢC 期	T_3	N_{3b}	M_0
	T_{4a}	N_{3b}	M_0
	T_{4b}	N_{3a}	M_0
	T_{4b}	N_{3b}	M_0
Ⅳ 期	任何 T	任何 N	M_1

等非特异性上消化道症状,胃窦癌常出现类似十二指肠溃疡的症状,部分病人按慢性胃炎和十二指肠溃疡治疗,症状可暂时缓解,易被忽视。随着病情发展,病人出现上腹疼痛加重、食欲缺乏、乏力、消瘦、体重减轻。

肿瘤的部位不同,也有其特殊表现。贲门胃底癌可有胸骨后疼痛和进食梗阻感;幽门附近的胃癌生长到一定程度,可导致幽门部分或完全性梗阻而发生呕吐,呕吐物多为宿食和胃液;肿瘤破溃或侵犯胃壁血管后可有呕血、黑便等消化道出血症状;也有可能发生急性穿孔。早期病人多无明显体征,晚期病人可触及上腹部质硬、固定的肿块,锁骨上淋巴结肿大,直肠前凹扪及肿块,并有贫血、腹水、黄疸、营养不良甚至恶病质等表现。

【诊断】　早期胃癌术后 5 年生存率可达 90% 以上,明显优于进展期胃癌。因此,早期诊断是提高治愈率的关键。为提高早期胃癌诊断率,应对以下人群定期检查:①40 岁以上,既往无胃病病史而出现上述消化道症状者,或已有溃疡病史但症状和疼痛规律明显改变者;②有胃癌家族病史者;③有胃癌前期病变者,如萎缩性胃炎、胃溃疡、胃息肉、胃大部切除病史者;④有原因不明的消化道慢性失血或短期内体重明显减轻者。

多种检查方法用于胃癌诊断,包括:

1. **电子胃镜检查**(electronic gastroscopy)能够直接观察胃黏膜病变的部位和范围,并可以对可疑病灶钳取小块组织作病理学检查,是诊断胃癌的最有效方法。为提高诊断率,应对可疑病变组织多点取材。通过使用染色内镜和放大内镜,可显著提高小胃癌和微小胃癌的检出率。采用带超声探头的电子胃镜,对病变区域进行超声探测成像,可了解肿瘤在胃壁内的浸润深度以及向壁外浸润的情况,有助于胃癌的术前临床分期,以及决定病变是否适合进行内镜下切除。

2. **X 线钡餐检查**　多采用气钡双重造影,通过黏膜相和充盈相的观察作出诊断,优点是痛苦小,易被病人所接受;缺点是不如胃镜直观且不能取活检进行组织学检查。X 线征象主要有龛影、充盈缺损、胃壁僵硬、胃腔狭窄、黏膜皱襞的改变等。同时,钡餐检查对胃上部癌是否侵犯食管有诊断价值。

3. **CT 检查**　螺旋增强 CT 检查在评价胃癌病变范围、局部淋巴结转移和远处转移(如肝、卵巢转移)方面具有较高的价值,是手术前判断肿瘤 N 分期和 M 分期的重要手段。

4. **其他影像学检查**　MRI 的作用与 CT 相似。正电子发射计算机断层扫描(PET)有助于胃癌的诊断,可帮助判断淋巴结和远处转移情况。

5. **其他检查**　部分胃癌病人的大便隐血可持续呈阳性。肿瘤标志物癌胚抗原(CEA)、CA19-9

和 CA125 在部分胃癌病人中可见升高,但目前认为这些仅作为判断肿瘤预后和治疗效果的指标,无助于胃癌的诊断。

通过临床表现、电子胃镜或影像学检查,多数胃癌可获得正确诊断。少数情况下,需要与胃良性溃疡、胃间质瘤、胃淋巴瘤和胃良性肿瘤等进行鉴别诊断。

【治疗】 胃癌的治疗策略是以外科手术为主要方式的综合治疗。部分早期胃癌可内镜下切除,进展期胃癌强调足够的胃切除和淋巴结清扫术。包含化学治疗、靶向治疗、免疫治疗、中医中药治疗等综合治疗手段适用于不可切除或术后复发的病人,也可用于胃癌根治术后的辅助治疗。

1. 早期胃癌的内镜下治疗 直径小于 2cm 的无溃疡表现的分化型黏膜内癌,可在内镜下行胃黏膜切除术(EMR)或内镜下黏膜剥离术(ESD)。目前临床上更推荐使用 ESD,即将病灶周围黏膜用高频电刀环周切开,在黏膜下层和肌层间剥离。对于肿瘤浸润深度达到黏膜下层、无法完整切除和可能存在淋巴结转移的早期胃癌,不应盲目采用内镜下治疗,原则上应采用标准的外科根治性手术。

2. 手术治疗 外科手术是胃癌的主要治疗手段,分为根治性手术和姑息性手术两类。

(1)根治性手术(radical surgery):原则为彻底切除胃癌原发灶,按临床分期标准清除胃周围的淋巴结,重建消化道。目前公认的胃癌根治性手术的标准术式是 D_2 淋巴结清扫的胃切除术。

1)常用的胃切除术和胃切除范围:全胃切除术(total gastrectomy),包括贲门和幽门的全胃切除;远端胃切除术(distal gastrectomy),包括幽门的胃切除术,保留贲门,标准手术为切除胃的 2/3 以上;近端胃切除术(proximal gastrectomy),包括贲门的胃切除术,保留幽门。

切除范围:胃切断线要求距肿瘤边缘至少 5cm;远侧部癌应切除十二指肠球部 3~4cm,近侧部癌应切除食管下端 3~4cm。保证切缘无肿瘤残留。

2)淋巴结清扫:淋巴结清扫范围以 D(dissection)表示,针对不同的胃切除术式,系统地规定了淋巴结清扫的范围(表 38-3)。D 级标准可分为 D_1 和 D_2 手术。

表 38-3　胃癌根治术淋巴结清扫范围

分类	全胃切除术淋巴结清扫范围	远端胃切除术淋巴结清扫范围
D_0 手术	淋巴结清扫未达到 D_1 手术标准	
D_1 手术	第 1~7 组	第 1、3、4、5、6、7 组
D_2 手术	D_1+第 8a、9、10、11p、11d、12a 组	D_1+第 8a、9、11p、12a 组

D_1 手术仅适用于临床分期为 T_1N_0,并且肿瘤不适合内镜下切除的早期胃癌。进展期胃癌,即临床分期为 T_2~T_4 期或临床发现淋巴结转移的肿瘤,均应行 D_2 淋巴结清扫。由于术前和术中的淋巴结转移无法做到完全准确诊断,所以如果怀疑淋巴结存在转移就应该进行 D_2 淋巴结清扫。

3)手术方式举例

A. 根治性远端胃切除术:切除胃的 3/4~4/5,幽门下 3~4cm 切断十二指肠,距癌边缘 5cm 切断胃,按照 D_2 标准清扫淋巴结,切除大网膜、网膜囊;消化道重建可选 Billroth I 式胃十二指肠吻合或 Billroth II 式胃空肠吻合(图 38-6)。

B. 根治性全胃切除术:多适用于胃体与胃近端癌。切除全部胃,幽门下 3~4cm 切断十二指肠,食管胃交界部以上 3~4cm 切断食管,按照 D_2 标准清扫淋巴结,切除大网膜、网膜囊,根据情况切除脾脏,消化道重建常行食管空肠 Roux-en-Y 吻合(图 38-7)。

C. 腹腔镜胃癌根治术:腹腔镜下行胃癌根治术近年来在临床上得到逐步开展。根据前瞻性随机对照试验结果,对于临床 I 期的胃癌,腹腔镜手术与开腹手术相比,在安全性和治疗效果上没有显著差异,可以作为标准治疗方式。而对于 I 期以上的进展期胃癌,腹腔镜手术在安全性上不劣于开腹手术,而远期效果有待进一步证明。

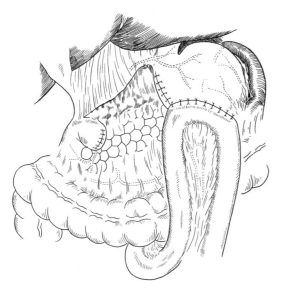

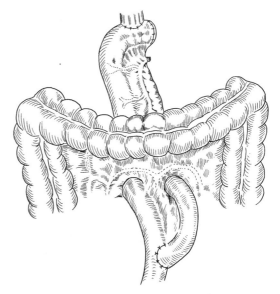

图 38-6　根治性远端胃切除术,Billroth Ⅱ式胃空肠吻合

图 38-7　根治性全胃切除术,食管空肠 Roux-en-Y 吻合

（2）姑息性手术（palliative surgery）:是指原发灶无法切除,针对由胃癌导致的梗阻、穿孔、出血等并发症而作的手术,如胃切除术、胃空肠吻合术、空肠造口术、穿孔修补术等。

3. 胃癌的化学治疗　对于不可切除性、复发性或姑息手术后等胃癌晚期病人,化疗可能有减缓肿瘤的发展速度、改善症状等效果。根治性手术后辅助化疗的目的是控制残存的肿瘤细胞以减少复发的机会。早期胃癌根治术后原则上不必辅助化疗。施行化疗的胃癌病人应当有明确的病理诊断,一般情况良好,心、肝、肾与造血功能正常,无严重并发症。

4. 胃癌的其他治疗　胃癌对放疗的敏感性较低,较少采用,可用于缓解癌肿引起的局部疼痛症状。胃癌的免疫治疗包括非特异生物反应调节剂、细胞因子以及过继性免疫治疗等的临床应用,近年来抗 PD-1 和抗 PD-L1 的治疗在胃癌治疗中取得显著疗效,已用于晚期胃癌的治疗,在胃癌的新辅助治疗中也显示出一定的疗效。靶向治疗包括曲妥珠单抗(抗 HER2 抗体)、贝伐珠单抗(抗 VEGFR 抗体)和西妥昔单抗(抗 EGFR 抗体),在晚期胃癌的治疗有一定的效果。

二、胃淋巴瘤

原发性胃淋巴瘤是结外型淋巴瘤中最常见者,占胃恶性肿瘤的 3%～5%,仅次于胃癌而居第二位。病因尚不清楚,近年发现幽门螺杆菌感染与胃的黏膜相关淋巴组织（mucosa-associated lymphoid tissue,MALT）淋巴瘤发病密切相关,几乎所有胃淋巴瘤病人的胃黏膜上均发现 HP 存在。

【病理】　95% 以上的胃原发性恶性淋巴瘤为非霍奇金淋巴瘤,组织学类型以 B 淋巴细胞为主;病变源于黏膜相关淋巴组织,黏膜下层出现淋巴滤泡,逐渐向周边蔓延并侵及全层。大体所见黏膜肥厚、隆起但外观完整,病变进展黏膜可形成溃疡、胃壁节段性浸润或皮革胃样改变,严重者可发生出血、穿孔。病变可以发生在胃的各个部分,但以胃远端 2/3 后壁和小弯侧多发。恶性淋巴瘤以淋巴转移为主。

【临床表现】　早期症状无特异性,常误诊为胃溃疡和胃癌。最常见的症状为上腹痛,可伴有恶心、呕吐、体重下降、消化道出血、贫血等表现。部分病人上腹部可触及肿块,少数病人可有不规则发热。

【诊断】　胃镜检查可见黏膜隆起、溃疡、粗大肥厚的皱襞呈卵石样改变,黏膜下多发结节或肿块等;胃恶性淋巴瘤多向黏膜下层浸润生长,故活检时取材太浅,常难作出正确诊断。超声内镜（EUS）

可判断淋巴瘤浸润胃壁深度与淋巴结转移情况,结合胃镜下多部位较深取材活组织检查可显著提高诊断率。CT检查可见胃壁增厚,并了解肝脾有无侵犯、纵隔与腹腔淋巴结的情况,有助于排除继发性胃淋巴瘤。

【治疗】 早期低度恶性胃黏膜相关淋巴组织淋巴瘤可采用抗幽门螺杆菌治疗,清除幽门螺杆菌后,肿瘤一般4~6个月消退,有效率可达到60%~70%。抗生素治疗无效的病例可能存在潜在的高度恶性的病灶,可以选择放、化疗。常用化疗方案为CHOP方案,胃淋巴瘤对化疗反应较好,化疗可明显提高5年生存率。手术治疗胃淋巴瘤有助于准确判断临床病理分期,病变局限的早期病人可获根治机会。

三、胃肠道间质瘤

胃肠道间质瘤(gastrointestinal stromal tumors,GIST)是消化道最常见的间叶源性肿瘤,占消化道肿瘤的1%~3%,其中60%~70%发生在胃,20%~30%发生在小肠,10%发生在结直肠,也可发生在食管、网膜和肠系膜等部位。以往因缺少诊断标志,多与平滑肌(肉)瘤、神经源性肿瘤等胃肠道间叶来源肿瘤相混淆。研究表明,这类肿瘤起源于胃肠道未定向分化的间质细胞,其分子生物学特点是C-kit基因发生突变,导致酪氨酸激酶受体持续活化,刺激肿瘤细胞持续增殖。C-kit基因编码KIT蛋白(CD117),是重要的诊断标志物。

【病理】 呈膨胀性生长,可向黏膜下或浆膜下浸润形成球形或分叶状的肿块。肿瘤可单发或多发,直径从1cm到20cm以上不等,质地坚韧,境界清楚,表面呈结节状。瘤体生长较大可造成瘤体内出血、坏死及囊性变,并在黏膜表面形成溃疡,导致消化道出血。

【临床表现】 症状与肿瘤的部位、大小和生长方式有关。瘤体小时症状不明显,可有上腹部不适或类似溃疡病的消化道症状;瘤体较大时可扪及腹部肿块。肿瘤浸润到胃肠道腔内常有消化道出血表现;小肠的间质瘤易导致肠梗阻和出血;十二指肠间质瘤可压迫胆总管引起梗阻性黄疸。

【诊断】 胃镜下可见黏膜下肿块,顶端可有中心溃疡。胃肠道间质瘤主要位于肌层内,由于黏膜相对完整,黏膜活检检出率低,超声内镜可明确肿物的来源。CT、MRI扫描有助于发现胃腔外生长的结节状肿块以及有无肿瘤转移。组织标本镜下可见多数梭形细胞,并且免疫组织化学检测显示CD117和/或DOG-1过度表达,有助于病理学最终确诊。GIST应视为具有恶性潜能的肿瘤,肿瘤危险程度与肿瘤部位、大小、细胞有丝分裂指数(核分裂象)、肿瘤浸润深度和有无转移相关(表38-4)。

表38-4 胃肠道间质瘤危险度分级

肿瘤大小/cm	核分裂数/(个/50HPF)	原发肿瘤部位	危险度分级
<2.0	≤5	任意	极低
	6~10	任意	中
2.1~5.0	≤5	任意	低
	6~10	胃	中
		非胃	高
5.1~10.0	≤5	胃	中
		非胃	高
	6~10	任意	高
>10.0	>10	任意	高
任意	任意	肿瘤破裂	高

【治疗】 首选手术治疗,手术争取彻底完整切除,术中应避免肿瘤破裂。胃肠道间质瘤较少发生淋巴结转移和远处转移,因此不必常规进行淋巴结清扫。完全切除的生存期明显长于不完全切除的病例。甲磺酸伊马替尼是一种酪氨酸激酶抑制剂,可以针对性地抑制 C-kit 活性,治疗不能切除或术后复发转移的 GIST 的有效率在 50% 左右。中高危险度的 GIST 术后予甲磺酸伊马替尼可以控制术后复发、改善预后,也可以用于术前辅助治疗,以提高手术切除率。

四、胃的良性肿瘤

胃的良性肿瘤约占全部胃肿瘤的 2% 左右。按其组织来源可分为黏膜上皮细胞良性肿瘤和间叶组织良性肿瘤。前者常见的有胃腺瘤和腺瘤性息肉,占良性肿瘤的 40% 左右,多见于胃窦部,外观呈息肉状,单发或多发,有一定的恶变率,尤其是直径大于 2cm 的广基底腺瘤;胃间叶源组织良性肿瘤主要有平滑肌瘤、纤维瘤、脂肪瘤、血管瘤、神经纤维瘤等。最常见的为平滑肌瘤,多见于胃体和胃窦部。

胃良性肿瘤一般发展较慢,常见的临床表现有:①上腹部不适、饱胀感或腹痛;②上消化道出血;③腹部肿块,较大的良性肿瘤可在上腹部扣及肿块;④位于贲门或幽门的肿瘤可引起不全梗阻等。X线钡餐检查、胃镜、超声及 CT 检查等有助于诊断。胃镜检查大大提高了胃良性肿瘤的发现率,对于黏膜起源瘤,活检有助于确诊;对黏膜下的间叶组织瘤,超声胃镜更具诊断价值。

【治疗】 手术切除是胃良性肿瘤的主要治疗方法。由于临床上难以除外恶性肿瘤,且部分胃良性肿瘤还有恶变倾向以及可能出现严重并发症,故主张确诊后积极地手术治疗。根据肿瘤的大小、部位以及有无恶变倾向选择手术方式,小的腺瘤或腺瘤样息肉可行内镜下套切术,较大肿瘤可行胃部分切除术、胃大部切除术,术中应行冰冻病理检查,以及时发现恶变者。

(胡俊波)

第三节 | 胃十二指肠溃疡的外科治疗

一、概述

胃溃疡和十二指肠溃疡是因胃酸分泌和黏膜防御机制两者失衡所致,又统称为“消化性溃疡”。近几十年,质子泵抑制剂等药物是胃十二指肠溃疡的主要治疗方法,外科干预则主要是针对溃疡产生的并发症。

多种因素导致了消化性溃疡的发生,如幽门螺杆菌感染、胃酸分泌过多、胃蛋白酶消化致黏膜防御机制下降和长期口服非甾体抗炎药等。

溃疡一般呈圆形,深达黏膜肌层。由于反复发作和修复,边缘增厚,形成较硬的瘢痕。中央凹陷,呈漏斗状,覆盖脓苔或纤维膜,呈灰白或黄色。胃溃疡多发生在小弯,常见于胃角附近;大弯侧溃疡较为少见。十二指肠溃疡多见于球部,球部以远部位发生的溃疡称为“球后溃疡”。

胃十二指肠溃疡的临床表现、诊治原则和各自特点在《内科学》教材中已有详细描述。胃溃疡发病年龄多在 40~60 岁,有癌变可能。十二指肠溃疡多见于青壮年,很少癌变。

药物治疗可以治愈消化性溃疡,外科手术仅限于发生并发症的病人,近年来手术方式也发生改变。如急性十二指肠溃疡穿孔多采用穿孔修补术,较少采用胃大部切除术;胃溃疡可能癌变,外科处理应积极;腹腔镜微创手术已成为手术的基本趋势。

二、胃十二指肠溃疡穿孔

急性穿孔是胃十二指肠溃疡的常见并发症,其起病急、变化快、病情重,需紧急处理。

【病因和病理】 胃溃疡穿孔多见于胃小弯,十二指肠溃疡穿孔多发生在球部前壁。穿孔后酸性胃内容物流入腹腔,引起化学性腹膜炎,腹膜受到刺激产生剧烈腹痛和渗出。6~8 小时后细菌开始繁殖,逐渐形成化脓性腹膜炎,常见病菌为大肠埃希菌和链球菌等混合感染。大量液体丢失加上细菌毒素吸收,可造成休克。十二指肠后壁溃疡穿孔,可在局部导致粘连包裹,形成慢性穿透性溃疡。

【临床表现】 病人多有溃疡病史,在穿孔发生前常有溃疡症状加重或过度疲劳、精神紧张等诱发因素,或有非甾体抗炎药或糖皮质激素应用病史。病人突发上腹部刀割样剧烈腹痛,迅速波及全腹。病人可面色苍白、出冷汗,常伴恶心呕吐,严重时可出现血压下降等休克症状。其临床表现与穿孔的大小、时间、部位、是否空腹以及年龄和全身状况密切相关。

就诊时病人表情痛苦,屈曲体位,不敢移动。腹式呼吸减弱或消失,肠鸣音减弱或消失。全腹压痛和反跳痛明显,腹肌紧张,呈"板状腹"。叩诊肝浊音界缩小或消失,可有移动性浊音。实验室检查白细胞计数升高,立位腹部X线检查可见膈下新月形游离气体影,腹部CT亦可发现腹腔游离气体。

【诊断与鉴别诊断】 既往有溃疡病史,突发上腹部刀割样剧痛,加上"板样腹"体征和影像学的膈下游离气体,多可明确诊断。高龄、体弱和空腹小穿孔病人的临床表现和腹部体征可不典型,须详细询问病史和仔细查体进行鉴别。

鉴别诊断需要除外下列疾病:

1. 急性胆囊炎 表现为右上腹绞痛伴阵发性加剧,疼痛向右肩放射。可触及有压痛的肿大胆囊。胆囊坏疽穿孔时有弥漫性腹膜炎表现,但X线检查膈下无游离气体。超声检查提示胆囊炎或胆囊结石。

2. 急性胰腺炎 急性胰腺炎的腹痛发作不如溃疡穿孔者急骤,有由轻转重的过程。腹痛多位于上腹部并向腰背部放射,肌紧张程度较轻。血清、尿液和腹腔穿刺液淀粉酶明显升高。X线检查膈下无游离气体,CT、超声检查提示胰腺肿胀,周围渗出。

3. 急性阑尾炎 溃疡穿孔后消化液沿右结肠旁沟流到右下腹,引起右下腹痛和腹膜炎体征,可与急性阑尾炎相混淆。但阑尾炎一般症状较轻,体征局限于右下腹,无腹壁板样强直,X线检查无膈下游离气体。

【治疗】 胃十二指肠溃疡急性穿孔以穿孔修补术为主要术式,术后仍需正规药物治疗以根除溃疡。彻底性手术可以选择胃大部切除术,可同时解决穿孔和溃疡问题。

无论是通过腹腔镜或开腹缝合穿孔,均要求在穿孔处一侧沿胃或十二指肠纵轴进针,贯穿全层,从穿孔处的另一侧出针。缝合针数视溃疡穿孔大小而定,一般3针。

穿孔修补术应注意:①怀疑恶变者要取穿孔处组织做病理检查;②缝针贯穿全层时,不要缝到对侧胃肠壁;③穿孔处胃壁水肿明显,打结要松紧适度,以免切割组织;④若效果欠满意,可缝合后将大网膜游离覆盖于修补部位并固定。

空腹穿孔、发病时间短和腹腔污染轻的病人,也可选择非手术治疗,包括胃肠减压、静脉输液、静脉使用抗菌药物和抑制胃酸分泌药物。

三、胃十二指肠溃疡大出血

胃十二指肠溃疡大出血是因胃或十二指肠溃疡引发的呕血、大量柏油样黑便,导致病人红细胞计数、血红蛋白浓度和血细胞比容下降,心率加快、血压下降,甚至出现休克。

【病因和病理】 溃疡基底因炎症腐蚀血管破裂出血,多为动脉性出血。十二指肠溃疡出血多位于球部后壁的胃十二指肠动脉分支,胃溃疡出血多位于小弯。

【临床表现】 临床表现与出血量及速度相关。出血量少者可仅有黑便。出血量大且速度快者可伴呕血,且色泽红。便血前有头晕、眼前发黑、心悸或乏力。出血更甚者可出现晕厥和休克。短期内出血超过800ml,病人可表现为烦躁不安、脉搏细速、呼吸急促和四肢湿冷。出血时病人通常无明显腹部体征。由于肠腔内积血,肠蠕动增加,肠鸣音增强。红细胞计数、血红蛋白浓度和血细胞比容的连续检测可帮助评估出血量和速度。

【诊断与鉴别诊断】 溃疡性出血主要需与食管胃底静脉曲张破裂、胃癌和应激性溃疡引起的出血相鉴别。溃疡性出血病人通常有溃疡病史。食管胃底静脉曲张破裂出血者有肝硬化病史,此类病人通常面色灰暗,腹壁浅静脉显露,皮肤可见蜘蛛痣。应激性溃疡病人多有重度感染、创伤及使用糖皮质激素或非甾体抗炎药等经历。胃镜可明确出血部位和原因,动脉造影也可用于明确出血部位。

【治疗】

1. **补充血容量**　快速输入平衡盐溶液,同时进行输血配型试验。监测心率、血压、尿量、周围循环等生命体征。有条件时可放置中心静脉导管测定中心静脉压,指导补液量和速度,维持良好的呼吸和肾功能。具体可参考第五章"休克"。

2. **放置胃管**　吸出残血,冲洗胃腔,直至胃液变清。经胃管注入 200ml 含 8mg 去甲肾上腺素的 4℃生理盐水溶液,并夹管约 30 分钟。每 4～6 小时可重复。

3. **药物治疗**　静脉注射或肌内注射止血药物,静脉输注 H_2 受体拮抗剂或质子泵抑制剂减少胃酸分泌,应用生长抑素类制剂。

4. **胃镜治疗**　胃镜明确出血部位后,可通过电凝、喷洒止血粉、上血管夹等措施止血。

5. **手术治疗**　约 10% 胃十二指肠溃疡出血病人需行手术。手术治疗的指征:①经非手术治疗无效者;②出血速度快,短期内出现休克症状者;③高龄病人伴动脉硬化,出血自行停止可能性小;④经非手术治疗出血已停止,但短期内可能再次出血者。

手术方式:①出血部位的贯穿缝扎术。十二指肠球部后壁溃疡出血,可以切开前壁,缝扎溃疡止血。适用于高龄体弱难于耐受长时间手术者。②胃大部切除术。若行溃疡旷置的胃大部切除,需贯穿缝扎溃疡及处理周围血管。

四、胃十二指肠溃疡瘢痕性幽门梗阻

胃十二指肠溃疡瘢痕性幽门梗阻见于胃的幽门、幽门管或十二指肠球部溃疡反复发作,形成瘢痕狭窄。通常伴有幽门痉挛和水肿。

【病因和病理】　溃疡引起幽门梗阻的原因有痉挛、水肿和瘢痕,通常三者同时存在。在溃疡瘢痕尚未狭窄到足以影响胃的流出道时,待局部痉挛和炎症水肿消退后,症状是可逆的。但当瘢痕导致严重狭窄时,则需手术介入。幽门梗阻初期,胃蠕动增加,胃壁增厚,以克服梗阻。后期胃壁张力减弱,胃腔扩张。由于幽门梗阻时的呕吐或胃管减压丢失胃液,如不及时补充可造成病人脱水、电解质紊乱、酸碱失衡和营养障碍。

【临床表现】　主要表现为腹痛和反复呕吐。病人初期症状表现为腹胀,阵发性上腹痛,伴嗳气、恶心。随着症状加重,出现腹痛和呕吐,呕吐物为不含胆汁的宿食,有腐败酸臭味。出现脱水时,可见皮肤干燥、皱缩、弹性降低,眼眶凹陷,尿量减少,尿色变深;腹部可见胃型,可闻及"振水音"。

【诊断与鉴别诊断】　根据病人长期的溃疡病史、典型的症状和体征,多可确诊。放置胃管可以吸出大量含宿食的胃液。但有时宿食堵塞胃管,很难吸出胃内容物,也不能据此否定诊断。

首先需区分是水肿性还是瘢痕性幽门梗阻,前者可以在水肿消退后通过正规的消化性溃疡药物治疗,避免手术。主要鉴别方法就是行胃肠减压,高渗盐水洗胃,补充水、电解质,维持酸碱平衡和营养支持等措施,观察病人症状能否缓解。其次要鉴别是否为胃、十二指肠降部或胰头部的肿瘤压迫所致。通过内镜或 CT、磁共振成像可以明确这类病变。若选用胃肠造影检查,一般不选用钡剂,宜选用水性对比剂。

【治疗】　先行保守治疗,放置胃管行胃减压。高渗温盐水洗胃,减轻胃壁水肿。同时静脉输液,维持酸碱平衡,保证基本营养供给。如保守治疗症状未能缓解,可考虑手术治疗。术前需改善胃壁水肿,纠正水、电解质紊乱和贫血,改善全身情况。手术目的是解除梗阻、消除病因,因此首选胃大部切除术。

五、胃大部切除术与注意事项

除穿孔修补术和出血缝扎术外,主要术式是开放或腔镜胃大部切除术。手术适应证为胃十二指肠溃疡保守治疗无效或并发穿孔、出血、幽门梗阻、癌变者。

胃大部切除术主要包括胃组织切除和胃肠连续性重建。

（一）胃切除的范围 应切除 2/3～3/4 远端胃组织，包括幽门和部分十二指肠球部（图 38-8）。此手术切除了含有大量壁细胞和主细胞的远端胃体，减少了胃酸和胃蛋白酶的分泌；切除了含有 G 细胞的胃窦，减少了胃泌素分泌而降低对胃酸分泌的刺激；切除了好发溃疡的部位。胃大部切除术的胃切断线解剖标志是小弯侧胃左动脉第一分支至大弯侧胃网膜左动脉的最后一分支的连线，按此连线可以切除 60% 的胃组织。

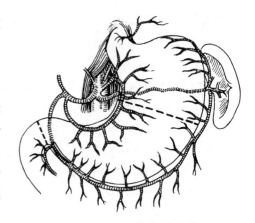

图 38-8 胃大部切除范围

（二）重建胃肠连续性 可根据术中情况选择毕（Billroth）Ⅰ式（图 38-9）或毕（Billroth）Ⅱ式（图 38-10），也可采用胃空肠 Roux-en-Y 吻合术（图 38-11）。

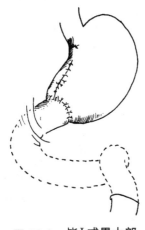

图 38-9 毕Ⅰ式胃大部切除术重建

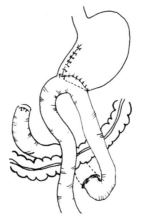

图 38-10 毕Ⅱ式胃大部切除术重建

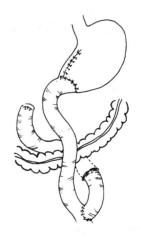

图 38-11 胃空肠 Roux-en-Y 吻合术

1. **毕Ⅰ术式** 将残胃与十二指肠吻合，比较符合原来的生理状况，但要注意吻合口不得有张力。如果有张力，应选择其他术式。

2. **毕Ⅱ术式** 十二指肠断端缝闭后，残胃和空肠袢吻合。根据吻合方式又分为结肠前和结肠后吻合：结肠前方式是将空肠袢直接于结肠前方提到胃断端作吻合；结肠后方式即在横结肠系膜打孔，将空肠袢经此孔从结肠后提到胃断端作吻合。吻合口径一般为 3～4cm，过大易发生倾倒综合征，过小影响胃排空。Treitz 韧带到吻合口的空肠袢长度，一般结肠前方式为 8～10cm，结肠后方式为 6～8cm。胃和空肠吻合时，近端空肠置于胃小弯侧或大弯侧可根据术中情况和习惯而定，但应高于远端空肠，这样有利于排空。具体操作术式包括：霍氏（Hoffmeister）法，在结肠后将部分胃断端与空肠吻合且输入段对小弯侧；莫氏（Moynihan）法，在结肠前将全部胃断端与空肠吻合且输入段对大弯侧；等等。

3. **胃空肠 Roux-en-Y 吻合术** 将十二指肠断端关闭后，残胃和空肠臂吻合。取 Treitz 韧带以远 10～15cm 空肠横断，远断端与胃吻合，近断端与距胃肠吻合口 45～60cm 的远侧空肠行端侧吻合。此术式可防止胆胰液流入残胃导致的反流性胃炎。

（三）手术疗效评定 可参照 Visick 标准分为四级。Ⅰ级：术后恢复良好，无明显症状。Ⅱ级：偶有腹部不适或腹泻等消化道症状，通过饮食调整可以改善，不影响日常生活。Ⅲ级：有轻到中度倾倒综合征或反流性胃炎症状，需要药物治疗，可坚持工作，能正常生活。Ⅳ级：有明显并发症或溃疡复发，无法正常工作和生活。胃大部切除术后溃疡复发率为 2%～5%。

六、术后并发症

胃十二指肠溃疡手术后早期并发症多与术中操作不当或术前准备不足有关,远期并发症多是由于手术导致的解剖、生理改变造成对机体的扰乱。

(一) 术后早期并发症

1. 术后出血　包括胃肠道腔内出血和腹腔内出血。前者包括胃或十二指肠残端出血、吻合口出血等,可以通过内镜明确出血部位,通过喷洒止血粉、上血管夹等保守措施止血,如果出血无明显缓解应手术止血。腹腔内出血多为胃周围结扎血管或网膜血管结扎松脱或超声刀切割处结痂脱落所致,可以通过腹腔引流液性状变化或腹腔穿刺抽得不凝血明确诊断,必要时应再次手术止血。

2. 术后胃瘫　术后胃瘫是胃手术后以胃排空障碍为主的综合征。也见于胰腺手术和其他腹部手术后,包括妇科手术后。胃瘫通常发生在术后数天,多在由禁食改为流质或半流质时。病人出现恶心、呕吐,呕吐物多呈绿色。需放置胃管进行减压,一般胃管需要放置1~2周,时间长者可达月余。由于长期禁食和胃肠液丢失,如不及时补充调整,可导致脱水、电解质与酸碱平衡紊乱和营养障碍。胃管引流量减少,引流液由绿转黄、转清是胃瘫缓解的标志。可选用促进胃动力药物等进行治疗。

3. 十二指肠残端漏或破裂　见于十二指肠残端处理不当或毕Ⅱ式输入袢梗阻。病人上腹部剧烈疼痛,伴发热和腹膜刺激体征,腹腔穿刺可见含胆汁的腹腔积液。一旦确诊且腹膜炎难以局限者应立即手术,术中应行十二指肠造口和腹腔引流,如因输入袢梗阻所致,需同时解除输入袢梗阻。

4. 术后胃肠壁缺血坏死、吻合口破裂或漏　胃大部切除术需注意保留有效的残胃血供,吻合的十二指肠或空肠血供不足也会引起肠壁缺血,造成吻合口破裂或吻合口漏。发现胃肠壁坏死应立即禁食,并进行胃肠减压。一旦确认发生坏死或破裂,出现腹膜炎,应立即手术探查并进行处理。

5. 术后梗阻

(1) 术后肠梗阻:多见于毕Ⅱ式吻合术后,分为输入袢梗阻和输出袢梗阻。急性输入袢梗阻由于梗阻近端为十二指肠残端,因此易发生肠坏死和十二指肠残端破裂。病人表现为上腹部剧痛伴呕吐,常可扪及扩张的肠袢。输出袢梗阻多为术后肠粘连或结肠后方式系膜压迫肠管所致。病人表现为上腹部饱胀不适,严重时有呕吐,呕吐物含胆汁。

(2) 吻合口梗阻:多由吻合口过小或吻合内翻过多,加上术后吻合口水肿所致。处理方法是胃肠减压,消除水肿。经保守治疗后症状通常可以缓解,如保守治疗失败,需要再次手术。

(二) 术后远期并发症

1. 倾倒综合征(dumping syndrome)　胃大部切除术后,由于失去了幽门的节制功能,胃内容物排空过快,产生一系列临床症状,称为倾倒综合征,多见于毕Ⅱ式吻合术后。根据进食后出现症状的时间,分为早期和晚期两种类型。①早期倾倒综合征:进食后半小时出现心悸、出冷汗、乏力、面色苍白等短暂血容量不足的相应表现,并伴有恶心和呕吐、腹部绞痛和腹泻。病理机制可能与高渗性胃内容物快速进入肠道导致肠道内分泌细胞大量分泌血管活性物质有关。保守治疗为调整饮食,少食多餐,避免过甜的高渗食物。症状重者可采用生长抑素治疗,手术宜慎重。②晚期倾倒综合征:发生在进食后2~4小时,主要表现为头晕、面色苍白、出冷汗、乏力、脉搏细数。发生机制为食物进入肠道后刺激胰岛素大量分泌,继而导致反应性低血糖,故又称为低血糖综合征。治疗应采用饮食调整,减缓碳水化合物的吸收,严重病例可采用皮下注射生长抑素。

2. 碱性反流性胃炎　碱性肠液反流至残胃,导致胃黏膜充血、水肿、糜烂,破坏了胃黏膜屏障。临床表现为胸骨后或上腹部烧灼痛,呕吐物含胆汁,体重下降。一般抑酸药无效,多采用保护胃黏膜、抑酸、调节胃动力等综合措施。

3. 溃疡复发　胃大部切除术未能切除足够胃组织或迷走神经切断不完全均可造成溃疡复发。应先进行溃疡的正规保守治疗。如出现并发症则选用适当的处置方法。

4. 营养性并发症　胃大部切除术后由于残胃容量减少,消化吸收功能受影响,病人常出现上腹部饱胀、贫血、消瘦等症状。治疗应包括调节饮食,少食多餐,选用高蛋白、低脂肪饮食,补充维生素、铁剂和微量元素。

5. 残胃癌　因良性疾病行胃大部切除术后 5 年以上,残胃出现原发癌称为残胃癌,发病率约 2%。发生原因可能与残胃黏膜萎缩有关。临床表现为进食后饱胀、体重下降。胃镜检查可以确定诊断。

（刘　彤）

第四节 ｜ 胃食管反流病

胃食管反流病又称为胃食管气道反流性疾病,即消化道反流物对食管和气道等反流通道的刺激和损伤所造成的不适症状、终末器官效应和/或并发症的一种疾病。我国胃食管反流病的患病率约为 10%,多见于中老年人群。

胃食管反流病通常由食管裂孔疝(图 38-12)、贲门松弛、消化道排空能力下降,以及食管和气道高敏感所致。胃食管反流病引起的症状存在明显的个体差异性,以烧心和反流为典型症状,胸/背痛、嗳气和呕吐等症状为不典型症状。咳嗽、呼吸困难(憋气、喘息和窒息等)、咽喉炎(咽部异物感等)、鼻炎(鼻后滴流等)和口腔疾病(牙腐蚀等)等食管外症状也很常见。因不典型症状和食管外症状缺乏特异性而容易被误诊。胃食管反流病引起的并发症包括反流性食管炎(约占胃食管反流病的 10%～30%)、Barrett 食管乃至食管腺癌等。

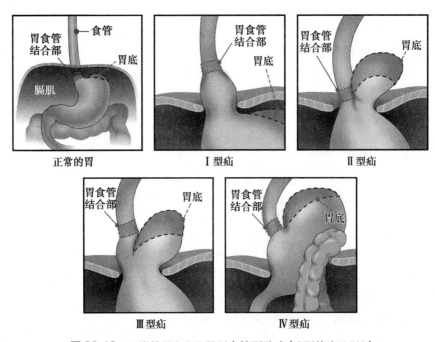

图 38-12　正常的胃和 I 至 IV 型食管裂孔疝(I 型约占 95%)

【诊断】　轻度胃食管反流症状出现频率为每周≥2 天,或中度/重度胃食管反流症状出现频率每周≥1 天,并已持续 8 周以上,或检出明确的反流性食管炎等胃食管反流并发症可考虑诊断为胃食管反流病。胃食管反流病的客观检查包括胃镜、反流监测、高分辨率测压、上消化道造影和 CT 等。检查发现反流性食管炎、贲门松弛、食管裂孔疝、食管反流暴露异常(特别是食管酸暴露异常)、反流-症状的相关性阳性,以及抑酸治疗的反应阳性,均有助于确诊胃食管反流病并为选择手术提供重要依据。

【治疗】　胃食管反流病病人 70% 以上通过抑酸等内科治疗可取得满意的疗效;50% 以上需内科按慢性疾病管理;30%～35% 需要长期用药、药物无法充分控制、有并发症和/或合并食管裂孔疝,导致生活质量明显下降和/或疾病进展从而需要手术治疗。腹腔镜食管裂孔疝修补术加胃底折叠术通过修复和加强抗反流结构和功能通常可持久控制大多数形式的反流(图 38-13)。手术的目的包括缓解症状、提高生活质量、治愈/预防并发症和摆脱长期用药。

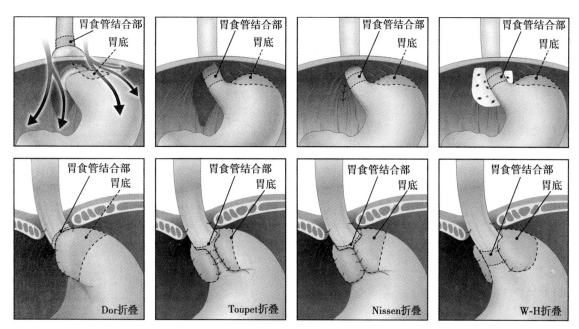

图 38-13　腹腔镜食管裂孔疝修补术和 4 种不同的胃底折叠术方式

手术适应证：①药物治疗失败(症状控制不足,抑酸药不能控制的反流,或因药物副作用而无法继续用药);②尽管长期药物治疗有效但病人选择手术治疗(出于对生活质量、需终身服药和药物花费等的考虑);③具有严重的胃食管反流病并发症(如重度反流性食管炎、Barrett 食管和食管炎性狭窄等);④慢性胃食管反流病合并食管裂孔疝(食管裂孔疝作为慢性胃食管反流病和/或消化道急性梗阻等症状的病因);⑤具有慢性食管外表现(咳嗽、哮喘、反流性咽喉炎、喉痉挛和肺纤维化等)。

(汪忠镐)

第五节 | 先天性肥厚性幽门狭窄

先天性肥厚性幽门狭窄(congenital hypertrophic pyloric stenosis)是新生儿期幽门肥大增厚而致的幽门机械性梗阻,是新生儿器质性呕吐最常见的原因之一,男女之比为 4∶1。其确切病因不明,可能与幽门肌层中肌间神经丛缺如、血中胃泌素水平增高以及幽门肌持续处于紧张状态有关。

【病理】　肉眼观幽门部形似橄榄状,长约 2～2.5cm,直径约 0.5～1.0cm,质地硬如软骨,表面光滑呈粉红或苍白色,有弹性。幽门环形肌肥厚增大,达 0.4～0.6cm,幽门管因肌层压迫而延长、狭细,与十二指肠界限明显,镜下见黏膜充血、水肿,肌纤维层厚,平滑肌增生,排列紊乱。

【临床表现】　此病多在出生后 1～3 周内出现典型的表现。吸乳后几分钟发生呕吐,呕吐物为不含胆汁的胃内容物,最初是回奶,接着发展为喷射状呕吐,呕吐的频率和强度呈进行性加重。上腹部见胃蠕动波,剑突与脐之间触到橄榄状的肥厚幽门,是本病的典型体征。病儿可有脱水、低钾性碱中毒,体重减轻,最终导致营养不良。

【诊断与鉴别诊断】　根据病儿典型的喷射状呕吐,有胃蠕动波,以及扪及幽门肿块,即可确诊。超声检查探测幽门肌层厚度≥4mm、幽门管长度≥16mm、幽门管直径≥14mm,提示本病;X 线钡餐示胃扩张、蠕动增强、幽门管腔细长、幽门口呈"鸟喙状",通过受阻,胃排空延缓。

应与可以导致婴儿呕吐的其他疾病相鉴别,如喂养不当、感染、颅内压增高、胃肠炎等。幽门痉挛的新生儿也可出现间歇性喷射状呕吐,但腹部不能触及幽门肿块;钡餐检查有助于鉴别肠旋转不良、肠梗阻、食管裂孔疝等。

【治疗】　幽门环肌切开术是治疗本病的主要方法,手术可开腹施行,也可经腹腔镜施行。手术前需纠正脱水及电解质紊乱,营养不良者给予静脉营养,改善全身情况。

第六节 | 十二指肠憩室

十二指肠憩室(duodenal diverticulum)是部分肠壁向腔外突出所形成的袋状突起。直径从数毫米至数厘米,多数发生于十二指肠降部,可单发也可多发。75%的憩室位于十二指肠乳头周围2cm范围之内,故有乳头旁憩室之称。十二指肠憩室的发病率随年龄增长而增加,上消化道钡餐检查发现率为6%,尸检检出率可达10%~20%。

【病理】 绝大部分十二指肠憩室是由先天性十二指肠局部肠壁肌层缺陷所致,憩室壁由黏膜、黏膜下层与结缔组织构成,肌纤维成分很少,称为原发性或假性憩室。由于十二指肠乳头附近是血管、胆管、胰管穿透肠壁的部位,肌层薄弱,肠腔内压力增高,黏膜可通过薄弱处向外突出形成憩室。憩室壁由肠壁全层构成,因周围组织炎症粘连、瘢痕牵拉十二指肠壁而形成的憩室称为继发性或真性憩室,临床上少见。当憩室颈部狭小时,食物一旦进入,不易排出,憩室内可形成肠石;引流不畅、细菌繁殖可引起憩室炎,形成溃疡,导致出血甚至穿孔。壶腹周围憩室病人胆道结石的发生率高,也可能压迫胆总管和胰管,致胆管炎、胰腺炎发作。

【临床表现】 绝大多数十二指肠憩室无临床症状,仅约5%的病人出现症状,表现为上腹疼痛、恶心、嗳气,在饱食后加重等。并发憩室炎时有中上腹或脐部疼痛,可放射至右上腹或背部,伴恶心、发热、白细胞计数增加,体检有时可有上腹压痛。十二指肠降部憩室穿孔至腹膜后可引起腹膜后严重感染。乳头附近的憩室可并发胆道感染、胆石症、梗阻性黄疸和胰腺炎而出现相应的症状。

【诊断】 多数十二指肠憩室无特异性症状,仅靠临床表现很难作出诊断。纤维十二指肠镜检查的诊断率比较高,可对憩室的部位、大小作出判断。超声与CT可发现位于胰腺实质内的十二指肠憩室,因憩室内常含气体、液体与食物碎屑,有时会误诊为胰腺假性囊肿或脓肿。

【治疗】 无症状的憩室无须治疗。如确认症状由憩室引起,可采用调节饮食、抗炎、抗酸、解痉等治疗。十二指肠憩室的手术适应证应严格掌握:憩室穿孔合并腹膜炎;憩室大出血、憩室内异物形成;憩室引发胆管炎、胰腺炎;内科治疗无效,确有憩室症状者。常用的术式有憩室切除术,憩室较小者可行憩室内翻缝合术,乳头旁憩室或多个憩室切除困难时可行消化道转流手术,常用毕Ⅱ式胃部分切除术旷置十二指肠。

第七节 | 十二指肠淤滞症

十二指肠淤滞症是十二指肠水平部受肠系膜上动脉压迫导致的肠腔梗阻,也称为肠系膜上动脉综合征(superior mesenteric artery syndrome)。

【病因和病理】 十二指肠水平部在第三腰椎水平自右向左横行跨越脊柱和腹主动脉。肠系膜上动脉恰在胰腺颈下缘从腹主动脉发出,自十二指肠水平部前面从上而下越过,该动脉与腹主动脉形成夹角,若此夹角变小,肠系膜上动脉将十二指肠水平部压向椎体或腹主动脉,造成肠腔狭窄和梗阻(图38-14)。发生十二指肠淤滞的原因主要有:肠系膜上动脉起始点位置过低,十二指肠悬韧带过短牵拉,腹腔内粘连或内脏下垂牵拉肠系膜以及环状胰腺等。平均发病年龄为30岁左右,多见于体重偏轻、体形瘦长者,或存在高分解代谢状态,如大面积烧伤或大手术后的病人。

【临床表现】 十二指肠淤滞症多呈间歇性反复发作,表现为十二指肠通过障碍。呕吐是主要症状,常在餐后2~3小时或夜间出现,呕吐物为含胆汁的胃内容物,常伴有上腹饱胀不适、腹痛等。症状可以通过改变体位而减轻,如取左侧卧位、俯卧位、膝胸位,是该综合征的特征。体格检查见上腹饱满,可有胃型和蠕动波,无明显腹部压痛,肠鸣音正常,胃肠减压可引出大量胃液。缓解期仅有食欲缺乏、进食后饱胀等非特异性消化道症状。长期反复发作者可出现消瘦、营养不良、贫血和水、电解质代谢紊乱。

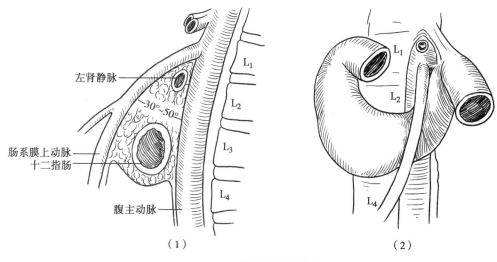

图 38-14　十二指肠淤滞症
（1）侧面观　（2）正面观

【诊断】　有反复发作呕吐胆汁与胃内容物的病人,特别是体位改变可使症状减轻的病人,应考虑本病的可能。X 线钡餐为首选诊断方法,特征性表现有:①近端十二指肠及胃扩张,有明显的十二指肠逆蠕动;②钡剂在十二指肠水平部脊柱中线处中断,有整齐的类似笔杆压迫的斜行切迹("笔杆征"),钡剂通过受阻;③钡剂在 2～4 小时内不能从十二指肠排空;④侧卧或俯卧时钡剂可迅速通过十二指肠水平部进入空肠。

超声检查测量肠系膜上动脉与腹主动脉之间夹角的度数,正常为 30°～50°,有淤滞症者夹角<13°;夹角内肠系膜上动脉压迫处十二指肠水平部前后径<1.0cm,而近端十二指肠降部前后径>3.0cm;改变体位后以上测量结果发生变化。CT 结合动脉造影可以显露肠系膜上动脉与十二指肠之间的关系以及在这一水平上的梗阻。

【治疗】　一般先采用非手术治疗。发作期间休息、禁食、胃肠减压、维持水电解质平衡和营养支持。缓解期宜少量多餐,以易消化食物为主,餐后侧卧或俯卧位可预防发作。非手术治疗无效时可采用手术治疗,常用的术式是十二指肠空肠吻合术,将梗阻近端的十二指肠水平部与空肠第一部行侧侧吻合,或行 Roux-en-Y 吻合;如压迫系十二指肠悬韧带过短造成时,可行十二指肠悬韧带切断松解术。

（胡俊波）

本章思维导图

第三十九章 | 小肠疾病

第一节 | 解剖生理概要

【小肠的解剖】 小肠上起自胃幽门下,止于回盲瓣,分为十二指肠、空肠和回肠三部分,全长约3～6m,个体间可有较大差异。十二指肠起自胃幽门下,止于十二指肠空肠曲,全长约20～25cm,是小肠中管腔最粗且位置最为固定的部分,其与空肠交界处被十二指肠悬韧带(Treitz 韧带)固定。空肠和回肠盘曲于横结肠系膜下的腹腔内,通过小肠系膜附着于腹后壁。空肠和回肠间并无明确的解剖界限,通常认为系膜小肠近端 2/5 为空肠,远端 3/5 为回肠。空肠肠腔较粗,壁较厚,黏膜有许多高而密的环状皱襞,隔着肠壁可摸到,肠道愈向下则皱襞愈低而稀,至回肠远端消失。

小肠具有丰富的血管、淋巴和神经组织,它们均穿行于小肠系膜内以供应或支配小肠。除十二指肠近端的血液供应来自腹腔干的分支外,其余都来自肠系膜上动脉,其从腹主动脉发出,在走行中分出胰十二指肠下动脉、中结肠动脉、右结肠动脉、回结肠动脉和 12～16 支空肠、回肠动脉;各支相互吻合形成动脉弓,最后分出直动脉到达肠壁,直动脉间缺乏吻合。近端小肠的动脉仅有 1～2 级动脉弓,直支较长,系膜血管稠密;远端增多为 3～4 级动脉弓,直支较短;至回肠末端则动脉弓数减少。空肠静脉和回肠静脉与同名动脉伴行,最后汇合成肠系膜上静脉,与肠系膜上动脉并行,在胰颈的后方与脾静脉汇合形成门静脉。

小肠的淋巴引流是通过肠黏膜绒毛中心的乳糜管以及与静脉系统伴行的淋巴管进行的。淋巴液先后进入肠周淋巴结、系膜血管弓附近的区域淋巴结、肠系膜上动静脉周围淋巴结而至乳糜池。空肠黏膜下有散在孤立淋巴小结,至回肠则有许多淋巴集结(Peyer 集结)。小肠的淋巴引流是将肠道消化吸收的脂质转运至血液循环的重要途径,同时发挥重要的免疫防御作用。

小肠接受自主神经系统的副交感神经支和交感神经支的支配,它们形成腹腔神经丛和肠系膜上神经丛并发出神经纤维至肠壁。交感神经兴奋使小肠蠕动减弱,血管收缩,肠腺分泌减少;迷走神经兴奋使肠蠕动增强,肠腺分泌增加。小肠的痛觉由交感神经系统的内脏神经传入纤维传导,常放射至第 9～11 胸神经分布的脐周部位,极少放射至腰背部。

【小肠的生理】 小肠是食物消化和吸收的主要部位,其黏膜腺体可分泌含有多种酶的碱性肠液,其中最主要的是肠激酶,能将多肽分解为氨基酸。食糜在小肠内分解为葡萄糖、氨基酸、脂肪酸后,即被小肠黏膜吸收。此外,小肠还吸收水、电解质、各种维生素。人体自身每日分泌的消化液总量可达6～8L,其中约 80% 在小肠被重吸收,因此在发生小肠疾病时(如肠梗阻或肠瘘时),可发生严重的水、电解质平衡失调和营养障碍。

小肠本身是人体重要的内分泌器官,分泌大量的胃肠激素,包括促胰液素、生长抑素、胃泌素、胰高血糖素等,通过内分泌、旁分泌、自分泌及神经递质作用,对消化腺及小肠上皮的营养、分泌及运动等发挥重要的调节功能。

小肠还具有重要的屏障功能,参与屏障功能的因子包括 IgA、黏蛋白、防御素、肠上皮细胞的刷状缘,以及肠道相关淋巴组织等。在生理情况下,肠屏障能够阻止肠道内病原体和毒素移位进入体内;但在各种病因引起肠壁缺血或炎症时,屏障功能可遭受破坏,导致病原体和毒素移位进入淋巴血液循环。

第二节 | 肠感染性疾病

一、肠结核

肠结核（intestinal tuberculosis）是结核分枝杆菌侵犯肠管所引起的慢性特异性感染。需外科处理的肠结核多为病变引起肠狭窄、肠穿孔、炎性肿块或出血者。

【病因和病理】　肠结核分为原发性和继发性。原发性肠结核少见，为结核分枝杆菌直接感染肠道引起，多见于儿童。继发性肠结核多见，其最常见的原发病变是肺结核，开放性肺结核病人反复咽下含有结核分枝杆菌的痰液从而引起继发性肠结核；偶尔通过血运侵入（如粟粒性肺结核）。盆腔结核、肾结核等亦可直接蔓延至肠道。

结核分枝杆菌主要累及肠壁的淋巴组织，故肠结核病变主要发生在回盲部及末端回肠，在病理形态上表现为溃疡型和增生型两类，也可以两种病变并存。溃疡型肠结核较多见，且常为多发性。其特点是溃疡多呈环形，其长轴与肠腔长轴垂直，病变开始于肠壁淋巴组织，继而融合并发生干酪样坏死，然后形成黏膜溃疡，溃疡修复时由于瘢痕形成和纤维收缩而致肠腔狭窄。增生型肠结核较少见，其特点是在黏膜下层大量结核性肉芽肿形成和纤维组织增生，黏膜隆起呈假性息肉样变，也可有浅溃疡形成。由于肠壁增厚和变硬，以及与周围组织粘连，容易发生肠腔狭窄和肠梗阻。

【临床表现】　肠结核多为全身性结核的一部分，病人常有低热、盗汗、乏力、消瘦、食欲缺乏等全身症状，腹部症状则与病变类型有关。溃疡型肠结核的主要症状为慢性腹部隐痛，偶有阵发性绞痛，以右下腹及脐周为著，常在进食后加剧，排便后减轻。病人常有腹泻，或腹泻和便秘交替出现，右下腹可有轻度压痛。已形成环形狭窄的溃疡型肠结核和增生型肠结核病人，则主要表现为低位不完全性肠梗阻，腹部可见肠型，肠鸣音高亢，右下腹常可触及固定、较硬且有压痛的肿块，应与肠癌相鉴别。肠结核可向腹腔穿孔，因过程缓慢，多伴局部粘连和包裹，进而形成腹腔局限性脓肿，脓肿若穿破相邻肠管便形成肠内瘘，穿破腹壁则形成肠外瘘。

【诊断与鉴别诊断】　典型的结核病史及全身结核病表现是诊断的重要依据。实验室检查可见血红蛋白下降、红细胞沉降率加快、C反应蛋白升高等。腹部CT检查可见盲肠、回盲瓣及末端回肠增厚。X线钡剂造影可显示病变肠壁充盈不完全或不充盈的"跳跃征"（Stierlin征）。结肠镜检查可发现回盲部及末端回肠的病变，并可取活检。对活检组织可行抗酸染色、结核分枝杆菌培养、PCR检测等以明确诊断。

肠结核需与克罗恩病、回盲部恶性肿瘤等相鉴别，特别是与克罗恩的鉴别需特别慎重，因两者的治疗方案不同。

【治疗】　肠结核应以内科治疗为主，只有出现外科并发症时才考虑手术处理。除急诊情况外，手术前原则上应先进行正规的抗结核治疗和支持疗法，待病情稳定后再行外科治疗。

肠结核的手术适应证为：①小肠狭窄导致急、慢性肠梗阻；②病变穿孔形成腹膜炎、局限性脓肿或肠内外瘘；③不能控制的肠道出血；④回盲部或结肠的局限性增生性病变，不能除外肿瘤者。

手术方式应根据病情而定：①小肠狭窄导致梗阻者行肠段切除吻合，多发病变可根据病人状况作分段切除，应避免作广泛切除；②急性肠穿孔应行病变肠段切除术，不提倡作穿孔局部修补，因失败率高；③回盲部增生型病变或不能除外肿瘤者，可行回盲部或右半结肠切除术。

二、肠伤寒穿孔

肠穿孔是伤寒的严重并发症之一，发生率低但病死率较高。

【病因和病理】　伤寒病由沙门菌属伤寒杆菌引起，经口侵入回肠末端的淋巴滤泡和淋巴集结，引起炎性水肿，在发病的第2周开始发生坏死，形成溃疡。溃疡的长轴与肠腔的长轴平行，深及黏膜下层,坏死严重者可深达肌层及浆膜层,如遇肠腔压力增高可发生急性穿孔,病变无法包裹而形成急性弥漫性腹膜炎。80%的穿孔发生在距回盲瓣50cm以内的末端回肠,多为单发。

【临床表现和诊断】 已经确诊为伤寒病的病人,突发右下腹痛,短时间内扩散至全腹,伴有呕吐、腹胀;伤寒病人本应表现为脉缓、白细胞计数下降、体温高,穿孔后反而表现为脉搏增快,白细胞计数增加,体温骤降;查体有明显腹部压痛、肠鸣音消失等腹膜炎征象;X线检查发现气腹;腹腔穿刺可抽到脓液,以脓液或外周血作伤寒杆菌培养,或行血清肥达试验(Widal test)可确诊。

需特别注意的是,有少数伤寒病人无典型伤寒病史,仅有轻度发热、头痛、全身不适等轻微症状,故称"逍遥型"伤寒,在发生穿孔时也表现为突发右下腹痛伴急性腹膜炎体征,常被误诊为急性阑尾炎穿孔。手术时可发现末端回肠穿孔,而阑尾仅有周围炎。在伤寒流行的地区与季节,应警惕肠伤寒穿孔与阑尾穿孔的鉴别。

【治疗】 肠伤寒穿孔确诊后应尽快手术治疗。由于病人一般都很虚弱,首选简单、快速的穿孔修补术。如肠穿孔多发或并发不易控制的肠道大出血,且病人全身状况允许,才考虑做肠切除吻合或肠造口术。术后应继续予支持治疗和积极抗感染治疗。目前针对伤寒杆菌的抗生素主要包括氟喹诺酮类、第三代头孢菌素类、氨苄西林及阿莫西林等药物,均有可靠的疗效。

(王振军)

第三节 │ 非感染性肠疾病

一、急性出血性肠炎

急性出血性肠炎(acute hemorrhagic enteritis)是一种原因未明的肠管急性炎症病变,因血便是本病最主要的症状,故称为急性出血性肠炎。

【病理】 病变主要在空肠或回肠,常呈节段性,严重时可融合成片。肠管扩张,肠腔内充满暗红色血性液体和坏死物质,肠壁充血水肿、炎症细胞浸润,广泛出血、坏死和溃疡形成,甚至穿孔。腹腔内可有混浊或血性渗液。

【临床表现】 急性腹痛、腹胀、呕吐、腹泻、便血及全身中毒症状为主要临床表现。腹痛呈阵发性绞痛或持续性疼痛伴阵发性加剧,随之有腹泻,多为血水样便或果酱样腥臭便。有发热、恶心、呕吐,少数病人腹痛不明显而以血便为主要症状。当肠坏死或穿孔时,可有明显的腹膜炎征象,严重时出现中毒性休克。

诊断上需与肠套叠、克罗恩病、中毒性细菌性痢疾或急性肠梗阻等相鉴别。

【治疗】 一般采用非手术治疗,包括:①禁食,胃肠减压;②维持内环境平衡,纠正水、电解质与酸碱平衡紊乱,必要时予以输血;③应用广谱抗生素和甲硝唑以控制肠道细菌特别是厌氧菌的生长;④防治脓毒血症和中毒性休克;⑤应用静脉营养,既可提供营养,又可使肠道休息。

手术适应证:①有明显腹膜炎表现,或腹腔穿刺有脓性或血性渗液,怀疑有肠坏死或穿孔;②不能控制的肠道大出血;③有肠梗阻表现,经非手术治疗不能缓解。

对肠管坏死、穿孔或伴大量出血且病变局限者可行肠管部分切除吻合。如病变广泛或病人全身情况严重,可将穿孔、坏死肠段切除、远、近两端外置造口,以后再行二期吻合。急性出血性肠炎严重时可累及大部分肠管,手术时必须仔细判断肠管生机,不可因炎症水肿、片状或点状出血而贸然行广泛肠切除,导致术后发生短肠综合征。

二、克罗恩病

克罗恩病(Crohn disease)的病因未明。此病多见于欧美发达国家,在我国发病率亦呈上升趋势,尤其在经济发达地区上升明显。发病以青少年居多,在我国男性发病率略高于女性。

【病理】　克罗恩病可累及胃肠道的任何部位,多见于回肠末段,可同时累及小肠和结肠,仅局限在结肠者较少见。病变可位于肠管的一处或多处,呈节段性分布。炎症波及肠壁全层,浆膜面充血水肿、纤维素渗出;病变黏膜增厚,可见裂隙状深溃疡,黏膜水肿突出表面而呈鹅卵石样改变;肠壁增厚,肉芽肿形成,可使肠腔变窄;受累肠系膜水肿、增厚和淋巴结炎性肿大,系膜缩短,肠管常有脂肪包裹;病变肠祥间及与周围组织、器官常粘连,或因溃疡穿透而形成内瘘、外瘘。

【临床表现】　起病常较缓慢,病史较长。腹泻、腹痛、体重下降是其常见症状,可见黏液血便。腹痛常位于右下腹或脐周,一般为疼挛性痛,多不严重,常伴局部轻压痛。当有慢性溃疡穿透、肠内瘘和粘连形成时,可出现腹腔肿块。部分病人出现肠梗阻症状,但多为不完全性。少数病人以肛周病变为首诊症状。

【诊断与鉴别诊断】　克罗恩病诊断需要结合临床表现、内镜、病理、影像学和生化检查等来综合判断。其中,结肠镜检查与活检病理、CT肠道显像(CTE)或磁共振肠道显像(MRE)有助于临床明确诊断,必要时可行胶囊内镜、小肠镜等检查。

克罗恩病应与肠结核、白塞综合征、肠道淋巴瘤和溃疡性结肠炎等鉴别。少数克罗恩病病人发病较急,易误诊为急性阑尾炎;但是急性阑尾炎一般既往无反复低热、腹泻病史,右下腹压痛较局限、固定,白细胞计数增高较显著。

【治疗】　一般采用内科治疗,但约70%的病人在一生中需要接受外科手术,手术的主要目的是处理由该疾病导致的并发症。克罗恩病常见的手术适应证为:肠狭窄梗阻、腹腔脓肿、肠内瘘或肠外瘘、游离性肠穿孔、不可控制的肠道出血、癌变、肛周病变、内科治疗无效或儿童生长发育迟缓者等。

手术应切除病变部位包括近、远侧肉眼观正常肠管2cm,肠管吻合推荐侧侧吻合。近年来,也建议将病变肠系膜一并切除以减少术后疾病复发。多次肠切除术后复发,有单个或多个短的小肠纤维性狭窄,可行狭窄成形术。术前诊断为阑尾炎而在手术中怀疑为此病时,单纯切除阑尾后容易发生残端漏;若急性阑尾炎手术后出现漏应注意克罗恩病的可能性。因病人大多存在营养不良、长期使用糖皮质激素或免疫抑制剂,围手术期处理显得尤为重要。

本病手术后复发率较高,高危病人术后应积极予以药物治疗以预防复发。

第四节 ｜ 肠梗阻

任何原因引起的肠内容物通过障碍统称肠梗阻(intestinal obstruction),肠梗阻是常见的外科急腹症之一。肠梗阻不但可引起肠管形态和功能上的改变,还可导致一系列全身性病理生理改变,严重时可危及病人的生命。

【病因和分类】

1. 按梗阻原因分类

(1)机械性肠梗阻:各种原因引起肠腔狭小或不通,致使肠内容物不能通过,是临床上最为常见的类型。常见的原因包括:①肠外因素,如粘连带压迫、疝嵌顿、肿瘤压迫等;②肠壁因素,如肠套叠、炎症性狭窄、肿瘤、先天性畸形等;③肠腔内因素,如蛔虫梗阻、异物、粪块等。

(2)动力性肠梗阻:又分为麻痹性与痉挛性两类,是由于神经抑制或毒素刺激,肠壁肌运动紊乱,使肠蠕动丧失或肠管痉挛,以致肠内容物不能正常运行,但无器质性肠腔狭小。麻痹性肠梗阻较为常见,多发生在腹腔手术后、腹部创伤或弥漫性腹膜炎病人。痉挛性肠梗阻较为少见,可发生于急性肠炎、肠道功能紊乱或慢性铅中毒病人。

(3)血运性肠梗阻:由于肠系膜血管栓塞或血栓形成造成肠管血运障碍,肠失去蠕动能力,肠腔虽无阻塞,但肠内容物停止运行,故亦可归入动力性肠梗阻之中。但是它可迅速继发肠坏死,在处理上截然不同。

2. 按肠壁血运有无障碍分类

（1）单纯性肠梗阻:仅有肠内容物通过受阻,无肠管血运障碍。

（2）绞窄性肠梗阻:肠系膜血管或肠壁小血管受压、血管腔栓塞或血栓形成造成相应肠段血运障碍,可引起肠坏死、穿孔。

3. 按梗阻部位分类

分为高位(空肠)梗阻、低位小肠(回肠)和结肠梗阻,后者因有回盲瓣的作用,肠内容物只能从小肠进入结肠,不能反流,故又称"闭袢性梗阻"。只要肠袢两端完全阻塞,如肠扭转,就属闭袢性梗阻。

4. 按梗阻程度分类

可分为完全性和不完全性肠梗阻。根据病程发展快慢,又分为急性和慢性肠梗阻。慢性不完全性肠梗阻是单纯性肠梗阻,急性完全性肠梗阻多为绞窄性。

上述分类在病情发展过程中可以互相转化:单纯性肠梗阻如治疗不及时可发展为绞窄性;机械性肠梗阻如时间过久,梗阻以上的肠管由于过度扩张,可出现麻痹性肠梗阻的临床表现;慢性不完全性肠梗阻可因炎性水肿而变为急性完全性肠梗阻。

【病理和病理生理】

1. 局部变化

机械性肠梗阻一旦发生,梗阻以上肠蠕动增加,肠腔内因气体和液体的积聚而膨胀。肠梗阻部位愈低,时间愈长,肠膨胀愈明显。梗阻以下肠管则瘪陷、空虚或仅存积少量粪便。扩张肠管和塌陷肠管交界处即为梗阻所在,这对手术中寻找梗阻部位至关重要。肠腔压力不断升高,可使肠壁静脉回流受阻,肠壁充血水肿,液体外渗。同时肠壁及毛细血管通透性增加,肠壁上有出血点,并有血性渗出液渗入肠腔和腹腔。在闭袢性肠梗阻,肠内压可增加至更高点。肠内容物和大量细菌渗入腹腔,引起腹膜炎。最后,肠管可因缺血坏死而溃破穿孔。

2. 全身变化

（1）水、电解质和酸碱失衡:肠梗阻时,胃肠道分泌的液体不能被吸收返回全身循环而积存在肠腔,同时肠壁继续有液体向肠腔内渗出,导致体液在第三间隙的丢失。高位肠梗阻病人由于不能进食伴大量呕吐,更易出现脱水;且丢失大量的胃酸和氯离子,故有代谢性碱中毒;低位小肠梗阻时丢失大量的碱性消化液加之组织灌注不良,酸性代谢产物剧增,可引起严重的代谢性酸中毒。

（2）血容量下降:肠膨胀可影响肠壁静脉回流,大量血浆渗出至肠腔和腹腔内,如有肠绞窄则更易丢失大量血浆和血液。此外,肠梗阻时蛋白质分解增多,肝合成蛋白的能力下降等,都可加剧血浆蛋白的减少和血容量下降。

（3）休克:严重的缺水、血容量减少、电解质紊乱、酸碱平衡失调、细菌感染、中毒等,可引起休克。当肠坏死、穿孔,发生腹膜炎时,全身中毒尤为严重。最后可引起严重的低血容量性休克和中毒性休克。

（4）呼吸和心脏功能障碍:肠膨胀时腹压增高,横膈上升,影响肺内气体交换;腹痛和腹胀可使腹式呼吸减弱;腹压增高和血容量不足可使下腔静脉回流量减少,心排血量减少,而致呼吸、循环功能障碍。

【临床表现】 不同原因引起肠梗阻的临床表现虽不同,但肠内容物不能顺利通过肠腔则是一致的,其共同的表现即腹痛、呕吐、腹胀及停止自肛门排气、排便。

1. 症状

（1）腹痛:机械性肠梗阻发生时,梗阻部位以上强烈肠蠕动,即发生腹痛。之后由于肠管肌过度疲劳而呈暂时性弛缓状态,腹痛也随之消失,故机械性肠梗阻的腹痛是阵发性绞痛性质。在腹痛的同时伴有高亢的肠鸣音,当肠腔有积气积液时,肠鸣音呈气过水声或高调金属音。病人常自觉有气体在肠内窜行,并受阻于某一部位,有时能见到肠型和肠蠕动波。如果腹痛的间歇期不断缩短,以致成为剧烈的持续性腹痛,则应该警惕可能是绞窄性肠梗阻的表现。

麻痹性肠梗阻的肠壁肌呈瘫痪状态,没有收缩蠕动,因此无阵发性腹痛,只有持续性胀痛或不适。听诊时肠鸣音减弱或消失。

（2）呕吐：高位梗阻的呕吐出现较早，呕吐较频繁，呕吐物主要为胃及十二指肠内容物。低位小肠梗阻的呕吐出现较晚，初为胃内容物，后期的呕吐物为积蓄在肠内并经发酵、腐败呈粪样的肠内容物。呕吐物呈棕褐色或血性，是肠管血运障碍的表现。麻痹性肠梗阻时，呕吐多呈溢出性。

（3）腹胀：发生在腹痛之后，其程度与梗阻部位有关。高位肠梗阻腹胀不明显，但有时可见胃型。低位肠梗阻及麻痹性肠梗阻时腹胀显著，遍及全腹。在腹壁较薄的病人，常可见肠管膨胀，出现肠型。结肠梗阻时，如果回盲瓣关闭良好，梗阻以上肠祥可成闭祥，则腹周膨胀显著。腹部隆起不均匀对称，是肠扭转等闭祥性肠梗阻的特点。

（4）排气排便停止：完全性肠梗阻发生后，肠内容物不能通过梗阻部位，梗阻以下的肠管处于空虚状态，临床表现为停止排气排便。但在梗阻的初期，尤其是高位梗阻时，梗阻部位以下积存的气体和粪便仍可排出，不能误诊为不是肠梗阻或是不完全性肠梗阻。某些绞窄性肠梗阻，如肠套叠、肠系膜血管栓塞或血栓形成时，则可排出血性黏液样粪便。

2. **体征**　单纯性肠梗阻早期全身情况无明显变化。晚期因呕吐、脱水及电解质紊乱可出现唇干舌燥、眼窝内陷、皮肤弹性减退、脉搏细弱等。绞窄性肠梗阻病人可出现全身中毒症状及休克。

腹部视诊：机械性肠梗阻常可见肠型和蠕动波。肠扭转时腹胀多不对称；麻痹性肠梗阻时则腹胀均匀。触诊：单纯性肠梗阻因肠管膨胀，可有轻度压痛，但无腹膜刺激征；绞窄性肠梗阻时，可有固定压痛和腹膜刺激征，压痛的肿块常为有绞窄的肠祥。叩诊：绞窄性肠梗阻时，腹腔有渗液，移动性浊音可呈阳性。听诊：肠鸣音亢进，有气过水声或金属音，为机械性肠梗阻表现；麻痹性肠梗阻时，肠鸣音减弱或消失。

3. **辅助检查**

（1）化验检查：单纯性肠梗阻早期变化不明显，随着病情发展，由于失水和血液浓缩，白细胞计数、血红蛋白和血细胞比容都可增高。尿比重也增高。查血气分析和血清 Na^+、K^+、Cl^-、尿素氮、肌酐的变化，可了解酸碱失衡、电解质紊乱和肾功能的状况。呕吐物和粪便检查，若有大量红细胞或隐血阳性，应考虑肠管有血运障碍。

（2）X 线检查：一般在肠梗阻发生 4～6 小时，X 线检查即显示出肠腔内气体；摄片可见气胀肠祥和液气平面。肠梗阻的部位不同，X 线表现也各有其特点。空肠黏膜的环状皱襞在肠腔充气时呈鱼骨刺状；回肠扩张的肠祥多，可见阶梯状的液气平面；结肠胀气位于腹部周边，显示结肠袋形。当疑有肠套叠、肠扭转或结肠肿瘤时，可做钡剂灌肠 X 线检查或 CT 检查以协助诊断。

【诊断】　首先根据肠梗阻临床表现的共同特点，确定是否为肠梗阻，进一步确定梗阻的类型和性质，最后明确梗阻的部位和原因。这是诊断肠梗阻不可缺少的步骤。

1. **是否肠梗阻**　根据腹痛、呕吐、腹胀、停止自肛门排气排便四大症状和腹部可见肠型或蠕动波、肠鸣音亢进等，一般可作出诊断。但有时病人可不完全具备这些典型表现，特别是某些绞窄性肠梗阻的早期，可能与急性胃肠炎、急性胰腺炎、输尿管结石等混淆。除病史与详细的腹部检查外，化验检查与 X 线检查可有助于诊断。

2. **是机械性还是动力性梗阻**　机械性肠梗阻具有上述典型临床表现，早期腹胀可不显著。麻痹性肠梗阻无阵发性绞痛等肠蠕动亢进的表现，相反是肠蠕动减弱或消失，腹胀显著，肠鸣音微弱或消失。腹部 X 线平片和 CT 检查对鉴别诊断甚有价值，麻痹性肠梗阻显示大、小肠全部充气扩张；而机械性肠梗阻胀气限于梗阻以上的部分肠管。

3. **是单纯性还是绞窄性梗阻**　这一点极为重要，关系到治疗方法的选择和病人的预后。有下列表现者，应考虑绞窄性肠梗阻的可能，必须尽早进行手术治疗：

（1）腹痛发作急骤，初始即为持续性剧烈疼痛，或在阵发性加重之间仍有持续性疼痛。有时出现腰背部痛。

（2）病情发展迅速，早期出现休克，抗休克治疗后改善不明显。

（3）有腹膜炎的表现，体温上升、脉率增快、白细胞计数增高。

（4）腹胀不对称,腹部有局部隆起或触及有压痛的肿块(孤立胀大的肠襻)。

（5）呕吐出现早而频繁,呕吐物、胃肠减压抽出液、肛门排出物为血性。腹腔穿刺抽出血性液体。

（6）腹部 X 线检查见孤立扩大的肠襻。

（7）经积极的非手术治疗,症状、体征无明显改善。

4. 是高位还是低位梗阻 高位小肠梗阻的呕吐发生早而频繁,腹胀不明显;低位小肠梗阻的腹胀明显,呕吐出现晚而次数少,并可吐粪样物;结肠梗阻与低位小肠梗阻的临床表现很相似,X 线检查有助于鉴别:低位小肠梗阻,扩张的肠襻在腹中部,呈"阶梯状"排列;结肠梗阻时扩大的肠襻分布在腹部周围,可见结肠袋,胀气的结肠阴影在梗阻部位突然中断,盲肠胀气最显著。

5. 是完全性还是不完全性梗阻 完全性梗阻呕吐频繁,如为低位梗阻则腹胀明显,完全停止排便排气。X 线检查见梗阻以上肠襻明显充气扩张,梗阻以下结肠内无气体。不完全性梗阻呕吐与腹胀均较轻,X 线所见肠襻充气扩张都较不明显,结肠内可见气体存在。

6. 是什么原因引起梗阻 根据肠梗阻不同类型的临床表现,参考年龄、病史、体征、X 线检查等进行分析。临床上粘连性肠梗阻最为常见,多发生于以往有腹部手术、损伤或炎症病史的病人。嵌顿性或绞窄性腹外疝也是常见的肠梗阻原因。新生儿以肠道先天性畸形为多见,2 岁以内的小儿多为肠套叠。蛔虫团所致的肠梗阻常发生于儿童。老年人则以肿瘤及粪块堵塞为常见。

【治疗】 肠梗阻的治疗原则是纠正肠梗阻所引起的全身生理紊乱和解除梗阻。治疗方法的选择要根据肠梗阻的原因、性质、部位以及全身情况和病情严重程度而定。

1. 非手术治疗

（1）胃肠减压:是治疗肠梗阻的主要措施之一,目的是减少胃肠道积留的气体、液体,减轻肠腔膨胀,有利于肠壁血液循环的恢复,减少肠壁水肿,使某些部分梗阻的肠襻因肠壁肿胀而继发的完全性梗阻得以缓解,也可使某些扭曲不重的肠襻得以复位。还可以减轻腹内压,改善膈肌抬高导致的呼吸与循环障碍。对低位肠梗阻,可应用较长的小肠减压管。

（2）纠正水、电解质紊乱和酸碱失衡:这是肠梗阻最突出的生理紊乱,应及早给予纠正。当血液生化检查结果尚未获得时,要先给予平衡盐溶液。待有测定结果后再添加电解质并纠正酸碱失衡。补液过程中需监测尿量,必要时监测中心静脉压。在单纯性肠梗阻的晚期或绞窄性肠梗阻时,常有大量血浆和血液渗出至肠腔或腹腔,需要补充血浆和全血。

（3）防治感染:肠梗阻后,存在肠壁血液循环障碍,肠黏膜屏障功能受损而有肠道细菌移位,或是肠腔内细菌直接穿透肠壁至腹腔内导致感染。同时,膈肌升高影响肺部气体交换与分泌物排出,易发生肺部感染。

（4）其他治疗:腹胀可影响肺的功能,病人宜吸氧。为减轻胃肠道的膨胀,可给予生长抑素(somatostatin)以减少胃肠液的分泌量。镇痛药的应用应遵循急腹症治疗的原则。

2. 手术治疗 手术是治疗肠梗阻的一个重要措施,手术目的是解除梗阻、去除病因,手术的方式可根据病人的全身情况与梗阻的病因、性质、部位等加以选择。

（1）单纯解除梗阻的手术:如粘连松解术,肠切开取除肠石、蛔虫等,肠套叠或肠扭转复位术等。

（2）肠切除肠吻合术:对肠管因肿瘤、炎症性狭窄,或局部肠襻已经失活坏死,则应作肠切除肠吻合术。

对于绞窄性肠梗阻,应争取在肠坏死前解除梗阻,恢复肠管血液循环。有下列表现则表明肠管已无生机:①肠壁已呈紫黑色并已塌陷;②肠壁已失去张力和蠕动能力,对刺激无收缩反应;③相应的肠系膜终末小动脉无搏动。手术中肠襻生机的判断常有困难,当小段肠襻不能肯定有无血运障碍时,以切除为安全。但当有较长段肠襻尤其是全小肠扭转时,贸然切除将影响病人将来的生存。可在纠正血容量不足与缺氧的同时,用盐水纱布热敷,或在肠系膜血管根部注射 1% 普鲁卡因或酚妥拉明以缓解血管痉挛,观察 15～30 分钟后,如仍不能判断有无生机,可将肠管回纳腹腔后暂时关腹,严密观察,24 小时内再次进腹探查,最后确认无生机后始可考虑切除。

（3）肠短路吻合术：当梗阻的部位切除有困难，为解除梗阻，可分离梗阻部远、近端肠管作短路吻合，旷置梗阻部。但应注意旷置的肠管尤其是梗阻部的近端肠管不宜过长，以免引起盲袢综合征（blind loop syndrome）。

（4）肠造口或肠外置术：肠梗阻部位的病变复杂或病人情况很差，不允许行复杂的手术，可用这类术式解除梗阻，即在梗阻近端肠管作肠造口术以减压，解除因肠管高度膨胀而带来的生理紊乱。主要适用于低位肠梗阻，如急性结肠梗阻，如已有肠坏死或肠肿瘤，可切除坏死或肿瘤肠段，将两断端外置作造口术，以后再行二期手术重建肠道的连续性。

一、粘连性肠梗阻

粘连性肠梗阻是肠梗阻最常见的一种类型，其发生率约占肠梗阻的 40%～60%。

【病因和病理】　肠粘连和腹腔内粘连带可分先天性和后天性两种。先天性者较少见，可由发育异常或胎粪性腹膜炎所致；后天性者多见，常由腹腔内手术、炎症、创伤、出血、异物等引起。临床上以手术后所致的粘连性肠梗阻最常见。

并非所有的肠粘连都会引起肠梗阻。粘连性肠梗阻一般发生在小肠，引起结肠梗阻者少见。粘连引起的肠梗阻有多种类型（图 39-1）。

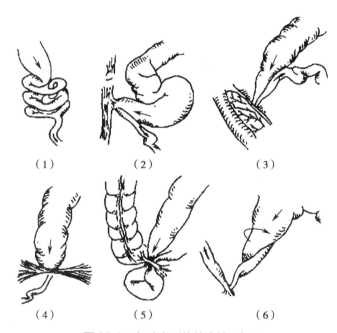

图 39-1　各种类型的粘连性肠梗阻
（1）肠袢粘连成团　　（2）腹壁粘着扭折　　（3）系膜粘着扭折
（4）粘连系带　　　　（5）粘连内疝　　　　（6）粘连成角，扭转

【诊断】　结合病史、症状、影像学检查，多不难诊断。手术后早期（5～7 天）发生梗阻的症状，应与手术后肠麻痹恢复期的肠蠕动功能失调相鉴别。后者除有肠粘连外，还与术后肠管的炎症反应有关，因此，既有肠腔梗阻，又有炎症引起的局部肠动力性障碍。

【预防】　腹部手术时减少组织损伤，减轻组织炎症反应，预防腹腔内粘连。腹腔内粘连不可避免，但有一些措施可减少粘连：①清除手套上的淀粉、滑石粉，不遗留线头、棉花纤维等异物于腹腔内，减少肉芽组织的产生；②减少缺血的组织，不作大块组织结扎；③注意无菌操作技术，减少炎性渗出；④保护肠浆膜面，防止损伤与干燥；⑤冲洗清除腹腔内积血、积液，必要时放置引流；⑥及时治疗腹腔内炎性病变，防止炎症扩散。此外，术后早期活动和促进肠蠕动及早恢复，均有利于减少粘连的形成。

【治疗】　肠梗阻的治疗原则适用于粘连性肠梗阻。单纯性肠梗阻可先行非手术治疗，绞窄性和完全性肠梗阻则应手术治疗。反复发作者可根据病情行手术治疗。虽然手术后仍可形成粘连,但在非手术治疗难以消除梗阻的情况下,手术仍是有效的方法。

　　手术方法应按粘连的具体情况而定:粘连带和小片粘连可施行简单的切断和粘连松解;如一组肠袢紧密粘连成团难以分离,可切除此段肠袢作一期吻合;在特殊情况下,可将梗阻近、远端肠侧侧吻合作短路手术;为了防止粘连性肠梗阻在手术治疗后再发,特别是腹腔内广泛粘连分离后,可采取肠排列(intestinal splinting)的方法,使肠袢呈有序的排列粘着,而不致有梗阻。

二、肠扭转

　　肠扭转(volvulus)是一段肠袢及其系膜沿其系膜长轴扭转360°～720°而造成的闭袢性肠梗阻。既有肠管的梗阻,更有肠系膜血液循环受阻,是肠梗阻中病情凶险、发展迅速的一类。肠扭转的好发部位是小肠和乙状结肠,临床表现各有特点。本章重点讲解小肠扭转,乙状结肠扭转见第四十一章。

　　【病因】　引起肠扭转的主要原因有如下三种。

　　1. 解剖因素　如手术后粘连、先天性中肠旋转不全等。

　　2. 物理因素　在上述解剖因素基础上,肠袢本身有一定的重量,如饱餐后肠腔内有较多不易消化的食物、肠管肿瘤等,都是造成肠扭转的潜在因素。

　　3. 动力因素　强烈的肠蠕动或体位的突然改变,肠袢产生不同步的运动,使已有轴心固定位置且有一定重量的肠袢发生扭转。

　　【临床表现】　肠扭转是闭袢性肠梗阻加绞窄性肠梗阻,发病急骤,发展迅速。起病时腹痛剧烈且无间歇期,早期即可出现休克。

　　小肠扭转表现为突然发作的剧烈腹部绞痛,常为持续性疼痛阵发性加剧;由于肠系膜受到牵拉,疼痛可放射至腰背部。呕吐频繁,腹胀以某一部位特别明显,腹部有时可扪及有压痛的扩张肠袢。肠鸣音减弱,可闻及气过水声。腹部 X 线检查符合绞窄性肠梗阻的表现,有时可见空肠和回肠换位,或排列成多种形态的小跨度蜷曲肠袢等特有的征象。CT 检查有助于明确诊断。

　　【治疗】　肠扭转是一种较严重的机械性肠梗阻,可在短时期内发生肠绞窄、坏死,应尽早复位或手术治疗。复位后应细致观察血液循环恢复的情况。对有怀疑的长段肠袢应设法解除血管痉挛,观察其生机,争取保留较长的小肠。明确有坏死的肠段应切除,小肠可行一期吻合。

三、肠套叠

　　肠的一段套入其相连的肠管腔内称为肠套叠(intestinal intussusception),多见于幼儿,成人肠套叠较为少见,但有其特点。

　　【病因和类型】　原发性肠套叠绝大部分发生于婴幼儿,主要是由于肠蠕动正常节律紊乱,而肠蠕动节律的失调可能是食物性质的改变所致。继发性肠套叠多见于成人,有解剖性因素(如盲肠活动度大),另外物理性因素如肠腔内或肠壁部器质性病变(如肠息肉、肿瘤等)也可使肠蠕动节律失调,近段肠管的强力蠕动将病变连同肠管同时送入远段肠管中。

　　根据套入肠与被套肠部位,肠套叠分为小肠-小肠型、小肠-结肠型、结肠-结肠型,在小儿多为回结肠套叠。套叠的结构可分为三层,外层为鞘部,中层为回返层,内层为进入层,后两者合称套入部。套入部的肠系膜也随肠管进入,结果不仅发生肠腔梗阻,而且由于肠系膜血管受压,肠管可以发生绞窄而坏死(图 39-2)。

　　【临床表现】　肠套叠的三大典型症状是腹痛、血便和腹部肿块。表现为突然发作剧烈的阵发性腹痛,病儿阵发哭闹不

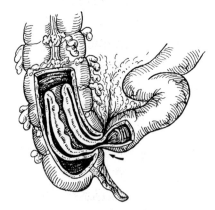

图 39-2　回结肠套叠

安,有安静如常的间歇期,伴有呕吐和果酱样血便。腹部触诊常可扪及腊肠形、表面光滑、稍可活动、具有压痛的肿块,常位于脐右上方,而右下腹触诊有空虚感。随着病程的进展逐步出现腹胀等肠梗阻症状。钡剂灌肠 X 线检查或 CT 有助于诊断。

除急性肠套叠外,尚有慢性复发性肠套叠,多见于成人,其发生原因常与肠息肉、肿瘤、憩室等病变有关。多呈不完全梗阻,故症状较轻,可表现为阵发性腹痛发作,便血不多见。由于套叠常可自行复位,所以发作过后检查可为阴性。

【治疗】 应用空气或钡剂灌肠,不仅是诊断方法,也是一种有效的治疗方法,适用于回盲型或结肠型套叠的早期。一般空气压力先用 60mmHg,经肛管注入结肠内,在 X 线透视下明确诊断后,继续注气加压至 80mmHg 左右,直至套叠复位。如果套叠不能复位,或病期已超过 48 小时,或怀疑有肠坏死,或灌肠复位后出现腹膜刺激征及全身情况恶化,都应行手术治疗。术前应纠正脱水或休克。术中若肠无坏死,可轻柔地挤压复位;如果肠壁损伤严重或已有肠坏死者,可行肠段切除吻合术;如果病儿全身情况严重,可将坏死肠管切除后两断端外置造口,以后再行二期肠吻合术。成人肠套叠多有引起套叠的病理因素,一般主张手术。

(兰　平)

第五节 | 肠系膜血管缺血性疾病

肠系膜血管急性血液循环障碍导致肠管短时间内缺血坏死形成肠梗阻,临床上表现为血运性肠梗阻。因病死率高,容易漏诊,导致后果严重,应引起高度重视。

常见于下列原因引起:①肠系膜上动脉栓塞(superior mesenteric arterial embolism),栓子多来自左心房,常见于房颤、心瓣膜病等附壁血栓脱落或心内膜炎引起的菌栓脱落等,栓塞多发生在肠系膜上动脉自然狭窄处,常见部位在结肠中动脉出口以下。②肠系膜上动脉血栓形成(superior mesenteric arterial thrombosis),大多在动脉硬化性阻塞或狭窄的基础上发生。③肠系膜上静脉血栓形成(superior mesenteric venous thrombosis),可继发于腹腔感染、肝硬化门静脉高压致血流淤滞、真性红细胞增多症、血液高凝状态、脾切除术后、妊娠或口服避孕药、外伤或手术造成血管损伤等。④非闭塞性肠系膜血管缺血(nonocclusive mesenteric ischemia),其肠系膜动、静脉并无阻塞,通常见于充血性心力衰竭、急性心肌梗死、休克、心脏等大手术后,与低血容量、低心排血量、低血压或肠系膜血管收缩导致肠系膜血液循环低灌注状态有关。

【临床表现和诊断】 根据肠系膜血管阻塞的病因、部位、类型、范围和发生的缓急,临床表现各有差别。一般阻塞发生过程越急,范围越广,表现就越严重。

1. **肠系膜上动脉栓塞** 一般发病急骤,早期表现为突发剧烈腹部绞痛,药物难以缓解,可以是全腹性或局限性疼痛,其特点是主诉与查体不相符的剧烈腹痛。其后出现肠坏死,疼痛转为持续性,可呕吐血性液或排暗红色血便。病人起初腹软不胀,可有轻度压痛,肠鸣音存在;随着肠坏死和腹膜炎的发展,腹胀渐趋明显,肠鸣音消失,出现腹部压痛、腹肌紧张等腹膜刺激征,腹腔穿刺液可为血性。病人可较早出现感染性休克表现,白细胞计数在病程早期便可明显升高,常达 $20 \times 10^9/L$ 以上。

2. **肠系膜上动脉血栓形成** 常先有慢性肠系膜上动脉缺血的征象,表现为饱餐后腹痛,食物恐惧并日渐消瘦,并伴慢性腹泻等肠道吸收不良的症状。当血栓形成突然引起急性完全性血管阻塞时,表现与肠系膜上动脉栓塞相似。

3. **肠系膜上静脉血栓形成** 症状发展较慢,表现多不典型,有腹部不适、便秘或腹泻等前驱症状。数日至数周后突然剧烈腹痛、持续性呕吐,出现呕血或便血,腹胀和腹部压痛,肠鸣音减弱;腹腔穿刺可抽出血性液体,常有发热和白细胞计数明显增高。

4. **非闭塞性肠系膜血管缺血** 临床表现与急性肠系膜上动脉阻塞相似,但发病较缓慢,腹痛逐渐加重。发展到肠坏死阶段,则出现严重腹痛、呕血或便血,并出现腹膜炎体征。选择性肠系膜上动脉造影显示其动脉近端正常,而远侧分支变细而光滑。

本病的诊断主要依靠病史和临床表现及辅助检查,实验室检查白细胞计数和 D-二聚体多有明显升高,腹部增强 CT 和 CTA 检查有助于精确诊断肠系膜动静脉内栓塞状况,对病变进展程度及累及范围均有指导价值。选择性动脉造影目前已较少用于诊断,可辅助用于取栓治疗。

【治疗】 应及早诊断,及早治疗,包括全身支持治疗和手术治疗。

无论是否存在休克症状,均应立即开始液体复苏,并应用抗凝、广谱抗生素治疗。液体复苏可以改善组织器官的灌注,以晶体液或血液制品进行液体复苏至关重要。抗凝治疗可以减少血管内血栓的发生及蔓延,通常应用低分子肝素,抗凝应伴随治疗整个过程。及早应用广谱抗生素可以减少肠道菌群移位带来的不良后果。

肠系膜上动脉栓塞早期没有腹膜炎时可进行血管内介入治疗,包括置入血管支架辅助血管成形或经皮腔内取栓、局部置管溶栓等治疗方式,但应注意评估血管再通后再灌注损伤、全身炎症反应及再栓塞导致的肠坏死等情况。如出现腹膜刺激症状,则不宜等待,条件许可时应尽早行剖腹探查,切除坏死肠管,行切开取栓术重建血供,保留有功能的肠管,根据肠管切除范围及切缘的血运情况行一期肠吻合或肠断端外置造口术。有条件的建议在复合手术室进行,术中进行血管造影,可明确病变的性质、部位并评估血管再通情况,有利于提高缺血肠管的成活率。

肠系膜上静脉血栓形成无腹膜炎或血管未完全栓塞者,可选择抗凝、抗感染等治疗;如存在腹膜炎情况,应及早行剖腹探查,切除坏死肠管,术后应继续行抗凝治疗。

急性肠系膜血管缺血性疾病,一旦发生广泛的肠缺血坏死,预后凶险,病死率高。病人经手术治疗后建议入住 ICU 进行持续液体复苏、抗凝、抗感染并密切观察病情变化,术后易出现短肠综合征、再栓塞、感染性休克、MODS、肠外瘘、胃肠道出血、局限性肠纤维化狭窄等严重并发症。

第六节 │ 短肠综合征

短肠综合征(short bowel syndrome,SBS)是指由各种原因造成广泛小肠切除或旷置后,肠道有效吸收面积减少,残存的功能性肠管不能维持机体营养吸收,出现营养不良、腹泻、水电解质紊乱及代谢障碍为主的症候群。

本病常见于因肠系膜血管栓塞或血栓形成、肠扭转、腹内外疝绞窄、外伤、克罗恩病等行大段小肠切除者。此外还见于较长肠段的功能损害如放射性肠炎病人,或不适当的外科手术如空肠结肠吻合或胃回肠吻合术后病人。

【病理生理】 短肠综合征的发生主要与以下几个方面相关:①有效吸收面积减少。正常小肠黏膜的吸收面积远超过正常营养所需,切除小肠达 50%~70% 可引起吸收不良的表现,若残存小肠少于 75cm(有完整结肠),或丧失回盲瓣、残存小肠少于 100cm,可产生严重症状,导致短肠综合征。②再吸收障碍。胆盐和维生素 B_{12} 的吸收部位主要在回肠,相应肠段缺失会导致腹泻、贫血等相关症状。③胃肠激素紊乱。小肠大量切除后,胃泌素等水平升高,导致胃酸分泌增多、胃肠排空加速,进而引起消化性溃疡,加重腹泻。④回盲瓣的影响。回盲瓣切除后,"回肠闸"的作用消失,肠道排空加快,同时结肠细菌病理性移居至小肠,加重吸收不良和腹泻。

小肠大量切除后,残留肠段经食糜与肠黏膜的接触,可通过肠黏膜绒毛变长、皱襞增多、肠凹加深、肠管增粗伸长等代偿性改变增加小肠的消化、吸收功能。

【临床表现】 短肠综合征的轻重程度及预后取决于原发病、残留小肠的长度和部位、是否保留回盲瓣与结肠,以及肠适应过程是否良好等。早期最主要的临床表现为腹泻,水、电解质紊乱和酸碱失衡,以及营养不良。后期腹泻渐趋减少,根据残留肠管的长度与代偿情况,病人的营养状况可得到维持或逐渐出现营养不良的症状,如体重下降、肌萎缩、贫血、肝功能异常、低蛋白血症、代谢性骨病,以及各种维生素与电解质缺乏的症状。

【治疗】　短肠综合征首在预防,在处理小肠疾病时,应尽量避免不必要的扩大切除。治疗目的是补充营养和纠正水、电解质紊乱和酸碱失衡及预防营养支持的并发症。根据疾病发展过程,一般分为三个阶段。

第一阶段——急性期:一般为术后 2 个月内,病人剩余肠道还未出现肠适应,每日肠液排泄量可达5~10L,易发生水、电解质紊乱。此阶段治疗应以维持病人内环境稳定为主,病人生命体征稳定后尽早开始胃肠外营养,同时给予抑制肠蠕动药物、减少胃肠道分泌药物(如质子泵抑制剂、组胺 H_2 受体拮抗剂、奥曲肽)等,减少腹泻次数。腹泻量降至 2L/d 以下时,可给予少量等渗肠内营养制剂促进肠道代偿。

第二阶段——代偿期:术后 2 个月至术后 2 年。病人已出现肠道适应和代偿,腹泻量明显减少,可根据病人具体情况制订营养支持方案,积极开展肠康复治疗,促进肠适应。应从少量、等渗食物开始,逐渐增加食物的量、渗透压及所含热量,此阶段营养和液体量不足的部分仍需经肠外途径加以补充。应用谷氨酰胺、生长激素、胰高血糖素样肽 2(GLP-2)类似物等可促进小肠功能的代偿。

第三阶段——维持期:术后 2 年以后。病人已完成肠道适应,腹泻基本控制,代谢和营养状况趋于稳定。此期病人若仍不能达到维持正常代谢的要求,则考虑长期甚至终身应用肠外营养支持或特殊的肠内营养,并应重点预防长期肠外营养导致的相关并发症。

治疗短肠综合征的外科手术方法可分为两大类:①减缓肠道运行,如建立小肠瓣和括约肌、逆蠕动肠段、结肠间置等;②增加肠表面积,包括肠变细增长术、小肠移植等。

第七节 ｜ 小肠肿瘤

小肠肿瘤(small intestinal tumor)较为罕见,约占所有胃肠道肿瘤的 5%,由于小肠肿瘤症状不典型,诊断比较困难。

小肠良性肿瘤较常见的有腺瘤、平滑肌瘤,其他如脂肪瘤、纤维瘤、血管瘤等。恶性肿瘤多为小肠间质瘤、神经内分泌肿瘤、腺癌、恶性淋巴瘤、平滑肌肉瘤等,还包括部分小肠转移性肿瘤。

【临床表现】　很不典型,常表现出下列一种或几种症状。

1. **腹痛**　是最常见的症状,可为隐痛、胀痛,当并发肠梗阻时常为剧烈疼痛。

2. **肠道出血**　常为间歇性排柏油样便、血便,少数可出现大出血,有的因长期隐性出血表现为慢性贫血。

3. **肠梗阻**　引起急性肠梗阻最常见的原因是继发性肠套叠,肿瘤引起的肠腔狭窄和压迫邻近肠管也是发生肠梗阻的原因,少数可诱发肠扭转。

4. **腹内肿块**　一般肿块活动度较大,位置多不固定。

5. **肠穿孔**　多见于小肠恶性肿瘤,急性穿孔导致腹膜炎,慢性穿孔则形成肠瘘。

6. **类癌综合征**　多见于伴有肝转移的神经内分泌肿瘤,最常见的症状是腹泻和皮肤潮红。

【诊断】　由于小肠肿瘤多起病隐匿且临床症状不典型,又缺少早期体征和有效的诊断方法,因此容易延误诊断。对具有上述一种或数种临床表现者,应考虑小肠肿瘤的可能,需作进一步的检查。

1. 影像学检查中腹部 CT 及 CT 肠道显像(CTE)可有助于小肠肿瘤诊断,并有利于评估小肠肿瘤周围侵犯及转移情况。小肠气钡造影可协助定位肿瘤,血管造影有助于定位肿瘤出血部位。必要时可行 MRI、PET-CT 等检查。

2. 十二指肠镜、小肠镜、胶囊内镜检查可提高诊断率。

3. 必要时可行腹腔镜或剖腹探查。

【治疗】　小肠肿瘤的治疗主要取决于肿瘤的类型、部位和分期。小的或带蒂的良性肿瘤可连同周围肠壁组织一并作局部切除,较大的或局部多发的肿瘤做肠段切除吻合术。恶性肿瘤则需连同肠系膜及区域淋巴结做根治性切除术,术后根据分期情况,选用化疗等治疗。如肿瘤已与周围组织浸润固定,无法切除并有梗阻者,可做短路手术缓解梗阻。

第八节 | 先天性肠疾病

一、先天性肠闭锁和肠狭窄

肠闭锁（intestinal atresia）和肠狭窄（intestinal stenosis）是肠道的先天性发育畸形，为新生儿时期肠梗阻的常见原因之一。发生部位以空回肠多见，十二指肠次之，结直肠最少见。

【病因和病理】 一般是在胚胎时期肠道再度管腔化阶段发育障碍所致。

肠闭锁一般分三种类型：①肠腔内存在隔膜，使肠腔完全阻塞；②肠管中断，两肠段间仅为一索状纤维带相连；③肠管闭锁两端呈盲袋状完全中断，肠系膜有 V 形缺损。单一闭锁多见，也可有多处闭锁，呈一连串香肠形。

肠狭窄以膜式狭窄多见，程度较轻者仅为一狭窄环，短段形狭窄少见。

【临床表现】 无论肠闭锁的位置高低，均为完全性肠梗阻，主要表现为：①呕吐。高位肠闭锁病儿，出生后首次喂奶即有呕吐，逐渐加重且频繁。呕吐物含哺喂的水、奶和胆汁，很快出现脱水、电解质紊乱及酸中毒。回肠和结肠闭锁则呕吐多在生后 2～3 天出现，呕吐物含有胆汁和粪汁，呕吐次数不如高位闭锁频繁。②腹胀。高位闭锁者上腹膨隆，可见胃型，剧烈呕吐后膨隆消失。低位闭锁则表现为全腹膨胀、肠鸣音亢进，或可见肠型，后期可伴发穿孔而引起腹膜炎。③排便情况。病儿生后不排胎粪或仅排出少量灰绿色黏液样物。

肠狭窄病儿呕吐出现的早晚和腹胀程度与狭窄的部位和程度相关，可表现为慢性不完全性肠梗阻。狭窄严重者表现与肠闭锁相似。

【诊断】 除根据上述临床表现外，高位肠闭锁在腹部 X 线平片上可见双泡征或三泡征；上消化道碘剂造影可明确闭锁部位。低位肠闭锁则可见多数扩大肠袢与液气平面，钡剂灌肠 X 线检查可见结肠瘪细。此外，产前 B 超发现胎儿腹腔多个低回声区可提前帮助诊断。肠狭窄的诊断则可借助钡餐检查，并确定其狭窄部位。

【治疗】 肠闭锁确诊后，应在纠正水、电解质紊乱及酸碱失衡后尽早手术治疗。十二指肠闭锁可行十二指肠与十二指肠或空肠吻合术。空回肠闭锁则在切除两侧盲端后行端端吻合，术中应切除闭锁近端扩张肥厚、血供差的肠管。对结肠闭锁，在切除近端扩张肠管后可一期作回结肠或结肠端端吻合；如病儿情况差，可先行结肠造口术，二期行关闭造口、肠吻合术。

肠狭窄以切除狭窄肠段后行肠端端吻合效果为好。

二、先天性肠旋转不良

先天性肠旋转不良（congenital malrotation of the intestine）是由于胚胎发育中肠旋转及固定发生障碍，形成异常索带或小肠系膜根部缩短，从而引起肠梗阻或肠扭转。

【病因和病理】 在胚胎期肠发育过程中，肠管以肠系膜上动脉为轴心按逆时针方向从左向右旋转。正常旋转完成后，升、降结肠由结肠系膜附着于后腹壁，盲肠降至右髂窝，小肠系膜从 Treitz 韧带开始，由左上方斜向右下方附着于后腹壁。肠旋转异常或终止于任何阶段均可造成肠旋转不良。当肠管旋转不全时，盲肠位于上腹或左腹，附着于右后腹壁至盲肠的索带可压迫十二指肠引起梗阻。另外，由于小肠系膜仅凭借狭窄的肠系膜上动脉根部悬挂于后腹壁，小肠活动度大，易以肠系膜上动脉为轴心发生扭转（图 39-3）。剧烈扭

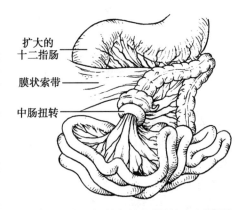

扩大的
十二指肠

膜状索带

中肠扭转

图 39-3 中肠扭转（沿顺时针的方向扭转）

转造成肠系膜血运障碍,可引起小肠广泛坏死。

【临床表现】　发病年龄不定,临床表现也有较大差别。但多数发病于新生儿期,典型症状是出生后有正常胎粪排出,生后 3～5 天出现间歇性呕吐,呕吐物含有胆汁。十二指肠梗阻多为不完全性,发生时上腹膨隆,有时可见胃蠕动波,剧烈呕吐后即平坦萎陷。梗阻常反复发生,时轻时重。病儿可出现消瘦、脱水、体重下降。

发生肠扭转时,突出症状为频繁呕吐伴持续性腹痛。轻度扭转可因改变体位等自动复位缓解,如扭转加重、肠管坏死,则出现全腹膨隆,满腹压痛,腹肌紧张,血便及严重中毒、休克等症状。

【诊断】　新生儿间歇性出现高位肠梗阻症状,应高度警惕肠旋转不良的可能。腹部 X 线平片可见双泡征或三泡征。钡剂灌肠 X 线检查显示盲肠位于上腹部或左侧。腹部增强 CT 可见肠系膜上动静脉形态异常。

【治疗】　有明显肠梗阻症状时,应在补液、纠正水电解质紊乱、胃肠减压后,尽早行手术治疗。手术原则是解除梗阻,恢复肠道的通畅,根据不同情况切断压迫十二指肠的腹膜索带,游离粘连的十二指肠或松解盲肠,肠扭转时行肠管复位,有肠坏死者行坏死肠段切除吻合术。

本章思维导图

（李乐平）

第四十章 阑尾疾病

第一节 | 解剖生理概要

阑尾（appendix）位于右髂窝部，外形呈蚯蚓状，长度从 2～20cm 不等，一般为 6～8cm，直径 0.5～0.7cm。阑尾起于盲肠末端，附于三条结肠带的会合点。因此，沿三条结肠带向盲肠末端追踪，是手术中寻找阑尾根部的常用方法。阑尾体表投影约在脐与右髂前上棘连线中外 1/3 交界处，称为麦氏点（McBurney 点）。麦氏点是选择阑尾手术切口的标记点。绝大多数阑尾属腹膜内位器官，其位置多变。由于阑尾根部与盲肠的关系恒定，因此阑尾的位置也随盲肠的位置而变异，一般在右下腹部，但也可高到肝下方，低至盆腔内，甚而越过中线至左侧。阑尾的解剖位置可以其根部为中心，犹如时针在 360° 范围内的任何位置。此位置决定了病人临床症状及压痛部位的不同。阑尾尖端方位有 6 种类型（图 40-1）：①回肠前位，相当于 0～3 点位，尖端指向左上。②盆位，相当于 3～6 点位，尖端指向盆腔。③盲肠后位，相当于 9～12 点位，在盲肠后方、髂肌前，尖端向上，位于腹膜后。此种阑尾炎的临床体征轻，易误诊，手术显露及切除有一定难度。④盲肠下位，相当于 6～9 点位，尖端向右下。⑤盲肠外侧位，相当于 9～10 点位，位于腹腔内、盲肠外侧。⑥回肠后位，相当于 0～3 点位，但在回肠后方。

阑尾为一管状器官，远端为盲端，近端开口于盲肠，位于回盲瓣下方 2～3cm 处（图 40-2）。阑尾系膜呈三角形或扇形，其内含有血管、淋巴管和神经。阑尾系膜短于阑尾长度，这使阑尾蜷曲。阑尾系膜内的血管，主要由阑尾动、静脉组成，经由回肠末端后方行于阑尾系膜的游离缘。阑尾动脉系回结肠动脉的分支，是一种无侧支的终末动脉，当出现血运障碍时，易导致阑尾坏死。阑尾静脉与阑尾动脉伴行，最终回流入门静脉。当阑尾存在炎症时，菌栓脱落可引起门静脉炎和细菌性肝脓肿。阑尾的淋巴管与系膜内血管伴行，可以引流到达右结肠动脉、十二指肠前和肝曲前的结肠系膜淋巴结及肠系膜上动脉周围淋巴结。阑尾的神经由交感神经纤维经腹腔丛和内脏小神经传入，由于其传入的脊髓节段在第 10、11 胸节，所以当急性阑尾炎发病开始时，常表现为脐周的牵涉痛，属内脏性疼痛。

阑尾壁组织结构与结肠相似，阑尾黏膜上皮细胞能分泌少量黏液。阑尾是一个淋巴器官，参与 B 淋巴细胞的产生和成熟，具有一定的免疫功能。阑尾壁内有丰富的淋巴组织，被认为可与回肠末端 Peyer 淋巴滤泡一起产生淋巴细胞和抗体，对防止病毒等感染有一定的作用。阑尾的淋巴组织在出生后就开始出现，12～20 岁时达高峰期，有 200 多个淋巴滤泡。以后逐渐减少，30 岁后滤泡明显减少，60 岁后完全消失。

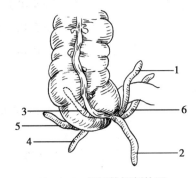

图 40-1　阑尾的解剖位置

1. 回肠前位　2. 盆位　3. 盲肠后位　4. 盲肠下位
5. 盲肠外侧位　6. 回肠后位

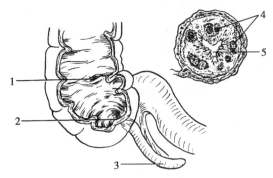

图 40-2　阑尾的解剖

1. 回盲瓣　2. 阑尾开口　3. 阑尾　4. 淋巴组织
5. 阑尾腔

第二节 │ 急性阑尾炎

急性阑尾炎（acute appendicitis）是外科常见病，是最多见的急腹症。Fitz（1886年）首先正确地描述了本病的病史、临床表现和病理所见，并提出阑尾切除术是本病的合理治疗。目前，由于外科技术、麻醉、抗生素的应用及护理等方面的进步，绝大多数病人能够得到早期确诊、恰当处置，收到良好的治疗效果。然而，部分病例的诊断或处理情况复杂，临床医生在诊治中要认真对待每一个具体的病例，不可忽视。

【病因】 阑尾易发生炎症是由其自身解剖特点决定的，其解剖结构为一细长盲管，腔内富含微生物，肠壁内有丰富的淋巴组织，容易发生感染。一般认为阑尾炎由以下因素综合造成。

1. **阑尾管腔阻塞** 是急性阑尾炎最常见的病因。阑尾管腔阻塞的最常见原因是淋巴滤泡的明显增生，约占60%，多见于年轻人。肠石也是阻塞的原因之一，约占35%。异物、炎性狭窄、食物残渣、蛔虫、肿瘤等则是较少见的病因。阑尾管腔细，开口狭小，系膜短使阑尾蜷曲，这些都是造成阑尾管腔易于阻塞的因素。阑尾管腔阻塞后阑尾黏膜仍继续分泌黏液，腔内压力上升，血运发生障碍，使阑尾炎症加剧。

2. **细菌入侵** 由于阑尾管腔阻塞，细菌繁殖，分泌内毒素和外毒素，损伤黏膜上皮并使黏膜形成溃疡，细菌穿过溃疡的黏膜进入阑尾肌层。阑尾壁间质压力升高，妨碍动脉血流，造成阑尾缺血，最终造成梗死和坏疽。致病菌多为肠道内的各种革兰氏阴性杆菌和厌氧菌。

3. **其他** 阑尾先天性畸形，如阑尾过长、过度扭曲、管腔细小、血运不佳等都是急性炎症的病因，胃肠道功能障碍引起内脏神经反射，导致肠管肌肉和血管痉挛，黏膜受损，细菌入侵而致急性炎症。

【临床病理分型】 根据急性阑尾炎的临床过程和病理解剖学变化，可分为4种病理类型。

1. **急性单纯性阑尾炎** 属轻型阑尾炎或病变早期。病变多只局限于黏膜和黏膜下层。阑尾外观轻度肿胀，浆膜充血并失去正常光泽，表面有少量纤维素性渗出物。镜下，阑尾各层均有水肿和中性粒细胞浸润，黏膜表面有小溃疡和出血点。临床症状和体征均较轻。

2. **急性化脓性阑尾炎** 亦称急性蜂窝织炎性阑尾炎，常由单纯性阑尾炎发展而来。阑尾肿胀明显，浆膜高度充血，表面覆以纤维素性（脓性）渗出物。镜下，阑尾黏膜的溃疡面加大并深达肌层和浆膜层，管壁各层有小脓肿形成，腔内亦有积脓。阑尾周围的腹腔内有稀薄脓液，形成局限性腹膜炎。临床症状和体征较重。

3. **坏疽性及穿孔性阑尾炎** 是一种重型的阑尾炎。阑尾管壁坏死或部分坏死，呈暗紫色或黑色。阑尾腔内积脓，压力升高，阑尾壁出现血液循环障碍。穿孔部位多在阑尾根部和尖端。穿孔如未被包裹，感染继续扩散，则可引起急性弥漫性腹膜炎。

4. **阑尾周围脓肿** 急性阑尾炎化脓、坏疽或穿孔，如果此过程进展较慢，大网膜可移至右下腹部，将阑尾包裹并形成粘连，形成炎性肿块或阑尾周围脓肿（periappendiceal abscess）。

急性阑尾炎的转归有以下几种。①炎症消退：一部分单纯性阑尾炎经及时药物治疗后炎症消退，大部分将转为慢性阑尾炎，易复发。②炎症局限化：化脓性、坏疽性或穿孔性阑尾炎被大网膜包裹粘连，炎症局限，形成阑尾周围脓肿，需用大量抗生素或中药治疗，治愈缓慢。③炎症扩散：阑尾炎症重，发展快，未予及时手术切除，又未能被大网膜包裹局限，炎症扩散，发展为弥漫性腹膜炎、化脓性门静脉炎、感染性休克等。

【临床诊断】 主要依靠病史、临床症状、查体所见和实验室检查。

1. **症状**

（1）腹痛：典型的腹痛发作始于上腹，逐渐移向脐部，数小时（6～8小时）后转移并局限在右下腹。此过程的时间长短取决于病变发展的程度和阑尾位置。约70%～80%的病人具有这种典型的转移性腹痛的特点。部分病例发病开始即出现右下腹痛。不同类型的阑尾炎其腹痛也有差异：单纯性阑尾炎表现为轻度隐痛；化脓性阑尾炎呈阵发性胀痛和剧痛；坏疽性阑尾炎呈持续性剧烈腹痛；穿孔性阑尾炎因阑尾腔压力骤减,腹痛可暂时减轻,但出现腹膜炎后,腹痛又会持续加剧。

不同位置的阑尾炎,其腹痛部位也有区别,如盲肠后位阑尾炎疼痛在右侧腰部,盆位阑尾炎腹痛在耻骨上区,肝下区阑尾炎可引起右上腹痛,极少数左下腹部阑尾炎呈左下腹痛。

(2)胃肠道症状:发病早期可能有厌食,恶心、呕吐也可发生,但程度较轻。有的病例可能发生腹泻。盆腔位阑尾炎,炎症刺激直肠和膀胱,可引起排便、里急后重症状。伴有弥漫性腹膜炎时可致麻痹性肠梗阻,腹胀、排气排便减少。

(3)全身症状:早期乏力。炎症重时出现中毒症状,心率增快,发热,达38℃左右。阑尾穿孔时体温会更高,达39℃或40℃。如发生门静脉炎时可出现寒战、高热和轻度黄疸。当阑尾化脓、坏疽、穿孔并导致腹腔广泛感染时,并发弥漫性腹膜炎,可同时出现血容量不足及败血症表现,甚至合并其他脏器功能障碍。

2. 体征

(1)右下腹压痛:是急性阑尾炎最常见的重要体征。压痛点通常位于麦氏点(图40-3),可随阑尾位置的变异而改变,但压痛点始终在一个固定的位置上。发病早期腹痛尚未转移至右下腹时,右下腹便可出现固定压痛。压痛的程度与病变的程度相关。老年人对压痛的反应较轻。当炎症加重时,压痛的范围也随之扩大。当阑尾穿孔时,疼痛和压痛的范围可波及全腹。但此时,仍以阑尾所在位置的压痛最明显。可用叩诊来检查,更为准确。也可嘱病人取左侧卧位,体格检查的效果会更好。

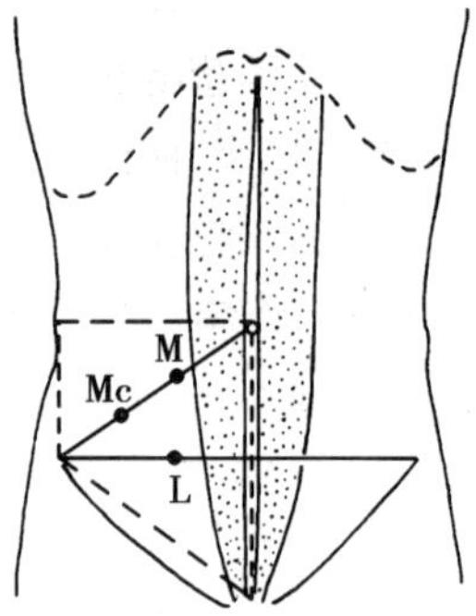

图40-3 阑尾炎压痛点
M,Morris点;Mc,McBurney点;L,Lenz点;点线围成的四边形为Rapp压痛区。

(2)腹膜刺激征象:反跳痛(Blumberg征),腹肌紧张,肠鸣音减弱或消失等。这是壁腹膜受炎症刺激出现的防卫性反应,提示阑尾炎症加重,出现化脓、坏疽或穿孔等病理改变。腹膜炎范围扩大,说明局部腹腔内有渗出或阑尾穿孔。但是,在小儿、老年人、孕妇、肥胖或虚弱者或为盲肠后位阑尾炎时,腹膜刺激征象可不明显。

(3)右下腹肿块:如查体发现右下腹饱满,扪及一压痛性肿块,边界不清,固定,应考虑阑尾周围脓肿的诊断。

(4)可辅助诊断的其他体征

1)结肠充气试验(Rovsing征):病人取仰卧位,用右手压迫左下腹,再用左手挤压近侧结肠,结肠内气体可传至盲肠和阑尾,引起右下腹疼痛者为阳性。

2)腰大肌试验(psoas征):病人取左侧卧位,使右大腿后伸,引起右下腹疼痛者为阳性。说明阑尾位于腰大肌前方,盲肠后位或腹膜后位。

3)闭孔内肌试验(obturator征):病人取仰卧位,使右髋和右大腿屈曲,然后被动向内旋转,引起右下腹疼痛者为阳性。提示阑尾靠近闭孔内肌。

4)经肛门直肠指诊:引起炎症阑尾所在位置压痛。压痛常在直肠右前方。当阑尾穿孔时直肠前壁压痛广泛。当形成阑尾周围脓肿时,有时可触及痛性肿块。

3. 实验室检查

大多数急性阑尾炎病人的白细胞计数和中性粒细胞比例增高。白细胞计数升高到(10～20)×10⁹/L,可发生核左移。部分病人白细胞可无明显升高,多见于单纯性阑尾炎或老年病人。尿液检查一般无阳性发现,如尿中出现少数红细胞,说明炎性阑尾与输尿管或膀胱相靠近。明显血尿说明存在泌尿系统的原发病变。在生育期有停经史的女病人,应检查血清β-HCG,以除外产科情况。血清淀粉酶和脂肪酶检查有助于除外急性胰腺炎。

4. 影像学检查

①腹部X线平片可见盲肠扩张和液气平面,偶尔可见钙化的肠石和异物影,可帮助诊断。②超声可发现肿大的阑尾或脓肿。③CT的灵敏度优于超声,尤其有助于阑尾周围脓肿的诊断。必须强调,这些特殊检查在急性阑尾炎的诊断中不是必需的,当诊断不肯定时才选择应用。

5. 腹腔镜检查 可以直观观察阑尾情况,也能分辨与阑尾炎有相似症状的其他脏器疾病,对明确诊断具有决定性作用。明确诊断后,同时可经腹腔镜做阑尾切除术。对于难于鉴别诊断的阑尾炎,采用腹腔镜检查具有明显的优点。

【鉴别诊断】 有许多急腹症的症状和体征与急性阑尾炎很相似,并且20%的阑尾炎表现不典型,须认真鉴别。急性阑尾炎诊断不但要防止延误,也要避免误诊。尤其当阑尾穿孔发生弥漫性腹膜炎时鉴别诊断则更难。有时需在腹腔镜探查或剖腹探查术中才能鉴别清楚。

需要与急性阑尾炎鉴别的常见疾病如下:

1. 胃十二指肠溃疡穿孔 穿孔溢出的胃内容物可沿升结肠旁沟流至右下腹部,容易误认为是急性阑尾炎的转移性腹痛。病人多有溃疡病史,表现为突然发作的剧烈腹痛。体征除右下腹压痛外,上腹仍具疼痛和压痛,腹壁板状强直等腹膜刺激症状也较明显。胸腹部 X 线检查或 CT 发现膈下游离气体,则有助于鉴别诊断。

2. 右侧输尿管结石 多呈突然发生的右下腹阵发性剧烈绞痛,疼痛向会阴部、外生殖器放射。右下腹无明显压痛,或仅有沿右侧输尿管径路的轻度深压痛。尿中查到大量红细胞。超声或 X 线检查在输尿管走行部位可显示结石回声或阴影。

3. 妇产科疾病 在育龄妇女中特别要注意。异位妊娠破裂表现为突然出现的下腹痛,常有急性失血症状和腹腔内出血的体征,有停经史及阴道不规则出血史;检查时有宫颈举痛、附件肿块,阴道后穹隆穿刺有不凝血等。卵巢滤泡或黄体囊肿破裂的临床表现与异位妊娠相似,但病情较轻,多发病于排卵期或月经中期以后。急性输卵管炎和急性盆腔炎时,下腹痛逐渐发生,可伴有腰痛;腹部压痛点较低,直肠指诊盆腔有对称性压痛;伴发热及白细胞计数升高,常有脓性白带,阴道后穹隆穿刺可获脓液,涂片检查细菌阳性。卵巢囊肿蒂扭转有明显而剧烈的腹痛,腹部或盆腔检查中可扪及有压痛的肿块。超声检查有助于诊断和鉴别诊断。

4. 急性肠系膜淋巴结炎 多见于儿童。往往先有上呼吸道感染史,腹部压痛部位偏内侧,范围不太固定且较广,并可随体位变更。超声或 CT 检查发现腹腔淋巴结肿大,有助于鉴别诊断。

5. 其他 急性胃肠炎时,恶心、呕吐和腹泻等消化道症状较重,无右下腹固定压痛和腹膜刺激体征。胆道系统感染性疾病易与高位阑尾炎相混淆,但有明显绞痛、高热,甚至出现黄疸,常有反复右上腹痛病史。右侧肺炎、胸膜炎时可出现反射性右下腹痛,但有呼吸系统的症状和体征。此外,回盲部肿瘤、克罗恩病、Meckel 憩室炎或穿孔、小儿肠套叠等,亦需进行临床鉴别。

上述疾病有其各自特点,应仔细鉴别。如病人有持续性右下腹痛,不能用其他诊断解释以排除急性阑尾炎时,应密切观察或根据病情及时手术探查。

【治疗】

1. 手术治疗 绝大多数急性阑尾炎一旦确诊,应早期施行阑尾切除术(appendectomy)(图 40-4)。早期手术系指阑尾炎症还处于管腔阻塞或仅有充血水肿时就手术切除,此时手术操作较简易,术后并发症少。如化脓坏疽或穿孔后再手术,不但操作困难,而且术后并发症发生率会明显增加。术前即应用抗生素,有助于防止术后感染的发生。

(1)开腹阑尾切除术的技术要点

1)麻醉:可选用硬膜外麻醉、静脉复合麻醉,也可采用局部浸润麻醉。

2)切口选择:一般情况下宜采用右下腹麦氏切口(McBurney 切口)或横切口。如诊断不明确或腹膜炎较广泛,应采用右下腹经腹直肌探查切口,以便术中进一步探查和清除脓液。切口应加以保护,防止被污染。

3)寻找阑尾:部分病人的阑尾就在切口下,容易显露。沿结肠带向盲肠会集点追踪,即能找到阑尾。如仍未找到阑尾,应考虑可能为盲肠后位阑尾,用手指探查盲肠后方,或者剪开盲肠外侧腹膜,将盲肠向内翻即可显露盲肠后方的阑尾。

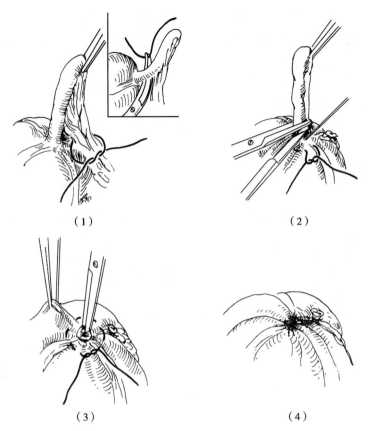

图 40-4　阑尾切除术示意图

（1）阑尾系膜结扎　（2）切断系膜,作荷包缝合　（3）阑尾切除,残端内翻
（4）收紧荷包线结扎

4）处理阑尾系膜:用阑尾钳钳夹阑尾系膜,不要直接钳夹阑尾,将阑尾提起显露系膜。如系膜菲薄,可用血管钳贴阑尾根部戳孔带线一次集束结扎阑尾系膜,包括阑尾血管在内,再剪断系膜;如阑尾系膜肥厚或较宽,一般应分次钳夹、切断结扎或缝扎系膜。阑尾系膜结扎要确实。

5）处理阑尾根部:在距盲肠 0.5cm 处用丝线或肠线结扎阑尾,再于结扎线远侧 0.5cm 处切断阑尾,残端用碘伏涂擦处理。于盲肠壁上缝荷包将阑尾残端埋入。荷包缝合要点:距阑尾根部结扎线1cm 左右,勿将阑尾系膜缝入在内,针距约 2~3mm,缝在结肠带上。荷包缝合不宜过大,防止肠壁内翻过多,形成死腔。也可作"8"字缝合,将阑尾残端埋入同时结扎。最后,在无张力下再将系膜绑扎在盲肠端缝线下覆盖加固。近年来也有主张阑尾根部单纯结扎,不作荷包埋入缝合。

（2）腹腔镜阑尾切除术的技术要点

1）麻醉:采用静脉复合麻醉。

2）体位与穿刺点:自脐上导入腹腔镜后,于左、右侧腹根据习惯分别选取穿刺点导入器械。气腹压力维持在 12mmHg 左右,采取头低足高、左侧倾斜位,便于显露阑尾。

3）探查腹腔并寻找阑尾:常规探查腹腔,按照肝胆、胃、十二指肠、结肠、脾、膈肌、小肠、阑尾、腹股沟内环区顺序探查,女性应探查子宫及附件。寻找阑尾时可沿结肠带寻找。当术中发现阑尾正常时,应着重探查寻找引起腹痛的其他原因。

4）处理阑尾系膜:腹腔镜下处理阑尾系膜有多种方法,应根据自身情况选择。大致有:①于阑尾根部紧贴阑尾系膜处打孔,用丝线或血管夹结扎或钳夹阑尾系膜根部后切断。②用超声刀直接切断阑尾系膜及阑尾动脉,分离至阑尾根部。③运用直线切割缝合器切断阑尾系膜。④运用双极电凝于阑尾尖部紧贴阑尾分离阑尾系膜。

5）处理阑尾根部:处理好阑尾系膜后,提起阑尾,于阑尾根部使用血管夹夹闭阑尾,距血管夹上

1cm 再上夹。于二者之间切断阑尾,阑尾残端用电凝灼烧黏膜,残端无须包埋。也可用可吸收线荷包缝合或"8"字缝合包埋残端,但对技术要求较高。也可以使用丝线套扎阑尾根部处理阑尾根部,或者使用直线切割缝合器切断闭合阑尾根部。

2. 急性阑尾炎的非手术治疗　仅适用于:单纯性阑尾炎及急性阑尾炎的早期阶段,适当药物治疗可恢复正常;病人不接受手术治疗,全身情况差或客观条件不允许,或伴有其他严重器质性疾病而有手术禁忌证者。主要措施包括选择有效的抗生素和补液治疗。抗生素选择需覆盖肠道需氧和厌氧菌群。

【并发症及其处理】

1. 急性阑尾炎的并发症

(1)腹腔脓肿:是阑尾炎未经及时治疗的后果。在阑尾周围形成的阑尾周围脓肿最常见,也可在腹腔其他部位形成脓肿,常见部位有盆腔、膈下或肠间隙等处。临床表现有麻痹性肠梗阻的腹胀症状、压痛性肿块和全身感染中毒症状等。超声和 CT 扫描可协助定位。一经诊断即应在超声引导下穿刺抽脓冲洗或置管引流,或必要时手术切开引流。由于炎症粘连较重,切开引流时应小心防止副损伤,尤其注意勿造成肠管损伤。中药治疗阑尾周围脓肿有较好效果,可选择应用。阑尾脓肿非手术疗法治愈后其复发率很高。因此应在治愈后 3 个月左右择期手术切除阑尾,相比急诊手术效果好。

(2)内、外瘘形成:阑尾周围脓肿如未及时引流,少数病例的脓肿可向小肠或大肠内穿破,亦可向膀胱、阴道或腹壁穿破,形成各种内瘘或外瘘,此时脓液可经瘘管排出。X 线钡剂检查或者经外瘘置管造影可协助了解瘘管走行,有助于选择相应的治疗方法。

(3)化脓性门静脉炎(pylephlebitis):急性阑尾炎时阑尾静脉中的感染性血栓可沿肠系膜上静脉至门静脉,导致化脓性门静脉炎症。临床表现为寒战、高热、肝大、剑突下压痛、轻度黄疸等。虽属少见,但若病情加重会产生感染性休克和脓毒症,治疗延误可发展为细菌性肝脓肿。行阑尾切除并大剂量抗生素治疗有效。

2. 阑尾切除术后并发症

(1)出血:阑尾系膜的结扎松脱,引起系膜血管出血。表现为腹痛、腹胀和失血性休克等症状。关键在于预防,包括:阑尾系膜结扎确切,系膜肥厚者应分束结扎;结扎线距切断的系膜缘要有一定距离;系膜结扎线及时剪除,不要再次牵拉以免松脱。一旦发生出血表现,应立即输血补液,紧急再次手术止血。腹腔镜阑尾切除术结扎阑尾动脉应确切,使用血管夹时也应遵循牢固结扎原则,系膜水肿或较厚者应分束结扎。同时结扎可靠,避免夹子脱落。

(2)切口感染:是最常见的术后并发症,在化脓性或穿孔性急性阑尾炎中多见。近年来,由于外科技术的提高和有效抗生素的应用,此并发症已较少见。术中加强切口保护,切口冲洗,彻底止血,以及消灭死腔等措施可预防切口感染。切口感染的临床表现包括术后 2～3 日体温升高,切口胀痛或跳痛,局部红肿、压痛等。处理原则:可先行试穿抽出脓液,或于波动处拆除缝线,排出脓液,放置引流,定期换药。短期可治愈。

(3)粘连性肠梗阻:也是阑尾切除术后的较常见并发症,与局部炎症重、手术损伤、切口异物、术后卧床等多种原因有关。一旦诊断为急性阑尾炎,应早期手术,术后早期离床活动可适当预防此并发症。粘连性肠梗阻病情重者须手术治疗。

(4)阑尾残株炎:阑尾残端保留过长超过 1cm 时,或者肠石残留,术后残株可出现炎症复发,仍表现为阑尾炎的症状。也偶见术中未能切除病变阑尾,而将其遗留,术后炎症复发。应行钡剂灌肠 X 线检查以明确诊断。症状较重时应再次手术切除阑尾残株。

(5)粪瘘:较少见。产生术后粪瘘的原因有多种:阑尾残端单纯结扎,结扎线脱落;盲肠原位结核、癌症等;盲肠组织水肿脆弱,术中缝合时裂伤。粪瘘发生时如已局限化,不至于发生弥漫性腹膜炎,类似阑尾周围脓肿的临床表现。如非结核或肿瘤性病变等,一般经非手术治疗粪瘘可自愈。

第三节 | 特殊类型阑尾炎

一般成人急性阑尾炎诊断多无困难,早期治疗的效果非常好。如遇到婴幼儿、老年人及妊娠妇女患急性阑尾炎时,诊断和治疗均较困难,值得格外重视。

1. **新生儿急性阑尾炎** 新生儿阑尾呈漏斗状,不易发生由淋巴滤泡增生或者肠石所致阑尾管腔阻塞。因此,新生儿急性阑尾炎很少见。又由于新生儿不能提供病史,其早期临床表现又无特殊性,仅有厌食、恶心、呕吐、腹泻和脱水等,发热和白细胞计数升高均不明显,因此术前难于早期确诊,穿孔率可高达80%,病死率也很高。诊断时应仔细检查右下腹部压痛和腹胀等体征,并应早期手术治疗。

2. **小儿急性阑尾炎** 小儿大网膜发育不全,不能起到足够的保护作用。病儿也不能清楚地提供病史。其临床特点:①病情发展较快且较重,早期即出现高热、呕吐等症状;②右下腹体征不明显、不典型,但有局部压痛和肌紧张,是小儿阑尾炎的重要体征;③穿孔率较高,并发症发生率和病死率也较高。诊断小儿急性阑尾炎须仔细耐心,取得病儿的信赖和配合,再进行轻柔的检查,左、右下腹对比检查,仔细观察病儿对检查的反应,作出判断。治疗原则是早期手术,并配合输液、纠正脱水,应用广谱抗生素等。

3. **妊娠期急性阑尾炎** 较常见。尤其妊娠中期子宫增大较快,盲肠和阑尾被增大的子宫推挤向右上腹移位,压痛部位也随之上移。腹壁被抬高,炎症阑尾刺激不到壁腹膜,所以使压痛、肌紧张和反跳痛均不明显;大网膜难以包裹炎症阑尾,腹膜炎不易被局限而易在腹腔内扩散。这些因素致使妊娠中期急性阑尾炎难于诊断,炎症发展易致流产或早产,威胁母儿生命安全。

治疗以早期阑尾切除术为主。妊娠后期的腹腔感染难以控制,更应早期手术。围手术期应加用黄体酮。手术切口需偏高,操作要轻柔,以减少对子宫的刺激。术后使用广谱抗生素。加强术后护理。临产期的急性阑尾炎如并发阑尾穿孔或全身感染症状严重时,可考虑经腹剖宫产术,同时切除病变阑尾。

4. **老年人急性阑尾炎** 随着社会老龄人口增多,老年人急性阑尾炎的发病率也相应升高。因老年人对疼痛感觉迟钝,腹肌薄弱,防御功能减退,所以主诉不强烈,体征不典型,临床表现轻而病理改变却很重,体温和白细胞计数升高均不明显,容易延误诊断和治疗。又由于老年人动脉硬化,阑尾动脉也会发生改变,易导致阑尾缺血坏死。加之老年人常伴发心血管病、糖尿病、肾功能不全等,使病情更趋复杂严重。一旦诊断应及时手术,同时注意处理伴发的内科疾病。

5. **AIDS/HIV 感染病人的阑尾炎** 其临床症状及体征与免疫功能正常者相似,但不典型,此类病人白细胞计数不高,常被延误诊断和治疗。超声或 CT 检查有助于诊断。阑尾切除术是主要的治疗方法,强调早期诊断并手术治疗,可获较好的短期生存,否则穿孔率较高(40%)。因此,不应将 AIDS 和 HIV 感染者视为阑尾切除的手术禁忌证。

第四节 | 慢性阑尾炎

【病因和病理】 大多数慢性阑尾炎(chronic appendicitis)由急性阑尾炎转变而来,少数也可开始即呈慢性过程。主要病变为阑尾壁不同程度的纤维化及慢性炎症细胞浸润。黏膜层和浆肌层可见以淋巴细胞和嗜酸性粒细胞浸润为主,替代了急性炎症时的多形核白细胞,还可见到阑尾管壁中有异物巨细胞。此外,阑尾因纤维组织增生,脂肪增多,管壁增厚,管腔狭窄、不规则甚至闭塞。这些病变妨碍了阑尾的排空,压迫阑尾壁内神经而产生疼痛症状。多数慢性阑尾炎病人的阑尾腔内有肠石,或者阑尾粘连,淋巴滤泡过度增生,使管腔变窄。

【临床表现和诊断】 既往常有急性阑尾炎发作病史,也可能症状不重亦不典型。经常有右下腹疼痛,有的病人仅有隐痛或不适,剧烈活动或饮食不节可诱发急性发作。有的病人有反复急性发作的病史。

　　主要的体征是阑尾部位的局限性压痛,这种压痛经常存在,位置也较固定。左侧卧位体检时,少数病人在右下腹可扪及条索状肿物。钡剂灌肠 X 线检查,如果出现阑尾变形、形态扭曲、边缘毛糙以及分节状改变,单个或多个充盈缺损等征象,可确诊为慢性阑尾炎。薄层 CT 扫描可发现阑尾内肠石、管径不规则增粗、粘连等表现,可辅助诊断。

　　【治疗】　诊断明确后需手术切除阑尾,并行病理检查证实此诊断。

第五节 ｜ 阑尾肿瘤

　　阑尾肿瘤属于少见肿瘤,其缺乏特异性临床表现,易发生漏诊和误诊,多在阑尾切除术中或尸体解剖中被诊断。

　　【组织学分类】　阑尾肿瘤可被广义地分为上皮来源肿瘤(例如腺瘤或腺癌)和非上皮来源的肿瘤(例如神经内分泌肿瘤或淋巴瘤)。上皮源性阑尾肿瘤通常根据黏蛋白的产生进一步细分,因为黏液性肿瘤与非黏液性肿瘤具有明显不同的生物学行为和肿瘤学结果。WHO 将大部分非侵袭性的上皮源性病变命名为低级别阑尾黏液肿瘤(low-grade appendiceal mucinous neoplasms,LAMNs),组织学上,LAMNs 的特点是分化良好的腺瘤,可以以恶性方式在阑尾外增殖。高级别阑尾黏液肿瘤(high-grade appendiceal mucinous neoplasms,HAMNs)较 LAMNs 表现为具有更强侵袭性的细胞异型。阑尾肿瘤有 5 种主要的组织病理学亚型:神经内分泌肿瘤(NEN),为非上皮源性肿瘤;黏液性肿瘤、杯状细胞腺癌(GCA)、结肠型(非黏液性)腺癌和印戒细胞癌,这些都是上皮性肿瘤。

　　【临床表现】　阑尾肿瘤病人症状不明显,在手术前很难被诊断,大部分病例是在术中或术后标本进行病理检查时偶然发现的。进展期疾病可以出现疲乏、体重减少、腹胀及慢性腹痛,也可以导致阑尾炎、肠梗阻或者腹盆腔肿物的相关症状。

　　【治疗】　阑尾肿瘤的治疗应根据病人的组织病理类型、进展程度、病变累及范围和程度、不同时机选取治疗方式方法,手术治疗为主要方法。

(吕　毅)

本章思维导图

第四十一章 | 结、直肠与肛管疾病

第一节 | 解剖生理概要

【结、直肠与肛管的解剖】

1. **结肠** 结肠包括盲肠、升结肠、横结肠、降结肠和乙状结肠，下接直肠。成人结肠全长平均约150cm(120～200cm)。结肠各部直径不一，自盲肠端的7.5cm逐渐缩小为乙状结肠末端的2.5cm，这是降结肠和乙状结肠肿瘤相对于盲肠肿瘤容易导致肠梗阻的原因之一。结肠有三个解剖标志，即结肠袋、肠脂垂和结肠带，对于术中寻找结肠及沿着结肠带寻找阑尾有重要的临床意义。盲肠以回盲瓣为界与回肠相连接。回盲瓣具有单向括约功能，能控制小肠内容物流入大肠的速度，以便食物在小肠内充分消化吸收，并可防止盲肠内容物逆流回小肠。近端开口于盲肠，位于回盲瓣下方2～3cm处。一方面，由于回盲瓣的存在，结肠梗阻易发展为闭袢性肠梗阻。另一方面，保留回盲瓣的短肠综合征较切除回盲瓣保留相同长度小肠的短肠综合征的预后好。盲肠长度在成人约为6～8cm，为腹膜内位器官，有一定的活动度。升结肠与横结肠延续段称为结肠肝曲，横结肠与降结肠延续段称为结肠脾曲，肝曲和脾曲是结肠相对固定的部位。升结肠和降结肠为腹膜间位器官，前面及两侧有腹膜覆盖，后面以Toldt筋膜与腹后壁相贴，Toldt筋膜是由胚胎期肠系膜与后腹膜融合形成，故其后壁穿孔时可引起严重的腹膜后感染。侧面的腹膜返折表现为白色Toldt线，可作为游离升结肠、降结肠、乙状结肠的标志。横结肠和乙状结肠为腹膜内位器官，完全为腹膜包裹，是结肠活动度较大的部分，乙状结肠若系膜过长易发生扭转或排便困难。结肠的肠壁分为浆膜层、肌层、黏膜下层和黏膜层。

2. **直肠** 直肠位于盆腔的后部，平第三骶椎处上接乙状结肠，沿骶骨、尾骨前面下行，至尾骨平面穿过盆膈移行于肛管。上部直肠与乙状结肠粗细相同，下部扩大成直肠壶腹，是暂存粪便的部位。直肠长度约12～15cm，以腹膜返折为界分为上段直肠和下段直肠。上段直肠的前面和两侧有腹膜覆盖，前面的腹膜返折形成直肠膀胱陷凹或直肠子宫陷凹。如该陷凹有炎性液体或腹腔肿瘤在此种植转移，直肠指诊可以帮助诊断；部分盆腔脓肿可经此凹陷处穿刺或切开直肠前壁进行引流。下段直肠全部位于腹膜外。男性直肠下段的前方借直肠膀胱隔与膀胱底、输尿管盆段、输精管壶腹、精囊及前列腺相邻。女性直肠下段借直肠阴道隔与阴道后壁相邻。直肠后方是骶骨、尾骨和梨状肌。外科临床工作中，亦有将直肠分为上、中、下段直肠：齿状线上5cm以内、5～10cm和10～15cm，分别称为下段直肠、中段直肠、上段直肠。上段直肠癌与中下段直肠癌在治疗方案上有所不同。

直肠的肌层与结肠相同。直肠环肌在直肠下端增厚而成为肛管内括约肌，属不随意肌，受自主神经支配，可协助排便，其主要功能为维持直肠静息压及保持肛管呈闭锁状态，无括约肛门的功能。直肠纵肌下端与肛提肌和内、外括约肌相连。直肠黏膜紧贴肠壁，黏膜在直肠壶腹部有上、中、下三条半月形的直肠横襞，内含环肌纤维，称为直肠瓣。直肠下端由于与口径较小且呈闭缩状态的肛管相接，直肠黏膜呈现8～10个隆起的纵行皱襞，称为肛柱。肛柱基底之间有半月形皱襞，称为肛瓣。肛瓣与肛柱下端共同围成的小隐窝，称肛窦。窦口向上，肛门腺开口于此。窦内容易积存粪屑，易于感染而发生肛窦炎，严重者可形成肛瘘或坐骨直肠窝脓肿等。肛管与肛柱连接的部位，有三角形的乳头状隆起，称为肛乳头。肛瓣边缘和肛柱下端共同在直肠和肛管交界处形成一锯齿状的环形线，称齿状线(图41-1)。

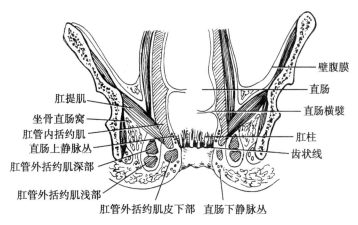

图 41-1 直肠肛管纵剖面图

直肠系膜:上段直肠有完整的系膜;中下段直肠的后方和两侧包裹着直肠半圈的 1.5～2.0cm 厚的结缔组织,内含动脉、静脉、淋巴组织及大量脂肪组织,构成中下段直肠系膜。

肛垫:位于直肠、肛管结合处,亦称直肠肛管移行区(痔区)。该区为一环状、约 1.5cm 宽的海绵状组织带,富含血管、结缔组织及与平滑肌纤维相混合的纤维肌性组织(Treitz 肌)。Treitz 肌呈网络状结构缠绕直肠静脉丛,构成一个支持性框架,将肛垫固定于内括约肌上。肛垫似一胶垫协助括约肌封闭肛门。目前认为肛垫松弛下移是痔形成的基础。

3. 肛管 肛管上自齿状线,下至肛门缘,长约 1.5～2cm。肛管内上部为移行上皮,下部为角化的复层扁平上皮。肛管为肛管内、外括约肌所环绕,平时呈环状收缩封闭肛门。肛管可分为解剖学肛管和外科学肛管。肛门部疾病主要发生在齿状线上下 1.5～2cm 范围内,长约 3～4cm,故称外科学肛管。

齿状线是直肠与肛管的交界线。胚胎时期齿状线是内、外胚层的交界处,故齿状线上、下的血管、神经及淋巴来源都不同,是重要的解剖学标志,并在临床上有其重要性。

括约肌间沟位于齿状线与肛缘之间,是内括约肌下缘与外括约肌皮下部的交界处,外观不甚明显,直肠指诊时可触到一浅沟,亦称白线。

4. 直肠肛管肌 内括约肌属不随意肌;外括约肌是围绕肛管的环形横纹肌,属随意肌,按其纤维所在位置分为皮下部、浅部和深部。皮下部位于肛缘的皮下,肛管内括约肌的下方;浅部位于皮下部的外侧深层,而深部又位于浅部的深面,它们之间有纤维束分隔。肛管外括约肌组成三个肌环:深部为上环,与耻骨直肠肌合并,附着于耻骨联合,收缩时将肛管向上提举;外括约肌浅部肌环为中环,附着于尾骨,收缩时向后牵拉;皮下部为下环,与肛门前皮下相连,收缩时向前下牵拉。三个环同时收缩将肛管向不同方向牵拉,加强肛管括约肌的功能,使肛管紧闭。

肛提肌是位于直肠周围并与尾骨肌共同形成盆膈的肌肉层,左右各一。根据肌纤维的不同排布分别称为耻骨直肠肌、耻骨尾骨肌和髂尾肌。肛提肌起自骨盆两侧壁,斜行向下止于直肠壁下部两侧,左右连合呈向下的漏斗状,对于承托盆腔脏器、帮助排粪、括约肛管有重要作用。

肛管直肠环是由肛管内括约肌、直肠壁纵肌的下部、肛管外括约肌的浅部和深部以及邻近的部分肛提肌(耻骨直肠肌)纤维共同环绕直肠与肛管移行处的外围组成的强大肌环,在直肠指诊时可清楚扪及。此环是括约肛管的重要结构,如手术时不慎完全切断,可引起大便失禁。

5. 直肠肛管周围间隙 在直肠与肛管周围有数个间隙,是感染的常见部位。间隙内充满脂肪结缔组织,由于神经分布很少,感觉迟钝,故发生感染时一般无剧烈疼痛,往往在形成脓肿后才就医。由于解剖位置与结构上的关系,肛周脓肿穿透皮肤或切开引流即为肛瘘,故有重要的临床意义。在肛提肌以上的间隙有:①骨盆直肠间隙,在直肠两侧,左右各一,位于肛提肌之上、盆腔腹膜之下;②直肠后间隙,在直肠与骶骨间,与两侧骨盆直肠间隙相通。在肛提肌以下的间隙有:①坐骨直肠窝(亦称坐骨肛门窝、坐骨直肠间隙),位于肛提肌以下,坐骨肛管横隔以上,相互经肛管后相通(此处亦称深部肛管后间隙);②肛周皮下间隙,位于坐骨肛管横隔以下至皮肤之间,左右两侧也于肛管后相通(亦称浅部肛管后间隙)(图41-2)。

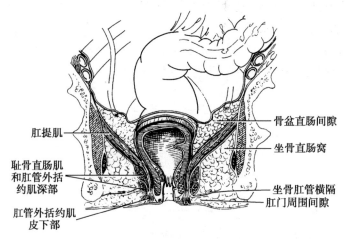

图 41-2 直肠肛管周围间隙

6. 结肠的血管、淋巴和神经 盲肠至降结肠的中远段由肠系膜上动脉所供应,分出回结肠动脉、右结肠和中结肠动脉;降结肠远段由肠系膜下动脉所供应,分出左结肠动脉和数支乙状结肠动脉。静脉和动脉同名,经肠系膜上静脉和肠系膜下静脉而汇入门静脉。结肠的淋巴结分为结肠上淋巴结、结肠旁淋巴结、中间淋巴结和中央淋巴结四组,中央淋巴结位于结肠动脉根部及肠系膜上、下动脉的周围,再引流至腹主动脉周围淋巴结。在结直肠淋巴结的分类和描述中,通常使用三位数字来编号。百位数代表解剖位置,结直肠淋巴结为2;十位数表示动脉主干淋巴结,回结肠动脉干为0,右结肠动脉干为1,中结肠动脉干为2,左结肠动脉干为3,乙状结肠动脉干为4,肠系膜下动脉干和直肠上动脉干为5;个位数表示淋巴结的分站,按照淋巴流由肠旁向中枢走行分布,肠旁淋巴结为1,中间淋巴结为2,中央淋巴结为3。例如,253组淋巴结表示肠系膜下动脉旁中央淋巴结组(图41-3)。

支配结肠的副交感神经为迷走神经和盆腔神经。迷走神经随动脉分布,支配近侧大部分结肠;盆腔神经支配远侧结肠和直肠。交感神经纤维则分别来自肠系膜上和肠系膜下神经丛。

7. 直肠肛管的血管、淋巴和神经

(1)动脉:齿状线以上的动脉主要来自肠系膜下动脉的终末支——直肠上动脉(痔上动脉),其次为来自髂内动脉的直肠下动脉和骶正中动脉。齿状线以下的血液供应来自肛管动脉。它们之间有丰富的吻合。

(2)静脉:直肠肛管有两个静脉丛。直肠上静脉丛位于齿状线上方的黏膜下层,汇集成数支小静脉,穿过直肠肌层汇集成直肠上静脉(痔上静脉),经肠系膜下静脉回流入门静脉。直肠下静脉丛位于齿状线下方,在直肠、肛管的外侧汇集成直肠下静脉和肛管静脉,分别通过髂内静脉和阴部内静脉

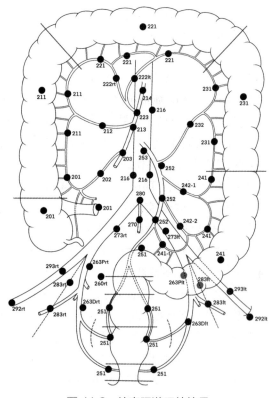

图 41-3 结直肠淋巴结编号

回流到下腔静脉。

（3）淋巴：直肠肛管的淋巴引流亦是以齿状线为界，分上、下两组（图41-4）。上组在齿状线以上，有三个引流方向。向上沿直肠上动脉到肠系膜下动脉旁淋巴结，这是直肠最主要的淋巴引流途径；向两侧经直肠下动脉旁淋巴结引流到盆腔侧壁的髂内淋巴结；向下穿过肛提肌至坐骨直肠窝，沿肛管动脉、阴部内动脉旁淋巴结到达髂内淋巴结。下组在齿状线以下，有两个引流方向：向下外经会阴及大腿内侧皮下注入腹股沟淋巴结，然后到髂外淋巴结；向周围穿过坐骨直肠窝沿闭孔动脉旁引流到髂内淋巴结。上、下组淋巴网有吻合支，因此，直肠癌有时可转移到腹股沟淋巴结。

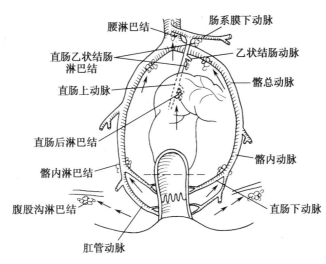

图 41-4　直肠肛管淋巴引流

（4）神经：以齿状线为界，齿状线以上由交感神经和副交感神经支配（图41-5），故齿状线以上的直肠黏膜无疼痛感。交感神经主要来自骶神经丛（上腹下丛）。该丛位于骶前，腹主动脉分叉下方。在直肠固有筋膜外组合成左、右两支，称为骶前神经或射精神经（男），向下走行至直肠侧韧带两旁，与来自骶交感干的节后纤维和第2～4骶神经的副交感神经形成盆经丛（下腹下丛）。骶前神经损伤可使精囊、前列腺失去收缩能力，不能射精。直肠的副交感神经来自盆神经，含有连接直肠壁便意感受器的副交感神经，对直肠功能的调节起主要作用。直肠壁内的感受器在直肠上部较少，愈往下部愈多，直肠手术时应予以注意。

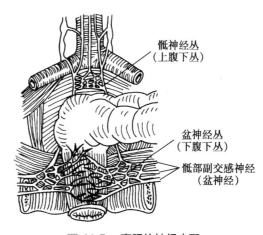

图 41-5　直肠的神经支配

第2～4骶神经的副交感神经（图41-5）形成盆神经丛后分布于直肠、膀胱和海绵体，是支配排尿和阴茎勃起的主要神经，亦称勃起神经。在盆腔手术时，要注意避免损伤。

齿状线以下的肛管及其周围结构主要由阴部神经的分支支配（图41-6）。直肠下神经的感觉纤维异常敏锐，故肛管的皮肤为"疼痛敏感区"。肛周浸润麻醉时，特别是在肛管的两侧及后方要浸润完全。

【结、直肠与肛管的生理功能】　结肠的主要功能是吸收水分，储存和转运粪便，也能吸收葡萄糖、电解质和部分胆汁酸。吸收功能主要发生于右侧结肠。此外，结肠能分泌碱性黏液以润滑黏膜，也分泌数种胃肠激素。

直肠有排便、吸收和分泌功能。可吸收少量的水、电解质、葡萄糖和一部分药物；也能分泌黏液以利排便。肛管的主要功能是排泄粪便。排便过程有着非常复杂的神经反射。直肠下端是排便反射的主要发生部位，是排便功能中的重要环节，在直肠手术时应予以足够的重视。

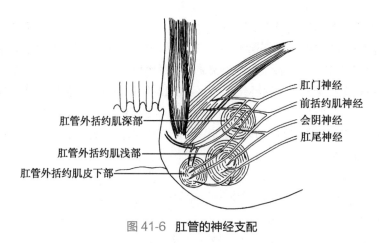

图 41-6 肛管的神经支配

肛门神经
前括约肌神经
会阴神经
肛尾神经

肛管外括约肌深部
肛管外括约肌浅部
肛管外括约肌皮下部

第二节 | 结、直肠及肛管检查方法

对于有结、直肠及肛管疾病主诉的病人,检查过程包括视诊、触诊、指诊和内镜检查,根据上述检查结果判断是否需要进一步行影像学检查。

【常见检查体位】 病人的体位对直肠、肛管疾病的检查很重要,体位不当可能引起疼痛或疾病漏诊,应根据病人的身体情况和检查目的,选择不同的体位。①左侧卧位[图 41-7(1)]:直肠指诊常采用该体位。②膝胸位:也是检查直肠肛管的常用体位[图 41-7(2)],亦是前列腺按摩的常规体位。由于此体位不能持久,因此对于年老体弱及重病员,应酌情采用。③截石位:双合诊检查常选择该体位[图 41-7(3)]。④蹲位:适用于检查直肠脱垂、三期内痔和下段息肉[图 41-7(4)]。蹲位时直肠肛管承受压力最大,嘱病人用力屏气或作排便样动作,可使直肠下降 1~2cm,有时可使内痔、息肉或脱垂的直肠从肛门脱出,对诊断环状内痔很有价值。

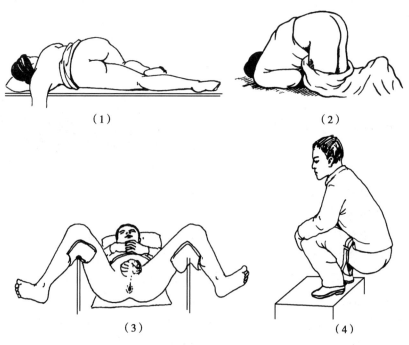

(1)

(2)

(3)

(4)

图 41-7 直肠肛管检查体位
(1)左侧卧位 (2)膝胸位 (3)截石位 (4)蹲位

【肛门视诊】 常用体位有左侧卧位、膝胸位和截石位(图 41-7)。用双手拇指或示、中、环三指分开臀沟,观察肛门处有无红肿、血、脓、粪便、黏液、瘘口、外痔、疣状物、溃疡、肿块及脱垂等,以便分析判断病变性质。视诊有时可发现很有诊断价值的佐证:肛瘘可见瘘管外口或肛周沾有粪便或脓性分泌物;肛门失禁可观察到肛门松弛;血栓性外痔可见暗紫色的圆形肿块;疣状物或溃疡常为性病或特殊感染的表现;肛裂在肛管后正中处可见条形溃疡;肛周脓肿可见到炎性肿块。

【触诊】 首先触诊肛周皮温、弹性是否正常。肛周脓肿可触及皮温升高、肿胀等。肛瘘往往可触及条索状硬结。

【直肠指诊】 是简单而重要的临床检查方法,对发现肛管、直肠癌意义重大。据统计 70% 左右的直肠癌可在直肠指诊时被发现。

直肠指诊时应注意几个步骤:①右手戴手套涂以凡士林膏,首先进行肛门周围指诊,检查肛管有无肿块、压痛,皮肤有无疣状物,有无外痔等。②测试肛管括约肌的松紧度,正常时直肠仅能伸入一指并感到肛门环缩。在肛管后方可触到肛管直肠环。③检查肛管直肠壁有无触痛、波动感、肿块及狭窄,触及肿块时要确定大小、形状、位置、硬度及能否推动。④直肠前壁距肛缘 4~5cm,男性可扪及直肠壁外的前列腺,女性可扪及子宫颈,不要误诊为病理性肿块。⑤根据检查的具体要求,必要时作双合诊检查。⑥抽出手指后,观察指套有无血迹或黏液,若有血迹而未触及病变,应行结肠镜检查。

经肛直肠指诊可发现以下一些常见的病变。

1. **痔** 内痔多较柔软不易扪及,如有血栓形成,可扪及硬结,有时有触痛、出血。

2. **肛瘘** 沿瘘外口向肛门方向延伸,双合诊常可扪及条索状物或瘘内口处小硬结。

3. **直肠息肉** 可扪及质软可推动的圆形肿块,多发息肉则可扪及大小不等的质软肿块,移动度大的息肉多可扪及蒂部。

4. **肛管、直肠癌** 在肛管或示指可及的直肠内可扪及高低不平的硬结、溃疡、菜花状肿物,肠腔可有狭窄,指套上常有脓血和黏液。

5. **直肠脱垂** 触诊直肠腔内是否空虚,初步判定有无直肠黏膜脱垂。

直肠指诊还可发现直肠肛管外的一些常见疾病,如:前列腺炎、盆腔脓肿、急性附件炎、骶前肿瘤等;如在直肠膀胱陷凹或直肠子宫陷凹触及硬结,应考虑腹腔内肿瘤的种植转移。

【内镜检查】

1. **肛门镜检查** 肛门镜(亦称肛窥),长度一般为 7cm,内径大小不一(图 41-8)。用于低位直肠病变和肛门疾病的检查。肛门镜检查时多选膝胸位或侧卧位。肛门镜检查之前应先作肛门视诊和直肠指诊,如有局部炎症、肛裂、妇女月经期或指诊时病人已感到剧烈疼痛,应暂缓肛门镜检查。肛门镜检查的同时还可进行简单的操作,如取活组织检查等。

检查方法:右手持镜,拇指顶住芯子,肛门镜尖端涂以润滑剂。左手分开臀沟,用肛门镜头轻压肛门片刻再缓慢推入。先朝脐孔方向,通过肛管后改向骶凹,将肛门镜全部推进后退出芯子。退出芯子后要注意芯子有无血迹。调好灯光,缓慢退镜,边退边观察,观察黏膜颜色,有无溃疡、出血、息肉、肿瘤及异物等。在齿状线处注意有无内痔、肛瘘内口,肛乳头、肛隐窝有无炎症等。

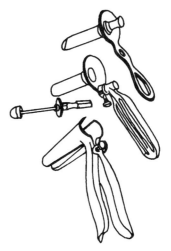

图 41-8 常用肛门镜

肛门周围病变的记录方法:视诊、直肠指诊和肛门镜检查发现的病变部位,一般用时钟定位记录,并标明体位。如检查时取膝胸位,则以肛门后方中点为 12 点,前方中点为 6 点;截石位则记录方法相反(图 41-9)。

2. **结肠镜检查** 是目前诊断结直肠疾病最直接和最准确的方法,显著提高结直肠疾病,包括回肠末端和盲肠疾病的检出率和诊断率,

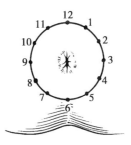

图 41-9 肛门检查的时钟定位记录法(截石位)

并可进行息肉切除、下消化道出血的止血、结肠扭转复位、结直肠吻合口良性狭窄的扩张等治疗。结肠镜检查前通常需要清洁肠道。目前电子染色结肠镜、放大结肠镜等新技术在越来越多的单位得到应用。

【影像学检查】

1. **X 线检查** 钡剂灌肠 X 线检查曾广泛用于结肠疾病的诊断,尤其是气钡双重造影检查,在检测结直肠微小病变方面效果显著。然而,近年来这种检查方法的使用已逐渐减少。排粪造影可用于便秘、肠易激综合征、孤立性直肠溃疡、直肠膨出和直肠脱垂等疾病的诊断。

2. **CT** 是诊断诸多结直肠疾病的重要方法,对结肠癌的分期、淋巴结转移以及转移癌的诊断有重要意义。近年来,CT 模拟结肠镜(computed tomographic virtual colonoscopy,CTVC)作为一种全结直肠显像的诊断技术已在临床上得到应用,可产生类似结肠镜所见的三维仿真影像,其优点有检查快速、无创等。

3. **MRI** 可清晰地显示肛门括约肌及盆腔脏器的结构,在肛瘘的诊断和分型、直肠癌术前 T 分期和 N 分期以及术后复发的鉴别诊断方面很有价值,较 CT 优越。

4. **直肠腔内超声检查** 可以清楚地显示肛门括约肌及直肠壁的各个层次。适用于肛管直肠肿瘤的术前分期,可以明确肿瘤浸润深度和有无淋巴结受累,也适用于肛门失禁、复杂肛瘘、直肠肛管周围脓肿、未确诊的肛门疼痛的检查。

5. **结直肠超声内镜** 结合了内镜和超声两种检查,对结直肠癌的分期、肠壁肿瘤及肠外受压状态的检查有重要意义。

【结直肠肛管功能检查】 直肠、肛管功能在排便过程中占有重要地位,功能检查方法主要有直肠肛管压力测定、直肠感觉试验、模拟排便试验(球囊逼出试验和球囊保留试验)、盆底肌电图检查、排粪造影和结肠传输试验。

【粪便检查】 包括粪便的隐血试验、脱落细胞学检查和基因检测,可用于结直肠肿瘤的早期检测和社区筛查。

第三节 | 乙状结肠扭转

乙状结肠扭转(sigmoid volvulus)是乙状结肠以其系膜为中轴发生扭转,导致肠管部分或完全梗阻,出现肛门停止排气排便、腹部绞痛、恶心和呕吐等典型的肠梗阻表现。乙状结肠是肠扭转最常见的发生部位,约占 90%,其次为盲肠,偶见横结肠及脾曲。乙状结肠扭转与结肠冗长有关,60 岁以上老年人的发生率是青年人的 20 倍,是造成老年人肠梗阻的常见病因。乙状结肠扭转也见于瘫痪病人、帕金森病和 Chagas 病等神经病变病人,慢性便秘也是影响发病的重要因素。

(汪建平)

第四节 | 溃疡性结肠炎的外科治疗

溃疡性结肠炎(ulcerative colitis,UC)是发生在结、直肠的一种弥漫性的炎症性病变。它多始发于直肠,向近端进展,少数情况下可累及回肠末端,称为倒流性回肠炎。病变多局限在黏膜层和黏膜下层,肠壁增厚不明显,表现为黏膜的大片水肿、充血、糜烂和溃疡形成。临床上以血性腹泻为最常见的早期症状,多为脓血便,腹痛表现为轻到中度的痉挛性疼痛。

【外科治疗的适应证】 溃疡性结肠炎的外科治疗指征包括中毒性巨结肠、穿孔、大量出血、难以耐受的肠外表现及癌变。另外,因全结直肠切除是治愈性的治疗,当病人出现顽固性的症状而内科治疗无效时也可考虑手术治疗。

【手术方式】 外科手术主要包括以下三种手术方式。

1. **全结直肠切除及回肠造口术** 早在 20 世纪 30 年代便已采用,此手术不但彻底切除了病变可能复发的部位,也解除了癌变的危险,但病人永久性的回肠造口对生活质量有一定的影响。

2. **结肠切除、回直肠吻合术** 该手术是 20 世纪 60 年代初期为保留直肠、肛管功能,使病人避免永久性回肠造口而采用的,但该手术没有彻底切除疾病复发的部位而存在复发和癌变的危险,已被逐渐摒弃。

3. **全结直肠切除、回肠储袋肛管吻合术**(ileal pouch-anal anastomosis,IPAA) 该术式的优点是切除了所有可能患病的黏膜,保留了膀胱和生殖器的副交感神经,避免永久性回肠造口,保留肛管括约肌。回肠储袋有 J 形、S 形、W 形、H 形(图 41-10),其中以 J 形最为常见。该术式目前已成为治疗绝大多数溃疡性结肠炎病人的标准术式。

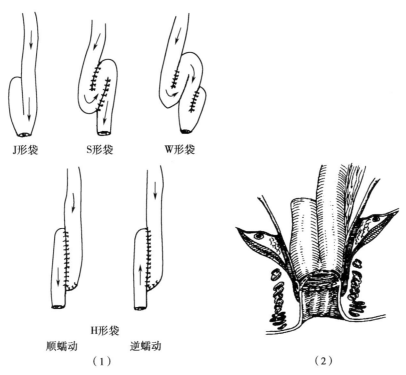

图 41-10 回肠储袋肛管吻合术
(1)各种类型的回肠储袋 (2)J 形储袋肛管吻合术

第五节 | 肠息肉及肠息肉病

肠息肉(intestinal polyps)及肠息肉病(intestinal polyposis)是一类从黏膜表面突出到肠腔内的隆起状病变的临床诊断,可分为以下几类。①普通型腺瘤性息肉。②炎性息肉。③锯齿状息肉。④错构瘤性息肉:幼年性息肉及色素沉着息肉综合征。⑤其他:化生性息肉及黏膜肥大赘生物。息肉数目在 100 枚以上者称为息肉病,反之则称为散发性息肉。

一、肠息肉

肠息肉可发生在肠道的任何部位。由于多数病人无明显症状,往往因其出现并发症或在肠镜检查、手术中才被发现。

成人息肉多为腺瘤,直径大于 2cm 者约半数癌变,绒毛状腺瘤癌变率更高。儿童息肉以错构瘤多见,大多发生于 10 岁以下,有时可脱出至肛门外。

炎性息肉由炎症反应刺激肠上皮引起,可继发于任何一种炎症反应或感染性疾病,一般没有恶变倾向,以治疗原发肠道疾病为主。

锯齿状息肉分为增生性息肉、无蒂锯齿状腺瘤/息肉(sessile serrated adenoma/polyps,SSA/P)和传统锯齿状腺瘤(traditional serrated adenoma,TSA)。增生性息肉是结直肠中最常见的非肿瘤性息肉,常常多发,且直径多小于 5mm,一般不需要特殊治疗。而 SSA/P 是 *BRAF* 基因突变相关结直肠癌的前驱病变,TSA 则与 *KRAS* 基因突变相关结直肠癌关系更为密切。

结直肠息肉的治疗:有蒂或直径<2cm 的无蒂腺瘤性息肉可内镜下切除,更大的无蒂/宽基底息肉应鉴别恶性肿瘤,必要时行手术治疗。

二、肠息肉病

在肠道广泛出现数目多于 100 颗的息肉,并具有其特殊临床表现,称为息肉病,常见有:

1. 色素沉着息肉综合征(Peutz-Jeghers 综合征) 以青少年多见,常有家族史,可癌变,属于错构瘤一类。多发性息肉可出现在全部消化道,多见于小肠,占 64%。口唇及颊部、四肢末端皮肤可有色素沉着,呈黑色或棕黄色斑。此病由于范围广泛,无法手术根治,当并发肠道大出血、肠梗阻或肠套叠时,可作部分肠切除术。

2. 家族性肠息肉病(familial intestinal polyposis) 又称家族性腺瘤性息肉病(familial adenomatous polyposis,FAP),是 5 号染色体长臂上的 *APC* 基因突变所致的显性遗传病。常在青年时期发病,表现为结直肠布满腺瘤,极少累及小肠。如不治疗,几乎所有 FAP 病人都将发展为结直肠癌,平均癌变年龄约 39 岁。

3. 肠息肉病合并多发性骨瘤和多发性软组织瘤(Gardner 综合征) 此病和 FAP 属于同一类型疾病,也和遗传因素有关,但其可有肠外表现。此病多在 30～40 岁出现,癌变倾向明显。

第六节 | 结肠癌

结肠癌(colon cancer)是常见的恶性肿瘤。大约 70% 的结肠癌由腺瘤性息肉演变而来,但也有约 30% 的结肠癌不经腺瘤演变直接以癌巢的形式出现。从形态学上可见到增生、腺瘤及癌变各阶段(图 41-11)以及相应的染色体改变。目前认为,结肠癌的发生发展是一个多步骤、多阶段及多基因参与的过程。

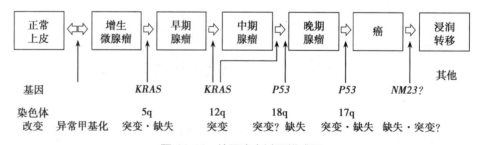

图 41-11 结肠癌变过程模式图

从腺瘤到癌的演变过程约经历 10～15 年,在此过程中,遗传突变包括癌基因激活(*KRAS*、*c-MYC*、*EGFR*)、抑癌基因失活(*APC*、*DCC*、*P53*)、错配修复基因突变(*MLH1*、*PMS2*、*MSH2*、*MSH6*)及基因过度表达(*COX2*、*CD44v*)。*APC* 基因失活致杂合性缺失,APC/β-catenin 通路启动促成腺瘤进程;错配修复基因突变致基因不稳定,可出现遗传性非息肉病性结肠癌(hereditary nonpolyposis colon cancer,HNPCC),现称为林奇综合征(Lynch syndrome)。

结肠癌病因虽未明确,但其相关的高危因素逐渐被认识,比如腺瘤性息肉、炎症性肠病、家族史、过多脂肪和蛋白质的摄入、缺乏膳食纤维、高龄、肥胖、吸烟等。遗传易感性在结肠癌的发病中也具有重要地位,如遗传性非息肉病性结肠癌的错配修复基因突变携带者的家族成员,应视为结肠癌的高危人群。有些病如家族性肠息肉病,已被公认为癌前病变;结肠腺瘤、溃疡性结肠炎以及结肠血吸虫病肉芽肿,与结肠癌的发生有较密切的关系。

【病理与分型】 根据肿瘤的大体形态可区分为:

1. **隆起型**(图41-12) 肿瘤向肠腔内生长,好发于右半结肠,特别是盲肠。

2. **浸润型**(图41-13) 沿肠壁浸润,容易引起肠腔狭窄和肠梗阻,多发生于左半结肠。

3. **溃疡型**(图41-14) 其特点是向肠壁深层生长并向周围浸润,是结肠癌常见类型。

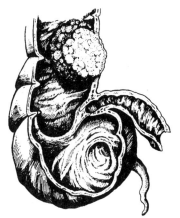
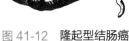
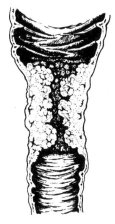
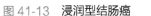
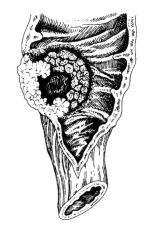

图41-12 隆起型结肠癌　　图41-13 浸润型结肠癌　　图41-14 溃疡型结肠癌

组织学分类参照直肠癌(本章第七节)。

【分期】 分期目的在于了解肿瘤发展过程,指导拟定有效的治疗方案及评估预后。

TNM分期法:

T代表原发肿瘤:T_x为原发肿瘤无法评价;无原发肿瘤证据为T_0;原位癌为T_{is};肿瘤侵及黏膜下层为T_1;侵及固有肌层为T_2;穿透肌层至浆膜下或侵犯无腹膜覆盖的结直肠旁组织为T_3;穿透脏腹膜或侵及其他脏器或组织为T_4。

N为区域淋巴结:N_x代表区域淋巴结无法评价;无区域淋巴结转移为N_0;1~3个区域淋巴结转移为N_1(其中1个区域淋巴结转移为N_{1a},2~3个区域淋巴结转移为N_{1b});浆膜下、肠系膜、无腹膜覆盖结肠/直肠周围组织内有癌结节(tumor deposit,TD),无区域淋巴结转移为N_{1c};4个及4个以上区域淋巴结转移为N_2。

M为远处转移:无法估计远处转移为M_x;无远处转移为M_0;凡有远处转移为M_1。

TNM分期与结直肠癌预后的关系:结直肠癌的TNM分期基本能够客观反映其预后。资料显示:Ⅰ期病人的5年生存率为93%,Ⅱ期约为80%,Ⅲ期约为60%,Ⅳ期可根治性切除者约为30%,姑息治疗者约为8%。

结肠癌主要经淋巴转移,首先到结肠上和结肠旁淋巴结,再到肠系膜血管周围和肠系膜血管根部淋巴结。血行转移多见于肝,其次为肺、骨等。结肠癌也可直接浸润到邻近器官,如乙状结肠癌常侵犯膀胱、子宫、输尿管等,横结肠癌可侵犯胃壁,甚至形成内瘘。脱落的癌细胞也可在腹膜种植转移。

【临床表现】 结肠癌早期常无特殊症状,发展后主要有下列症状:

1. **排便习惯与粪便性状的改变** 常为最早出现的症状,多表现为排便次数增加、腹泻、便秘,粪便中带血、脓液或黏液。

2. **腹痛** 也是早期症状之一,常为定位不确切的持续性隐痛,或仅为腹部不适或腹胀感,出现肠梗阻时则腹痛加重或为阵发性绞痛。

3. **腹部肿块** 多为瘤体本身,有时可能为梗阻近侧肠腔内的积粪。如为横结肠和乙状结肠癌,可有一定活动度。如癌肿穿透并发感染,肿块固定,且可有明显压痛。

4. 肠梗阻症状 多表现为慢性低位不完全性肠梗阻。当发生完全性肠梗阻时,症状加剧。左半结肠癌有时以急性完全性结肠梗阻为首发症状。

5. 全身症状 包括贫血、消瘦、乏力、低热等。病程晚期可出现肝大、黄疸、水肿、腹水、直肠前凹肿块、锁骨上淋巴结肿大及恶病质等。

由于癌肿病理类型和部位的不同,临床表现也有区别。一般右半结肠肠腔大,以隆起型多见,易坏死、出血及感染,因此以腹痛、腹部肿块和全身症状为主;左半结肠肠腔小,以浸润型多见,易引起肠腔狭窄梗阻,因此以梗阻症状、排便习惯与粪便性状改变等症状为主。左、右半结肠癌的分子生物学差异大,药物敏感性不同,预后也不同。

【诊断】 结肠癌早期症状多不明显,易被忽视。凡40岁以上有以下任一表现者应列为高危人群。①一级亲属有结直肠癌病史者;②有癌症病史或肠道腺瘤或息肉病史;③大便隐血试验阳性者;④以下五种表现具有两项及两项以上者:黏液血便、慢性腹泻、慢性便秘、慢性阑尾炎病史及精神创伤史。对高危人群,行纤维结肠镜检查,镜下发现病灶取病理活检不难明确诊断。超声和CT检查对了解腹部肿块和肿大淋巴结,发现肝内有无转移等均有帮助。血清癌胚抗原(CEA)和糖类抗原19-9(CA19-9)分别在约45%和30%的结肠癌病人中升高,对结肠癌的特异性诊断意义均不大,用于术后判断预后和复发更有价值。目前应用较广泛的 *KRAS*、*NRAS* 和 *BRAF* 基因突变以及错配修复蛋白(MMR)表达或微卫星不稳定(MSI)等分子标志物,主要用于指导综合治疗方案的制订和预后评估。此外,利用粪便分子标志物进行结直肠癌的早期筛查正在逐渐推广。

【鉴别诊断】 结肠癌的鉴别诊断主要是结肠息肉、溃疡性结肠炎、克罗恩病、肠结核、慢性细菌性痢疾、血吸虫病、阿米巴肠病等。最可靠的鉴别是通过结肠镜取活组织检查。

【治疗】 原则是以手术切除为主的综合治疗。手术应行全结肠系膜切除(complete mesocolic excision,CME),充分保护肠系膜的完整性,从而能完整地切除肿瘤、清扫最大范围的区域淋巴结,并减少周围脏器、血管和神经的损伤。

1. 结肠癌根治性手术 要求整块切除肿瘤及其远、近两端10cm以上的肠管,并包括系膜和区域淋巴结。常用术式包括:

(1)右半结肠切除术:适用于盲肠、升结肠、结肠肝曲的癌肿。对于盲肠和升结肠癌,切除范围包括右半横结肠、升结肠、盲肠,以及长约15～20cm的回肠末段(图41-15),行回肠与横结肠吻合。对于结肠肝曲的癌肿,除上述范围外,还须切除横结肠和胃网膜右动脉的淋巴结。

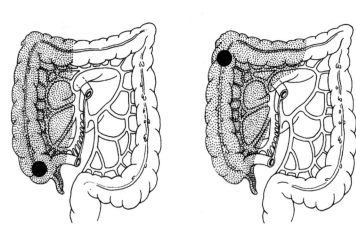

图41-15 右半结肠切除范围

(2)横结肠切除术(图41-16):适用于横结肠中部癌。切除包括肿瘤两端各10cm肠管、对应淋巴结以及胃结肠韧带的淋巴结,常需切除包括肝曲或脾曲的整个横结肠,行升结肠和降结肠吻合。倘若因两端张力大而不能吻合,对偏左侧的横结肠癌,可切除降结肠,行升结肠、乙状结肠吻合。

（3）左半结肠切除术:适用于结肠脾曲癌和降结肠癌。切除范围包括横结肠左半、降结肠,并根据降结肠癌位置的高低切除部分或全部乙状结肠(图41-17),然后行结肠间或结肠与直肠吻合。

（4）乙状结肠切除术:适用于乙状结肠癌。要根据乙状结肠的长短和癌肿所在的部位,分别采用切除整个乙状结肠和全部降结肠,或切除整个乙状结肠、部分降结肠和部分直肠,行结肠直肠吻合(图41-18)。

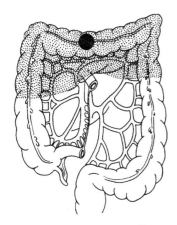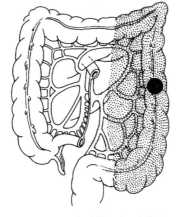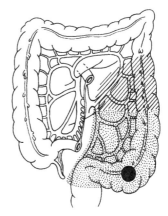

图41-16 横结肠切除范围　　图41-17 左半结肠切除范围　　图41-18 乙状结肠切除范围

2. 结肠癌并发急性肠梗阻的手术 应当在进行胃肠减压、纠正水和电解质紊乱以及酸碱失衡等适当的准备后,早期施行手术。右半结肠癌作右半结肠切除,一期回肠结肠吻合术。如病人情况不允许,可先放置肠梗阻导管或作盲肠造口解除梗阻后,行根治性切除。左半结肠癌并发急性肠梗阻时,可手术切除,一期吻合,或置入支架缓解梗阻,后行根治性手术。若粪便较多,可行术中灌洗后予以吻合。若肠管扩张、水肿明显,可切除肿瘤后,行近端造口、远端封闭。如肿物不能切除,可在梗阻部位的近侧作横结肠造口。术后行转化治疗,待肿瘤缩小降期后,再评估能否行二期手术根治性切除。对肿瘤不能切除者,则行姑息性结肠造口;短路手术、支架置入或肠梗阻导管置入等也是可选的有效方案。

3. 药物治疗 见本章第七节。

第七节 ｜ 直肠癌

直肠癌(carcinoma of the rectum)是乙状结肠直肠交界处至齿状线之间的癌,较常见。中国人直肠癌与西方人比较,有两个流行病学特点:①直肠癌比结肠癌发生率高,大约占结直肠癌的60%;最近的资料显示结肠癌和直肠癌发生率逐渐靠近,有些地区已接近1:1,主要是结肠癌发生率增高所致。②低位直肠癌所占的比例高,约占直肠癌的60%~75%,绝大多数癌肿可在直肠指诊时触及。

【病因和病理】

1. 病因 直肠癌的发病原因尚不清楚,其相关因素如本章上节所述。

2. 大体分型 分为溃疡型、隆起型、浸润型三型。

（1）溃疡型:多见,占50%以上。早期可有溃疡,易出血,此型分化程度较低,转移较早。

（2）隆起型:肿瘤的主体向肠腔内突出,向周围浸润少,预后较好。

（3）浸润型:此型分化程度低,转移早而预后差。

3. 组织学分类

（1）腺癌:最常见,包括以下四种。①管状腺癌。②乳头状腺癌。③黏液腺癌:恶性度较高。④印戒细胞癌:恶性程度高,预后差。

（2）腺鳞癌:亦称腺棘细胞癌,肿瘤由腺癌细胞和鳞癌细胞构成。其分化程度多为中分化至低分化。腺鳞癌和鳞癌主要见于直肠下段和肛管,较少见。

（3）未分化癌：癌细胞弥漫呈片状或呈团状，不形成腺管状结构，细胞排列无规律，癌细胞较小，形态较一致，预后差。

结直肠癌可以在一个肿瘤中出现两种或两种以上的组织学类型，且分化程度并非完全一致，这是齿状线上、下不同的组织学特征所决定的。

4. 临床病理分期 参照结肠癌分期（见本章上节）。

5. 扩散与转移

（1）直接浸润：癌肿首先直接向肠壁深层浸润性生长，沿肠壁纵轴浸润发生较晚。估计癌肿浸润肠壁一圈约需 1.5～2 年。直接浸润可穿透浆膜层侵入邻近脏器如子宫、膀胱等，下段直肠癌由于缺乏浆膜层的屏障作用，易向四周浸润，侵入附近脏器如前列腺、精囊、阴道、输尿管等。

（2）淋巴转移：是主要的扩散途径。上段直肠癌向上沿直肠上动脉、肠系膜下动脉及腹主动脉周围淋巴结转移。下段直肠癌（以腹膜返折为界）以向上方和侧方转移为主。研究发现，肿瘤下缘 2cm 仍有淋巴结阳性者比例低（2%）。齿状线周围的癌肿可向上、侧、下方转移，向下方转移可表现为腹股沟淋巴结肿大。

（3）血行转移：癌肿侵入静脉后沿门静脉转移至肝；也可由髂静脉转移至肺、骨和脑等。

（4）种植转移：直肠癌种植转移的机会较小，上段直肠癌可发生种植转移。

【症状】 直肠癌早期无明显症状，癌肿影响排便或破溃出血时才出现症状。

1. 直肠刺激症状 便意频繁，排便习惯改变；便前肛门有下坠感、里急后重、排便不尽感，晚期有下腹痛。

2. 癌肿破溃出血症状 大便表面带血及黏液，甚至有脓血便。

3. 肠腔狭窄症状 癌肿侵犯致肠管狭窄，初时大便进行性变细，造成肠管部分梗阻后，有腹痛、腹胀、肠鸣音亢进等不完全性肠梗阻表现。

4. 癌肿侵犯周围组织或转移至远处器官引起相应症状 侵犯前列腺、膀胱，可出现尿频、尿痛、血尿。侵犯阴道，可出现阴道异常分泌物。侵犯骶前神经可出现骶尾部剧烈持续性疼痛。晚期出现肝转移时可有腹水、黄疸、消瘦、水肿等。

局部症状包括便血、便频、便细、黏液便、肛门痛、里急后重、便秘等。

【体征】

1. 直肠指诊触及肿物 中国人直肠癌约 70% 为低位直肠癌，能在直肠指诊时触及；因此，直肠指诊是诊断低位直肠癌最重要的体格检查。

需要注意，直肠指诊只能触及自肛缘以上约 8cm 距离，未触及肿物不能排除近端直肠和结肠的病变。尤其对于便血、便隐血阳性、指诊指套染血的情况，应通过肠镜检查进一步明确出血原因。

直肠指诊内容见本章第二节。

2. 腹股沟淋巴结肿大 由于齿状线上下淋巴引流的不同特点，直肠癌罕见转移到腹股沟淋巴结。腹股沟淋巴结肿大多见于累及齿状线以下的直肠癌。

3. 并发症或晚期体征 肠梗阻可表现为腹部膨隆、肠鸣音亢进；肝转移可表现为肝大、黄疸、移动性浊音阳性；晚期可表现为营养不良或恶病质。

【辅助检查】

1. 实验室检查 与结肠癌类似，直肠癌没有灵敏而且特异的实验室检查。①大便隐血：由于其经济性可作为结直肠癌的初筛手段，阳性者再作进一步检查。②肿瘤标志物：CEA、CA19-9，见上一节。

2. 内镜检查 内镜通过活检取得病理诊断，是进行手术、放疗或化疗的前提，因此是直肠癌最为关键的辅助检查。除非存在肠梗阻等禁忌，已诊断的直肠癌在手术治疗前必须行纤维结肠镜检查，因为结直肠癌有 5%～10% 为多原发癌。术前梗阻无法行纤维结肠镜的，术后 6 个月内应检查梗阻近端以排除多原发癌。

3. 影像学检查 目的是进行临床分期,用于评估预后和制订治疗方案。

(1)直肠腔内超声:鉴于其对 T 分期的准确性及其价廉和便捷的优势,《中国结直肠癌诊疗规范(2023 版)》(以下简称《规范》)提出,首先推荐直肠内置超声用于判断 T_2 期及 T_2 期以下的直肠癌肿瘤分期。

(2)盆腔增强 MRI:推荐对直肠癌进行 MRI 检查,不但能评估肿瘤浸润深度、淋巴结是否转移,更重要的是能准确分辨直肠系膜筋膜是否受累。

(3)胸腹盆腔增强 CT:主要用于评估是否有肝、肺等远处转移。

(4)全身 PET-CT:PET 比 CT、MRI 更能准确鉴别良、恶性病灶。由于费用较高,PET-CT 主要被推荐用于 2 种情况:①新的病灶(如果存在)可能影响手术根治性,如无法切除的脑转移灶将使切除肝转移灶或局部复发病灶的尝试从治愈性转为姑息性;②为 CT 发现的可疑病灶定性,如区分直肠癌切除术后的局部炎症和肿瘤复发。

【诊断】 直肠癌根据病史、体检、内镜和影像学检查不难作出临床诊断。但多数病例的诊断常有不同程度的延误,其中有病人对便血、大便习惯改变等症状不够重视的原因,亦有医生警惕性不高的原因。

【治疗】 手术是直肠癌的主要治愈方法。术前(新辅助)和术后(辅助)的放疗和化疗可一定程度上增加治愈机会。姑息治疗适用于无法进行治愈性手术的晚期直肠癌,原则是尽量解除痛苦、改善生活质量、延长生命。

1. 手术 大量的临床病理学研究提示,直肠癌向远端肠壁浸润的范围较结肠癌小,只有 2% 的直肠癌向远端浸润超过 2cm。这是选择手术方式的重要依据。

(1)局部切除术:入路有经肛和经骶后两种,整块切除肿物至全层直肠壁,并保证至少 3mm 切缘。由于未清扫区域淋巴结,无法病理评估淋巴结转移,复发风险高于根治术。如果病理发现切缘阳性、黏膜下浸润深度超过 1mm、脉管浸润或分化差等局部复发的高危因素,应追加根治性直肠切除术。适用于早期瘤体小、T_1N_0、分化程度高的直肠癌,尤其适用于难以耐受根治术的病人。

(2)根治性直肠切除术:整块切除癌肿和足够的切缘、区域淋巴结和伴行血管以及完整的直肠系膜。主要手术方式包括 Miles 手术、Dixon 手术及其衍生术式和 Hartmann 手术。施行直肠癌根治术的同时,要充分考虑病人的生活质量,术中尽量保护排尿功能和性功能。腹腔镜下的直肠癌根治术具有创伤小、恢复快的优点。有条件的单位,可开展腹腔镜或机械手臂辅助手术。

直肠癌侵犯子宫时,可一并切除子宫,称为后盆腔脏器清扫;直肠癌侵犯膀胱,行直肠和膀胱(男性)或直肠、子宫和膀胱(女性)切除时,称为全盆腔清扫。

1)腹会阴切除术(Miles 手术):是 Miles 于 1908 年提出的直肠癌根治术,同时经腹部、会阴两个入路进行整块肿瘤切除和淋巴结清扫。切除范围包括全部直肠、肠系膜下动脉及其区域淋巴结、全直肠系膜、肛提肌、坐骨直肠窝内脂肪、肛管及肛门周围约 3～5cm 的皮肤、皮下组织及全部肛门括约肌(图 41-19),于左下腹行永久性乙状结肠单腔造口。适用于肛管外括约肌或肛提肌受累,以及术前肛门失禁的病人。

2)低位前切除术(Dixon 手术):是 Dixon 在 1948 年提出的直肠癌保肛手术,切除肿瘤后一期吻合、恢复肠管连续性,是目前应用最多的直肠癌根治术(图 41-20)。根治原则要求肿瘤远端切缘至少 2cm;低位直肠癌至少 1cm。原则上,只要肛管外括约肌和肛提肌未受累,且无肛门失禁的病人,均可行结肠 - 直肠低位吻合(Dixon 手术)或结肠 - 肛管超低位吻合(如 Parks 手术、括约肌间切除术),其长期生存率和无复发生存率不劣于腹会阴切除术。

3)经腹直肠癌切除、近端造口、远端封闭手术(Hartmann 手术):是 Hartmann 早在 1921 年提出的直肠癌术式,切除肿瘤后近端结肠造口,远端残腔封闭。适用于一般情况很差,不能耐受 Miles 手术或急性梗阻不宜行 Dixon 手术的病人(图 41-21)。

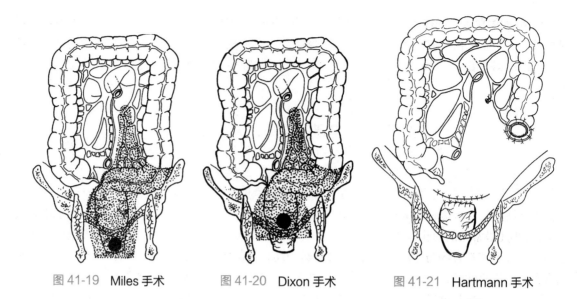

图 41-19　Miles 手术　　　图 41-20　Dixon 手术　　　图 41-21　Hartmann 手术

（3）姑息手术：晚期直肠癌的姑息手术以解除痛苦和处理并发症为原则，不一定需要处理原发灶。例如：排便困难或肠梗阻时可行乙状结肠双腔造口；肿瘤出血无法控制时可行肿瘤姑息性切除。

2. 放疗　通过放射线的聚焦杀灭照射野的肿瘤细胞，属于局部治疗。围手术期的放疗可增加治愈的机会；姑息放疗可缓解症状。

（1）术前放疗：若影像学评估存在肿瘤浸润较深、直肠系膜筋膜受累等高危因素，术前新辅助放疗可缩小肿瘤并降低分期，提高手术切除率和降低局部复发率。《规范》要求对 T_4 的中低位直肠癌必须行新辅助放化疗，而 T_3 则推荐使用。

（2）术后放疗：效果不如术前放疗，仅适用于术前未经放疗，且术后病理提示局部复发风险高的情况，如环周切缘阳性、T_{4b} 或 N_{1c}/N_2 等情况。

（3）姑息放疗：对于无法根治的晚期或复发病人，放疗可用于缓解局部症状，避免手术。

3. 药物治疗　利用肿瘤细胞对化学药物的高敏感性，选择性杀灭肿瘤。给药途径有全身静脉给药、局部缓释颗粒、术后腹腔热灌注化疗等。结直肠癌的化疗均以氟尿嘧啶为基础用药，以全身静脉化疗为主。

（1）辅助化疗：根治术后全身（辅助）化疗能提高高危Ⅱ期、Ⅲ期结直肠癌的 5 年生存率。目前辅助化疗主要有两个方案，均持续 3～6 个月。①FOLFOX 方案：奥沙利铂、亚叶酸钙于首日静脉滴注，随后氟尿嘧啶持续 48 小时滴注，每两周重复。②CAPEOX 方案：奥沙利铂于首日静脉滴注，随后连续口服两周氟尿嘧啶的前体卡培他滨，每三周重复，疗效与 FOLFOX 方案类似。

（2）新辅助化疗：目前直肠癌标准的新辅助方案是氟尿嘧啶单药增敏的放疗。最近研究显示，新辅助化疗也可使肿瘤降期，提高手术切除率。对目前尚无条件行放射治疗的地区，可审慎使用，方案为 FOLFOX 或 CAPEOX，或在此基础上添加其他常规化疗药物或分子靶向药物。

（3）其他药物治疗：包括伊立替康及分子靶向药物，如贝伐珠单抗和西妥昔单抗，二者分别拮抗血管内皮生长因子和表皮生长因子受体。最新研究显示，针对错配修复蛋白缺陷（mismatch repair deficiency，dMMR）或高度微卫星不稳定（high microsatellite instability，MSI-H）的结直肠癌病人，靶向 PD-1、PD-L1 的免疫检查点抑制剂类药物已经成为晚期病人的一线治疗；同时新辅助免疫治疗在 dMMR 或 MSI-H 结直肠癌中也取得很好的近期疗效，尤其对于超低位直肠癌保肛门有很好的前景。

（4）局部化疗：尽管没有高级别证据支持，但腹腔化疗药物植入、腹腔热灌注化疗和经肝动脉化疗等局部化疗已在临床开展，有待临床研究明确其在直肠癌治疗中的地位。

4. 其他治疗 直肠癌形成梗阻且不能手术者,可放置金属支架、肠梗阻导管或行结肠造口术以减轻梗阻。手术无法切除的多发肝转移,可采用超声或CT引导的介入消融以尽量减少病灶。晚期病人应注意支持治疗,以改善生活质量为原则。

(兰 平)

第八节 │ 肛门直肠先天性疾病

一、先天性肛门直肠畸形

先天性肛门直肠畸形(congenital ano-rectal malformation)是胚胎时期后肠发育障碍所致的消化道畸形,为小儿最常见的消化道畸形。发病率在新生儿中为1/4 000,男性稍多。约50%以上的先天性肛门直肠畸形伴有直肠与泌尿生殖系之间的瘘管形成。病因尚不清楚,目前认为是遗传因素和环境因素共同作用的结果。

【分类】 1984年世界小儿外科医生会议制定了肛门直肠畸形分类法,又称Wingspread分类法(表41-1)。依据直肠盲端与肛提肌的相互关系分3类:直肠盲端在肛提肌以上为高位畸形;位于肛提肌中间或稍下方为中间位畸形;位于肛提肌以下为低位畸形。男孩肛门直肠畸形50%为高位畸形,女孩高位畸形占20%,低位畸形占比男女均为40%,其余为中间位畸形(图41-22、图41-23)。

表41-1 肛门直肠畸形 Wingspread 分类法(1984)

女性	男性
(一)高位	(一)高位
1. 肛门直肠发育不全	1. 肛门直肠发育不全
(1)直肠阴道瘘	(1)直肠前列腺尿道瘘
(2)无瘘	(2)无瘘
2. 直肠闭锁	2. 直肠闭锁
(二)中间位	(二)中间位
1. 直肠前庭瘘	1. 直肠尿道球部瘘
2. 直肠阴道瘘	2. 肛门直肠发育不全,无瘘
3. 肛门直肠发育不全,无瘘	
(三)低位	(三)低位
1. 肛门前庭瘘	1. 肛管皮肤瘘
2. 肛门皮肤瘘	2. 肛门狭窄
3. 肛门狭窄	
(四)泄殖腔畸形	(四)罕见畸形
(五)罕见畸形	

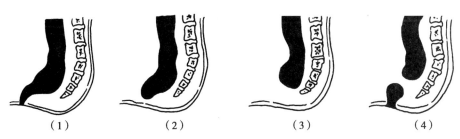

图 41-22 先天性肛门直肠畸形(无瘘组)

(1)肛门狭窄 (2)肛门低位闭锁 (3)肛门直肠高位闭锁 (4)直肠闭锁(肛门正常)

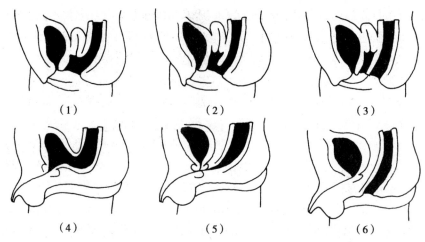

图 41-23　先天性肛门直肠畸形（有瘘组）
女孩：（1）直肠阴道瘘　（2）直肠前庭瘘　（3）直肠会阴瘘
男孩：（4）直肠膀胱瘘　（5）直肠尿道瘘　（6）直肠会阴瘘

2005 年 5 月在德国举行的肛门直肠畸形诊疗分型国际会议上，提出了新的分型标准（表 41-2），该分类取消了原有的高、中、低位分型，根据瘘管不同进行分类，并增加罕见畸形，其目的是为临床术式选择提供指导。

表 41-2　肛门直肠畸形国际诊断分型标准（2005）

主要临床分型	罕见畸形
会阴（皮肤）瘘	球形结肠
直肠尿道瘘	直肠闭锁/狭窄
前列腺部瘘	直肠阴道瘘
尿道球部瘘	"H" 瘘
直肠膀胱瘘	其他畸形
直肠前庭（舟状窝）瘘	
泄殖腔畸形（共同管长度<3cm，>3cm）	
肛门闭锁（无瘘）	
肛门狭窄	

上述分型中的会阴瘘、直肠前庭瘘和肛门狭窄属于低位畸形；尿道球部瘘、肛门闭锁（无瘘）和多数直肠阴道瘘属于中间位畸形；前列腺部瘘和膀胱颈部瘘为高位畸形。

【临床表现】　绝大多数肛门直肠畸形病儿，正常肛门位置无肛门，易于发现。不伴有瘘管的肛门直肠畸形在出生后 24 小时无胎粪排出，病儿早期有呕吐、腹胀；瘘口狭小不能排出胎粪或仅能排出少量胎粪时，病儿喂奶后呕吐，以后可吐粪样物，逐渐腹胀；若瘘口较大，出生后一段时间可不出现肠梗阻症状，而在几周至数年后逐渐出现排便困难。

高位直肠闭锁，肛门、肛管正常的病儿表现为无胎粪排出，或从尿道排出混浊液体，直肠指诊可以发现直肠闭锁。女孩往往伴有直肠阴道瘘，男孩几乎均见直肠泌尿系瘘。从尿道口排气和胎粪是直肠泌尿系瘘的主要症状。

【诊断】　出生后 24 小时无胎粪排出或仅有少量胎粪从尿道、会阴瘘口挤出，伴呕吐、腹胀，进行性加重。检查发现正常肛门位置无肛门开口，先天性肛门直肠畸形的诊断即可成立。但要注意准确判定直肠闭锁的高度，直肠盲端有无瘘管及瘘管的性质，还要注意有无伴发畸形等。为明确诊断并了解病变部位和范围，应做以下检查。

1. **倒置位 X 线检查**　通过了解直肠气体阴影位置,以判断直肠盲端的位置。盆腔气体影与金属标记间的距离代表直肠盲端的高度。

2. **尿道膀胱造影和瘘管造影**　可见对比剂充满瘘管或进入直肠,对确定诊断有重要价值。对有外瘘的病儿,采用瘘管造影,可以了解瘘管的形态、长度及与直肠的关系。

3. **超声检查**　对直肠盲端的定位较 X 线更为准确。可以显示直肠盲端与肛门皮肤之间的距离,观察瘘管走向、长度。

4. **盆腔 MRI、CT**　能很好地显示盆底肌肉发育情况及直肠位置,直观清晰地显示直肠盲端与肌肉系统,从而能准确地判断畸形的程度和类型,也可作为术后随访的手段。

【治疗】　根据肛门直肠畸形的类型不同,治疗方法亦不同,但都必须手术治疗。肛门直肠闭锁则应在出生后立即手术。

1. **低位畸形**　手术较为简单,多经会阴入路可完成手术。单纯肛膜闭锁,仅需切除肛膜,直肠黏膜与肛门皮肤缝合。对肛管闭锁,可游离直肠盲端,经肛门拖出,与肛门皮肤缝合,行肛管成形术。

2. **高位畸形**　需经腹、会阴部或后矢状切口入路行肛门直肠成形术。手术原则是:①游离直肠盲端;②合并瘘管者,切除瘘管并修补;③行肛门直肠成形术。一般情况下,先行结肠造口,6～12 个月后再行二期手术。

2000 年,Georgeson 首次报道了腹腔镜肛门成形术,后被广泛而迅速地应用于治疗高、中位肛门直肠畸形。

二、先天性巨结肠

先天性巨结肠(congenital megacolon)是一种常见的消化道发育畸形,其发病率仅次于先天性肛门直肠畸形,有家族性发生倾向。发病率为 1/5 000,以男性多见,男女发病比例为 4:1。其临床表现为顽固性便秘及病变肠管神经节细胞缺如。国际上惯用名称为赫什朋病(Hirschsprung disease,HD)或肠管无神经节细胞症。

先天性巨结肠的发生是由于外胚层神经嵴细胞迁移发育过程停顿,使远端结肠肠壁肌间神经丛中神经节细胞缺如,导致肠管持续痉挛狭窄,继而引起近端肠管扩大增粗、肠壁肥厚和功能性肠梗阻。因此,先天性巨结肠的原发病变不在扩张与肥厚的肠段,而在远端狭窄肠段(图 41-24)。无神经节细胞肠段范围长短不一,因而先天性巨结肠有长段型和短段型之分。

【临床表现】　大多数新生儿巨结肠病例在出生后 1 周内发生急性肠梗阻,临床表现为 90% 的病儿有胎粪性便秘,24～48 小时没有胎粪排出,或只有少量,必须灌肠或用其他方法处理才有较多胎粪排出。除胎粪不排或排出延迟外,病儿还会有顽固性便秘、腹胀、呕吐等症状。直肠指诊对诊断颇有帮助,可

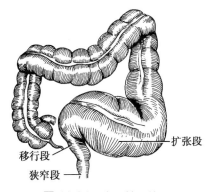

移行段

狭窄段

扩张段

图 41-24　先天性巨结肠

发现直肠壶腹空虚,粪便停留在扩张的结肠内,指诊可激发排便反射,大量粪便和气体随之排出,腹胀缓解。婴儿期大便秘结,且便秘越来越顽固。随着年龄增长,病儿表现为营养不良、发育迟缓,多需灌肠或其他方法帮助排便。体检最突出的体征为腹胀,部分病例可在左下腹触及肿块。

【诊断】　根据病史及临床表现,诊断并不困难。婴儿和儿童巨结肠多有典型病史及顽固性便秘和逐渐加重的腹胀,表现为慢性不完全性肠梗阻。为明确诊断并了解病变部位和范围,应作以下检查。

1. **影像学检查**

(1) X 线平片:立位腹部平片可见低位肠梗阻征象,在病变肠段以上肠管扩张、积气积液及液气平面,而病变肠段则未见气体。新生儿期结肠扩张不如儿童明显,主要表现为整个肠管胀气。

（2）钡剂灌肠检查：不仅可以用于诊断,还可以了解病变肠段的长度,是筛查诊断最常用的方法。若显示典型的狭窄与扩张段和移行段即可明确诊断,应在24小时后重复拍片,观察钡剂潴留情况,以便确诊及确定切除范围。

2. 肛门直肠压力测定 安全无损伤,对先天性巨结肠诊断有重要价值。先天性巨结肠病儿直肠肛管抑制反射消失。

3. 活体组织检查 诊断可靠,尤其对一些诊断困难的病例仍是一种十分有效的诊断方法。取黏膜下及肌层组织行病理检查以确定有无神经节细胞存在以及神经节细胞的发育程度。神经节细胞缺如是病理组织学诊断的主要标准。

【治疗】 HD以手术治疗为主。诊断尚不肯定或虽已肯定但暂不行手术或术前准备者,需接受非手术治疗,主要包括扩肛、灌肠、补充营养等,以缓解便秘、腹胀,维持营养。对诊断已肯定,能耐受手术的病儿应行手术治疗。手术要求切除缺乏神经节细胞的肠段和明显扩张肥厚、神经节细胞变性的近端结肠,解除功能性肠梗阻。对必须手术而病情过重者,应先行结肠造口,以后再施行根治手术。

新生儿巨结肠宜先行非手术治疗或结肠造口手术,待半岁左右施行根治手术。近年来亦有在新生儿期采用一期根治手术的报道。

常见的手术有:

1. 拖出型直肠、乙状结肠切除术(Swenson手术) 切除巨大结肠,近端结肠翻出肛门外作结肠肛管吻合(图41-25)。由于分离面广泛,术中出血多,术后并发症多,故目前此法使用者不多。

2. 切除结肠、直肠后结肠拖出术(Duhamel手术) 切除巨大结肠,近端结肠断端封闭,将拖出的结肠前壁与直肠后壁纵行吻合(图41-26)。

3. 直肠黏膜剥除、鞘内结肠拖出术(Soave手术) 直肠黏膜剥除,结肠由直肠肌鞘拖出与肛管黏膜吻合(图41-27)。

4. 腹腔镜辅助下巨结肠根治术 腹腔镜下分离切除需切除肠段,将正常肠段拖出与肛管吻合。切口小、恢复快、效果好。目前,腹腔镜辅助Soave手术是最流行的术式。

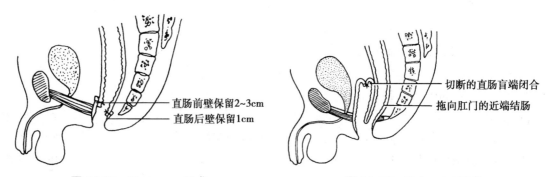

图41-25 Swenson手术   图41-26 Duhamel手术

直肠前壁保留2~3cm
直肠后壁保留1cm

切断的直肠盲端闭合
拖向肛门的近端结肠

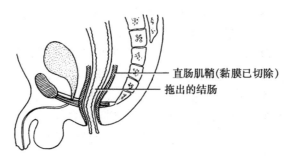

直肠肌鞘(黏膜已切除)
拖出的结肠

图41-27 Soave手术

第九节 | 肛　裂

肛裂(anal fissure)是齿状线下肛管皮肤全层裂伤后形成的小溃疡。方向与肛管纵轴平行,呈梭形或椭圆形,常引起肛门剧烈疼痛。多见于青壮年人,绝大多数裂口位于肛管后位,少数也可发生于前位,极少发生于侧位。

【病因和病理】　病因尚不清楚,可能与以下因素有关。

1. **解剖因素**　因外括约肌浅部在肛管的后方形成的韧带较硬、弹性差,加之血液供应亦较差,以及肛管与直肠成角,排便时肛管后壁承受的压力大,故后方易受损伤。

2. **损伤因素**　局部机械性损伤是形成肛裂的直接原因。长期便秘、粪便干硬、分娩、排便时过度用力、不正当的直肠检查等均可造成肛管损伤,形成肛裂。

3. **感染因素**　也是肛裂形成的重要原因之一。肛周湿疹、皮炎、肛窦炎、肛乳头炎、直肠炎等慢性炎症的刺激,可导致肛管皮肤纤维化和组织弹性减弱,易造成损伤。

慢性裂口上端的肛瓣和肛乳头水肿,形成肛乳头肥大;下端皮肤因炎症、水肿及静脉、淋巴回流受阻,形成袋状皮垂向下突出于肛门外,称为前哨痔。因裂口、前哨痔、肛乳头肥大常同时存在,故称肛裂"三联征"(图 41-28),是肛裂的典型临床表现。

【临床表现】

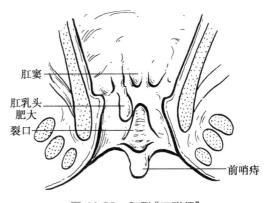

图 41-28　肛裂"三联征"

1. **疼痛**　肛门疼痛是肛裂的主要症状。粪便通过肛管时,裂口内神经末梢受到刺激,肛管产生撕裂样或刀割样疼痛。便后刺激减轻,疼痛暂时缓解,可间歇数分钟,称疼痛间歇期。随之因肛管括约肌痉挛,再次出现剧痛,此期持续 1 小时至数小时后方可缓解,直至再次排便又出现长时间剧痛,称之为周期性疼痛,是本病的特点。

2. **便血**　便后带血或滴血,量较少,色鲜红,时有时无,粪便表面或手纸染血。这是因为排便时扩张肛管裂口,其中小血管被撕裂而出血。

3. **便秘**　因害怕疼痛,恐惧排便,久忍大便,粪块水分被吸收而干硬,久而久之引起便秘,再次排便时疼痛更加剧烈,形成恶性循环影响愈合。

【诊断】　通过详细询问病史,病人多有便秘史和典型的周期性肛门疼痛,结合局部检查,诊断本病并不困难。肛裂行直肠检查时,常会引起肛门剧烈疼痛,有时需在局麻下进行。急性肛裂可见裂口边缘整齐,底浅,呈红色并有弹性,无瘢痕形成。慢性肛裂因反复发作,底深,边缘不整齐,质硬,边缘增厚纤维化、肉芽灰白。

【鉴别诊断】　本病须与克罗恩病、溃疡性结肠炎、肠结核、肛管皮肤癌、软下疳、梅毒、肛门皲裂等引起的肛周溃疡相鉴别。

【治疗】　治疗原则:消除症状,解除痉挛,中断恶性循环,促进局部愈合。

急性或初发的肛裂可用熏洗坐浴和润肠通便的方法治疗;慢性肛裂可用熏洗坐浴、润肠通便加以扩肛的方法;经久不愈,非手术治疗无效且症状较重者可采用手术治疗。

1. **非手术治疗**　①调理饮食:多食蔬菜水果,增加摄入膳食纤维;②润肠通便:口服缓泻剂或液体石蜡,保持大便通畅;③温水坐浴:排便后用温水坐浴,减轻疼痛;④扩肛疗法:用手或器械扩张肛管,维持扩张 5 分钟,以治疗肛裂。

2. **手术疗法**

(1)肛裂切除术:即切除全部增生变硬的裂口、前哨痔、肥大肛乳头、发炎的隐窝和深部不健康的组织直至暴露肛管括约肌,可同时切断肛管外括约肌皮下部或部分肛管内括约肌,创面开放引流。

(2)内括约肌切断术:肛管内括约肌为环形的不随意肌,其痉挛收缩是引起肛裂疼痛的主要原因。在肛管后位一侧距肛缘 1.0～1.5cm 作小切口,达内括约肌,然后切断内括约肌,扩肛达 4 指,创面止血后开放,可同时切除肥大肛乳头及前哨痔,该方法治愈率高(图 41-29)。

(3)肛裂挂线术:适用于伴皮下瘘、肛门梳硬结、肛门狭窄的肛裂。

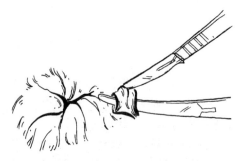

图 41-29 肛裂内括约肌切断术

第十节 | 肛周脓肿

肛周脓肿(perianal abscess)是指肛管直肠周围软组织或其间隙发生的急性化脓性感染,并形成脓肿,是肛管直肠周围脓肿的简称。任何年龄均可发病,多见于 20～40 岁的青壮年,男性多于女性。脓肿若治疗不及时或方法不恰当,易向深部组织蔓延或自行破溃后形成肛瘘。常见的致病菌有大肠埃希菌、金黄色葡萄球菌、链球菌和铜绿假单胞菌,偶有厌氧菌和结核分枝杆菌,但大多数是几种细菌混合感染。脓肿是肛管直肠周围炎症的急性期表现,而肛瘘则为其慢性期表现。

【病因和病理】 绝大部分肛周脓肿由肛腺感染所致。肛腺开口于肛窦,部分肛腺位于内、外括约肌之间。因肛窦开口向上,呈口袋状,存留粪渣易引发肛窦炎、肛腺感染,感染延及位于括约肌间隙的肛腺后导致括约肌间感染,在此基础上,易发生肛管直肠周围间隙的化脓性感染,形成脓肿(图 41-30)。感染蔓延至肛管直肠周围间隙的疏松脂肪结缔组织后可形成不同类型的肛管直肠周围脓肿:向上可达直肠周围,形成高位肌间脓肿或骨盆直肠间隙脓肿;向下达肛周皮下,形成肛周皮下脓肿;向外穿过外括约肌,形成坐骨直肠窝脓肿;向后可形成肛管后间隙脓肿或直肠后间隙脓肿。

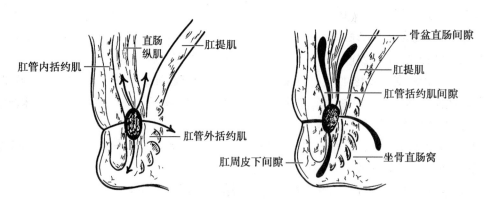

图 41-30 肛管直肠周围间隙的感染途径

肛周脓肿也可继发于肛周皮肤感染、损伤、肛裂、内痔、药物注射、骶尾骨骨髓炎等,如克罗恩病、溃疡性结肠炎、糖尿病、血液病易并发肛周脓肿。

【分类】 以肛提肌为界将肛周脓肿分为低位(肛提肌下)脓肿和高位(肛提肌上)脓肿两类。

1. 低位脓肿 包括肛周皮下脓肿、坐骨直肠窝脓肿、肛管后间隙脓肿、低位肌间脓肿。

2. 高位脓肿 包括骨盆直肠间隙脓肿、直肠后间隙脓肿、直肠黏膜下脓肿、高位肌间脓肿(图 41-31)。

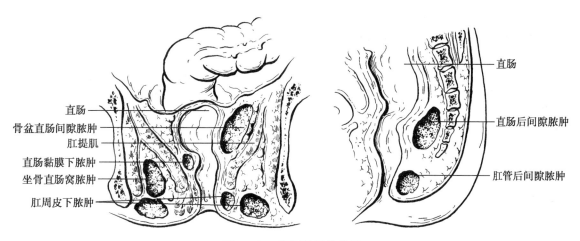

图 41-31 肛周脓肿的位置

【临床表现】

1. **肛周皮下脓肿** 最常见。常位于肛门后方或侧方皮下间隙,部位较局限。局部疼痛明显,甚至有持续性跳痛,而全身症状不明显。病变部位明显红肿,有压痛,可触及明显波动感。

2. **坐骨直肠窝脓肿** 又称坐骨直肠间隙脓肿,较常见。位于坐骨直肠窝内,多由肛腺感染穿过外括约肌向外扩散到坐骨直肠窝而形成,也可由脓肿向深部扩散而形成。由于坐骨直肠窝较大,形成的脓肿范围亦较大,单侧容量约为 60～90ml。发病时病侧出现持续性胀痛,逐渐加重,继而为持续性跳痛,排便或行走时疼痛加剧,可有排尿困难和里急后重;脓肿范围较大时全身感染症状明显,如发热、寒战、恶心、乏力等。早期局部体征不明显,随着炎症的加重,脓肿增大时局部大片红肿,排便时剧烈疼痛,双臀不对称;局部触诊或直肠指诊时病侧有压痛,皮温增高,甚至有波动感。

3. **骨盆直肠间隙脓肿** 又称骨盆直肠窝脓肿,少见。位于肛提肌以上,位置较深,常常被误诊。多由坐骨直肠窝脓肿向上穿破肛提肌进入骨盆直肠间隙引起。全身表现较重,有高热、寒战、疲倦不适等中毒表现,直肠内有明显沉重坠胀感。有时排便不畅,排尿困难,但局部表现不明显。直肠指诊触及直肠壁饱满隆起,有压痛和波动感,会阴部检查多无异常。经肛周皮肤穿刺抽脓,行直肠腔内超声检查、CT 或 MRI 检查可确诊。

4. **其他** 有直肠黏膜下脓肿、直肠后间隙脓肿、高位直肠肌间脓肿。由于位置较深,局部症状大多不明显,主要表现为会阴、直肠部坠胀感,排便时疼痛加重;可伴有不同程度的全身感染症状。直肠指诊可触及痛性肿块。行直肠腔内超声、CT 或 MRI 检查对诊断与鉴别诊断有重要意义。

【治疗】 治疗原则:早期炎症浸润尚未形成脓肿时,可口服或注射广谱抗生素,防止炎症扩散,但有时应用抗生素反而会使脓肿向深部蔓延并易导致感染加重。脓肿一旦确诊,应尽早手术治疗。由于脓肿的部位不同,手术方式亦不同。

1. **非手术治疗** ①抗生素治疗:选用对革兰氏阴性杆菌有效的抗生素;②温水坐浴;③局部理疗;④润肠通便:口服缓泻剂或液体石蜡以减轻排便时疼痛。

2. **手术治疗** 临床上,脓肿切开引流是治疗肛周脓肿的首选方法。

(1)切开引流术:适用于坐骨直肠窝脓肿、骨盆直肠间隙脓肿、蹄铁形脓肿及高位脓肿、无切开挂线条件者,也是各种术式的基础。行此术式病人多需二次行肛瘘手术。

操作方法:在局部麻醉或骶管麻醉下,于脓肿中心位置或波动明显处做放射状切口,切开脓肿排出脓液后,分离其间隔组织,用 1% 过氧化氢溶液、生理盐水依次冲洗,放置橡皮管引流。修剪皮肤切口呈梭形,使其引流通畅。

(2)切开挂线术:适用于坐骨直肠窝脓肿、骨盆直肠间隙脓肿、直肠后间隙脓肿、前位脓肿、高位蹄铁形脓肿及婴幼儿脓肿。

切开挂线术实际上是一种以线代刀、边切割、边修复的治疗方式。慢性切开和持久的对口引流,不易感染,也不会使炎症扩散。具有切割、引流、标记及异物刺激四种作用。

操作方法:在骶管麻醉下,于脓肿波动明显处或穿刺针指示下,做放射状或弧形切口,脓血排净后,分离其间隔组织,用1%过氧化氢溶液、生理盐水彻底冲洗脓腔。一手示指伸入肛内作引导,另一手持探针从切口插入脓腔,沿脓腔最高处探查内口。将橡皮筋引入内口,再从切口牵出肛外。切开自切口至内口之间的皮肤。内外两端合拢,轻轻拉紧并以丝线结扎(图41-32)。此法具有手术一次治愈的优势,避免了先切开排脓引流术,待2~3个月形成肛瘘后二次手术的痛苦。

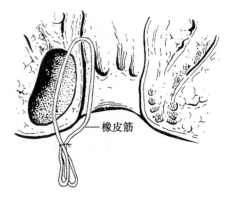

——橡皮筋

图41-32 脓肿切开挂线术

(3)内口切开术:适用于低位肛瘘性脓肿。此术式将原发内口一次切开,加快愈合,但有损伤肛管括约肌的可能。因此,婴幼儿脓肿、前位脓肿及高位脓肿者禁用。

(李春雨)

第十一节 | 肛 瘘

肛瘘(anal fistula)是指肛管直肠周围的肉芽肿性管道,由内口、瘘管、外口三部分组成。内口常位于肛窦,多为一个;外口在肛周皮肤上,可为一个或多个,经久不愈或反复发作为其特点。任何年龄都可发病,多见于青壮年男性。复杂性肛瘘是肛肠外科难治性疾病之一。

【病因和病理】 大部分肛瘘由肛周脓肿引起,脓肿破溃或切开引流处形成外口,位于肛周皮肤。由于外口生长较快,常假性愈合,脓肿反复破溃或切开,形成多个瘘管和外口,成为复杂性肛瘘。

结核、溃疡性结肠炎、克罗恩病等特异性炎症,恶性肿瘤、肛管外伤感染也可引起肛瘘,但较为少见。

【分类】 肛瘘的分类方法很多,临床上常用的有如下两种。

1. 按瘘管位置高低分类 ①低位肛瘘:瘘管位于外括约肌深部以下。可分为低位单纯性肛瘘(只有一个瘘管)和低位复杂性肛瘘(有多个瘘口和瘘管)。②高位肛瘘:瘘管位于外括约肌深部以上。可分为高位单纯性肛瘘(只有一个瘘管)和高位复杂性肛瘘(有多个瘘口和瘘管)。

2. 按瘘管与括约肌的关系分类 亦称 Parks 分类。①肛管括约肌间型:约占肛瘘的70%。原发感染位于内、外括约肌之间,内口在齿状线附近肛窦开口处,外口大多在肛缘附近,多为低位肛瘘。②经肛管括约肌型:约占25%。瘘管穿过外括约肌、坐骨直肠窝,开口于肛周皮肤上。③肛管括约肌上型:为高位肛瘘,较为少见,约占4%。瘘管在括约肌间隙向上延伸,越过耻骨直肠肌,向下经坐骨直肠窝穿透肛周皮肤。④肛管括约肌外型:仅占0.5%。多为骨盆直肠间隙脓肿导致。瘘管自会阴部皮肤向上经坐骨直肠窝和肛提肌,然后穿入盆腔,最终在直肠形成内口,也可同时伴有开口于肛管的内口。这类肛瘘也可由外伤、肠道恶性肿瘤、克罗恩病引起,治疗较为困难(图41-33)。

【临床表现】 外口持续或间断流出少量脓性、血性分泌物为主要症状。较大的肛瘘,可有粪便及气体排出。由于分泌物的刺激,肛门部皮肤潮湿、瘙痒,有时形成湿疹。当外口愈合,感染引流不畅有脓肿形成时,可感到明显疼痛,同时可伴有发热、寒战、乏力等全身感染症状。脓肿穿破或切开引流后,症状缓解。上述症状反复发作是肛瘘的临床特点。

检查时在肛周皮肤上可见到单个或多个外口,挤压时有脓液或脓血性分泌物排出。外口的数目及与肛门的位置关系对判断肛瘘的复杂程度有一定的帮助:外口数目越多,距离肛缘越远,肛瘘越复杂。根据 Goodsall 规律(图41-34),在肛门中间画一横线,若外口在线后方,瘘管常是弯型,且内口常

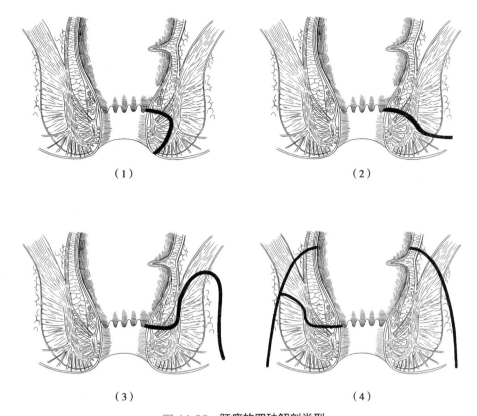

图 41-33 肛瘘的四种解剖类型
（1）肛管括约肌间型 （2）经肛管括约肌型 （3）肛管括约肌上型 （4）肛管括约肌外型

在肛管后正中处；若外口在此线前方，瘘管常是直型，内口常在肛门相应的放射状方向的肛窦处。外口在肛缘附近，一般为括约肌间瘘；距离肛缘较远，则多为经括约肌瘘。若瘘管位置较低，自外口向肛门方向可触及条索样瘘管。

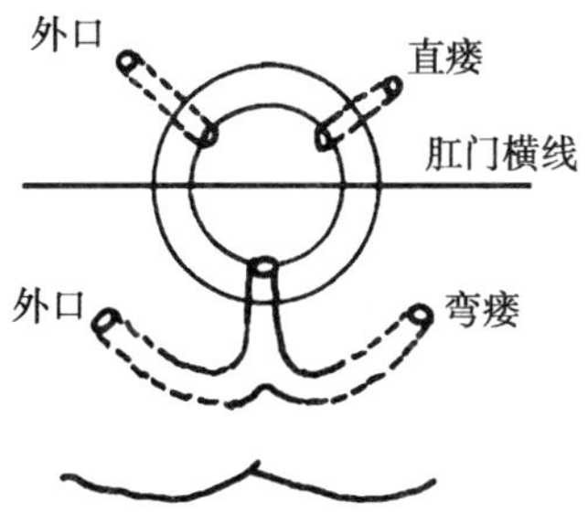

确定内口位置，对肛瘘治疗有重要意义。肛门指诊时在内口处有轻度压痛，有时可扪到硬结样内口及条索样瘘管。肛镜下有时可发现内口，自外口探查肛瘘时有造成假性通道的可能，宜用软质探针。

图 41-34 Goodsall 规律

以上方法不能肯定内口时，还可自外口注入适量亚甲蓝溶液，观察填入肛管及直肠下端的白湿纱布条的染色部位，以判断内口位置。

MRI 扫描多能清晰显示瘘管及其与括约肌之间的关系，也可显示内口所在位置。建议对肛瘘病人在术前应常规行 MRI 检查。

对于复杂、多次手术的、病因不明的肛瘘病人，应作钡剂灌肠 X 线检查或结肠镜检查，以排除克罗恩病、溃疡性结肠炎等疾病的存在。

【治疗】 肛瘘极少自愈，治疗方法主要有两种。

1. 堵塞法　0.5% 甲硝唑、生理盐水冲洗瘘管后，用生物蛋白胶自外口注入。该方法无创伤无痛苦，对单纯性肛瘘可采用，但治愈率较低。最近亦有用动物源的生物栓填充在瘘管内，疗效亦接近于生物蛋白胶封堵。

2. 手术治疗　原则是将瘘管切开或切除，形成敞开的创面，促使愈合。手术的关键是明确瘘管行程和内口位置，尽量减少肛门括约肌的损伤，防止肛门失禁，同时避免瘘的复发。

（1）瘘管切开术（fistulotomy）：是将瘘管全程切开，显露管腔，靠肉芽组织生长使伤口二期愈合。

适用于低位肛瘘,因瘘管在外括约肌深部以下,切开后只损伤外括约肌皮下部和浅部,一般不会出现术后严重肛门失禁。

病人取俯卧位或截石位,首先由外口注入亚甲蓝溶液,确定内口位置,再用探针从外口插入瘘管内,在探针的引导下,切开探针上的组织,直到内口。刮去瘘管内的肉芽及坏死组织,修剪皮缘,以保证创面由底向外生长。

(2)挂线疗法(seton therapy):是利用橡皮筋或有腐蚀作用的药线的机械性压迫作用,缓慢切开肛瘘的方法。适用于距肛门3~5cm内,低位或高位单纯性肛瘘,或作为复杂性肛瘘切开、切除的辅助治疗。最大优点是不会造成严重肛门失禁。被结扎的组织发生血运障碍,逐渐坏死、断开,炎症反应引起的纤维化使切断的肌肉与周围组织粘连,肌肉断端不会回缩过多,且逐渐愈合,从而可防止严重的肛门失禁。

手术将探针自外口插入后,循瘘管走向由内口穿出,在内口处探针上缚一消毒的橡皮筋或粗丝线,引导穿过整个瘘管(图41-35),将内外口之间的皮肤及皮下组织切开后挂线。术后要每日坐浴及便后坐浴,使局部清洁。若挂线引流组织较多,在适当的时机应再次扎紧挂线。一般术后10~14天挂线组织自行切开断裂。

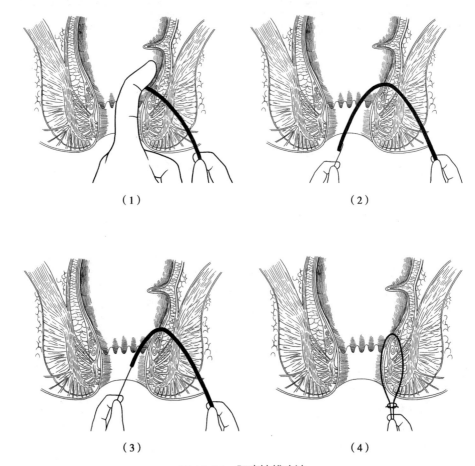

（1）   （2）

（3）   （4）

图 41-35　肛瘘挂线疗法

（1）用探针由瘘管外口探入内口,同时手指插入直肠或肛管内　（2）弯曲探针前端,将其拉到肛门口外　（3）探针前端缚一丝线,并接上一橡皮筋　（4）退出探针,把橡皮筋经瘘管拉出,再根据需要行切割或引流挂线

(3)肛瘘切除术(fistulectomy):切开瘘管并将瘘管壁全部切除至健康组织,创面一般不予缝合。适用于低位单纯性肛瘘或高位肛瘘结构中瘘管成熟的较低部分或括约肌外侧部分。

(4)复杂性肛瘘的手术治疗要充分、慎重预评估手术后的肛门功能及复发的概率。若难以达到预期效果,瘘管挂线引流,带瘘生活也是一种安全的选择。复杂性肛瘘的手术复杂,难度大,复发率高,易损伤肛门功能,请参阅相关的结直肠外科专业书籍。

第十二节 │ 痔

痔(hemorrhoid)是最常见的肛肠疾病。婴幼儿痔病罕见,但随年龄增长,发病率逐渐增加。内痔(internal hemorrhoid)是由肛垫的支持结构、静脉丛及动静脉吻合发生病理性改变,导致肛垫充血、增生、肥大、移位而形成。外痔(external hemorrhoid)是齿状线远侧皮下静脉丛的病理性扩张或结缔组织增生形成的。内痔通过丰富的静脉丛吻合支与相应部位的外痔相互融合为混合痔(mixed hemorrhoid)。

【病因】 病因尚未完全明确,目前主要有以下学说。

1. **肛垫下移学说** 在肛管的黏膜下有一层由血管、平滑肌和结缔组织组成的血管垫,简称肛垫,起闭合肛管、节制排便作用。正常情况下,肛垫借 Treitz 肌及一些纤维组织附着在肛管肌壁上,排便时主要受到向下的压力被推向下,排便后借其自身的收缩作用,缩回到肛管内。弹性回缩作用减弱后,肛垫则充血、下移并增生肥大形成痔。

2. **静脉曲张学说** 认为痔的形成与静脉扩张淤血相关。从解剖学上讲,门静脉系统及其分支静脉都无静脉瓣;直肠上、下静脉丛管壁薄、位置浅,位于腹盆腔的最低位;末端直肠黏膜下组织松弛。以上因素都容易导致血液淤滞和静脉扩张。静脉丛是形成肛垫的主要结构,痔的形成与静脉丛的病理性扩张、血流淤滞有必然的联系。直肠肛管位于腹腔最下部,可引起直肠静脉回流受阻的因素很多,如长期的坐立、便秘、腹泻、妊娠、前列腺增生、盆腔巨大肿瘤等。

另外,长期饮酒和进食大量刺激性食物可使局部充血;肛周感染可引起静脉周围炎,使静脉失去弹性而扩张;营养不良可使局部组织萎缩无力。以上因素都可诱发痔。

【分类和临床表现】 痔根据其所在部位不同分为三类(图 41-36)。

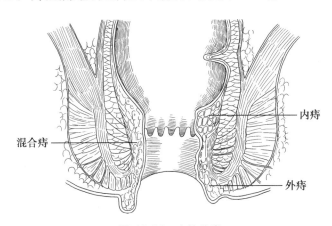

图 41-36 痔的分类

1. **内痔** 内痔的主要临床表现是出血和脱出。间歇性便时出血是内痔的常见症状。未发生血栓、嵌顿、感染时内痔无疼痛,部分病人可伴发排便困难。内痔的好发部位为截石位 3 点、7 点、11 点位。

内痔的分度:Ⅰ度,便时带血、滴血,便后出血可自行停止,无痔脱出;Ⅱ度,排便时有痔脱出,便后可自行还纳,可伴出血;Ⅲ度,排便或久站、咳嗽、劳累、负重时痔脱出肛门外,需用手辅助还纳,可伴出血;Ⅳ度,痔脱出不能还纳或还纳后又脱出,可伴出血。

2. **外痔** 主要临床表现是肛缘皮赘或小肿物、肛门不适、潮湿不洁,有时有瘙痒。发生急性血栓形成时,可伴有肛门剧痛,称为血栓性外痔。

3. **混合痔** 表现为内痔和外痔的症状可同时存在。内痔发展到Ⅲ度以上时多形成混合痔。混合痔逐渐加重,呈环状脱出肛门外,脱出的痔块在肛周呈梅花或环状,称为环状痔。脱出痔块若被痉挛的括约肌嵌顿,不能有效还纳于肛门内,以至水肿、淤血甚至坏死,临床上称为嵌顿痔或绞窄性痔。

【诊断与鉴别诊断】 肛门视诊,对有脱垂者,最好在蹲位排便后观察,可清晰见到痔块大小、数目、部位及痔核黏膜糜烂情况。直肠指诊可了解直肠内有无其他病变,如直肠癌、直肠息肉、肥大肛乳头等。肛门镜检查可见到痔核黏膜的情况,还可观察到直肠黏膜有无充血、水肿、溃疡等。血栓性外痔表现为肛周暗紫色卵圆形肿物,质硬,触痛和压痛明显。

痔的诊断不难,但应与下列疾病鉴别。

1. **直肠癌** 临床上常有将直肠癌误诊为痔而延误治疗的病例,主要原因是仅凭症状诊断,未进行肛门指诊和肠镜检查。直肠癌在直肠指诊时可扪到高低不平的肿块,指套多有暗红色血染。

2. **直肠息肉** 低位带蒂息肉脱出肛门外易误诊为痔脱出,这种息肉为圆形、实质性、有蒂、可活动,多见于儿童。

3. **肥大肛乳头** 来源于齿状线区域有蒂的肿块多为肥大肛乳头。

4. **直肠脱垂** 直肠脱垂黏膜皱襞多呈同心圆排列,多伴括约肌松弛。

【治疗】 治疗原则:①无症状的痔无需治疗;②有症状的痔重在减轻或消除症状,而非根治;③以非手术治疗为主。

1. **一般治疗** 在痔的初期和无症状的痔,只需增加膳食纤维摄入,改变不良的大便习惯,保持大便通畅,防治便秘和腹泻。热水坐浴可改善局部血液循环。血栓性外痔有时经局部热敷,外敷消肿止痛药物后,疼痛可缓解而不需手术。嵌顿痔初期也可采用保守治疗,用手将脱出的痔块推回肛门内复位,用纱布垫局部固定阻止再脱出。

2. **注射疗法** 治疗Ⅰ、Ⅱ度出血性内痔的效果较好。注射硬化剂的作用是使痔和痔核周围产生无菌性炎症反应,黏膜下组织纤维化,致使痔块萎缩。用于注射的硬化剂很多,常用的硬化剂有5%苯酚植物油、5%鱼肝油酸钠及一些有合格认证的中药制剂等,忌用腐蚀性药物。

注射方法为肛周局麻下使肛门括约肌松弛,插入喇叭形肛门镜,观察痔核部位,主要在齿状线上直肠壁左侧、右前和右后,消毒后向痔核上方黏膜下层内注入硬化剂2~3ml,注射后轻轻按摩注射部位(图41-37)。避免将硬化剂仅注入黏膜层而导致黏膜坏死。如果一次注射效果不够理想,可在1个月后重复一次。如果痔块较多,也可分2~3次注射。

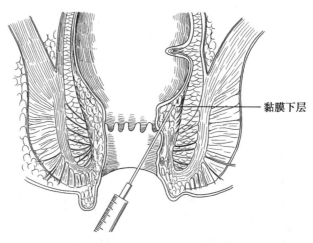

黏膜下层

图41-37 内痔注射法

3. **胶圈套扎疗法** 用于治疗Ⅰ、Ⅱ、Ⅲ度内痔。原理是将特制的胶圈套扎到内痔的根部,利用胶圈的弹性阻断痔的血运,使其慢性缺血、坏死、脱落而愈合。胶圈套扎器种类很多,可分为牵拉套扎器和吸引套扎器两大类。如无胶圈套扎器,可用两把血管钳替代(图41-38)。术后应注意痔块脱落时有

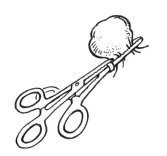
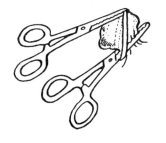

图 41-38　内痔胶圈套扎术

出血的可能,因此应注意术后的排便管理,防止大便硬结。套扎原则上不能套在齿状线及皮肤,否则会引起剧烈疼痛。

4. **多普勒超声引导下痔动脉结扎术**　多普勒超声引导下痔动脉结扎术(Doppler-guided hemorrhoidal artery ligation)适用于Ⅱ～Ⅳ度的内痔。采用一种特制的带有多普勒超声探头的直肠镜,于齿状线上方 2～3cm 探测到痔上方的动脉,然后进行准确的缝合结扎,通过阻断痔的血液供应以达到缓解症状的治疗目的。

5. **手术疗法**

(1) 痔切除术:主要用于Ⅱ～Ⅳ度内痔和混合痔的治疗。可取侧卧位、截石位或俯卧位,麻醉使括约肌松弛后适度扩肛,显露痔块,在痔块基底部两侧肛缘皮肤上作 V 形切口,分离曲张静脉团,直至显露肛管内括约肌。用止血钳于痔块基底根部钳夹,贯穿缝扎后,切除结扎线远端痔核。齿状线以上黏膜用可吸收线予以缝合;齿状线以下的皮肤切口可不予缝合(图 41-39)。嵌顿痔也可用同样方法处理。

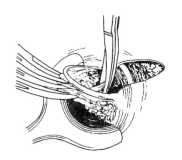
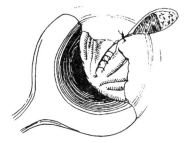

图 41-39　痔切除术

(2) 吻合器痔上黏膜环切钉合术(stapled hemorrhoidopexy):主要适用于Ⅲ、Ⅳ度内痔,非手术疗法治疗失败的Ⅱ度内痔和环状痔,直肠黏膜内脱垂也可采用。主要方法是通过专门设计的管状圆形吻合器环形切除距离齿状线 2cm 以上的直肠黏膜及黏膜下层 2～4cm,使下移的肛垫上提固定(图 41-40)。该术式在临床上的通用名称为 PPH(procedure for prolapse and hemorrhoid)。与传统手术比较具有疼痛轻微、手术时间短、病人恢复快等优点。

(3) 选择性痔上黏膜切除钉合术(tissue-selecting therapy,TST):适用于Ⅲ、Ⅳ度内痔。基本原理同 PPH。其特殊的地方是利用特制的肛门

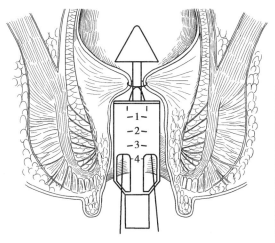

图 41-40　吻合器痔上黏膜环切钉合术(PPH)

镜,有选择地用吻合器切除齿状线 2cm 以上 2～4cm 痔上直肠黏膜及黏膜下层组织,上移固定肛垫。在切除吻合痔上黏膜的同时,能有效地保护正常的直肠壁或直肠前壁,因此能有效地预防术后的直肠狭窄及直肠阴道瘘等并发症,对术后的直肠功能影响也更小。

(4)血栓外痔剥离术:用于治疗血栓性外痔。在局麻下将痔表面的皮肤梭形切开,摘除血栓,不缝合创面。

痔的治疗方法很多,注射疗法和胶圈套扎疗法由于对大部分痔的治疗效果良好,是痔的主要治疗方法。手术治疗只限于非手术治疗失败的情况或一些重度痔病人。

第十三节 | 直肠脱垂

直肠壁部分或全层向下移位,称为直肠脱垂(rectal prolapse)。直肠壁部分下移,即直肠黏膜下移,称黏膜脱垂或不完全脱垂;直肠壁全层下移称完全脱垂。若下移的直肠壁在肛管直肠腔内,称内脱垂,下移脱出到肛门外则称为直肠外脱垂。临床上直肠脱垂通常是指直肠外脱垂。

【病因和病理】 直肠脱垂的病因尚不完全明了。

1. 解剖因素 婴幼儿发育不全、营养不良、年老体弱,易出现肛提肌和盆底筋膜薄弱无力;小儿骶骨弯曲度小、过直;手术、外伤损伤肛门直肠周围肌肉组织或神经等因素,都可减弱直肠周围组织对直肠的固定、支持作用,从而使直肠易于向下移位脱出。

2. 腹压增高 如便秘、腹泻、前列腺增生、慢性咳嗽、排尿困难、分娩等,致使腹压升高,使直肠向下脱出。

3. 其他 重度痔、直肠息肉经常脱出,向下牵拉直肠黏膜,亦可诱发脱垂。

直肠黏膜脱垂的病理改变为直肠下段黏膜层与肌层之间结缔组织松弛,黏膜层下移;完全脱垂的病理改变则是固定直肠的周围结缔组织松弛,以致直肠壁全层下移。脱出的直肠黏膜可发生炎症、糜烂、溃疡、出血,甚至嵌顿坏死。肛门括约肌因持续性地伸展、被动松弛,可发生肛门失禁,失禁后更加重了脱垂的进展。婴幼儿直肠脱垂多与生长发育及营养状态有关,多可在 5 岁左右自愈;成年型直肠脱垂只要产生脱垂的因素仍存在,自愈的机会甚微,且会日益加重。

【临床表现】 主要症状为直肠自肛门脱出。初发时较小,排便时脱出肛门,便后自行复位。后肿物频繁脱出,体积增大,不能自行还纳,需用手托回肛门内,伴有排便不尽和下坠感。最后在咳嗽、用力甚至站立时亦可脱出肛门外。随着脱垂加重,可引起不同程度的肛门失禁,常有黏液流出,致使肛周皮肤湿疹、瘙痒。因直肠排空困难,也可出现便秘症状。黏膜糜烂、破溃后有血液流出。内脱垂可无明显症状,病人可有排便不尽感或排便困难,偶尔在行钡剂灌肠 X 线检查时发现。

体格检查时嘱病人下蹲后用力屏气做排便动作,使直肠脱出。部分脱垂可见圆形、粉红色、表面光滑的肿物,黏膜皱襞呈现不规则的圆环形[图 41-41(1)];黏膜内脱垂时,指诊感觉直肠内充满黏膜,无正常空虚感。直肠指诊时见肛门口扩大,肛门括约肌收缩无力,或明显减弱,嘱病人用力收缩时,仅略有收缩感觉。若为完全性直肠脱垂,表面黏膜有同心环皱襞[图 41-41(2)];脱出较长,脱出部分为两层肠壁折叠,触诊较厚,尤其是在直肠的系膜侧。个别病例因腹腔内容物(如小肠)可脱入低位的腹膜返折区域,因此可表现为不对称的肿物;当肛管并未返折脱垂时,肛门与脱出肠管之间有环状深沟。排粪造影检查时可见到近端肠道套入远端直肠内。

【治疗】 婴幼儿直肠脱垂以非手术治疗为主;成人的黏膜脱垂可采用硬化剂注射治疗及黏膜切除术。成人的完全性直肠脱垂原则上以手术治疗为主,同时尽量消除直肠脱垂的诱发因素。

1. 一般治疗 婴幼儿直肠脱垂有自愈的可能。非手术治疗主要是加强营养及盆底功能训练。积极治疗便秘、咳嗽等引起腹压增高的原发病。便后立即将脱出直肠复位,防止嵌顿和加重。

2. 注射治疗 将硬化剂注射到脱垂部位的黏膜下层内,使黏膜与肌层产生无菌性炎症,粘连固定。主要适用于直肠黏膜内脱垂。常用硬化剂与痔注射一致。注射治疗后近期疗效尚好。

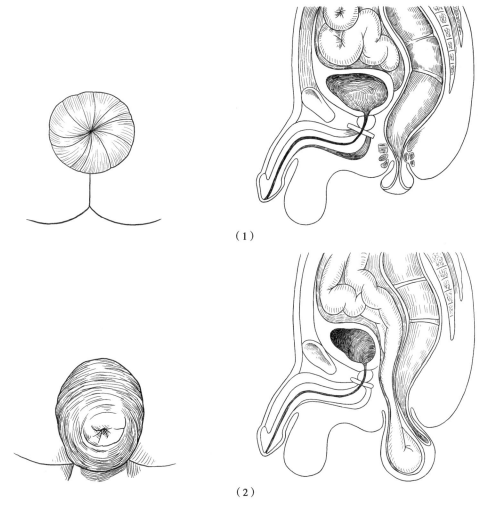

（1）

（2）

图 41-41 直肠脱垂
（1）直肠黏膜脱垂 （2）直肠完全脱垂

3. 手术治疗 成人完全性直肠脱垂以手术治疗为主,方法很多,各有优缺点,均有一定的复发率。手术途径有四种:经腹部、经会阴、经腹会阴和经骶部。前两种途径应用较多。

直肠悬吊固定术治疗直肠脱垂疗效较肯定。现在腹腔镜及机器人辅助的直肠脱垂手术在提高疗效的同时,也明显地减少了手术创伤和并发症。术中游离直肠后,可通过多种方法将直肠悬吊固定在周围组织上,主要为骶骨前、骶骨岬及两侧的组织上,注意勿损伤周围神经及骶前静脉丛;可同时缝合松弛的盆底筋膜、肛提肌。另外,近年来各种生物材料补片的应用也加强了对盆底组织的支撑效果。合并便秘的病人可同时切除冗长的部分乙状结肠。

直肠黏膜脱垂可采用经肛门吻合器环形切除术切除冗余的脱垂黏膜。对老年、体质虚弱者可简单地行肛门环缩术、乙状结肠造口术等。

经会阴手术操作较安全。经典的手术有 Delorme 手术和 Altemeier 手术两类,前者切除冗余的黏膜,保留并折叠缝合直肠肌肉层,然后完成黏膜吻合。后者可将脱出的直肠甚至乙状结肠自肛门直接切除吻合,肛提肌裂隙增宽者尚可行修补成形。

第十四节 | 便秘的外科治疗

便秘(constipation)不仅是一种临床疾病,也是一种临床上十分常见的消化道症状,表现为便质干结、坚硬,排出困难,排便时间明显延长。慢性便秘(chronic constipation)在自然人群中的患病率约为

4%～6%,男女之比为 1:3,发病率随年龄增长而升高。

【病因和分类】 便秘原因十分复杂,众多的消化道疾病、神经内分泌或代谢系统的异常及一些特殊的药物均可引起慢性便秘。可以是由于结肠的功能受到损害(包括消化吸收障碍、运动失调等),也可由直肠肛管出口处病变包括括约肌功能失调等引起。另外,肛肠外科将需要临床特殊处理的慢性便秘归纳为结肠慢传输型便秘和出口梗阻型便秘,当两种原因同时存在时,则称为混合性便秘。引起出口梗阻型便秘的主要疾病有直肠前突、直肠黏膜脱垂、耻骨直肠肌综合征、盆底痉挛综合征等。

结肠慢传输型便秘和出口梗阻型便秘是以慢性便秘及排出困难为主要临床症状,需要外科手术处理的慢传输型便秘、出口梗阻型便秘及混合型便秘是本节所阐述的重点。

【诊断】

1. 结肠慢传输型便秘 即结肠运输速度减慢引起的便秘。以老年人和年轻女性多见,排便次数减少,每 2～3 天或更长时间排便一次。常伴有腹部膨胀和不适感。作结肠传输时间测定时可发现全结肠传输慢或节段性结肠传输延迟。

2. 直肠前突 多见于女性,因直肠阴道隔薄弱,或会阴下降,长期在排便时粪便的压迫下向阴道侧突出引起粪便排出困难。排出困难是本病的突出症状。病人常有手法辅助排便的经历或用拇指从阴道侧向后推压以协助排便的经验。直肠指诊和排粪造影可明确诊断,排粪造影可显示直肠前突宽度和深度。

3. 直肠黏膜内脱垂 因直肠黏膜松弛、脱垂,排便时形成套叠,堵塞肛管上口,引起排便困难。用力越大,梗阻感越重。排便造影可见在直肠侧位片上用力排便时的漏斗状影像或黏膜一层或多层套叠征象。直肠指诊可发现直肠下端黏膜松弛或肠腔内黏膜堆积。

4. 耻骨直肠肌综合征 耻骨直肠肌痉挛或肥厚、纤维化致使排便时肌肉松弛困难,盆底出口处梗阻,从而引起便秘。本病特征为进行性、长期、严重的排便困难。直肠指诊时可感到肛管紧张度增加,肛管测压时可见到静息压及收缩压均升高;肛管肌电图检查发现耻骨直肠肌、外括约肌反常电活动;结肠传输功能检查时可发现明显的直肠滞留现象。排便造影检查可见明显的耻骨直肠肌肥厚或搁架征。

5. 盆底痉挛综合征 正常排便时,耻骨直肠肌和肛管外括约肌松弛,使肛门直肠角变大,肛管松弛,便于粪便排出。若排便时以上两肌不能松弛,甚至收缩,则会阻塞肠道出口,引起排便困难。直肠指诊时肛管张力明显增加。直肠测压时肛管静息压升高。排便造影时发现肛门直肠角在用力排便时不变大甚至变小。

【治疗】

1. 非手术治疗 慢性便秘宜先行非手术治疗,如多食富含膳食纤维食物,养成良好的排便习惯等,必要时可辅用促排便药物、栓剂或灌肠等治疗。生物反馈治疗对各型便秘均有一定的效果。非手术治疗无效时,有明确的解剖异常或手术指征,排除手术禁忌证,可考虑手术治疗。

2. 手术治疗 手术治疗主要针对粪便在传输和排出过程中的两种缺陷:出口梗阻型便秘需依据出口梗阻的原因作出相应处理,结肠慢传输型便秘则需切除无传输力的结肠。有时两种病因同时存在,因此应慎重合理选择手术治疗方案。

(1) 结肠切除术:主要有两种术式,即全结肠切除、回肠直肠吻合术和结肠次全切除、盲肠直肠吻合术。主要用于结肠慢传输型便秘的治疗,手术效果肯定。

(2) 直肠前突修补术:用于直肠前突的治疗。分闭合式修补和切开修补两种,手术目的都是修补缺损的直肠阴道隔薄弱区。临床上以经直肠切开修补的 Sehapayak 手术较为常用,方法是在齿状线上方的直肠前正中作纵切口,深度达黏膜下层,向两侧游离黏膜瓣后,间断缝合两侧肛提肌边缘 3～5针,加强直肠阴道隔,然后缝合黏膜切口。

(3) 用特殊的痔治疗吻合器或直线切割闭合器,环形或纵行切除部分直肠黏膜,并使直肠黏膜固定,对直肠前突、直肠黏膜脱垂有一定疗效。

（4）耻骨直肠肌切断或部分切除术：用于耻骨直肠肌综合征的治疗，经骶尾部入路，明确为耻骨直肠肌后，可切断，或通过挂线方式达到慢性切断耻骨直肠肌的目的。

慢性便秘原因复杂，不同的病因应采用不同的治疗方式。外科病因明确的便秘手术效果良好，术前诊断不完全是术后便秘复发及手术效果不佳的原因之一。

（任东林）

本章思维导图

第四十二章 | 肝疾病

第一节 | 解剖生理概要

肝脏是人体内最大的实质性脏器,大部分位于右侧季肋部,小部分横过腹中线达左季肋部。肝的右下缘齐右肋缘,左下缘可在剑突下打到,一般不超过剑突与脐连线的中点。肝的膈面和前面分别有左三角韧带、右三角韧带、冠状韧带、镰状韧带和肝圆韧带,使其与膈肌及前腹壁固定(图42-1);脏面有肝胃韧带和肝十二指肠韧带,后者包含有门静脉、肝动脉、淋巴管、淋巴结和神经,又称肝蒂。门静脉、肝动脉和肝总管在肝脏面的横沟处各自分出左、右干进入肝实质内,称为第一肝门。在肝实质内,门静脉、肝动脉和肝内胆管的走向基本一致,共同被包裹在 Glisson 鞘内。肝静脉是肝血液的流出管道,三条主要的肝静脉在肝后上方的静脉窝进入下腔静脉,称为第二肝门;小部分肝血液经数支肝短静脉汇入肝后方的下腔静脉,称为第三肝门。

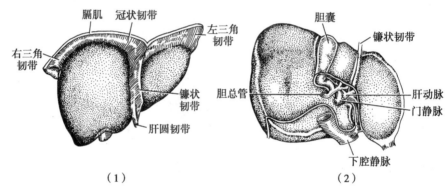

图 42-1 肝外观
(1)膈面 (2)脏面

根据肝内血管、胆管的分布规律,肝被分为左、右半肝。左、右半肝又分成左外叶、左内叶、右前叶、右后叶和尾状叶;左外叶和右后叶又分成上、下两段,尾状叶也分成左、右两段(图42-2)。以肝静脉及门静脉在肝内分布为基础的 Couinaud 分段法也较常用,它将肝分为八个段(图42-3)。国际肝胆胰学会(IHPBA)提出肝解剖和手术名称的命名方法,将肝进行三级划分,即"半肝""区""段",与 Couinaud 的八段法稍有不同的是将 Couinaud 的 I 段划分为 1 段和 9 段。

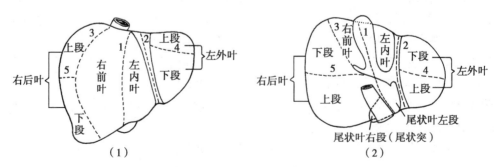

图 42-2 肝的分区
(1)膈面 (2)脏面
1.正中裂 2.左叶间裂 3.右叶间裂 4.左段间裂 5.右段间裂

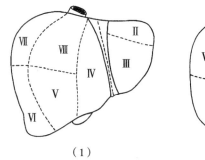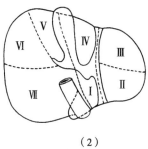

（1）　　　　　　　　　　　　（2）

图 42-3　Couinaud 分段法
（1）膈面　（2）脏面

肝的基本结构为肝小叶,肝小叶中央是中央静脉,围绕该静脉为放射状排列的单层肝细胞索,肝细胞索之间为肝窦(窦状隙),肝窦壁上附有 Kupffer 细胞,属于单核吞噬细胞系统。相邻肝小叶之间是门管区,其中有肝动脉、门静脉和胆管的小分支。肝窦系肝毛细血管网,它一端与肝动脉和门静脉的小分支相通,另一端和中央静脉连接。肝窦面的肝细胞膜上具有很多微绒毛,伸向肝细胞膜与肝窦壁之间的狄氏(Disse)间隙内,参与物质交换。胆小管则是由相邻的肝细胞胞膜向各自胞质内凹陷而形成的微细小管。

肝的血供 25%～30% 来自肝动脉,70%～75% 来自门静脉。但由于肝动脉压力大,其血流含氧量高,供给肝所需氧量的 40%～60%。肝的总血流量约占心排血量的 1/4,可达到 1 500ml/min。

肝担负着重要而复杂的生理功能,包括:

1. **分泌胆汁**　每日分泌胆汁约 800～1 000ml,帮助脂肪消化以及脂溶性维生素 A、D、E、K 的吸收。

2. **代谢功能**　肝将肠道吸收的碳水化合物、蛋白质和脂肪转化为糖原,储存于肝内。当血糖降低时,又将糖原分解为葡萄糖,释入血液。

在蛋白质代谢过程中,肝主要起合成、脱氨和转氨作用。蛋白质经消化分解为氨基酸而被吸收,参与合成人体所需的各种重要蛋白质,如白蛋白、纤维蛋白原和凝血酶原等。肝损害严重时,可出现低蛋白血症和凝血功能障碍。肝将代谢产生的大部分的氨合成尿素,经肾脏排出。肝细胞严重受损时,脱氨作用减退,血氨增高,是发生肝性脑病的主要原因。肝细胞内有多种转氨酶,参与氨基酸间的转化。肝细胞受损并伴有细胞膜破坏时,转氨酶被释放入血,引起血内转氨酶升高。

肝在脂肪代谢中起重要作用,并维持体内各种脂质(包括磷脂和胆固醇)浓度和比例的稳定。

肝也参与多种维生素代谢。肝将胡萝卜素转化为维生素 A,并加以储存。还储存维生素 B 族以及维生素 C、D、E 和 K。

在激素代谢方面,肝对雌激素、抗利尿激素具有灭活作用;肾上腺皮质酮和醛固酮的中间代谢过程大部分在肝内进行。肝硬化时灭活作用减退,体内的雌激素增多,引起蜘蛛痣、肝掌及男性乳房发育等现象;抗利尿激素和醛固酮增多,促使体内水钠潴留,引起水肿和腹水。

3. **凝血功能**　肝除合成纤维蛋白原、凝血酶原外,还产生凝血因子 V、VII、VIII、IX、X、XI 和 XII。另外,储存在肝内的维生素 K 对凝血酶原和凝血因子 VII、IX、X 的合成是不可缺少的。

4. **解毒作用**　内源性或外源性毒物在肝内通过单核吞噬细胞系统被吞噬,或通过分解、氧化和结合等方式而转化为无毒物质。

5. **吞噬或免疫作用**　肝通过 Kupffer 细胞的吞噬作用,将细菌、抗原抗体复合物、色素和其他碎屑从血液中清除。

此外,肝内有铁、铜、维生素 B_{12}、叶酸等造血因子,能间接参与造血。肝储藏大量血液,急性失血时,有一定调节血液循环的作用。

肝的储备功能和再生能力均很强大。研究证明,切除正常肝实质的70%～80%仍可维持正常的生理功能,且能在一段时间内再生至接近原来的肝重量。因此,当发生局限性病变时,可施行肝段、半肝乃至更大范围(如右三叶)肝切除术。肝对缺氧非常敏感,虽然正常肝可耐受常温下持续肝门阻断约60分钟,但伴有肝硬化者耐受时间明显缩短,此类病人实施肝切除手术时,常温下单次肝门阻断的时间不宜超过15～20分钟。

第二节 | 肝脓肿

常见的肝脓肿(liver abscess)有细菌性和阿米巴性两种。阿米巴肝脓肿主要在《传染病学》中讲授,本节着重讨论其外科治疗问题。

一、细菌性肝脓肿

【病因和病理】 全身细菌性感染,特别是腹腔内感染时,如病人免疫力低下,可发生肝脓肿。有基础疾病者,特别是糖尿病病人,是高发人群。细菌可经下列途径侵入肝:①胆道:良性或恶性病变导致胆道梗阻并发生化脓性胆管炎时,细菌沿着胆管上行,是引起细菌性肝脓肿的主要原因。②门静脉:如坏疽性阑尾炎、胃肠道憩室炎等,细菌可突破肠道屏障经门静脉入肝。③肝动脉:体内任何部位的化脓性病变,如细菌性心内膜炎、化脓性骨髓炎等,当并发菌血症时,细菌可经肝动脉侵入肝。④肝毗邻器官或组织存在感染病灶,细菌可循淋巴系统侵入或直接扩散感染至肝。⑤开放性肝损伤时细菌可直接经伤口侵入肝,形成脓肿。此外,其他如经肝动脉化疗栓塞、消融等有创性治疗,也可导致肝脓肿。部分肝脓肿的病因难以确定,称为隐源性感染。

细菌性肝脓肿(bacterial liver abscess)的致病菌多为肺炎克雷伯菌、大肠埃希菌、厌氧链球菌、葡萄球菌等。单发的肝脓肿有时可以很大,多发肝脓肿的直径则可在数毫米至数厘米之间,数个脓肿也可融合成一个大脓肿。

【临床表现】 典型症状是寒战、高热、肝区疼痛和肝大。体温常可高达39～40℃,伴恶心、呕吐、食欲缺乏和周身乏力。肝区钝痛或胀痛多属持续性,有时可伴右肩牵涉痛,右下胸及肝区叩击痛或压痛;如脓肿位于肝前下缘表浅部位,可伴有右上腹肌紧张和局部明显触痛;巨大的肝脓肿可使右季肋呈饱满状态,有时甚至可见局限性隆起,局部皮肤红肿。严重时或并发胆道梗阻者,可出现黄疸。

肝右叶脓肿可穿破肝包膜形成膈下脓肿,也可突破入右侧胸腔,左叶脓肿则偶可穿入心包。脓肿如向腹腔穿破,则发生急性腹膜炎。少数肝脓肿可穿破血管和胆管壁,引起大量出血并从胆道排出,临床表现为上消化道出血。

实验室检查可见白细胞计数和中性粒细胞百分比增高,转氨酶和碱性磷酸酶增高,CRP增高,ESR增快,慢性病程病人可有贫血和低蛋白血症。超声检查可明确其部位和大小,阳性诊断率超过96%,为首选检查方法。CT更易显示多发小脓肿。MRI在存在可疑胆道疾病时帮助较大。胸腹部X线检查:右叶脓肿可使右膈肌升高,肝阴影增大或局限性隆起,有时出现右侧反应性胸膜炎或胸腔积液。

【诊断】 根据病史、临床表现、实验室和超声检查,即可诊断本病。必要时可在肝区压痛最剧处或超声引导下施行诊断性穿刺予以确诊。

【鉴别诊断】 主要应与阿米巴肝脓肿鉴别,见表42-1。此外,还需与右膈下脓肿、胆道感染及肝癌特别是肝内胆管癌等鉴别,可参考有关章节。

【治疗】 细菌性肝脓肿必须早期诊断,积极治疗。

1. 全身支持治疗 给予充分营养支持,必要时多次少量输血和血浆、纠正低蛋白血症,增强机体免疫力,并纠正水和电解质紊乱等。

表 42-1　　细菌性肝脓肿与阿米巴肝脓肿的鉴别

鉴别要点	细菌性肝脓肿	阿米巴肝脓肿
年龄/岁	>50	20～40
男女比例	1.5∶1	>10∶1
病史	继发于胆道感染或其他化脓性疾病,多有糖尿病病史	继发于阿米巴痢疾后,少见糖尿病病史
症状	病情急骤严重,全身中毒症状明显,有寒战、高热,部分病人可有黄疸	起病较缓慢,病程较长,可有高热,或不规则发热、盗汗,黄疸少见
血液化验	白细胞计数及中性粒细胞可明显增加,可见胆红素升高,血培养可阳性	白细胞计数可增加,如无继发细菌感染,血培养阴性,血清学阿米巴抗体检测阳性
粪便检查	无特殊表现	部分病人可找到阿米巴滋养体或包囊
脓液	多为黄白色脓液,涂片和培养可发现细菌	大多为棕褐色脓液,无臭味,镜检有时可找到阿米巴滋养体。若无混合感染,涂片和培养无细菌
诊断性治疗	抗阿米巴药物治疗无效	抗阿米巴药物治疗有效
脓肿	较小,常为多发性	较大,多为单发,多见于肝右叶

2. **抗生素治疗**　未确定病原菌时,应经验性选用广谱抗生素,通常为三代头孢菌素联合甲硝唑,或者氨苄西林、氨基糖苷类联合甲硝唑,待明确细菌培养和药敏试验结果后选用敏感抗生素。抗生素使用应大剂量、足疗程。

3. **经皮肝穿刺脓肿置管引流术**　对于直径 3～5cm 的单个脓肿,如已发生液化,可在超声或 CT 引导下行穿刺抽尽脓液并置管引流。置管引流术后第二天或数日起,即可用等渗盐水缓慢冲洗脓腔和注入抗菌药物。待引流管无脓液引出,病人一般情况好转,冲洗液变清亮,脓腔明显缩小,即可拔管。多数肝脓肿可经抗生素联合穿刺抽液或置管引流治愈。

4. **手术治疗**　适用于:脓肿较大、分隔较多;已穿破进入胸腔或腹腔;胆源性肝脓肿;慢性肝脓肿。手术方式为切开引流,适用于多数病人。可采用经腹腔镜肝脓肿切开引流,开腹切开引流已很少应用。手术中应注意用纱布妥善隔离保护腹腔和周围脏器,避免脓液污染,脓腔内安置多孔橡胶管引流。手术治疗中必须注意:①脓肿已向胸腔穿破者,应同时引流胸腔;②胆道感染引起的肝脓肿,应同时引流胆道;③血源性肝脓肿,应积极治疗原发感染灶。慢性肝脓肿常需施行肝切除治疗。

二、阿米巴肝脓肿

阿米巴肝脓肿(amebic liver abscess)多源于肠道阿米巴感染,绝大多数单发,治疗上首先考虑非手术治疗,以抗阿米巴药物(甲硝唑、氯喹、依米丁),以及必要时反复穿刺吸脓和支持疗法为主,大多数病人可获得良好疗效。

【治疗】

1. **经皮肝穿刺置管引流术**　适用于病情较重、脓肿较大、有穿破危险者,或经抗阿米巴治疗及多次穿刺吸脓而脓腔未见缩小者。

2. **手术切开引流**　适用于:①经抗阿米巴治疗及穿刺引流后仍高热不退者;②脓肿伴继发细菌感染,经穿刺引流及药物治疗不能控制者;③脓肿已穿破入胸腹腔并发脓胸和腹膜炎。切开排脓后采用持续胸腔闭式引流。

(沈　锋)

第三节 | 肝棘球蚴病

肝棘球蚴病(echinococcosis of the liver)又称肝包虫病(hydatid disease of the liver),系棘球绦虫的蚴感染所致的人畜共患病。

【病因和病理】 公认的致病绦虫有四种:细粒棘球绦虫、泡状棘球绦虫或多房棘球绦虫、伏氏棘球绦虫和少节棘球绦虫。以细粒棘球病最多见,主要流行于西部畜牧地区和半农半牧区,其余各地也有散发病例报道。高原牧区泡状棘球病的患病率也较高。

细粒棘球绦虫的终宿主有犬、狐、狼等,以犬最常见,中间宿主是羊、猪、马、牛和人等,以羊最多见。肝包虫病临床上最常见,约占75%,其次是肺包虫病,约占15%。

侵入体内的六钩蚴在肝内先发育成小的囊体,囊体长大并挤压肝实质,在肝内形成一个具有多层壁结构和多种内容物的肝包虫囊肿。肝包虫囊肿的囊壁分为内囊和外囊两层。内囊属于虫体结构,呈白色粉皮状,内囊的壁又分为角质层和生发层。角质层位于生发层外面,对生发层细胞有保护、支持、吸收营养物质等作用。生发层由一排具有繁殖能力的细胞组成,可产生生育囊(生发囊)、头节和子囊。外囊是由宿主对寄生虫免疫排斥反应而形成的以巨噬细胞性肉芽肿病变和纤维化为特征的致密纤维层结构。随着囊肿的膨胀性生长,周围肝实质受压,肝细胞变性、萎缩、消失,同时纤维增生,在外囊与肝实质之间形成一层纤维膜状结构。纤维膜与外囊之间有潜在的可分离间隙,沿此间隙可将外囊与肝实质分离(图42-4)。

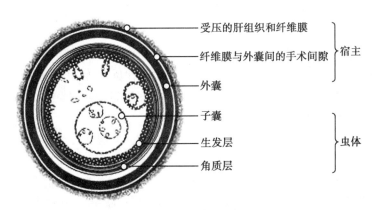

图 42-4 肝包虫囊肿示意图

包虫囊肿在机体内历经定植、生长发育和衰亡的病理过程,是机体与包虫相互作用的结果。多数包虫囊肿生长缓慢,不同阶段其病理改变各异:包虫囊肿大小不一;内囊可呈单囊、多子囊、内囊塌陷甚至坏死;囊液可由清亮变混浊,水分吸收致囊内容物成为干酪状,可出现钙盐沉积;外囊壁逐渐增厚、钙化;部分破裂入胆道、腹腔甚至胸腔,形成瘘。

【临床表现和并发症】 包虫囊肿增大缓慢,无并发症时无明显症状,常在体格检查时偶然被发现,亦有因腹部肿块或因囊肿导致压迫症状或引起并发症而就医者。由于包虫寄生部位、囊肿体积及数量、机体反应性及并发症(破裂、压迫、感染等)的不同,临床表现各异。

1. 包虫囊破裂 ①囊内容物破入腹腔,可导致严重过敏反应;头节种植腹腔产生多发囊肿,可导致腹胀或肠梗阻;②囊内容物破溃入胆道,可引起梗阻性黄疸或反复发作的胆管炎;③经横膈破裂入胸腔,甚至肺,导致反复肺部感染。

2. 包虫囊肿压迫 ①压迫胆管出现黄疸;②压迫肝静脉引起巴德-吉亚利综合征(见第四十三章"门静脉高压症")。

3. 感染 继发细菌感染较为常见,多由胆瘘引起。表现类似细菌性肝脓肿,但全身和局部症状较轻。

4. 过敏反应　囊肿破裂可引起荨麻疹,严重时可造成过敏性休克。

人体每个器官都有可能发生包虫病。

【诊断】　大多数病人有流行地区居住史,以及犬、羊等接触史。辅助诊断方法如下。①超声检查:诊断准确率高,是首选检查方法,常用于流行病学筛查。超声可帮助确定包虫的发育阶段和分型。包虫囊肿的超声影像学表现为:囊型病灶(CL型)、单囊型(Ⅰ型)、多子囊型(Ⅱ型)、内囊塌陷型(Ⅲ型)、实变型(Ⅳ型)、钙化型(Ⅴ型),包虫破入胆道时可见肝内外胆管扩张。②CT和MRI检查:能显示特有的影像表现和毗邻关系。③免疫学检查:包虫囊液皮内试验(Casoni skin test)阳性率可达90%~95%;补体结合试验阳性率可达70%~90%,检测结果有助于诊断。

【治疗】

1. 手术治疗　主要用于治疗儿童包虫病、囊肿巨大或发生的并发症。手术原则是:尽量完整或部分切除外囊,清除内囊,避免囊内容物外溢,防止复发;合理处理残腔及胆瘘,减少术后并发症。

(1)外囊完整剥(切)除术:沿包虫外囊与周围纤维膜之间的潜在间隙,可将外囊完整剥(切)除。完整剥(切)除有困难时,可先行内囊摘除,再行外囊次全切除或部分切除。该术式较好地解决了术后复发和残腔并发症的问题,可作为根治性手术的首选方式。

术中要仔细结扎通向囊腔的胆管支;部分外囊切除时,应仔细缝扎残留在外囊壁上的每个小的胆管开口;肝门部胆管瘘口较大者,可行瘘口空肠Roux-en-Y吻合术;囊内容物破入胆道时,需行胆总管探查术将其清除干净。

(2)内囊摘除术:是经典的手术方式,关键是避免囊液外溢和头节的灭活。用封闭法尽量抽吸囊液,囊内注入20%氯化钠溶液灌洗。浸泡5分钟后抽吸,重复2~3次,以灭活头节。切开外囊壁,摘除内囊。切除凸出肝外的外囊壁,清理残腔内的坏死组织,仔细缝合残腔内的胆管漏口。残腔可用大网膜填塞加负压吸引,以促进残腔愈合。

(3)肝切除术:适用于局限的单发或多发囊肿,或囊腔引流后残腔难以闭合者。

2. 药物治疗　通常难以达到治愈的效果,适用于早期囊肿小、外囊壁薄、有广泛播散和围手术期的病人。常用药物是阿苯达唑(albendazole),术前一周和术后口服半年以上,部分病人治疗有效。

3. 超声引导下经皮穿刺抽吸术　穿刺针或导管进入囊肿吸尽囊液后,注入20%氯化钠溶液,保留10~15分钟后将其抽吸出。此方法适用于体积较小、位于肝组织内的Ⅰ型囊肿,可多次使用,达到杀灭虫体的目的;不适用于囊肿和胆管相通的病人。

此外,囊肿直径小于5cm,已实变或钙化(Ⅳ、Ⅴ型)且无症状者,可随访观察。

由泡状棘球绦虫幼虫引起的肝泡球蚴病多见于高原疫区,狐狸是主要终宿主。泡球蚴呈小泡型膨胀性生长导致肝细胞坏死和肉芽肿反应,虫体肝内生长不规则,常压迫胆管、肝静脉、下腔静脉和膈肌。早期手术切除病变可获痊愈,病变范围广不能手术者,预后差。阿苯达唑治疗有效,却不能根治。

(彭心宇)

第四节 | 原发性肝恶性肿瘤

原发性肝恶性肿瘤(primary malignant tumor of the liver)包括肝细胞癌、肝内胆管癌和肝肉瘤等,但肝肉瘤罕见。

一、肝细胞癌

肝细胞癌(hepatocellular carcinoma,hepatoma),简称肝癌(liver cancer),是肝最常见的恶性肿瘤,约占90%。在我国,东南沿海地区发病率较其他地区高。

【病因和病理】　目前认为,肝细胞癌发病与肝硬化、病毒性肝炎、黄曲霉毒素以及某些化学致癌物质等因素有关。

肝癌大体病理形态分为三型:结节型、巨块型和弥漫型。传统上以肿瘤直径 5cm 为界,将肝细胞癌分为小肝癌(直径≤5cm)和大肝癌(直径>5cm)两类。中华医学会外科学分会肝脏外科学组的分类:微小肝癌(直径≤1cm),小肝癌(直径>1cm,≤5cm),大肝癌(直径>5cm,≤10cm)和巨大肝癌(直径>10cm)。

肝癌细胞极易经门静脉系统在肝内播散,形成癌栓后阻塞门静脉主干可引起门静脉高压症的临床表现;肝外转移最多见于肺,其次为骨、脑等;经淋巴转移者相对少见,可转移至肝门淋巴结,以及胰周、腹膜后、主动脉旁及锁骨上淋巴结。肿瘤可直接侵犯邻近脏器,如膈肌、胃或横结肠,也可发生腹腔种植性转移。

【临床表现】 病人年龄大多为 40~50 岁,男性比女性多见。肝癌早期缺乏典型临床表现,一旦出现症状和体征,疾病多已进入中、晚期。临床表现可能有肝区疼痛、肝大或右上腹肿块,乏力、消瘦、食欲缺乏、黄疸、腹胀等症状。

发生肺、骨、脑等脏器转移者,可引起相应症状。少数病人可有低血糖症、红细胞增多症、高血钙和高胆固醇血症等特殊表现。

【诊断与鉴别诊断】 病人有乙型肝炎或丙型肝炎等肝病病史,甲胎蛋白(AFP)≥400ng/ml,超声、CT 或 MRI 检查发现肝实质性肿块,且具有肝细胞癌典型影像学表现者,即可作出临床诊断。

需要强调的是,妊娠、活动性肝病、生殖腺胚胎源性肿瘤等病人血清 AFP 可以持续性升高,应予以排除。AFP 低度升高者,应结合肝功能变化及影像学检查进行动态观察,分析判断。临床上约 30% 肝癌病人的 AFP 完全正常,此时应检测 AFP 异质体,如为阳性,有助于诊断。肝功能相关的酶可能升高,但缺乏特异性。

诊断困难者,可以作肝动脉造影,必要者同时做 TACE 进行诊断性治疗。超声引导下肝穿刺活组织检查有诊断意义,但可能出现假阴性,偶尔会发生穿刺针道出血或癌细胞沿针道扩散。

肝细胞癌主要应与肝硬化、继发性肝癌、肝良性肿瘤、肝脓肿、肝包虫病,以及与肝毗邻器官,如右肾、结肠肝曲、胃、胰腺等处的肿瘤相鉴别。

【治疗】 早期诊断、早期采用以手术切除为主的综合治疗,是提高肝癌长期治疗效果的关键。

1. 肝切除 按解剖学分为解剖性和非解剖性肝切除;按手术彻底性分为根治性和非根治性肝切除。手术方式有 3 种:开腹肝切除、经腹腔镜肝切除和机器人(机械手臂)辅助下肝切除。总体上,肝癌切除后 5 年生存率为 30%~40%,微小肝癌和小肝癌切除后 5 年生存率可达 75% 以上。影响手术治疗效果的主要因素是肿瘤数目、血管侵犯、肿瘤分化程度和生物学特性等。

(1)肝癌根治性切除判断标准(中华医学会外科学分会肝脏外科学组,2016)如下。

1)术中判断:①肝静脉、门静脉、胆管的主干或主要分(属)支及下腔静脉未受肿瘤侵犯。②无邻近脏器侵犯,无肝门淋巴结或远处转移。③按肝内解剖分界,将肝段、肝叶、半肝或肝三叶范围内的肿瘤完全切除。④肝切缘距肿瘤边界>1.0cm;如切缘<1.0cm,残肝断面组织学检查无肿瘤细胞残留,即切缘阴性。

2)术后判断:①术后 2 个月行超声、CT、MRI(必须有其中两项)检查未发现肿瘤病灶。②如术前 AFP 水平升高,术后 2 个月内 AFP 水平降至正常范围(极少数病人 AFP 降至正常的时间>2 个月)。

(2)手术适应证

1)病人一般情况:①较好,病情评分为 0~1,无明显心、肺、肾等重要脏器质性病变;②肝功能 Child-Pugh 分级属 A 级,如为 B 级,经短期护肝治疗后肝功能恢复到 A 级(肝功能分级参见表 43-1);③肝储备功能良好,吲哚菁绿(ICG)检测正常。

2)根治性肝切除:①单发肿瘤,估计肝切除后残肝体积≥全肝 50%;②多发肿瘤,局限在同一肝段或半肝范围内;③肝内无多发转移,无肝外转移。

3)非根治性肝切除:可为有些病例创造进一步治疗的机会,以延长生存时间,甚至获得治愈。例如,肝癌侵犯肝内重要管道或邻近器官,合并门静脉癌栓和/或腔静脉癌栓者,如病人一般情况允许,可考虑肝切除。因为不能保证手术切缘阴性,甚至有少量肿瘤组织或子灶残留,所以是非根治性切除。

伴有中到重度脾功能亢进和食管静脉曲张的肝癌病人,如全身情况允许,可考虑做小范围肝切除联合脾切除,必要时联合做断流术。

2. 不可切除肝癌的外科治疗　可根据具体情况,术中作肝动脉栓塞化疗以及冷冻、射频或微波消融治疗等,有一定的疗效。

3. 肝移植　手术指征:①肝功能属 C 级,或长期为 B 级,经护肝治疗不能改善;②肿瘤直径≤5cm,数目少于 3 个;③无血管侵犯和远处转移。按照上述标准选择病人,可获得较好的长期治疗效果。

4. 消融治疗(ablation therapy)　常用的消融方法有射频、微波、冷冻和化学(如无水乙醇)4 种,通常是在超声引导下经皮穿刺施行,也可在手术中施行。这些方法适用于瘤体较小而又不能或不宜手术切除者,特别是肝切除术后早期肿瘤复发者。

5. 介入治疗(interventional therapy)　经皮穿刺股动脉插入导管,将导管插入肿瘤侧肝动脉,确定进入肿瘤的供血动脉后,注入栓塞剂(如碘化油注射液或药物微球)和化疗药。此方法可使肿瘤部分坏死,使肿瘤缩小,延长病人生存时间;少数病人的肿瘤可完全坏死而达到治愈。

6. 免疫和基因治疗(immunotherapy and gene therapy)　常用药物有胸腺肽、干扰素等。近几年一批新的药物进入临床应用,如 PD-L1(programmed death-ligand 1)单抗、CTLA-4(cytotoxic T lymphocyte-associated antigen 4)单抗,多采用双免疫联合用药。免疫联合靶向治疗的药物治疗方案有 PD-L1 单抗联合 VEGF 单抗,以及 PD-1 单抗联合贝伐珠单抗等。

7. 放射治疗　肿瘤较局限、无远处转移而又不适宜手术切除者,或手术切除后肝断面有残癌或手术切除后复发者,可采用放射治疗为主的综合治疗。

8. 中医中药治疗　对保护或改善肝功能、减轻化疗不良反应、提高机体免疫力均有较好的作用。最近研究发现,槐耳颗粒有减少肝癌术后复发的效果。

9. 肝癌并发症的处理　常见的并发症是癌肿破裂出血,小的破裂往往可以自行止血。如出血量大,应急诊行 TAE 或 TACE 治疗,或行急诊肝切除术。病情危急、术中情况不允许者,立即行纱布填塞止血,尽快结束手术,待病人情况稳定后再作进一步处理。

肝癌合并门静脉癌栓者常发生消化道出血,处理参见第四十七章。

二、肝内胆管癌

肝内胆管癌(intrahepatic cholangiocarcinoma,ICC)多源于肝内胆管上皮细胞,多为腺癌,在原发性肝恶性肿瘤中约占 10%。同时起源于肝内胆管和肝细胞的恶性肿瘤,称为混合型癌,该型较为少见。

流行病学证据表明 ICC 与丙型肝炎病毒(HCV)感染、HIV 感染、肝硬化和糖尿病相关。

ICC 的临床表现与肝细胞癌相似,最常见的症状是右上腹疼痛和体重减轻,大约 25% 的病人出现黄疸。ICC 病人的 AFP 水平正常,有些病例 CEA 或 CA19-9 的水平升高。ICC 在 CT 和 MRI 上表现为局灶性肝肿块,肿块周围的胆管可能扩张,增强扫描的典型表现是肿块有周边或中心强化。本病往往沿胆道浸润生长,确诊时可能已发生肝内转移、淋巴结转移。

治疗 ICC 的有效方法是肝切除,手术后 5 年生存率不到 50%。预后不良的因素有肝内转移、淋巴结转移、血管侵犯和切缘阳性。免疫联合靶向药物治疗有一定的效果。

第五节 | 转移性肝肿瘤

本病又称继发性肝肿瘤(secondary tumor of the liver),包括转移性肝癌(metastatic cancer of the liver)和转移性肝肉瘤(metastatic sarcoma of the liver)。原发肿瘤主要(57%)为结直肠癌,胃癌,胰腺

癌和胃、肠平滑肌肉瘤等;肺癌、乳腺癌、肾癌、宫颈癌、卵巢癌、前列腺癌和头颈部肿瘤等也可发生肝转移。

【分类】 根据原发肿瘤与转移性肝肿瘤发生的时间关系,将其分为3种类型:①早发型,先发现转移性肝肿瘤,之后才找到原发肿瘤;②同步型,同时发现原发肿瘤和转移性肝肿瘤;③迟发型,发现原发肿瘤或原发肿瘤手术切除数月至数年后才发生肝转移。

【临床表现和诊断】 肿瘤较小时一般无症状,常在影像学检查时被发现。随着转移瘤增大,可出现上腹或肝区不适或隐痛;病情加重时,可出现乏力、发热、体重下降等;晚期病人可出现贫血、黄疸、腹水等。体检发现肝大,有时可触及坚硬的癌结节。超声、CT、MRI 和 PET 等影像学检查有重要诊断价值。肿瘤标志物:AFP 升高者较少;CEA、CA19-9、CA125 等对消化系统、肺、卵巢等器官癌肿的肝转移具有诊断价值。

【治疗】 单发的转移性肝肿瘤,最有效的治疗方法是肝切除。多发的转移性肝肿瘤是否行肝切除,存在争论。文献中有报告一次手术切除肝 5 个转移肿瘤,取得了较好的效果。手术原则:完全切除肿瘤,最大限度保留健康肝组织。

对于同步型,如病人一般情况允许,可同时切除原发癌和转移癌。对不适合手术切除的转移性肝癌或术中发现不能手术切除者,根据病人全身情况及原发肿瘤情况,选用区域灌注化疗、微波固化、射频消融、冷冻及放射等局部治疗;全身治疗可选用化疗、免疫联合靶向药物等。部分病人治疗后肿瘤缩小、数目减少,达到延长生存时间的效果。

【预后】 病人预后与原发癌的性质、发生肝转移的时间、原发和转移癌发现时的严重程度、肿瘤对药物治疗的敏感性,以及个体因素等有关。总体上,转移性肝癌手术切除后 5 年生存率为 25%～46%。

第六节 │ 肝良性肿瘤

肝海绵状血管瘤(cavernous hemangioma of liver)常见于中年女性,多为单发,也可多发;左、右肝的发生率大致相等。肿瘤生长缓慢,病程长达数年以上。瘤体较小时无任何临床症状,增大后可引起上腹部不适、腹胀、嗳气、腹痛等症状。体格检查:腹部肿块与肝相连,表面光滑,质地柔软,有囊性感及不同程度的压缩感。根据临床表现以及超声、CT、MRI 或肝动脉造影等检查,不难诊断。

手术切除是治疗肝海绵状血管瘤的最有效的方法。但小的、无症状的肝海绵状血管瘤不需治疗,可每隔 6～12 个月作超声检查,以动态观察其变化。如病人临床症状明显且影响正常生活和工作,或肿瘤直径>10cm,特别是位于肝缘,有发生外伤性破裂危险者,可行手术切除。通常沿肿瘤包膜外分离,完整地切除肿瘤,尽量保留正常的肝组织;如有必要,也可以做肝部分切除或解剖性肝切除术。病变广泛分布在左、右半肝而不能切除者,可行肝动脉结扎术。我国手术切除的最大一例肝海绵状血管瘤的体积为 63cm×48.5cm×40cm,重达 18kg。肝海绵状血管瘤最危险的并发症是肿瘤破裂引起的大出血,但极少发生。

其他良性肿瘤,如肝腺瘤、血管内皮瘤、胆管囊腺瘤、脂肪瘤、神经纤维瘤等,均少见。有效的治疗方法是手术切除。

(陈孝平)

第七节 │ 肝囊肿

肝囊肿(cyst of liver)分为寄生虫性和非寄生虫性肝囊肿;后者又可分为先天性、创伤性、炎症性和肿瘤性囊肿。临床以先天性肝囊肿多见,分为单发性和多发性两种。

单发性肝囊肿以 20～50 岁多见,男女比例为 1:4;以肝右叶居多;囊肿小者直径仅数毫米,大者含液量>500ml,甚至可占据整个肝叶。多发性肝囊肿以 40~60 岁女性多见,囊肿大小不等,可分布于全肝,或局限于一段或一叶。囊壁内层上皮细胞可因肝囊肿大小而不同,呈现为柱状、立方形、扁平状或缺如,外层为胶原样组织;囊液澄清透明,多不含胆汁。

先天性肝囊肿生长缓慢,小的囊肿常无任何症状,多系影像学检查或术中发现。囊内出血或囊肿增大压迫邻近脏器时可出现餐后饱胀、恶心、呕吐、右上腹隐痛不适等症状。体格检查可能触及右上腹肿块和肝大,肿块与肝相连,表面光滑,带囊性感,无明显压痛而可随呼吸上下移动。

超声检查是诊断肝囊肿的首选方法。CT、MRI 检查可明确囊肿的大小、部位、形态和数目。大的肝囊肿 X 线检查可显示膈肌抬高或胃肠受压移位等征象。多发性肝囊肿还应检查肾、肺、胰以及其他脏器有无囊肿(多囊病)或先天性畸形,并注意与先天性肝内胆管扩张症(Caroli disease)相鉴别。

无症状的肝囊肿一般不需特殊处理。巨大且伴有症状者,可予以适当治疗。常用的方法包括超声引导下的穿刺引流或腹腔镜下囊肿"开窗术"或"去顶术",即切除部分囊壁,吸净囊液后使囊腔开放。须行剖腹手术的先天性肝囊肿病例现已极少。

对并发感染、囊内出血者,可在穿刺引流或"开窗术"后放置引流,待引流液清亮后拔除引流管。对囊液含有胆汁者,如穿刺引流不能控制,可考虑手术,术中缝合胆管漏口,置管,必要时可行肝切除术。

多发性肝囊肿一般仅处理其中可能引起症状的大囊肿,可行穿刺引流或腹腔镜下"开窗术"。对病变局限于肝的一段或一叶,且伴有症状,或"开窗术"效果不佳者,也可行肝段或肝叶切除术。

(沈　锋)

本章思维导图

第四十三章 | 门静脉高压症

门静脉高压症（portal hypertension）是指各种原因导致门静脉血流受阻和/或血流量增加所引起的门静脉系统压力增高，继而引起脾大和脾功能亢进，食管胃底静脉曲张、呕血或黑便和腹水等的临床综合征。门静脉正常压力为 13～24cmH$_2$O，平均值 18cmH$_2$O，比肝静脉压高 5～9cmH$_2$O。门静脉压力大于 25cmH$_2$O 时即定义为门静脉高压，多数病例的门静脉压力可上升至 30～50cmH$_2$O。

【解剖概要】 门静脉有别于体静脉的两大特点：门静脉系统位于两个毛细血管网之间，门静脉系统内没有瓣膜。门静脉主干是由肠系膜上、下静脉和脾静脉汇合而成，肠系膜上、下静脉和脾静脉由来自胃、肠、脾、胰的毛细血管网逐渐汇合而成。门静脉主干在近肝门处分为左、右两支，分别进入左、右半肝后逐级分支，其小分支最终与肝动脉小分支的血流汇合于肝小叶内的肝窦（肝的毛细血管网），然后汇入肝小叶的中央静脉，再汇入小叶下静脉、肝静脉，最后汇入下腔静脉。

门静脉和肝动脉的小分支血流除了汇合于肝小叶内的肝窦，还在肝小叶间门管区借着无数的动静脉间交通支相互沟通。这种动静脉交通支一般仅在肝内血流量增加时才开放。正常人全肝血流量约为每分钟 1 500ml，其中门静脉血流量约为每分钟 1 125ml，占全肝血流量的 60%～80%（平均 75%）；肝动脉血流量约为 375ml，占 20%～40%（平均 25%）。肝动脉的压力大，血的含氧量高，故门静脉和肝动脉对肝的供氧比例几乎相等。

门静脉系与腔静脉系之间有四个交通支（图 43-1），正常情况下都很细小、血流量都很少。

1. **胃底、食管下段交通支** 门静脉血流经胃冠状静脉、胃短静脉，通过食管胃底静脉丛与奇静脉、半奇静脉的分支吻合，汇入上腔静脉。

2. **直肠下端、肛管交通支** 门静脉血流经肠系膜下静脉、直肠上静脉与直肠下静脉、肛管静脉吻合，流入下腔静脉。

3. **前腹壁交通支** 门静脉（左支）的血流经脐旁静脉与腹上深静脉、腹下深静脉吻合，分别汇入上、下腔静脉。

4. **腹膜后交通支** 许多肠系膜上、下静脉分支与下腔静脉分支在腹膜后相互吻合，形成的交通支被称为 Retzius 静脉丛。

【病理生理】 门静脉压力通过流入血流和流出阻力形成并维持。门静脉血流阻力增加，常是门静脉高压症的始动因素。按阻力增加的部位，可将门静脉高压症分为肝前、肝内和肝后三型。

肝前型门静脉高压症的常见病因有肝外门静脉血栓形成（脐炎、腹腔感染如急性阑尾炎和胰腺炎、创伤等）、先天性畸形（闭锁、狭窄或海绵样变等）和外在压迫（转移癌、胰腺炎等）。肝外门静脉阻塞的病人，肝功能多

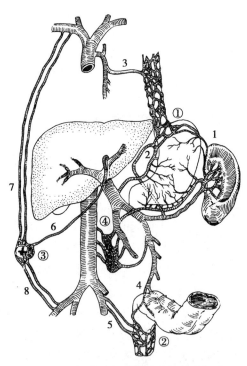

图 43-1 门静脉与腔静脉之间的交通支
1. 胃短静脉 2. 胃冠状静脉 3. 奇静脉 4. 直肠上静脉 5. 直肠下静脉、肛管静脉 6. 脐旁静脉 7. 腹上深静脉 8. 腹下深静脉 ①胃底、食管下段交通支 ②直肠下端、肛管交通支 ③前腹壁交通支 ④腹膜后交通支

正常或轻度损害,预后较肝内型好。

肝内型门静脉高压症又可分为窦前、窦后和窦型。窦前阻塞性门静脉高压症的常见病因是血吸虫病。肝炎肝硬化是我国引起窦型和窦后阻塞性门静脉高压症的常见病因。由于增生的纤维束和再生的肝细胞结节挤压肝小叶内的肝窦,使其变窄或闭塞,导致门静脉血流受阻,门静脉压力也就随之增高。其次是由于位于肝小叶间门管区的肝动脉小分支和门静脉小分支之间的许多动静脉交通支在肝窦受压和阻塞时大量开放,约为门静脉压力 8～10 倍的肝动脉血直接流入压力较低的门静脉小分支,使门静脉压力进一步增高(图 43-2)。

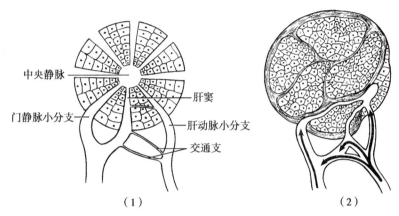

中央静脉
肝窦
门静脉小分支
肝动脉小分支
交通支

（1）　　　　　　　　　　（2）

图 43-2　门静脉、肝动脉小分支之间的交通支在门静脉高压症发病中的作用
（1）正常时,门静脉、肝动脉小分支分别流入肝窦,它们之间的交通支细且不
开放　（2）肝硬化时,交通支开放,压力高的肝动脉血流注入压力低的门静
脉,从而使门静脉高压进一步加重

肝后型门静脉高压症的常见病因包括巴德-吉亚利综合征、缩窄性心包炎、严重右心衰竭等。

上述各种情况引起门静脉高压持续存在后,可发生下列病理变化:

1. **脾大**(splenomegaly)、**脾功能亢进**(hypersplenism)　门静脉压力升高后,脾静脉血回流受阻,脾窦扩张,脾髓组织增生,脾脏肿大。血流流经脾脏时驻留时间延长,遭到脾脏吞噬细胞吞噬的机会增大;脾吞噬细胞吞噬功能增强,吞噬大量血细胞,导致外周血白细胞、血小板和红细胞减少,称为脾功能亢进。

2. **交通支扩张**　由于正常的肝内门静脉通路受阻,上述的四个交通支大量开放,并扩张、扭曲形成静脉曲张。其中最有临床意义的是在食管下段、胃底形成的曲张静脉,它离门静脉主干和腔静脉最近,压力差最大,因而受门静脉高压影响也最早、最显著。肝硬化病人常有胃酸反流,腐蚀食管下段黏膜引起反流性食管炎,或因坚硬粗糙食物的机械性损伤,以及咳嗽、呕吐、用力排便、负重等使腹腔内压突然升高,可引起曲张静脉破裂,导致致命性的大出血。其他交通支也可发生扩张,如直肠上、下静脉丛扩张可以引起继发性痔;脐旁静脉与腹上、下深静脉交通支扩张,可以引起前腹壁静脉曲张,典型的可形成"海蛇头"体征;腹膜后交通支的临床意义相对较小,但偶尔也有曲张静脉破裂引起腹膜后血肿的报道。

3. **腹水**　门静脉压力升高,使门静脉系统毛细血管床的滤过压增加,同时肝硬化引起低蛋白血症,血浆胶体渗透压下降及淋巴液生成增多,促使液体从肝表面、肠浆膜面漏入腹腔而形成腹水。门静脉高压症时门静脉内血流量增加,有效循环血量减少,继发刺激醛固酮分泌过多,加上慢性肝病时醛固酮、抗利尿激素等在肝内的灭活减少,导致钠、水潴留而加剧腹水形成。

在门静脉高压症时,胃壁淤血、水肿,胃黏膜下层的动-静脉交通支广泛开放,胃黏膜微循环发生障碍,导致胃黏膜防御屏障破坏,形成门静脉高压性胃病(portal hypertensive gastropathy),发生率约20%,占门静脉高压症上消化道出血病例的 5%～20%。此外,门静脉高压症时由于自身门体血流短路或手术分流,大量门静脉血流绕过肝细胞或因肝实质细胞功能严重受损,致使有毒物质(如氨、硫醇

和 γ- 氨基丁酸）进入体循环，从而对脑产生毒性作用并出现精神神经综合征，称为肝性脑病（hepatic encephalopathy），常因胃肠道出血、感染、过量摄入蛋白质、镇静药、利尿剂而诱发。

【临床表现】 主要是脾大和脾功能亢进、呕血或黑便、腹水及非特异性全身表现（主要是肝功能不良的表现如疲乏、嗜睡、厌食、肝病面容、蜘蛛痣、肝掌、男性乳房发育、睾丸萎缩等）。曲张的食管胃底静脉一旦破裂，便发生急性大出血，呕吐鲜红色血液。由于肝功能损害引起凝血功能障碍，又因脾功能亢进引起血小板减少，因此出血不易自止。由于大出血引起肝组织严重缺氧，容易导致肝性脑病。

体检时如能触及脾，提示可能有门静脉高压症。如有黄疸、腹水和前腹壁静脉曲张等体征，表示门静脉高压症严重。如肝病属于早期，可以触到质地较硬、边缘较钝而不规整的肝，但临床更多见的是肝硬化致肝缩小而难以触及。

门静脉高压症病人常需要进行以下辅助检查：

1. **血常规** 脾功能亢进时，血细胞计数减少，以白细胞计数降至 $3×10^9/L$ 以下和血小板计数减少至 $(70～80)×10^9/L$ 以下最为多见。出血、营养不良、溶血或骨髓抑制都可以引起贫血。

2. **肝功能相关检查** 常见血浆白蛋白降低而球蛋白增高，白、球蛋白比例倒置。由于许多凝血因子在肝合成，加上慢性肝病病人有原发性纤维蛋白溶解亢进，所以凝血酶原时间常有延长。还应作肝炎病原免疫学和甲胎蛋白检查，进行肝功能分级（表43-1），通过 CT 肝脏体积检测和吲哚菁绿排泄试验进行肝储备功能的评价，对临床具有指导意义。

表 43-1　Child-Pugh 分级

项目	异常程度得分		
	1	2	3
血清胆红素 /（μmol/L）	<34.2	34.2～51.3	>51.3
血浆白蛋白 /（g/L）	>35	28～35	<28
凝血酶原延长时间 /s	1～3	4～6	>6
腹水	无	少量，易控制	中等量，难控制
肝性脑病	无	轻度	中度以上

注：总分 5～6 分者肝功能良好（A 级），7～9 分者肝功能中等（B 级），10 分及 10 分以上者肝功能差（C 级）。

3. **腹部超声** 可以显示腹水，肝密度及质地异常，门静脉扩张，血管开放情况，门静脉、脾静脉与肝动脉的直径、血流速度与流量，门静脉主干血流方向，门静脉系统有无血栓等。门静脉高压症时门静脉内径常≥1.3cm，脾静脉内径常≥0.8cm。

4. **骨髓检查** 可以排除骨髓纤维化病人髓外造血引起的脾大，避免误切脾脏。还可评价脾切除术后病人外周血三系细胞的恢复情况。

5. **X 线钡餐和内镜检查** 食管在钡剂充盈时，曲张的静脉使食管的轮廓呈虫蚀状改变；排空时，曲张的静脉表现为蚯蚓样或串珠状负影；钡剂进入胃、十二指肠中还可显示有无胃底静脉曲张，鉴别有无溃疡形成。但这些表现在内镜检查时更为直观，不仅可判断静脉曲张的程度、范围及有无"红色征"，还可了解有无门静脉高压性胃病，评估出血风险或确定上消化道出血的病因，因此目前应用更广泛。

6. **CT、CT 血管造影（CTA）或磁共振门静脉血管成像（MRPVG）** 可辅助评估肝硬化程度、肝脏和脾脏的大小及体积、门静脉系统有无血栓形成及血栓的程度、肝动脉和脾动脉直径、门静脉和脾静脉直径、入肝血流，确定有无肝脏肿瘤，以及了解侧支血管的部位、大小及其范围，有助于指导手术方式的选择。手术切口和穿刺口需规避腹壁曲张静脉，尽可能保留天然分流通道。

7. **肝静脉楔压**（wedged hepatic venous pressure，WHVP）**及肝静脉压力梯度**（hepatic venous pressure gradient，HVPG） 二者可经颈内静脉或股静脉穿刺，将气囊导管置入肝静脉进行测算。

WHVP 代表肝窦压力,在窦性原因导致的门静脉高压时可以间接反映门静脉压力。HVPG 是 WHVP 和肝静脉自由压(free hepatic venous pressure,FHVP)之间的差值,反映了门静脉和腹内腔静脉之间的压力差,与 WHVP 相比,HVPG 消除了腹腔内压力对测量结果的影响,可以更好地反映门静脉压力。HVPG 的正常值范围为 3~5mmHg,>5mmHg 就可诊断为门静脉高压,有的病人可高达 12mmHg 以上,是发生静脉曲张出血的高危因素。但因属于有创性检查,临床应用受限。

【诊断与鉴别诊断】　主要根据肝炎、自身免疫性肝炎和血吸虫病等肝病病史,脾大、脾功能亢进、呕血或黑便、腹水等临床表现,结合辅助检查,诊断并不困难。当急性大出血时,应与其他原因导致的出血鉴别(详见第四十七章"消化道大出血的诊断与外科处理原则"),脾大有时还需要与血液病脾大鉴别。

【治疗】　主要是针对食管胃底曲张静脉破裂出血,脾大、脾功能亢进,以及顽固性腹水和原发肝病的治疗。

1. 食管胃底曲张静脉破裂出血

(1)非手术治疗:适用于一般状况不良、肝功能较差、难以耐受手术的病人;手术前准备。

1)补液、输血:发生急性出血时,应尽快建立有效的静脉通道进行补液,监测病人生命体征。如出血量较大、血红蛋白小于 70g/L,应同时输血,扩充有效血容量。维持血流动力学稳定并使血红蛋白水平维持在 80g/L 左右后,输血补液可缓慢进行以避免过量,防止门静脉压力反跳性增加而引起再出血。

2)药物治疗:①止血:急性出血时首选血管收缩剂。特利加压素(terlipressin)又称三甘氨酰赖氨酸加压素(glypressin),首剂 2mg 静脉注射(注射时间需>1min),然后 2mg,每 4 小时 1 次。若出血控制可逐渐减量至 1mg,每 4 小时 1 次。生长抑素(somatostatin)和它的八肽衍生物奥曲肽(octreotide):生长抑素首次剂量 250μg 静脉注射,以后 250~500μg/h 持续静脉滴注。奥曲肽首次剂量 50μg 静脉注射,以后 25~50μg/h 静脉滴注,推荐使用 3~5 天。生长抑素以及奥曲肽因不伴全身血流动力学改变,短期使用无严重不良反应,成为治疗食管胃底静脉曲张出血的最常用药物。药物治疗的早期再出血率较高,必须采取进一步的措施防止再出血。β 受体拮抗剂如普萘洛尔和卡维地洛长期口服可预防出血。②预防感染:使用头孢菌素类广谱抗生素。③其他:包括使用质子泵抑制剂抑制胃酸分泌、利尿、预防肝性脑病以及全程护肝治疗等。

3)内镜治疗:如经过严格的药物治疗 24 小时内仍不能控制出血,可行内镜治疗,有两种方法。①内镜下硬化治疗(endoscopic injection sclerotherapy,EIS):经内镜将硬化剂(如聚桂醇)直接注射到曲张静脉腔内或曲张静脉旁的黏膜下组织,使曲张静脉闭塞,以治疗胃静脉曲张出血和预防再出血。主要并发症是食管溃疡、狭窄或穿孔,食管穿孔发生率虽然仅 1%,但病死率却高达 50%。②内镜下食管静脉曲张套扎术(endoscopic esophageal varix ligation,EVL):是经内镜将要结扎的曲张静脉吸入结扎器中,用橡皮圈套扎在曲张静脉基底部。此方法与硬化治疗相比,简单而且安全,被公认是控制急性出血的首选方法。与药物治疗联合应用更为有效,成功率可达 80%~100%。内镜治疗的两种方法一般都需要反复多次进行,间隔时间为 2~4 周。

4)三腔二囊管压迫止血:无内镜治疗条件或内镜治疗失败时可行三腔二囊管压迫止血。三腔二囊管(图 43-3)一腔通胃囊,充气后压迫胃底;一腔通食管囊,充气后压迫食管下段;一腔通胃腔,经此腔可行吸引、冲洗和注入止血药。原理是利用充气的气囊分别压迫胃底和食管下段的曲张静脉,以达到止血目的。是紧急情况下暂时控制出血的有效方法。

5)经颈静脉肝内门体静脉分流术(transjugular intrahepatic portosystemic shunt,TIPS):是采用介入放射方法,经颈静脉途径

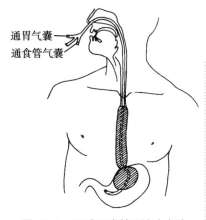

通胃气囊
通食管气囊

图 43-3　三腔二囊管压迫止血法

在肝内肝静脉与门静脉主要分支间建立通道,置入支架以实现门体分流。TIPS 的内支撑管直径为 8～12mm。TIPS 可明显降低门静脉压力,用于治疗急性出血和预防再出血。适用于经药物和内镜治疗无效、外科手术后再出血以及等待肝移植的病人。应注意的是,TIPS 后肝衰竭发生率为 5%～10%,肝性脑病发生率高达 20%～40%。此外,支撑管因血栓形成而逐渐狭窄闭塞,影响分流效果,使用覆膜支架可降低栓塞率。

（2）手术治疗:适用于曾经或现在发生消化道出血,或静脉曲张明显和有 "红色征"、出血风险较大,以及一般情况尚可、肝功能较好(Child A 级、B 级),估计能耐受手术者。肝功能 Child C 级病人一般不主张手术,尽量采取非手术治疗。

1）手术时机的选择:手术时机可以分为急诊手术、择期手术、预防性手术。出血来势凶猛、出血量大,经过严格的内科治疗 48 小时内仍不能控制出血,或止血后 24 小时内再出血者,应急诊手术。但此时病情往往严重、多合并休克,急诊手术病死率较高。由于食管胃底曲张静脉一旦破裂引起出血,很有可能反复出血,而每次出血必将给肝带来损害,所以对于有出血病史的病人应在充分术前准备下择期手术,不但可以防止再出血,也可减少肝性脑病的发生。对没有发生过出血者进行的手术,称为预防性手术。对食管胃底静脉曲张不明显者,不主张做预防性手术;但如果同时伴有明显脾大、脾功能亢进,为了消除脾功能亢进同时有利于肝病防治,可行预防性手术;如同时存在明显脾大、脾功能亢进,食管胃底静脉重度曲张,特别是镜下见曲张静脉表面有 "红色征" 者,主张做预防性手术。

2）手术方式的选择:门静脉高压症手术方式繁多,总体分为分流术、断流术及联合手术、肝移植(见后 "4. 原发肝病")四大类。

A. 分流术:分流术是通过在门静脉系统与腔静脉系统间建立分流通道,降低门静脉压力、达到止血效果的一类手术。优点:降压效果好、再出血率低。缺点:术后肝脏更加缺少门静脉血供,对肝功能不利,不适用于肝功能较差的病人;术后肝性脑病的发生率较高。因此对于有食管胃底曲张静脉破裂出血(史)伴随有明显门静脉高压性胃病出血及断流术后再次出血者更为适用。分流术可再分为非选择性分流、选择性分流(包括限制性分流)两类。

a. 非选择性门体分流术:是将入肝的门静脉血完全转流入体循环,代表术式如下。①门静脉与下腔静脉端侧分流术［图 43-4（1）］:将门静脉肝端结扎,防止肝内门静脉血倒流。②门静脉与下腔静脉侧侧分流术［图 43-4（2）］:将肝门静脉血流一并转流入下腔静脉,减低肝窦压力,有利于控制腹水形成。③肠系膜上静脉与下腔静脉 "桥式"（H 形）分流术［图 43-4（3）］。④近端脾 - 肾静脉分流术:切除脾,将脾静脉近端与左肾静脉端侧吻合［图 43-4（4）］。非选择性门体分流术治疗食管胃底曲张静脉破裂出血效果好,但肝性脑病发生率高达 30%～50%,易引起肝衰竭。另外,常引起第一肝门的结构破坏,给日后可能的肝移植增添了困难。

b. 选择性门体分流术:旨在保存门静脉的入肝血流,同时降低食管胃底曲张静脉的压力。代表术式是远端脾 - 肾静脉分流术［图 43-4（5）］,即将脾静脉远端与左肾静脉进行端侧吻合,同时离断门 - 奇静脉侧支,包括胃冠状静脉和胃网膜静脉。该术式的优点是肝性脑病发生率低。但有大量腹水及脾静脉口径较小的病人,一般不选择这一术式。

限制性门体分流的目的是充分降低门静脉压力,制止食管胃底曲张静脉出血,同时保证部分入肝血流。代表术式是限制性门 - 腔静脉分流(侧侧吻合口控制在 10mm)和门 - 腔静脉 "桥式"（H 形）分流(桥式人造血管口径为 8～10mm)［图 43-4（6）］。前者随着时间的延长,吻合口径可扩大,如同非选择性门体分流术;后者近期可能形成血栓,需要取栓或溶栓治疗。

B. 断流手术:断流术是指通过阻断门 - 奇静脉间的反常血流,达到止血目的的。缺点:术后门静脉高压仍较明显,再出血率高。优点:手术操作相对简单、创伤小,对肝脏门静脉血供影响较少,适应证宽,甚至肝功能 Child C 级的病人也能耐受,手术死亡率及并发症发生率低,术后生存质量高,易于在基层医院推广,在国内的临床应用最为广泛（85%）。断流手术的具体方式也很多,应用较多

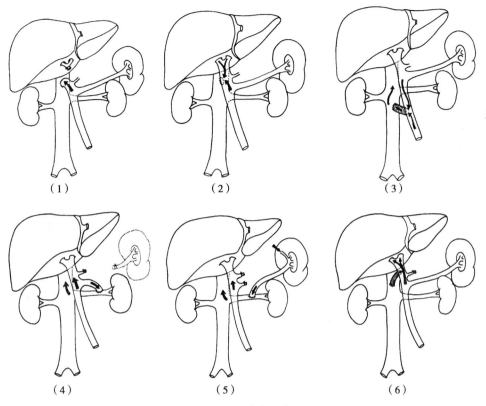

图 43-4　分流手术

（1）门-腔静脉端侧分流术　（2）门-腔静脉侧侧分流术　（3）肠系膜上-下腔静脉"桥式"分流术　（4）近端脾-肾静脉分流术　（5）远端脾-肾静脉分流术　（6）限制性门-腔静脉"桥式"分流术

的有贲门周围血管离断术、胃周围血管缝扎术、食管下端横断术、胃底横断术以及食管下端胃底切除术等。在这些断流手术中，以脾切除加贲门周围血管离断术（splenectomy with paraesophagogastric devascularization）最为常用（图 43-5），该手术不仅离断了食管胃底静脉侧支，包括冠状静脉（含胃支、食管支、高位食管支及异位高位食管支）、胃短静脉、胃后静脉、左膈下静脉等，同时结扎、切断与静脉伴行的同名动脉，较为彻底地阻断了门-奇静脉间的反常血流，还保存了门静脉入肝血流。

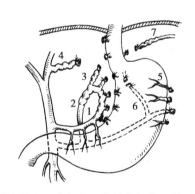

图 43-5　贲门周围血管离断术示意图
1. 胃支　2. 食管支　3. 高位食管支　4. 异位高位食管支　5. 胃短静脉　6. 胃后静脉　7. 左膈下静脉

此术式适合曾经发生食管胃底曲张静脉破裂出血需择期手术的病人，现在发生食管胃底曲张静脉破裂出血需急诊手术的病人，既往分流手术和其他非手术疗法失败而又不适合分流手术以及需要行预防性手术的病人。腹腔镜下门-奇静脉断流术除具有传统开腹手术的治疗效果外，尚可进一步减少出血和创伤，临床已广泛应用。

C. 联合手术：联合手术结合选择性分流和断流手术特点，既保持一定的门静脉压力及门静脉向肝血流，又疏通门静脉系统的高血流状态，起到"断、疏、灌"的作用，初衷是达到取长补短的效果。但联合手术创伤和技术难度较大，且对病人肝功能要求高。

2. 脾大、脾功能亢进　门静脉高压症时脾脏的免疫功能异常，会促进肝病的进展。脾切除是治疗脾功能亢进最有效的方法，而且能够降低门静脉压力，延缓肝病进展。几乎全部断流术及部分分流术均包含脾切除术。脾射频消融术、脾动脉栓塞术治疗脾功能亢进效果不确切,并发症多,主要适用于不愿手术或不能耐受手术的病人。

3. 顽固性腹水 是指腹水量较大、持续时间较长,经过正规的利尿、补充白蛋白等消腹水治疗无效的腹水。可采用特利加压素、腹腔穿刺外引流、TIPS、腹腔-上腔静脉转流术或腹水皮下转流术等治疗。如存在原发性腹膜炎,加用抗生素则会起到更好的效果。

4. 原发肝病 我国绝大多数门静脉高压症是病毒性肝炎肝硬化所致,肝功能损害多较严重,所以抗病毒及护肝治疗应贯彻于整个治疗过程。如果肝硬化严重,肝功能差而药物治疗不能改善,应作肝移植,既替换了病肝,又使门静脉系统血流动力学恢复正常,目前认为是最根本的治疗方法。缺点是供肝短缺、终身服用免疫抑制剂、费用昂贵。

由上可见,门静脉高压症病因多样、病变复杂、治疗方法繁多、各有优缺点。为了提高治疗效果、改善病人预后,应根据具体情况选择科学合理的个体化治疗方案。

附:巴德-吉亚利综合征

巴德-吉亚利综合征(Budd-Chiari syndrome)也称布-加综合征,是由先天或后天因素引起的肝静脉和/或其开口以上的下腔静脉阻塞所致的以门静脉高压或门静脉和下腔静脉高压为特征的一组疾病。可导致淤血性肝纤维化、肝硬化。

【病因】 在欧美国家,多为血液高凝状态导致肝静脉血栓形成所致,如骨髓增殖性疾病、抗凝血酶Ⅲ缺乏等。在亚洲国家,多为下腔静脉梗阻,可能与先天发育异常、血栓机化、局部损伤、生活环境等相关。国内河南、山东、安徽、江苏等为高发区域。

【分型】 目前无统一分型标准,多按病变部位分为三型:下腔静脉型为以下腔静脉隔膜为主的狭窄或闭塞;肝静脉型为主肝静脉闭塞;混合型为肝静脉和下腔静脉同时闭塞。

【临床表现】 基于血管受累多少、程度和阻塞病变性质、状态的不同可表现为急性、亚急性和慢性。具体表现为门静脉高压症,如腹水、食管胃底静脉曲张并发上消化道出血、脾大;以及下腔静脉高压综合征,如肝脾肿大、胸腹壁静脉及下肢静脉曲张、色素沉着等。慢性病人可表现为大量腹水、营养不良,呈"蜘蛛人"体态。

【诊断】 超声及CTA、MRA是主要诊断方法,直接征象为肝静脉或下腔静脉狭窄、闭塞,以及静脉侧支的检出;间接征象为尾状叶肥大、硬化结节形成等。

【治疗】 介入治疗是首选方案,主要为下腔静脉及肝静脉球囊扩张成形术(图43-6),必要时可置入血管支架;经颈静脉肝内门体静脉分流术(transjugular intrahepatic portosystemic shunt,TIPS)可有效降低门静脉压力。

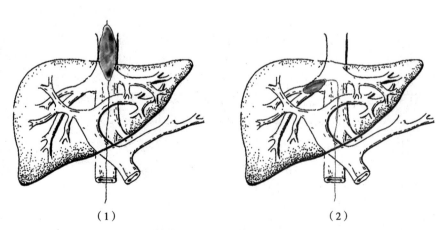

(1) (2)

图43-6 球囊扩张成形术
(1)下腔静脉球囊扩张成形术 (2)肝静脉球囊扩张成形术

外科手术是重要手段,目前临床应用减少。对下腔静脉梗阻,可行病变隔膜切除并取栓术、下腔静脉-右心房转流术等;对肝静脉梗阻,可行门体分流术(肠系膜上静脉-下腔静脉分流术、门静脉-下腔静脉分流术、脾静脉-左肾静脉分流术等)、改良脾-肺固定术等。终末期者,可行肝移植术。

【预后】 本病长期预后不佳,术后易复发,病人多死于肝衰竭及消化道出血,生存时间与病变类型及肝功能损害程度相关,早期诊治可提高生存率。

（李宗芳）

本章思维导图

第四十四章 │ 胆道疾病

第一节 │ 解剖生理概要

一、胆道系统的应用解剖

胆道系统发育自胚胎的前肠,分为肝内胆管和肝外胆道。

（一）肝内胆管 起自毛细胆管,汇集成小叶间胆管、肝段胆管、肝叶胆管及肝内部分的左、右肝管。肝内胆管、肝动脉和门静脉各级分支的分布和走行大体一致,三者同为一结缔组织鞘（Glisson 鞘）所包绕。左、右肝管为一级支,左内叶、左外叶、右前叶、右后叶胆管为二级支,各肝段胆管为三级支。

（二）肝外胆道 肝外胆道由左肝管和右肝管、肝总管、胆囊、胆囊管以及胆总管组成。

1. 左、右肝管和肝总管 左肝管细长,长约 2.5～4cm;右肝管短粗,长约 1～3cm。左、右肝管出肝后,在肝门部汇合形成肝总管。左、右肝管,门静脉左、右支,肝动脉左、右支,淋巴管及神经等出入肝门的结构称为肝蒂,走行于肝十二指肠韧带内。

肝门处,一般左、右肝管及肝总管在前偏右,肝动脉左、右支及主干居中偏左,门静脉左、右支及主干在两者后方;左、右肝管的汇合点位置最高,门静脉左、右支的分叉点稍低;肝固有动脉左、右支的分叉点最低（图 44-1）。

肝总管直径通常为 0.4～0.6cm,长约 3cm,最长可达 7cm,其下端与胆囊管汇合形成胆总管。胆管及动脉常存在解剖变异,胆道手术时应注意。

2. 胆总管 长约 4～8cm,直径约 0.6～0.8cm。胆总管分为四段。①十二指肠上段:长约 1.4cm,经肝十二指肠韧带右缘下行,是临床上胆总管探查、引流的常用部位。②十二指肠后段:长约 2cm,行经十二指肠球部后方,其后方为下腔静脉,左侧有门静脉和胃十二指肠动脉。③胰腺段:长约 1～2cm,在胰头后方的胆管沟内或胰腺实质内下行,胰头肿块常压迫或侵及此处造成梗阻性黄疸。

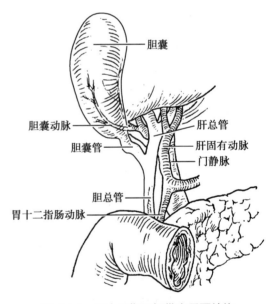

图 44-1 肝十二指肠韧带内重要结构

（图中标注：胆囊、肝总管、肝固有动脉、门静脉、胆总管、胃十二指肠动脉、胆囊管、胆囊动脉）

④十二指肠壁内段:长约 1cm,行至十二指肠降部中段,斜行进入肠管后内侧壁。胆总管与主胰管在肠壁内汇合,膨大呈壶状,亦称 Vater 壶腹。壶腹周围有 Oddi 括约肌包绕,末端通常开口于十二指肠乳头。胆总管和主胰管的汇合常发生解剖变异（图 44-2）。Oddi 括约肌主要包括胆管括约肌、胰管括约肌和壶腹括约肌,它具有控制和调节胆总管和胰管的开放,以及防止十二指肠内容物反流的作用。

3. 胆囊 为腹膜间位器官,呈梨形,游离的一侧被脏腹膜覆盖,另一侧位于肝脏面胆囊窝内,借结缔组织与肝相连。胆囊长 5～8cm,宽 3～5cm,容积 30～60ml,分为底、体、颈三部。底部为盲端,是胆囊穿孔的好发部位。胆囊颈上部呈囊状扩大,称 Hartmann 袋,胆囊结石常滞留于此处。

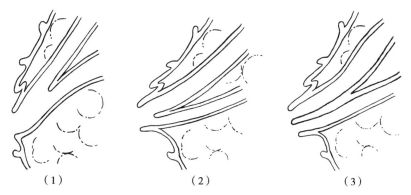

图 44-2　胆总管和主胰管汇合处的解剖变异

（1）胆总管和主胰管汇合后形成一个管道开口于十二指肠（约占 70%）（2）胆总管和主胰管在十二指肠仅有一个共同的开口（没有汇合形成共同管道）（约占 20%）（3）胆总管和主胰管分别开口于十二指肠（约占 10%）

4. **胆囊管**　由胆囊颈延伸而成，长 1～5cm，直径 0.2～0.4cm。胆囊管内壁黏膜形成螺旋状皱襞，称 Heister 瓣，对于防止胆囊结石进入胆总管有重要作用。胆囊管可能存在多种解剖变异（图 44-3），其中胆囊管过长且低位汇入胆总管是发生 Mirizzi 综合征的解剖基础。

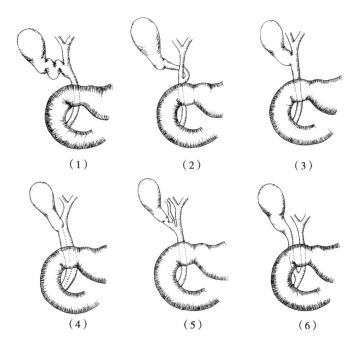

图 44-3　胆囊管解剖变异

（1）胆囊管长而扭曲　（2）胆囊管从肝总管左侧与其汇合　（3）胆囊管过短　（4）胆囊管与肝总管共壁　（5）胆囊管与右前或右后段肝胆管异常汇合后再汇入胆总管　（6）胆囊管过长且低位汇入胆总管

胆囊管、肝总管、肝下缘所构成的三角区称为胆囊三角（Calot 三角）。胆囊动脉、肝右动脉、副右肝管常在此区穿过，胆道手术时应特别注意避免损伤。胆囊淋巴结位于胆囊管与肝总管相汇处夹角的上方，可作为手术寻找胆囊动脉和胆管的解剖标志。

（三）**胆道的血管、淋巴和神经**　胆道的血供主要来自胃十二指肠动脉、肝总动脉和肝右动脉，这些动脉的分支在胆管壁周围相互吻合成丛状。胆囊、胆囊管、胆总管上部由胆囊动脉供血；胆总管下部的血供来自胰十二指肠动脉及十二指肠后动脉的分支。胆囊静脉和肝外胆道静脉直接汇入门静脉。

胆囊的淋巴引流入胆囊淋巴结和肝淋巴结,并与肝内的淋巴管有吻合。肝外胆管的淋巴引流入肝总管和胆总管后方的淋巴结。

胆道系统分布着丰富的神经纤维,主要来自腹腔丛发出的迷走神经和交感神经。术中过度牵拉胆囊致迷走神经受激惹,可诱发胆心反射,产生胆心综合征,甚至发生心搏骤停,须高度重视。

(四)胆道的结构 毛细胆管是相邻肝细胞膜局部凹陷形成的微细小管,在肝板内连接成网状管道,逐渐由中央向外周汇集,于小叶边缘处形成若干由单层立方上皮构成的短小闰管。闰管出肝小叶后,汇入小叶间胆管,再进一步汇合成肝段、肝叶胆管和左、右肝管。

肝外胆管黏膜层由单层柱状上皮构成,含杯状细胞和其他含黏液的细胞;肌层含平滑肌和弹性纤维层,受刺激时肌纤维可痉挛性收缩引起绞痛;浆膜层由结缔组织组成,含神经纤维和血管分支。

胆囊黏膜层由高柱状细胞组成,具有吸收作用;底部含小管泡状腺体,可分泌黏液。胆囊内的众多黏膜皱襞能增加浓缩胆汁的能力。肌层内层呈纵行,外层呈环行,中间为弹性纤维。外膜层由结缔组织及肝包膜延续而来的浆膜形成。

二、胆道系统的生理功能

胆道系统具有分泌、贮存、浓缩与输送胆汁的功能。

(一)胆汁的生成、分泌和代谢

1. **胆汁的分泌和功能** 成人每日分泌胆汁约 800~1 200ml,胆汁主要由肝细胞分泌,约占 3/4,胆管细胞分泌的黏液约占 1/4。胆汁中 97% 是水,其他成分主要有胆汁酸与胆盐、胆色素、胆固醇、磷脂、脂肪酸、黏蛋白和无机盐等。

胆固醇是体内脂肪的代谢产物,胆固醇在肝内代谢后合成的胆汁酸称为初级胆汁酸,即胆酸和鹅脱氧胆酸。初级胆汁酸在小肠内被细菌降解而成为次级胆汁酸,即脱氧胆酸和石胆酸。胆酸、脱氧胆酸、鹅脱氧胆酸和石胆酸称为游离型胆汁酸;游离型胆汁酸与甘氨酸或牛磺酸结合后形成以钠盐或钾盐形式存在的结合型胆汁酸,即胆汁酸盐(胆盐)。胆汁中的胆色素主要为胆红素,其氧化产物胆绿素和还原产物尿胆原或粪胆原很少。胆红素是血红蛋白的降解产物,当肝脏对胆红素的摄取减少、胆道阻塞等造成血中胆红素浓度升高时,胆红素会扩散入组织,表现为黄疸。胆汁中的胆盐、胆固醇、磷脂保持一定的比例是维持胆固醇呈溶解状态的必要条件。

胆汁呈弱碱性,其主要生理功能是:①乳化脂肪;②清除毒素及代谢产物;③抑制肠内致病菌生长繁殖和内毒素形成;④刺激肠蠕动;⑤中和胃酸。

2. **胆汁分泌的调节** 胆汁分泌受神经及体液因素的调节。迷走神经兴奋,胆汁分泌增加;交感神经兴奋,胆汁分泌减少。促胰液素、胃泌素、胆囊收缩素(cholecystokinin,CCK)等可促进胆汁分泌;生长抑素则抑制胆汁分泌。胃酸、脂肪和蛋白质的分解产物由胃进入十二指肠后,刺激十二指肠黏膜分泌促胰液素和 CCK,两者均可引起胆囊平滑肌收缩和 Oddi 括约肌松弛。

3. **胆汁的代谢**

(1)胆固醇的代谢:胆固醇不溶于水而溶于胆汁,胆汁中的胆盐和磷脂形成的微胶粒将胆固醇包裹于其中,使其溶解,当胆盐与磷脂的比例为(2~3):1 时,胆固醇的溶解度最大。在胆汁中还有一种磷脂和胆固醇按同等比例组成的球泡,其中无胆盐。球泡溶解胆固醇的能力比微胶粒高 10~20 倍,可溶解胆汁内 70%~80% 的胆固醇。当胆汁中胆盐的浓度较高时,胆固醇主要以微胶粒的形式存在。随着胆固醇浓度增加,微胶粒饱和,球泡的数量增加。球泡中胆固醇过饱和时,胆固醇从球泡中析出结晶,形成胆固醇结石。胆盐由胆固醇在肝内合成后随胆汁分泌至胆囊内储存并浓缩。

(2)胆盐及胆色素的代谢:进食时,胆盐随胆汁排至肠道,其中 95% 的胆盐被肠道(主要在回肠)吸收入血,由门静脉运送到肝,再进入胆汁,而后又被排入肠道内,这个过程称为胆盐的肠肝循环(图44-4);其余 5% 随粪便和尿液排出体外。因此,肝每天只需产生少量的胆盐(0.2~0.6g/d)即可保持胆盐池的稳定。胆盐的肠肝循环被破坏时,胆汁中胆盐减少、胆固醇增加,胆固醇易于析出形成结石。

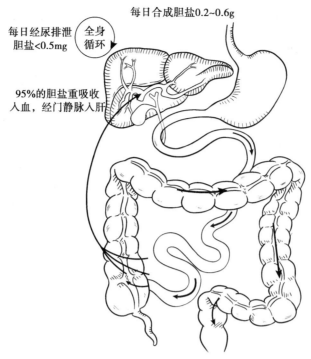

每日合成胆盐0.2~0.6g

每日经尿排泄
胆盐<0.5mg

全身
循环

95%的胆盐重吸收
入血,经门静脉入肝

每日经粪便排泄胆盐0.2~0.6g

图 44-4　胆盐的肠肝循环

非结合胆红素(又称间接胆红素)在肝内与葡萄糖醛酸结合,形成可溶性结合胆红素(又称直接胆红素)并随胆汁排入肠道,经回肠下段及结肠内细菌作用转变为胆素原,小部分被肠道吸收,形成胆色素的肠肝循环。如胆色素在肝内未与葡萄糖醛酸相结合,或当胆道感染时,大肠埃希菌所产生的β-葡萄糖醛酸酶可将结合胆红素水解成为非结合胆红素,易聚结析出,与钙结合形成胆红素钙,促发胆色素结石形成。

(二)胆管的生理功能　胆管的主要生理功能是输送胆汁至胆囊和十二指肠,由胆囊和 Oddi 括约肌协调完成。空腹时,Oddi 括约肌收缩,胆管内的压力升高,胆汁流向压力较低的胆囊并在胆囊内浓缩和储存。进食后,迷走神经兴奋,食物中的脂肪、蛋白质和胃酸促进十二指肠释放 CCK,致使胆囊收缩、Oddi 括约肌松弛,胆汁排入十二指肠。

(三)胆囊的生理功能

1. **浓缩储存胆汁**　胆囊容积仅为 30～60ml,但 24 小时内能接纳约 500ml 胆汁。胆囊黏膜吸收水和电解质的功能很强,可将胆汁浓缩 5～10 倍。

2. **排出胆汁**　胆汁的分泌是持续的,而胆汁的排放则随进食而断续进行,这一过程通过胆囊平滑肌收缩和 Oddi 括约肌松弛来实现,受神经系统和体液因素的调节。每次排胆时相长短与食物的种类和量有关。CCK 是餐后胆囊收缩的主要生理性刺激因子。餐后约 40 分钟,胆囊排空 50%～70% 内容物;60～90 分钟,CCK 浓度下降,胆汁重新贮存至胆囊并进一步浓缩。

3. **分泌功能**　胆囊黏膜每天分泌约 20ml 黏液,主要成分是黏蛋白,有润滑和保护胆囊黏膜的作用。胆囊管梗阻时,胆汁中胆红素被吸收,胆囊黏膜分泌黏液增加,胆囊内积存的液体呈无色透明,称"白胆汁"。

第二节 | 影像学检查

影像学检查是诊断胆道系统疾病的主要手段,常用的检查方法有:

1. **超声检查**　是诊断胆道疾病的首选方法,对胆囊结石及肝内胆管结石诊断准确率达95%以上。肝外胆管结石因胃肠道气体干扰的影响,其诊断准确率为80%左右。超声探查肝内胆管直径大于0.4cm,肝外胆管直径大于1.0cm,提示胆管扩张和可能存在的梗阻部位及原因。超声对于急慢性胆囊炎、胆囊及胆管肿瘤、先天性胆道畸形等胆道疾病也有较高的诊断准确率。有些检查和治疗还可以在超声引导下进行,如胆囊穿刺引流术等。

2. **X线检查**　手术时可经胆囊管、胆总管穿刺或置管行胆道造影,了解有无胆道系统解剖变异、残留结石及胆管狭窄和通畅情况,帮助确定手术方式。对肝内、外胆管置放导管(包括T管)引流者,拔管前应常规经导管或T管行胆道造影。腹部X线平片仅对于鉴别胆道疾病和其他腹内脏器疾病如胃肠道穿孔、肠梗阻等有一定意义。

3. **CT**　能够确定胆道梗阻的原因及部位。增强CT对于胆道肿瘤诊断、分期及术前和术后评估有重要作用。

4. **MRI和磁共振胆胰管成像**(magnetic resonance cholangiopancreatography, MRCP)　MRI可用于胆道肿瘤可切除性评估及复杂胆道系统疾病的鉴别诊断。MRCP能直观显示胆管分支形态,正常肝内、外胆管显示率高达90%～100%,对胆管狭窄、胆管损伤、肝内外胆管结石、胆道系统变异以及胆道梗阻的定位均有重要价值。

5. **核素扫描检查**

(1)单光子发射计算机断层显像(single-photon emission computed tomography, SPECT):静脉注射放射性药物,利用γ相机或SPECT定时记录,对胆道系统动态观察,有助于黄疸的鉴别诊断及术后胆汁漏的识别。

(2)正电子发射计算机断层扫描(positron emission tomography, PET):可用于鉴别胆道良、恶性病变,检测胆道肿瘤复发及转移。

6. **经皮肝穿刺胆管造影**(percutaneous transhepatic cholangiography, PTC)　是在X线或超声引导下,经皮穿刺将导管置入肝内胆管,注射对比剂后使肝内外胆管迅速显影的方法。可显示肝内外胆管病变部位、范围和程度等,有助于黄疸的诊断和鉴别诊断以及胆道疾病定性。常见并发症有胆汁漏、出血及胆道感染。另外,可通过经皮肝穿刺胆道置管引流术(percutaneous transhepatic cholangial drainage, PTCD)进行减黄或置放胆管内支架用作治疗。

7. **内镜逆行胰胆管造影**(endoscopic retrograde cholangiopancreatography, ERCP)　是纤维十二指肠镜直视下通过十二指肠乳头将导管插入胆管和/或胰管内进行造影的方法。经纤维十二指肠镜可直接观察十二指肠及乳头部的情况。ERCP可通过胆管和胰管的显影,帮助了解有无解剖变异、病变,还可以通过获取胆道病变的组织或细胞,进行病理诊断。但ERCP为侵入性操作,存在发生胰腺炎、出血、穿孔和胆道感染等并发症的可能,因此,诊断性ERCP仅在超声、CT或MRI等非侵入性检查无法对胆道疾病作出明确诊断时推荐使用。ERCP还可以对一些胆道疾病进行治疗,如肝外胆管结石可行内镜下Oddi括约肌切开术取石,梗阻性黄疸可经内镜行鼻胆管引流术等。

8. **胆道镜检查**　术中胆道镜检查可用于辅助诊断、治疗,如观察胆管内有无狭窄、肿瘤、结石,可经胆道镜获取病变组织、利用网篮取石等。术后可经窦道或术中预留胆肠吻合空肠襻行胆道镜下碎石、取石、冲洗、球囊扩张及止血等治疗。

9. **超声内镜检查**(endoscopic ultrasonography, EUS)　可显示胆管及十二指肠肠壁的层次结构,对判断壶腹周围病变的性质和累及范围有重要价值。判断困难时,可在超声引导下行穿刺活检,明确病理诊断。

第三节 ｜ 胆道畸形

胚胎发育的第4周,前肠的腹侧出现一突起,以后发育为肝、胆管和胆囊。如果发育异常,可能形成胆管、胆囊的先天性畸形,如缺如、狭窄和扩张等。

一、胆道闭锁

胆道闭锁（biliary atresia）是新生儿持续性黄疸的最常见病因,病变可累及整个胆道,但以肝外胆管闭锁常见,占85%～90%。

【病因】 胆道闭锁是一种进展性的胆管硬化性病变,很多病儿出生时能排泄胆汁,以后发展成为胆道闭锁。其病因有多种学说:先天性发育畸形学说认为,胚胎期2～3个月时若胆管无空泡化或空泡化不完全,则形成胆道全部或部分闭锁。胆道闭锁可能与染色体异常有关,可合并下腔静脉缺如、门静脉异位、脾脏发育异常或内脏易位等畸形。多数学者认为围生期病毒感染引起的炎症反应是引起胆道闭锁的重要因素。此外,还有学说认为其发病与自身免疫或胆管缺血有关,并发现胆道闭锁与硬化性胆管炎有相似的疾病过程。

【病理】 胆道缩窄性发育畸形大多为胆道闭锁,仅极少数呈狭窄改变。若胆道梗阻不能及时解除,则可发展为胆汁性肝硬化,晚期为不可逆性改变。

肝外胆道闭锁主要分为三型:Ⅰ型,只涉及胆总管;Ⅱ型,肝胆管闭锁;Ⅲ型,肝门部胆管闭锁（图44-5）。以Ⅲ型最为常见。

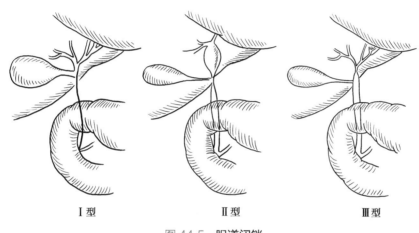

Ⅰ型　　　　Ⅱ型　　　　Ⅲ型

图44-5　胆道闭锁

【临床表现】

1. **黄疸** 本病突出的表现是梗阻性黄疸。出生1～2周后的新生儿,本该逐步消退的生理性黄疸反而更加明显,呈进行性加重,巩膜和皮肤由金黄色变为绿褐色或暗绿色。大便渐为陶土色,尿色加深呈浓茶样。皮肤有瘙痒抓痕。

2. **营养及发育不良** 初期病儿情况良好,营养发育正常,临床表现与黄疸程度不相符。随后一般情况逐渐恶化,至3～4个月时出现营养不良、贫血、发育迟缓、反应迟钝等,严重时可出现嗜睡、烦躁甚至肝性脑病等精神及神经系统异常。

3. **肝脾大** 出生时肝大小正常,随病情发展而呈进行性肿大,2～3个月即可发展为胆汁性肝硬化及门静脉高压症,出现脾肿大、出血倾向及凝血功能障碍。最终出现感染、出血、肝衰竭,严重时死亡。

【诊断】 出生后1～2个月出现持续性黄疸、陶土色大便、深茶色尿,伴肝大者均应怀疑本病。以下有助于确诊:①黄疸超过3～4周仍呈进行性加重,利胆药物治疗无效;对苯巴比妥和激素治疗无反应;以直接胆红素升高为主的血清胆红素持续升高。②十二指肠引流液内无胆汁。③超声检查显示肝外胆管和胆囊发育不良或缺如。④^{99m}Tc-EHIDA扫描肠内无核素显示。⑤ERCP和MRCP显示胆道闭锁。⑥如诊断困难,可行肝穿刺活检。

本病需与新生儿肝炎、先天性代谢异常、溶血病、药物（如维生素K）和严重脱水等引起胆汁浓缩、排出不畅所致的暂时性黄疸相鉴别,上述疾病经1～2个月抗感染、利胆或激素治疗后黄疸逐渐减轻至消退。超声检查、MRCP或ERCP检查对鉴别诊断有帮助。

【治疗】 手术是唯一有效的治疗方法,宜在出生后 2 个月内进行,此时尚未发生不可逆性肝损伤。若手术过晚,病儿已发生胆汁性肝硬化,则预后极差。

1. **手术方式选择** ①尚有部分肝外胆管通畅,胆囊大小正常者,可用胆囊或肝外胆管与空肠行 Roux-en-Y 型吻合。②肝门部胆管闭锁,肝内仍有胆管腔者可采用 Kasai 肝门-空肠吻合术。方法是在肝十二指肠韧带做横切口,分离非血管的纤维组织束达肝门,将空肠与肝门有胆汁流出的纤维束行 Roux-en-Y 吻合。为防止术后胆道并发症和观察胆汁排出情况,可用空肠袢在腹壁造口(图 44-6)。③肝移植:适于肝内外胆道完全闭锁、已发生肝硬化和施行 Kasai 手术后无效的病儿。

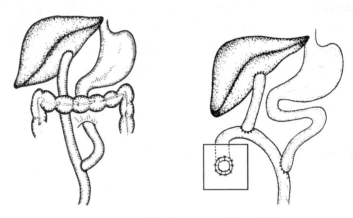

图 44-6 胆道闭锁 Kasai 手术示意图

2. **术前准备** 重点是改善肝功能和营养状态,控制感染和纠正出血倾向,宜在 3～5 天内完成。

二、先天性胆管扩张症

先天性胆管扩张症(congenital biliary dilatation)可发生于肝内、肝外胆管的任何部分,因好发于胆总管,曾称之为先天性胆总管囊状扩张,现在统称为胆管扩张症。本病男女比约为 1:(3～4),约 80% 的病例在儿童期发病。

【病因】 胆管壁先天性发育不良及胆管末端狭窄或闭锁是发病的基本因素,可能原因有:①先天性胰胆管合流异常;②先天性胆道发育不良;③遗传因素。

【分型】 根据胆管扩张的部位、范围和形态,分为五种类型(图 44-7)。

Ⅰ型:囊性扩张。最常见,可累及肝总管、胆总管的全部或部分,胆管呈球状或葫芦状扩张,扩张部远端胆管严重狭窄。胆囊管一般与囊状扩张汇合,其左、右肝管及肝内胆管正常。

Ⅱ型:憩室样扩张。为胆总管侧壁局限性扩张呈憩室样膨出,少见。

Ⅲ型:胆总管十二指肠开口部囊性突出。胆总管末端十二指肠开口附近囊性扩张,囊性扩张进入十二指肠腔内致胆管部分梗阻。

Ⅳ型:肝内、外胆管扩张。肝内胆管有大小不一的多发性囊性扩张,肝外胆管亦呈囊性扩张。

Ⅴ型:肝内胆管扩张(Caroli 病)。肝内胆管多发性囊性扩张伴肝纤维化,肝外胆管无扩张。

扩张囊壁常因炎症、胆汁潴留而发生溃疡,部分可以发生癌变。囊性扩张的胆管腔内也可有胆石形成,成人中合并胆石者可高达 50%。

【临床表现】 典型临床表现为腹痛、腹部肿块和黄疸三联症。腹痛位于右上腹部,可为持续性钝痛;黄疸呈间歇性;80% 以上病人右上腹部可触及表面光滑的囊性肿块。合并感染时,可有黄疸加深、腹痛加重、肿块触痛,并有畏寒、发热等表现。晚期可出现胆汁性肝硬化和门静脉高压症的临床表现。部分病人可出现血、尿淀粉酶增高。

【诊断】 对于有典型"三联症"及反复发作胆管炎者诊断不难。但同时出现"三联症"者仅占 20%～30%,多数病人仅有其中 1～2 个症状,故对怀疑本病者需借助其他检查方法确诊。超声检查、CT 或 MRCP 可以诊断绝大多数先天性胆管扩张症,PTC、ERCP 等检查有助于诊断困难病例的确诊。

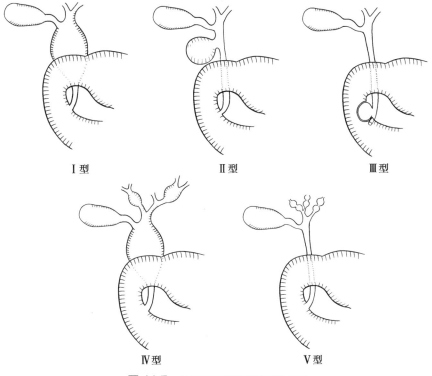

图 44-7　先天性胆管扩张症的分型

【治疗】　本病可因反复发作胆管炎导致肝硬化、癌变或囊状扩张胆管破裂等严重并发症,一经确诊应尽早手术,主要手术方式为切除扩张胆管和胆肠 Roux-en-Y 吻合。完全切除扩张胆管困难时,可仅将扩张胆管黏膜剥离切除;对于并发严重感染或穿孔等病情危重者,可先采用胆汁引流术,待症状控制、黄疸消退、一般情况改善后,再行二期手术;对于合并局限性肝内胆管扩张者,可同时行病变段肝切除术;对于肝内胆管扩张病变累及全肝或已并发肝硬化者,可考虑施行肝移植手术。

（张学文）

第四节 │ 胆石症

一、概述

胆石症(cholelithiasis)包括发生在胆道系统任何部位的结石,是我国的常见病和多发病。随着人们生活水平的提高,我国胆囊结石的发病率逐渐增高,而胆管结石的发病率逐渐下降。

根据红外光谱分析胆石中的化学成分,可以将胆石分为 3 类(图 44-8):

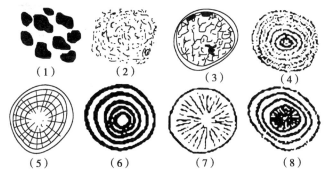

图 44-8　胆石剖面分类图
（1）黑色素石　（2）～（4）胆色素钙结石　（5）～（8）胆固醇类结石

1. 胆固醇类结石 包括混合性结石和纯胆固醇结石,胆固醇含量超过 70%,80% 以上胆囊结石属于此类。呈白黄、灰黄或黄色,形状和大小不一,小者如砂粒,大者直径达数厘米,呈多面体、圆形或椭圆形。质硬,表面多光滑,剖面呈放射性条纹状。X 线检查多不显影。

2. 胆色素类结石 胆固醇含量低于 40%,分为胆色素钙结石和黑色素石。前者为游离胆色素与钙等金属离子结合而成,并含有脂肪酸、胆汁酸、细菌、黏蛋白等成分,其质软易碎,呈棕色或褐色,故又称棕色石。主要发生在肝内外各级胆管。结石形状不一,呈颗粒状、长条状或铸管形,一般多发。黑色素石不含细菌,质较硬,由不溶性的黑色胆色素多聚体、各种钙盐和黏液糖蛋白组成,几乎均发生在胆囊内。常见于溶血性贫血、肝硬化、心脏瓣膜置换术后病人。

3. 其他结石 此外,还有碳酸钙、磷酸钙或棕榈酸钙为主要成分的少见结石。如果结石钙盐含量较多,X 线检查常可显影。

胆石可发生在胆道系统的任何部位,在胆囊内的为胆囊结石,左、右肝管汇合部以下的为肝外胆管结石,汇合部以上的为肝内胆管结石。

二、胆囊结石

胆囊结石(cholecystolithiasis)主要为胆固醇结石或以胆固醇为主的混合性结石和黑色素结石。常见于成人,发病率在 40 岁后随年龄增长而增加,女性多发。

胆囊结石的形成与多种因素有关。任何影响胆固醇与胆汁酸磷脂浓度比例和造成胆汁淤积的因素都能导致结石形成,如女性激素、肥胖、妊娠、高脂肪饮食、长期肠外营养、糖尿病、高脂血症、胃切除术或胃肠吻合术后、回肠末端疾病和回肠切除术后、肝硬化、溶血性贫血等。在我国经济发达城市及西北地区,胆囊结石发病率相对较高,可能与饮食习惯有关。

【临床表现】 大多数病人无症状,称为无症状胆囊结石。随着健康检查的普及,无症状胆囊结石的发现明显增多。胆囊结石的典型症状为胆绞痛,仅少数病人出现,其他常见表现为急性或慢性胆囊炎。主要临床表现包括:

1. 胆绞痛 典型发作是在饱餐、进食油腻食物后或睡眠中体位改变时,由于胆囊收缩或胆石移位加上迷走神经兴奋,结石嵌顿在胆囊壶腹部或颈部,胆囊排空受阻,胆囊内压力升高,胆囊强力收缩而发生绞痛。疼痛位于右上腹或上腹部,呈阵发性,或持续疼痛阵发性加剧,可向右肩胛部和背部放射,部分病人因剧痛而不能准确说出疼痛部位,可伴有恶心、呕吐。首次胆绞痛出现后,约 70% 的病人一年内会再发作,随后发作更频繁。

2. 上腹隐痛 多数病人仅在进食过多、吃油腻食物、工作紧张或休息不好时感到上腹部或右上腹隐痛,或者有饱胀不适、嗳气、呃逆等,常被误诊为"胃病"。

3. 胆囊积液 胆囊结石长期嵌顿或阻塞胆囊管但未合并感染时,胆囊黏膜吸收胆汁中的胆色素,并分泌黏液性物质,导致胆囊积液。积液呈透明无色,称为"白胆汁"。

4. 其他 ①极少引起黄疸,即使有黄疸也较轻;②小结石可通过胆囊管进入并停留于胆总管内成为胆总管结石;③进入胆总管的结石通过 Oddi 括约肌可引起损伤或嵌顿于壶腹部导致胰腺炎,称为胆源性胰腺炎;④因结石压迫引起胆囊炎症、慢性穿孔,可造成胆囊十二指肠瘘或胆囊结肠瘘,大的结石通过瘘管进入肠道偶尔可引起肠梗阻,称为胆石性肠梗阻;⑤结石及炎症的长期刺激可诱发胆囊癌。

5. Mirizzi 综合征 是指一类特殊类型的胆囊结石,其形成的解剖因素是胆囊管与肝总管伴行过长或者胆囊管与肝总管汇合位置过低,持续嵌顿于胆囊颈部的和较大的胆囊管结石压迫肝总管,引起肝总管狭窄,由此导致反复发作的胆囊炎、胆管炎。反复的炎症发作可导致胆囊肝总管瘘,胆囊管消失,结石部分或全部堵塞肝总管(图 44-9)。临床特点是胆囊炎及胆管炎反复发作及黄疸。胆道影像学检查可见胆囊增大、肝总管扩张、胆总管正常。

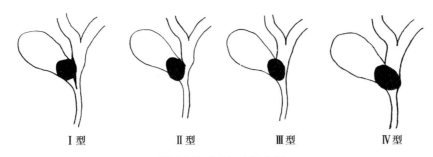

Ⅰ型　　　　　Ⅱ型　　　　　Ⅲ型　　　　　Ⅳ型

图 44-9　Mirizzi 综合征

Csendes 分型:Ⅰ型:外压导致胆总管部分或全部梗阻,但没有瘘管形成;Ⅱ型:胆囊胆管瘘,累及周径不超过 1/3;Ⅲ型:胆囊胆管瘘,累及周径超过 1/3 但不超过 2/3;Ⅳ型:胆囊胆管瘘,累及周径超过 2/3。

【诊断】　典型的胆绞痛病史是诊断的重要依据,影像学检查可帮助确诊。首选超声检查,其诊断准确率接近 100%。超声显示胆囊内强回声团、随体位改变而移动、其后有声影,即可确诊为胆囊结石。约有 10%~15% 的病人结石含钙超过 10%,腹部 X 线也可显示,但要注意与右肾结石区别。CT、MRI 也可显示胆囊结石,不作为常规检查。

【治疗】　对于有症状和/或并发症的胆囊结石,首选胆囊切除术治疗。腹腔镜胆囊切除术(laparoscopic cholecystectomy)是常规手术,具有恢复快、损伤小、疼痛轻、瘢痕小等优点。对于病情复杂或没有腹腔镜设备的医院,也可行开腹胆囊切除。要强调的是,儿童胆囊结石以及无症状的成人胆囊结石,一般不做预防性胆囊切除术,可观察和随诊。长期观察发现,约 30% 的病人会出现症状及并发症而需要手术。故下列情况应考虑手术治疗:①结石数量多及结石直径≥2~3cm;②胆囊壁钙化或瓷性胆囊(porcelain gallbladder);③伴有胆囊息肉直径≥1cm;④胆囊壁增厚(>3mm)即伴有慢性胆囊炎。

行胆囊切除术时,有下列情况应同时行胆总管探查术:①术前病史、临床表现或影像学检查提示胆总管有梗阻,包括梗阻性黄疸,胆总管结石,反复发作胆绞痛、胆管炎、胰腺炎;②术中证实胆总管有病变,如术中胆道造影证实或扪及胆总管内有结石、蛔虫、肿块;③胆总管扩张直径超过 1cm,胆管壁明显增厚,发现胰腺炎或胰头肿物,胆管穿刺抽出脓性、血性胆汁或泥沙样胆色素颗粒;④胆囊结石小,有可能进入胆总管。术中应争取行胆道造影或胆道镜检查,避免使用金属胆道探子盲目探查造成不必要的并发症。胆总管探查术后一般需留置 T 管引流。

三、肝外胆管结石

【病因和病理】　肝外胆管结石分为原发性结石和继发性结石。原发性结石多为棕色胆色素类结石。其形成诱因有:胆道感染、胆道狭窄、胆管节段性扩张、胆道异物(如蛔虫残体、华支睾吸虫、手术缝线线结)等。继发性结石主要是胆囊结石排进胆管并停留在胆管内,故多为胆固醇类结石或胆色素类结石。少数可能来源于肝内胆管结石。

结石停留于胆管内主要导致:①急性和慢性胆管炎。结石引起胆汁淤滞,容易引起感染,感染造成胆管壁黏膜充血、水肿,加重胆管梗阻;反复的胆管炎症使管壁纤维化并增厚、狭窄,近端胆管扩张。②全身感染。胆管梗阻后,胆道内压增加,感染胆汁可逆行经毛细胆管进入血液循环,引起脓毒症。③肝损害。梗阻并感染可引起肝细胞损害,甚至可发生肝细胞坏死及形成胆源性肝脓肿;反复感染和肝损害可导致胆汁性肝硬化。④胆源性胰腺炎。结石嵌顿于壶腹部时可引起胰腺的急性和/或慢性炎症。

【临床表现】　一般无症状或仅有上腹部不适,当结石造成胆管梗阻时可出现反复腹痛或黄疸;如继发胆管炎,可出现典型的 Charcot 三联征:腹痛、寒战高热和黄疸。

1. 腹痛 发生于剑突下或右上腹,多为绞痛,呈阵发性发作,或为持续性疼痛阵发性加剧,可向右肩或背部放射,常伴恶心、呕吐。这是结石下移嵌顿于胆总管下端或壶腹部,胆总管平滑肌或 Oddi 括约肌痉挛所致。若由于胆管扩张或平滑肌松弛而导致结石上浮,嵌顿解除,腹痛等症状可缓解。

2. 寒战高热 胆管梗阻继发感染导致胆管炎,胆管壁炎症水肿,加重梗阻致胆管内压升高,细菌及毒素逆行经毛细胆管进入血液循环,可引起全身感染。约 2/3 的病人可出现寒战高热,一般表现为弛张热,体温可高达 39~40℃。

3. 黄疸 胆管梗阻后可出现黄疸,其轻重程度、发生和持续时间取决于胆管梗阻的程度、部位和有无并发感染。胆管部分梗阻者,黄疸较轻;胆管完全梗阻者,黄疸较深;结石嵌顿在 Oddi 括约肌部位常导致胆管完全梗阻,黄疸呈进行性加深。合并胆管炎时,胆管黏膜与结石的间隙由于水肿而缩小甚至消失,黄疸逐渐明显,随着炎症的发作及控制,黄疸呈间歇性和波动性。出现黄疸时常伴有尿色加深、粪色变浅,完全梗阻时大便呈陶土样,病人可出现皮肤瘙痒。

体格检查:平日无发作时无阳性体征,或仅有剑突下和右上腹深压痛。合并胆管炎时,可有不同程度的腹膜炎征象,主要在右上腹。如有广泛渗出或穿孔,也可出现弥漫性腹膜炎体征。胆囊或可触及,有触痛。

【辅助检查】

1. 实验室检查 血清总胆红素及结合胆红素升高,转氨酶和碱性磷酸酶升高;尿中胆红素升高,尿胆原降低或消失;粪中尿胆原减少。当合并胆管炎时,外周血白细胞及中性粒细胞升高。

2. 影像学检查 X 线平片仅能观察到含钙的结石。超声作为首选的检查方法,能发现结石并明确大小和部位,如合并梗阻,可见肝内、外胆管扩张,但胆总管远端结石可因肥胖或肠气干扰而观察不清。超声内镜(EUS)检查可不受影响,对胆总管远端结石的诊断有重要价值。PTC 及 ERCP 为有创性检查,能清楚地显示结石及部位,但可诱发胆管炎及急性胰腺炎,也可导致出血、胆漏等并发症。ERCP 有时需作 Oddi 括约肌切开(EST),会损伤 Oddi 括约肌功能。CT 扫描能发现胆管扩张和结石的部位,但由于 CT 图像中胆道为负影,影响不含钙结石的观察。MRCP 是无损伤的检查方法,尽管观察结石不一定满意,但可以发现胆管梗阻的部位,有助于诊断。

【诊断与鉴别诊断】 根据临床表现及影像学检查,一般不难诊断。腹痛应与下列疾病鉴别。①右肾绞痛:始发于右腰或胁腹部,可向右股内侧或外生殖器放射,伴肉眼或镜下血尿,无发热,腹软,无腹膜刺激征,右肾区叩击痛或脐旁输尿管行程压痛。腹部 X 线平片可显示肾、输尿管区结石。②肠绞痛:以脐周为主。如为机械性肠梗阻,则伴恶心、呕吐、腹胀,无肛门排气排便。腹部可见肠型、肠鸣音亢进,或可闻及气过水声;可有不同程度和范围的腹部压痛和/或腹膜刺激征。腹部 X 线平片显示有肠胀气和液气平面。③壶腹癌或胰头癌:黄疸者需作鉴别,该病起病缓慢,黄疸呈进行性加深;可无腹痛或腹痛较轻,或仅有上腹不适,一般不伴寒战高热。体格检查时腹软,无腹膜刺激征,肝大,常可触及肿大胆囊;晚期有腹水或恶病质表现。ERCP 或 MRCP 和 CT 检查有助于诊断。EUS 检查对鉴别诊断有较大帮助。

【治疗】 肝外胆管结石仍以手术治疗为主。术中应尽量取尽结石,解除胆道梗阻,术后保持胆汁引流通畅。对单发或少发(2~3 枚)且直径小于 10mm 的肝外胆管结石可采用经十二指肠内镜取石,可获得良好的治疗效果,但需要严格掌握治疗的适应证,对取石过程中行 Oddi 括约肌切开(EST)的利弊仍有争议。

1. 非手术治疗 也可作为术前准备。治疗措施包括以下方面。①应用抗生素:应根据药敏试验结果选择用药,经验治疗可选用在胆汁中浓度较高的,主要针对革兰氏阴性细菌的抗生素;②解痉;③利胆,包括中药或中成药;④纠正水、电解质及酸碱失衡;⑤加强营养支持和补充维生素,禁食病人必要时使用肠外营养;⑥护肝及纠正凝血功能异常。争取在胆道感染控制后再行择期手术治疗。

2. 手术治疗 方法主要有:

(1) 胆总管切开取石、T 管引流术:可采用腹腔镜或开腹手术。适用于单纯胆总管结石,胆管上、下端通畅,无狭窄或其他病变者。若伴有胆囊结石和胆囊炎,应同时行胆囊切除术。为防止和减少结石遗留,术中应行胆道镜、胆道造影或超声检查。术中应尽量取尽结石,如条件不允许,也可在胆管内留置橡胶T管(不提倡应用硅胶管),术后行造影或胆道镜检查、取石术。术中应细致缝合胆总管壁和妥善固定T管,防止T管扭曲、松脱、受压。放置T管后应注意:①观察胆汁引流的量和性状,术后T管引流胆汁量约200~300ml/d,较澄清。如T管无胆汁引出,应检查T管有无脱出或扭曲;如胆汁过多,应检查胆总管下端有无梗阻;如胆汁混浊,应注意有无结石遗留或胆管炎症未控制。②术后10~14天可行T管造影,造影后应继续引流24小时以上,再试行闭管。如病人无明显不适,即可关闭T管。③如胆道通畅,无结石和其他病变,开腹手术可于手术后4周左右拔除T管,腹腔镜手术可适当延长拔管时间。④如造影发现有结石遗留,应在手术4~8周后待T管旁纤维窦道形成后再施行胆道镜检查和取石术。

（2）胆肠吻合术:亦称胆汁内引流术。适应证:①胆总管远端炎症狭窄造成的梗阻无法解除,胆总管扩张;②胆胰管汇合部异常,胰液直接流入胆管;③胆管因病变而部分切除,无法再吻合。常用的吻合方式为胆管空肠 Roux-en-Y 吻合(图 44-10)。为防止胆道逆行感染,Y 形吻合的引流肠袢应超过 40cm。胆肠吻合术后,需注意:①胆囊已不能发挥其功能,故应同时切除;②吻合口无类似 Oddi 括约肌的功能,因此应严格把握手术适应证。另外,嵌顿在胆总管开口的结石不能取出时,可通过内镜或手术行 Oddi 括约肌切开取石术。

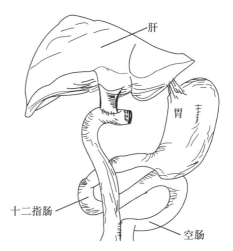

图 44-10　胆管空肠 Roux-en-Y 吻合

四、肝内胆管结石

【病因和病理】　肝内胆管结石又称肝胆管结石（hepa-tolithiasis）,是我国常见而难治的胆道疾病。其病因复杂,主要与胆道感染、胆道寄生虫(蛔虫、华支睾吸虫)、胆汁淤滞、胆管解剖变异、营养不良等有关。结石绝大多数为含有细菌的棕色胆色素结石,常呈肝段、肝叶分布,多见于肝左外叶及右后叶(与此两肝叶的胆管与肝总管汇合的解剖关系致胆汁引流不畅有关)。肝内胆管结石易进入胆总管,成为继发的肝外胆管结石。其病理改变如下。①肝胆管梗阻:可由结石的阻塞或反复胆管感染引起的炎症性狭窄造成,阻塞近端的胆管扩张、充满结石,长时间的梗阻导致梗阻以上的肝段或肝叶纤维化或萎缩。②肝内胆管炎:结石导致胆汁引流不畅,容易引起胆管内感染,反复感染加重胆管的炎症狭窄;急性感染可发生化脓性胆管炎、肝脓肿、脓毒症、胆道出血等。③肝内胆管癌:肝胆管长期受结石、炎症及胆汁中致癌物质的刺激,可发生癌变。

【临床表现】　可无症状或仅有上腹和胸背部胀痛不适。大多数病人以急性胆管炎就诊,主要表现寒战、高热和腹痛,除合并肝外胆管结石或双侧肝胆管结石外,局限于某肝段、肝叶者可无黄疸。严重者出现急性梗阻性化脓性胆管炎、脓毒血症或感染性休克。反复胆管炎可导致多发肝脓肿,如形成较大的脓肿,可穿破膈肌和肺,形成胆管支气管瘘,咳出胆砂或胆汁样痰;长期梗阻甚至可导致肝硬化,表现为黄疸、腹水、门静脉高压和上消化道出血、肝衰竭。如果出现持续性腹痛、进行性消瘦、难以控制的感染,腹部出现肿物或腹壁瘘管流出黏液样液体,应考虑肝内胆管癌的可能。体格检查肝区有压痛和叩击痛,少数病例可触及肿大或不对称的肝叶。如有其他并发症,则出现相应的体征。

【实验室检查】　急性胆管炎时白细胞升高、中性粒细胞比例增高并左移,肝酶学检查异常。CA19-9 或 CEA 明显升高时应高度怀疑恶变。

【诊断】　对反复腹痛、寒战高热者应进行影像学检查。超声检查可显示肝内胆管结石及部位,根据肝胆管扩张范围可判断狭窄的部位,但需与肝内钙化灶鉴别,后者常无相应的胆管扩张。PTC、

ERCP、MRCP 均能直接观察胆管树,可观察到胆管内结石负影、胆管狭窄及近端胆管扩张,或胆管树显示不全、某部分胆管不显影、左右胆管影呈不对称等。CT 或 MRI 对肝硬化或癌变者有重要诊断价值。

【治疗】 无症状、小的肝内胆管结石可不治疗,定期观察、随访即可。有症状或影像学发现合并肝段萎缩、胆管狭窄者应手术治疗。手术原则为尽可能取净结石,解除胆道狭窄及梗阻,去除结石部位和感染病灶,恢复和建立通畅的胆汁引流,防止结石的复发。手术方法包括:

1. **胆管切开取石** 是最基本的方法,应争取切开狭窄的部位,沿胆总管向上切开甚至可达 2 级胆管,直视下或通过术中胆道镜取出结石,直至取净。

2. **胆肠吻合术** 不能作为对胆管狭窄、结石病灶处理的替代方法。当 Oddi 括约肌仍有功能时,应尽量避免行胆肠吻合手术。手术多采用肝管空肠 Roux-en-Y 吻合。适应证:①胆管狭窄充分切开后整形、肝内胆管扩张并肝内胆管结石不能取净者;②Oddi 括约肌功能丧失,肝内胆管结石伴扩张、无狭窄者;③为建立皮下空肠盲襻,术后需反复治疗胆管结石及其他胆道病变者。对胆肠吻合术后可能出现吻合口狭窄者,应在吻合口放置支架管支撑引流,支架管可采用经肠腔或肝面引出;或采用 U 形管,其两端分别经肠腔和肝面引出。为防止拔管后再狭窄,支撑时间应维持约 1 年。

3. **肝切除术** 肝内胆管结石反复并发感染,可引起局部肝萎缩、纤维化和功能丧失。切除病变部分的肝段、肝叶,包括结石和感染的病灶、狭窄胆管,去除了结石的再发源地,并可防止病变肝段、肝叶的癌变,是治疗肝内胆管结石的积极方法。适应证:①肝内区域性的结石合并纤维化、萎缩、脓肿、胆瘘;②难以取净的肝段、肝叶结石并胆管扩张;③不易手术的高位胆管狭窄伴有近端胆管结石;④局限性的结石合并胆道出血;⑤结石合并胆管癌变。

4. **术中的辅助措施** 术中胆道造影、超声等检查可帮助确定结石的数量和部位。胆道镜可用于术中诊断、碎石和取石。

5. **残留结石的处理** 肝胆管结石手术后结石残留较常见,发生率约 20%~40%。因此,后续治疗对残留结石有重要的作用。治疗措施包括术后经引流管窦道行胆道镜取石术,激光、超声、等离子碎石等。

第五节 | 胆道感染

胆道感染主要包括胆囊炎和不同部位的胆管炎,可分为急性、亚急性和慢性炎症。胆道感染主要由胆道梗阻、胆汁淤滞造成,胆道结石是导致梗阻的最主要原因,而反复感染可促进结石形成并进一步加重胆道梗阻。

一、急性胆囊炎

(一)急性结石性胆囊炎

【病因】 急性结石性胆囊炎(acute calculous cholecystitis)初期的炎症可能是由结石直接损伤受压部位的胆囊黏膜引起,细菌感染是在胆汁淤滞的情况下出现的。主要原因:①胆囊管梗阻。胆囊结石可堵塞胆囊管或嵌顿于胆囊颈,嵌顿的结石直接损伤黏膜,以致胆汁排出受阻,胆汁滞留、浓缩。高浓度的胆汁酸盐具有细胞毒性,引起细胞损害,加重黏膜的炎症,引起水肿甚至坏死。②细菌感染。致病菌多从胆道逆行进入胆囊,或经血液循环或经淋巴途径进入胆囊,在胆汁流出不畅时造成感染。致病菌主要是革兰氏阴性杆菌,以大肠埃希菌最为常见,常合并厌氧菌感染。

【病理】 胆囊管梗阻,黏膜充血、水肿,胆囊内渗出液增加,胆囊肿大。如果此阶段采取措施解除梗阻,炎症消退,大部分组织可恢复原来的结构,不遗留瘢痕,此为急性单纯性胆囊炎。如病变加重,波及胆囊壁全层,毛细血管扩张,胆囊壁增厚,甚至发生浆膜炎症,有纤维素或脓性渗出,即发展至化脓性胆囊炎。此时治愈后产生纤维组织增生、瘢痕化,容易再发生胆囊炎症。胆囊炎反复发作则呈现慢性炎症过程,胆囊可完全瘢痕化而萎缩。如果胆囊管梗阻未解除,胆囊内压继续升高,胆囊壁血管受压导致血供障碍,继而缺血坏疽,则为坏疽性胆囊炎。坏疽性胆囊炎常并发胆囊穿孔,多发生在底部和颈部;如胆囊整体坏疽,则胆囊功能丧失。急性炎症可累及邻近器官,甚至穿破至十二指肠、结肠等,形成胆囊肠道内瘘,可因内瘘减压反而使急性炎症迅速消退。

【临床表现】 女性多见,50 岁前女性发病率为男性的 3 倍,50 岁后为 1.5 倍。急性发作主要是上腹部疼痛。开始时仅有上腹胀痛不适,逐渐发展至阵发性绞痛;夜间发作常见,饱餐、进食油腻食物常诱发发作;疼痛可放射至右肩、肩胛和背部;伴恶心、呕吐、厌食、便秘等消化道症状。如病情进展,疼痛可为持续性、阵发性加剧;常伴轻至中度发热,通常无寒战,可有畏寒;如出现寒战高热,表明病情严重,如胆囊坏疽、穿孔或胆囊积脓,或合并急性胆管炎。10%～20% 的病人可出现轻度黄疸,可能是胆色素通过受损的胆囊黏膜进入血液循环,或邻近炎症引起 Oddi 括约肌痉挛所致;约 10%～15% 的病人因合并胆总管结石而出现黄疸。

体格检查:右上腹胆囊区域可有压痛,程度因人而异,炎症波及胆囊浆膜时可有腹肌紧张及反跳痛,有些病人可触及肿大胆囊并有触痛,Murphy 征阳性。如胆囊被大网膜包裹,则形成边界不清、有固定压痛的肿块;如发生坏疽、穿孔,则出现弥漫性腹膜炎表现。

【辅助检查】 血液学检查,病人可出现白细胞升高,老年人可不升高。血清丙氨酸转氨酶(ALT)、碱性磷酸酶常升高,约 1/2 的病人血清胆红素升高,1/3 的病人血清淀粉酶升高。超声检查对急性胆囊炎的诊断准确率为 85%～95%,可见胆囊增大、胆囊壁增厚(＞4mm),明显水肿时见"双边征";胆囊结石显示强回声,其后有声影。必要时可做 CT、MR 检查。

【诊断与鉴别诊断】 典型的临床表现结合实验室和影像学检查,诊断一般无困难。需要鉴别的疾病包括:消化性溃疡穿孔、急性胰腺炎、高位阑尾炎、肝脓肿、胆囊癌、结肠肝曲癌、小肠憩室穿孔以及右侧肺炎、胸膜炎和肝炎等。

【治疗】 急性结石性胆囊炎最终需手术治疗,原则上应争取择期手术。

1. 非手术治疗 也可作为手术前的准备。包括禁食、输液、营养支持、补充维生素、纠正水电解质及酸碱代谢失衡。抗感染可选用对革兰氏阴性细菌及厌氧菌有效的抗生素,同时使用解痉镇痛、消炎利胆药物。对老年病人,应监测血糖及心、肺、肾等重要脏器功能,治疗并存疾病。治疗期间应密切注意病情变化,随时调整治疗方案,如病情加重,应及时手术治疗。大多数病人经非手术治疗能够控制病情发展,待日后行择期手术。

2. 手术治疗 急性期手术力求安全、简单、有效,对年老体弱、合并多个重要脏器疾病者,选择手术方法应慎重。

(1)急诊手术的适应证:①发病在 48～72 小时内者;②经非手术治疗无效或病情恶化者;③有胆囊穿孔、弥漫性腹膜炎、急性化脓性胆管炎、急性坏死性胰腺炎等并发症者。

(2)手术方法:①胆囊切除术。首选腹腔镜胆囊切除,也可应用传统的开腹或小切口的胆囊切除,视当地医疗条件和病人病情而定。②部分胆囊切除术。如估计分离胆囊床困难或可能出血者,可保留胆囊床部分胆囊壁,用物理或化学方法破坏该处的黏膜,胆囊其余部分切除。③胆囊造口术。对高危病人或局部粘连、解剖不清者,可先行造口术减压引流,3 个月后再行胆囊切除术。④超声引导下经皮经肝胆囊穿刺引流术(percutaneous transhepatic gallbladder drainage,PTGD)。可降低胆囊内压,急性期过后再行择期手术,适用于病情危重又不宜手术的化脓性胆囊炎病人。

(二)急性非结石性胆囊炎

【病因和病理】 急性非结石性胆囊炎(acute acalculous cholecystitis)的发病率约占急性胆囊炎的 5%。病因不清楚,通常在严重创伤、烧伤、腹部非胆道手术如腹主动脉瘤手术后、脓毒症等危重病人中发生,约 70% 的病人伴有动脉粥样硬化;也有学者认为是长期肠外营养、免疫缺陷疾病如艾滋病的并发症。本病病理变化与急性结石性胆囊炎相似,但病情发展更迅速。致病因素主要是胆汁淤滞和胆囊壁缺血,导致细菌的快速繁殖且血供减少,更容易出现胆囊坏疽、穿孔。

【临床表现】 本病多见于男性、老年病人。临床表现与急性胆囊炎相似。腹痛症状常因病人伴有其他严重疾病而被掩盖,易误诊和延误治疗。

对危重的、严重创伤及长期应用肠外营养的病人,出现右上腹疼痛并伴有发热时应警惕本病的发生。若右上腹压痛及腹膜刺激征阳性,或触及肿大胆囊、Murphy 征阳性时,应及时作进一步检查。发病早期超声检查不易诊断,CT 检查有帮助,而肝胆系统核素扫描后约 97% 的病人可获得诊断。

【治疗】 本病易发生坏疽穿孔,一经诊断,应及早手术治疗。可选用胆囊切除、胆囊造口术或经皮经肝胆囊穿刺引流术(percutaneous transhepatic gallbladder drainage,PTGD)治疗(图 44-11)。未能确诊或病情较轻者,应在严密观察下行积极的非手术治疗,一旦病情恶化,应及时施行手术。

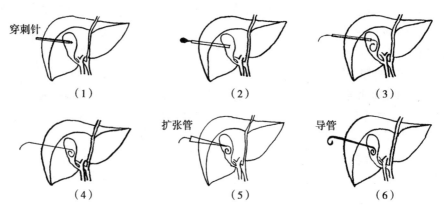

图 44-11　经皮经肝胆囊穿刺引流术

(1)穿刺针穿刺胆囊 (2)取出穿刺针内芯 (3)置入导丝 (4)拔除套管 (5)扩张管
扩张皮肤穿刺口 (6)沿导丝置入引流导管,拔除导丝后固定导管于穿刺口旁皮肤

二、慢性胆囊炎

慢性胆囊炎(chronic cholecystitis)是胆囊持续的、反复发作的炎症过程,超过 90% 的病人有胆囊结石。

【病理】 特点是黏膜下和浆膜下的纤维组织增生及单核细胞浸润,炎症反复发作可使胆囊与周围组织粘连,囊壁增厚并逐渐瘢痕化,最终导致胆囊萎缩,完全失去功能。

【临床表现】 常不典型,多数有胆绞痛病史。病人常在饱餐、进食油腻食物后出现腹胀、腹痛,疼痛程度不一,多在上腹部,可牵涉到右肩背部,较少出现畏寒、高热或黄疸,可伴有恶心、呕吐。腹部检查可无阳性体征,或仅有上腹部轻压痛,Murphy 征或呈阳性。

【诊断】 右上或中上腹腹痛反复发作、合并胆囊结石者,应考虑慢性胆囊炎的诊断。超声检查可显示胆囊壁增厚,胆囊排空障碍或胆囊结石。需要鉴别的疾病有:胃炎、反流性食管炎、消化性溃疡、急性胰腺炎、消化道肿瘤、右肾及输尿管疾病等。

【治疗】 确诊为慢性胆囊炎者应行胆囊切除术。不能耐受手术者可选择非手术治疗,方法包括应用抗生素等。

三、急性梗阻性化脓性胆管炎

急性梗阻性化脓性胆管炎(acute obstructive suppurative cholangitis,AOSC)是急性胆管炎的严重阶段,也称急性重症胆管炎(acute cholangitis of severe type,ACST)。本病的发病基础是胆道梗阻及细菌感染。急性胆管炎时,如胆道梗阻未解除,胆管内细菌引起的感染没有得到控制,逐渐发展至 AOSC 并严重威胁病人生命。

【病因】 在我国,最常见的病因是肝内外胆管结石,其次为胆道寄生虫和胆管狭窄。在欧美等发达国家常见病因是恶性肿瘤和胆道良性病变引起的狭窄。近年随着手术及介入治疗的增加,由胆肠吻合口狭窄、PTC、ERCP 放置内支架等原因所引发者逐渐增多。

【病理】　实验证明，当胆道因梗阻压力>15cmH₂O时，放射性核素标记的细菌即可在外周血中出现；而胆汁及淋巴液培养在胆道压力<20cmH₂O时为阴性，但>25cmH₂O则迅速变为阳性。在梗阻的情况下经胆汁进入肝内的细菌大部分被单核吞噬细胞系统吞噬，约10%的细菌可逆行入血，形成菌血症。

门静脉血及淋巴管内发现胆砂，说明带有细菌的胆汁也可直接反流进入血液，称为胆血反流。其途径包括经毛细胆管-肝窦瘘进入肝静脉；胆源性肝脓肿穿破到血管；经胆小管黏膜炎症溃烂至相邻的门静脉分支；经肝内淋巴管等。细菌或感染胆汁进入循环，引起全身化脓性感染，大量的细菌毒素引起全身炎症反应、血流动力学改变和MODS。

【临床表现】　男女发病比例接近，青壮年多见。多数病人有反复胆道感染病史和/或胆道手术史。本病除有急性胆管炎的Charcot三联征外，还有休克、中枢神经系统受抑制表现，称为Reynolds五联征。

本病发病急骤，病情进展迅速，可分为肝外梗阻和肝内梗阻两种。肝外梗阻者腹痛、寒战高热、黄疸均较明显，肝内梗阻者主要表现为寒战高热，可有腹痛，黄疸较轻。常伴有恶心、呕吐等消化道症状。神经系统症状主要表现为神情淡漠、嗜睡、神志不清，甚至昏迷；合并休克时可表现为烦躁不安、谵妄等。

体格检查：体温常呈弛张热或持续升高达39~40℃以上，脉搏快而弱，血压降低。口唇发绀，甲床青紫，全身皮肤可能有出血点和皮下瘀斑。剑突下或右上腹有压痛，可有腹膜刺激征。肝常肿大，并有压痛和叩击痛。胆总管梗阻者胆囊肿大。

【辅助检查】

1. 实验室检查　白细胞计数升高，可超过20×10⁹/L，中性粒细胞比例升高，细胞质内可出现中毒颗粒。肝功能能有不同程度的损害，凝血酶原时间延长。动脉血气分析可有PaO_2下降、氧饱和度降低。常见有代谢性酸中毒及脱水、低钠血症等水、电解质紊乱。

2. 影像学检查　应根据病情选择简单、实用、方便的检查方法。超声可在床边进行，能及时了解胆道梗阻部位、肝内外胆管扩张情况及病变性质，对诊断很有帮助。如病情稳定，可行CT或MRCP检查。对需要同时行PTCD或经内镜鼻胆管引流术（endoscopic naso-biliary drainage，ENBD）减压者可行PTC或ERCP检查。

【治疗】　原则是立即解除胆道梗阻并引流。当胆管内压降低后，病人情况常能暂时改善，有利于争取时间继续进一步治疗。

1. 非手术治疗　既是治疗手段，又可作为术前准备。主要包括：①建立有效的输液通道，尽快恢复血容量，除用晶体液扩容外，应加入胶体液。②联合应用足量抗生素。经验治疗证明，应先选用针对革兰氏阴性杆菌及厌氧菌的抗生素，根据该抗生素的半衰期来确定使用次数和间隔时间。③纠正水、电解质紊乱和酸碱失衡。④出现凝血功能障碍者，可输注维生素K_1或新鲜冰冻血浆改善凝血功能。⑤对症治疗，如降温、补充维生素和支持治疗。⑥如经短时间治疗后病人仍不好转，应考虑应用血管活性药物以提高血压，应用肾上腺皮质激素保护细胞膜和对抗细菌毒素，并应用抑制炎症反应药物，吸氧纠正低氧状态。⑦经以上治疗病情仍未改善，应在抗休克的同时紧急行胆道引流治疗。

2. 紧急胆管减压引流　只有尽快降低胆道压力，才有可能中止胆汁或细菌向血液反流，阻断病情恶化。胆道减压主要为抢救病人生命，方法力求简单有效，包括：①胆总管切开减压、T管引流术。紧急减压后，病情有可能立即趋于稳定，但对较高位置的肝内胆管梗阻，胆总管切开往往不能有效减压。如手术中发现有较大的脓肿，可一并处理；如为多发小脓肿，则只能行胆管引流。胆囊造口术常难以达到有效的引流，一般不宜采用。②ENBD。创伤小，能有效地减低胆道内压，根据病情可放置2周或更长时间。但对高位胆管梗阻引起的胆管炎引流效果不肯定。③PTCD。操作简单，能及时减压，对较高位胆管或非结石性梗阻效果较好，但引流管易脱落和被结石堵塞，且需注意凝血功能。

3. 后续治疗 急诊胆管减压引流一般不能完全去除病因,如不作后续治疗,可能会反复发作。因此,待病人一般情况恢复,宜在 1~3 个月后根据病因选择彻底的手术治疗。

第六节 | 原发性硬化性胆管炎

原发性硬化性胆管炎(primary sclerosing cholangitis,PSC)是以肝内和肝外胆管进行性纤维化狭窄为特点的疾病。病变可累及胰管,但一般不累及胆囊。主要表现为肝内胆汁淤滞。其病因不明,目前认为与感染、遗传及自身免疫因素有关。约 60%~72% 的病人伴有溃疡性结肠炎,结肠炎症导致黏膜屏障作用缺失,使大肠埃希菌经门静脉进入胆道,引起感染。病人的人类白细胞抗原(HLA)单倍体 B8/DR3 增高,提示为自身免疫性疾病。近年已注意到肝动脉灌注化疗后也可发生此病。另外,此病还可合并慢性胰腺炎、腹膜后纤维化、克罗恩病、类风湿关节炎等疾病。

【临床表现】 约 70% 的病人为男性,起病缓慢,多在 50 多岁出现症状,但无症状期可长达 10 余年。临床表现无特异性,主要为不明原因黄疸,间歇性加重;右上腹隐痛,可伴有皮肤瘙痒。部分病人有疲乏无力、食欲缺乏、体重减轻,或伴有恶心、呕吐。胆管炎发作时可有体温升高。病情逐渐发展,可出现持续性梗阻性黄疸、胆汁性肝硬化、门静脉高压、上消化道出血,甚至肝衰竭。

【诊断】 本病早期不易诊断。实验室检查总胆红素及结合胆红素、ALP 升高,ALT 可轻度升高。诊断主要依据影像学检查,常用者为 ERCP 及 PTC,显影良好的 MRCP 也可协助诊断。影像显示胆管普遍性或局限性狭窄,以肝管分叉部明显,胆管分支减少并僵硬变细,或呈节段性狭窄。

本病需与下列疾病鉴别:①继发性硬化性胆管炎。常有引起胆管炎的病因,在中国最多见为胆管结石;多为局限性的胆管狭窄,且多按肝段、肝叶分布,伴有近端胆管扩张。超声检查可显示胆石。②胆管癌。有时影像学检查也难以鉴别。在 PSC 行肝移植的病人中,23% 的病人发现手术前未发现的胆管癌。因此,有学者认为本病是胆管癌的癌前病变。

【治疗】 目前无理想的治疗方法,药物和手术均为缓解症状性治疗。①药物治疗:中等剂量 [17~23mg/(kg·d)] 的熊去氧胆酸(UDCA)可改善病人的症状和肝功能,大剂量 [超过 28mg/(kg·d)] 的 UDCA 不但不能令临床获益,而且会增加不良事件发生的概率,如静脉曲张和需行肝移植的比例增加,临床预后更加不良,不建议使用。其他已进行临床试验并被证实没有明显临床效果或无法改善肝脏生化指标的药物还包括硫唑嘌呤、甲氨蝶呤、泼尼松龙、环孢素等,因此上述药物已不推荐使用。②胆汁引流:如为节段性病变,可通过 ENBD、PTCD 在胆管内置放支撑引流管或导管;也可手术置放 U 形管引流胆汁,改善黄疸。③胆肠吻合:对弥漫性狭窄者,可手术切开左、右肝胆管,再行胆管空肠吻合并于吻合口置放支撑管引流。④肝移植:对合并肝硬化,或难以与弥漫性胆管癌鉴别的病人可行肝移植。病人移植后 5 年生存率高达 85%,效果良好。

(匡 铭)

第七节 | 胆道蛔虫病

蛔虫是人体内最常见的肠道寄生虫,主要通过粪口途径传播。蛔虫感染多为无症状感染,由于饥饿或胃酸降低等因素,蛔虫可钻入胆道引起一系列临床症状,称为胆道蛔虫病(biliary ascariasis)。近年因饮食习惯和卫生设施的改善,本病的发病率明显下降。

【病因和病理】 肠道蛔虫有钻孔习性,喜碱性环境。当胃肠功能紊乱、饥饿、发热、妊娠、驱虫不当等导致肠道内环境发生改变时,蛔虫可迁移至十二指肠。如遇 Oddi 括约肌功能失调,蛔虫可钻入胆道,机械刺激引起括约肌痉挛,导致胆绞痛或急性胰腺炎。肠道的细菌、真菌等可通过蛔虫带入胆道,造成胆道感染,严重者可引起急性化脓性胆管炎、肝脓肿;如经胆囊管钻至胆囊,甚至引起胆囊穿孔。进入胆道的蛔虫可为一条或多条,括约肌长时间痉挛致蛔虫死亡,其尸骸日后可成为结石的核心。

【临床表现】　特点是腹痛剧烈，但腹部体征较轻，即所谓"症征不符"。

常突发剑突下钻顶样剧烈绞痛，阵发性加剧。痛时辗转不安、呻吟不止、大汗淋漓，可伴有恶心、呕吐或吐出蛔虫，常放射至右肩胛或背部。腹痛可骤然缓解，间歇期可全无症状。疼痛可反复发作，持续时间不一。如合并胆道感染，症状同急性胆管炎，严重者表现同梗阻性化脓性胆管炎。

体格检查仅有右上腹或剑突下轻度深压痛，如合并胆管炎、胰腺炎、肝脓肿，则有相应的体征。

【辅助检查】　首选超声检查，多能确诊，表现为胆管内平行强回声光带，中心呈无回声，偶可见蛔虫在胆管内移动。CT 显示胆囊或胆管内长条状边缘光滑呈弯曲的透亮阴影。MRCP 及 ERCP 可显示胆道系统蛔虫位置。

【诊断】　根据症状、体征和检查，诊断一般不困难，但须与胆石症相鉴别。

【治疗】　以非手术治疗为主，出现并发症时可考虑手术治疗。

1. 非手术治疗　①解痉止痛：口服 33% 硫酸镁及解痉药可缓解 Oddi 括约肌痉挛。剧痛时可注射抗胆碱药如阿托品、山莨菪碱（654-2）等，必要时可加用哌替啶。②利胆驱虫：酸性环境不利于蛔虫活动，发作时可用食醋、乌梅汤使虫静止，通过减轻刺激达到止痛目的；经胃管注入氧气也有驱虫和镇痛作用。当症状缓解后再行驱虫治疗，常用阿苯达唑、甲苯咪唑、伊维菌素、左旋咪唑。驱虫后继续服用利胆药物可能有利于虫体残骸排出。③抗感染：可选用对肠道细菌敏感的抗生素，预防和控制感染。④十二指肠镜取虫：ERCP 检查时如发现虫体在十二指肠乳头外，可钳夹取出。对于儿童需着重保护 Oddi 括约肌功能，慎行括约肌切开。

2. 手术治疗　经积极非手术治疗未能缓解，或有胆管结石、急性梗阻性化脓性胆管炎、肝脓肿、重症胰腺炎等合并症者，可行胆总管切开探查、T 管引流术。术中应用胆道镜去除蛔虫残骸，术后仍需服用驱虫药，防止胆道蛔虫病复发。

第八节 ｜ 胆道疾病常见并发症

胆石症、胆道感染、胆道蛔虫病等胆道疾病，若不及时诊治，可致病情加剧而发生胆囊穿孔、胆道出血、胆管炎性狭窄、胆源性肝脓肿、胆源性急性胰腺炎等严重并发症。

一、胆囊穿孔

3%～10% 的急性胆囊炎可并发胆囊坏疽和胆囊穿孔（gallbladder perforation），多见于胆囊壶腹部或颈部结石嵌顿者。胆囊压力持续升高，导致胆囊壁缺血坏疽，引发胆囊穿孔，伴有动脉硬化和糖尿病的老年病人更易发生。穿孔部位以胆囊底部多见，颈部次之。根据病程长短可分为三种类型。①急性：由于胆囊炎症发展迅速，周围尚未形成粘连保护，胆囊穿孔导致感染性胆汁溢入游离腹腔，引起急性弥漫性腹膜炎，病情重，预后差。②亚急性：穿孔时胆囊周围已有邻近器官和组织粘连，穿孔后被周围粘连组织包裹，形成胆囊周围脓肿。③慢性：病变的胆囊与邻近器官粘连穿透形成内瘘，以胆囊十二指肠瘘多见（约占 70%），其次为胆囊结肠瘘（约占 15%）。

综合病史、体检及超声多可明确诊断。急性穿孔需急诊手术治疗，根据术中发现选择适当术式，并尽可能一期切除胆囊。有条件可行腹腔镜胆囊切除、腹腔引流术，不能耐受手术者可行超声引导下胆囊穿刺引流术。及时正确处理胆囊疾病是预防胆囊穿孔的关键。

二、胆道出血

胆道出血（hemobilia）是胆道疾病和胆道手术后的严重并发症，也是上消化道出血的常见原因。胆道出血可来自肝内胆道和肝外胆道，以肝内胆道出血多见。按出血原因可分为：①感染性；②创伤性；③肿瘤性；④血管性。我国以胆道结石感染最为常见。肝内胆管与肝动脉和门静脉分支紧密伴行是发生胆道出血的解剖基础。胆管炎症、胆管壁破溃而与相邻血管形成内瘘是引起胆道出血的常见病理基础。肝内胆管大量出血主要是动脉胆管瘘所致;少量胆道出血多为胆管和胆囊黏膜糜烂所致。

【临床表现】 胆道出血的临床表现随病因不同和出血量多少而异。出血量少者,仅表现为黑便或大便隐血试验阳性。胆道大量出血的典型临床表现为三联征:①胆绞痛;②黄疸;③上消化道出血(呕血、便血)。胆道出血的临床特征是周期性出血,每隔1~2周发作一次。Oddi 括约肌功能完整者,胆道出血可自行停止,但可反复发作。当大量出血时,胆道压力骤然升高,引起 Oddi 括约肌痉挛,血凝块堵塞胆管,出现胆绞痛,继之出现黄疸,随后发生呕血或便血。出血量大时可出现失血性休克表现。

【诊断】 根据病史和具有周期性发作的三联征表现,一般不难作出胆道出血的诊断,但须与其他原因所致的上消化道出血相鉴别。十二指肠镜检查可直接看到十二指肠乳头有血流出而确诊胆道出血,并可排除胃十二指肠溃疡或胃癌等引起的上消化道出血。超声、CT、MRI 检查可发现肝内外胆管结石、肝肿瘤等出血原因。选择性肝动脉造影是诊断胆道出血及确定出血部位的最有价值方法。胆道探查是诊断胆道出血的最直接方法,借助胆道镜常可清楚观察出血部位,术中超声若发现动脉胆管瘘血流的涡流,可指导结扎病侧肝动脉。

【治疗】 首选非手术治疗,指征:①出血量少;②无寒战发热、黄疸或感染性休克;③不能耐受手术者。措施包括:①输液、输血、补充血容量,防治休克;②使用足量有效抗生素控制感染;③使用止血药;④对症处理及支持疗法;⑤活动性出血期间,可采用选择性肝动脉造影,明确出血部位后行高选择性肝动脉栓塞止血。出现下述情况者应及时手术治疗:①反复发作大出血,特别是出血周期愈来愈短,出血量愈来愈大者;②合并严重胆道感染而需手术引流者;③胆肠内引流术后发生胆道大出血者;④原发疾病需要外科手术治疗者,如肝胆肿瘤、肝血管疾病、肝脓肿等。手术应确定出血部位和原因,酌情选用胆囊切除、胆总管探查、T 管引流、肝动脉结扎、病变肝叶(段)切除术。

三、胆管炎性狭窄

又称为胆管良性狭窄(benign stricture of bile duct),是指在胆道感染基础上发生的胆管炎症、黏膜糜烂、溃疡形成、纤维组织增生、瘢痕组织形成而导致的胆管狭窄。胆管炎性狭窄可发生在肝内小胆管至胆总管下端的各个部位,但多见于胆总管下端、左右肝管开口部及左肝管横部;多呈环形或长段形狭窄。常继发于原发性胆管结石、化脓性胆管炎、胆道蛔虫病等。狭窄上方的胆管扩张,重者可呈囊状扩张,内含胆色素结石。长时间的胆管狭窄可引起肝实质不同程度的损害及纤维化,严重者病变肝叶(段)发生萎缩,其余肝组织代偿性增大。晚期可导致胆汁性肝硬化和门静脉高压症。

【临床表现】 主要是反复发作的胆管炎。超声、CT、ERCP、MRCP 等影像学检查有助于术前诊断,有时很难与恶性胆管狭窄鉴别。术中胆道镜检查和胆道造影可明确诊断。

【治疗】 原则是解除狭窄、通畅引流,治疗方法如下。①十二指肠镜 EST:是治疗胆总管下端狭窄段长度<1.5cm 的首选方法。②胆总管空肠 Roux-en-Y 吻合术:适用于胆总管下端狭窄段较长者。③对于肝门部胆管狭窄,可行肝门部胆管成形、胆管空肠 Roux-en-Y 吻合术。④对于一侧肝管狭窄,伴肝内胆管结石及肝萎缩者,可行病侧肝叶切除术。胆道球囊扩张(balloon dilatation)只适用于危重病人,对合并严重门静脉高压症的重症者,胆道支架(biliary stent)可作为手术治疗和球囊扩张失败后的补救措施。

四、胆源性肝脓肿

肝脓肿是胆道感染的严重并发症,细菌性肝脓肿(bacterial liver abscess)中大多数为胆源性脓肿。有关内容参阅第四十二章第二节"肝脓肿"。

五、胆源性急性胰腺炎

胆源性急性胰腺炎（acute gallstone pancreatitis）占急性胰腺炎病因构成比的 60%，是常见的急腹症。其发病机制、临床表现和诊断参阅第四十五章第二节"急性胰腺炎"部分。治疗首先要鉴别有无胆道梗阻病变。伴有胆道梗阻者，首选 ERCP 术解除梗阻。对胆总管结石嵌顿且有急性胆管炎的病人，推荐在 24 小时内施行 ERCP 术；有胆总管结石嵌顿但无明确胆管炎的病人，推荐 72 小时内施行 ERCP 术。无胆道梗阻者，应先行非手术治疗。伴有胆囊结石者，建议尽早行胆囊切除术，轻症者在排除胆总管结石后建议出院前完成手术。中重度以上病人先行 ERCP 术，待胰周渗出及积液稳定吸收后尽早实施手术（术后 1～3 个月）。

（吕国悦）

第九节 │ 胆管损伤

【分类】 胆管损伤按部位分为肝内、外胆管损伤；按致伤原因分为创伤性胆管损伤和医源性胆管损伤，后者占绝大多数。

1. **创伤性胆管损伤**（traumatic bile duct injury） 少见，常是由于交通事故、坠落、挤压、利器刺伤等，多为复合伤，如肝内胆管损伤多伴有肝外伤，肝外胆管损伤多伴有十二指肠、胰腺损伤等。

2. **医源性胆管损伤**（iatrogenic bile duct injury） 是由腹部手术、介入治疗、穿刺治疗等造成的胆管损伤，绝大多数发生于胆囊切除术，少数发生于胆道探查术、胃大部切除术、肝切除术，也可发生于十二指肠手术、胰腺手术；肝动脉介入栓塞术、肝移植术后可并发胆管缺血性损伤，肝癌射频消融术可能导致胆道热损伤。胆囊切除术中发生胆管损伤的最常见部位在胆囊管与肝总管汇合处。

【病因】 胆囊切除术中发生胆管损伤的常见原因有：①解剖变异：胆管系统的解剖变异，如胆囊管过短或缺如，胆囊管与肝总管汇合的角度异常（两管平行）、位置过高（肝门处）或过低（十二指肠后下方），胆囊管异常汇入左侧或右侧肝管、副肝管、迷走胆管等。②局部病理因素：胆囊三角处炎症重、粘连、瘢痕形成，引起局部解剖结构紊乱；合并 Mirizzi 综合征。以上两种因素导致胆囊三角解剖困难或辨认错误，引起胆管损伤。③手术操作失误：误将胆总管或肝总管当作胆囊管结扎并横断，特别是胆囊动脉出血时盲目钳夹止血更易发生；或在结扎胆囊管时过度牵拉胆总管，致使部分胆管壁被结扎；或损伤撕裂胆管壁引起狭窄。④热源性损伤：胆囊三角区、肝门部胆管用电刀解剖或电凝止血导致胆管壁发生热损伤。⑤缺血性损伤：手术时剥离胆管周围的组织过多，引起胆管周围血管丛（peribiliary vascular plexus，PBVP）丢失或闭塞，造成胆管缺血，继发胆管狭窄。

除胆囊切除术外，上腹部其他手术有时也可误伤胆管。如肝叶切除术中，因第一肝门的结构暴露不够，引起保留侧肝管损伤；胃大部切除术中，十二指肠残端缝合过程中将胆总管下段缝闭，造成胆道梗阻；肝癌射频或微波治疗时，因电热传导效应而造成胆管壁的热损伤和炎症反应，产生迟发性胆管狭窄。

【诊断】 术中及时发现胆管损伤非常重要，其主要征象为：①术中发现胆汁漏出；②剖检切除的胆囊标本，发现胆囊管处有 2 个开口；③术中造影显示胆管连续性中断、局部狭窄或对比剂外溢。术后近期出现如下表现，要考虑胆管损伤：①胆汁性腹膜炎；②腹腔引流管引出胆汁；③术后早期出现梗阻性黄疸。术后数周或数月出现如下表现要警惕迟发性或隐匿性胆管损伤：①迟发的梗阻性黄疸；②反复发作的胆道感染；③肝下或肝周积液。对于可疑的胆管损伤，应选择超声、CT、MRCP、ERCP 等进一步检查，明确诊断。

【处理】 胆管损伤的处理应根据损伤时间、损伤程度、周围组织的炎症情况、病人全身情况尤其是肝脏功能而采用恰当的手术方式，特别要强调的是，首次合理处理最为重要。

1. **术中发现胆管损伤的处理** ①小裂伤（<3mm）或部分管壁切除，一般可用 5-0 或 6-0 无损伤

线直接缝合修补,可不必放置内支撑管;②较大裂伤或横断伤,胆管壁缺损长度<2cm,应争取施行胆管对端吻合术,并通过吻合口放置内支撑管6个月以上;③胆管损伤范围大、缺损长度>2cm、对端吻合张力大或组织缺血等情况,应施行胆管空肠Roux-en-Y吻合术。

2. 肝外胆管横断损伤并结扎,术中未发现,术后出现梗阻性黄疸,应在手术3周后再手术,以使胆管被动扩张,便于再次手术吻合。一般施行肝总管空肠Roux-en-Y吻合术,术中应切除不健康的胆管组织及瘢痕,胆管成形,用可吸收线连续或间断缝合。胆管损伤合并腹腔感染、胆汁性腹膜炎、血管损伤等复杂的局面时应延期实施胆管修复,延迟修复的手术时机可选择在局部炎症和感染得到有效控制后4～6周。

3. 肝外胆管损伤致胆管狭窄,术后反复发作胆管炎,合并不同程度的黄疸,需手术处理。建立大口、无张力、黏膜对黏膜的近端扩张胆管与空肠Roux-en-Y吻合术,同时取出狭窄上方可能存在的结石。少数肝外胆管狭窄,可采用内镜或经皮经肝穿刺球囊扩张术,并放置胆管支架,支撑时间3～6个月。

【预防】 医源性胆管损伤是胆道外科的严重并发症,可以给病人带来极为严重甚至难以恢复的后果,如反复发作的胆道感染、胆汁性肝硬化、肝衰竭等,甚至需要接受肝移植。因此,积极预防医源性胆管损伤极其重要。预防措施有:①术者应加强责任心,认真对待每一例胆囊切除手术,加强对胆管系统的解剖变异和局部病理因素的警惕;②术中要保持术野的良好显露,结扎切断胆囊管前要确认胆囊管、肝总管和胆总管三者的解剖关系;③结扎胆囊管时,应使胆囊管保持无张力状况,应距胆总管壁约0.5cm;④遇有胆囊动脉异常出血时,应在明确出血点后,再行钳夹或缝扎止血,切忌在"血池"中盲目钳夹损伤胆管;⑤如顺行法切除胆囊困难,可改用逆行胆囊切除,或采用部分胆囊切除术;⑥接近胆管处禁用电凝止血或组织分离,以防止胆管热源性损伤;⑦避免过多剥离胆管周围组织,注意保护胆管周围血管丛,以防止胆管缺血性损伤;⑧腹腔镜胆囊切除胆囊三角显露有困难时,应及时中转开腹手术。

第十节 | 胆囊息肉和良性肿瘤

一、胆囊息肉

胆囊息肉(gallbladder polyps)是形态学名称,泛指向胆囊腔内突出或隆起的病变,呈球形、半球形或乳头状,有蒂或无蒂,多为良性。病理上可分为:①肿瘤性息肉,包括腺瘤和腺癌,其他少见的还有血管瘤、脂肪瘤、平滑肌瘤、神经纤维瘤等;②非肿瘤性息肉,如胆固醇息肉、炎性息肉、腺肌增生等,尚有很少见的如腺瘤样增生、黄色肉芽肿、异位胃黏膜或胰腺组织等。由于胆囊息肉术前难以确诊性质,故笼统称为"胆囊息肉样病变"(polypoid lesions of gallbladder)或"胆囊隆起性病变"。

胆固醇息肉是胆囊黏膜面的胆固醇结晶沉积;炎性息肉是胆囊黏膜的增生,呈多发,直径常小于1cm,多同时合并胆囊结石和胆囊炎;胆囊腺肌增生是胆囊壁的良性增生性病变,如为局限型则类似肿瘤。

本病一般无症状,多为体检时由超声检查发现。少数病人可有右上腹疼痛、恶心呕吐、食欲缺乏等症状;极个别病例可出现梗阻性黄疸、无结石性胆囊炎、胆道出血、诱发胰腺炎等;查体时可能有右上腹压痛。临床诊断需借助于如下检查:①常规超声;②超声内镜检查(EUS);③CT或MRI;④超声引导下经皮细针穿刺活检等。

少数胆囊息肉可发生癌变,有的可能就是早期胆囊癌,临床上应予以重视。胆囊息肉恶变的危险因素包括:直径超过1cm;单发病变且基底部宽大;息肉逐渐增大;合并胆囊结石和胆囊壁增厚,特别是年龄超过60岁、息肉直径大于2cm者。

病人如无以上危险因素,也无临床症状,可以定期复查,应每6~12个月接受一次超声检查,观察息肉大小变化。如病人存在上述恶变危险因素,或有明显症状,在排除精神因素、胃十二指肠和其他胆道疾病后,宜行手术治疗。手术方式为腹腔镜胆囊切除术。术中做快速病理检查,如发现恶变,应根据术中所见及病理检查情况进一步行根治性手术切除。术后根据石蜡切片病理检查,进一步确定诊断,包括疾病分期和病理学分级。

二、胆囊腺瘤

本病是胆囊常见的良性肿瘤,约占胆囊切除标本的1.1%,多见于中老年女性。可单发或多发,直径大小不等,最大者可充满胆囊。腺瘤局部可发生缺血坏死,如继发感染,会导致破溃而出血。胆囊腺瘤是胆囊癌的癌前病变,恶变率约为1.5%,一旦确诊,应行手术治疗。

(吕　毅)

第十一节 ｜ 胆道恶性肿瘤

一、胆囊癌

胆囊癌(carcinoma of gallbladder)是胆囊恶性肿瘤中最常见的一种,其他有淋巴肉瘤、横纹肌肉瘤、类癌、癌肉瘤等。胆囊癌发病年龄绝大多数为60~70岁,女性发病率约为男性的2~3倍。在胆道疾病中,胆囊癌仅占0.4%~3.8%,在肝外胆道癌中却占25%。

【病因】　胆囊癌合并胆囊结石是无结石胆囊癌的7倍,直径3cm结石病人发生胆囊癌的比例是1cm结石病人的10倍,说明其发生与胆囊结石有关。胆囊结石引起胆囊癌可能是长期物理刺激的结果,可能还有黏膜的慢性炎症、细菌产物中的致癌物质等综合因素参与。此外,胆囊空肠吻合、完全钙化的"瓷化"胆囊、胆囊腺瘤、胆胰管结合部异常、溃疡性结肠炎等因素与胆囊癌的发生也可能有关。

【病理】　胆囊癌大体上分为浸润型、结节型、乳头状型和混合性。约90%的胆囊癌发生在胆囊体或底部。腺癌最常见,约占82%;其次为未分化癌,占7%;鳞状细胞癌占3%;混合性癌占1%。大多数胆囊癌呈浸润性生长,最后累及整个胆囊壁。在胆囊床,胆囊壁与肝之间仅存一层带膜的肌层,因此,在病变早期就有可能直接侵犯到肝脏;也可经胆囊静脉回流发生肝内转移,甚至全身转移。沿淋巴引流方向转移较多见,途径多由胆囊淋巴结至胆总管周围淋巴结,再向胰上淋巴结、胰头后淋巴结、肠系膜上动脉淋巴结、肝动脉周围淋巴结、腹主动脉旁淋巴结转移。胆囊癌可直接侵犯十二指肠、胃、横结肠等;癌细胞脱落,可发生腹腔内种植转移。

【分期】　国际上目前多采用美国癌症联合委员会(AJCC)制定的胆囊癌TNM分期,见表44-1。这种分期对治疗和预后的判断均有帮助。

【临床表现】　早期无特异性症状。病人因胆囊结石或其他良性疾病行胆囊切除,术后病理检查发现的胆囊癌,称意外发现的胆囊癌(unsuspected/unexpected gallbladder carcinoma,UGC)。当肿瘤侵犯至浆膜或胆囊床时,则出现右上腹痛,可放射至肩背部。胆囊管阻塞时可触及肿大的胆囊。病人出现腹胀、食欲缺乏、消瘦、贫血、肝大,甚至出现黄疸、腹水时,提示病情已进入中晚期。如肿瘤穿透浆膜,可发生胆囊穿孔,引起腹膜炎;也有慢性穿透至胃或肠而形成内瘘者,还可引起胆道出血。

【诊断与鉴别诊断】

1. **实验室检查**　CEA、CA19-9、CA125等均可以升高,其中以CA19-9较为灵敏,但无特异性。

2. **影像学检查**　超声、CT检查显示胆囊壁增厚不均匀,腔内有位置及形态固定的肿物,应考虑胆囊癌的可能。超声造影、增强CT或MRI显示胆囊肿块血供丰富,则胆囊癌的可能性更大。

表 44-1　胆囊癌 TNM 分期（AJCC 第 8 版）

原发肿瘤（T）

T 分类	T 分期标准
T_x	原发肿瘤无法评估
T_0	无原发肿瘤的证据
T_{is}	原位癌
T_1	肿瘤侵犯胆囊固有层或肌层
T_{1a}	肿瘤侵犯固有层
T_{1b}	肿瘤侵犯肌层
T_2	肿瘤侵犯腹膜侧肌周结缔组织，但未超出浆膜（脏腹膜）；或侵犯肝侧肌周结缔组织，但未进入肝脏
T_{2a}	侵犯腹膜侧肌周结缔组织，但未超出浆膜（脏腹膜）
T_{2b}	侵犯肝侧肌周结缔组织，但未进入肝脏
T_3	肿瘤侵透浆膜（脏腹膜）和/或直接侵犯肝脏和/或侵犯一个其他邻近器官或组织，如胃、十二指肠、结肠、胰腺、网膜、肝外胆管
T_4	肿瘤侵犯门静脉或肝动脉，或侵犯两个或更多肝外器官或组织

区域淋巴结（N）

N 分类	N 分期标准
N_x	区域淋巴结无法评估
N_0	无区域淋巴结转移
N_1	1～3 个区域淋巴结转移
N_2	4 个及 4 个以上区域淋巴结转移

远处转移（M）

M 分类	M 分期标准
M_0	无远处转移
M_1	有远处转移

分期标准

分期	T	N	M
0 期	T_{is}	N_0	M_0
I 期	T_1	N_0	M_0
II A 期	T_{2a}	N_0	M_0
II B 期	T_{2b}	N_0	M_0
III A 期	T_3	N_0	M_0
III B 期	$T_{1\sim3}$	N_1	M_0
IV A 期	T_4	$N_{0\sim1}$	M_0
IV B 期	任何 T	N_2	M_0
	任何 T	任何 N	M_1

3. **鉴别诊断** 胆囊癌合并感染、坏死需要与胆囊炎或胆囊坏疽形成的脓肿鉴别,但胆囊癌血供丰富,CA19-9升高。

【治疗】 首选手术切除,手术切除的范围依据胆囊癌分期确定。

1. **单纯胆囊切除术** 适用于AJCC 0期和Ⅰ期胆囊癌。这些病例几乎都是因胆囊结石、胆囊炎行胆囊切除后病理检查偶然发现的,癌肿局限于胆囊黏膜层或达固有层,未侵犯肌层,不必再行手术。

2. **胆囊癌根治性切除术** 适用于ⅡA、ⅡB、ⅢA期胆囊癌。切除范围除胆囊外,还包括肝Ⅳb段(方叶)和Ⅴ段切除或亚肝段切除,并作胆囊引流区域淋巴结的清扫。

3. **胆囊癌扩大根治术** 适应证为某些ⅢB、ⅣA或ⅣB期胆囊癌。手术范围包括肝右三叶切除,甚至肝+胰十二指肠切除。

4. **姑息性手术** 适用于不能切除的胆囊癌,方法包括肝管空肠Roux-en-Y吻合内引流术,经皮经肝穿刺或经内镜在胆管狭窄部位放置内支撑管引流术以及胃空肠吻合术等,目的是减轻或解除肿瘤引起的黄疸或十二指肠梗阻。

5. **辅助治疗** 对中晚期病例,可以采用吉西他滨为基础的化疗方案,还常与铂类药物联合。近年来,也有应用免疫治疗联合靶向治疗取得较好效果的案例报告。

【预防】 胆囊癌手术后长期生存率依然很低。对有症状的胆囊结石病人,特别是结石直径>3cm者,胆囊息肉单发、直径>1cm或基底宽广者,腺瘤样息肉,以及"瓷化"胆囊,应积极行胆囊切除,防止发生胆囊癌。

二、胆管癌

胆管癌(carcinoma of bile duct)是指发生在肝外胆管,即左、右肝管至胆总管下端的恶性肿瘤。随着诊断水平的提高,本病发现率明显增高。

【病因】 仍不明,多发于50~70岁,男女比例约1.4:1。本病可能与下列因素有关:肝胆管结石,约1/3的胆管癌合并胆管结石,而5%~10%的胆管结石病人发生胆管癌;原发性硬化性胆管炎;先天性胆管扩张症,胆管囊肿空肠吻合术后;溃疡性结肠炎等。

【部位】 根据肿瘤生长的部位,胆管癌分为上段、中段、下段胆管癌。上段胆管癌又称肝门部胆管癌,Bismuth-Corlette将其分为四型(图44-12):Ⅰ型,肿瘤位于肝总管,未侵犯左、右肝管汇合部;

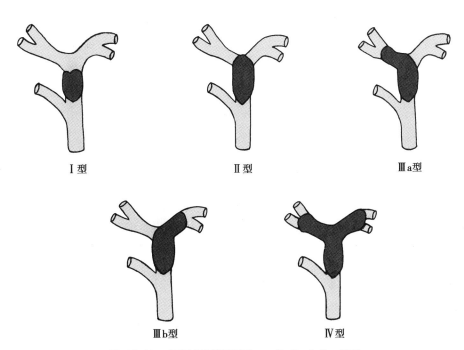

Ⅰ型   Ⅱ型   Ⅲa型

Ⅲb型   Ⅳ型

图44-12 肝门部胆管癌Bismuth-Corlette分型

Ⅱ型,肿瘤侵犯汇合部,未侵犯左或右肝管;Ⅲa 型,已侵犯右肝管;Ⅲb 型,已侵犯左肝管;Ⅳ型,同时侵犯左、右肝管。上段胆管癌位于左、右肝管至胆囊管开口以上部位,占 50%～75%;中段胆管癌位于胆囊管开口至十二指肠上缘,占 10%～25%;下段胆管癌位于十二指肠上缘至十二指肠乳头,占 10%～20%。

【病理】 大体分型:①乳头状型。好发于胆管下段,呈息肉样突入腔内,有时为多发且有大量的黏液分泌物。②结节型。肿瘤小而且局限,表现为胆管壁增厚,结节突向胆管腔,多发生在中段。③硬化型。胆管壁广泛增厚、管腔狭窄,胆管周围纤维化,难与硬化性胆管炎相鉴别。组织学类型:腺癌占 95% 以上,大多数为高分化腺癌,少数为低分化、未分化癌。癌肿生长缓慢,主要扩散方式是淋巴转移,还有局部浸润、腹腔种植等。浸润主要沿胆管壁向上、向下以及横向侵犯周围组织、肝、血管、神经束膜。淋巴转移途径是沿肝动脉周围淋巴结分别转移至肝总动脉、腹腔动脉、胰上缘、十二指肠后及腹膜后淋巴结。其他尚有鳞状上皮癌、腺鳞癌、类癌等,少见。

【临床表现和诊断】

1. **黄疸** 无痛性黄疸为主要临床表现,逐渐加深,大便灰白,可伴有皮肤瘙痒。可伴有厌食、乏力、贫血和体重减轻。

2. **胆囊肿大** 病变在中、下段时可触及肿大的胆囊,而上段胆管癌者胆囊不肿大,甚至缩小。

3. **肝大** 黄疸时间较长会损害肝脏,则可出现肝大、腹水或双下肢水肿。肿瘤侵犯门静脉,可造成门静脉高压而可能导致上消化道出血。

4. **发热、上腹部疼痛** 继发胆道感染时可发生(参见本章第五节)。

5. **实验室检查** 血清总胆红素、直接胆红素进行性升高,ALP、γ-谷氨酰转肽酶(γ-GT)、ALT 和 AST 也可升高。胆道梗阻致维生素 K 吸收障碍,肝合成凝血因子受阻,凝血酶原时间延长。肿瘤标志物 CA19-9、CEA 升高有助于诊断。

6. **影像学检查** ①超声检查,显示肝内胆管扩张、肝外胆管壁增厚或胆管内肿物。超声内镜探头频率高且能避免肠气的干扰,可帮助判断胆管癌浸润深度,也可直接穿刺肿瘤活检。②CT、MRI 胆道成像能显示胆道梗阻的部位、病变性质等。③经皮肝穿刺胆管造影(PTC)能够清晰显示胆道病变及其部位;内镜逆行胰胆管造影(ERCP)对下段胆管癌诊断和治疗均有帮助。

【治疗】

1. **根治性手术切除** 是治疗本病首选和最有效的治疗方法,不同部位的胆管癌手术方法有所不同。

(1)上段胆管癌(肝门部胆管癌):Bismuth-Corlette Ⅰ型、部分Ⅱ型肝门部胆管癌切除胆囊和肝外胆管即可,胆管空肠 Roux-en-Y 吻合重建胆道;部分Ⅱ型、Ⅲa 型或Ⅲb 型,除了行胆囊和肝外胆管切除外,需根据不同情况作小范围肝切除(如Ⅳ段或Ⅳ+Ⅴ段切除),少数病人需要作同侧半肝切除,附加或不加肝尾状叶切除。各型手术切除的范围可以不同,但都必须同时清除肝十二指肠韧带内所有淋巴结,做到肝十二指肠韧带 "脉络化"。根据残肝断面胆管的数目、口径大小等情况选择常规胆肠吻合术或肝管前壁插入式肝肠吻合术(陈氏肝肠吻合术)重建胆道。多数Ⅳ型肝门部胆管癌不能手术切除,可先行化疗、靶向和/或免疫治疗,如果有效,可创造手术切除的机会。

(2)中段胆管癌:切除肿瘤及距肿瘤边缘约 1.0cm 的胆管,肝十二指肠韧带 "脉络化",肝管空肠 Roux-en-Y 吻合术。

(3)下段胆管癌:需行胰十二指肠切除术。肿瘤累及肝、胰腺或十二指肠,需作肝+胰十二指肠联合切除,少数病人可以获得完全治愈的效果。

2. **姑息性治疗** 适用于不能切除的胆管癌。

(1)胆道引流术:①PTCD 或放置内支架;②ENBD 或放置内支架引流胆汁,减轻黄疸。如术中发现肿瘤不能切除,可作肝肠吻合或胆肠吻合内引流术。

（2）胃空肠吻合术：肿瘤侵犯或压迫十二指肠造成消化道梗阻,可行胃空肠吻合术恢复消化道通畅,改善病人生存质量。

3. 药物治疗　对中晚期病例,可采用吉西他滨为基础的化疗方案,常与铂类和免疫药物联合。如基因检测发现有相应的靶点,免疫治疗联合靶向治疗可取得较好的效果。

（陈孝平）

本章思维导图

第四十五章 | 胰腺疾病

第一节 | 解剖生理概要

胰腺（pancreas）是一个长条形腹膜后器官，重约 75～125g，长约 15～20cm。从右向左横跨第1～2 腰椎前方。胰腺分为胰头、颈、体、尾 4 个部分，各部分无明显解剖界限。胰头较为膨大，被 C 形十二指肠包绕，其上后部有胆总管穿过，下部经肠系膜上静脉后方向左突出至肠系膜上动脉后侧，称钩突（uncinate process）。肠系膜上静脉前方为胰颈。胰颈和胰尾之间为胰体，其后紧贴腰椎椎体。胰尾是胰腺左端的部分，末端毗邻脾门。

主胰管（Wirsung 管）直径约 2～3mm，横贯胰腺全长，沿途有分支胰管汇入。约 85% 主胰管与胆总管汇合形成共同通道，其膨大部分称 Vater 壶腹，其周围有 Oddi 括约肌包绕，末端开口于十二指肠主乳头；部分人虽有共同开口，但两者之间有分隔；少数人两者分别开口于十二指肠（图 45-1）。共同通道是胰腺和胆道疾病互相关联的解剖学基础。部分人在胰头部主胰管上方有副胰管（Santorini管），常与主胰管相连，引流胰头前上部的胰液，开口于十二指肠副乳头。

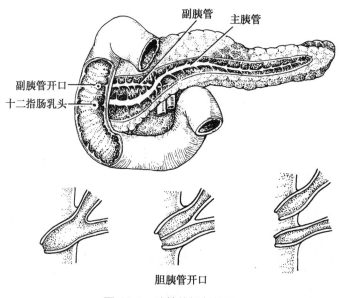

图 45-1 胰管的解剖关系

胰头血供来源于胃十二指肠动脉和肠系膜上动脉分支构成的胰十二指肠前、后动脉弓。胰体尾部血供来自脾动脉分支胰背动脉和胰大动脉，通过胰横动脉构成胰腺内动脉网（图 45-2）。供应胰腺的动脉常有解剖变异，如胰背动脉可来源于脾动脉、肝总动脉等，而胰横动脉常移行于胰背动脉，或可发自肠系膜上动脉、肝总动脉。胰腺的静脉多与同名动脉伴行，最后汇入门静脉。

胰腺的淋巴引流起自腺泡周围的毛细淋巴管，在小叶间汇成稍大的淋巴管，沿伴行血管达胰腺表面，注入胰十二指肠前方、后方、胰腺上缘淋巴结与脾门淋巴结，进而与幽门上下、肝门、横结肠系膜及腹主动脉等处淋巴结相连通。胰腺受交感神经和副交感神经的双重支配，支配胰腺的交感神经是主要的痛觉传导通路，副交感神经传出纤维对胰岛、腺泡和导管细胞功能起调节作用。

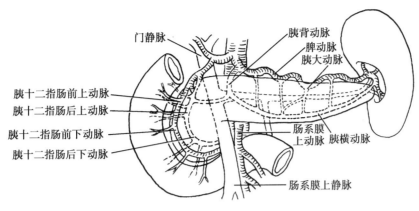

图 45-2 胰腺的血液供应

胰腺具有外分泌和内分泌两类功能。胰腺的外分泌物为胰液,是一种透明等渗液体,每日分泌约 750～1 500ml,pH 为 7.4～8.4。其主要成分为腺泡细胞分泌的各种消化酶以及由导管细胞分泌的水和碳酸氢盐。胰消化酶主要包括胰蛋白酶、糜蛋白酶、弹性蛋白酶、胰淀粉酶、胰脂肪酶等。胰液分泌受迷走神经和体液双重控制,以体液调节为主。生理状态下,消化酶以酶原形式存储在腺泡细胞内,当受到调控而释放到十二指肠腔内时可被肠激酶激活,激活的消化酶在蛋白、脂肪和淀粉等营养物质的消化中起重要作用。

胰腺的内分泌激素来源于胰岛。胰岛是大小不等、形状不定的细胞团,散布于腺泡之间。胰腺约有 10^5 到 10^6 个胰岛,胰体尾部的胰岛细胞密度高于胰头。胰岛有多种细胞,以 B(β)细胞为主,分泌胰岛素;其次是 A(α)细胞分泌胰高血糖素,以及 D(δ)细胞分泌生长抑素;还有少数 PP 细胞分泌胰多肽,以及 D1 细胞分泌血管活性肠肽(VIP)等。

第二节 ┃ 胰腺炎

一、急性胰腺炎

急性胰腺炎(acute pancreatitis)是一种常见的急腹症,病情复杂多变,程度轻重不等。轻者仅表现为胰腺水肿,常呈自限性,预后良好。重者出现胰腺坏死,并发腹膜炎、休克,继发全身多器官功能衰竭,病死率高。

急性胰腺炎有多种致病危险因素,主要如下:

1. **胆道疾病** 占 50% 以上,称胆源性胰腺炎。结石可阻塞胆总管末端,此时胆汁可经"共同通道"反流入胰管,胆盐可直接导致腺泡细胞质钙离子浓度增高,引起腺泡细胞坏死或胰管内高压,细小胰管破裂,胰液进入腺泡周围组织。胰蛋白酶原被胶原酶激活成为胰蛋白酶,后者又激活磷脂酶 A、弹性蛋白酶、糜蛋白酶等对胰腺进行"自我消化",诱发急性胰腺炎。

2. **饮酒** 是常见病因之一。乙醇能直接损伤胰腺,还可刺激胰液分泌,引起十二指肠乳头水肿和 Oddi 括约肌痉挛,其结果造成胰管内压力增高,胰管破裂。

3. **代谢性疾病** 高脂血症和高钙血症均可引起胰腺炎。随着人们生活水平的提高,我国高脂血性胰腺炎发病率较前增高。

4. **十二指肠液反流** 当十二指肠内压力增高时,十二指肠液可向胰管内反流,具体病因有:十二指肠憩室、胆胰管汇合部解剖异常、环状胰腺、十二指肠乳头或其下游十二指肠炎性狭窄、胃大部切除术后输入袢梗阻、Oddi 括约肌失弛张等。

5. **医源性因素** 内镜逆行胰胆管造影(ERCP)可导致约 2%～10% 的病人发生胰腺炎,胰管空肠吻合口狭窄也可能导致胰腺炎。

6. 肿瘤　胰腺导管内乳头状黏液性肿瘤（IPMN）、胰腺癌等可导致胰管梗阻,从而诱发急性胰腺炎。

7. 药物　美沙拉秦（5-氨基水杨酸）、硫唑嘌呤、巯嘌呤、阿糖胞苷、去羟肌苷（2',3'-双脱氧肌苷）、利尿剂（如呋塞米、噻嗪类）、雌激素、甲硝唑、丙戊酸、对乙酰氨基酚等药物可导致急性胰腺炎。

8. 创伤　上腹部钝器伤、穿通伤、手术创伤等。

9. 胰腺血液循环障碍　低血压、心肺旁路、动脉栓塞、血管炎以及血液黏滞度增高等因素均可造成胰腺血液循环障碍而发生急性胰腺炎。

10. 其他因素　包括感染、妊娠相关代谢紊乱、遗传和自身免疫性疾病等。少数病因不明者,临床上称之为特发性急性胰腺炎。

【**发病机制与病理生理**】　急性胰腺炎的发病机制复杂,目前尚未完全阐明。大多数研究者认为急性胰腺炎是腺泡内胰酶异常激活的结果。腺泡内的胰酶激活诱导胰腺实质的自身消化,在此基础上腺泡细胞释放炎症细胞因子,诸如 TNF-α、IL-1、IL-2、IL-6,在胰腺局部募集中性粒细胞、巨噬细胞,并进一步释放 TNF-α、IL-1、IL-6、活性氧代谢物、前列腺素、血小板活化因子和白三烯等炎症介质,可引起炎症级联反应。在约 80%～90% 的情况下,炎症级联反应呈现为自限性过程;在其余 10%～20% 的病人中,大量炎症介质进入全身循环,胰腺损伤、局部和全身炎症形成恶性循环,并引起持续性全身炎症反应综合征（SIRS）,甚至多脏器功能衰竭,这是急性胰腺炎早期死亡高峰的病理生理基础。

【**病理**】　基本病理改变是胰腺的水肿、充血、出血和坏死。

1. 急性水肿性胰腺炎　病变轻,多局限在体尾部。胰腺肿胀变硬,充血,胰周可有积液。腹腔内脂肪组织,特别是大网膜可见散在粟粒状或斑块状黄白色皂化斑（脂肪酸钙）,腹水为淡黄色。镜下见间质充血、水肿并有炎症细胞浸润,可发生局限性脂肪坏死。

2. 急性出血坏死性胰腺炎　病变以胰腺实质出血、坏死为特征。胰腺肿胀,呈暗紫色,分叶结构模糊,坏死灶呈灰黑色,严重者整个胰腺变黑。腹腔内可见皂化斑和脂肪坏死灶,腹膜后可出现广泛组织坏死。腹腔内或腹膜后有咖啡色或暗红色血性混浊渗液。镜下可见脂肪坏死和腺泡破坏,腺泡小叶结构模糊不清。间质小血管壁也有坏死,呈现片状出血,炎症细胞浸润。

【**临床表现**】　由于病变程度不同,病人临床表现差异很大。

1. 腹痛　是本病的主要症状。常于饱餐和饮酒后突然发作,腹痛剧烈,多位于左上腹,向左肩及左腰背部放射,往往呈持续性。病变累及全胰时,疼痛范围较宽并呈束带状向腰背部放射。

2. 腹胀　与腹痛同时存在。是腹腔神经丛受刺激引起肠麻痹的结果,腹膜后炎症越严重,腹胀越明显,腹水可加重腹胀,病人排便、排气停止。腹腔内压增高可导致腹腔间室综合征。

3. 恶心、呕吐　早期即可出现,呕吐往往剧烈而频繁。呕吐物为胃肠内容物,偶可呈咖啡色。呕吐后腹痛不缓解。

4. 腹膜炎体征　水肿性胰腺炎时压痛多只限于上腹部,常无明显肌紧张。坏死性胰腺炎时腹部压痛明显,可伴有肌紧张和反跳痛,范围较广,可累及全腹。肠鸣音减弱或消失,腹腔渗液量大者移动性浊音阳性。

5. 其他　轻症病人可不发热或轻度发热。合并胆道感染时常伴有寒战、高热。胰腺坏死伴感染时,持续高热为主要症状之一。若结石嵌顿或胰头肿大压迫胆总管,可出现黄疸。重症病人可有脉搏细速、血压下降,乃至休克。伴急性肺衰竭时可有呼吸困难和发绀。胰腺坏死伴感染时,可出现腰部皮肤水肿、发红和压痛。少数严重病人的胰腺出血可经腹膜后途径渗入皮下,在腰部、季肋部和下腹部皮肤出现大片青紫色瘀斑,称 Grey-Turner 征;若出现在脐周,称 Cullen 征。部分病人可有呕血和便血。血钙降低时,可出现手足抽搐。重症者可有 DIC 表现及中枢神经系统症状,如感觉迟钝、意识模糊乃至昏迷。

【**诊断**】

1. 实验室检查

（1）胰酶测定:血清、尿淀粉酶测定是常用的诊断方法。血清淀粉酶在发病数小时开始升高,24

小时达到高峰,4～5天后逐渐降至正常;尿淀粉酶在发病24小时开始升高,48小时达到高峰,1～2周后逐步恢复正常。淀粉酶不同检测方法的诊断参考值不同,升高幅度和病变严重程度不呈正相关。

消化道穿孔、肠梗阻、胆囊炎、肠系膜缺血和腮腺炎等疾病时血淀粉酶也可升高,应注意鉴别。

血清脂肪酶升高作为诊断指标的特异度更高。

(2)其他项目:包括白细胞计数增高、高血糖、肝功能异常、低血钙、酸中毒等。诊断性腹腔穿刺若抽出血性或褐色渗出液,且淀粉酶值升高,对诊断很有帮助。

C反应蛋白(CRP)增高提示病情较重。

2. 影像学诊断

(1)超声:可发现胰腺肿大和胰周液体积聚。胰腺水肿时显示为均匀低回声,出现粗大的强回声提示有出血、坏死的可能。如发现胆道结石、胆管扩张,胆源性胰腺炎可能性大。超声易受胃肠气体干扰,可影响其诊断的准确性。

(2)CT扫描:腹部增强CT是最具诊断价值的影像学检查,不仅能诊断急性胰腺炎,而且能鉴别是否合并胰腺坏死及感染。在胰腺弥漫性肿大的基础上出现质地不均、液化和蜂窝状低密度区,且无增强效应,则可诊断为胰腺坏死。

(3)MRI:可提供与CT类似的诊断信息。MRCP能清晰地显示胆管及胰管,对诊断胆道结石、胆胰管解剖异常等胰腺炎病因有重要作用。

3. 诊断标准

临床上符合以下3项特征中的2项,即可诊断为急性胰腺炎:①与急性胰腺炎临床表现相符合的腹痛;②血清淀粉酶和/或脂肪酶水平高于正常上限值3倍;③影像学改变符合急性胰腺炎。

4. 病情严重程度分级

(1)轻症急性胰腺炎(mild acute pancreatitis,MAP):占急性胰腺炎的60%,无器官功能衰竭和局部或全身并发症。主要表现为上腹痛、恶心、呕吐,可有腹膜炎,但多局限于上腹部,体征较轻。经及时的液体治疗,通常在1～2周内恢复,病死率极低。

(2)中重症急性胰腺炎(moderately severe acute pancreatitis,MSAP):伴有一过性的器官功能衰竭(48小时内),约占急性胰腺炎的30%,伴有局部或全身并发症。早期病死率低,后期如坏死组织合并感染,病死率增高。

(3)重症急性胰腺炎(severe acute pancreatitis,SAP):约占10%,伴有持续的器官功能衰竭(超过48小时),且不能自行恢复,易涉及的器官系统包括呼吸系统、心血管和肾脏。器官功能衰竭的评价标准通常采用改良的Marshall评分(表45-1),≥2分可判断为存在器官功能衰竭。SAP病人多为出血坏死性胰腺炎,除上述症状外,腹膜炎范围大,腹胀明显,肠鸣音减弱或消失;偶见腰肋部或脐周皮下瘀斑征。严重者发生休克,出现多脏器功能障碍,病死率高达30%。

表 45-1　改良 Marshall 评分系统

项目	0分	1分	2分	3分	4分
呼吸 氧合指数(PaO_2/FiO_2)/mmHg	>400	301～400	201～300	101～200	≤100
肾脏 血肌酐/(μmol/L)	≤134	135～169	170～310	311～439	>439
循环 收缩压/mmHg	>90	<90 输液可以纠正	<90 输液不能纠正	<90 pH<7.3	<90 pH<7.2

5. 临床分期

根据急性胰腺炎的2个死亡高峰期,将急性胰腺炎分为早期和后期2个阶段,可以互相重叠。

（1）早期：为发病1周内，可延长至第2周。主要病理生理变化为胰酶异常激活导致的全身炎症因子级联反应，临床表现为全身炎症反应综合征（SIRS），甚至可以发生多脏器功能障碍。早期阶段，胰腺局部形态学改变不能反映病情严重程度。

（2）后期：为发病1周后，病程可长达数周甚至数月。仅见于中重症急性胰腺炎（MSAP）或重症急性胰腺炎（SAP）。临床表现为持续的SIRS，器官功能障碍或者衰竭。

【并发症】

1. **局部并发症** ①急性胰周液体积聚。②胰腺假性囊肿。③急性坏死物积聚。④包裹性坏死。以上每种局部并发症均可分为感染性和无菌性两种情况，其中③和④继发感染又称为感染性坏死。⑤其他，包括胸腔积液、胃流出道梗阻、消化道瘘、腹腔或消化道出血、脾静脉或门静脉血栓形成等。

2. **全身并发症** 包括SIRS、脓毒症、多器官功能障碍综合征及腹腔间室综合征等。

【治疗】 根据急性胰腺炎的分级、分期和病因选择相应的治疗方法。

1. **非手术治疗** 适应于轻症急性胰腺炎及尚无外科干预指征的中重症和重症急性胰腺炎。重症病人因病情危重和需要器官功能支持，往往需转入ICU治疗，必要时予以机械通气和床旁透析。

（1）禁食、胃肠减压：持续胃肠减压可防止呕吐、减轻腹胀、降低腹内压。

（2）补液、防治休克：静脉输液，补充电解质，纠正酸中毒，预防并治疗低血压，维持循环稳定，改善微循环。

（3）解痉镇痛：在诊断明确的情况下给予解痉镇痛药，常用的有山莨菪碱、阿托品等，效果不明显时可以予以弱阿片类或非甾体类镇痛药。吗啡虽可引起Oddi括约肌张力增高，但对预后并无不良影响。

（4）抑制胰腺分泌：质子泵抑制剂或H_2受体拮抗剂可间接抑制胰腺分泌，生长抑素也有抑制胰腺分泌的作用。

（5）营养支持：禁食期主要靠全肠外营养。待病情稳定，肠功能恢复后可早期给予肠内营养，酌情恢复饮食。

（6）抗生素的应用：有感染证据时应使用抗生素，常见致病菌有大肠埃希菌、铜绿假单胞菌、肺炎克雷伯菌和鲍曼不动杆菌等。

（7）中药治疗：常用复方清胰汤加减，可经胃管注入，注入后夹管2小时，酌情每天3~6次。

2. **手术治疗**

（1）手术适应证：①不能排除其他急腹症；②伴胆总管下端梗阻或胆道感染；③合并肠穿孔、大出血或胰腺假性囊肿；④胰腺和胰周坏死感染。

（2）手术方式：主要是坏死组织清除加引流术。

可选用开放手术（经腹腔或腹膜后小切口途径）或使用腹腔镜、内镜（胃肠镜、肾镜等）行坏死组织清除引流术。开腹手术可经上腹横行或正中切口，可结合两侧腰胁部腹膜后切口，进入网膜囊及结肠旁沟，清除胰周和腹膜后渗液、脓液以及坏死组织，彻底冲洗后放置多根引流管，以便术后灌洗和引流。若坏死组织较多或存在活动性出血，切口也可敞开填塞，以便术后反复多次清除坏死组织，或及时再次开腹止血。必要时可以加行空肠营养造口和胆道引流术。后腹膜途径需术前影像学定位，经腰胁部侧方小切口进入脓腔进行坏死组织清除和引流术。若继发肠瘘，可将瘘口外置或行近端肠管外置造口术。

（3）胆源性胰腺炎的手术治疗：目的是解除胆道梗阻，畅通引流，依据是否有胆囊、胆管结石，处理方法不同。仅有胆囊结石，且症状轻者，可在初次住院期间行胆囊切除，病情严重者需等待病情稳定后择期行胆囊切除。胆管结石合并胆道梗阻者，宜急诊或早期行内镜下Oddi括约肌切开、取石及鼻胆管引流术。

二、慢性胰腺炎

慢性胰腺炎（chronic pancreatitis）是多种原因所致胰腺实质和胰管的不可逆慢性炎症损害，其特征是反复发作的上腹部疼痛伴胰腺内、外分泌功能进行性减退或丧失。

【病因】　长期大量饮酒和吸烟是慢性胰腺炎最常见的危险因素，乙醇和烟草对胰腺具有直接毒性作用。此外，遗传、自身免疫、各种原因造成的胰管梗阻均可能与本病发生有关，有少部分慢性胰腺炎病因不明。

【病理】　典型病变是胰腺腺体萎缩和纤维化，呈不规则结节样硬化。胰管狭窄伴节段性扩张，可有胰石或囊肿形成。显微镜下见大量纤维组织增生，腺泡细胞缺失，胞体皱缩，钙化和导管狭窄，致密的胶原和成纤维细胞增生并将胰岛细胞分隔。少数病人可以在胰腺慢性炎症的基础上发生癌变。

【临床表现】　腹痛最常见，疼痛位于上腹部剑突下或偏左，常放射到腰背部，呈束腰带状，持续时间较长。病人可有食欲缺乏和体重下降，以及胰岛素依赖性糖尿病和脂肪泻，通常将腹痛、体重下降、糖尿病和脂肪泻称为慢性胰腺炎的四联症。胰头肿大压迫胆总管可出现黄疸。

【诊断】　依据典型临床表现，应考虑本病的可能。

超声可见胰腺局限性结节，胰管扩张，囊肿形成，胰腺肿大或纤维化；合并胰管结石者可有强回声及伴随声影。X 线平片可显示胰腺钙化或胰管结石。CT 扫描可见胰管结石，胰腺实质密度改变并伴有散在钙化，胰管扩张；还可发现慢性胰腺炎的合并症如癌变、胰腺假性囊肿、十二指肠受压和胰源性门静脉高压症等。MRCP 能显示胰管系统和胆总管的影像。ERCP 除了可显示胰管扩张或呈串珠样改变外，还能发现胆胰管开口异常，并且可以进行胆胰管刷检和引流。EUS 能够获得胰腺实质和胰管的高分辨率图像，并可对疑似恶变的组织进行穿刺活检。

粪便脂肪测定要求病人连续 3 天每日摄入脂肪 100g，粪便脂肪含量超过 7g/d 即可诊断为脂肪泻。粪便弹性蛋白酶-1 测定＜200μg/g 也提示胰腺外分泌功能不全。

【治疗】

1. 非手术治疗　①病因治疗：戒烟、戒酒。②镇痛：从非甾体类镇痛药开始，必要时可用曲马多或者丙氧酚类镇痛药。只有在上述药物仍无法缓解疼痛的情况下，才能使用麻醉性镇痛药，但是要注意药物成瘾问题。③饮食疗法：少食多餐，高蛋白、高维生素、低脂饮食，控制糖的摄入。④补充胰酶：对消化不良，特别是脂肪泻病人，应充分补充外源性胰酶制剂。⑤控制糖尿病：控制饮食，必要时采用胰岛素替代疗法。⑥营养支持：长期慢性胰腺炎多伴有营养不良，可有计划地给予肠外和/或肠内营养支持。

2. 手术治疗　主要目的是减轻疼痛，延缓疾病进展，但不能逆转病理过程。慢性胰腺炎合并胆道梗阻、十二指肠梗阻或怀疑癌变者，应尽早手术。

（1）胰管引流术：常用术式有 Partington 手术，即全程切开胰管，取出结石，胰管与空肠侧侧吻合。

（2）胰腺切除术：有严重胰腺纤维化而无胰管扩张者，或怀疑局部恶变者，根据病变范围选用以下术式。①胰体尾切除术：适用于胰体尾部病变。②胰十二指肠切除术（Whipple 手术）：适用于胰头肿块的病人，尤其伴有胆道和十二指肠梗阻者。③全胰切除术：适用于病变范围广的顽固性疼痛病人。半数以上病人可通过手术解除疼痛，但术后可发生糖尿病、脂肪泻和体重下降，病人需终身注射胰岛素及口服胰酶制剂。

（3）胰腺切除联合胰管引流：可以切除胰头炎性病变部位，解除对周围器官的压迫，缓解疼痛，又可以保证胰管引流，最大限度地保留胰腺内、外分泌功能的同时保留了胆总管和十二指肠的完整性。①Frey 手术：局限性胰头切除＋胰管全程纵行切开空肠吻合。②Berne 手术：局限性胰头切除＋胰头创面空肠吻合术，不作全程胰管纵行切开。③Beger 手术：胰颈横断，胰头次全切除，分别行胰头创面、远端胰腺和空肠吻合。

此外，对顽固性剧烈疼痛，其他方法无效时，可施行内脏神经切断术或内脏神经节毁损术。

（蒋奎荣）

第三节 | 胰腺囊性疾病

胰腺囊性疾病是指由胰腺上皮和/或间质组织形成的非肿瘤性或肿瘤性囊性病变,前者主要包括胰腺假性囊肿、先天性真性囊肿及潴留性囊肿,后者主要包括胰腺囊性肿瘤(pancreatic cystic neoplasms,PCNs)。

一、胰腺假性囊肿

胰腺假性囊肿(pancreatic pseudocyst,PPC)是最常见的胰腺囊性病变,多继发于急、慢性胰腺炎,以及外伤和手术等导致的胰液渗漏积聚,由无上皮细胞覆盖的囊壁包裹形成。PPC 可产生局部压迫,合并出血或感染,也可自行破溃进入游离腹腔或空腔脏器。

【临床表现和诊断】 PPC 可无症状,体积增大后可出现腹胀,压迫胃、十二指肠可引起恶心、呕吐。可在上腹部触及光滑、半球形、不移动的囊性肿物。如合并感染,可出现发热及腹痛。如胰腺炎或上腹部外伤后出现以上表现,应考虑 PPC 可能。超声、CT 及 MRI 可确定囊肿部位及大小。

【治疗】 一般认为无症状的 PPC 可动态观察,以下情况可考虑手术治疗:①出现出血、感染、破裂、压迫等并发症;②出现腹痛、黄疸等症状;③合并胰管梗阻或与主胰管相通;④多发性囊肿;⑤与 PCNs 鉴别困难;⑥囊肿进行性增大等。常用方法有:①内引流术。囊壁成熟后(6 周以上),可行囊肿空肠吻合术或囊肿胃吻合术,也可考虑 EUS 引导下经胃壁穿刺引流。②外引流术。适用于囊肿形成时间短、继发细菌感染、经皮穿刺引流失败、囊肿破裂等。③PPC 切除术。适用于较小囊肿或内、外引流效果不佳的多发性 PPC。

二、胰腺囊性肿瘤

PCNs 疾病谱多样、生物学行为各异,随着影像学检查的普及,其发病率逐渐升高。根据 WHO 分类标准,PCNs 主要分为浆液性囊腺瘤、黏液性囊腺瘤、导管内乳头状黏液性肿瘤和实性假乳头状瘤四类。大部分 PCNs 病人无症状,少数病人可因肿物压迫产生腹部不适,也可发生梗阻性黄疸、急性胰腺炎等。由于不同类型 PCNs 的恶变风险及预后不同,临床手术指征和方式差异较大。

浆液性囊腺瘤:绝大多数为良性,恶变倾向低,预后良好,通常建议定期监测随访。当肿瘤短期内快速增大或出现症状、无法除外恶性时,建议手术治疗。

黏液性囊腺瘤:具有恶变潜能。以下几种情况应手术治疗:肿瘤直径≥4cm,有肿瘤相关症状,存在附壁结节、实性成分或囊壁蛋壳样钙化者,以及细胞学检查证明或提示恶性可能。

导管内乳头状黏液性肿瘤:根据病灶与胰管的关系分为主胰管型、混合型和分支胰管型。对于主胰管直径≥10mm、强化附壁结节直径≥5mm、有肿瘤相关黄疸、细胞学检查证明或可疑恶性等高风险病人建议手术治疗;无高危因素的病人可定期随访。

实性假乳头状瘤:多见于青年女性,为低度恶性肿瘤,少数病人可发生肝转移或腹腔转移,一旦确诊建议手术治疗。

第四节 | 胰腺癌和壶腹周围癌

一、胰腺癌

胰腺癌(pancreatic carcinoma)起病隐匿,治疗效果及预后极差。胰腺癌在 40 岁以上人群好发,男性多于女性,发病率和病死率近年来均呈上升趋势。胰腺癌多见于胰头、颈部,胰体、尾部次之,罕见弥漫性病变或多中心性病变。

【病理类型】　根据 WHO 组织学分类,胰腺恶性上皮性肿瘤主要包括导管腺癌、腺泡细胞癌。90% 的胰腺癌为导管腺癌,比较少见的类型有黏液性囊腺癌、腺泡细胞癌和腺鳞癌等。

【分期】　采用美国癌症联合委员会(AJCC)第 8 版 TNM 分期系统(表 45-2)。

表 45-2　胰腺癌 TNM 分期系统

T(原发肿瘤)		M(远处转移)			
T_x	无法评估原发肿瘤	M_0	无远处转移		
T_0	无原发肿瘤的证据	M_1	远处转移		
T_{is}	原位癌*	**分期**			
T_1	肿瘤最大径≤2cm	0 期	T_{is}	N_0	M_0
T_{1a}	肿瘤最大径≤0.5cm	ⅠA 期	T_1	N_0	M_0
T_{1b}	肿瘤最大径>0.5cm 且≤1cm	ⅡB 期	T_1	N_1	M_0
T_{1c}	肿瘤最大径>1cm 且≤2cm	Ⅲ 期	T_1	N_2	M_0
T_2	肿瘤最大径>2cm 且≤4cm	ⅠB 期	T_2	N_0	M_0
T_3	肿瘤最大径>4cm	ⅡB 期	T_2	N_1	M_0
T_4	肿瘤侵犯腹腔动脉、肠系膜上动脉和/或肝	Ⅲ 期	T_2	N_2	M_0
	总动脉,无论肿瘤大小	ⅡA 期	T_3	N_0	M_0
N(区域淋巴结)		ⅡB 期	T_3	N_1	M_0
N_x	无法评估区域淋巴结	Ⅲ 期	T_3	N_2	M_0
N_0	无区域淋巴结转移	Ⅲ 期	T_4	任何 N	M_0
N_1	区域淋巴结转移数目介于 1~3 个	Ⅳ 期	任何 T	任何 N	M_1
N_2	区域淋巴结转移数目≥4 个				

注:* 包括胰腺上皮内瘤变(pancreatic intraepithelial neoplasia,PanIN)-Ⅲ。

【病因和危险因素】　胰腺癌发病的危险因素包括吸烟、饮酒、糖尿病、慢性胰腺炎等,5%~10% 的病人具有遗传易感基因。

【临床表现】　胰腺癌起病隐匿,临床症状不典型,早期诊断困难。常见的临床表现包括上腹痛、饱胀不适、黄疸、腰背痛、体重减轻等。由于肿瘤部位不同,症状表现存在一定差异。

1. **腹痛**　常为首发症状,早期肿块压迫胰管,使其不同程度地梗阻、扩张、压力增高,出现上腹隐痛、钝痛、胀痛。中晚期肿瘤侵及腹膜后神经丛,出现持续性剧烈上腹痛,向腰背部放射,平卧位时疼痛加重,而弯腰、蜷曲、坐位或取侧卧位时明显减轻,称为“胰性疼痛”。

2. **黄疸**　是胰头癌最突出的临床表现,通常呈进行性加重,尿液如浓茶,大便呈白陶土样,伴皮肤瘙痒,是癌肿压迫或浸润胆总管所致。在胰头癌压迫胆总管时,黄疸逐渐加深,胆囊显著肿大,但无压痛,称为库瓦西耶(Courvoisier)征。

3. **消化道症状**　如食欲缺乏、腹胀、腹泻或便秘等,部分病人可有恶心、呕吐。癌肿侵及十二指肠可出现上消化道梗阻或出血。

4. **体重减轻**　是胰腺癌的突出表现。病人因饮食减少、消化不良、睡眠不足和癌肿消耗等出现消瘦、乏力,晚期可出现恶病质。

5. **其他表现**　少数病人表现为急腹症,少数病人同时伴有新发糖尿病,部分病人出现抑郁、焦虑等精神症状。晚期偶可扪及上腹包块,质硬,固定,腹水征阳性。少数病人有左锁骨上淋巴结转移,直肠指诊可扪及盆腔转移。

【诊断】　主要包括实验室检查与影像学检查。

1. 实验室检查 ①生化检查:胰头癌早期可有血、尿淀粉酶的一过性升高,空腹或餐后血糖升高,糖耐量试验异常。胆道梗阻时,血清总胆红素和直接胆红素升高,碱性磷酸酶、转氨酶也可升高。②肿瘤标志物检查:常用的肿瘤标志物有 CA19-9、CEA、CA242、CA125 等,其中 CA19-9 是胰腺癌最重要的肿瘤标志物,常用于胰腺癌辅助诊断及治疗随访。

2. 影像学检查 ①CT:胰腺薄层扫描增强 CT 及三维重建是首选影像学检查,能清晰显示肿瘤大小、位置、密度及血供情况,并判断肿瘤与血管、邻近器官的关系,评估肿瘤可切除性。②MRI 或磁共振胰胆管成像(MRCP):MRI 可清晰显示胰周围大淋巴结和肝内转移病灶;MRCP 能够显示胰管、胆管梗阻部位及扩张程度。③正电子发射计算机断层成像(PET-CT):可显示肿瘤的代谢活性,在评估有无胰外转移和评价全身肿瘤负荷方面具有优势。④EUS:为 CT 及 MRI 的重要补充,可发现直径小于 1cm 的肿瘤,EUS 引导下的穿刺活检是胰腺癌术前定性诊断的有效方法。

【治疗】

1. 可切除性评估 根据胰腺癌与周围血管的关系及远处转移情况,可分为:可切除胰腺癌、交界可切除胰腺癌、局部进展期胰腺癌以及转移性胰腺癌。

2. 外科治疗

(1)根治性手术:对于一般状况良好的可切除胰腺癌病人,优先选择根治性手术。根据肿瘤部位选择适合的手术方式。

胰十二指肠切除术(Whipple 手术)是治疗胰头癌的经典手术方式,切除范围包括胰头(含钩突)、肝总管以下胆管(包括胆囊)、远端胃、十二指肠和部分空肠(图 45-3),并清扫相应区域的淋巴脂肪组织,然后行消化道重建,即作胰管空肠吻合、肝总管空肠吻合及胃空肠吻合。

对于胰体尾癌,常采用胰腺远端切除联合脾切除术,同时应完成根治性淋巴结清扫。

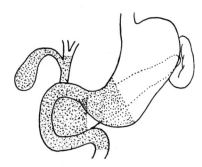

图 45-3　Whipple 手术切除范围

(2)姑息性外科治疗:对无法切除的胰腺癌可采取姑息治疗。如合并胆道或十二指肠梗阻时可采用内镜下支架置入或行胆肠、胃肠吻合术。对于支架置入失败的胆道梗阻病人,可采用 PTCD 减轻黄疸。

3. 综合治疗

(1)新辅助治疗:能够使部分胰腺癌缩小降期以争取手术切除,并降低复发风险,改善远期预后。对于交界可切除及局部进展期胰腺癌病人,首选新辅助治疗。体能状态较好的病人可采用联合化疗方案,如 FOLFIRINOX、白蛋白结合型紫杉醇联合吉西他滨等。对于体能状态较差的病人,可予吉西他滨或氟尿嘧啶类单药化疗。

(2)术后辅助治疗:胰腺癌根治术后均应接受辅助化疗,方案可根据病人体能状态以及新辅助治疗的效果决定。

(3)非手术病人的综合治疗:可采取化疗、放疗等综合治疗手段,并根据治疗效果调整方案。对于终末期胰腺癌病人,主要采用营养支持、控制疼痛等支持治疗,以减轻症状,提高生命质量。

近年来,分子靶向和免疫治疗等手段在胰腺癌中应用初现曙光,但其有效性仍有待进一步探索。

二、壶腹周围癌

壶腹周围癌(periampullary carcinoma)主要包括壶腹癌、胆总管下端癌和十二指肠癌,其恶性程度低于胰头癌,手术切除率和 5 年生存率都明显高于胰头癌。

【病理】 壶腹周围癌的组织类型主要是腺癌,其次为乳头状癌、黏液癌等。

【诊断】 常见临床症状为黄疸、消瘦和腹痛,易与胰头癌混淆。检验与检查方法与胰头癌基本相同。

壶腹癌:黄疸出现早,呈波动性,与肿瘤组织坏死脱落有关,大便可有隐血,合并感染时有发热、腹痛。十二指肠镜可见十二指肠乳头隆起的菜花样肿物。

胆总管下端癌:恶性程度较高,黄疸呈进行性加重,可行胆管内超声和胆管内刷取细胞活检等方法进行诊断。

十二指肠腺癌:位于十二指肠乳头附近,来源于肠黏膜上皮,黄疸出现较晚,进展较慢。肿瘤溃烂出血时大便隐血阳性,出血量大时可有柏油样便。肿瘤较大时可致十二指肠梗阻。

【治疗】 对无手术禁忌和转移的病人可行 Whipple 手术。对于已有转移、肿瘤不可切除或不能耐受大手术的病人,可行姑息性手术,如胆肠吻合术、胃空肠吻合术,以解除胆道和十二指肠梗阻。

第五节 ｜ 胰腺神经内分泌肿瘤

胰腺神经内分泌肿瘤(pancreatic neuroendocrine neoplasms,pNENs)约占胰腺肿瘤的 3%～5%。依据激素的分泌状态可分为功能性和无功能性,其中功能性 pNENs 约占 10%～30%。常见功能性 pNENs 主要包括胰岛素瘤和胃泌素瘤,其余功能性 pNENs 包括生长抑素瘤、胰高血糖素瘤、血管活性肠肽瘤等。功能性 pNENs 根据其分泌的主要激素命名(表 45-3)。

表 45-3　功能性 pNENs 的分类

肿瘤名称	细胞类型	分泌激素	临床表现	恶性比例 /%
常见类型				
胰岛素瘤	B	胰岛素	低血糖	<10
胃泌素瘤	G	胃泌素	难治性消化性溃疡和腹泻(Zollinger-Ellison 综合征)	60～90
罕见类型				
胰高血糖素瘤	A	胰高血糖素	糖尿病,坏死性游走性红斑	50～80
产生 ACTH 的神经内分泌瘤	胺前体摄取脱羧化细胞(APUD)	ACTH	库欣综合征	>90
血管活性肠肽瘤(VIP 瘤)	D₁	VIP	水样腹泻、低钾、低胃酸(Verner-Morrison 综合征)	>70
生长抑素瘤	D	生长抑素	高血糖、脂肪泻、胆结石	40～70

随着影像学检查技术的普及,无功能性 pNENs 检出率明显提高。pNENs 的鉴别主要依靠免疫组化染色识别特殊标志物。

pNENs 的分期和分级:按组织分化程度和细胞增殖活性等进行分级(表 45-4);pNENs 的分期推荐采用美国癌症联合委员会(AJCC)第 8 版 TNM 分期(表 45-5)。

表 45-4　pNENs 的分级标准

分级	分化程度	分级	核分裂象数 /(个 /2mm²)	Ki-67 指数 /%
神经内分泌瘤,G₁	高分化	低	<2	<3
神经内分泌瘤,G₂	高分化	中	2～20	3～20
神经内分泌瘤,G₃	高分化	高	>20	>20
神经内分泌癌,小细胞型	低分化	高	>20	>20
神经内分泌癌,大细胞型	低分化	高	>20	>20
混合性神经内分泌-非神经内分泌肿瘤	高 / 低分化	多样	多样	多样

表 45-5 AJCC 第 8 版 TNM 分期系统

T 分期——原发肿瘤				M 分期——远处转移			
T_x	无法评估原发肿瘤			M_0	无远处转移		
T_1	肿瘤局限于胰腺,最大径<2cm			M_1	远处转移		
T_2	肿瘤局限于胰腺,最大径介于 2~4cm			M_{1a}	转移灶局限于肝脏		
T_3	肿瘤局限于胰腺,最大径>4cm			M_{1b}	至少一处肝外转移灶(肺、卵巢、非区域		
	或肿瘤侵犯十二指肠或胆管				性转移淋巴结、腹膜、骨)		
T_4	肿瘤侵犯邻近器官(胃、脾、结肠、肾上腺)或			M_{1c}	既有肝转移也有肝外转移		
	大血管壁(腹腔动脉或肠系膜上动脉)			综合分期			
N 分期——区域淋巴结				Ⅰ期	T_1	N_0	M_0
N_x	无法评估区域淋巴结			Ⅱ期	T_2	N_0	M_0
N_0	无区域淋巴结转移				T_3	N_0	M_0
N_1	区域淋巴结转移			Ⅲ期	T_4	N_0	M_0
					任何 T	N_1	M_0
				Ⅳ期	任何 T	任何 N	M_1

一、胰岛素瘤

胰岛素瘤是最常见的功能性 pNENs,女性略多于男性,大多为良性,呈单发,80% 的胰岛素瘤直径小于 2cm。

【临床表现】 复杂多样,易误诊。低血糖是首发症状,常发生于清晨和运动后。低血糖导致的神经系统症状包括头痛、视物模糊、健忘,甚至癫痫发作、昏迷。此外,低血糖导致的儿茶酚胺过度释放可引起大汗、虚脱、心悸、震颤和面色苍白等。加餐可减轻低血糖症状,病人经常为了控制症状而频繁进食,导致体重增加。

【诊断】

1. 定性诊断 Whipple 三联征是胰岛素瘤的典型临床表现,包括:空腹或运动后出现低血糖症状;症状发作时血糖低于 2.8mmol/L;进食或静脉推注葡萄糖可迅速缓解症状。如无低血糖症状发作,可进行 72 小时饥饿试验。病人饥饿后出现低血糖症状时,满足以下 6 条即可诊断:①血糖 ≤2.22mmol/L(≤40mg/dl);②胰岛素水平≥6μU/ml(≥36pmol/L);③C 肽水平≥200pmol/L;④胰岛素原水平≥5pmol/L;⑤β-羟丁酸≤2.7mmol/L;⑥血和尿中无磺脲类药物的代谢产物。

2. 定位诊断 明确肿瘤部位、数目以及转移与否。

(1)常规影像学诊断:体表超声或常规 CT 检查的定位诊断能力有限。胰腺薄层扫描增强 CT 及三维重建检查可以对绝大多数的胰岛素瘤进行准确定位,可以同时进行胰腺灌注扫描,进一步提高定位诊断率。亦可采用胰腺增强 MRI 进行定位,其对肝转移灶有较高的检出率。若 CT/MRI 均无法准确定位,可考虑 EUS,必要时行 EUS 引导下穿刺活检。

(2)术中探查:手术探查结合术中超声,定位准确率可达 95%~100%。尤其在探查多发、隐匿病灶及评估肿瘤与主胰管的关系中,术中超声具有优势。

【治疗】 饮食调节:为了尽量减少低血糖的发生,应严格按时加餐。

根治性的治疗方法是手术切除肿瘤,并根据肿瘤所在位置及其和胰管关系确定手术方式。部分肿瘤行局部切除或剜除术即可根治。对于无法行局部切除或剜除术的胰岛素瘤也可采用规则胰腺切除术,如远端胰腺切除术或胰十二指肠切除术等。

对于无法手术的病人,可采用综合治疗模式,包括生长抑素类似物、肝动脉栓塞化疗,以及链脲霉素、替莫唑胺、铂类药物等为基础的化疗。肽受体放射性核素治疗(peptide receptor radionuclide therapy，PRRT）可改善部分进展期 pNENs 病人预后，具有较好的应用前景。

二、胃泌素瘤

胃泌素瘤（gastrinoma）来源于 G 细胞，又称卓 - 艾综合征（Zollinger-Ellison syndrome，ZES）。发病率仅次于胰岛素瘤，是第二常见的功能性 pNENs。胃泌素瘤多为散发，也伴发于多发性内分泌肿瘤 I 型（MEN-I）。60%～90% 的胃泌素瘤为恶性，常伴有淋巴结或肝转移。约 90% 胃泌素瘤位于胃泌素瘤三角：上起胆囊管和胆总管交界处，下至十二指肠降部及水平部交点，内至胰颈体交界处。

【诊断】　胃泌素瘤诊断主要依据临床表现和实验室检查。

1. **临床表现**　主要表现为顽固性消化性溃疡和腹泻，溃疡最常见于十二指肠球部。大多数病人有腹痛，约 70% 的病人伴有腹泻，与高胃酸分泌相关。60% 的病人伴出血、穿孔或幽门梗阻等并发症。

2. **实验室检查**　①胃液分析：无胃手术史者基础胃酸排出量（BAO）>15mmol/h，胃大部切除术后病人 BAO>5mmol/h，或基础胃酸排出量/最大胃酸排出量（BAO/MAO）>0.6 时支持本病诊断。②胃泌素水平测定：胃液 pH≤2 且空腹血清胃泌素水平超过正常上限 10 倍，可确定诊断；而对胃液 pH≤2、空腹血清胃泌素水平小于正常上限 10 倍的病人，则需检测 BAO，也可完善促胰液素刺激试验（空腹血清胃泌素>120pg/ml）以明确诊断。

3. **定位诊断**　腹部超声、CT 或 MRI、SRI、EUS 等方法均有助于肿瘤的定位诊断。

【治疗】　治疗主要包括两方面：控制胃酸的高分泌和手术治疗。

1. **药物治疗**　质子泵抑制剂（proton pump inhibitor，PPI）及 H$_2$ 受体拮抗剂能有效减少胃酸分泌，PPI 为首选药物。

2. **手术治疗**　肿瘤具有恶性潜能，根治性切除及区域淋巴结清扫是首选方案，能明显延长病人生存时间，或行减瘤手术以控制症状。

（张太平）

本章思维导图

第四十六章 | 脾疾病

脾是体内最大的淋巴器官,也是重要的免疫器官。脾原发性疾病,如脾肿瘤、脾囊肿等较少,多见为继发性病变,如门静脉高压症和造血系统疾病的继发性脾功能亢进等,治疗方法主要为脾切除术。

第一节 | 常见脾疾病

与脾脏相关的疾病主要包括脾脏占位性病变、造血系统疾病、感染性疾病、充血性脾肿大、脾损伤等。

(一) 脾原发性疾病及占位性病变

1. 游走脾(wandering spleen) 又称异位脾,指脾脏不在正常解剖位置而在腹腔其他部位,多为脾蒂和脾韧带先天性过长或缺失,脾沿左侧腹向下移动可至盆腔。主要表现为腹部可推动的肿块和压迫邻近脏器所引起的症状。约20%的游走脾并发脾蒂扭转,使脾充血肿大,以致急性梗死。临床表现为急性剧烈腹痛,可伴休克。游走脾应行脾切除术治疗。

2. 脾囊肿(splenic cyst) 可分为真性和假性两种。真性囊肿有皮样囊肿、淋巴管囊肿或寄生虫性囊肿等,其中以包虫病囊肿较为常见。假性囊肿多由脾损伤后陈旧性血肿或脾梗死灶液化后形成。小囊肿常无临床症状,大囊肿因占位效应引起左上腹不适、消化不良等。小的非寄生虫性、非肿瘤性囊肿一般不需治疗。大囊肿可视情况采取囊肿摘除术、脾部分切除术、脾切除术或腹腔镜下脾囊肿开窗引流术等治疗。

3. 脾肿瘤(splenic tumor) 较少见。良性肿瘤多为血管瘤、内皮瘤。肿瘤小者多无明显症状,大者表现为脾肿大及压迫邻近器官等相关症状。良性肿瘤行手术切除效果好。恶性肿瘤多为肉瘤,发展迅速,如未扩散,首选脾切除加放射治疗或化学治疗。脾也可发生转移性肿瘤,但少见。

4. 脾脓肿(splenic abscess) 多来自血行感染,为全身感染性疾病的并发症。脾中央破裂有时可继发感染,形成脾脓肿。临床表现为寒战、发热、左上腹或左胸疼痛、左上腹触痛、脾区叩击痛。超声、CT检查可确定诊断。除抗生素治疗外,脾脓肿可在超声或CT引导下行穿刺抽脓或置管引流术,也可行脾切除治疗。

5. 其他 副脾、脾结核、脾梗死等疾病,必要时可行脾切除治疗。

(二) 造血系统疾病

1. 溶血性贫血 通常与先天性或遗传性因素和自体免疫功能紊乱有关,脾脏作为血细胞的破坏场所或自身抗体的产生场所参与发病。先天性者主要包括遗传性球形红细胞增多症、遗传性椭圆形红细胞增多症、丙酮酸激酶缺乏症、镰状细胞贫血、珠蛋白生成障碍性贫血等,主要临床表现是贫血、黄疸和脾肿大。脾切除是遗传性球形红细胞增多症最有效的治疗方法。自体免疫性溶血性贫血因机体产生自身抗体而异常破坏红细胞,按血清学特点可分为温抗体型和冷抗体型,以前者多见,脾切除对温抗体型有效。

2. 血小板减少性紫癜 是一种因自身抗体导致血小板减少而引起的全身出血性疾病,其中特发性血小板减少性紫癜常见。

3. **慢性白血病** 慢性粒细胞白血病因脾梗死和脾周围炎引起脾区剧痛、血小板明显减少。肿大脾脏可能破裂或对化疗不敏感,全身情况允许时可行脾切除。慢性淋巴细胞白血病采用脾切除指征与此类似。

4. **淋巴瘤** 是起源于淋巴结或其他淋巴组织的恶性肿瘤,分为霍奇金淋巴瘤(又称霍奇金病)和非霍奇金淋巴瘤,临床表现为无痛性淋巴结肿大,脾脏亦常肿大,晚期可见恶病质、发热、贫血等表现。鉴于 CT、腹腔镜等无创和微创诊断手段的发展,放疗、联合化疗显著提高了疗效,剖腹探查进行分期及脾切除已较少应用。

5. **骨髓增生异常综合征** 又称骨髓纤维化,为全身骨髓内弥漫性纤维组织增生,并伴有脾脏、肝脏、淋巴结等处的髓外造血,主要表现为贫血、脾肿大、发热、骨髓疼痛等。脾切除适用于严重溶血、巨脾、脾梗死、激素治疗无效等情况。

6. **脾脏相关的遗传代谢性疾病** 此为一类脂质代谢障碍性疾病,由于在单核巨噬细胞系统积蓄大量脑苷脂和神经磷脂,引起脾肿大和脾功能亢进,主要有戈谢病(Gaucher 病,葡萄糖脑苷脂病)和尼曼-皮克病(Niemann-Pick 病,神经鞘磷脂症)。Gaucher 病为常染色体隐性遗传病,系 β-葡萄糖苷脂酶缺乏,单核细胞和巨噬细胞内聚集大量葡萄糖脑苷脂所致。脾切除术适应证为脾功能亢进、血小板极度减少、脾脏显著肿大影响心肺功能等。

(三)感染性疾病 急性感染性疾病,如脓毒症、伤寒、传染性单核细胞增多症、亚急性细菌性心内膜炎等可伴有血循环中红细胞破坏增多,引起脾肿大和脾功能亢进。原发病控制后,继发性脾功能亢进可获解除,除并发脾破裂、脾脓肿等外,无脾切除适应证。而慢性感染如反复发病的疟疾、结核病等,可伴有不同程度脾肿大和脾功能亢进,可根据情况选择脾切除。

(四)充血性脾肿大 肝硬化门静脉高压症所致充血性脾肿大和脾功能亢进应行脾切除术。西方国家多为酒精性肝硬化,我国多为肝炎后肝硬化和血吸虫病性肝硬化。

第二节 | 常见脾疾病的治疗方法

(一)脾切除术(splenectomy) 脾切除术是治疗脾肿大、脾功能亢进、脾占位性病变、脾损伤、造血系统疾病等的有效手段。在保证脾脏功能和兼顾微创观念的前提下,腹腔镜下脾切除术及机器人手术取得了良好的效果。脾切除术后可出现脾热、胰瘘、血小板增多症及胸腔积液等并发症,此外下列并发症也应重视。

1. **腹腔内大出血** 一般发生在术后 24~48 小时内。常见原因是脾窝创面严重渗血,脾蒂结扎线脱落,或术中遗漏结扎的血管出血。术前注意纠正凝血功能障碍,术中确切止血。短时间内大量出血并出现低血压甚至休克者,应迅速剖腹止血。

2. **膈下感染** 多发生在术后 1~2 周内。术中彻底止血,避免损伤胰尾发生胰瘘,术后膈下置管有效引流,是重要的预防措施。

3. **血栓-栓塞性并发症** 并不多见,但如发生在视网膜动脉、肠系膜静脉、门静脉主干等,会造成严重后果。一般认为其发生与脾切除术后血小板计数骤升有关,故多主张术后血小板计数>$1\,000×10^9$/L 时应用肝素等抗凝药预防治疗。

4. **脾切除术后凶险性感染**(overwhelming postsplenectomy infection,OPSI) OPSI 多发生于脾切除术后 2 年左右,因脾切除术后机体免疫功能削弱和抗感染能力下降,临床特点是发病突然,骤起寒战高热、头痛、恶心、呕吐,病情迅速恶化,短期内陷入休克,病程中常出现弥散性血管内凝血等,血细菌培养阳性(多为肺炎球菌),机体无特定局限性化脓性感染灶存在。根本预防方法是避免不必要的脾切除,力争施行脾保留性手术,而对已行脾切除者,可预防性应用抗生素,接种多效价肺炎球菌疫苗进行预防。

（二）**脾保留性手术** 脾保留性手术是指通过外科手术,使脾结构及其功能得到全部或部分保留,从而减少脾切除术后并发症,免去脾切除引起的脾功能丧失。针对不同病因和手术条件,采用不同脾保留术式,如脾破裂缝合修补术、部分脾切除术、脾中段切除术及保留脾脏的胰体尾切除术等。

（孙 备）

第四十七章 | 消化道大出血的诊断与外科处理原则

消化道出血是外科常见的临床表现,病因多且复杂。如果一次失血超过全身总血量的20%并引起休克症状和体征,即为消化道大出血。消化道大出血是常见的危重症之一。

消化道依据解剖部位可分为上消化道与下消化道。上消化道大出血是指 Treitz 韧带以上的食管、胃、十二指肠和胆道等部位病变引发的急性大出血。下消化道大出血的定义为 Treitz 韧带以下的肠道大出血。不同部位的出血其病因与诊疗措施不尽相同,现分别介绍如下。

第一节 | 上消化道大出血的诊断和处理

上消化道大出血在临床上很常见,主要临床表现是呕血和便血。其病因误诊率与病人的病死率仍较高,必须予以充分重视。上消化道出血的病因多达几十种,而引起大出血并急需外科处理的,通常以下列五种疾病为多见。

(一)胃十二指肠溃疡(gastric and duodenal ulcer) 约占40%~50%,其中3/4是十二指肠溃疡。大出血的溃疡一般位于十二指肠球部后壁或胃小弯,大多系溃疡基底血管被侵蚀破裂所致,多数为动脉出血。特别是慢性溃疡,伴有大量瘢痕组织,动脉裂口缺乏收缩能力,常呈搏动喷射性出血,静脉输注和经口给予止血药物难以奏效,特别是年龄在50岁以上的病人,常因伴有小动脉壁硬化,出血更不易自止。

在胃十二指肠溃疡中,有两种情况需予以注意:一种是药物损伤引起的溃疡,如长期服用阿司匹林和吲哚美辛等可促进胃酸分泌增加或导致胃黏膜屏障损害的药物,可诱发急性溃疡形成,或使已有的溃疡趋向活动化,导致大出血。

另一种是吻合口溃疡,多发生于胃部分切除做胃空肠吻合术或单纯胃空肠转流术后的病人。前者发生率为1%~3%,后者可高达15%~30%。发生时间多在术后2年内,也可在手术后早期。少数病人可发生大出血而需外科或介入治疗。

(二)门静脉高压症(portal hypertension) 约占20%~25%。肝硬化引起的门静脉高压症会伴有食管下段和胃底黏膜下层的静脉曲张。黏膜因曲张静脉而变薄,粗糙食物损伤或胃液反流腐蚀已变薄的黏膜,同时门静脉系统压力较高,易导致曲张静脉破裂,发生难以自止的大出血。原发性肝癌伴门静脉主干癌栓时,常引起急性门静脉高压而发生食管、胃底曲张静脉破裂大出血,临床上可表现为大量呕吐鲜血,易导致失血性休克,病情凶险且预后较差。

(三)应激性溃疡(stress ulcer)**或急性糜烂性胃炎**(acute erosive gastritis) 约占20%。多与休克、复合性创伤、严重感染、严重烧伤(Curling 溃疡)、严重脑外伤(Cushing 溃疡)或大手术有关。在这种情况下,交感神经兴奋,肾上腺髓质分泌儿茶酚胺增多,使胃黏膜下血管发生痉挛性收缩,导致胃黏膜缺血、缺氧,以致发生表浅的(不超过黏膜肌层)、边缘平坦的溃疡或多发的大小不等的糜烂灶。这类溃疡或急性糜烂位于胃的较多,位于十二指肠的较少,常导致大出血。

(四)胃癌(gastric cancer) 多发生在进展期胃癌或晚期胃癌,由于癌组织的缺血性坏死表面发生坏死组织脱落或溃疡,可侵蚀血管而引起大出血。

(五)胆道出血 肝内局限性慢性感染可引起肝内毛细胆管扩张合并单发性或多发性脓肿,感染灶或脓肿腐蚀肝内血管所导致的出血可经肝外胆管排入肠道,引发呕血或便血,此称胆道出血。肝癌、肝血管瘤以及外伤引起的肝实质中央破裂也能导致肝内胆道大出血。

其他较为少见的病因有上消化道(血管)畸形、上消化道损伤、食管贲门黏膜撕裂综合征(Mallory-Weiss syndrome)、急性胃扩张、内疝等。

【临床分析】 对于上消化道大出血的病人,除非已处于休克状态须立即抢救者外,应在较短时间内有目的、有重点地完成询问病史、体格检查和实验室检查等步骤。经过分析,初步确定出血量、出血速度、病因和部位,从而采取及时、有效的治疗措施。

一般来说,幽门以上的出血易导致呕血。但如果出血量小,血液在胃内未引起恶心、呕吐,则血液通常从肠道排出。反之,如果出血很急、量多,幽门以下的血液反流到胃内,也可引起呕血。同样,如果出血量小,血液在胃内滞留时间较长,经胃酸充分作用而形成高铁血红素后,呕出的血呈咖啡样或黑褐色。如果出血很急、量大,血液在胃内滞留时间短,呕出的血则呈暗红,甚至鲜红色。血经肠道排出时,经过肠液的作用,血红蛋白的铁形成硫化铁,排出的血可呈柏油样或紫黑色。但突发的大量出血,由于肠蠕动亢进,排出的血也可呈暗红,甚至相当鲜红,以至于误认为是下消化道大出血。

概括地说,临床上表现为呕血还是便血以及血的颜色主要取决于出血的速度和出血量的多少,而出血的部位高低是相对次要的。呕血者一般比单纯便血者的出血量大;大便次数增多而黑便稀薄者较大便次数正常、黑便成形者的出血量大。有便血的病人可无呕血,但呕血病人多伴有便血。

不同部位的出血仍然有其不同的特点。抓住这些特点,对于诊断出血病因、明确出血部位有重要意义。①食管或胃底曲张静脉破裂引起的出血,一般出血量大,一次出血量常达500~1 000ml以上,可引起休克。临床上主要表现为呕血,单纯便血的较少。即使采用积极的非手术疗法止血后,仍可再次发生呕血。②溃疡、糜烂性胃炎、胃癌引起的胃或十二指肠球部的出血,虽也很急,但一次出血量一般不超过500ml,发生休克的较少。临床上可以呕血为主,也可以便血为主。经过积极的非手术疗法多可止血,但若病因未得到及时治疗,日后仍可再次出血。③胆道出血,量一般不多,一次为200~300ml,很少引起休克,临床表现以便血为主,采取积极的非手术治疗后,出血可暂时停止,但常呈周期性复发,间隔期一般为1~2周。如果仅从上消化道出血时的情况来判断出血的病因和部位,往往是不充分的,还必须结合病史、体检、实验室与影像学等检查进行综合分析,从而得出正确的诊断。

胃十二指肠溃疡病人,病史中多有典型的上腹疼痛,用抗酸解痉药物可以缓解,曾经X线钡餐或内镜检查证实有消化性溃疡存在。对做过胃部分切除术的病人,应考虑有吻合口溃疡的可能。门静脉高压症病人一般有肝炎或血吸虫病病史,既往X线钡餐或内镜检查证实有食管静脉曲张。这些病人如果发生上消化道大出血,诊断上一般并不困难。然而,有些病人在出血前没有任何自觉症状,例如10%~15%胃十二指肠溃疡出血的病人没有典型的溃疡病史。因此,要明确出血的病因和部位,就必须依靠客观的临床检查结果。

全面细致的体检是不可缺少的。体检时发现有蜘蛛痣、肝掌、腹壁皮下静脉曲张、肝脾大、腹水、巩膜黄染等表现,多可诊断为食管或胃底曲张静脉破裂的出血。胆道出血多有类似胆绞痛的剧烈腹痛为先兆,右上腹多有不同程度的压痛,甚至可扪及肿大的胆囊,同时伴有寒战、高热,并出现黄疸,这些症状结合在一起,基本上可明确诊断。若没有明显的胆绞痛、高热或黄疸,就不易与胃十二指肠溃疡出血作鉴别。

血红蛋白测定、红细胞计数和血细胞比容等在出血的早期并无变化。出血后,组织液回吸收入血管内,使血液稀释,一般需经3~4小时以上才能提示失血的程度。肝功能检验和血氨测定等有助于鉴别胃十二指肠溃疡与门静脉高压症引起的大出血。前者肝功能正常,血氨不高;而后者肝功能常明显异常,血氨升高。凝血功能检查结果也有重要参考价值。

需要指出的是,上述五种常见疾病中的某一种即便已明确诊断,也不一定就是出血的直接原因。例如,在肝硬化门静脉高压症的病人,20%~30%的大出血可能是门静脉高压性胃病引起的,10%~15%可能是合并的胃十二指肠溃疡所致。经过临床分析,如果仍不能确定出血的病因,应考虑一些少见或罕见的疾病,如食管裂孔疝、胃多发性息肉、胃和十二指肠良性肿瘤、食管贲门黏膜撕裂综合征(Mallory-Weiss综合征)以及血液疾病等,可作必要的辅助检查加以鉴别。

【辅助检查】

1. **三腔二囊管的检查**　对于鉴别出血部位有一定意义。该检查简单易行。考虑到三腔二囊管治疗易发生再出血及一些严重并发症,如食管破裂及吸入性肺炎,目前仅作为处理内镜难以治疗的食管胃底静脉破裂出血的临时过渡措施。

2. **X线钡餐检查**　上消化道急性出血期内不宜施行钡餐检查。休克改善后,为明确诊断,可作钡餐检查。采用不按压技术作双重对比造影,约80%的出血部位可被发现,同时也较安全。

3. **内镜检查**　可有助于明确出血的部位和性质,并可同时进行止血。内镜检查应早期(出血后24小时内)进行,阳性率高达95%左右;对于积极复苏后血流动力学持续不稳定的病人应进行紧急内镜检查。考虑到静脉曲张出血常为大出血,输血、输液速度远低于出血速度,对疑似静脉曲张出血者应在12小时内进行内镜检查。对胃十二指肠镜检查阴性的病人,若仍有活动性出血,可采用胶囊内镜或双气囊小肠镜作进一步检查,以明确小肠内有无出血性病灶存在。

4. **腹部CT血管造影及数字减影血管造影**　对于大出血或活动性出血,若无法行内镜检查或内镜检查无法明确病因,可选择腹部CTA帮助判断出血来源及原因。腹部CTA通常可发现速度≥0.3ml/min的出血,使得其对于动脉及静脉来源的出血均灵敏。腹部CTA也可用来观察肠壁疾病,如血管畸形和肿块。

CTA并非治疗措施,在治疗延迟风险较高的情况下可直接选择DSA检查治疗。对于急性非静脉曲张性上消化道出血病人,可行选择性血管造影以判断出血部位来源,并可同时施行包括在出血血管内注射血管收缩剂或经导管动脉栓塞术等治疗。对比剂外溢是出血部位的直接征象,每分钟至少要有0.5ml含有对比剂的血量自血管裂口溢出,才能显示出血部位。当出血速度低于0.5ml/min时检出率明显降低。

5. **放射性核素显像**　运用^{99m}Tc标记红细胞的腹部γ-闪烁扫描可发现出血(出血量超过5ml)部位的放射性浓集区,多可在扫描后1小时内获得阳性结果,特别是对间歇性出血的定位,阳性率可达90%以上。适用于出血量介于0.1～0.5ml/min的慢性反复性出血病人,不适用于大出血病人。

6. **其他影像学检查**　超声及平扫CT有助于发现肝、胆和胰腺结石、脓肿或肿瘤等病变或鉴别诊断;磁共振门静脉、胆道重建成像,可帮助了解门静脉直径、有无血栓或癌栓以及胆道病变等。

经过上述的临床分析、体检与各项辅助检查,基本上可明确上消化道大出血的病因和部位,从而针对不同情况有目的地采取有效的止血措施。

【处理】

1. **初步处理**　首先,建立1～2条足够大的静脉通道,如施行颈内静脉或锁骨下静脉穿刺置管输液,以保证能够迅速补充血容量。同时进行血型鉴定、交叉配血试验和血常规、血细胞比容等检查。已有休克的病人,应留置导尿管,记录每小时尿量。有条件时,作中心静脉压的测定。通过对血压、脉搏的动态观察评估消化道出血量,并结合病人的血红细胞计数、血红蛋白及血细胞比容检测结果等估计失血的程度。出血量低于总血容量10%(400ml)以下,血容量变化较小,脉搏与血压波动不大,一般不产生明显临床症状;出血量超过总血容量10%且在短期内发生时,病人可有头晕、乏力、口干、脉率增快或心动过速,可增至90～100次/分,收缩压尚可正常,但脉压常缩小;出血量达总血容量的25%(1 000ml)以上时,病人可出现晕厥、四肢冰凉、尿少、烦躁不安等,脉率超过120次/分,收缩压降至70～80mmHg;若出血持续,出血量达2 000ml或以上,病人收缩压可降至50mmHg或更低,出现严重的失血性休克症状,如气促、少尿或无尿,脉搏细速,甚至扪不清。临床上可用休克指数(shock index)来帮助估计失血量,休克指数=脉率/收缩压,正常值为0.5。指数=1,大约失血量为800～1 000ml(约占总血量20%～30%);指数>1.5,失血量1 200～2 000ml(约占总血量30%～50%)。尿量和中心静脉压可作为指导补液、输血速度和输血量的重要参考依据。血压恢复至出血前基线水平,脉率<100次/分,尿量>0.5ml/(kg·h),意识清楚,无显著脱水貌,动脉血乳酸水平恢复正常等表现,提示容量复苏充分。

止血药物中可静脉注射维生素 K$_1$、纤维蛋白原、血凝酶等。对于危险性急性上消化道出血,病因不明时,可静脉联合应用质子泵抑制剂和生长抑素及其类似物治疗,病因明确后再行调整;适当应用血管加压素能促使内脏小动脉收缩,从而达到止血作用,但对高血压和有冠状血管供血不足的病人不适用;血管活性药物可以在失血性休克导致的严重持续低血压状态下使用。

2. 病因处理

(1)胃十二指肠溃疡大出血:如果病人年龄在 30 岁以下,常是急性溃疡,经过初步处理后,出血多可自止。但如果年龄在 50 岁以上,或病史较长,系慢性溃疡,这种出血很难自止。经过初步处理待血压、脉率有所恢复后,应早期行胃大部切除术。切除溃疡好发部位和出血的溃疡是防止再出血的最可靠方法。如果十二指肠溃疡位置很低,靠近胆总管或已穿透入胰头,强行切除溃疡会损及胆总管及胰头,则可切开十二指肠前壁,用丝线缝合溃疡面,同时在十二指肠上、下缘结扎胃十二指肠动脉和胰十二指肠动脉,旷置溃疡,再施行胃部分切除术。

吻合口溃疡多发生在胃空肠吻合术后,出血多难自止,应早期施行手术,切除吻合口,再次行胃空肠吻合,并同时行迷走神经切断术。重要的是,在这种情况下,一定要探查原十二指肠残端。如果发现原残端太长,有胃窦黏膜残留的可能,应再次切除原残端,才能收到持久的疗效。

由药物引起的急性溃疡,在停用该药物后,经过初步处理,出血多会自止。

(2)对门静脉高压症引起的食管或胃底曲张静脉破裂的病人,应视肝功能的情况来决定处理方法。对肝功能差的病人(有黄疸、腹水或处于肝性脑病前期者),应首先采用三腔二囊管压迫止血,或在纤维内镜下注射硬化剂或套扎止血,必要时可急诊行经颈静脉肝内门体静脉分流术。对肝功能好的病人,应积极采取手术止血,不但可以防止再出血,而且是预防发生肝性脑病的有效措施。常用的手术方法是贲门周围血管离断术,通过完全离断食管下段和胃底曲张静脉的反常血流,以达到确切止血的目的。

(3)对于应激性溃疡或急性糜烂性胃炎,可静脉注射组织胺 H$_2$ 受体拮抗剂或质子泵抑制剂,以抑制胃酸分泌而有利于病变愈合和止血。生长抑素及其类似物不但能减少内脏血流量,并且可以抑制胃泌素的分泌,有效地抑制胃酸分泌,止血效果显著。经过这些措施后,如果仍然不能止血,则可采用胃大部切除术,或选择性胃迷走神经切断术加行幽门成形术。

(4)一旦明确为胃癌引起的大出血,应尽早手术。若肿瘤未发生远处转移,则应施行根治性胃大部或全胃切除术;若为晚期胃癌,为达到止血目的,也应力争施行姑息性胃癌切除术。

(5)胆道出血的量一般不大,多可经非手术疗法,包括抗感染和止血药的应用而自止。但反复大量出血时,可进行超选择性肝动脉造影,以明确病因和部位同时进行栓塞止血。如仍不能止血,则应积极采用手术治疗。在确定肝内局限性病变的性质和部位后,即施行肝叶切除术。结扎病变侧的肝动脉分支或肝固有动脉,有时也可使出血停止。困难的是有时不易确定出血部位。切开胆总管,分别在左、右肝管内插入细导尿管,观察有无血性胆汁流出,以及从哪一侧导管流出,以帮助定位;有条件时,可在术中行胆道造影或胆道镜检,帮助明确出血部位,决定肝切除的范围。

3. 对诊断不明的上消化道大出血,经过积极的初步处理后,血压、脉率仍不稳定,应考虑早期行剖腹探查,以期找到病因,进行止血。

一般行上腹部正中切口或经右腹直肌切口施行剖腹探查。首先探查胃和十二指肠。如果初步探查没有发现病变,第二步即检查有无肝硬化和脾大,同时要注意胆囊和胆总管的情况。胆道出血时,胆囊多肿大,且因含有血性胆汁呈暗蓝色;必要时可行诊断性胆囊或胆总管穿刺。如果肝、脾、胆囊、胆总管都正常,则进一步切开胃结肠韧带,探查胃和十二指肠球部的后壁。另外,切不可忽略贲门附近和胃底部的探查。随后,提起横结肠和横结肠系膜,自空肠起始端开始,顺序往下探查空肠。如果仍未发现病变,而胃或十二指肠内有积血,即可在胃大弯与胃小弯之间、血管较少的部位,纵行切开胃窦前壁,进行探查。切开胃壁时要结扎所有的黏膜下血管,或用超声刀切开胃壁,以免因胃壁切口出血而影响胃内探查。胃壁切口不宜太小,需要时可长达 10cm 或更长些,以便在直视下检查胃内壁的所有部位。浅在而较小的出血性溃疡容易被忽视,多在胃底部,常在胃内壁上黏附着的血凝块下面;或溃疡中含有一动脉瘤样变的小动脉残端。如果仔细检查胃内壁后仍不能发现任何病变,最后要用手指通过幽门,必要时纵行切开幽门来检查十二指肠球部后壁靠近胰头的部分有否溃疡存在。经过上述一系列的顺序检查,多能明确出血的原因和部位。

第二节 ｜ 下消化道大出血的诊断和处理

下消化道出血(lower gastrointestinal hemorrhage)是指 Treitz 韧带以下的小肠、盲肠、阑尾、结肠与直肠内的病变所引发的出血,通常不包括痔、肛裂等出血。下消化道出血的原发病灶约90%以上位于结肠内,其余发生在小肠;下消化道出血发生率约占整个消化道出血的15%左右,下消化道大出血的发生率更低。

便血是最常见的临床表现,便血颜色因出血量、出血部位与出血速度而异,显性出血常表现为果酱样便、暗红色便或鲜红色便,而隐匿性出血的大便颜色可基本正常。

【病因】 引起下消化道出血的疾病较多,常见的病因依次为大肠癌、肠息肉、炎症性肠病、肠憩室、肠壁血管性疾病等(表47-1)。

表 47-1　下消化道出血常见病因

病因分类	举例
肠道肿瘤	小肠腺癌、结肠癌、直肠癌、肠道间质瘤、肠道淋巴瘤
息肉	小肠息肉、结肠或直肠息肉、家族性结肠息肉病、色素沉着息肉综合征(Peutz-Jeghers syndrome)
炎症性肠病	慢性溃疡性结肠炎、克罗恩病、非特异性结肠炎、急性坏死性小肠炎、肠结核、缺血性肠炎、放射性肠炎、结肠阿米巴病、小肠非特异性溃疡、肠贝赫切特病等
憩室	梅克尔憩室(Meckel diverticulum)、结肠憩室炎
肠壁血管性疾病	肠系膜动脉栓塞、肠系膜血管血栓形成、肠壁血管发育畸形、肠壁遗传性出血性毛细血管扩张症、肠管异位静脉曲张、肠壁海绵状血管瘤、主动脉肠瘘等
其他	肠套叠、肠扭转、肠内疝、肠外伤、肠壁寄生虫病、肠管畸形等

【诊断】

1. **病史**　详尽地了解病史是非常重要的,病人的年龄与便血的病因有较大关系,肠套叠、出血性肠炎常见于儿童或少年,结肠肿瘤与血管病变则多见于中老年人;询问遗传性疾病病史有助于了解家族性结肠息肉病、Peutz-Jeghers 综合征的可能性等;肠壁血管畸形出血可分为急性大量出血或反复间断性出血,时多时少;血便伴发热、腹痛等应考虑感染性肠炎、肠伤寒、肠结核等;大便习惯改变或不规则形血便,腹部隐痛、贫血或消瘦则提示肠道恶性肿瘤。

2. **体征**　应关注腹部有无胀气、是否扪及肿块、有无压痛和反跳痛、肠鸣音有无异常等。应常规进行直肠指诊,约2/3的直肠癌通过指诊可以触及,并有助于避免将便血者误诊为痔出血而延误诊断。

3. **实验室检查**　应动态观察红细胞计数、血红蛋白以评估出血量;白细胞计数与分类协助诊断炎症性肠病;进行血清肿瘤标志物检测,协助诊断肠道内癌肿,癌胚抗原持续增高对诊断结肠癌有参考价值。

4. **辅助检查**　①纤维结肠镜:引发下消化道出血的各类疾病中约80%来自结直肠,行纤维结肠镜检查可以直视病灶,了解病灶的部位、数目、范围,并可以钳取病灶组织进行病理学检查,以明确诊断。②小肠内镜:若怀疑出血来自小肠,则可以应用胶囊内镜进行检查,其操作方便,可观察病灶形态与范围,且不增加病人痛苦;不足之处在于难以对病灶精确定位,并无法进行活检。③结肠钡剂灌肠X线检查:有助于对结肠内肿瘤的形态、部位、数目、大小及其浸润范围进行评估。④选择性动脉造影：对于严重的急性出血，尤其怀疑来自小肠时，选择性肠系膜上动脉造影是较为可靠的诊断方法，有助于发现 Treitz 韧带以下小肠至结肠脾曲的出血灶，而行肠系膜下动脉造影可以发现结肠脾曲至直肠的出血灶。⑤放射性核素显像：临床上常应用 ^{99m}Tc 标记红细胞的腹部 γ-闪烁扫描进行小肠部位的检查，多次扫描可以发现出血部位有放射性浓集显像，可由此作出出血的定位诊断。

【治疗】　下消化道急性大出血导致休克的发生率<10%，大多数病人可通过非手术治疗止血，或明确出血部位与疾病性质后行择期手术。

1. **非手术治疗**　对于急性大出血病人，应严密观察生命体征的变化，监测中心静脉压与尿量，纠正水、电解质与酸碱平衡失调，有效补充血容量并维持血液循环，同时静脉注射止血药物，积极进行相关检查，以求明确病因和部位。①选择性动脉介入治疗：将导管超选至出血病灶的供血动脉并行血管栓塞以达到止血目的。②经纤维结肠镜止血：对于肠道黏膜浅表性糜烂出血灶，可直接喷洒血凝酶、医用黏合胶、去甲肾上腺素等止血药；对于遗传性毛细血管扩张症或小血管瘤等出血，可采用高频电凝或激光治疗；对孤立性的肠壁血管瘤可试用圈套套扎。

2. **手术治疗**　①急诊剖腹探查手术：对于出血量较大，出血难以控制，经多种方法检查仍未能明确出血部位与病变性质者，应施行急诊剖腹探查手术。由于肠腔内存在大量积血，寻找出血部位非常困难，探查应从空肠起始部由近及远按顺序进行，观察肠壁或肠系膜血管是否增多、密集，触摸肠壁有否隆起型病灶；必要时还可进行术中选择性动脉造影、纤维肠镜检查，以求能明确出血部位，并进行相应手术治疗。在出血部位未明了的情况下，不主张盲目施行肠段切除术。②择期手术：对于良性病变，出血部位明确，经非手术治疗效果不满意时，可择期手术。旨在切除原发病灶，消除病因，防止再次出血。而对于肠癌，则应争取施行根治性手术；对于晚期肿瘤所致的大出血，应争取姑息性切除原发癌灶而控制出血。

（沈柏用）

本章思维导图

第四十八章 | 急腹症的诊断与鉴别诊断

急腹症（acute abdomen）是以急性腹痛为突出临床表现，需要早期诊断并及时处理的腹部疾病。其特点是发病急、变化多、进展快、病情重，一旦延误诊断、处理失当，可危及病人生命。

【病因】 腹部脏器和血管病变都可引起急腹症。少数非腹部病变也可引起严重腹痛，如急性冠脉综合征、糖尿病酮症等，应注意早期识别。

1. **空腔脏器病变** ①穿孔：如胃肠道溃疡、肿瘤、憩室穿孔等；②梗阻：如各类良恶性病变引起的肠梗阻、胆道梗阻、尿路梗阻等；③炎症：如急性阑尾炎、急性胆囊炎等。

2. **实质性脏器病变** ①破裂出血：如肝肿瘤破裂出血、肝脾创伤性破裂出血等；②炎症：如急性胰腺炎、肝脓肿等。

3. **血管病变** ①腹主动脉夹层、动脉瘤破裂等；②腹部脏器血管栓塞或血栓形成等。

【急腹症的临床诊断与分析】 正确把握时机和选择方法对急腹症的诊断至关重要。诊断技术和方法的进步对急腹症的定位和定性诊断有很大帮助，但详细地询问病史、认真细致的体格检查、合理的逻辑推断和分析仍不可替代。

1. 病史

（1）现病史

1）腹痛：依据痛觉产生机制的不同分为内脏痛（visceral pain）、躯体痛（somatic pain）和牵涉痛（referred pain）。内脏神经主要传递脏器牵拉、膨胀、炎症或缺血而引起的内脏痛，疼痛范围较广，定位模糊，不准确。依据胚胎起源，前肠、中肠、后肠来源器官引起的内脏痛分别定位于上腹部、脐周和下腹部。躯体神经主要传递腹壁、壁层腹膜受刺激所产生的躯体痛，疼痛定位准确、清晰。腹部病变引起的牵涉痛可投射到腹部体表、会阴部、背部、肩部等区域。

A. 诱因：急腹症发病常与饮食有关，如胆绞痛、急性胆囊炎发作常在油腻饮食后；急性胰腺炎多有过量饮酒或暴食史；胃十二指肠溃疡穿孔在饱餐后多见；肠扭转常在剧烈运动后发生。

B. 部位：躯体痛起始和最严重的部位通常即是病变部位。如急性胃或十二指肠溃疡穿孔，腹痛起始于溃疡穿孔部位，很快可蔓延到全腹，但是穿孔处仍是腹痛最显著部位。

转移性腹痛：是急性阑尾炎腹痛的典型表现。在阑尾炎症未波及浆膜层时，表现为脐周或上腹痛。随着病情发展，炎症波及浆膜层后，疼痛定位于右下腹。急性十二指肠溃疡穿孔肠内容物沿着右结肠旁沟下行有时也可引起类似腹痛，需注意鉴别。

牵涉痛：胆绞痛、急性胆囊炎病人诉剑突下或右上腹痛时，可有右肩或右肩胛下角的放射痛。急性胰腺炎或十二指肠后壁穿孔可伴有腰背痛。肾或输尿管上段结石所致肾绞痛可放射到同侧下腹或腹股沟。输尿管下段结石可伴有会阴部放射痛。

腹部以外的某些病变，如右侧肺炎、胸膜炎等可刺激肋间神经和腰神经分支（胸6～腰1）引起右上或右下腹痛，易被误诊为急性胆囊炎或急性阑尾炎。

C. 腹痛发生的缓急：空腔脏器穿孔起病急，如胃或十二指肠溃疡一旦穿孔，立即引起剧烈腹痛。感染性疾病起病相对缓慢，腹痛也随着炎症发展逐渐加重，如急性胆囊炎、急性阑尾炎。

D. 性质：持续性钝痛或隐痛多为炎症或出血引起，如胰腺炎、肝破裂等。空腔脏器梗阻引起的疼痛初起呈阵发性，多表现为绞痛，间歇期无腹痛，如小肠梗阻、输尿管结石等。持续性疼痛阵发性加剧多见于炎症与梗阻并存或空腔脏器绞窄时（如肠系膜动脉栓塞）。后者多见于老年人，发病初期腹痛剧烈而腹膜炎体征不明显,及至肠坏死发生后,腹痛症状反而减轻,严重的"症征不符"常误导临床判断,导致严重后果,需要高度警惕。

E.程度:炎症初期的腹痛多不剧烈,可表现为隐痛,定位通常不确切。随着炎症发展,疼痛加重,定位也逐渐清晰。空腔脏器穿孔引起的腹痛多十分剧烈,腹膜刺激征强烈。内脏破裂出血对腹膜的刺激不如消化道穿孔所产生的化学性刺激强,故腹痛和腹部体征也相对较轻。

2)消化道症状

A.厌食:小儿急性阑尾炎病人常先有厌食,其后才有腹痛发作。

B.恶心、呕吐:腹痛发生后常伴有恶心、呕吐。反射性呕吐出现较早,可在腹痛发作后随即发生。胃肠道通过障碍,内容物积聚引发的呕吐通常发生较晚。引起腹痛的病变位置越高,一般发生呕吐越早且频繁,如急性胃肠炎、幽门或高位小肠梗阻等。病变位置低则呕吐出现较晚或无呕吐。了解呕吐物的颜色、量和气味有助于鉴别诊断。呕吐宿食且不含胆汁多见于幽门梗阻。肠梗阻时呕吐物含胆汁表明梗阻位于十二指肠乳头开口以下。呕吐物呈咖啡色提示有消化道出血。呕吐粪水常提示低位完全性肠梗阻。

C.排便:腹痛发作后应注意有无排便、便秘或腹泻,并注意大便性状。腹痛发作后出现排便、排气停止,多提示机械性肠梗阻。腹泻多见于胃肠炎,也见于盆腔脓肿、阑尾炎等病变。血便多见于肠绞窄坏死、肠套叠、急性出血坏死性肠炎等。

3)其他伴随症状:炎症性病变随着病情进展多伴有不同程度的发热。急性梗阻性化脓性胆管炎常伴有寒战、高热、黄疸。泌尿系疾病多伴有尿频、尿急、尿痛、血尿、排尿困难等。外科急腹症一般腹痛在前,发热在后;先发热后腹痛则多属内科疾病。

(2)月经史:育龄期妇女的末次月经时间有助于判断异位妊娠。卵巢滤泡或黄体破裂多发生在两次月经之间。

(3)既往史:既往有消化性溃疡病史者,突发上腹部疼痛,要考虑溃疡穿孔。有胆囊结石病史,出现腹痛、黄疸应怀疑结石进入胆总管。既往有腹部手术史,出现阵发性腹痛者,可能为粘连性肠梗阻。随着腹腔镜胃肠手术的广泛开展,术后内疝或扭转引起的肠绞窄明显增多,应予鉴别。所有疑似肠梗阻的急性腹痛都要排除腹外疝。

2. 体格检查

(1)全身情况和体位:病人面容、精神状态、体位可有助于判断病情。腹腔出血病人通常面色苍白,呈贫血貌;腹膜炎病人面容痛苦,体位屈曲,不敢伸展;脱水病人眼眶凹陷,皮肤皱缩、弹性下降;胆道梗阻者常伴有巩膜皮肤黄染。

(2)腹部检查:应该充分展露从乳头至腹股沟的整个区域。检查包括视、触、叩、听四个方面,按步骤进行。心、肺等相关检查也不能忽略。

1)视诊:应注意腹部形态、皮肤色泽与弹性、腹壁浅表静脉和其他异常表现。如肠梗阻时腹膨隆,腹壁浅表静脉显现;消化性溃疡穿孔时,腹部凹陷,呈舟状腹;腹壁局部隆起伴肠型可见于肠扭转。腹股沟区见肿块突出应考虑嵌顿疝。

2)触诊:腹部触诊应取仰卧屈膝体位,以放松腹壁肌肉。触诊应从无腹痛或腹痛较轻的部位开始,有压痛、肌紧张和反跳痛为典型腹膜炎体征。压痛最明显的部位通常就是病变部位,如急性阑尾炎起始阶段,病人主诉为脐周腹痛,但右下腹已有压痛。肌紧张反映腹腔炎症的程度。轻度肌紧张见于腹腔轻度炎症或出血。明显肌紧张显示腹腔内有较严重感染或化脓性炎症,如化脓性阑尾炎、化脓性胆囊炎等。高度肌紧张表现为"板状腹",常见于胃十二指肠溃疡穿孔。值得注意的是,年老体弱者、儿童、肥胖者、经产妇、重症感染或休克病人的腹部体征可比实际病情表现轻。

腹部触诊还应注意肝脏是否肿大及质地,腹腔是否有肿块以及肿块的形态、大小、质地、有无搏动等。如肝癌破裂出血常可扪及右上腹肿块。男性病人需要注意睾丸是否正常,有无睾丸扭转。

3）叩诊:叩诊也应从无痛区或轻痛区开始,叩痛明显区域常是病变所在处。腹部叩诊应注意音质和界限,实质性器官或肿瘤叩诊为实音。鼓音显示该区域下为气体或肠袢。移动性浊音表明伴有腹水或腹腔积血。消化道穿孔时肝浊音界可消失。

4）听诊:听诊多选脐部周围或右下腹开始,肠鸣音活跃表明肠蠕动增加。机械性肠梗阻初起时肠鸣音增加,音质高亢,常伴有气过水声。伴有麻痹性肠梗阻、急性腹膜炎、低血钾时肠鸣音常减弱或消失。

（3）直肠指诊:重点了解有无直肠肿物,直肠壁、直肠子宫陷凹以及宫颈有无触痛,不要把女性宫颈误认为肿物。观察指套上粪便性状,有无染血和黏液等。

3. 辅助检查

（1）实验室检查:白细胞计数和分类常提示有无感染以及感染的严重程度。红细胞、血红蛋白和血细胞比容连续测定有助于判断是否失血以及出血速度。尿液白细胞计数升高提示泌尿系感染,尿红细胞计数升高多提示泌尿系结石。尿胆红素阳性表明黄疸为梗阻性。血、尿或腹腔穿刺液淀粉酶明显升高有助于胰腺炎的诊断。腹腔穿刺液涂片镜检有助于继发性腹膜炎与原发性腹膜炎的鉴别。人绒毛膜促性腺激素（HCG）测定有助于判断异位妊娠。

降钙素原（procalcitonin,PCT）检测可用来评价急腹症和外科严重感染性疾病进程及预后,如腹膜炎、脓毒症、全身炎症反应综合征（systemic inflammatory response syndrome,SIRS）和多器官功能障碍综合征（multiple organ dysfunction syndrome,MODS）等。

（2）影像学检查

1）超声:对于实质性脏器破裂、肿块以及结石的诊断有较大帮助。超声检查有助于腹水和腹腔积血的定位与定量,并可协助进行定位穿刺引流。

2）X线平片或透视:胸腹部X线平片或透视曾经是最常用的诊断方法,可协助了解横膈的高低,有无膈下游离气体。腹部立位平片可显示肠道液气平面和肠袢分布,卧位片可以显示肠腔扩张程度,有助于肠梗阻的诊断。腹部X线平片还可显示有无泌尿系结石。

3）CT和/或MRI:已成为急腹症常用的诊断方法,可以帮助了解病变的部位、性质、范围以及与周围脏器的关系,如急性胰腺炎时,可以显示胰腺的肿胀程度,胰腺导管有无扩张,胰管有无结石,胰腺周围有无渗出等。

4）选择性动脉造影:有助于腹部动脉栓塞性疾病的早期诊断和治疗决策,偶可用于腹部外伤出血的定位诊断和治疗。

（3）十二指肠镜检查:急性胆管炎时,可以经十二指肠乳头放置鼻胆管引流管或支架,进行胆道减压,是急性胆管炎常用治疗方法之一。

（4）诊断性腹腔穿刺:腹痛诊断不明者,可进行诊断性腹腔穿刺。穿刺点通常选在左侧或右侧的髂前上棘与脐连线中外1/3处。女性病人也可选择经阴道后穹窿穿刺。如穿刺抽出不凝血可以判定有腹腔内出血。如穿得脓液可以明确腹膜炎诊断。

（5）腹腔镜检查:对腹膜炎体征不典型、诊断和治疗均有困难者,宜选择急诊腹腔镜检查,不仅具有诊断意义,而且可以进行及时和必要的治疗。

【常见急腹症的诊断与鉴别诊断要点】

1. 胃十二指肠溃疡急性穿孔　突发剧烈腹痛、"板状腹"和膈下游离气体是消化性溃疡穿孔的典型表现。既往有溃疡病史,突发上腹部刀割样疼痛,迅速向全腹部蔓延,明显的腹膜刺激征,典型的"板状腹",肝浊音界消失,X线检查显示膈下游离气体,即可确诊。部分病人发病前无溃疡病史。

2. 急性胆囊炎　进食油腻食物后发作上腹痛,向右肩胛下角放射。体格检查时右上腹有压痛、反跳痛和肌紧张,肝区叩痛阳性,Murphy征阳性。胆囊结石所致胆绞痛常在夜间发病,不少病人被误诊为"胃病"。超声检查可见胆囊壁水肿、增厚、胆囊内结石,有助于确立诊断,并可协助排除胆总管结石、梗阻。

3. 急性胆管炎 上腹痛伴寒战、高热、黄疸是急性胆管炎的典型表现。由于肝内胆管的近端连接肝窦,胆管炎时随着胆道压力增高,细菌和毒素很容易突破肝窦入血,导致脓毒血症和感染性休克。典型的临床表现,结合常规实验室检查和超声检查多可明确诊断。

4. 急性胰腺炎 多见于饮酒或暴食后。腹痛多位于左上腹,呈剧烈、持续性,可向腰背部放射。可伴有恶心、呕吐,呕吐后疼痛不缓解。血、尿淀粉酶升高常有助于定性诊断,腹部 CT 扫描有助于确定诊断。

5. 急性阑尾炎 典型表现是转移性右下腹痛和右下腹固定压痛。疼痛始于脐周或上腹部,待炎症波及阑尾浆膜外,腹痛转移并固定于右下腹。阑尾化脓或坏疽时,可出现右下腹局限性腹膜炎体征。阑尾一旦穿孔,腹膜炎体征可扩大到全腹,但压痛仍以右下腹为重。

6. 急性小肠梗阻 腹痛、腹胀、肛门停止排气排便和呕吐是其典型症状,因梗阻部位不同临床表现会有所变化。高位小肠梗阻症状以呕吐为主,腹胀可不明显。反之,低位小肠梗阻时,腹胀明显,但呕吐出现较晚。小肠梗阻初期肠蠕动活跃,肠鸣音增强,可闻及"气过水声"。梗阻后期随着病情加重出现肠麻痹或肠绞窄时,肠鸣音减弱或消失。X 线检查有助于确诊。超声检查对肠套叠引起的小肠梗阻常有诊断意义,对其他类型小肠梗阻多无诊断价值。

7. 腹部闭合伤 需重点鉴别有无实质性脏器破裂出血、空腔脏器破裂穿孔、血管损伤。实质性脏器破裂出血或血管损伤引起大出血者多伴有心率加快、血压下降等血容量减少表现,腹膜刺激征可能不显著。空腔脏器破裂者多伴有明显的腹膜炎表现。而单纯腹壁挫伤或轻度实质性脏器损伤者通常不伴有上述表现。

8. 妇产科疾病所致急性腹痛 ①急性盆腔炎:多见于年轻人,表现为下腹部疼痛、压痛和反跳痛,可伴发热,压痛点通常比阑尾偏内、偏下。阴道分泌物增多,直肠指诊有宫颈触痛,后穹窿穿刺可得脓液,涂片镜检见白细胞内有革兰氏阴性双球菌可确诊。②卵巢肿瘤蒂扭转:以卵巢囊肿扭转最为常见。病人有卵巢囊肿病史,疼痛突然发作。出现腹膜炎体征提示有扭转肿瘤缺血、坏死。③异位妊娠:以输卵管妊娠破裂最为常见。有停经史,突发下腹疼痛,伴腹膜炎体征者,应警惕异位妊娠。有出血征象,如心率快、血压下降,提示大量内出血。腹部压痛和肌紧张可不明显,但常有明显反跳痛。腹腔或后穹窿穿刺抽得不凝血有助于确诊。实验室检查 HCG 阳性及盆腔超声检查也可协助诊断。

【急腹症的处理原则】

1. 尽快明确诊断,针对病因采取相应措施。暂时不能明确诊断者,应予留院观察,禁食补液,严密观察病情变化,并采取必要的措施进一步明确诊断。

2. 诊断尚未明确时,禁用吗啡等强效镇痛药,以免掩盖病情变化,延误诊断。

3. 需进行手术探查或治疗者,必须根据病情进行相应的术前准备。

4. 诊断虽不能明确,但有下列情况者原则上需行急诊手术探查:①有脏器血运障碍者,如肠坏死;②感染不能局限,或有扩散倾向者;③腹部有活动性出血者;④急诊检查未发现内科系统性疾病,经非手术治疗病情无改善或恶化,特别是出现生命体征不稳定或器官系统功能障碍者。

5. 手术原则是救命放在首位,其次是根治疾病。手术方案力求简单有效,条件许可时,尽量一次性手术解决问题;病情危重者,宜遵循损伤控制原则,先解决危及生命的主要问题,待病人全身情况平稳后再行根治性手术。急诊腹腔镜手术现已广泛应用于急腹症外科,具有创伤小、恢复快等优点,对部分疑难复杂病人的诊疗尤有助益。

(孙益红)

本章思维导图

第八篇

泌尿外科疾病

第四十九章 | 泌尿、男生殖系统疾病总论

第一节 │ 泌尿、男生殖系统外科解剖生理概要

（一）**肾上腺**（adrenal gland） 位于腹膜后方、肾的上方，呈淡黄色，与肾共同包裹在肾周筋膜内。左侧肾上腺近似半月形，右侧肾上腺呈三角形。肾上腺实质由周边的皮质和中央的髓质构成。肾上腺皮质从外向内依次为球状带、束状带和网状带。每层有不同的功能，球状带产生盐皮质激素（例如醛固酮），束状带产生糖皮质激素（例如皮质醇），网状带合成性激素（例如雄激素）。髓质由嗜铬细胞组成，分泌儿茶酚胺。

左、右肾上腺均由肾上腺上、中、下动脉供血。肾上腺上动脉来自膈下动脉，有时缺如；肾上腺中动脉来自腹主动脉；肾上腺下动脉来自肾动脉。肾上腺静脉通常为单支，右侧较短，注入下腔静脉，左侧注入左肾静脉。

（二）**肾**（kidney） 是人体最重要的排泄器官，以形成尿液的方式排出体内代谢产物，对人体水盐代谢和离子平衡起重要的调节作用，以维持机体内环境相对稳定。此外，肾还具有重要的内分泌功能，可分泌促红细胞生成素、肾素以及1,25-二羟胆钙化醇（1,25-dihydroxycholecalciferol）等。成人肾平均长8～14cm，宽5～7cm，厚3～5cm，质量130～150g。肾的前面凸向前外侧，后面较平、紧贴腹后壁。外侧缘隆凸，内侧缘中部呈四边形凹陷，称肾门（renal hilum），为肾的血管、神经、淋巴管和肾盂（renal pelvis）出入肾的门户。出入肾门的各种结构被结缔组织所包绕，称肾蒂（renal pedicle）。肾蒂内各结构的排列关系通常是：自前向后依次为肾静脉、肾动脉和肾盂末端；自上而下依次为肾动脉、肾静脉和肾盂末端。由肾门伸入肾实质内的凹陷称肾窦（renal sinus），内含有肾血管、肾小盏、肾大盏、肾盂和脂肪组织等。

肾实质的外面包裹有肌织膜，与肾实质密切粘连而不易剥脱，该膜由结缔组织和平滑肌纤维组成。在肌织膜外自内向外依次有3层被膜，即纤维囊、脂肪囊和肾筋膜。肾动脉在$L_{1\sim2}$椎间盘平面高度起自腹主动脉侧壁，从肾静脉后上方进入肾门。肾内的静脉在肾窦内汇合成2～3支，出肾门后合成一条主干，走行于肾动脉的前方，横行汇入下腔静脉。左侧肾静脉较长，注入下腔静脉前跨越腹主动脉的前方，收集左侧生殖静脉和左肾上腺静脉。右肾静脉较短，一般不收集右侧生殖静脉。

（三）**输尿管**（ureter） 位于腹膜后间隙，上端起自肾盂末端（约平第2腰椎上缘水平），下端终于膀胱，长20～30cm。全长分为三部。①腹部：起始端到小骨盆入口。②盆部：小骨盆入口到膀胱壁。③壁内部：输尿管穿越膀胱壁的部分。输尿管有3处生理性狭窄：①上狭窄位于肾盂与输尿管移行处；②中狭窄位于跨髂血管处；③下狭窄位于输尿管的膀胱壁内部，是输尿管最狭窄处。输尿管的狭窄部是输尿管结石易嵌顿的部位。

（四）**膀胱**（bladder） 是暂时性储存尿液的肌性囊状器官，其形状、大小、位置和壁的厚度随尿液充盈程度和邻近脏器的状态而异。通常正常成人的膀胱容量平均为350～500ml，膀胱的最大容量为800ml，老年人因膀胱肌张力低而容量增大。

膀胱空虚状态下呈四面锥体形，分为尖、体、底和颈4部，各部之间没有明显的界限。左、右输尿管口和尿道内口之间的三角形区域称膀胱三角（trigone of bladder）。膀胱三角是肿瘤、结核和炎症的好发部位，膀胱镜检查时应特别注意。两个输尿管口之间的皱襞称输尿管间襞，膀胱镜下所见为一苍白带，是临床寻找输尿管口的标志。在男性尿道内口后方的膀胱三角处，受前列腺中叶推挤形成纵嵴状隆起，称膀胱垂（vesical uvula）（图49-1）。

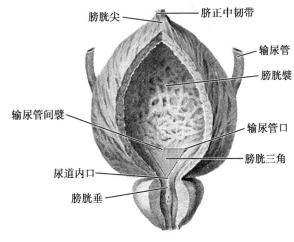

图 49-1　膀胱解剖结构

膀胱的血供主要来自髂内动脉前干分出的膀胱上动脉和膀胱下动脉。①膀胱上动脉发自脐动脉近侧端,分布于膀胱上、中部;②膀胱下动脉在脐动脉稍下方发自髂内动脉,分布于膀胱底、精囊及输尿管盆部下方等处。膀胱的静脉不与动脉伴行。静脉在膀胱壁内或其表面形成丰富的静脉丛,这些静脉在膀胱的下外侧形成膀胱静脉丛或膀胱前列腺静脉丛(男性),汇入膀胱静脉,注入髂内静脉。膀胱的神经支配包括交感神经、副交感神经及内脏感觉神经。

(五) 尿道　男性尿道(成人)管径平均 5～7mm,长 16～22cm,自然状态下呈 S 形弯曲,在排尿和排精时扩张,平时处于关闭状态,呈裂隙状。分前列腺部、膜部、球部和阴茎部,临床上将球部和阴茎部称为前尿道,前列腺部和膜部称为后尿道。男性尿道有 3 处狭窄、3 处膨大和 2 个弯曲。3 处狭窄分别位于尿道内口、尿道膜部和尿道外口,外口最窄,尿道结石易嵌顿在这些狭窄部位;3 处膨大是尿道前列腺部、尿道球部和尿道舟状窝;2 个弯曲是位于耻骨联合下方 2cm 处、凸向下后方的恒定耻骨下弯,以及位于耻骨联合前下方阴茎根与阴茎体之间、凸向上前方的耻骨前弯。阴茎勃起或将阴茎向上提起时,耻骨前弯消失。

女性尿道较男性尿道短、宽而直,长约 5cm,直径约 6mm,扩张时可达 1cm。尿道起于膀胱的尿道内口,与阴道前壁紧密相邻行向前下,于耻骨联合下方近水平方向开口于阴道前庭。穿经尿生殖膈时有横纹肌形成的尿道阴道括约肌环绕,起括约作用,属随意肌;尿道下端周围有尿道腺,腺管开口于离尿道外口约 1cm 处的白线上方,腺管较长,引流不畅易于感染;另一对尿道旁腺位于尿道远段的黏膜下,腺管开口于尿道外口旁或内面两侧缘附近处,发生感染时可形成囊肿,引起尿路阻塞。

(六) 睾丸和附睾　睾丸(testis)是产生精子和分泌男性激素的器官,位于阴囊内,左右各一。睾丸生成的精子经生精小管、精直小管、睾丸输出小管进入附睾中贮存,射精时精子随精液一同排出。睾丸分泌以睾酮为主的雄激素,附睾(epididymis)紧贴睾丸的上端和后缘,有储存精子的功能,还分泌液体供给精子营养,促进精子发育成熟并增强其活力。

睾丸呈略扁的椭圆体,左右大小对称。成人平均长 4～5cm,宽约 2.5cm,前后直径约 3cm。重约10.5～14.0g,容量约为 30ml。睾丸被膜表面光滑,称睾丸包膜,分为三层。①睾丸鞘膜:来自鞘状突,分为壁层和脏层,两层间的鞘膜腔有浆液,起到润滑作用,适合睾丸在阴囊内活动。②睾丸白膜:位于脏层鞘膜之下,为一层坚厚的纤维膜,紧密包绕睾丸实质。③血管膜:紧贴白膜深面,是睾丸实质血供的主要来源。附睾呈新月形,长约 5cm,分附睾头、附睾体、附睾尾三部分。上端膨大为附睾头,由睾丸输出小管进入附睾后弯曲盘绕而成,末端汇合成一条附睾管。中部为附睾体,下端为附睾尾,都由附睾管迂曲盘旋而成。附睾的被膜与睾丸被膜相延续,也分为鞘膜、白膜、血管膜。

睾丸和附睾的动脉供应有三个来源:睾丸动脉及其分支、输精管动脉和提睾肌动脉。睾丸及附睾的静脉主要是蔓状静脉丛、输精管静脉、阴部外静脉和提睾肌静脉。

（七）输精管与精索　输精管（ductus deferens）是附睾管的延续，长约32cm，内径约0.3cm。输精管分为睾丸部、精索部、腹股沟管部和盆部。精索（spermatic cord）呈圆索状结构，从睾丸上端到腹股沟管深环，长11～15cm，直径约0.5cm。精索由输精管的精索部、睾丸动脉、蔓状静脉丛以及神经、淋巴管等组成，为睾丸、附睾、输精管提供血液供应、淋巴引流和神经支配。精索表面包有精索被膜，精索被膜分为精索外筋膜、提睾肌、精索内筋膜。

（八）前列腺（prostate）　由腺组织、平滑肌和结缔组织构成。尿道前列腺部穿行于其实质内。其分泌物是精液的主要组成部分，有营养和增加精子活动的作用。

前列腺形似栗子，质地坚实，分为中央带、移行带和外周带。前列腺增生好发于移行带，而前列腺癌好发于外周带。

前列腺的动脉主要来自膀胱下动脉、阴部内动脉、直肠下动脉和闭孔动脉的分支。此外，还有来自膀胱上动脉、阴茎背动脉、阴茎深动脉的分支。前列腺的静脉主要汇入前列腺静脉丛。前列腺囊内和实质内均有毛细淋巴管和淋巴管，其中由于骶岬淋巴结或骶淋巴结是前列腺和骶骨、腰椎共同的局部淋巴结，故前列腺癌有可能借此传播至骶骨和腰椎，形成骨转移。前列腺的神经主要来自盆丛下部的分支，并构成前列腺丛，膀胱丛的分支也可分布至前列腺。

（九）精囊（seminal vesicle）　又称精囊腺，分泌淡黄色黏稠的液体，参与组成精液。精囊是一对长椭圆形的囊状器官，主要由迂曲的小管构成。其上端游离，膨大处为精囊底；中部为精囊体；下端细直为排泄管，并与输精管壶腹末端汇合成射精管。精囊的动脉主要来自输精管动脉、膀胱下动脉和直肠下动脉的分支，这些分支间彼此形成动脉吻合。精囊的静脉形成精囊静脉丛，并与膀胱静脉丛相连，经膀胱静脉注入髂内静脉。

（十）阴茎和阴囊　阴茎（penis）是男性泌尿系统和生殖系统的排泄管，也是主要的性器官。阴囊（scrotum）位于耻骨联合下方，阴茎根部的后下方，两侧大腿部之间，内藏睾丸、附睾和精索下部。

第二节 ｜ 泌尿系统梗阻的病理生理学概要

泌尿系统是由肾小管、集合管、肾盏、肾盂、输尿管、膀胱和尿道组成的管道系统，其主要功能是将肾产生的尿液排泄到体外。因此泌尿系统保持通畅是维持正常肾功能的必要条件。泌尿系统任何部位发生梗阻，将造成梗阻近段的尿液淤积，最终将导致病侧肾功能损害或丧失；若为双侧梗阻，可导致肾衰竭。

尿路梗阻性病变多继发或并发其他泌尿外科疾病，如尿路梗阻后尿液淤积，易于细菌繁殖而导致感染和形成结石，而感染、结石又会加重梗阻的程度。因此梗阻、感染、结石三者互为因果关系，在诊断和治疗尿路梗阻性疾病时需特别注意。能够引起尿路梗阻的疾病很多，如先天性畸形、肿瘤、结石等（图49-2）。

【梗阻的原因和部位】　根据梗阻发生的原因一般分为机械性和动力性两大类，根据梗阻发生部位又可分为上尿路和下尿路梗阻。

1. **机械性梗阻**　泌尿系统管道内或泌尿系统附近器官的病变均可导致尿路机械性梗阻。依据病因不同，可分为两大类。①先天性梗阻：由泌尿系统和生殖道先天性畸形所致，常见于小儿，如肾盂输尿管交界处狭窄、下腔静脉后输尿管、输尿管膨出症、输尿管异位开口、后尿道瓣膜等；②后天性梗阻：泌尿系统管道内肿瘤、结石、炎性狭窄、结核、外伤、腹腔或盆腔纤维化、肿瘤压迫泌尿系统管道等；还有一些医源性梗阻，如手术或器械检查造成的损伤、肿瘤放射治疗后的反应等。

2. **动力性梗阻**　在尿路器官的肌肉或其支配神经发生病变时，尿液不能顺利从上向下排出体外，产生尿液淤积。常见的原因为神经源性膀胱功能障碍等。

3. **上尿路梗阻**　梗阻部位在膀胱以上，多由结石、肿瘤所致。腹膜后的病变压迫输尿管时也可发生上尿路梗阻。

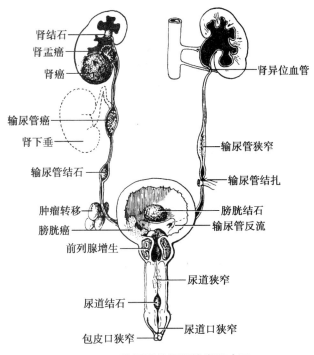

图 49-2　泌尿系统梗阻的常见病因

4. 下尿路梗阻　梗阻部位发生在膀胱尿道,常见原因为前列腺增生、尿道狭窄等。不同年龄和性别病人的梗阻原因常有较大的区别。

【病理生理】　基本病理改变是在梗阻病变以上的部位出现尿液淤积和尿路扩张。如输尿管发生梗阻后,最初通过增加输尿管肌肉的收缩力来维持正常排尿功能。然而,随着时间的推移,肌肉逐渐失去代偿能力,输尿管管壁变得薄弱,肌肉退化,其收缩力逐渐减弱甚至完全消失。随着梗阻程度的加重,肾脏也会发生病理改变。

正常情况下,肾盂内的压力约为 $10cmH_2O$。但在尿路梗阻的情况下,肾盂内的压力不断上升,逐渐传递至肾小管和肾小球。当压力达到 $25cmH_2O$,相当于肾小球的滤过压时,肾小球停止滤过,尿液的形成也随之中断。此时,肾盂内的尿液可以通过肾小管、淋巴管、静脉以及经肾窦向肾盂周围外渗(图 49-3),从而降低肾盂内的压力。肾小管和肾小球的压力也相应下降,肾小球恢复滤过功能。这种肾内的"安全阀"开放作用在梗阻时有助于保护肾组织,从而减轻急性短期梗阻对肾组织的严重损害。然而,如果梗阻长时间没有解除,尿液持续分泌,肾盂内的压力会继续升高,导致肾小管的压力逐渐增加,并压迫附近的血管,引发肾组织的缺血,最终导致肾功能丧失。

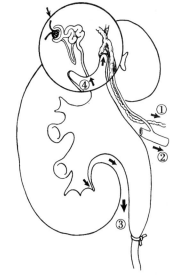

图 49-3　输尿管梗阻后尿液的反流
①肾盂淋巴反流　②肾盂静脉反流
③肾盂肾窦反流　④肾盂肾小管反流

因此,肾积水时,肾实质的萎缩一方面是由于肾盂内持续高压直接压迫肾实质,另一方面也与肾缺血有关。在慢性不完全性梗阻或间歇性梗阻的情况下,肾盂和肾盏扩张,肾乳头萎缩,肾实质变薄,最终导致肾脏变成一个无功能的巨大囊袋。在急性完全性梗阻的情况下,由于肾内压力急剧上升,对肾小球和肾小管的影响较大,直接影响其滤过、分泌和排泄功能,因此肾实质萎缩和肾盂扩张并不明显。

在下尿路梗阻的情况下,膀胱逼尿肌增加收缩力以克服梗阻,逼尿肌也相应增厚。膀胱内壁呈现出纵横交错的增生肌束,临床上称之为"小梁"。如果梗阻持续存在,膀胱最终会失去代偿能力,其收缩力减弱,导致残余尿的出现。膀胱过度扩张可能会导致逼尿肌纤维过度拉伸,并且损害支配膀胱的神经末梢纤维,进一步影响膀胱的正常收缩功能。随着膀胱代偿功能的丧失,输尿管口也逐渐失去了抗反流功能,从而导致尿液自膀胱流回输尿管,引发上尿路梗阻,最终导致肾积水。

尿路梗阻后,由于尿液排泄不畅,容易发生感染。细菌可通过肾盏穹窿部的裂隙或在尿路上皮层变薄的情况下进入血液,从而引发菌血症。此外,尿路梗阻时尿液的冲刷作用减弱,抗菌药物也难以进入尿路,因此感染往往难以控制。

第三节 │ 泌尿、男生殖系统外科疾病的症状学

主要症状分为四类:①与泌尿系统或男生殖系统直接有关,如血尿、阴囊肿块等;②与其他器官系统有关,如恶心、呕吐、骨痛等;③全身症状,如发热、体重减轻等;④无明显的症状,但在其他的检查中发现病变,如肾结石、肾肿瘤。本节重点叙述的内容,包括疼痛、下尿路症状、尿液异常、性功能障碍等。

【疼痛】 为常见的重要症状,分为绞痛、烧灼痛、隐痛、钝痛等,按照持续时间可分为持续性或间歇性疼痛。绞痛和烧灼痛常较剧烈,通常是由梗阻或炎症导致,梗阻可造成空腔脏器(如输尿管)内压力升高,炎症可引起脏器平滑肌痉挛、被膜水肿、膨胀、张力增加(如急性前列腺炎、急性附睾炎),这些都可引起程度较重的疼痛。泌尿系统肿瘤一般不会引起疼痛,当泌尿生殖系肿瘤伴随疼痛时常提示病程已进展至晚期。

1. **肾和输尿管痛** 肾脏的疼痛通常定位于同侧肋脊角(第12肋下缘与竖脊肌外侧缘交角)。当病肾使肾包膜扩张、炎症或者集合系统扩张时,都会发生肾和输尿管痛。疼痛一般为钝痛,呈持续性,疼痛区域主要在肋脊角;也可以为锐痛,通常在胁腹部,有时会向腹股沟及同侧睾丸或阴囊放射。输尿管痛一般为急性发作,多由尿结石或血块阻塞上尿路引起。由肾盂输尿管连接处或输尿管急性梗阻、扩张引起的疼痛为肾绞痛(renal colic)。其特点是绞痛,呈阵发性,剧烈难忍,辗转不安,大汗,伴恶心、呕吐。因肾及其包膜受脊髓的胸10~腰1的感觉神经支配,上段输尿管的神经支配和肾的神经支配类似,所以,上段输尿管疾病与肾疾病引起的疼痛发生部位类同。中段输尿管梗阻引起的疼痛,右侧放射到右下腹区,表现类似阑尾炎,左侧则放射到左下腹区,表现如憩室炎。而下段输尿管疾病引起的疼痛通常表现为膀胱刺激症状如尿频、尿急及耻骨上区不适。疼痛有时向阴囊(阴唇)或阴茎头部放射。

2. **膀胱痛** 一般是由急性尿潴留引起的膀胱过度扩张或炎症所致。急性尿潴留可导致膀胱区胀痛不适,此时下腹部可扪及包块,耻骨上区叩诊呈浊音。如果尿潴留为慢性或膀胱扩张缓慢进展(如糖尿病引起的低张力性神经源性膀胱),即使残尿量超过1 000ml,也无疼痛的感觉。膀胱感染表现为间歇性的耻骨上区不适,膀胱充盈时疼痛加重,而排尿后疼痛明显缓解,疼痛常呈锐痛、烧灼痛,在排尿终末感到明显的耻骨上区刺痛,还会向远端尿道放射,并伴有膀胱刺激症状。

3. **前列腺痛** 由前列腺炎所致组织水肿和被膜牵张,可引起会阴、直肠、腰部疼痛,有时牵涉到耻骨上区、腹股沟区及睾丸,并伴尿频或尿痛。

4. **阴囊痛** 一般由睾丸或附睾病变引起,包括外伤、精索扭转、睾丸或附睾附属物扭转以及感染。睾丸扭转(testicular torsion)和急性睾丸、附睾炎时,可出现睾丸水肿和剧烈疼痛,应予以鉴别。阴囊疼痛还可能由阴囊壁自身的炎症引起,如毛囊炎、皮脂腺囊肿等;也可见于鞘膜积液(hydrocele)、精索静脉曲张(varicocele)和睾丸肿瘤(testicular tumor)等,疼痛为慢性的疼痛和坠胀感,无放射。腹股沟斜疝引起的钝痛可向阴囊放射。

5. **阴茎痛** 非勃起状态时发生于膀胱或尿道炎症(如淋病),尿道口可有放射痛。还可由包皮嵌顿引起,是阴茎远端包皮和阴茎头回流障碍,局部水肿、淤血所致。勃起状态时则发生于阴茎异常勃起的情况。

【下尿路症状】　下尿路症状(lower urinary tract symptoms,LUTS)是所有排尿障碍症状的总称,包括储尿期症状和排尿期症状,前者表现以刺激症状为主,后者以梗阻症状为主。

1. 刺激症状

(1) 尿频(frequency):正常成人每日排尿5~6次,其中夜间排尿0~1次,每次尿量约300ml,排尿次数、尿量受气温、饮水量及活动状态等影响。尿频是指病人感到有尿意的次数明显增加,严重时几分钟排尿一次,每次尿量仅几毫升。泌尿生殖道炎症、膀胱结石、肿瘤、前列腺增生等都可引起尿频,这是由于炎性水肿或膀胱伸缩力降低引起膀胱容量减少,或者由于膀胱排空障碍导致持续性尿潴留而引起膀胱有效容量减少。若排尿次数增加而每次尿量并不减少,甚至增多,可能为生理性如饮水量多、食用利尿食物,或病理性如糖尿病、尿崩症或肾浓缩功能障碍等所致。有时精神因素(如焦虑)亦可引起尿频。夜间尿频又称夜尿症(nocturia),常由膀胱出口梗阻和/或膀胱顺应性下降引起。正常人夜间排尿次数不超过2次。良性前列腺增生最常见的早期症状是尿频,以夜尿更明显。

(2) 尿急(urgency):指突发的不可抑制的排尿冲动,每次尿量很少,常与尿频同时存在。多由急性下尿路炎症、高敏感低顺应性神经源性膀胱、膀胱出口梗阻等导致,焦虑、恐惧等精神心理因素也可引起尿急。以尿急为特征,伴有尿频和夜尿,可伴有或不伴有急迫性尿失禁,此综合征称为膀胱过度活动症(overactive bladder,OAB)。OAB的病因尚不十分明确,但临床上很多疾病可出现OAB症状,如各种原因引起的膀胱出口梗阻、神经源性排尿功能障碍、泌尿生殖系统感染等。良性前列腺增生的OAB症状既是继发性的,也可能是原发病并存的症状。

(3) 尿痛(dysuria):排尿时感到尿道疼痛,可以发生在排尿初、中、末或排尿后。疼痛呈烧灼感,与膀胱、尿道或前列腺感染有关。在男性多发生于尿道远端,女性发生于整个尿道。尿痛常与尿频、尿急相伴随,三者同时出现,称为膀胱刺激症状。

2. 梗阻症状

(1) 排尿困难(difficulty of urination):包含排尿踌躇(urinary hesitancy)、费力(straining)、不尽感,尿线无力(decreased force of urination)、分叉、变细、滴沥(dribbling)等,由膀胱以下尿路梗阻所致,常见于良性前列腺增生。排尿踌躇是指排尿开始时间延迟。排尿费力是指增加腹内压以启动排尿的过程。排尿不尽感是指排尿后仍感到膀胱内有尿液未排出。尿流分叉指尿流形成双股状或散射状。尿流变细是尿流阻力增加所致。排尿滴沥是指排尿终止后出现的少量尿液从尿道口滴出。

(2) 尿流中断(interruption of urinary stream):是指不自主地出现排尿时尿流中断,然后又可以继续排尿,如此反复出现的症状。常伴疼痛,可放射至远端尿道,大多是由于膀胱结石在膀胱颈部形成球状活塞,阻断排尿过程而引起。也可见于良性前列腺增生,因侧叶或中叶增大引起间歇性尿道梗阻。

(3) 尿潴留(urinary retention):分急性和慢性两类。急性尿潴留见于膀胱出口以下尿路严重梗阻,突然不能排尿,使尿液滞留于膀胱内。腹部、会阴部手术后不敢用力排尿也可导致急性尿潴留。在男性常见于良性前列腺增生、前列腺肿瘤或者尿道狭窄引起的膀胱出口梗阻。急性尿潴留的治疗原则是解除梗阻,恢复排尿,其中导尿术是解除急性尿潴留最简便的方法。慢性尿潴留见于膀胱颈部以下尿路不完全性梗阻或神经源性膀胱。临床上表现为排尿困难,耻骨上区膨隆、不适或疼痛,严重时出现充溢性尿失禁。对于慢性尿潴留,如系动力性梗阻引起,多数病人需间歇清洁自我导尿;自我导尿困难或上尿路积水严重者,可作耻骨上膀胱造瘘术(图49-4)或其他尿流改道术。

下尿路症状中,鉴别刺激症状和梗阻症状是十分重要的。就良性前列腺增生而言,虽然可引起尿路梗阻,但其形成继发的

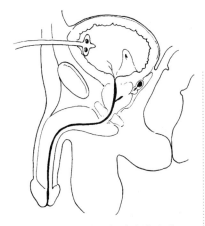

图49-4　耻骨上膀胱造瘘术

膀胱顺应性下降,会产生刺激症状,且更为常见,如夜间尿频。下尿路症状是非特异性的,可能继发于前列腺的增大,也会继发于其他的疾病如脑血管意外、糖尿病和帕金森病等。

3. 尿失禁(incontinence of urine) 为尿液不能自主控制而流出。分为以下四种类型。

(1)持续性尿失禁:又称真性尿失禁,指完全失去控制排尿的能力,任何时间、体位下尿液均会持续不自主地从尿道口流出。常见的原因为外伤、手术或先天性疾病引起的膀胱颈和尿道括约肌的损伤。多见于妇科手术、产伤所造成的膀胱阴道瘘,输尿管阴道瘘较为少见。也可见于前列腺手术引起的尿道外括约肌损伤,先天性异位输尿管开口于尿道、阴道或外阴前庭等,由于异位输尿管多与发育不良的肾上极相连,大部分女性病人一直有持续的少量漏尿,但仍有正常排尿,所以这种症状易被误诊为慢性的阴道分泌物。

(2)充溢性尿失禁:指尿液不连续地从尿道口不自主流出,多呈滴沥样,夜间多见。主要见于良性前列腺增生、肿瘤、尿道狭窄等下尿路慢性梗阻的病人,其每次排尿时尿液都难以排尽,膀胱内残余尿逐渐增多,膀胱过度充盈导致膀胱内压超过尿道阻力后,尿液便滴沥状溢出。此外,神经系统疾病导致膀胱逼尿肌收缩无力时也会引起充溢性尿失禁。因充溢性尿失禁在解除膀胱出口梗阻后多可治愈,故也被称为"假性尿失禁"。

(3)急迫性尿失禁:严重的尿频、尿急而膀胱不受意识控制就开始排尿,通常继发于膀胱炎、神经源性膀胱以及重度膀胱出口梗阻。这类尿失禁可能由膀胱的不稳定收缩引起。

(4)压力性尿失禁:指平常控制排尿能力正常,但在咳嗽、大笑、打喷嚏、起立、奔跑等腹内压增加的情况下少量尿液会不自主地从尿道口流出。主要见于多产妇或绝经后女性,因阴道前壁支撑力下降、盆腔组织功能障碍等致压力性尿失禁发生。此外前列腺手术后,特别是根治性前列腺切除术后也会因尿道外括约肌损伤而致压力性尿失禁,但多数可逆。

4. 遗尿(enuresis) 是指除正常自主性排尿外,睡眠中出现无意识的排尿。新生儿及婴幼儿为生理性,3岁以后除功能性外,可由神经源性膀胱、感染、后尿道瓣膜等病理性因素引起。遗尿需与持续性尿失禁鉴别,如发生在年轻女性,多数可能存在异位输尿管开口。>6岁的儿童遗尿者应予泌尿系统检查。

【尿液改变】

1. 尿量 正常人24小时尿量为1 000~2 000ml。无尿和少尿由肾排出量减少引起,而导致尿量减少可有肾前性、肾性和肾后性因素。因此,必须首先了解是否存在输尿管或尿道梗阻。尿量<100ml/24h为无尿,持续性无尿见于器质性肾损伤,表现为氮质血症或尿毒症。24小时尿量<400ml或每小时尿量<17ml为少尿,主要见于:严重脱水、休克、肾动脉狭窄等肾前性原因引起的肾衰竭;肾小球肾炎、多囊肾、肾移植后排斥反应等肾性原因引起的肾衰竭;尿路畸形、尿路梗阻等肾后性原因引起的肾衰竭。多尿是指尿量可达3 000~5 000ml/24h,急性肾后性肾损伤的多尿期系肾浓缩功能减退和溶质性利尿所致。

2. 尿液的外观

(1)血尿(hematuria):尿液中含有红细胞,分为肉眼血尿和镜下血尿。肉眼血尿(gross hematuria)为肉眼能见到血色的尿,通常在1 000ml尿中含1ml血液即肉眼可见。镜下血尿(microscopic hematuria)为借助于显微镜见到尿液中含红细胞。一般认为新鲜尿离心后尿沉渣每高倍镜视野红细胞>3个即有病理意义。血尿是泌尿系统疾病重要的症状之一,有无疼痛是区别良、恶性泌尿系统疾病的重要因素,血尿伴排尿疼痛大多与膀胱炎或泌尿系统结石有关,中老年人无痛性血尿多提示泌尿系统肿瘤。

血尿色泽因含血量、尿pH及出血部位而异。来自肾、输尿管的血尿或酸性尿,色泽较暗;来自膀胱的血尿或碱性尿,色泽较鲜红。严重的血尿可呈不同形状的血凝块,蚯蚓状血块常来自肾、输尿管的血尿,而来自膀胱的血尿可有大小不等的血凝块。有些药物、食物能使尿液呈红色、橙色或褐色,并非血尿,如大黄、酚酞、利福平、四环素族抗生素、酚红、嘌呤类药物等。由于严重创伤、错误输血等使大量红细胞或组织破坏,可导致血红蛋白尿或肌红蛋白尿。

（2）混浊尿:尿液呈混浊,常见有结晶尿（crystalluria）、脓尿（pyuria）、乳糜尿（chyluria）等。结晶尿是尿液中含有机或无机物质沉淀、结晶,见于尿中盐类呈过饱和状态时。脓尿是由于尿液中含大量白细胞,是泌尿系感染的表现。一般认为,新鲜尿液离心后,尿沉渣镜检每高倍镜视野白细胞>5个提示尿路感染或炎症。乳糜尿呈乳白色,是由于尿液中混有淋巴液,也可混有大量蛋白或血液。乙醚可使混浊尿液变清,故用乙醚试验可确诊乳糜尿,亦称乳糜试验。乳糜尿的常见病因是丝虫病感染。

（3）气尿（pneumaturia）:是指排尿同时有气体与尿液一起排出。提示有泌尿道-胃肠道瘘存在,或有泌尿道的产气细菌感染。

【性功能障碍】　男性性功能障碍表现为性欲低下、勃起功能障碍（erectile dysfunction,ED）、射精障碍（早泄、不射精和逆行射精）等。最常见为勃起功能障碍和早泄。ED是指在性兴奋的时候,阴茎不能正常勃起,或阴茎硬度不足,或勃起维持时间不足,最终导致男性不能进行或完成性交活动。引起ED的因素很多,包括精神心理因素、血管病变、神经病变、内分泌疾病、药物及全身性疾病等。早泄（premature ejaculation）分为原发性早泄和继发性早泄。原发性早泄是指从初次性交开始,常常在插入阴道一分钟左右射精;继发性早泄是指射精潜伏时间显著缩短,通常在三分钟内射精。两者均表现为控制射精的能力差,总是或几乎总是不能延迟射精,并对身心造成消极的影响,如苦恼、忧虑、沮丧和/或躲避性生活等。

血精（hematospermia）是指正常精液中带有血液。血精最常见的原因是前列腺、精囊以及尿道部位的非特异性炎症。症状一般于几周内逐渐减轻并消失;若血精持续数周以上,可考虑泌尿生殖系结核、肿瘤以及结石等。

第四节 │ 泌尿、男生殖系统专科检查

一、实验室检查

【尿液检查】

1. **尿液收集**　通常收集新鲜的中段尿为宜。收集时注意:男性包皮过长者,必须翻起包皮,清洗阴茎头。女性应清洁外阴,分开阴唇;月经期间不应收集尿液送验。尿培养以清洁中段尿为佳,女性可采用导尿的尿标本。由耻骨上膀胱穿刺获取的尿标本是无污染的膀胱尿标本。新生儿及婴幼儿尿液收集采用无菌塑料袋。

2. **尿沉渣**　新鲜尿离心后,用显微镜技术分析尿沉渣,每高倍镜视野红细胞>3个为镜下血尿,白细胞>5个为白细胞尿（亦称脓尿）,同时检查有无晶体、管型、细菌、酵母菌、寄生虫等。

3. **尿三杯试验**　以排尿最初的5~10ml尿为第一杯,以排尿最后2~3ml为第三杯,中间部分为第二杯。收集时尿流应连续不断。其检验结果可初步判断镜下血尿或脓尿的来源及病变部位。若第一杯尿液异常,提示病变在尿道;第三杯尿液异常,提示病变在膀胱颈部或后尿道;若三杯尿液均异常,提示病变在膀胱或上尿路。

4. **尿细菌学**　革兰氏染色尿沉渣涂片检查可初步筛查细菌种类,供用药参考。尿沉渣抗酸染色涂片检查或结核分枝杆菌培养有助于确立肾结核诊断。清洁中段尿培养结果,若菌落数>10^5/ml,提示为尿路感染。对于有尿路症状的病人,致病菌菌落数>10^2/ml即有意义。

5. **尿细胞学检查**（urinary cytology）　用于膀胱肿瘤初步筛查或术后随访。检查阳性提示泌尿道任何部位存在尿路上皮肿瘤可能。对诊断早期低分级肿瘤灵敏度差,对高分级肿瘤和原位癌阳性率高。

【前列腺液检查】　正常前列腺液呈淡乳白色,较稀薄;涂片镜检可见多量卵磷脂小体,白细胞<10个/高倍镜视野。如果有大量成簇的白细胞出现则提示前列腺炎。若前列腺按摩前作尿常规检

查,按摩后再收集 2～3ml 初段尿液送检,比较按摩前后尿白细胞数,这对分析是否为前列腺炎引起的尿路感染具有临床意义(图 49-5)。怀疑细菌性前列腺炎时应同时进行前列腺液细菌培养和药敏试验。

【精液分析】 精液标本收集采用手淫、性交体外排精或取精器获得精液的方法,检查前 5 天应无性交或手淫。常规的精液分析包括颜色、量、pH、稠度、精子状况及精浆生化测定。精液分析正常值范围见第五十七章"男性性功能障碍与不育"。

【泌尿系肿瘤标志物】 膀胱肿瘤抗原(bladder tumor antigen,BTA)检测方法简单,诊断膀胱癌的正确率在 70% 左右。荧光原位杂交(fluorescence in situ hybridization,FISH)

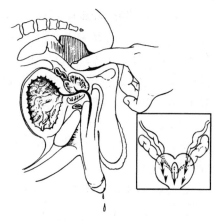

图 49-5　前列腺按摩

技术对尿路上皮肿瘤有较高的特异度,灵敏度较脱落细胞学高。血清前列腺特异性抗原(prostate-specific antigen,PSA)是一种含有 237 个氨基酸的单链糖蛋白,由前列腺腺泡和导管上皮细胞分泌,具有前列腺组织特异性,是前列腺癌的生物学指标,其升高提示前列腺癌的可能,可用于前列腺癌的筛查、早期诊断、分期、疗效评价和随访观察。血清 PSA 正常值为 0～4ng/ml。如血清 PSA＞10ng/ml 应高度怀疑前列腺癌。经直肠指诊、前列腺按摩和穿刺、经尿道超声、前列腺电切以及前列腺炎发作时,血清 PSA 均会不同程度地升高,宜推迟 2 周或以上再检查血清 PSA。血清 PSA 亦与年龄和前列腺体积有关,随年龄、前列腺体积增加而增高。须注意某些药物如非那雄胺对血清 PSA 的影响。测定 PSA 密度(PSAD)及游离 PSA(fPSA)与总 PSA(tPSA)的比值,有助于鉴别良性前列腺增生和前列腺癌。

二、影像学检查

【超声】 超声广泛应用于泌尿外科疾病的筛查、诊断和随访。超声检查时,液体显示为液性暗区,显示效果最佳;还可显示均质的实体组织和固体物质,能够显示 X 线透光结石,但对气体的显示效果较差。临床上可用于确定肾肿块性质、结石和肾积水,测定残余尿、测量前列腺体积等,亦用于检查阴囊肿块,了解睾丸和附睾的位置关系等。经直肠超声检查有助于对膀胱、前列腺肿瘤的诊断和分期。超声造影可用于肾衰竭病人,亦用于禁忌作静脉尿路造影或不宜接受 X 线照射的病人。

【X 线检查】

1. 尿路平片(plain film of kidney-ureter-bladder,KUB) 可显示肾轮廓、位置、大小,腰大肌阴影,不透光阴影等。腰大肌阴影消失,提示腹膜后炎症或肾周围感染。侧位片有助于判断不透光阴影如结石的来源。摄片前应作充分的肠道准备。

2. 排泄性尿路造影(excretory urogram) 即 IVU(intravenous urogram),系由静脉注入有机碘对比剂,以显示尿路形态是否规则,有无扩张、推移、压迫和充盈缺损等的检查,可了解分侧肾功能。肾功能良好者 5 分钟即显影,10 分钟后显示双侧肾、输尿管和部分充盈的膀胱。造影前应做碘过敏试验。妊娠及肾功能严重损害为禁忌证。

3. 逆行肾盂造影(retrograde pyelography,RP) 经膀胱尿道镜行输尿管插管,注入有机碘对比剂来显示输尿管和肾集合系统。适用于静脉尿路造影显示尿路不清晰或禁忌者,可进一步了解肾盂、输尿管充盈缺损改变的原因;亦可注入空气作为阴性比衬,有助于判断透光结石。

4. 顺行肾盂造影(anterograde pyelography) 在超声引导下经皮穿刺入肾盂,注入对比剂以显示上尿路情况。适用于上述造影方法失败或有禁忌而怀疑梗阻性病变存在者。

5. 膀胱造影(cystography) 将导尿管置入膀胱后注入对比剂,可显示膀胱形态及其病变如损伤、畸形、瘘管、神经源性膀胱及膀胱肿瘤等。排泄性膀胱尿道造影可显示膀胱输尿管反流及尿道病变。

6. **血管造影**（angiography）　适用于肾血管疾病、肾损伤、肾实质肿瘤等的检查。数字减影血管造影（DSA）能清晰地显示直径 1mm 以上的血管，可以发现肾实质内小动脉瘤及动静脉畸形、瘘等血管异常，并即刻进行栓塞治疗。亦可对晚期肾肿瘤进行栓塞治疗。

7. **淋巴造影**　经足背淋巴管注入碘苯酯，显示腹股沟、盆腔、腹膜后淋巴结和淋巴管。可以为膀胱癌、阴茎癌、睾丸肿瘤、前列腺癌的淋巴结转移和淋巴管梗阻提供依据，亦可了解乳糜尿病人的淋巴系统通路。

8. **精道造影**　经输精管穿刺或经尿道射精管插管造影，显示输精管、精囊及射精管。适用于血精症等。

【**CT**】　适用于鉴别肾囊肿和肾实质性病变，确定肾损伤范围和程度，肾癌、膀胱癌、前列腺癌及肾上腺肿瘤的诊断和分期。能显示腹部、盆腔转移的淋巴结。CT 尿路成像（CT urography，CTU）是在静脉内注射对比剂前后，通过多层螺旋 CT 对肾盏、肾盂、输尿管及膀胱进行连续的扫描，从而获得整个泌尿系统立体图像的成像技术，是一种快速、简单、全面的尿路检查方式，可提供明显优于静脉尿路造影的图像。

【**磁共振成像（MRI）**】　对分辨肾肿瘤的良、恶性，判定膀胱肿瘤浸润膀胱壁的深度、前列腺癌分期，确诊偶然发现的肾上腺肿块等，可以提供较 CT 更为可靠的依据。磁共振血管成像（MRA）是一种无创的血管三维成像技术，适用于：肾动脉瘤、肾动静脉瘘、肾动脉狭窄、肾静脉血栓形成；肾癌分期，特别是了解侵犯肾血管的情况以及肾移植术后血管通畅情况。磁共振尿路成像（MRU）是一种磁共振水成像。它不依赖于肾功能，无须利用对比剂和插管而显示肾盏、肾盂、输尿管的形态和结构，是了解上尿路梗阻的无创检查。由于人体内静态液（如尿液）具有较长的 T_2 弛豫时间，当采用重 T_2 加权像使水呈高信号，软组织呈低信号，经相关处理后便可以显示含尿液的尿路结构，其图像如同静脉尿路造影，适用于尿路造影失败或显影欠佳的病例。

【**放射性核素显像**】　放射性核素显像（radionuclide imaging）的特点是核素用量小，几乎无放射损害，能在不影响机体正常生理过程的情况下显示体内器官的形态和功能。①肾图：是在两个肾区测得的放射性核素活度与时间的函数曲线图，可测定肾小管分泌功能和显示上尿路有无梗阻。它是一种分侧肾功能试验，反映尿路通畅及尿排出速率情况。其灵敏度高，而特异度与定量性差。②肾显像：分静态和动态显像。静态显像显示核素在肾内的分布图像，而动态显像显示肾吸收、浓集和排出核素显像剂的全过程。动态显像能显示肾形态、大小及有无占位性病变，可了解肾功能，测定肾小球滤过率和有效肾血流量。单光子发射计算机断层显像（SPECT）能观察器官功能的动态过程，亦能摄取矢状面、冠状面及横断面的解剖和功能像。当肾功能不全时，肾显像比尿路造影灵敏。对肾移植病人术后观察并发症如梗阻、外溢、动脉吻合口狭窄很有帮助。③肾上腺皮质和髓质核素显像：对肾上腺疾病有诊断价值，尤用于肾上腺占位性病变如嗜铬细胞瘤。④阴囊显像：放射性核素血流检查可判断睾丸是否存活，并可与对侧的血流灌注相比较，常用于怀疑睾丸扭转或精索内静脉曲张等情况。⑤骨显像：可显示全身骨髓系统有无肿瘤转移，如肾癌、前列腺癌骨转移。利用 SPECT 进行骨显像在灵敏度和准确性上高于 X 线平片检查。

三、专科器械检查

1. **导尿管**（urethral catheter）　按材料、形状、大小、用途等有各种类型导尿管，目前最常用的是气囊或 Foley 导尿管。该类型的导尿管有两个腔，大的腔用来充气或水，使导尿管留置在膀胱里。导尿管的大小是以其外周径表示的。以法制（F）为测量单位，21F 表示其周径为 21mm，直径为 7mm。用于引流尿液、解除尿潴留、测定残余尿、注入对比剂确定有无膀胱损伤等。不论是诊断还是治疗，必须严格按无菌术规程进行操作。

2. **尿道探条**（urethral sound）　通常由金属材料制成。主要用于放置膀胱镜前的准备，治疗尿道狭窄和膀胱颈挛缩。一般选 18～21F 探条扩张狭窄的尿道。扩张时必须很小心，不能用暴力推进，以防后尿道破裂。

3. 膀胱尿道镜检查（cystourethroscopy）　可用于尿道、膀胱内全面检查,可用活检钳取活体组织病理学检查标本;通过插管镜经双侧输尿管口插入输尿管导管作逆行肾盂造影或收集肾盂尿送检,亦可进行输尿管套石术或放置双 J 形输尿管支架引流管作内引流。此外,电切镜还可施行尿道、膀胱、前列腺等比较复杂的操作。尿道狭窄、膀胱炎症或膀胱容量过小者不能做此检查。

4. 输尿管镜和肾镜检查（ureteroscopy and nephroscopy）　输尿管镜有硬性、软性两种类型,一般经尿道、膀胱置入输尿管及肾盂。肾镜通过经皮肾造瘘进入肾盏、肾盂,可直接窥查输尿管、肾盂内有无病变,亦可直视下取石、碎石,切除或电灼肿瘤,取活体组织病理学检查标本。适用于泌尿系统结石、原因不明的肉眼血尿或细胞学检查阳性、上尿路充盈缺损等。禁忌证为未纠正的全身出血性疾病、严重的心肺功能不全、未控制的泌尿道感染、病变以下输尿管梗阻及其他膀胱镜检查禁忌者等。

5. 前列腺细针穿刺活检（needle biopsy of the prostate）　前列腺细针穿刺活检是诊断前列腺癌最可靠的检查。有经直肠和经会阴两种途径。定位采用经直肠超声引导。前列腺穿刺应在 PSA 和磁共振成像（MRI）检查之后进行,适用于直肠指诊发现前列腺结节或 PSA 异常的病人。

6. 尿流动力学（urodynamics）　借助流体力学及电生理学方法研究和测定尿路输送、储存、排出尿液的功能,为分析排尿障碍原因、选择治疗方式及评定疗效提供客观依据。目前临床上主要用于诊断下尿路梗阻性疾病(如良性前列腺增生)、神经源性排尿功能异常、尿失禁以及遗尿症等。

（张　旭）

本章思维导图

第五十章 | 泌尿、男生殖系统先天性畸形

第一节 | 概 述

泌尿、男生殖系统先天性畸形是人体最常见的先天性畸形。由于胚胎学上的密切关系,泌尿系统先天性畸形常伴有生殖系统畸形。

泌尿生殖系统器官从体节外侧的中胚层发生,约形成于胚胎第5~12周。前肾在人类完全退化,中肾大部分退化,后肾由生肾组织和输尿管芽两部分组成。由中肾管长出的输尿管芽逐渐演变成输尿管、肾盂、肾盏和集合小管。生肾组织演变成肾被膜、肾小囊和各段肾小管。肾小囊内的毛细血管形成肾小体,组成肾单位。胚胎第6周,后肾由原位上升至第2腰节处(图50-1)。

膀胱、尿道自泄殖腔发生。尿直肠隔将泄殖腔分隔成为背侧的直肠和腹侧的尿生殖窦。

男生殖器官来源不同,睾丸自中肾内侧与之平行纵列的生殖嵴发生。与之相邻的中肾管发育为附睾的输出小管、附睾管、输精管和精囊(图50-2)。

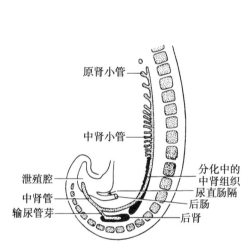

图 50-1　泌尿系的发生(侧面观)

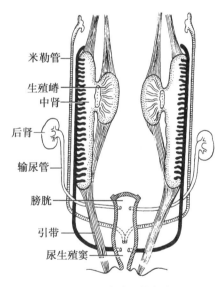

图 50-2　生殖器的发育

先天性畸形是由遗传或环境因素造成的发育缺陷性疾病,胎儿出生时畸形已存在。泌尿、男生殖系统先天性畸形种类繁多,表现在数目、大小、形态、结构、位置、旋转和血管畸形等。本章对泌尿、男生殖系统常见的先天性畸形作扼要介绍。

第二节 | 肾和输尿管先天性畸形

一、多囊肾

多囊肾(polycystic kidney)是一种遗传性疾病,发病机制不明,可能与肾小管梗阻或肾单位不同部位的局部扩张有关。多为双侧,初期肾内仅有少数几个囊肿,以后发展为全肾布满大小不等的囊

肿,压迫肾实质,使肾单位减少。多囊肾可分为婴儿型和成人型。

婴儿型多囊肾(ARPKD)属常染色体隐性遗传,为6号常染色体上的 *PKHD1* 基因突变,常伴有肝、脾或胰腺囊肿。发病率约 1/10 000,儿童期可有肾或肝功能不全,多早期夭折。

成人型多囊肾(ADPKD)属常染色体显性遗传,发病率约 1/1 250,约占晚期肾病的 10%。成年病人的子女中有 50% 患此病。多囊肾疾病基因 *PKD1* 定位于 16 号常染色体短臂,占 85%~90%;*PKD2* 基因位于 4 号常染色体,占 5%~10%;还有一部分病人没有发现 *PKD1* 和 *PKD2* 基因突变,推测有 *PKD3* 基因存在。*PKD1* 和 *PKD2* 基因突变的临床表现大致相同,但 *PKD2* 突变者常起病更晚,疾病进展更慢。ADPKD 大多至 40 岁左右才出现症状,其主要临床表现为疼痛、腹部肿块与肾功能损害。若伴发结石或尿路感染,可出现血尿、脓尿、发热、肾区疼痛等相应症状。1/3 的病人合并有多囊肝,多无肝功能变化。并发症包括尿毒症、高血压、心肌梗死和颅内出血。体检可在两侧肾区扪及巨大囊性病肾,结合超声和 CT 可确诊。

多囊肾应与多发单纯性肾囊肿相鉴别。多囊肾多有遗传性,家庭其他成员有患病,多有肾功能减退,以及合并多囊肝等表现。单纯性肾囊肿(simple cyst of kidney)较常见,绝大多数为非遗传性疾病,早期一般无明显症状,常偶然被发现,可有侧腹或背部疼痛及镜下血尿。单纯性肾囊肿多为单个,也可为多个,甚至为双侧。超声、CT 均有助于鉴别。

对肾功能正常的病人,采用对症及支持疗法,包括休息、低蛋白饮食、避免劳累。药物治疗重点在于控制血压、预防尿路感染及肾功能进一步损害。伴有结石梗阻者可施行取石术解除梗阻。囊肿去顶术对降低血压、减轻疼痛和改善肾功能的效果尚存争议。晚期出现尿毒症则需长期透析或行肾移植。合并严重高血压或出血、感染者,在施行肾移植前宜切除病肾。

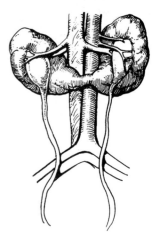

图 50-3　马蹄形肾

二、马蹄形肾

马蹄形肾(horseshoe kidney)是指两肾下极在腹主动脉和下腔静脉前相互融合,形成马蹄形畸形(图 50-3)。发病率约为 25/10 000。95% 的马蹄形肾是在下极相连,其峡部一般为肾实质组织,较厚,有单独的血供,少数由纤维组织组成。病肾大多旋转不良,使肾盂面向前方,肾盏向后,肾血管多变异。

影像学检查有助于确诊。如无症状或合并症,则无须治疗。如有严重腹痛、腰痛和消化道症状,是由肾峡部压迫腹腔神经丛所致,或存在合并症,如梗阻、结石、感染等,可采取分离峡部、取石以及解除梗阻等相应手术。

三、重复肾盂、输尿管

重复肾盂、输尿管是指一个肾有两个肾盂和两条输尿管。这种畸形是由胚胎早期中肾管下端发出两个输尿管芽进入一个后肾胚基所造成的,大多为单侧。表面观是一个完整的肾,有一共同包膜,有一浅沟将肾分成上、下两部,每一部分有它本身的肾盂、输尿管和血管。通常上半肾较小而下半肾较大,两条输尿管分别引流上、下半肾,多数融合后以一个输尿管口通入膀胱。若两条输尿管分别开口于膀胱,则上面输尿管口常来自下肾盂,而下面管口常来自上肾盂。有时上肾盂延伸的输尿管可向膀胱外器官内开口,称为异位输尿管开口(ectopic ureters)(图 50-4)。在女性可开口于尿道、阴道、外阴前庭等处,这些病人表现为有正常排尿,又有持续漏尿的尿失禁症状。

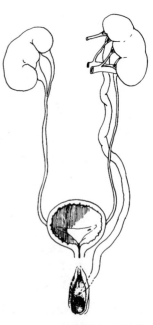

图 50-4　**重复肾盂、输尿管**

无症状、无合并症的重复肾盂、输尿管不需治疗。若上半肾感染、肾盂积水、结石形成以及异位输尿管开口引起尿失禁,可作上半病肾及输尿管切除术或异位开口的重复输尿管膀胱移植术。

四、肾盂输尿管连接处梗阻

肾盂输尿管连接处梗阻(ureteropelvic junction obstruction,UPJO)可能是先天性缺陷或外在因素如迷走血管、纤维束带对肾盂输尿管连接处的压迫造成梗阻,使肾盂蠕动波无法通过,逐渐引起肾盂积水。先天性缺陷的基本病理主要是壁层肌肉内螺旋结构的改变。

该病一般无症状,偶有腰部钝痛或轻微不适,或输尿管区有疼痛或压痛,继发感染、结石或肿瘤时,可出现相应症状。在婴儿,腹部肿块可能是唯一的体征。UPJO是儿童腹部肿块或肾积水常见的病因,左侧多见。超声可诊断肾积水,但需与肾囊肿鉴别。静脉尿路造影可显示梗阻部位、范围,也能了解肾积水程度。延迟拍片显示病侧肾盂排空延迟,伴肾盂、肾盏不同程度扩张,甚至不显影。放射性核素肾图可了解肾的血供情况及其分泌、排泄功能。

对进行性加重的肾积水,肾功能持续下降,特别是合并感染、结石、肿瘤者,应考虑手术治疗。凡能保全肾功能的1/5以上者,应尽量保肾,施行肾盂输尿管成形术,并根据手术时发现的病理情况及手术者的经验选择做肾造瘘及吻合口支撑管放置和肾折叠术。大多数病例需要术后3个月及1年时随访静脉尿路造影。

五、输尿管膀胱连接处梗阻

输尿管膀胱连接处梗阻(ureterovesical junction obstruction,UVJO)也是一种较为常见的泌尿系统先天性畸形,多是由输尿管先天性狭窄或输尿管瓣膜引起。一般早期无明显症状,在合并输尿管结石或体检时发现。诊断UVJO应排除器质性输尿管梗阻、下尿路梗阻性病变、膀胱输尿管反流等疾病。

对于无症状的UVJO病人一般采取动态观察的办法,如发现肾输尿管积水加重或合并结石、肾功能损害加重或有明显不适时,应采取手术治疗,包括输尿管扩张、输尿管膀胱再植、膀胱肌瓣输尿管成形术式。如病侧肾已无功能或有无法控制的重度感染,则可考虑行肾输尿管切除术。

第三节 │ 膀胱和尿道先天性畸形

一、膀胱外翻

膀胱外翻(bladder exstrophy)是较少见且治疗困难的泌尿生殖系统先天性疾病,分为完全型、部分型和隐型。膀胱外翻多为完全型,典型表现为下腹壁和膀胱前壁的完全缺损,膀胱黏膜外露,易发生出血、溃烂、变性,甚至恶变,常伴上尿路感染和积水。膀胱后壁膨出部分可见输尿管开口及间歇喷尿。男性病人常伴有完全型尿道上裂(图50-5)。膀胱外翻凭外观即可诊断。治疗目的是保护肾功能,控制排尿,修复膀胱、腹壁及外生殖器,手术复杂,常需多次手术。

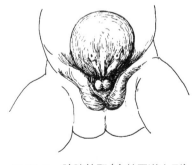

图 50-5　膀胱外翻(合并尿道上裂)

二、尿道上裂

尿道上裂(epispadias)是一种罕见的泌尿生殖系统先天性畸形,多为男性病人,表现为阴茎体短小,向背侧弯曲,包皮悬垂于阴茎腹侧,阴茎头扁平,尿道口位于阴茎背侧,严重尿道上裂可伴有膀胱外翻和腹部缺陷。尿道上裂根据畸形程度和尿道口位置的不同,分为阴茎头型、阴茎体型及完全型尿道上裂三类。治疗多采用整形重建术。

三、尿道下裂

尿道下裂(hypospadias)是比较多见的先天性畸形,由生殖结节腹侧纵行的尿生殖沟自后向前闭合过程停止所致。其有四个特征:①异位尿道口;②阴茎下弯畸形;③阴茎背侧包皮正常而阴茎腹侧包皮缺乏;④尿道海绵体发育不全,从阴茎系带部延伸到异常尿道开口,形成一条粗的纤维带。

根据尿道开口异常可分为四种类型:①阴茎头型;②阴茎型;③阴囊型;④会阴型(图50-6)。后三种类型可影响到性功能和性行为,生活中需取坐位排尿,可引起严重心理障碍。

尿道下裂需行整形手术,以恢复正常站立排尿和成年后能进行性生活。手术宜在学龄前施行,可一期或分期完成。有些病人伴睾丸未降或腹股沟疝,也应行相应手术。

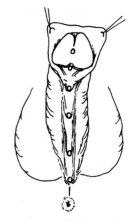

图 50-6 尿道下裂者尿道外口可能所在部位

第四节 | 男性生殖器官先天性畸形

男性生殖器官先天性畸形与性功能及生育能力有着密切关系,不但影响婚姻和生育,而且会因负面社会、心理因素引起精神障碍,故应及时处理。

男性生殖器官先天性畸形主要有:①性腺发育异常,如无睾症、多睾症、先天性睾丸发育不全综合征(Klinefelter syndrome)、隐睾症(cryptorchidism)、异位睾(ectopic testis)、两性畸形等;②输精管、附睾、精囊发育异常;③外生殖器发育异常:小阴茎、包茎和包皮过长、隐匿性阴茎、阴茎阴囊转位等。

一、隐睾症

隐睾症是指睾丸下降异常,使睾丸不能降至阴囊而停留在腹膜后、腹股沟管或阴囊入口处。阴囊的舒缩能调节其内部温度低于体温 $1.5\sim2℃$,以维持正常生精功能,而隐睾则受温度影响而导致精子发生障碍。双侧隐睾症引起不育达 50% 以上,单侧隐睾达 30% 以上。隐睾易发生恶变,尤其是位于腹膜后者,恶变的概率较普通人高约 40 倍。

1 岁内的睾丸有自行下降可能,若 1 岁以后睾丸仍未下降,可短期应用绒毛膜促性腺激素,每周肌内注射 2 次,每次 500U,总剂量为 5 000~10 000U。若 2 岁以前睾丸仍未下降,应采用睾丸固定术(orchidopexy)将其拉下;若睾丸萎缩,又不能被拉下置入阴囊,而对侧睾丸正常,则可将未降睾丸切除。双侧腹腔内隐睾不能下降复位者,可采用显微外科技术,做睾丸自体移植术。

二、隐匿性阴茎

隐匿性阴茎是指阴茎结构发育正常,但因解剖异常,阴茎埋藏于耻骨脂肪垫下,导致阴茎外观短小的一类疾病。长时间埋藏的阴茎对病人的身心造成损伤,如导致排尿困难、尿路感染、阴茎头包皮炎症、自卑孤僻等。隐匿性阴茎的病因分为先天性和获得性。在婴幼儿,先天性隐匿性阴茎是由于阴茎根部水平的皮肤与阴茎、耻骨附着不佳,阴茎肉膜发育异常,导致阴茎伸展受限。在肥胖的儿童和成人,丰富的腹壁皮下脂肪会把阴茎埋藏起来,出现获得性隐匿性阴茎。另外,阴茎手术(如包皮环切)术后瘢痕形成,可束缚阴茎头,导致阴茎无法露出。

触诊时阴茎海绵体正常。在阴茎根部将耻骨前脂肪压向耻骨联合可显露阴茎,解除按压则阴茎回缩。常合并包茎或包皮口狭窄。

隐匿性阴茎应根据不同病因进行相应的治疗。先天性隐匿性阴茎经观察和保守治疗后,对不能自愈的考虑手术治疗。肥胖病人可先尝试减肥。医源性隐匿性阴茎可外用糖皮质激素软膏、切除瘢痕或手术矫正。

(刘继红)

本章思维导图

NOTES

第五十一章 | 泌尿、男生殖系统损伤

第一节 | 概　述

泌尿、男生殖系统损伤是指外力造成的泌尿、男生殖系统脏器解剖结构破坏,继而引发的系列临床表现。男性尿道损伤最多见,肾、膀胱、输尿管次之。泌尿系统损伤大多是胸、腹、腰部或骨盆严重创伤的合并伤。因此,当有上述部位损伤时,应注意有无泌尿系统损伤;反之亦然。泌尿系统损伤的主要临床表现为出血和尿外渗。出血可引起血肿、血尿甚至休克,尿外渗可继发感染,严重时导致脓毒症、周围脓肿、尿瘘或尿道狭窄。尽早确诊,正确及时的早期处理对泌尿系统损伤的预后极为重要。男生殖系统损伤大多由钝性伤或穿透性损伤所致,少数由烧伤、咬伤和撕脱伤所致,主要涉及阴茎、睾丸或阴囊。

第二节 | 肾损伤

肾损伤(renal injuries)常是严重多发性创伤的一部分,多见于成年男性,有时多种类型的肾损伤可同时存在。

【病因】 按损伤的病因,可分为开放性损伤和闭合性损伤。

1. **开放性损伤** 又称穿透性损伤,因枪弹、刀刃等锐器致伤,有创口与外界相通。

2. **闭合性损伤** 又称钝性损伤,在临床上较多见,因直接暴力(如撞击、跌倒、挤压等)或间接暴力(如对冲伤、暴力扭转等)所致,一般没有创口与外界相通。

此外,肾自身存在病变(如肾积水、肾肿瘤、肾结核或肾囊性疾病等)时更易受损伤,极轻微的损伤也可造成严重的"自发性"肾破裂。经皮肾穿刺活检、肾造瘘、体外冲击波碎石等医疗操作均可造成不同程度的肾损伤。

【病理】 目前临床上最为广泛使用的是 1989 年美国创伤外科协会肾损伤分级标准(表 51-1,图 51-1)。

表 51-1　肾损伤分级

分级*	类型	描述
I	挫伤	镜下或肉眼血尿,泌尿系统检查正常
	血肿	包膜下血肿,无实质损伤
II	血肿	局限于腹膜后肾区的肾周血肿
	裂伤	肾实质裂伤深度≤1cm,无尿外渗
III	裂伤	肾实质裂伤深度>1cm,无集合系统破裂或尿外渗
IV	裂伤	肾实质裂伤贯穿皮质、髓质和集合系统
	血管损伤	肾动脉或静脉主要分支损伤合并出血
V	裂伤	完全破裂的肾
	血管损伤	肾门血管破裂、离断伴肾无血供

注:*对于III级损伤,如双侧肾损伤,应评为IV级。

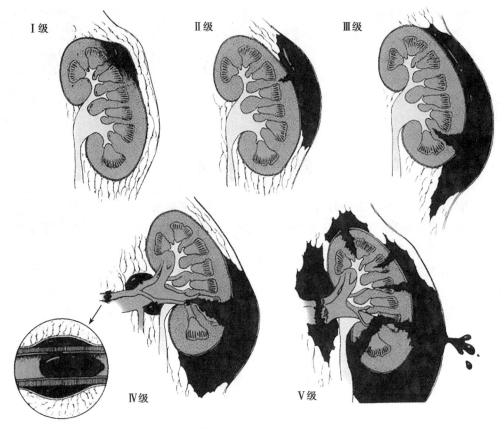

图 51-1　肾损伤分级

晚期病理改变:持久的尿外渗可导致尿囊肿的形成;血肿、尿外渗引起组织纤维化,压迫肾盂输尿管交界处可导致肾积水;开放性肾损伤偶可发生动静脉瘘或假性肾动脉瘤;部分肾实质缺血或肾蒂周围纤维化压迫肾动脉,可引起肾性高血压。

【临床表现】

1. **休克**　严重肾裂伤、肾蒂血管破裂或合并其他脏器损伤时,因失血常发生休克,可危及生命。

2. **血尿**　肾挫伤可出现镜下血尿或轻度肉眼血尿。肾近集合系统部位裂伤伴有肾盏或肾盂黏膜破裂,则可有明显的血尿。肾全层裂伤则呈大量全程肉眼血尿。血尿程度与肾损伤的严重程度有时并不一致。

3. **疼痛**　肾包膜下血肿、肾周围软组织损伤、出血或尿外渗可引起病侧腰腹部疼痛。血液、尿液进入腹腔或合并腹内脏器损伤时,可出现全腹疼痛和腹膜刺激症状。血块通过输尿管时可发生肾绞痛。

4. **腰腹部肿块**　血液、尿液进入肾周围组织可使局部肿胀,形成肿块,有明显触痛和肌肉强直。

5. **发热**　血肿吸收可致发热,肾损伤所致肾周血肿、尿外渗易继发感染,甚至造成肾周脓肿或化脓性腹膜炎,伴全身中毒症状。

【诊断】

1. **病史与查体**　任何腹部、背部、下胸部创伤或受对冲力创伤的病人,无论是否有典型的腰腹部疼痛、肿块、血尿等,均需注意有无肾损伤。症状与肾损伤的严重程度可不一致。

2. **实验室检查**　血红蛋白和血细胞比容持续下降提示有活动性出血。严重的胸、腹部创伤时,常容易忽视肾损伤的临床表现,应尽早做尿常规及影像学检查,以免贻误诊断。

3. **影像学检查**　早期积极的影像学检查可以发现肾损伤的部位、程度、有无尿外渗以及了解对侧肾的情况。可选择的影像学检查包括:

（1）超声：可提示肾损伤的部位和程度,有无包膜下和肾周血肿、尿外渗,其他器官损伤及对侧肾等情况。须注意肾蒂血管情况。

（2）CT：CT平扫及增强可清晰显示肾实质裂伤程度、尿外渗和血肿范围,以及肾组织血运情况,并可了解与其他脏器的关系（图51-2）。对比剂增强CT是肾损伤中泌尿生殖系统成像的最佳检测方法。CT尿路成像（CTU）可发现病肾对比剂排泄减少、对比剂外渗等,可评价肾损伤的范围和程度。CT血管成像（CTA）可显示肾动脉和肾实质损伤的情况,也可了解有无肾动静脉瘘或创伤性肾动脉瘤,若伤侧肾动脉完全梗阻,提示有创伤性血栓形成。

（3）其他：MRI诊断肾损伤的作用与CT类似,但对血肿的显示比CT更具特征性。传统的IVU、动脉造影等也可发现肾损伤的范围和程度,但临床上一般不作为首选。

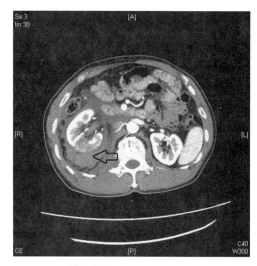

图 51-2　肾损伤 CT 图像

肾影像学检查的适应证包括：①可能伴肾损伤的穿透性创伤（腹部、侧腹或下胸部入口/出口伤）,且血流动力学稳定到足以进行影像学检查;②伴有明显的加速性/减速性损伤的钝性创伤,特别是在高速机动车事故中发生的迅速减速或从高处跌落;③伴有肉眼血尿的钝性创伤;④伴有镜下血尿和低血压（在评估和急救复苏期间的任何阶段出现收缩压低于 90mmHg）的钝性创伤;⑤红细胞>5 个/高倍镜视野的儿科病人。

【治疗】　非手术治疗是血流动力学稳定且创伤分期良好的 I～Ⅲ级肾损伤病人的标准治疗,Ⅳ级和Ⅴ级损伤病人常需要手术探查,但仔细分期和选择下,高级别的肾损伤也可行非手术治疗。

1. **急诊处理**　对有大出血、休克的病人需迅速给予抢救,进行输血、补液等抗休克治疗,同时明确有无合并其他器官损伤,做好手术探查的准备。

2. **保守治疗**

（1）绝对卧床休息 2～4 周,病情稳定、血尿消失后才允许病人离床活动。恢复后 2～3 个月内不宜参加体力劳动或竞技运动。

（2）密切观察：定时测量生命体征,注意腰腹部肿块范围变化、尿液颜色变化,以及血红蛋白和血细胞比容变化。

（3）及时补充血容量和能量,维持水、电解质平衡,保持足够尿量。

（4）早期足量合理应用抗生素预防感染。

（5）合理使用镇痛药、镇静药和止血药。

3. **手术治疗**　创伤后肾探查或快速血管栓塞的适应证如下。

绝对适应证：①血流动力学不稳定,如发生休克;②扩大/搏动性肾血肿（通常提示肾动脉裂伤）;③疑似肾血管蒂撕脱;④肾盂输尿管连接部破裂。

相对适应证：①尿外渗伴有明显的肾实质血供阻断;②肾损伤合并结肠/胰腺损伤;③动脉血栓形成;④实质损伤引起的尿外渗。

手术方法：经腹或经腰部切口施行手术,怀疑腹腔脏器损伤时,先探查并处理腹腔其他损伤脏器,再切开后腹膜,显露并阻断肾蒂血管,而后切开肾周筋膜和脂肪囊,探查伤侧肾,快速清除血肿,依具体情况选择作肾修补、肾部分切除或肾切除。只有在严重肾全层裂伤或肾蒂血管损伤,无法修复而危及生命时,才可考虑施行病侧肾切除。肾动脉造影和选择性血管栓塞是肾损伤中越来越常用的诊疗方式。创伤性假性动脉瘤和动静脉瘘可通过血管造影及栓塞进行治疗。

4. **并发症处理**　腹膜后尿囊肿或肾周脓肿需穿刺引流或切开引流;输尿管狭窄、肾积水需施行成形术或肾切除术;恶性高血压可作血管狭窄处扩张或肾切除术;持久性血尿且较严重者可施行选择性肾动脉分支栓塞术。

第三节 | 输尿管损伤

输尿管位于腹膜后间隙,周围组织对其有良好的保护,因此外界暴力所致的输尿管损伤(ureteral injuries)少见,多为医源性损伤。输尿管损伤后易被忽视、漏诊,多在出现症状时才被发现,常延误治疗。

【病因】

1. 医源性损伤　①与输尿管腔内器械操作有关:经膀胱镜逆行输尿管插管、扩张、活检、输尿管镜检查、取(碎)石等操作均可能发生输尿管穿孔、撕裂、断裂、剥脱等情况。当输尿管有狭窄、扭曲、粘连或炎症时更易发生。②与输尿管腔外手术操作有关:常发生在盆腔、腹膜后的开放及腹腔镜手术时,如结肠、直肠、子宫切除术,周围大血管手术,卵巢肿瘤切除术,以及经腹尿道固定术。由于解剖复杂、手术视野不清、匆忙止血以及大块钳夹和结扎,输尿管容易受到损伤。

2. 外源性创伤　外源暴力导致输尿管损伤相当罕见,在贯通伤中占比不到4%,钝性伤中占比不到1%。多见于枪击伤,偶见于锐器刺伤。另外,交通事故、从高处坠落也可引起输尿管撕裂。

3. 放射性损伤　见于宫颈癌、膀胱癌、前列腺癌等放疗后,输尿管管壁水肿、出血、坏死、形成尿瘘或纤维瘢痕组织形成,造成输尿管狭窄或梗阻。

【病理】　包括挫伤、穿孔、结扎、钳夹、切断或切开、撕裂、扭曲、外膜剥离后缺血、坏死等。输尿管被切断或管壁裂伤后可出现腹膜后尿外渗或腹膜炎,感染后有脓毒症的危险。输尿管被结扎可致该侧肾积水,甚至肾萎缩。输尿管被钳夹、外膜广泛剥离或被缝在阴道残端时,损伤部位输尿管可发生缺血性坏死,一般在1~2周内形成尿外渗或尿瘘,伴输尿管狭窄者可致病侧肾积水。

根据美国创伤外科协会损伤严重程度分级系统,按其损伤方式及程度,可分为下述五种级别(表51-2)。

表51-2　输尿管损伤严重程度

等级	类型	说明
I	血肿	无挫伤或血肿
II	撕裂伤	断面<50%
III	撕裂伤	断面≥50%
IV	撕裂伤	完全横断,输尿管缺损<2cm
V	撕裂伤	完全横断,输尿管缺损≥2cm

【临床表现】

1. 血尿　常见于输尿管黏膜损伤,血尿程度并不与输尿管损伤程度一致。

2. 尿外渗　尿液由输尿管损伤处渗入腹膜后间隙甚至腹腔,引起腰痛、腹痛、腹胀、局部肿胀、肿块及触痛、感染。

3. 尿瘘　尿液可经腹壁创口、阴道、肠道创口流出。

4. 梗阻症状　输尿管被压迫、堵塞、缝合或结扎后可能出现不同程度的梗阻,引起肾盂压力增高,出现病侧腰痛、腰肌紧张、肾区叩痛及发热等。孤立肾或双侧输尿管的完全性梗阻可出现无尿。

【诊断】　在处理损伤或施行腹部、盆腔手术时,应注意检查输尿管行径、手术野有无渗尿,输尿管有无损伤。常用的诊断方法如下。①静脉注射靛胭脂检查:手术中怀疑输尿管有损伤时,由静脉注射靛胭脂,如有裂口则可见蓝色尿液从损伤处流出;②静脉尿路造影可显示输尿管损伤处的尿外渗、尿漏或梗阻;③逆行肾盂造影:输尿管插管至损伤部位有受阻感,注射对比剂可显示梗阻或对比剂外溢(图51-3);④超声可发现尿外渗和梗阻所致的肾积水;⑤放射性核素肾显像可显示病侧上尿路有无梗阻;⑥CT检查可显示损伤区域的变化,如尿液囊肿、输尿管周围脓肿、肾积水及尿瘘,CTU可见损伤部位是否通畅或对比剂外渗。

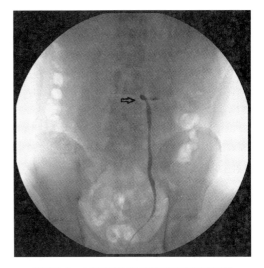

图 51-3　输尿管损伤逆行肾盂造影图像

【治疗】

1. 早期治疗　在抗休克和处理其他严重合并损伤之后,尽早处理输尿管损伤。不能耐受手术者,可行病侧肾穿刺造瘘,以保护肾功能。尿外渗应彻底引流,避免继发感染。

（1）输尿管逆行插管所致的黏膜损伤出血:常不作特殊处理,较严重时可置入双J形输尿管支架引流管,1~2周后拔除。

（2）输尿管钳夹伤或轻度裂伤:置入双J形输尿管支架引流管,2周后拔除。

（3）输尿管被误扎:术中发现误扎,应立即松解,如该处缺血坏死,则需切除该处输尿管缺血段,作端端吻合,并留置双J形输尿管支架引流管3~4周。

（4）输尿管离断、部分缺损:若离断部位较高,两断端对合后无张力者可施行端端吻合术。下1/3段损伤,部分缺损宜作输尿管膀胱吻合术或膀胱壁瓣输尿管下段成形术。若输尿管缺损过多,可选做舌黏膜修补术、阑尾/回肠代输尿管术、输尿管皮肤造口术或自体肾移植术等。

2. 晚期并发症治疗

（1）输尿管狭窄:可试行输尿管狭窄段扩张并留置输尿管支架引流管。狭窄严重或置管不成功者,可行输尿管周围粘连松解术或狭窄段切除端端吻合术。

（2）尿瘘:输尿管皮肤瘘或输尿管阴道瘘多发生在伤后3个月左右,可行病侧肾造瘘,待伤口水肿及炎症反应控制后行输尿管修复、成形或与膀胱吻合。

（3）输尿管完全梗阻:输尿管损伤所致完全性梗阻暂不能解除时,可先行肾造瘘术,3个月后再行输尿管修复。

（4）肾功能重度损害或丧失:对输尿管狭窄所致严重肾积水或感染,肾功能重度损害或丧失者,若对侧肾正常,可行病侧肾切除术。

第四节 | 膀胱损伤

膀胱损伤（bladder injuries）是第二常见的泌尿系统损伤。膀胱空虚时位于骨盆深处,除贯通伤或骨盆骨折外,一般不易损伤。膀胱充盈时其壁紧张而薄,易受损伤。

【病因】

1. 开放性损伤　由枪弹或锐器贯通所致,常合并直肠、阴道等脏器损伤,形成腹壁尿瘘、膀胱直肠瘘或膀胱阴道瘘。

2. 闭合性损伤　当膀胱充盈时,下腹部遭撞击、挤压易发生膀胱损伤。有时骨盆骨折骨片会直接刺破膀胱壁。产程过长,膀胱壁被压在胎头与耻骨联合之间也易发生缺血性坏死,可致膀胱阴道瘘。

3. 医源性损伤　见于膀胱镜检查或治疗,如膀胱颈部、前列腺、膀胱癌等电切术以及盆腔手术、腹股沟疝修补术、压力性尿失禁行经阴道无张力尿道中段悬吊术、阴道手术等有时可能伤及膀胱。

【病理】

1. 挫伤 仅伤及膀胱黏膜或浅肌层,膀胱壁未穿破,无尿外渗,可发生血尿。

2. 膀胱破裂(bladder rupture) 可分为腹膜外型与腹膜内型两类(图 51-4)。

(1)腹膜外型:单纯膀胱壁破裂,腹膜完整,尿液极易外渗入膀胱周围组织及耻骨后间隙,沿骨盆筋膜到盆底,或沿输尿管周围疏松组织蔓延到肾区。大多由膀胱前壁破裂引起,常伴骨盆骨折。

(2)腹膜内型:膀胱壁破裂伴腹膜破裂,裂口与腹腔相通,尿液流入腹腔,可引起腹膜炎。多见于膀胱后壁和顶部损伤。

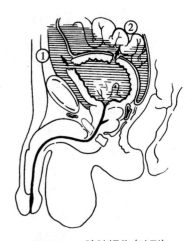

图 51-4 **膀胱损伤(破裂)**
①腹膜外型 ②腹膜内型

【临床表现】

1. 血尿和排尿困难 膀胱壁轻度挫伤可出现少量终末血尿,膀胱损伤较重时可出现严重全程血尿,甚至出现血块填塞膀胱导致病人排尿困难。

2. 腹痛 腹膜外破裂时,尿外渗及血肿可引起下腹痛、压痛及肌紧张,直肠指诊可触及直肠前壁饱满并有触痛。腹膜内破裂时,尿液流入腹腔常引起急性腹膜炎症状。

3. 尿瘘 开放性损伤可有体表伤口漏尿;如与直肠、阴道相通,则经肛门、阴道漏尿。闭合性损伤在尿外渗感染后破溃,可形成尿瘘。

4. 局部症状 体表皮肤肿胀、血肿和瘀斑。

【诊断】

1. 病史和查体 病人下腹部或骨盆受损伤后,出现腹痛、血尿及排尿困难,耻骨上区压痛,直肠指诊触及直肠前壁有饱满感,提示腹膜外膀胱破裂。全腹剧痛,肌紧张,有压痛及反跳痛,并有移动性浊音,提示腹膜内膀胱破裂。

2. 导尿试验 导尿管插入膀胱后,如引流出 300ml 以上的清亮尿液,基本可排除膀胱破裂;如无尿液导出或仅导出少量血尿,则膀胱破裂的可能性大。此时可经导尿管向膀胱内注入灭菌生理盐水 200~300ml,片刻后再引出。液体外漏时引出量会减少,腹腔液体回流时引出量会增多。若液体出入量差异大,提示膀胱破裂。

3. 膀胱造影 自导尿管向膀胱内注入 15% 泛影葡胺 300ml,摄前后位片,抽出对比剂后再摄片,如膀胱破裂,可发现对比剂漏至膀胱外(图 51-5 箭头所示),排液后的图像更能显示遗留于膀胱外的对比剂。腹膜内膀胱破裂时,则显示对比剂衬托的肠袢。

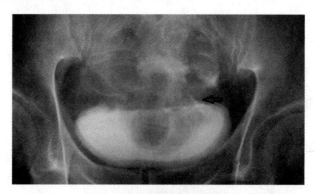

图 51-5 **膀胱破裂造影图像**

4. 逆行尿道造影 如果在尿道口发现血液或导尿管不容易通过,应先行逆行尿道造影。

【治疗】

1. 紧急处理 抗休克治疗,尽早合理使用抗生素预防感染。

2. **保守治疗** 大多数腹膜外膀胱损伤可通过持续引流的非手术方式进行治疗,从尿道插入导尿管持续引流尿液10天左右,同时使用抗生素预防感染,破裂多可自愈。

3. **手术治疗** 膀胱破裂伴严重出血和尿外渗者,须尽早手术。如为腹膜外破裂,作下腹正中切口,腹膜外露并切开膀胱,清除外渗尿液,修补膀胱裂口。如为腹膜内破裂,应行剖腹探查,了解其他脏器有无损伤,并作相应处理。吸尽腹腔内液体,分层修补腹膜与膀胱壁;也可行腹腔镜膀胱修补术。若发生膀胱颈撕裂,须用可吸收缝线准确修复。膀胱修补术后应留置Foley导尿管或耻骨上膀胱造瘘,持续引流尿液2周。

4. **并发症处理** 主要与感染有关,严重时可能会出现败血症和腹膜炎,早期手术治疗以及抗生素应用可减少并发症。盆腔血肿尽量避免切开,以免发生大出血并引发感染。出血难以控制时可行选择性盆腔血管栓塞术。

第五节 尿道损伤

尿道损伤(urethral injuries)是泌尿系统最常见的损伤,分为开放性和闭合性损伤两类。开放性损伤多因枪弹、锐器伤所致,常伴有阴囊、阴茎或会阴部贯通伤;闭合性损伤多为挫伤、撕裂伤。尿道损伤多见于男性。男性尿道以尿生殖膈为界,分前、后两段。前尿道包括阴茎部和球部,后尿道包括膜部和前列腺部。

一、前尿道损伤

男性前尿道损伤多发生于球部,会阴部骑跨伤时,将尿道挤向耻骨联合下方,引起尿道球部损伤。反复插导尿管、尿道器械操作也可引起前尿道损伤。

【病理】 分为挫伤、裂伤和断裂。尿道挫伤仅有局部水肿和出血,愈合后一般不发生尿道狭窄。尿道裂伤时尚有部分尿道壁完整,但愈合后常有瘢痕性尿道狭窄。尿道断裂时伤处完全离断,断端退缩、分离。尿道球部裂伤或断裂时,血液及尿液渗入会阴浅筋膜包绕的会阴浅袋,使会阴、阴囊、阴茎肿胀,有时向上扩展至腹壁。会阴浅筋膜远侧附着于腹股沟部,近侧与腹壁浅筋膜深层相连,后方附着于尿生殖膈,尿液不会外渗到两侧股部(图51-6)。尿道阴茎部损伤时,如阴茎筋膜完整,血液及尿液外渗局限于筋膜内,表现为阴茎肿胀;若筋膜破裂,尿液外渗范围扩大,与尿道球部损伤相同。

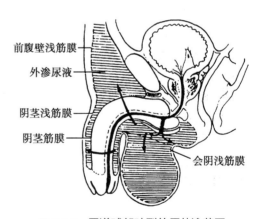

图 51-6 尿道球部破裂的尿外渗范围

前腹壁浅筋膜
外渗尿液
阴茎浅筋膜
阴茎筋膜
会阴浅筋膜

【临床表现】

1. **尿道出血** 损伤后鲜血自尿道外口滴溢,为前尿道损伤最常见症状。

2. **疼痛** 局部疼痛及压痛,常见排尿痛,并向阴茎头及会阴部放射。

3. **局部血肿** 尿道骑跨伤可引起会阴部、阴囊处肿胀、瘀斑及蝶形血肿。

4. **排尿困难** 尿道裂伤或断裂可引起排尿困难或尿潴留。

5. **尿外渗** 尿道裂伤或断裂后,尿液可渗入周围组织,若处理不当,可发生广泛皮下组织坏死、感染甚至脓毒症。感染后可形成尿道周围脓肿,脓肿破溃可形成尿瘘。

【诊断】

1. **病史和查体** 球部尿道损伤常有会阴部骑跨伤史、尿道器械操作史等。根据病史、典型症状及血肿、尿外渗分布区域,可确定诊断。

2. 诊断性导尿 可了解尿道完整性和连续性。如一次成功,提示尿道损伤不严重,注意保留导尿管引流尿液并支撑尿道。如一次插入困难,说明可能有尿道裂伤或断裂伤,不应勉强反复试插,以免加重损伤。

3. 逆行尿道造影 可显示尿道损伤部位及程度。对比剂外溢提示部分裂伤;若对比剂未进入后尿道而大量外溢,提示前尿道有严重裂伤或断裂。

【治疗】

1. 紧急处理 尿道球部海绵体严重出血可致休克,应立即压迫会阴部止血,并进行抗休克治疗,尽早施行手术。尿潴留病人插入导尿管失败,可行耻骨上膀胱造瘘术以引流尿液。

2. 尿道挫伤 如尿道连续性存在,则不需特殊治疗,可止血、镇痛,同时应用抗生素预防感染,必要时留置导尿管引流1周。

3. 尿道裂伤 如导尿顺利,可留置引流2周左右。若插入失败,可能有尿道部分裂伤,应立即行经会阴尿道修补术,并留置导尿管2~3周。

4. 尿道断裂 球部远端和阴茎部尿道完全断裂,会阴、阴茎、阴囊可有大血肿,应及时经会阴切口探查,然后行尿道端端吻合术,留置导尿管3周。

5. 并发症处理

(1)尿外渗:应尽早在外渗部位多处切开皮肤,深达浅筋膜以下,置多孔引流管引流。同时作耻骨上膀胱造瘘,3个月后再修补尿道。

(2)尿道狭窄:常见的晚期并发症,狭窄轻者定期尿道扩张即可。尿道外口狭窄应行尿道外口切开术。若狭窄严重引起排尿困难、尿流变细,可行内镜下尿道内冷刀切开,对瘢痕严重者再辅以电切、激光等手术治疗。若狭窄严重引起尿道闭锁,可经会阴切除狭窄段行尿道端端吻合术。

(3)尿瘘:前尿道狭窄所致尿瘘多见于会阴部或阴囊部,应在解除狭窄同时切除或清理瘘管。

二、后尿道损伤

膜部尿道穿过尿生殖膈,骨盆骨折时,附着于耻骨下支的尿生殖膈突然移位产生剪切暴力,使膜部尿道撕裂,甚至在前列腺尖处撕断。耻骨前列腺韧带撕裂致前列腺向上后方移位。骨折及盆腔血管丛损伤可引起大出血,在前列腺和膀胱周围形成大的血肿。后尿道断裂后,尿液沿前列腺尖处可外渗到耻骨后间隙和膀胱周围(图51-7)。

【临床表现】

1. 休克 骨盆骨折所致后尿道损伤通常较严重,常合并大出血,引起创伤性、失血性休克。

2. 疼痛 下腹痛,局部肌紧张,伴压痛。随病情发展可出现腹胀及肠鸣音减弱。

3. 排尿困难 尿道撕裂或断裂后,尿道的连续性被中断或血块堵塞,常引起排尿困难和尿潴留。

4. 尿道出血 尿道外口无或仅有少量血液。

5. 尿外渗及血肿 后尿道损伤时尿外渗一般进入耻骨后间隙和膀胱周围,但是当尿生殖膈撕裂时,会阴、阴囊部会出现血肿及尿外渗。

【诊断】

1. 病史和查体 骨盆挤压伤若出现尿潴留,应考虑后尿道损伤。直肠指诊可触及直肠前方柔软血肿并有压痛,前列腺尖端可浮动。若指套染血,提示合并直肠损伤。

2. X线平片检查/造影 骨盆前后位片可以显示骨盆骨折。逆行尿道造影联合经耻骨上膀胱造

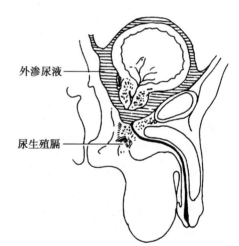

外渗尿液

尿生殖膈

图51-7 后尿道损伤的尿外渗范围

瘘管的膀胱造影,可帮助判断后尿道损伤的部位和程度。

【治疗】

1. 紧急处理　骨盆骨折病人须平卧,勿随意搬动。创伤严重伴大出血可致休克,须抗休克治疗。

2. 早期处理

(1)导尿:对损伤轻,后尿道仅有部分破裂的病人可试行导尿,若成功,则留置导尿2周。对损伤较重者,不宜导尿,避免加重局部损伤及血肿感染。

(2)膀胱造瘘:尿潴留者可行局麻下耻骨上高位膀胱穿刺造瘘。经膀胱尿道造影明确尿道无狭窄及尿外渗后,才可拔除膀胱造瘘管。若不能恢复排尿,造瘘后3个月再行尿道瘢痕切除及尿道端端吻合术。

(3)尿道会师复位术:为早期恢复尿道连续性,避免尿道断端远离形成瘢痕假道,部分病人可采用尿道会师复位术。手术方法:沿下腹部纵行切开清除耻骨后血肿,切开膀胱,示指从膀胱颈伸入后尿道[图51-8(1)],将从尿道外口插入的尿道探子引入膀胱,探子尖部套上普通导尿管,跟随探子引出尿道外口[图51-8(2)],然后用线将它与一根三腔水囊导尿管尖端相连,拉入膀胱。再选一根膀胱造瘘管,一端与三腔水囊导尿管顶端缝连,防止术后水囊破裂致导尿管脱落,另一端引出膀胱作膀胱造瘘。然后充起三腔导尿管水囊,向尿道外口方向牵拉使断裂尿道尽量对接,再将三腔导尿管用胶布固定于股内侧作皮肤牵引[图51-8(3)]。2周左右松开牵引,继续留置导尿管1～2周,若顺利,病人排尿通畅,则可避免二期尿道吻合术。

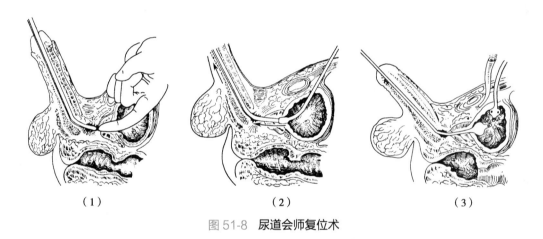

（1）　　　　　　　（2）　　　　　　　（3）

图 51-8　**尿道会师复位术**

3. 并发症处理　后尿道损伤常继发尿道狭窄。为预防狭窄,去除导尿管后每周进行1次尿道扩张,持续1个月后仍需定期行尿道扩张术。对于膀胱造瘘病人,3个月后若发生尿道狭窄或闭锁,行二期手术治疗,可经尿道切开或切除狭窄部的瘢痕组织,或经会阴部切口切除尿道瘢痕组织,行尿道端端吻合术。后尿道损伤若合并直肠损伤,早期应立即修补,必要时行暂时性结肠造瘘。尿道直肠瘘需要等待3～6个月后再行修补手术。

第六节 | 阴茎损伤

阴茎损伤(penis injuries)在临床上较少见,多发生于阴茎勃起时遭受钝性损伤或粗暴性交,少部分阴茎损伤见于锐器伤、贯通伤、枪伤等。

【临床表现】

1. 阴茎挫伤　可见阴茎肿胀、皮下出血与血肿。

2. 阴茎折断　阴茎勃起时受直接暴力造成白膜及海绵体破裂,伴有响声、剧痛、勃起消退、血肿、皮肤青紫。

3. **阴茎绞窄** 系将异物套在阴茎上,致远端水肿、缺血、坏死改变。

4. **阴茎脱位** 阴茎从耻骨韧带撕脱而脱位于会阴部或股内侧。

5. **尿道损伤** 锐器所致阴茎贯通伤病人可出现尿道口出血、排尿困难。

【诊断】

1. **病史和查体** 通常在阴茎勃起状态下,病人听见清脆声响,随之伴有疼痛,其后出现阴茎勃起障碍、肿胀、变色及阴茎偏位,可形成典型"茄子畸形"。若海绵体白膜破裂,血肿可延伸到阴囊、会阴和耻骨上区域。由于血肿影响,瘀斑性阴茎常移位到白膜撕裂对面,可触及白膜中的"骨折"线。

2. **超声检查** 超声检查已成为评估疑似阴茎折断的首选影像学检查。可发现阴茎损伤的具体位置。

3. **磁共振成像(MRI)** 是一种非侵入性且较为准确的检查方法,在阴茎超声不能明确时,可考虑进行 MRI 检查。

4. **阴茎海绵体造影** 在评估疑似阴茎折断时,不建议使用阴茎海绵体造影。造影需大量时间,可能导致病情恶化。

【治疗】

1. **手术处理** 疑似阴茎折断应及时探查和修复,常选择腹侧垂直切开阴茎,充分显露折断位置,小的横行切口可用于清除局部血肿。当折断部位不明时,可作远端包皮环行切口,可以充分显露三个阴茎区室。对于未行包皮环切的病人,远端包皮环行切口可能会使远端包皮面临缺血坏死的风险,应在修复结束时进行部分的包皮环切。此外,还应避免对脆弱的勃起组织进行深层血管结扎和过度清创。对锐器所致阴茎离断损伤的病人,应对阴茎背侧血管和神经进行显微外科修复,重建吻合尿道。若不具备显微修复条件,应尽可能保存阴茎离断部分,在氯化钠溶液中冲洗远端阴茎,用浸泡过盐水的无菌纱布包裹,放置于干燥密闭容器中妥善保存和运输,以备后期修复。

2. **并发症处理** 术后存在阴茎感染的病人应尽早抗感染治疗。部分病人可能有勃起障碍,可通过阴茎假体植入、血管手术治疗,或使用 5 型磷酸二酯酶(PDE5)抑制剂达到重新勃起。锐器所致阴茎离断的病人,其阴茎皮肤可能出现坏死,在经过数周的观察、复苏和清创术后,可使用其他部位皮肤分层移植,阴茎再植后的辅助治疗包括通过高压氧促进皮肤愈合。

第七节 │ 睾丸损伤

阴囊的活动性、提睾肌的反射及被覆纤维白膜等因素,使睾丸得到较好的保护,但是猛烈撞击、运动损伤及交通事故仍可导致睾丸挫伤、睾丸白膜破裂、血肿、移位或扭转。

【病因】 主要为钝性创伤,约占睾丸损伤病例总数的 75%;其余为枪支、爆炸及锐器刺伤造成的穿透伤。钝性睾丸损伤中只有约 1.5% 的病人双侧睾丸同时受累,而阴囊穿透伤导致两侧睾丸损伤的概率约 30%。

【临床表现】 ①创伤后睾丸剧痛,疼痛可放射到下腹、腰部或上腹部,阴囊皮肤有肿胀或血肿。有时疼痛并不严重,而以阴囊胀痛为主。②恶心、呕吐甚至疼痛性休克。③睾丸肿大或界限难以触清。④睾丸扭转时可触及精索增粗。⑤睾丸脱位者,病人可自诉伤后原有睾丸的阴囊空虚,而在其他部位扪及类似睾丸的肿块。

【诊断】

1. **病史和查体** 阴囊创伤均需考虑是否合并睾丸损伤。病人主诉多为阴囊剧痛和恶心。阴囊肿胀、瘀斑、血肿的程度与睾丸损伤的严重程度无相关性,有时未破裂的睾丸挫伤也会表现为明显的出血。

2. **超声检查** 对于明确睾丸的完整性和血运情况十分有帮助。睾丸实质组织回声不均及白膜不完整可提示睾丸破裂。

3. **MRI 检查**　可有效判断睾丸的完整性。

【治疗】　清除失去活力的睾丸组织、闭合睾丸包膜(白膜)和修复阴囊是关键任务。

1. **保守治疗**　对于轻度的睾丸挫伤可采取冰敷、托高阴囊、镇痛治疗。

2. **手术处理**　手术探查和修复的目的是挽救睾丸、预防感染、控制出血及缩短恢复期。大多数情况下需横向切开阴囊,在清除坏死和脱出的生精小管后用细可吸收线闭合睾丸白膜。即使在没有睾丸破裂的情况下,对于明显的睾丸内血肿亦应及时探查、引流,防止压力增高导致坏死和萎缩。对阴囊穿透伤应及早手术探查。

本章思维导图

(张　旭)

第五十二章 | 泌尿、男生殖系统感染

第一节 │ 概 述

　　泌尿、男生殖系统感染是病原微生物侵入泌尿、男生殖系统内繁殖而引起的炎症。病原微生物大多为革兰氏阴性杆菌。由于解剖学特点,泌尿道与生殖道关系密切,且尿道外口与外界相通,两者易同时引起感染或相互传播。泌尿系统感染又称尿路感染,累及肾、肾盂、输尿管为上尿路感染;累及膀胱、尿道为下尿路感染。上尿路感染常并发下尿路感染,后者可以单独存在。尿路感染的发病率高,在感染性疾病中的发病率仅次于呼吸道感染,在不同性别和年龄人群中均可发病,易复发,以女性多发,其临床表现变化较大。

　　【病原微生物】 病原微生物是引起感染的重要条件,大多数为来自肠道的兼性厌氧菌,最常见的为大肠埃希菌,占社区获得性感染的 85% 和院内获得性感染的 50%;其他为副大肠杆菌、克雷伯菌、变形杆菌、葡萄球菌、粪链球菌、产碱杆菌、铜绿假单胞菌等。此外,还有真菌、结核分枝杆菌、淋球菌、衣原体、支原体、滴虫、厌氧菌、原虫或病毒等。结核分枝杆菌所致泌尿、男生殖系统感染属特异性感染。

　　【发病机制】 泌尿系感染是尿路病原体和宿主相互作用的结果,泌尿系感染在一定程度上是由细菌的毒力、接种量和宿主的防御机制不完善造成的,这些因素在最终决定细菌定植水平以及对尿路损伤的程度上也起到一定作用。正常人的尿道外口皮肤和黏膜有一些细菌停留,如乳酸杆菌、链球菌、葡萄球菌、小棒杆菌等,称为正常菌群。在致病菌未达到一定数量及毒力时,正常菌群能对致病菌起到抑制平衡的作用,且正常人尿液的酸碱度和高渗透压、尿液中所含的尿素和有机酸均不利于细菌的繁殖,而膀胱的排尿活动又可以将细菌排出体外,故正常人尿路对感染具有防御功能。

　　细菌的毒力也有重要作用:大肠埃希菌表面包裹着一层酸性的多聚糖抗原,称为 K 抗原。表达特殊 K 抗原的大肠埃希菌菌株毒力强,易引起尿路感染。致病菌黏附于尿路上皮的能力也是导致泌尿系感染的重要原因。尿路上皮细胞分泌的黏液含黏蛋白、氨基葡聚糖、糖蛋白、黏多糖等,均有抵制细菌黏附和调节黏附结合力的作用。黏液为一层保护屏障,致病菌如能与黏液结合,损害保护层,就能黏附于尿路上皮细胞表面而引起感染。

　　【诱发感染的因素】 当泌尿、男生殖系统发生病理改变时,机体的防御功能被破坏,致病菌乘虚而入,从而诱发感染。诱发感染的因素主要有以下四个方面(图52-1)。

　　1. **机体抗病能力减弱** 如糖尿病、妊娠、贫血、慢性肝病、慢性肾病、营养不良、肿瘤及先天性免疫缺陷或长期免疫抑制剂治疗等。

　　2. **梗阻因素** 如泌尿生殖系先天性畸形、结石、肿瘤、狭窄、前列腺增生或神经源性膀胱等导致尿液引流

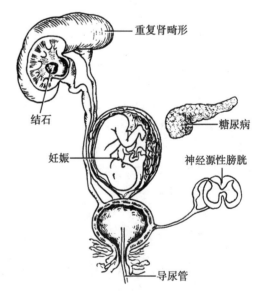

图 52-1 诱发泌尿、男生殖系统感染的因素——机体抗病能力减弱

不畅,引起尿液潴留,降低尿路及生殖道上皮防御细菌的能力。

3. 医源性因素　如留置导尿管、输尿管支架管、造瘘管,以及尿道扩张、前列腺穿刺活检、膀胱镜检查等操作,由于黏膜损伤或忽视无菌观念,易引入致病菌而诱发或扩散感染。

4. 其他因素　女性尿道较短而宽,容易招致上行感染,特别是经期、更年期、性交时更易发生。妊娠时由于内分泌与机械性原因使输尿管口松弛扩张,尿液排出滞缓,容易发生上行感染。尿道口畸形或尿道口附近有感染病灶如尿道旁腺炎、阴道炎亦为诱发因素。

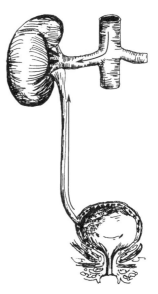

图 52-2　泌尿系统上行感染(血管内箭头示血行感染)

【感染途径】　主要有四种,最常见为上行感染(图 52-2)。

1. 上行感染　致病菌经尿道进入膀胱,还可沿输尿管腔内播散至肾。大约 50% 的下尿路感染病例会导致上尿路感染,这是因为膀胱炎出现相关的黏膜水肿可能使膀胱输尿管连接部抗反流功能改变,导致尿液反流,致病菌可上行直达肾脏。如果细菌具有特殊的黏附力或输尿管正常蠕动受到阻碍,上行感染更容易发生。此类感染常发生于女性新婚期、妊娠期、婴幼儿以及尿路有梗阻的病人。致病菌大多为大肠埃希菌。

2. 血行感染　较少见,在机体免疫功能低下或某些因素促发下,皮肤疖、痈、扁桃体炎、中耳炎、龋齿等感染病灶内的细菌直接由血行传播至泌尿生殖系器官,常见为肾皮质感染。致病菌多为金黄色葡萄球菌,也有结核分枝杆菌感染。

3. 淋巴感染　致病菌从邻近器官的病灶经淋巴管传播至泌尿生殖系器官,如肠道的严重感染或腹膜后脓肿等。

4. 直接感染　由邻近器官的感染直接蔓延所致,如阑尾脓肿、盆腔化脓性炎症,或外源性的感染,致病菌经肾区引流管和异物造成的感染等。

【诊断】　尿频、尿急、尿痛是泌尿系统感染典型的临床表现,尤其是急性期,诊断并不困难。但是,诊断中须仔细询问病史,寻找可能的诱因。

泌尿系统感染的诊断依靠尿液分析,并经尿液培养确诊。由于留取尿标本时常因污染而影响诊断,采用正确的方法采集尿标本是诊断中的重要环节。

1. 尿标本的采集　有 3 种方式:①分段收集尿液,一般采用中段尿;②导尿,常用于女性病人;③耻骨上膀胱穿刺,适用于新生儿和截瘫病人,用此法留取的尿标本最为可靠。尿培养常采用清洁中段尿或导尿标本。尿标本采集后应在 2 小时内处理,避免污染和杂菌生长。

2. 尿液镜检　尿标本一般应立即进行涂片检查,最简单的方法是用亚甲蓝染色一滴新鲜尿液,涂片染色观察可以看到革兰氏阴性杆菌或阳性球菌、真菌、抗酸杆菌,另一部分尿标本再送尿细菌培养、真菌培养和药敏试验。此外,尿沉渣检查有无白细胞,如每高倍镜视野白细胞超过 5 个则为脓尿,提示有尿路感染。无菌性脓尿要警惕结核等疾病存在。

3. 细菌培养和菌落计数　这是诊断尿路感染的主要依据。如菌落计数多于 10^5/ml 应认为有感染,少于 10^4/ml 可能为污染,$10^4 \sim 10^5$/ml 为可疑,需重复培养。此值在急性尿路感染和未曾应用抗菌药物的病例中有意义,对慢性病例和已用过药物者则常常难以判断,应与临床症状相结合进行判断。

4. 定位检查　泌尿系感染有上、下尿路感染之分,两者的治疗与预防均不同,区别方法包括症状的鉴别、尿镜检、尿培养、尿荧光免疫反应、尿酶测定以及膀胱镜检查等,将在以后各节中分别叙述。

5. 影像学检查　包括超声、尿路平片、排泄性尿路造影、膀胱或尿道造影、CT 或 CTU、放射性核素显像和磁共振水成像(MRU)等。这些检查的临床意义有:①明确有无泌尿系畸形;②明确有无梗阻性病变;③明确是否合并结石、肿瘤、良性前列腺增生;④明确尿流动力学功能有无异常;⑤明确两肾功能有无损害并作左右比较;⑥了解有无膀胱输尿管反流存在;⑦监测残余尿和肾盂、膀胱的排空时间。以上检查在慢性泌尿系感染和久治不愈的病人中有重要意义。

【治疗原则】

1. 明确感染的性质　临床上出现泌尿系感染症状时,须明确其性质和致病菌,依据尿细菌、真菌培养,以及抗酸杆菌染色和药敏试验结果,针对性用药,这是治疗的关键;但尚无尿细菌培养结果时,可先根据尿沉渣涂片革兰氏染色来初步估计致病菌,选择恰当的药物。

2. 明确是血行感染还是上行感染　血行感染发病急剧,有寒战、高热等全身症状,应用血药浓度高的抗菌药物,常静脉给药;而上行感染以膀胱刺激症状为主,应用尿液浓度高的抗菌药物和解痉药。

3. 查明泌尿系有无梗阻因素　泌尿系梗阻常为尿路感染的直接诱因;感染后合并梗阻,则不易治愈,易产生耐药性菌株,且易复发。因此宜及时解除梗阻。

4. 检查有无泌尿系感染的其他诱发因素　如糖尿病、免疫抑制剂使用、恶性肿瘤等,应及时加以纠正。

5. 测定尿液 pH　治疗前应测定尿液 pH。若为酸性,宜用碱性药物,如碳酸氢钠等,使尿液碱性化以抑制病菌生长,并用适合于碱性环境的抗菌药物。反之,尿液为碱性则宜用酸性药物,如维生素 C 等,并用适应于酸性环境的抗菌药物。

6. 鉴别是上尿路感染还是下尿路感染　在治疗上二者有所不同,前者症状重、易复发、预后差,后者症状轻、少复发、预后佳。

7. 抗菌药物的正确使用　治疗泌尿系感染的目的是要完全清除在尿路中生长的细菌。因此,治疗时必须注意尿液中要有足够浓度的抗菌药物,而不是单纯地依赖于血液中药物浓度,而且尿液中浓度要比血液浓度高数百倍,才能达到治疗目的。如果抗生素应用得当,细菌可能在数小时就被消灭,这种治疗需维持 7～10 天,再确定尿细菌培养是否转阴;如菌落数被抑制在每毫升几百或更少,停药后会很快复发。因此,原则上抗菌药物的使用应持续到症状消失,尿细菌培养转阴后 2 周。在抗菌药物治疗过程中,细菌会发生变异,由对某一抗生素高度敏感突变为有抗药性的耐药菌株。为避免耐药菌株的产生,可以同时应用两种或两种以上的抗菌药物。

第二节 | 上尿路感染

一、急性肾盂肾炎

急性肾盂肾炎(acute pyelonephritis)是肾盂和肾实质的急性细菌性炎症。致病菌主要为大肠埃希菌和其他肠杆菌及革兰氏阳性细菌,如副大肠杆菌、变形杆菌、粪链球菌、葡萄球菌等,极少数为真菌、病毒等病原体。致病微生物多由尿道进入膀胱,上行感染经输尿管到肾脏,或由血行感染播散到肾脏。女性的发病率高于男性。女性在儿童期、新婚期、妊娠期和老年时更易发生。泌尿系梗阻、膀胱输尿管反流及尿潴留等情况可以造成继发性肾盂肾炎。

【病理】　急性肾盂肾炎时肾肿大及水肿,质地较软。表面散在大小不等的脓肿,呈黄色或黄白色,周围有紫红色充血带环绕。切面观见大小不等的小脓灶不规则分布在肾组织各个部分。肾盂黏膜充血水肿,散在小出血点。显微镜下可见大量中性粒细胞浸润,伴出血。早期肾小球多不受影响,病变严重时可见肾小管、肾小球受破坏。化脓病灶愈合后可形成微小的纤维化瘢痕,吸收后无损于肾功能。病灶广泛而严重者,可使部分肾单位功能丧失。在致病菌及感染诱因未被彻底清除时,肾盂肾炎可由于病变迁延、反复发作而成为慢性。

【临床表现】

1. 发热　突然发生寒战、高热,体温上升至39℃以上,伴有头痛、全身疼痛以及恶心、呕吐等。热型类似脓毒症,大汗淋漓后体温下降,以后又可上升,持续 1 周左右。

2. 腰痛　单侧或双侧腰痛,有明显的肾区压痛、肋脊角叩痛。

3. 膀胱刺激症状　膀胱刺激症状包括尿频、尿急、尿痛。由上行感染所致的急性肾盂肾炎起病时先出现膀胱刺激症状和/或血尿,以后出现全身症状。血行感染者常由高热开始,而膀胱刺激症状随后出现,有时不明显。

【诊断】　有典型的临床表现,尿液检查有白细胞、红细胞、蛋白、管型和细菌,尿细菌培养菌落数在 10^5/ml 以上,血常规检查可以出现以中性粒细胞增多为主的白细胞计数升高。老年人症状常不典型。

临床上急性肾盂肾炎常伴膀胱炎,膀胱炎亦可出现发热、腰背部疼痛等临床表现;而下尿路感染又可上行感染累及肾,有时不易区别。然而,下尿路感染以膀胱刺激症状为主要临床表现,并常有下腹部不适、酸胀,很少有寒战、发热等全身症状。在急性期症状控制后,应对病人作进一步检查,查明有无泌尿系梗阻、糖尿病、膀胱输尿管反流等诱发因素,以便进一步治疗。

【治疗】　全身治疗:卧床休息、输液、退热、多饮水,维持每日尿量达 1.5L 以上,有利于炎症产物排出。应摄入易消化、富含热量和维生素的饮食。

在病原培养和药敏试验结果回报以前,以广谱抗生素治疗为主。可选抗菌药物包括如下几类。①喹诺酮类药物:抗菌谱广、作用强、毒性少,除不宜用于儿童及孕妇外,临床已广泛应用。②青霉素类药物。③第一、第二代头孢菌素可用于产酶葡萄球菌感染。第二、第三代头孢菌素对严重革兰氏阴性杆菌感染作用显著,与氨基糖苷类合用有协同作用。哌拉西林、头孢哌酮、头孢他啶、阿米卡星、妥布霉素等对铜绿假单胞菌及其他假单胞菌等感染有效。④去甲万古霉素:适用于耐甲氧西林的葡萄球菌、多重耐药的肠球菌感染及对青霉素过敏病人的革兰氏阳性球菌感染。⑤磺胺甲噁唑-甲氧苄啶:对除铜绿假单胞菌外的革兰氏阳性及阴性菌有效。亚胺培南-西司他汀钠抗菌谱广,对革兰氏阴性杆菌杀菌活性好,尤适用于难治性院内感染及免疫缺陷者的肾盂肾炎。以上的治疗宜个体化,疗程7~14日,静脉用药者可在体温正常、临床症状改善、尿细菌培养转阴后改口服维持。

对症治疗:应用碱性药物如碳酸氢钠、枸橼酸钾,降低酸性尿液对膀胱的刺激,以缓解膀胱刺激症状。钙通道阻滞剂维拉帕米或盐酸黄酮哌酯,可解除膀胱痉挛和缓解刺激症状。

二、肾积脓

肾实质感染所致广泛的化脓性病变,或尿路梗阻后肾盂肾盏积水、感染而形成一个积聚脓液的囊腔称为肾积脓(pyonephrosis)。多在上尿路结石、肾结核、肾盂肾炎、肾积水及未控制的糖尿病等疾病的基础上,并发化脓性感染而形成。

临床表现主要为全身感染症状,急性发作时出现畏寒、高热、腰部疼痛并有肿块,慢性肾积脓时,病人可有消瘦、贫血、反复尿路感染。如尿路为不完全性梗阻,脓液沿输尿管排入膀胱而出现膀胱刺激症状,膀胱镜检查可见病侧输尿管口喷脓尿。超声显示为肾盂积脓,CT 也有助于诊断。排泄性尿路造影或放射性核素肾图提示病侧肾功能减退或丧失。右侧肾积脓需与化脓性胆囊炎鉴别。

治疗以抗感染为主,应注意加强营养,纠正水、电解质紊乱,必要时及时行逆行插管或脓肾引流术。感染控制后,针对病因治疗。如病肾功能已丧失,而对侧肾功能正常,可行病肾切除术。

三、肾皮质脓肿及肾周围炎

(一)肾皮质脓肿(cortical abscesses of kidney)　包括在肾皮质形成多发性小脓肿,称为肾疖;小脓肿融合成大脓肿则称为肾痈。致病菌大多为金黄色葡萄球菌,亦有大肠埃希菌和变形杆菌等。大多数病人由皮肤疖、痈、龋齿、扁桃体炎、肺部感染、骨髓炎等远处炎性病灶经血运播散引起,随着有效抗生素的研究成功及广泛运用,由革兰氏阳性菌形成的脓肿在逐渐减少,由大肠埃希菌和变形杆菌引起者更为常见。在病理上与典型急性肾盂肾炎不同,病变可从肾皮质向外破溃形成肾周围脓肿。

临床表现主要为畏寒、发热、腰部疼痛、肌紧张、肋脊角叩痛,无膀胱刺激症状,病程约1~2周。如肾痈破溃侵入肾周围间隙,则全身和局部症状明显加重。血白细胞计数升高,中性粒细胞增多。尿镜检无脓尿或菌尿。但是,当脓肿与集合系统相通后可出现脓尿和菌尿,尿液涂片革兰氏染色可找到致病菌,尿细菌培养为阳性。血培养有细菌生长。超声和 CT 均有助于脓肿诊断,在超声引导下穿刺抽吸取得脓液则明确诊断。

早期肾皮质脓肿应及时应用抗生素。通常推荐广谱抗菌药物,如氨苄西林,或万古霉素与氨基糖苷类合用,或第三代头孢菌素。若肾痈形成或并发肾周围脓肿,需在超声的引导下行经皮穿刺或手术切开引流。肾脏破坏严重,必要时可行肾切除术。

(二)肾周围炎 肾周围组织的化脓性炎症称肾周围炎(perinephritis),若形成脓肿称肾周围脓肿。肾周围脓肿一般是由急性肾皮质脓肿溃破入肾周间隙或从其他部位的感染经血行播散形成。致病菌以金黄色葡萄球菌及大肠埃希菌多见,病变位于肾固有筋膜与肾周筋膜之间,多由肾痈、肾表面脓肿直接感染所致。由于肾周组织脂肪丰富,且疏松,感染易蔓延。脓液流入髂腰间隙,可形成腰大肌脓肿;若穿破横膈,则形成脓胸。

病人症状常较隐匿。大部分肾周围脓肿病人超过 5 天才出现症状,主要为畏寒、发热、腰部疼痛和肌紧张,局部压痛明显。血白细胞及中性粒细胞计数升高。由于肾周围炎多伴有肾实质感染,尿常规检查可见脓细胞。单纯肾周围炎时尿常规无异常。若脓肿溃破,沿腰大肌扩展,刺激腰大肌使骶髂关节屈曲不能伸展,脊柱弯向病侧。X 线胸透可见同侧膈肌抬高,活动受限。腹部 X 线平片可见脊柱向病侧弯曲,腰大肌阴影消失。超声和 CT 可显示肾周围脓肿,在超声引导下作肾周围穿刺,可抽得脓液进行涂片镜检、细菌培养,有助于明确病原菌类型和抗生素选择。

未形成脓肿时,治疗首选敏感的抗生素和局部热敷,并加强全身支持治疗。如有脓肿形成,应作穿刺或切开引流。

第三节 | 下尿路感染

一、急性细菌性膀胱炎

急性细菌性膀胱炎(acute bacterial cystitis)女性多见,且 25%~30% 的病人年龄在 20~40 岁。因女性尿道短而宽,尿道外口畸形常见(图 52-3),会阴部常有大量细菌存在,只要有感染的诱因存在,如性交、导尿、个人卫生不洁及个体抵抗力下降,都可导致上行感染。本病很少由血行感染及淋巴感染导致,男性常继发于其他病变,如良性前列腺增生、包皮炎、尿道狭窄、尿路结石、肾感染等,也可继发于邻近器官感染如阑尾脓肿。致病菌多数为大肠埃希菌。

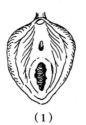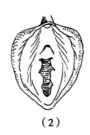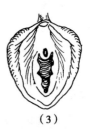

(1)　　　　　　(2)　　　　　　(3)

图 52-3 **女性尿道外口正常解剖及畸形**
(1)正常解剖 (2)处女膜伞 (3)尿道口处女膜融合

【病理】 浅表膀胱炎症多见,以尿道内口及膀胱三角区最明显。病变仅累及黏膜、黏膜下层,可见黏膜充血、水肿、片状出血斑、浅表溃疡或脓苔覆盖。显微镜下见多数白细胞浸润。炎症可自愈,愈合后不遗留痕迹。若治疗不彻底或有异物、残余尿、上尿路感染等情况,炎症可转为慢性。

【临床表现】 发病突然,常以尿路刺激症状为主,严重者数分钟排尿一次,且不分昼夜。排空后仍有尿不尽感,可有急迫性尿失禁。病人常诉排尿时尿道有烧灼感,甚至不敢排尿。常见终末血尿,有时为全程血尿,甚至有血块排出。全身症状多不明显,体温正常或仅有低热,当并发急性肾盂肾炎或前列腺炎、附睾炎时才有高热。在女性常与经期、性交有关。

【诊断】　尿频、尿急、尿痛，耻骨上膀胱区可有压痛，但无肾区叩痛。在男性，可发现并发的附睾炎，检查附睾有压痛；如有尿道炎，可有尿道脓性分泌物。男性还应注意有无前列腺炎或良性前列腺增生。女性应注意有无阴道炎、尿道炎、膀胱脱垂或憩室，检查有无处女膜及尿道口畸形、尿道旁腺感染等。

尿沉渣检查有白细胞增多，也可有红细胞。应作尿细菌培养、菌落计数和药敏试验，典型病例常获得阳性结果。在急性感染期禁忌作膀胱镜检查及尿道扩张。尿道有分泌物时应作涂片细菌学检查。

膀胱炎应与其他以排尿改变为主要症状的疾病鉴别，包括尿道炎、阴道炎等。尿道炎有尿频、尿急，但不如膀胱炎明显，有尿痛，无畏寒、发热，有尿道脓性分泌物。阴道炎有排尿刺激症状伴阴道刺激症状，常有阴道分泌物排出且恶臭。常见致病原为淋球菌、衣原体、支原体、单纯疱疹病毒和滴虫等。

【治疗】　抗菌药物应用，选用喹诺酮类、头孢菌素类、复方磺胺甲噁唑等药物。近年，对于女性无并发症的单纯性膀胱炎，可选择敏感的抗菌药物，首选 3 日疗法，对于症状持续 1 周或更长时间者以及可能具有复杂因素，如泌尿系梗阻、糖尿病和应用免疫抑制剂等病人可选用 7~14 日疗法。

多饮水，口服碳酸氢钠碱化尿液，减少对尿路的刺激。加强营养，注意休息，提高身体抵抗力。膀胱区热敷、热水坐浴等解除膀胱痉挛。

绝经期后妇女常会发生尿路感染，并易反复感染。雌激素的缺乏引起阴道内乳酸杆菌减少和致病菌的繁殖增加常是感染的重要因素。雌激素替代疗法以维持正常的阴道内环境、增加乳酸杆菌并清除致病菌，可以减少尿路感染的发生。

二、慢性细菌性膀胱炎

慢性细菌性膀胱炎（chronic bacterial cystitis）常是上尿路急性感染的迁移或慢性感染所致，亦可诱发或继发于某些下尿路病变，如良性前列腺增生、慢性前列腺炎、尿道狭窄、膀胱结石或异物、尿道口处女膜融合、处女膜伞、尿道旁腺炎等。

【病理】　膀胱黏膜苍白、变薄或肥厚，有时呈颗粒或小囊状，偶见溃疡。显微镜下可见固有膜内有较多浆细胞、淋巴细胞浸润和结缔组织增生。当炎症累及肌层使逼尿肌纤维化时，膀胱容量可缩小。

【临床表现】　反复发作或持续存在尿频、尿急、尿痛，并有耻骨上膀胱区不适，膀胱充盈时疼痛较明显。

【诊断】　根据病史和临床表现诊断不难，但必须考虑反复发作或持续存在的原因，否则难以彻底治疗。

男性应作直肠指诊了解前列腺有无病变，并作阴囊、阴茎、尿道口检查，排除生殖道炎症、尿道炎症或结石。女性应了解尿道外口、处女膜有无畸形，有无宫颈炎、阴道炎或前庭腺炎等。注意有无糖尿病、免疫功能低下等疾病存在。

尿沉渣检查有少量白细胞，可有红细胞。尿细菌培养可为阳性，如多次中段尿细菌培养阴性，应考虑与泌尿系结核鉴别。

超声、CT 扫描、排泄性尿路造影等检查能帮助了解有无尿路畸形、结石或肿瘤。膀胱镜检查可见脓尿、脓苔以及膀胱黏膜充血、水肿或小梁，有时见憩室、结石、异物或肿瘤。由于腺性膀胱炎、间质性膀胱炎、膀胱原位癌都可表现为反复的膀胱刺激症状，有时难以与慢性膀胱炎区别，膀胱镜检查及活体组织病理学检查有助于诊断。

【治疗】　应用抗菌药物，保持排尿通畅，处理诱发尿路感染的病因，必要时需手术纠正，如处女膜成形术等。病程较长、抵抗力弱者，应加强全身支持治疗。

三、尿道炎

本节所述的尿道炎(urethritis)主要指通过性接触传播途径,由淋球菌或非淋球菌的病原体所致的急、慢性尿道炎,属性传播疾病。

(一)淋菌性尿道炎 由淋球菌引起的尿道感染,常累及泌尿、生殖系的黏膜。淋球菌为革兰氏阴性的奈瑟双球菌。人是淋球菌唯一天然宿主,有易感性,发病后免疫力极低下,可再度感染。淋菌性尿道炎(gonorrheal urethritis)主要由性接触直接传播,偶尔也通过接触携带淋球菌的衣裤、毛巾、浴盆、便桶和手等间接传播。淋菌性尿道炎也可合并非淋球菌尿道炎。患淋病的孕妇分娩常是新生儿感染的原因。

【临床表现】 淋球菌急性感染后,经过2~5日潜伏期发病。感染初期病人尿道口黏膜红肿、发痒和轻微刺痛。尿道排出多量脓性分泌物,有排尿不适。病情发展可使黏膜红肿延伸到前尿道全段,阴茎肿胀,尿频、尿急、尿痛明显,有时可见血尿。两侧腹股沟淋巴结呈急性炎症反应。及时治疗者大约1周后症状逐渐减轻,尿道口红肿消退,尿道分泌物减少而稀薄,排尿正常。部分病人可继发急性后尿道炎、前列腺炎、精囊炎及附睾炎;治疗未愈者可形成慢性淋菌性尿道炎;反复发作还可引起炎性尿道狭窄。

【诊断】 有典型的临床表现及不洁性交史,尿道分泌物涂片可在多核白细胞内找到成对排列的革兰氏阴性双球菌。在慢性期,由于淋球菌可潜伏于周围腺体等处,因而不易发现。尿三杯试验以第一杯脓尿最明显。

【治疗】 药物治疗以头孢曲松为主,亦可用大观霉素等。感染初期可使用头孢曲松1.0g,肌内注射或静脉注射,单次给药,产生的高浓度药物可治愈99%无并发症的淋病病人;若病情较重,合并生殖系感染,可适当延长抗生素疗程,并口服喹诺酮类、头孢菌素类或复方磺胺甲噁唑,一般7~14日为一疗程。配偶应同时治疗。淋菌性尿道狭窄的处理以定期扩张尿道为主,同时给予抗菌药物,必要时作尿道口狭窄切开,广泛性前尿道狭窄可行尿道内切开术。

(二)非淋菌性尿道炎 病原体以沙眼衣原体或支原体为主,亦有滴虫、单纯疱疹病毒、肝炎病毒、白念珠菌、包皮垢杆菌等,通过同性或异性性接触传播,比淋菌性尿道炎发病率高,在性传播疾病中占首位。

一般在感染后1~5周发病,表现为尿道刺痒、尿痛和分泌少量白色稀薄液体,有时仅为痂膜封口或裤裆污秽,常见于晨间。在男性,感染可侵犯附睾引起急性附睾炎,亦可导致男性不育症。

【诊断】 有典型的临床表现及不洁性行为的接触传染史。清晨排尿前取尿道分泌物作衣原体、支原体接种培养。非淋菌性尿道炎与淋菌性尿道炎可以在同一病人同一时期中发生双重感染,因症状相似,鉴别诊断应慎重。尿道分泌物涂片每高倍镜视野下见到10~15个多核白细胞,找到衣原体或支原体的包涵体,无细胞内革兰氏阴性双球菌,据此可与淋菌性尿道炎相鉴别。

【治疗】 常用米诺环素、红霉素等治疗,配偶应同时治疗,以免重复感染。

第四节 | 男生殖系统感染

男生殖系统感染中常见的有前列腺炎(prostatitis)、附睾炎(epididymitis)和睾丸炎。前列腺炎是指前列腺受到致病菌感染和/或某些非感染因素刺激而出现排尿异常、骨盆区域疼痛或不适、性功能障碍等临床表现。前列腺炎是成年男性的常见疾病,50岁以下的成年男性患病率较高,高发年龄为31~40岁。我国的一项大样本调查显示前列腺炎样症状发生率为8.4%。有资料显示前列腺炎病人占泌尿外科门诊病人的8%~25%;尸检中的患病率为24.3%~44%。目前,前列腺炎的发病机制尚不清楚。根据目前对前列腺炎的基础和临床研究情况,1995年美国国立卫生研究院(NIH)提出的分类方法将前列腺炎分为四型:I型,急性细菌性前列腺炎(acute bacterial prostatitis,ABP);II型,慢性细菌性前列腺炎（chronic bacterial prostatitis，CBP）；Ⅲ型，慢性前列腺炎/慢性骨盆疼痛综合征（chronic prostatitis/chronic pelvic pain syndrome，CP/CPPS），该型又分为ⅢA（炎症性 CPPS）和ⅢB（非炎症性 CPPS）两种亚型；Ⅳ型，无症状性前列腺炎（asymptomatic inflammatory prostatitis，AIP）。以上分类方法较传统的分类方法（Drach，1978 年分类）有很大进步，在临床诊治中有一定的指导意义，但仍有待进一步完善。

附睾炎可发生于单侧或双侧，分急性附睾炎（acute epididymitis）和慢性附睾炎（chronic epididymitis）。睾丸炎可单独发生，也可继发于附睾炎。

一、急性细菌性前列腺炎

急性细菌性前列腺炎大多由尿道上行感染所致，如经尿道器械操作。血行感染来源于疖、痈、扁桃体、龋齿及呼吸道感染灶。也可由急性膀胱炎、急性尿潴留及急性淋菌性后尿道炎等的感染尿液经前列腺导管逆流引起。致病菌多为革兰氏阴性杆菌或假单胞菌，最常见的为大肠埃希菌，也有葡萄球菌、链球菌、淋球菌及衣原体、支原体等。前列腺腺泡有大量白细胞浸润，组织水肿。大部分病人治疗后炎症可以消退，少数治疗不彻底者可变为慢性前列腺炎，严重者变为前列腺脓肿。

【临床表现】　发病突然，表现为急性疼痛伴随排尿刺激症状和梗阻症状以及发热等全身症状。典型症状为尿频、尿急、尿痛，梗阻症状为尿等待、尿中断，甚至急性尿潴留，会阴部及耻骨上疼痛伴随外生殖器不适或疼痛，全身症状有寒战和高热，恶心、呕吐，甚至败血症。临床上常伴发急性膀胱炎。

【诊断】　有典型的临床表现和急性感染史。直肠指诊前列腺肿胀、压痛、局部温度升高，表面光滑，形成脓肿时则有饱满或波动感。感染蔓延可引起精囊炎、附睾炎、菌血症，故禁忌行前列腺按摩或穿刺。常见的并发症有急性尿潴留、附睾炎、直肠或会阴瘘，血行感染可同时发生急性肾盂肾炎。尿沉渣检查有白细胞增多，血液和/或尿细菌培养阳性。

【治疗】　抗菌药物：常选用喹诺酮类如左氧氟沙星、环丙沙星，以及头孢菌素、妥布霉素、氨苄西林等。如为衣原体感染，可用红霉素、阿奇霉素等。如为淋球菌感染，可用头孢曲松。如为厌氧菌感染则用甲硝唑。疗程 7 日，可延长至 14 日。

积极卧床休息，加强营养，大量饮水，并使用镇痛、解痉、退热等药物，以缓解症状。如有急性尿潴留，避免经尿道导尿引流，应用耻骨上穿刺造瘘。

预后一般良好，少数并发前列腺脓肿，应积极引流。

二、慢性前列腺炎

（一）**慢性细菌性前列腺炎**　大多数慢性前列腺炎病人没有急性炎症过程。其致病菌有大肠埃希菌、变形杆菌、克雷伯菌属、葡萄球菌或链球菌等，也可由淋球菌感染导致，主要是经尿道逆行感染所致。组织学上前列腺分为内层与周围层，内层腺管为顺行性，而周围层腺管呈逆行倒流。射精时，如后尿道有感染，则会有致病菌大量挤向周围层。如排尿不畅，感染的尿液也可经前列腺管逆流至前列腺组织内，使感染更难控制。此外，前列腺腺上皮的类脂质膜是多种抗生素进入腺泡的屏障，也是慢性前列腺炎治疗不理想、难以根治的原因。

【临床表现】

1. **排尿改变及尿道分泌物**　尿频、尿急、尿痛，排尿时尿道不适或灼热。排尿后和便后常有白色分泌物自尿道口流出，俗称尿道口"滴白"。合并精囊炎时，可有血精。

2. **疼痛**　会阴部、下腹隐痛不适，有时腰骶部、耻骨上、腹股沟区等也有酸胀感。

3. **性功能减退**　可有勃起功能障碍、早泄、遗精或射精痛。

4. **精神神经症状**　出现头晕、头胀、乏力、疲惫、失眠、情绪低落、疑虑急躁等。

5. **并发症**　可并发附睾炎、不育等。

【诊断】　慢性细菌性前列腺炎的诊断依据有：①反复的尿路感染；②前列腺按摩液中持续有致病

菌存在。但是,本病临床上常难以明确诊断。

1. 直肠指诊 前列腺呈饱满、增大、质软、轻度压痛。病程长者,前列腺缩小、变硬、质地不均匀,有小硬结。同时行前列腺按摩获取前列腺液送检验。

2. 前列腺液检查 前列腺液白细胞>10个/高倍镜视野,卵磷脂小体减少,可诊断为前列腺炎。但前列腺炎样症状的程度与前列腺液中白细胞的多少无相关性。

分段尿及前列腺液培养检查:检查前充分饮水,取初段尿(voided bladder one,VB$_1$)10ml,再排尿200ml后取中段尿(voided bladder two,VB$_2$)10ml。而后,作前列腺按摩,收集前列腺液(expressed prostatic secretion,EPS),完毕后取后段尿(voided bladder three,VB$_3$)10ml,均送细菌培养及菌落计数。EPS或VB$_3$菌落计数超过VB$_1$和VB$_2$ 10倍可诊断为细菌性前列腺炎。若VB$_1$及VB$_2$细菌培养阴性,VB$_3$和前列腺液细菌培养阳性,亦即可确定诊断。此检查方法即Meares-Stamey的"四杯法"。

3. 超声 显示前列腺组织结构界限不清、混乱,多数可有钙化灶,可提示前列腺炎。膀胱镜检查可见后尿道、精阜充血、肿胀。

【治疗】 可选用喹诺酮类或复方磺胺甲噁唑等具有较强穿透力的抗菌药物。目前应用于临床的药物还有红霉素、多西环素、头孢菌素类等,亦可以联合用药或交替用药,以防止产生耐药性。

综合治疗:①热水坐浴及理疗可减轻局部炎症;②前列腺按摩,每周1次,以引流炎性分泌物;③忌酒及辛辣食物,避免长时间骑坐,性生活有规律;④中医治疗,应用活血化瘀和清热解毒药物。

(二)慢性非细菌性前列腺炎 大多数慢性前列腺炎属此类,此病的致病原因及发病机制目前尚不完全明确,可能由微生物,如沙眼衣原体、支原体、滴虫、真菌、病毒等所致,也可能与免疫反应异常、尿液反流刺激、精神心理因素等有关。性生活无规律、久坐、过量饮酒及辛辣食物等可诱发或加重前列腺炎症状。目前认为将慢性非细菌性前列腺炎更名为前列腺盆腔综合征(prostate pelvic syndrome,PPS),更能反映疾病本质,探索建立以症状为核心的诊断及疗效评价标准,以改善症状、提高生活质量作为主要治疗目标。

【临床表现】 类似慢性细菌性前列腺炎症状,主要表现为长期、反复的会阴、下腹部等区域疼痛或不适,或表现为尿频、尿不尽,可伴有不同程度的性功能障碍、生育能力下降、精神心理症状等一系列综合征,所不同的是没有反复尿路感染。体检与临床表现不一定相符。超声检查常有前列腺钙化灶。直肠指诊前列腺稍饱满,质较软,有轻度压痛。临床上具有慢性前列腺炎的症状,尤其是盆腔、会阴部疼痛明显,而前列腺液检查正常,培养无细菌生长,称为前列腺痛(prostatodynia)。

【治疗】 α受体拮抗剂可以解痉、改善症状。某些植物制剂对改善症状也有一定的疗效。有精神心理障碍者,可用抗抑郁药、抗焦虑药等药物。有疼痛者,可用非甾体抗炎镇痛药。对伴有膀胱过度活动症样病人,可用M受体拮抗剂。此外,每日1次热水坐浴,每周1次前列腺按摩,以及去除易造成盆腔、前列腺充血的因素,可有良好的疗效。微能量、生物反馈、心理治疗、针灸等也有一定的效果。

三、急性附睾炎

【病因】 急性附睾炎多见于中青年,常由泌尿系感染和前列腺炎、精囊炎、性传播疾病扩散所致。感染多由输精管逆行传播,血行感染少见。致病病原体多为大肠埃希菌,也有淋球菌、衣原体、病毒等。在老年人,开放性前列腺切除或经尿道前列腺电切后,射精管口向前列腺窝敞开,排尿时压力增高,可使菌尿经输精管逆流至附睾。无菌尿经输精管逆流到附睾亦会致化学性附睾炎。偶见由输尿管异位开口引起。

【病理】 炎症可使附睾肿胀,炎症开始于附睾尾部,随后通过附睾体扩散至附睾头部,可形成脓肿。累及睾丸则形成附睾睾丸炎。睾丸鞘膜可有渗液,形成继发性睾丸鞘膜积液。精索可增粗,炎症反应可波及腹股沟区。

【临床表现】 发病突然,多继发于下尿路感染,全身症状明显,可有畏寒、高热。病侧阴囊明显肿胀、阴囊皮肤发红、发热、疼痛,并沿精索、下腹部以及会阴部放射。附睾、睾丸及精索均有增大或增粗,肿大以附睾头、尾部为甚。有时附睾、睾丸界限不清,下坠时疼痛加重。可伴有膀胱刺激症状。血白细胞及中性粒细胞计数升高。

【诊断】　根据典型临床表现易于诊断,体检易发现局限性附睾触痛。应注意与阴囊内其他疾病鉴别。睾丸扭转(testicular torsion)多发于青少年,常在安静状态下发病,起病急,阴囊部疼痛剧烈,附睾、睾丸均肿大,有明显触痛。超声检查睾丸的血流情况有助于鉴别诊断。超声检查可显示急性附睾炎时血流增加,睾丸扭转时有缺血,血流减少。

【治疗】　卧床休息,并将阴囊托起,镇痛、热敷。可用0.5%利多卡因作精索封闭,减少疼痛。选用广谱抗生素治疗。病情较重者,宜尽早静脉用药。有脓肿形成则切开引流。

四、慢性附睾炎

多由急性附睾炎治疗不彻底而形成。部分病人无急性炎症过程,可伴有慢性前列腺炎。附睾较硬,呈结节状。显微镜检查可见附睾组织纤维增生,有大量瘢痕组织,附睾小管阻塞,白细胞及浆细胞浸润。

临床表现为阴囊长期有轻度不适,或坠胀痛,休息后好转。附睾局限性增厚及肿大,与睾丸的界限清楚,精索、输精管可增粗,前列腺质地偏硬。需与附睾结核鉴别,后者附睾质地稍硬,常发生于附睾尾部,输精管增粗呈串珠样改变是附睾结核特有的表现,前列腺小而有结节,同侧精囊多有病变,尿液镜检有白细胞,可找到抗酸杆菌。超声、X线平片及膀胱镜检查常可发现肾结核的证据。双侧附睾感染可影响生育。应针对病原菌给予抗感染治疗,托起阴囊,局部热敷、热水坐浴、理疗等亦有助于缓解症状。有慢性前列腺炎者,要同时予以治疗。如局部疼痛剧烈,反复发作,影响生活和工作,可考虑作附睾切除。

第五节　泌尿、男生殖系统结核

泌尿、男生殖系统结核是全身结核病的一部分,其中最主要的是肾结核(renal tuberculosis)。肾结核绝大多数起源于肺结核,少数继发于骨关节结核或消化道结核。肾结核是由结核分枝杆菌引起的慢性、进行性、破坏性病变。结核分枝杆菌自原发感染灶经血行播散引起肾结核,如未及时治疗,结核分枝杆菌随尿流下行可播散到输尿管、膀胱、尿道而致病。结核分枝杆菌还可以通过前列腺导管、射精管进入男生殖系统,引起前列腺、精囊、输精管、附睾和睾丸结核,男生殖系统结核也可以由血行直接播散引起(图52-4)。泌尿、男生殖系统结核常在肺结核发生或愈合后3~10年或更长时间才出现症状。也常常在一些消耗性疾病、创伤、应用糖皮质激素治疗、免疫抑制性疾病、糖尿病、艾滋病病人中出现。

一、泌尿系统结核

【病理】　结核分枝杆菌经血行感染进入肾,主要在双侧肾皮质的肾小球周围毛细血管丛内形成多发性微小结核病灶。由于该处血液循环丰富,修复力较强,如

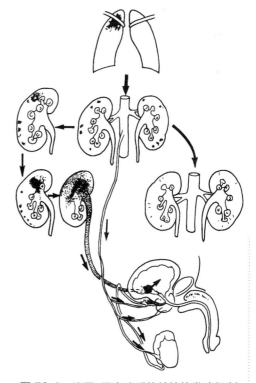

图 52-4　泌尿、男生殖系统结核的发病机制

病人免疫状况良好,感染结核分枝杆菌的数量少或毒力较小,这种早期微小结核病变可以全部自行愈合,临床上常不出现症状,称为病理肾结核。但此期肾结核可以在尿中查到结核分枝杆菌。如果病人免疫力低下,细菌数量大或毒力较强,肾皮质内的病灶不愈合而逐渐扩大,结核分枝杆菌经肾小管到达髓质的肾小管袢处,由于该处血流缓慢、血液循环差,易发展为肾髓质结核。病变在肾髓质继续发展,穿破肾乳头到达肾盏、肾盂,发生结核性肾盂肾炎,出现临床症状及影像学改变,称为临床肾结核。绝大多数为单侧病变。

肾结核的早期病变主要是肾皮质内炎症细胞浸润后形成的多发性结核结节。随着病变发展,病灶浸润逐渐扩大,侵入肾髓质后病变不能自愈,进行性发展,结核结节彼此融合,形成干酪样脓肿,从肾乳头处破入肾盏肾盂,形成空洞性溃疡,逐渐扩大蔓延累及全肾。肾盏颈或肾盂出口因纤维化发生狭窄,可形成局限的闭合脓肿或结核性脓肾。结核钙化也是肾结核常见的病理改变,可为散在的钙化斑块,也可为弥漫的全肾钙化。少数病人全肾广泛钙化时,其内混有干酪样物质,肾功能完全丧失,输尿管常完全闭塞,含有结核分枝杆菌的尿液不能流入膀胱,膀胱继发性结核病变逐渐好转和愈合,膀胱刺激症状也逐渐缓解甚至消失,尿液检查趋于正常,这种情况称为"肾自截"(autonephrectomy)。但病灶内仍存有大量活的结核分枝杆菌,仍可作为病源复发,不能因症状不明显而予以忽视。

输尿管结核表现为黏膜和黏膜下层结核结节、溃疡、肉芽肿和纤维化,病变是多发性的。病变修复愈合后,管壁纤维化增粗变硬,管腔呈节段性狭窄,致使尿流下行受阻,引起肾积水,加速肾结核病变发展,肾功能受到进一步损害,甚至发展成为结核性脓肾,肾功能完全丧失。近年来,部分肾结核临床表现不典型,但实验室及影像学检查对此类肾结核的诊断具有一定价值,此类肾结核称为不典型肾结核。输尿管狭窄多见于输尿管膀胱连接部。

膀胱结核起初为黏膜充血、水肿,散在结核结节形成,病变常从病侧输尿管口周围开始,逐渐扩散至膀胱的其他处。结核结节可互相融合形成溃疡、肉芽肿,有时深达肌层。结核性溃疡较少见,病变愈合致使膀胱壁广泛纤维化和瘢痕收缩,使膀胱壁失去伸张能力,膀胱容量显著减少(不足50ml),称为挛缩膀胱(contracted bladder)。膀胱结核病变及挛缩膀胱常可致健侧输尿管口狭窄或闭合不全,形成洞穴样输尿管口,膀胱内压升高,导致肾盂尿液梗阻或膀胱尿液反流,引起对侧肾积水。挛缩膀胱和对侧肾积水都是肾结核常见的晚期并发症。膀胱壁结核溃疡向深层侵及,偶可穿透膀胱壁与邻近器官形成瘘,如结核性膀胱阴道瘘或膀胱直肠瘘。

尿道结核主要发生于男性,常为前列腺、精囊结核形成空洞并破坏后尿道所致,少数为膀胱结核蔓延引起。其病理改变主要是结核性溃疡、纤维化导致尿道狭窄,引起排尿困难,加剧肾功能损害。

【临床表现】 肾结核常发生于20～40岁的青壮年,男性较女性多见。儿童和老年人发病较少,儿童发病多在10岁以上,婴幼儿罕见。约90%为单侧性。

肾结核症状取决于肾病变范围及输尿管、膀胱继发结核病变的严重程度。肾结核早期常无明显症状及影像学改变,只是尿液检查有少量红细胞、白细胞及蛋白,呈酸性,尿中可能发现结核分枝杆菌。随着病情的发展,可出现下列典型的临床表现。

1. **尿频、尿急、尿痛** 是肾结核的典型症状之一。尿频常最早出现,常是病人就诊时的主诉,呈进行性加重,普通抗生素治疗无效。最初是由含有结核分枝杆菌的脓尿刺激膀胱黏膜引起,以后当结核病变侵及膀胱壁,发生结核性膀胱炎及溃疡后,尿频加剧,并伴有尿急、尿痛。晚期膀胱发生挛缩,容量显著缩小,尿频更加严重,每日排尿次数达数十次,甚至出现尿失禁现象。

2. **血尿** 是肾结核的重要症状,常为终末血尿。主要原因是结核性膀胱炎及溃疡,在排尿终末膀胱收缩时出血。少数肾结核因病变侵及血管,也可以出现全程肉眼血尿。肾结核的血尿常在尿频、尿急、尿痛症状发生以后出现,但也有以血尿为初发症状者。

3. **脓尿** 是肾结核的常见症状。肾结核病人均有不同程度的脓尿,严重者尿如洗米水样,内含有干酪样碎屑或絮状物,显微镜下可见大量脓细胞。

4. **腰痛和肿块** 仅少数肾结核病变破坏严重和梗阻,发生结核性脓肾或继发肾周感染,或输尿管被血块、干酪样物质堵塞时,可引起腰部钝痛或绞痛。较大肾积脓或对侧巨大肾积水时,腰部可触及肿块。

5. **男生殖系统结核**　男性病人中约有 50%～70% 合并生殖系统结核。虽然病变主要从前列腺、精囊开始,但临床上表现最明显的是附睾结核,附睾可触及不规则硬块。输精管存在结核病变时,变得粗硬并呈"串珠"样改变。

6. **全身症状**　肾结核病人的全身症状常不明显。晚期肾结核或合并其他器官活动性结核时,可以有发热、盗汗、消瘦、贫血、虚弱、食欲缺乏等典型结核症状。严重双肾结核或肾结核对侧肾积水时,可出现贫血、水肿、恶心、呕吐、少尿等慢性肾功能不全的症状,甚至突然发生无尿。

【诊断】　肾结核是慢性膀胱炎的原因之一。因此,凡是无明显原因的慢性膀胱炎,症状持续存在并逐渐加重,伴有终末血尿,抗生素治疗无效,尤其青壮年男性反复出现无痛性尿频或不明原因血尿,附睾有硬结或伴阴囊慢性窦道者,应考虑有泌尿系统结核的可能。下列检查有助于诊断。

1. **尿液检查**　尿呈酸性,尿蛋白阳性,有较多红细胞和白细胞。尿沉淀涂片抗酸染色部分病例可找到抗酸杆菌,大部分病例抗酸杆菌染色阴性。以清晨第一次尿液检查阳性率最高,至少连续检查三次。若找到抗酸杆菌,不应作为诊断肾结核的唯一依据,因包皮垢杆菌、枯草杆菌也是抗酸杆菌,易和结核分枝杆菌混淆。尿结核分枝杆菌培养时间较长(4～8 周)但可靠,阳性率可达 90%,这对肾结核的诊断有决定性意义。

2. **影像学诊断**　包括超声、X 线平片、CT 及 MRI 等检查,对确诊肾结核、判断病变严重程度、决定治疗方案非常重要。

(1)X 线平片检查:尿路平片(KUB)可能见到病肾局灶或斑点状钙化影或全肾广泛钙化。静脉尿路造影(IVU)可以了解分侧肾功能、病变程度与范围,对肾结核治疗方案的选择必不可少。早期表现为肾盏边缘不光滑如虫蚀状,随着病变进展,肾盏失去杯形,不规则扩大或模糊变形。若肾盏颈纤维化狭窄或完全闭塞,可见空洞充盈不全或完全不显影。肾结核广泛破坏导致肾功能丧失时,病肾表现为"无功能",不能显示出典型的结核破坏性病变。根据临床表现,如果尿内找见结核分枝杆菌,静脉尿路造影一侧肾正常,另一侧"无功能"未显影,虽造影不能显示典型的结核性破坏病变,也可以诊断肾结核(图 52-5)。

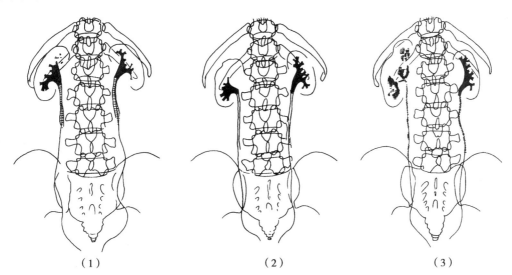

图 52-5　**肾结核(逆行肾盂造影示意图)**
(1)右侧上肾盏破坏　(2)右侧上肾盏未充盈　(3)右侧肾和输尿管严重破坏

(2)超声:简单易行,对于中晚期病例可初步确定病变部位,常显示病肾结构紊乱,有钙化则显示为强回声。超声也较容易发现对侧肾积水及膀胱有无挛缩。

(3)CT 和 MRI:CT 对中晚期肾结核能清楚地显示扩大的肾盏肾盂、皮质空洞及钙化灶,呈调色板样变化。CT 尿路造影（CTU）还可显示输尿管全长病变,输尿管壁增厚,外径增粗。MRI 水成像对诊断肾结核对侧肾积水有独到之处。在双肾结核或肾结核对侧肾积水,静脉尿路造影显影不良时,CT、MRI 有助于确诊。

3. 膀胱镜检查 可见膀胱黏膜充血、水肿、浅黄色结核结节、结核性溃疡、肉芽肿及瘢痕等病变,以膀胱三角区和病侧输尿管口周围较为明显。结核性肉芽肿易误诊为肿瘤,必要时取活组织检查明确诊断。病侧输尿管口可呈"洞穴"状,有时可见混浊尿液喷出。膀胱挛缩容量小于 50ml 或有急性膀胱炎时,不宜作膀胱镜检查。

延误肾结核的诊断,临床上常见有下列两种情况:其一是满足于膀胱炎的诊治,长时间使用一般抗感染药物而疗效不佳时,未进一步分析引起膀胱炎的原因;其二是发现男生殖系统结核,尤其是附睾结核,而不了解男生殖系统结核常与肾结核同时存在,未作尿检查和尿找抗酸杆菌检查,亦未作静脉尿路造影、泌尿系 CT、CTU 及 MRU 等检查。

【鉴别诊断】 肾结核主要需与非特异性膀胱炎和泌尿系统其他引起血尿的疾病进行鉴别。肾结核引起的结核性膀胱炎,症状常以尿频开始,膀胱刺激症状长期存在并进行性加重,一般抗感染治疗无效。非特异性膀胱炎主要系大肠埃希菌感染,多见于女性,发病突然,开始即有显著的尿频、尿急、尿痛,经抗感染治疗后症状很快缓解或消失,病程短,但易反复发作。

肾结核的血尿特点是常在膀胱刺激症状存在一段时间后才出现,以终末血尿多见,这和泌尿系统其他疾病引起的血尿不同。泌尿系肿瘤引起的血尿常为全程无痛性肉眼血尿。肾输尿管结石引起的血尿常伴有肾绞痛;膀胱结石引起的血尿,排尿有时尿线突然中断,并伴尿道内剧烈疼痛。非特异性膀胱炎的血尿主要在急性阶段出现,血尿常与膀胱刺激症状同时发生。但最主要的是肾结核的尿中可以找见抗酸杆菌或尿结核分枝杆菌培养阳性,而其他疾病的尿中不会发现。

【治疗】 肾结核是全身结核病的一部分,治疗时应注意全身治疗,包括加强营养、注意休息、避免疲劳等。肾结核的治疗应根据病人全身和病肾情况,选择药物治疗或手术治疗。药物治疗原则为早期、适量、联合、规律、全程。

1. 药物治疗 适用于早期肾结核,如尿中有结核分枝杆菌而影像学上肾盏、肾盂无明显改变,或仅见一两个肾盏呈不规则虫蛀状,在正确应用抗结核药物治疗后多能治愈。

抗结核药物种类很多,首选药物有异烟肼、利福平、吡嗪酰胺和链霉素等杀菌药物,其他如乙胺丁醇、环丝氨酸、乙硫异烟胺等抑菌药为二线药物。目前常用抗结核药物治疗方法:异烟肼 300mg/d,利福平 600mg/d,吡嗪酰胺 1.0～1.5g/d,维生素 C 1.0g/d,维生素 B_6 60mg/d 顿服。如果膀胱病变广泛,膀胱刺激症状严重,初始治疗 2 个月内可加用肌内注射链霉素 1.0g/d,服用吡嗪酰胺 2 个月后改用乙胺丁醇 1.0g/d。因抗结核药物多数有肝毒性,服药期间应同时服用保肝药物,并定期检查肝功能。链霉素对第Ⅷ对脑神经有损害,影响听力,一旦发现应立即停药。

药物治疗最好用三种药物联合服用的方法,降低治疗过程中发生耐药的可能性,并且药量要充分,疗程要足够长,早期病例用药 6～9 个月,有可能治愈。实践证明,药物治疗失败的主要原因是治疗不彻底。治疗中应每月检查尿常规和尿找抗酸杆菌,必要时行静脉尿路造影,以观察治疗效果。连续半年尿中未找见结核分枝杆菌为稳定阴转。5 年不复发即可认为治愈,但如果有明显膀胱结核或伴有其他器官结核,随诊时间需延长至 10～20 年或更长。

2. 手术治疗 凡药物治疗 6～9 个月无效,肾结核破坏严重者,应在药物治疗的配合下行手术治疗。肾切除术前抗结核治疗不应少于 2 周。

（1）肾切除术:肾结核破坏严重,而对侧肾正常,应切除病肾。双侧肾结核一侧广泛破坏呈"无功能"状态,另一侧病变较轻,在抗结核药物治疗一段时间后,择期切除严重的一侧病肾。肾结核对侧肾积水,如果积水肾功能代偿不良,应先引流肾积水,保护肾功能,待肾功能好转后再切除无功能的病肾。近年来腹腔镜下结核肾切除术已经被广泛地开展,并且取得了较好的效果。

（2）保留肾组织的肾结核手术:如肾部分切除术,适用于病灶局限于肾的一极;结核病灶清除术,适用于局限于肾实质表面闭合性的结核性脓肿,与肾集合系统不相通。上述结核病变经抗结核药物治疗 3～6 个月无好转,可考虑做此类手术。

(3)治疗输尿管狭窄的手术:输尿管结核病变致使管腔狭窄引起肾积水,如肾结核病变较轻,功能良好,狭窄较局限,狭窄位于中上段者,可以切除狭窄段,行输尿管端端吻合术;狭窄靠近膀胱者,则施行狭窄段切除,输尿管膀胱再植术。

(4)挛缩膀胱的手术治疗:肾结核并发挛缩膀胱,在病肾切除及抗结核治疗 3～6 个月,膀胱结核完全治愈后,对侧肾正常、无结核性尿道狭窄的病人,可行肠膀胱扩大术。挛缩膀胱的男性病人常有前列腺、精囊结核引起后尿道狭窄,不宜行肠膀胱扩大术,尤其并发对侧输尿管扩张肾积水明显者,为了改善和保护积水肾仅有的功能,应施行输尿管皮肤造口,回肠膀胱或肾造瘘等(图 52-6)。

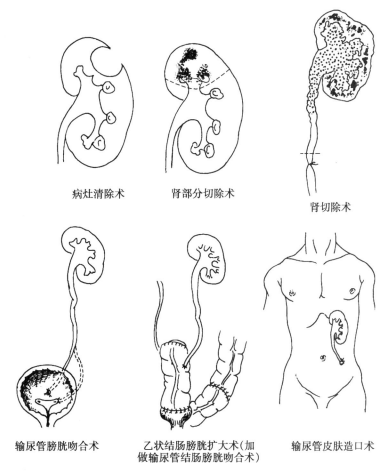

病灶清除术　　　肾部分切除术

肾切除术

输尿管膀胱吻合术　乙状结肠膀胱扩大术(加做输尿管结肠膀胱吻合术)　输尿管皮肤造口术

图 52-6　肾结核及其并发症的手术方法

二、男生殖系统结核

男生殖系统结核大多数继发于肾结核,少数由血行直接播散所致。首先在前列腺、精囊中引起病变,以后再经输精管蔓延到附睾和睾丸。单纯前列腺、精囊结核,因部位隐蔽,临床症状常不明显,不易发现。附睾结核(epididymal tuberculosis)临床症状较明显,容易被病人和临床医生发现。

【病理】 男生殖系统结核的病理改变和一般结核病相同,主要也为结核结节、干酪坏死、空洞形成和纤维化等,钙化极少见。前列腺结核脓肿向尿道破溃,可使后尿道呈空洞状,边缘不规则。前列腺、精囊纤维化以后则形成坚硬肿块。输精管结核常致管腔堵塞,输精管变粗、变硬。附睾结核病变常从附睾尾开始,呈干酪样变、脓肿及纤维化,可累及整个附睾。血行感染引起的附睾结核,70% 的病人有肺结核病史。附睾结核常侵及鞘膜和阴囊壁,脓肿破溃后可形成经久不愈的窦道。睾丸结核常是附睾结核直接扩展蔓延所致。

【临床表现】　男生殖系统结核与肾结核病人的发病年龄相同,绝大多数为 20~40 岁。结核性附睾炎可以是泌尿生殖系结核的首发和唯一症状。前列腺、精囊结核的临床症状多不明显,偶感直肠内和会阴部不适,严重者可出现血精、精液量减少、性功能障碍和不育及肛周窦道形成等。直肠指诊可触及前列腺、精囊硬结,一般无压痛。附睾结核一般发病缓慢,表现为阴囊部肿胀不适或下坠感,侵及输精管时,输精管增粗,并呈无痛性结节状或"串珠"样改变。形成寒性脓肿如继发感染,阴囊局部出现红肿、疼痛。脓肿破溃后可形成经久不愈的窦道。双侧病变则导致失去生育能力。

【诊断】　有上述临床表现,直肠指诊扪及前列腺、精囊硬结或触及附睾硬结,疑有男生殖系统结核时,需全面检查泌尿系有无结核病变,应作尿常规、尿找抗酸杆菌、尿结核分枝杆菌培养和静脉尿路造影等检查以除外肾结核。前列腺液或精液中有时可发现结核分枝杆菌;尿道造影可显示前列腺部尿道变形或扩大,对比剂可进入前列腺空洞内。

【鉴别诊断】　附睾结核需与非特异性慢性附睾炎及肿瘤相鉴别,附睾结核硬块常不规则,病程缓慢,常可触及"串珠"样、粗硬的输精管,如附睾病变与皮肤粘连或形成阴囊皮肤窦道,附睾结核诊断不太困难。非特异性慢性附睾炎很少形成局限性硬结,一般与阴囊皮肤无粘连,常有急性炎症发作史或伴有慢性前列腺炎病史。超声有助于鉴别附睾结核和睾丸肿瘤。前列腺结核需与非特异性前列腺炎及前列腺癌鉴别。

【治疗】　早期附睾结核应用抗结核药物治疗,多数可以治愈。如果病变较重,疗效不好,已有脓肿或有阴囊皮肤窦道形成,应在药物治疗配合下做附睾及睾丸切除术。手术应尽可能保留附睾、睾丸组织。

前列腺、精囊结核一般用抗结核药物治疗,不需要用手术方法,但应清除泌尿、男生殖系统可能存在的其他结核病灶,如肾结核、附睾结核等。

(梁朝朝)

本章思维导图

第五十三章 | 良性前列腺增生

第一节 | 概　述

良性前列腺增生（benign prostatic hyperplasia，BPH）是引起中老年男性排尿障碍最为常见的一种良性疾病。主要表现为组织学上的前列腺间质和腺体成分的增生、解剖学上的前列腺增大、尿流动力学上的膀胱出口梗阻和以下尿路症状（lower urinary tract symptoms，LUTS）为主的临床症状。

【流行病学】　BPH 的发病率随年龄的增长而增加，通常组织学上 BPH 最初发生在 40 岁以后，到 60 岁时发病率＞50%，80 岁时高达 83%。与组织学表现类似，随着年龄的增长，LUTS 的发病率也随之增加。大约 50% 组织学诊断 BPH 的男性有中度到重度 LUTS。关于临床 BPH 发病率的研究结果差异很大，可能是受到诊断标准、人群选择以及调查手段差异等因素的影响。50 岁以上男性临床BPH 患病率为 50%～75%，这一数值随着年龄的增长而增加，70 岁以上临床 BPH 患病率超过 80%。

【病因】　年龄的增长和有功能的睾丸是 BPH 两个必备条件。首先，BPH 的发病率随年龄的增大而增加。男性在 40 岁以后前列腺可有不同程度的增生，多在 50 岁以后出现临床症状。其次，前列腺的正常发育有赖于雄激素。青春期前切除睾丸，前列腺即不发育，老年后也不会发生 BPH。BPH 的病人在切除睾丸后，增生的上皮细胞会发生凋亡，腺体萎缩。然而，BPH 发生的具体机制尚不明确，可能是由于上皮和间质细胞增殖与细胞凋亡的平衡被破坏。相关因素包括雄激素及其与雌激素的相互作用、前列腺间质-腺上皮细胞的相互作用、生长因子、炎症细胞、神经递质及遗传因素等。

【病理】　前列腺腺体增生开始于围绕尿道的腺体，这部分腺体称为移行带，未增生之前仅占前列腺组织的 5%。前列腺其余腺体由中央带（占 25%）和外周带（占 70%）组成。中央带似楔形并包绕射精管。外周带组成前列腺的背侧及外侧部分，是前列腺癌最常发生的部位（图 53-1）。BPH 主要发生于前列腺尿道周围移行带，增生组织呈多发结节，并逐渐增大。增生的腺体将外周的腺体挤压萎缩形成前列腺外科包膜，与增生腺体有明显界限，手术中易于分离。增生腺体突向后尿道，使前列腺部尿道伸长、弯曲、受压变窄，尿道阻力增加，引起排尿困难（图 53-2）。此外，前列腺内尤其是围绕膀胱颈部的平滑肌内含有丰富的 α 肾上腺素受体，这些受体的激活使该处平滑肌收缩，可明显增加前列腺尿道的阻力。

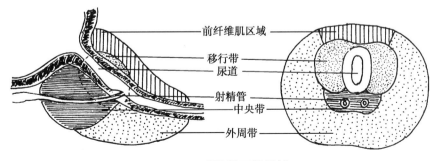

图 53-1　前列腺正常解剖

BPH 及 α 肾上腺素受体兴奋致后尿道平滑肌收缩,造成膀胱出口梗阻。为了克服排尿阻力,逼尿肌增强其收缩能力,逐渐代偿性肥大,肌束形成粗糙的网状结构,加上长期膀胱内高压,膀胱壁出现小梁、小室或假性憩室(图 53-3)。由于逼尿肌退变、顺应性差,出现逼尿肌不稳定收缩,病人有明显尿频、尿急和急迫性尿失禁,可造成输尿管尿液排出阻力增大,引起上尿路扩张积水。如梗阻长期未能解除,逼尿肌萎缩,失去代偿能力,收缩力减弱,导致膀胱不能完全排空而出现残余尿。随着残余尿量增加,膀胱壁变薄,膀胱腔扩大,可出现慢性尿潴留及充溢性尿失禁,尿液反流引起上尿路积水及肾功能损害。梗阻引起尿潴留,还可继发感染和结石形成。

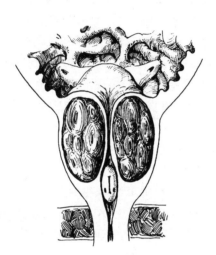

图 53-2 BPH 时,腺体突向后尿道和膀胱颈,后尿道延长

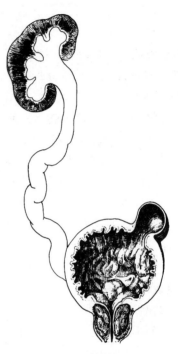

图 53-3 BPH 引起的病理改变
肾积水:肾实质萎缩,肾盂扩大;输尿管积水:输尿管扩张、伸长、曲折;膀胱壁肥厚,肌肉形成小梁,出现膀胱憩室。

第二节 | 良性前列腺增生的诊断

【临床表现】 BPH 多在 50 岁以后出现症状,60 岁左右症状更加明显。症状严重程度与前列腺体积大小之间并不一致,而取决于引起梗阻的程度、病变发展速度以及是否合并感染等,症状可时轻时重。

BPH 主要表现为下尿路症状,包括储尿期症状、排尿期症状及排尿后症状。储尿期症状包括尿频、尿急、尿失禁及夜尿增多等;排尿期症状包括排尿踌躇、排尿困难及排尿中断等;排尿后症状包括尿不尽、尿后滴沥等。

尿频是 BPH 最常见的早期症状,夜间更为明显。尿频早期是因增生的前列腺充血刺激。随着病情发展,梗阻加重,残余尿量增多,膀胱有效容量减少,尿频逐渐加重。此外,梗阻诱发逼尿肌功能改变,膀胱顺应性降低或逼尿肌不稳定,尿频更为明显,并出现急迫性尿失禁等症状。

排尿困难是 BPH 最重要的症状,病情发展缓慢。典型表现是排尿迟缓、中断、尿流细而无力、射程短、终末滴沥、排尿时间延长。如梗阻严重,残余尿量较多时,常需要用力并增加腹压以帮助排尿,排尿后常有尿不尽感。当梗阻加重达一定程度时,残余尿进一步增加,继而发生慢性尿潴留或充溢性尿失禁。BPH 的任何阶段中,可因气候变化、劳累、饮酒、便秘、久坐等因素,前列腺突然充血、水肿导致急性尿潴留,病人不能排尿,膀胱胀满,下腹疼痛难忍,常需急诊导尿处理。

　　BPH 合并感染或结石时,可出现明显尿频、尿急、尿痛症状。增生腺体表面黏膜的血管破裂时,亦可发生不同程度的无痛性肉眼血尿,应与泌尿系肿瘤引起的血尿鉴别。梗阻引起严重肾积水、肾功能损害时,可出现慢性肾功能不全的表现,如食欲缺乏、恶心、呕吐、贫血、乏力等症状。长期排尿困难导致腹压增高,还可引起腹股沟疝、内痔与脱肛等。

　　【诊断】　50 岁以上男性出现 LUTS 等临床表现,须考虑有 BPH 的可能。通常需作以下临床评估。

　　1. **病史问诊**　LUTS 的特点、持续时间及其伴随症状;手术史、外伤史,尤其是盆腔手术或外伤史;既往史,包括性传播疾病、糖尿病、神经系统疾病、可能与夜尿症有关的心脏疾病病史;药物史:需了解病人近期是否服用了影响排尿功能或导致 LUTS 的药物;病人的一般情况,包括生活习惯、情绪与心理因素等。

　　2. **症状评估**　国际前列腺症状评分(International Prostate Symptom Score,IPSS)是量化 BPH 病人 LUTS 的主要方法,是目前国际公认的判断 BPH 病人症状严重程度的最佳手段(表 53-1)。

表 53-1　国际前列腺症状评分表

在最近的一个月,您是否有以下症状	无	在五次中症状评分					症状评分
		少于 1 次	少于 半数	大约 半数	多于 半数	几乎 每次	
1. 是否有尿不尽感?	0	1	2	3	4	5	
2. 两次排尿间隔是否经常小于两小时?	0	1	2	3	4	5	
3. 是否曾经有间断性排尿?	0	1	2	3	4	5	
4. 是否有排尿不能等待现象?	0	1	2	3	4	5	
5. 是否有尿线变细现象?	0	1	2	3	4	5	
6. 是否需要用力及使劲才能开始排尿?	0	1	2	3	4	5	
7. 从入睡到早起一般需要起来排尿几次?	0	1	2	3	4	5	
症状评分 =							

注:总分 0～35 分。轻度症状 0～7 分,中度症状 8～19 分,重度症状 20～35 分。

　　3. **直肠指诊**　是重要的检查方法,BPH 病人均需做此项检查。多数病人可触到增大的前列腺,表面光滑、质韧、有弹性,边缘清晰,中央沟变浅或消失。指诊时应注意肛门括约肌张力是否正常、前列腺有无硬结,这些分别是鉴别神经源性膀胱及前列腺癌的重要体征。

　　4. **超声检查**　采用经腹或直肠途径进行。经腹超声检查时膀胱需要充盈,扫描可清晰显示前列腺体积大小(计算公式为:0.52× 前后径 × 左右径 × 上下径)、形态及增生腺体是否突入膀胱,了解有无膀胱结石以及上尿路继发积水等病变。嘱病人排尿后检查,还可以测定膀胱残余尿量。经直肠超声检查对前列腺内部结构显示更为清晰。

　　5. **尿流率检查**　建议膀胱尿量在 150～400ml 时进行检查。最大尿流率<15ml/s 表明排尿不畅;最大尿流率<10ml/s 则表明梗阻较为严重。如需进一步了解逼尿肌功能,明确排尿困难是否由膀胱神经源性病变所致,应行尿流动力学检查。

　　6. **血清前列腺特异性抗原**(prostate-specific antigen,PSA)**测定**　血清 PSA 检查对排除前列腺癌很有必要。但许多因素可影响 PSA 值,如年龄、前列腺体积、前列腺炎、尿路感染、前列腺按摩以及经尿道的操作等因素均可使 PSA 升高。因此 PSA 测定建议在直肠指诊前完成。

　　此外,IVU、CT、MRI 和膀胱镜检查等可以帮助了解是否合并泌尿系结石、肿瘤等病变。放射性核素肾图有助于了解上尿路有无梗阻及肾功能损害程度。

【鉴别诊断】 BPH 引起排尿困难,故应与下列疾病相鉴别。

1. **前列腺癌** 若前列腺有结节,质地硬,或血清 PSA 升高,应行 MRI 检查,必要时行前列腺穿刺活检。

2. **膀胱颈挛缩** 亦称膀胱颈纤维化。多为慢性炎症、结核或手术后瘢痕形成所致,发病年龄较轻,多在 40～50 岁出现排尿不畅症状,但前列腺体积不大,膀胱镜检查可以确诊。

3. **尿道狭窄** 多有尿道损伤及感染病史,行尿道膀胱造影与尿道镜检查可确诊。

4. **神经源性膀胱** 临床表现与 BPH 相似,可有排尿困难、残余尿量增多、肾积水和肾功能不全等,但前列腺体积不大,为动力性梗阻。病人常有中枢或周围神经系统损害的病史和体征,如下肢感觉和运动障碍、会阴皮肤感觉减退、肛门括约肌松弛或反射消失等。静脉尿路造影常显示上尿路有扩张积水,膀胱常呈“圣诞树”形改变。尿流动力学检查可帮助诊断。

第三节 | 良性前列腺增生的治疗

【治疗】 原则:改善下尿路症状、恢复正常的排尿功能,提升生活质量,延缓疾病进展,预防并发症的发生。BPH 应根据病人的症状、梗阻程度及并发症情况选择治疗方案。

1. **观察等待** 若病人症状轻微,不影响生活质量,也没有相关并发症,一般不需治疗,可选择先观察等待。但是需要密切随访,随着年龄增长以及前列腺体积的增大,部分病人症状加重并影响生活质量,应开始治疗。

2. **药物治疗** 常用的药物有 α 肾上腺素受体拮抗剂（α 受体拮抗剂）、5α 还原酶抑制剂,其余可选择的药物有 M 受体拮抗剂、5 型磷酸二酯酶抑制剂、$β_3$ 受体激动剂、植物制剂及中药等。部分病人亦可根据病情联合用药治疗。

α 受体分为 1、2 两型,其中 $α_1$ 受体主要分布在前列腺基质平滑肌中,对排尿影响较大。拮抗 $α_1$ 受体能有效地降低膀胱颈及前列腺的平滑肌张力,减小尿道阻力,改善排尿功能。常用药物有特拉唑嗪、阿夫唑嗪、多沙唑嗪及坦索罗辛等,对症状较轻、BPH 体积较小的病人有良好的疗效。该类药起效快且疗效显著,数小时至数天即可改善症状,可使 IPSS 平均改善 30%～40%,最大尿流率提高 16%～25%。该类药副作用多较轻微,主要有头晕、鼻塞、直立性低血压等表现。

5α 还原酶抑制剂在前列腺内阻止睾酮转变为有活性的双氢睾酮,进而使前列腺体积部分缩小,改善排尿症状。常用药物有非那雄胺等。非那雄胺起效相对较慢,一般在服药 3 个月左右见效,停药后症状易复发,需长期服药,可以使前列腺体积缩小 20%～30%,使 IPSS 平均降低 15%,最大尿流率提高 1.3～1.6ml/s,对体积较大的前列腺效果较明显,与 α 受体拮抗剂联合治疗效果更佳。

3. **手术治疗** 具有中重度 LUTS 并已明显影响生活质量的病人可选择手术治疗,尤其是药物治疗效果不佳或拒绝接受药物治疗的病人。当 BPH 导致以下并发症时,建议采用外科治疗:①反复尿潴留;②反复血尿;③反复泌尿系感染;④膀胱结石;⑤继发性上尿路积水;⑥合并腹股沟疝、严重的痔或脱肛,临床判断不解除下尿路梗阻难以达到治疗效果者。

外科手术方式的选择取决于前列腺体积大小、医院条件及外科医生的个人经验、病人意见及其伴发疾病和全身状况。

(1) 开放性前列腺摘除术(open prostatectomy,OP):是 BPH 最传统的手术方式。通常经耻骨上或耻骨后入路,利用手指触感沿着前列腺外科包膜平面对增生的腺体进行剜除。该手术疗效确定,但由于前列腺位置深且血供丰富,术中创伤较大,术后并发症多、恢复慢,此术式现已较少使用,特殊情况除外,如医院不具备开展经尿道前列腺手术的条件,或 80ml 以上巨大前列腺合并巨大膀胱结石的 BPH 病人。

(2) 经尿道前列腺切除或切开术:①经尿道前列腺切除术(transurethral resection of the prostate,TURP)是目前 BPH 外科治疗的标准术式,主要适用于 80ml 以内的 BPH 病人。TURP 的原理是从前列腺尿道面向包膜平面切除增生的前列腺组织。根据能量平台的不同,可分为单极经尿道前列腺切除术(monopolar TURP,M-TURP)、双极经尿道前列腺切除术(bipolar TURP,B-TURP)和各类波长激光下的经尿道前列腺切除术。②经尿道前列腺切开术(transurethral incision of the prostate,TUIP)是在前列腺5~7点切出1~2条深达外科包膜的纵行沟,但并不切除整个尿道周围增生的前列腺组织。主要适用于前列腺体积小于30ml,且无中叶增生的病人,其疗效与TURP类似,但安全性更好。

(3)经尿道前列腺剜除术:是基于开放性前列腺摘除术理念,并结合TURP微创优势的腔内前列腺剜除术(endoscopic enucleation of the prostate,EEP)。EEP的技术原理是用不同的能量平台(电外科、激光)在内镜监视下沿前列腺外科包膜将增生腺体组织完全剜除,再用切割或组织粉碎等方法清除剜除后的腺体组织,从而达到解除梗阻的目的。EEP因其较佳的远期疗效和安全性,已得到越来越广泛的临床应用,是治疗大体积(80ml以上)BPH病人的首选手术方式。常用能量平台有:①电外科:等离子电极。②激光:钬激光、铥激光、绿激光及各类波长的半导体激光(450nm蓝激光、980nm红激光及1 470nm激光等)等。

(4)经尿道前列腺汽化术:手术原理类似于TURP,主要是利用激光等能量平台从前列腺尿道面向包膜平面汽化增生的前列腺组织,适用于80ml以内的BPH病人。

(5)其他治疗:经尿道球囊扩张术、前列腺水蒸气消融、前列腺动脉栓塞、前列腺尿道支架以及经直肠高强度聚焦超声(HIFU)等对缓解BPH引起的梗阻症状均有一定疗效,适用于不能耐受手术的病人或有特殊要求的病人。

第四节 | 良性前列腺增生的随访

对接受各种治疗的BPH病人均应进行随访。随访的目的是评估疾病进展、疗效和相关的副作用或并发症,并提出进一步解决方案。

1. 观察等待 观察等待病人需定期随访。第一次随访应在6个月之后,之后每年一次。如症状加重或出现手术指征,则需及时改变治疗方案。随访内容主要包括IPSS、生活质量评分、尿液分析、尿流率和残余尿量等。必要时每年进行一次直肠指诊和血清PSA测定。

2. 药物治疗 根据药物的疗效、副作用、就医的方便程度、医生的经验决定随访时间。随访内容除上述描述外,还应重点评估药物疗效和副作用,必要时需查血肌酐和泌尿系、前列腺B超。根据上述复查结果调整后续治疗方案。

3. 外科治疗 外科治疗后第1次随访通常在拔除导尿管后的4~6周。第1次随访的内容除上述描述外,还应了解有无残余尿和/或新发的下尿路症状,有无尿失禁、肉眼血尿等。必要时需要行直肠指诊和血清PSA测定等。

(梁朝朝)

本章思维导图

第五十四章 泌尿系统结石

第一节 概　述

泌尿系统结石（urolithiasis）又称尿石症，是最常见的泌尿外科疾病之一。泌尿系统结石可分为上尿路结石和下尿路结石，前者指肾结石（renal calculi）和输尿管结石（ureteral calculi），后者指膀胱结石（vesical calculi）和尿道结石（urethral calculi）。流行病学资料显示，5%～10% 的人在其一生中至少发生过 1 次泌尿系统结石。我国泌尿系统结石的发病率为 1%～5%，南方地区高达 5%～10%，新发病率约为（150～200）/10 万。上尿路结石男女比例相近，下尿路结石男性明显多于女性。好发年龄在 25～40 岁。

泌尿系统结石在我国古代医书《黄帝内经》和《中藏经》中已有记载，被称为"淋""石淋"和"砂淋"，表示经尿道排出砂石，其辨证施治方剂至今仍用于临床。19 世纪中叶，德国 Simon 首次成功地实施了肾切除术以治疗肾结石。19 世纪末，随着膀胱镜和 X 线平片诊断技术的发明和应用，出现了各种尿路取石的手术方法。1976 年，瑞典 Fernstorm 和 Johansson 首次采用经皮肾镜取石术（percutaneous nephrolithotomy，PCNL）治疗肾结石；1980 年，德国 Chaussy 采用体外冲击波碎石（extracorporeal shock wave lithotripsy，ESWL）治疗泌尿系统结石获得成功。输尿管硬镜及软镜随后迅猛发展，目前 90% 以上的泌尿系统结石可不再采用开放手术治疗，包括一些复杂难治的肾结石也可以通过微创技术治疗。

泌尿系统结石的形成机制尚未完全清楚，目前存在多种学说，如肾钙化斑、过饱和结晶、结石基质、晶体抑制物质、异质促进成核学说等。许多资料显示，泌尿系统结石可能是多种影响因素所致。

【病因】　影响结石形成的因素很多，如年龄、性别、种族、遗传、环境、饮食习惯和职业等。身体的代谢异常、尿路的梗阻、感染、异物和药物的使用也是结石形成的常见病因。重视并解决这些问题，能够减少结石的形成和复发。

1. 代谢异常　①形成尿结石的物质排出增加：尿液中草酸、钙、尿酸或胱氨酸排出量增加。内源性合成草酸增加或肠道吸收草酸增加引起尿草酸增加；长期卧床、甲状旁腺功能亢进者尿钙增加；痛风病人尿酸排出增多；家族性胱氨酸尿症病人的胱氨酸排出量增加。②尿 pH 改变：在碱性尿中易形成磷酸镁铵及磷酸盐沉淀；在酸性尿中易形成尿酸和胱氨酸结晶。③尿中抑制晶体形成和聚集的物质减少，如枸橼酸、焦磷酸盐、酸性黏多糖、镁等。④尿量减少，使盐类和有机物质的浓度增高。

2. 局部病因　尿路梗阻、感染和尿路存在异物均是诱发结石形成的局部因素，梗阻可以导致感染和结石形成，而结石也会加重梗阻与感染的程度。临床上易引起泌尿系统结石形成的梗阻性疾病包括机械性和动力性梗阻。其中，肾盂输尿管连接部狭窄、膀胱颈部狭窄、肾输尿管畸形、输尿管口膨出、肾盏憩室和马蹄形肾等是常见的机械梗阻性疾病。此外，肾内型肾盂及肾盏颈狭窄可以引起尿液滞留，从而诱发肾结石形成。神经源性膀胱和先天性巨输尿管则属于动力梗阻性疾病，同样可以引起尿液的滞留，促进结石形成。前列腺增生导致排尿出口梗阻也可诱发膀胱结石的形成。

3. 药物相关因素　药物引起的肾结石占 1%～2%。相关的药物分两类：一类为尿液的浓度高而溶解度比较低的药物，如氨苯蝶啶（triamterene）、治疗 HIV 感染的药物（茚地那韦，indinavir）、硅酸镁和磺胺类药物等，这些药物本身就可作为结石的成分。另一类为能够诱发结石形成的药物，如乙酰唑胺、维生素 D、维生素 C 和皮质激素等，这些药物在代谢过程中可引起其他成分结石的形成。

【成分及特性】　通常泌尿系统结石由多种盐类混合形成。草酸钙结石最常见，磷酸盐、尿酸盐、碳酸盐次之,胱氨酸结石罕见。草酸钙结石质硬,不易碎,粗糙,不规则,呈桑葚样,棕褐色,尿路平片易显影。磷酸钙、磷酸镁铵结石与尿路感染和梗阻有关,易碎,表面粗糙,不规则,常呈鹿角形,灰白色、黄色或棕色,尿路平片可见分层现象。尿酸结石与尿酸代谢异常有关,其质硬,光滑,多呈颗粒状,黄色或红棕色,纯尿酸结石在尿路平片上不显影,属于阴性结石。胱氨酸结石是罕见的家族性遗传性疾病所致,质坚,光滑,呈蜡样,淡黄至黄棕色,尿路平片上亦不显影。

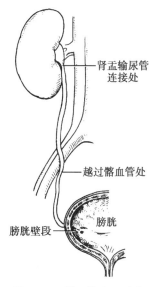

图 54-1　输尿管生理狭窄

【病理生理】　泌尿系统结石在肾和膀胱内形成,绝大多数输尿管结石和尿道结石是结石排出过程中停留在该处所致。输尿管有三个生理狭窄处,即肾盂输尿管连接处、输尿管跨过髂血管处及输尿管膀胱壁段(图54-1)。结石沿输尿管行径移动,常停留或嵌顿于三个生理狭窄处,并以输尿管下1/3处最多见。泌尿系统结石可引起尿路直接损伤、梗阻、感染或恶性变,所有这些病理生理改变与结石部位、大小、数目、继发炎症和梗阻程度等有关。

肾结石常先发生在肾盏,增大后向肾盂延伸。结石使肾盏颈部梗阻,会引起肾盏积液或积脓,进一步导致肾实质萎缩、瘢痕形成,甚至发展为肾周围感染。肾盏结石进入肾盂或输尿管后,结石可自然排出,或停留在尿路的任何部位。一旦结石堵塞肾盂输尿管连接处或输尿管,可引起急性完全性尿路梗阻或慢性不完全性尿路梗阻。前者在及时解除梗阻后,不影响肾功能;后者常导致渐进性肾积水,使肾实质受损、肾功能不全。结石在肾盏内慢慢长大,充满肾盂及部分或全部肾盏,形成鹿角形结石(图54-2)。结石可合并感染,亦可无任何症状,少数继发恶性变。

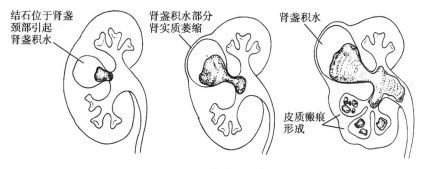

图 54-2　肾盏结石的发展

第二节 ｜ 上尿路结石

【临床表现】　肾和输尿管结石为上尿路结石,主要症状是疼痛和血尿。其程度与结石部位、大小、活动与否及有无损伤、感染、梗阻等有关。

1. **疼痛**　肾结石可引起肾区疼痛伴肋脊角叩击痛。肾盂内大结石及肾盏结石可无明显临床症状,偶有活动后上腹或腰部钝痛。输尿管结石可引起肾绞痛或输尿管绞痛,典型的表现为疼痛剧烈难忍,阵发性发作,位于腰部或上腹部,并沿输尿管行径放射至同侧腹股沟,还可放射到同侧睾丸或阴唇。结石处于输尿管膀胱壁段,可伴有膀胱刺激症状及尿道和阴茎头部放射痛。肾绞痛常见于结石活动并引起输尿管梗阻的情况。

2. **血尿**　通常为镜下血尿,少数病人可见肉眼血尿。活动后出现镜下血尿是部分上尿路结石病人的唯一临床表现。血尿的多少与结石对尿路黏膜损伤程度有关。如果结石引起尿路完全性梗阻或固定不动(如肾盏小结石),则可能没有血尿。

3. **恶心、呕吐**　常与肾绞痛伴发。输尿管结石引起尿路梗阻时,使输尿管管腔内压力增高,管壁局部扩张、痉挛和缺血。由于输尿管与肠有共同的神经支配而导致恶心、呕吐。

4. 膀胱刺激症状 结石伴感染或输尿管膀胱壁段结石时,可有尿频、尿急、尿痛。

【并发症及其表现】 结石并发急性肾盂肾炎或肾积脓时,可有畏寒、发热、寒战等全身症状。结石可致肾积水,积水严重时可在上腹部扪及增大的肾。双侧上尿路结石引起双侧尿路完全性梗阻或孤立肾上尿路完全性梗阻时,可导致无尿,出现尿毒症。小儿上尿路结石以尿路感染为重要的表现。

【诊断】

1. 病史和体检 与活动有关的疼痛和血尿,有助于此病的诊断,尤其是典型的肾绞痛。询问病史中,要问清楚第一次发作的情况,确认疼痛发作及其放射的部位,以往有无结石史或家族史,既往病史包括泌尿生殖系统疾病或解剖异常,或结石形成的影响因素等。疼痛发作时常有肾区叩击痛。体检主要是排除其他可引起腹部疼痛的疾病如急性阑尾炎、异位妊娠、卵巢囊肿扭转、急性胆囊炎、胆石症、肾盂肾炎等。

2. 实验室检查

(1)血液分析:应检测血常规、血钙、血钾、尿酸、肌酐。

(2)尿液分析:常能见到肉眼或镜下血尿;伴感染时有脓尿,感染性结石病人应行尿液细菌及真菌培养;尿液分析还可测定尿液 pH、钙、磷、尿酸、草酸等。

(3)结石成分分析:是确定结石性质的方法,也是制订结石预防措施和选用溶石疗法的重要依据。结石成分分析方法包括物理方法和化学方法两种,常用的物理分析法是红外光谱法等。

3. 影像学检查

(1)超声:属于无创检查,作为首选的影像学检查,能显示结石的强回声及其后方的声影,亦能显示结石梗阻引起的肾积水及肾实质萎缩等,可发现尿路平片(KUB)不能显示的小结石和 X 线阴性结石。超声适合于所有病人包括孕妇、儿童、肾功能不全和对对比剂过敏者。但仍有部分肥胖病人或结石因所在位置被骨盆干扰而超声无法探及。

(2)X 线检查:①KUB 能发现 90% 以上的 X 线阳性结石。正侧位摄片可以鉴别腹内其他钙化阴影如胆囊结石、肠系膜淋巴结钙化、静脉石等。侧位片显示上尿路结石位于椎体前缘之后,腹腔内钙化阴影位于椎体之前(图 54-3)。结石过小或钙化程度不高,纯尿酸结石及胱氨酸结石,则不显示。②静脉尿路造影可以评价结石所致的肾结构和功能改变,有无引起结石的尿路异常如先天性畸形等。若有充盈缺损,则提示有 X 线阴性结石或合并息肉、肾盂癌等可能。若查明肾盂、肾盂输尿管连接处和输尿管的解剖结构异常,有助于确定治疗方案。③逆行或经皮肾穿刺造影属于有创检查,一般不作为初始诊断手段,常在其他方法不能确定结石的部位或结石以下尿路系统病情不明需要鉴别诊断时采用。④平扫 CT 能发现以上检查不能显示的或较小的输尿管结石。有助于鉴别不透光的结石、肿瘤、血凝块等,以及了解有无肾畸形。随着影像技术的普及,平扫 CT 也可作为泌尿系统结石的常见检查方式。⑤增强 CT 能够显示肾积水的程度和肾实质的厚度,从而反映肾功能的改变情况。另外,疑有甲状旁腺功能亢进时,可做颈部 B 超等甲状旁腺影像学检查。

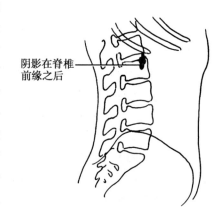

阴影在脊椎前缘之后

图 54-3 肾结石 X 线侧位平片示意图

(3)磁共振尿路成像(MRU):MR 不能显示泌尿系统结石,因而一般不用于结石的检查。但是,MRU 能够了解结石梗阻后肾输尿管积水的情况,而且不需要对比剂即可获得与静脉尿路造影相似的影像,不受肾功能的影响。因此,对于不适合做静脉尿路造影的病人(如对比剂过敏、严重肾损害、儿童和孕妇等)可考虑采用。

(4)放射性核素肾显像:放射性核素检查不能直接显示泌尿系统结石,主要用于确定分侧肾功能,评价治疗前肾功能情况和治疗后肾功能恢复状况。

4. 内镜检查 包括经皮肾镜,输尿管硬、软镜,以及膀胱镜检查。借助于内镜可以同时明确诊断和进行治疗。

【治疗】 由于泌尿系统结石复杂多变,结石的性质、形态、大小、部位不同,病人个体差异等因素,治疗方法的选择及疗效也大不相同,有的仅通过多饮水就可自行排出结石,有的却采用多种方法也未必能取尽结石。因此,对泌尿系统结石的治疗必须实施个体化治疗,有时需要综合治疗。

1. 病因治疗 少数病人的结石形成病因明确,如甲状旁腺功能亢进(主要是甲状旁腺腺瘤),只有切除腺瘤才能防止泌尿系统结石复发;尿路梗阻者,只有解除梗阻,才能避免结石复发。

2. 药物治疗 结石直径<0.6cm、表面光滑、结石以下尿路无梗阻时可采用药物排石治疗。纯尿酸结石及胱氨酸结石可采用药物溶石治疗。如尿酸结石用枸橼酸氢钾钠、碳酸氢钠碱化尿液,口服别嘌醇及饮食调节等方法治疗,效果较好;胱氨酸结石治疗需碱化尿液,使 pH>7.8,摄入大量液体。α-巯丙酰甘氨酸(α-MPG)和乙酰半胱氨酸有溶石作用。卡托普利有预防胱氨酸结石形成的作用。感染性结石需控制感染,口服氯化铵酸化尿液,应用脲酶抑制剂,有控制结石长大作用;限制食物中磷酸的摄入,应用氢氧化铝凝胶限制肠道对磷酸的吸收,有预防作用。在药物治疗过程中,还需增加液体摄入量,包括大量饮水,以增加尿量。中药和针灸对结石排出有促进作用,常用单味中药有广金钱草、泽泻或车前子等;常用针刺穴位是肾俞、膀胱俞、三阴交、阿是穴等。

肾绞痛是泌尿外科的常见急症,需紧急处理,应用药物前注意与其他急腹症鉴别。肾绞痛的治疗以解痉镇痛为主,常用的镇痛药包括非甾体类镇痛抗炎药物(如双氯芬酸钠、吲哚美辛)及阿片类镇痛药如哌替啶、曲马多等,解痉药如 M 型胆碱受体拮抗剂、钙通道阻滞剂、黄体酮等。

3. 体外冲击波碎石(extracorporeal shock wave lithotripsy,ESWL) 通过 X 线平片或超声对结石进行定位,利用冲击波聚焦后作用于结石,使结石裂解,直至粉碎成细砂,随尿液排出体外。大多数的上尿路结石可采用此方法治疗。

(1)适应证:适用于直径≤2cm 的肾结石及输尿管上段结石。输尿管中下段结石治疗的成功率比输尿管镜取石低。

(2)禁忌证:结石远端尿路梗阻、妊娠、出血性疾病、严重心脑血管病、主动脉或肾动脉瘤、尚未控制的泌尿系感染等。过于肥胖、肾位置过高、骨关节严重畸形、结石定位不清等,由于技术性原因而不适宜采用此法。

(3)碎石效果:与结石部位、大小、性质、是否嵌顿等因素有关。结石体积较大且无肾积水的肾结石,由于碎石没有扩散空间,效果较差,常需多次碎石。胱氨酸、草酸钙结石质硬,不易粉碎。输尿管结石如停留时间长合并息肉或发生结石嵌顿时也难以粉碎。

(4)并发症:碎石后多数病人出现一过性肉眼血尿,一般无须特殊处理。肾周围血肿形成较为少见,可保守治疗。感染性结石或结石合并感染者,由于结石内细菌播散、碎石梗阻引起肾盂内高压、冲击波引起的肾组织损伤等因素,可发生尿源性败血症,病程进展很快,可继发感染性休克甚至死亡,需高度重视并积极治疗。碎石排出过程中,由于结石碎片或颗粒排出,可出现肾绞痛。若碎石过多地积聚于输尿管内,可引起"石街",病人感腰痛或不适,有时可继发感染等。

为了减少并发症应采用低能量治疗,限制每次冲击次数。若需再次治疗,间隔时间为 10~14 天以上为宜,推荐 ESWL 治疗次数不超过 3~5 次。

4. 经皮肾镜取石术(percutaneous nephrolithotomy,PCNL) 是指在超声或 X 线定位下,经腰背部细针穿刺直达肾盏或肾盂,扩张并建立皮肤至肾内的通道,在肾镜下取石或碎石。碎石选用激光、超声或气压弹道等方法。PCNL 适用于大部分需手术干预的肾结石,包括完全性和不完全性鹿角结石、直径≥2cm 的肾结石、有症状的肾盏或憩室内结石、体外冲击波难以粉碎及治疗失败的结石,以及部分第 4 腰椎以上较大的输尿管上段结石。凝血功能障碍、过于肥胖导致穿刺针不能到达肾,或脊柱畸形者不宜采用此法。PCNL并发症有肾实质撕裂或穿破、出血、漏尿、感染、动静脉瘘、周围脏器损伤等。

对于复杂性肾结石,单一采用 PCNL 或 ESWL 都有困难,可以联合应用,互为补充。术中和术后出血是 PCNL 最常见及最危险的并发症,术中如出血明显,应中止手术,置入肾造瘘管压迫止血。术后出血常发生在拔出肾造瘘管后,如出血凶猛,应立即行经血管介入止血。确实无法止血时应切除病肾以挽救病人生命。

5. **输尿管镜碎石取石术**(ureteroscope lithotripsy,URL) 是指经尿道置入输尿管镜,在膀胱内找到输尿管口,在安全导丝引导下进入输尿管,利用能量源将结石击碎并用工具将结石取出。适用于中、下段输尿管结石,ESWL 失败的输尿管上段结石,X 线阴性的输尿管结石,停留时间长的嵌顿性结石,亦用于 ESWL 治疗所致的“石街”。输尿管严重狭窄或扭曲、合并全身出血性疾病、未控制的尿路感染等不宜采用此法。结石过大或嵌顿紧密,亦使手术变得困难。并发症有感染、输尿管黏膜下损伤、假道、穿孔、撕裂等。输尿管撕脱或断裂是术中严重并发症,与术中采用高压灌注、进镜出镜时操作不当有关,应注意防范。如发生该并发症,应立即中转开放手术。感染性休克也是手术严重并发症,与术前对病人感染状态的评估及是否采取预防措施密切相关。如果病人术前感染指标明显异常,可采取积极抗感染或置入输尿管支架的方法以减少术中或术后感染并发症的发生。远期并发症主要是输尿管狭窄或闭塞等。

输尿管软镜主要用于肾结石(直径<2cm)的治疗。采用逆行途径,在安全导丝引导下放置软镜镜鞘,直视下置入输尿管软镜进入肾盂或肾盏并找到结石。使用激光将结石粉碎成易排出的细小碎石,较大结石可用套石篮取出。

6. **腹腔镜输尿管切开取石**(laparoscopic ureterolithotomy,LUL) 适用于直径>2cm 的输尿管结石;或经 ESWL、输尿管镜手术治疗失败者。一般不作为首选方案。手术入路有经腹腔和经腹膜后两种,后者只适用于输尿管上段结石。

7. **开放手术治疗** 由于 ESWL 及内镜技术的普遍开展,现在上尿路结石大多数已不再采用开放手术。开放手术的术式主要有以下几种。①肾盂切开取石术:主要适用于肾盂输尿管连接处梗阻合并肾盂结石,可在取石的同时解除梗阻。②肾实质切开取石术:根据结石所在部位,沿肾前后段段间线切开或于肾后侧作放射状切口取石,目前应用较少。③肾部分切除术:适用于结石在肾一极或结石所在肾盏有明显扩张、实质萎缩和有明显复发因素者。④肾切除术:因结石导致肾结构严重破坏、功能丧失,或合并肾积脓,而对侧肾功能良好,可将病肾切除。⑤输尿管切开取石术:适用于嵌顿较久或其他方法治疗失败的结石。手术径路需根据结石部位选定。

双侧上尿路同时存在结石的病人约占 15%,其手术治疗原则如下:①双侧输尿管结石,应尽可能同时解除梗阻。可采用双侧输尿管镜碎石取石术,如不能成功,可行输尿管逆行插管或行经皮肾穿刺造瘘术,条件许可也可行经皮肾镜取石术。②一侧肾结石,另一侧输尿管结石时,先处理输尿管结石。③双侧肾结石时,在尽可能保留肾的前提下,先处理容易取出且安全的一侧。若肾功能极差,梗阻严重,全身情况不良,宜先行经皮肾造瘘。待病人情况改善后再处理结石。④孤立肾上尿路结石或双侧上尿路结石引起急性完全性梗阻无尿时,一旦诊断明确,只要病人全身情况许可,应及时施行手术。若病情严重不能耐受手术,亦应试行输尿管插管,通过结石后留置导管引流;不能通过结石时,则改行经皮肾造瘘。所有这些措施的目的是引流尿液,改善肾功能。待病情好转后再选择适当的治疗方法。

【预防】 泌尿系统结石形成因素较多、复发率高,肾结石治疗后在 5 年内约 1/3 的病人会复发。因而采用合适的预防措施有重要意义。

1. **大量饮水** 以增加尿量,稀释尿中形成结石物质的浓度,减少晶体沉积。亦有利于结石排出。除日间多饮水外,每夜加饮水 1 次,保持夜间尿液呈稀释状态,可以减少晶体形成。成人 24 小时尿量在 2 000ml 以上,这对任何类型的结石病人都是一项很重要的预防措施。

2. **调节饮食** 维持饮食营养的综合平衡,强调避免其中某一种营养成分的过度摄入。根据结石成分、代谢状态等调节食物构成。推荐吸收性高钙尿症病人摄入低钙饮食,不推荐其他含钙泌尿系统结石病人进行限钙饮食。草酸盐结石的病人应限制浓茶、菠菜、番茄、芦笋、花生等摄入。高尿酸的病人应避免高嘌呤食物如动物内脏。经常检查尿 pH,预防尿酸和胱氨酸结石时尿 pH 保持在 6.5 以上。此外,还应限制钠盐、蛋白质的过量摄入,增加水果、蔬菜、粗粮等富含膳食纤维食物的摄入。

3. 特殊性预防　在进行了完整的代谢状态检查后可采用以下预防方法:①草酸盐结石病人可口服维生素 B_6,以减少草酸盐排出;②尿酸结石病人可口服别嘌醇和碳酸氢钠,以抑制结石形成;③有尿路梗阻、尿路异物、尿路感染或长期卧床等情况,应及时去除这些结石诱因。

第三节 | 下尿路结石

下尿路结石包括膀胱结石和尿道结石。原发性膀胱结石(primary vesical calculi)多发于男孩,与营养不良和低蛋白饮食有关,其发生率在我国已明显降低。继发性膀胱结石(secondary vesical calculi)常见于良性前列腺增生、膀胱憩室、神经源性膀胱,以及异物或肾、输尿管结石排入膀胱。尿道结石(urethral calculi)见于男性,绝大多数来自肾和膀胱。有尿道狭窄、尿道憩室及异物存在时亦可致尿道结石。多数尿道结石位于前尿道。

【临床表现】　膀胱结石的典型症状为排尿突然中断,疼痛放射至远端尿道及阴茎头部,伴排尿困难和膀胱刺激症状。尿道结石的典型症状为排尿困难,点滴状排尿,伴尿痛,重者可发生急性尿潴留及会阴部剧痛。除典型症状外,下尿路结石常伴发血尿和感染。憩室内结石可仅表现为尿路感染。

【诊断】　根据典型症状和影像学检查可作出诊断,但需注意引起结石的病因如良性前列腺增生、尿道狭窄等。前尿道结石可沿尿道扪及,后尿道结石经直肠指诊可触及。

常用辅助诊断方法:①超声检查,能发现膀胱及后尿道强光团及声影,还可同时发现膀胱憩室、良性前列腺增生等;②X 线平片检查,能显示绝大多数结石;③平扫 CT 检查,能显示几乎所有结石;④膀胱尿道镜检查,能直接见到结石,并可发现膀胱及尿道病变。

【治疗】　膀胱结石采用手术治疗,并应同时治疗病因。膀胱感染严重时,应用抗菌药物;若有排尿困难,则应先留置导尿,以利于引流尿液及控制感染。

1. 经尿道膀胱镜取石或碎石　应用碎石钳机械碎石可处理大多数结石,并将碎石取出,适用于结石直径<2cm 者。较大的结石需采用超声、激光或气压弹道碎石。

2. 耻骨上膀胱切开取石术　为传统的开放手术方式,适用于结石过大、过硬或膀胱憩室病变时,目前已不作为首选方式。

尿道结石的治疗应根据结石的位置选择适当的方法,如结石位于尿道舟状窝,可向尿道内注入无菌液体石蜡,然后将结石推挤向尿道口,再用血管钳经尿道口伸入将结石取出。前尿道结石,则在阴茎根阻滞麻醉下,压迫结石近端尿道,阻止结石后退,注入无菌液体石蜡,再轻轻地向尿道远端推挤,套取或钳出,取出有困难者可选择内镜下碎石后取出。处理切忌粗暴,尽量不作尿道切开取石,以免尿道狭窄。后尿道结石可用尿道探条或膀胱镜将结石轻轻地推入膀胱,再按膀胱结石处理。

（刘继红）

本章思维导图

第五十五章 | 泌尿、男生殖系统肿瘤

泌尿、男生殖系统肿瘤包括泌尿系统和男生殖系统所有脏器的肿瘤,种类很多。根据 2022 年中国癌症统计数据分析,我国泌尿、男生殖系统发病率前三位的恶性肿瘤是:前列腺癌、膀胱癌、肾癌。

第一节 | 肾肿瘤

肾肿瘤(renal tumor)是泌尿系统常见的肿瘤之一,以恶性多见。临床上常见的肾恶性肿瘤包括肾细胞癌、肾母细胞瘤和转移瘤等;良性肿瘤包括血管平滑肌脂肪瘤、嗜酸细胞瘤等。

一、肾细胞癌

肾细胞癌(renal cell carcinoma,RCC)简称为肾癌,占成人恶性肿瘤的 3%~5%、肾恶性肿瘤的85%。引起肾癌的病因至今尚未明确,其发病与吸烟、肥胖、高血压、遗传因素(如 VHL 抑癌基因突变或缺失)等有关。

【病理与临床分期】 肾癌常为单发,双侧先后或同时发病者约占 2%。瘤体多数为类圆形的实性肿瘤,肿瘤大小不等,常有假包膜,切面以黄色、黄褐色和棕色为主,其中约 20% 的病例合并囊性变及钙化。肾癌起源于肾小管上皮细胞,病理类型包括透明细胞癌、乳头状细胞癌、嫌色细胞癌、集合管癌、肾髓质癌、MiT 家族易位性肾细胞癌和未分类的肾细胞癌等。其中透明细胞癌占 70%~80%,因细胞质内含大量糖原、胆固醇脂和磷脂类物质,在切片制作过程中这些物质被溶质溶解,细胞质在镜下呈透明状。

肾癌临床分期常采用 TNM 分期系统(表 55-1)。

【临床表现】 肾癌高发年龄为 50~70 岁。男女比例约 3∶2。早期常无明显临床症状,约 60%的肾癌在健康体检或其他疾病检查时被发现。常见的临床表现有:

1. **血尿、疼痛和肿块** 以血尿最为常见,表现为间歇性、无痛、肉眼血尿,表明肿瘤已侵入肾盏、肾盂。疼痛常为腰部钝痛或隐痛,多由肿瘤生长牵张肾包膜或侵犯腰大肌、邻近器官所致;出血形成的血块堵塞输尿管引起梗阻可发生肾绞痛。肿瘤较大时在腹部或腰部可触及肿块。如肿瘤侵犯左肾静脉或形成静脉癌栓,可发生同侧精索静脉曲张。癌栓可进入下腔静脉,形成下腔静脉癌栓。

2. **副瘤综合征** 是由于肾肿瘤释放细胞因子或激素等导致的临床表现,但与肿瘤局部侵犯、远处转移、感染、营养不足无关。见于 10%~20% 的肾癌病人,可表现为发热、高血压、血液学改变(红细胞增多、血小板增多)、代谢改变(高钙血症、高血糖)等。高血压可能是肿瘤产生肾素引起,红细胞增多可能为肿瘤产生促红细胞生成素导致,高血钙可能为肿瘤分泌甲状旁腺激素类物质等引起。

3. **转移灶症状** 肾癌最常见的转移部位为肺、骨、肝、肾上腺。肺转移可出现咳嗽、咯血,骨转移出现骨痛等症状。

【诊断】 影像学能为肾癌的诊断提供最主要的诊断依据。

1. **超声** 无创伤,价格便宜,可作为肾癌的常规筛查。典型的肾癌常表现为不均质的中低回声实性肿块。部分囊性肾癌可表现为无回声的囊性肿块,合并钙化时可伴局部强回声。

2. **CT** 对肾癌的诊断率高,可同时显示肿瘤部位、大小、有无累及邻近器官等。肾癌的 CT 表现为肾实质内不均质类圆形肿块,平扫 CT 值大多略低于肾实质或与之相仿,少数高于肾实质;增强扫描后,肿瘤出现明显强化(图 55-1)。

表 55-1　肾癌 TNM 分期 [美国癌症联合委员会（AJCC），2017 年]

分期	标准
原发肿瘤（T）	
T_X	原发肿瘤无法评估
T_0	无原发肿瘤的证据
T_1	肿瘤局限于肾脏，最大径≤7cm
T_{1a}	肿瘤最大径≤4cm
T_{1b}	4cm＜肿瘤最大径≤7cm
T_2	肿瘤局限于肾脏，最大径＞7cm
T_{2a}	7cm＜肿瘤最大径≤10cm
T_{2b}	肿瘤局限于肾脏，最大径＞10cm
T_3	肿瘤侵及肾段静脉或肾静脉或下腔静脉，或侵及肾周围组织，但未侵犯同侧肾上腺，未超过肾周筋膜
T_{3a}	肿瘤侵及肾段静脉分支或肾静脉，或侵犯肾盂、肾盏，或侵犯肾周围脂肪和／或肾窦脂肪，但未超过肾周筋膜
T_{3b}	肿瘤侵及横膈膜下的下腔静脉
T_{3c}	肿瘤侵及横膈膜上的下腔静脉或侵犯下腔静脉壁
T_4	肿瘤侵透肾周筋膜，包括侵犯同侧肾上腺
区域淋巴结（N）	
N_X	区域淋巴结无法评估
N_0	没有区域淋巴结转移
N_1	有区域淋巴结转移
远处转移（M）	
M_0	无远处转移
M_1	有远处转移

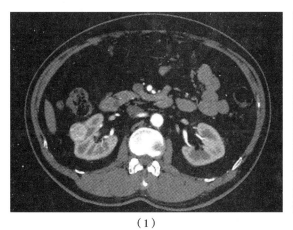
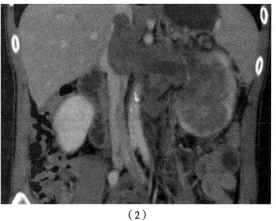

（1）　　　　　　　　　　　　　　（2）

图 55-1　肾脏增强 CT

（1）右肾癌，原发肿瘤分期 T_{1a}　（2）左肾癌并下腔静脉癌栓，原发肿瘤分期 T_{3b}

3. **MRI** 对肾癌诊断的准确性与 CT 相仿,在显示邻近器官有无受侵犯,肾静脉或下腔静脉内有无癌栓方面则优于 CT。绝大多数肾癌在 T_1WI 像上呈低信号或等信号;T_2WI 像上为不均匀高信号。

【治疗】 应根据临床分期制订治疗方案。由于靶向及免疫治疗的进步,肾癌的治疗模式已经由单一外科手术治疗向综合治疗转变。

1. **手术治疗** 主要的手术方式有肾部分切除术(partial nephrectomy,PN)和根治性肾切除术(radical nephrectomy,RN)。

肾部分切除术主要适用于 T_1 期肾癌;部分 T_2 期肾癌、发生于解剖性或功能性孤立肾的肾癌,合并慢性肾脏病的肾癌、家族性肾癌、双侧肾癌等,在保证肿瘤控制的情况下可选择肾部分切除术。

根治性肾切除术主要应用于无法行肾部分切除术的 T_1 期肾癌,以及 $T_2 \sim T_4$ 期肾癌。

根治性肾切除术范围:肾脏及肾周脂肪、输尿管上段。根治性肾切除术通常不常规行淋巴结清扫,术中发现淋巴结肿大或术前影像学怀疑淋巴结转移时行淋巴结清扫术。肿瘤位于肾上极或侵犯同侧肾上腺时应同时切除同侧肾上腺;肿瘤侵犯肾周筋膜时应一并切除;如合并肾静脉或下腔静脉内癌栓,应行癌栓取出术。

肾癌手术方式已由开放手术向微创手术转变。腹腔镜及机器人辅助腹腔镜手术已成为主流手术,更加微创的治疗方法也在探索性地应用在不适于肾部分切除的小肾癌,如射频消融(radio-frequency ablation,RFA)、冷冻消融(cryoablation)、高强度聚焦超声(high-intensity focused ultrasound,HIFU)等。

2. **全身治疗** 肾癌对放疗和化疗均不敏感。最新研究显示,对于晚期肾癌,分子靶向药物与免疫联合治疗可显著提高晚期病人的肿瘤控制率,延长总体生存期。常用的分子靶向治疗药物有:索拉非尼、舒尼替尼等酪氨酸激酶抑制剂(TKI),依维莫司、西罗莫司等哺乳动物雷帕霉素靶蛋白(mTOR)抑制剂。免疫治疗药物包括免疫检查点抑制剂 PD-1 抗体、PD-L1 抗体、CTLA-4 抗体等。

【预后】 肾癌预后与临床分期、病理类型等密切相关。局限性肾癌 5 年总生存率约 91%～96%,局部进展性肾癌约 69%～74%,转移性肾癌约 12%～17%。

二、肾母细胞瘤

肾母细胞瘤(nephroblastoma)又称肾胚胎瘤或 Wilms 瘤,是儿童最常见的肾脏恶性肿瘤,约占儿童期肾肿瘤的 95%,占儿童期所有恶性肿瘤的 6%～7%。

【病理】 肾母细胞瘤常有假包膜,其切面均匀,呈灰白色,常有出血与梗死,间有囊腔形成。肿瘤突破肾包膜后,可广泛侵犯周围组织和器官。可经淋巴转移至肾蒂及主动脉旁淋巴结。肾母细胞瘤是从胚胎性肾组织发生,典型的组织学特征为由胚芽、上皮和间质三种成分组成的恶性混合瘤。在分子病理上,肾母细胞瘤主要有 *WT1* 基因突变、*WTX* 基因缺失以及染色体 11p15 位点基因变异等。血行转移以肺最常见,其次为肝、脑等。

【临床表现】 80% 以上在 5 岁以前发病,平均年龄 3.5 岁。男女比例相当,双侧约占 5%。

无症状的腹部肿块是最常见也是最重要的症状,见于 90% 以上病儿,通常由家长和医生偶然发现。肿块常位于上腹一侧季肋部,表面光滑,中等硬度,无压痛,有一定活动度。少数肿瘤巨大,超越腹中线则较为固定。约 20% 病儿有血尿,25% 病儿初次诊断时有高血压。其他常见症状有发热、厌食、体重减轻等。偶有肿瘤破裂出血以急腹症就诊者。晚期可出现恶心、呕吐、贫血等症状。此外,少数病儿伴有虹膜缺失、泌尿生殖系统异常和偏侧肥大等。

【诊断与鉴别诊断】 发现小儿上腹部肿块,即应考虑肾母细胞瘤的可能。影像学检查对诊断有决定性意义。超声有助于确定实性占位的性质。CT 和 MRI 可显示肿瘤范围及邻近淋巴结、器官、肾静脉和下腔静脉有无累及。胸部 X 线片及 CT 可了解有无肺转移。

肾母细胞瘤须与巨大肾积水、肾上腺神经母细胞瘤鉴别。巨大肾积水柔软、囊性感,超声检查易与肿瘤鉴别。肾上腺神经母细胞瘤可以直接广泛侵入肾脏,此瘤一般表面有结节,比较靠近腹中线,儿茶酚胺代谢产物[香草扁桃酸(VMA)和高香草酸(HVA)]的测定有助于诊断。

【治疗与预后】　采用手术联合化疗和放疗的综合治疗可显著提高术后生存率。经腹根治性肾切除应作为大多数病人的初始治疗。手术治疗不仅能够完整切除肿瘤，还能更准确地对肿瘤进行分期，为后续的化疗和放疗提供依据。对于拟行肾部分切除手术、无法一期切除以及癌栓达肝静脉以上的病人，推荐术前行新辅助化疗。首选化疗药物为放线菌素 D（AMD）、长春新碱（VCR），两药联合应用疗效更好。术前放疗适用于曾用化疗而肿瘤缩小不明显的巨大肾母细胞瘤。术后放疗应不晚于 10 天，否则局部肿瘤复发机会增多。目前，随着综合治疗的应用，肾母细胞瘤的 5 年生存率已显著提高至 90% 以上。双侧肾母细胞瘤可给予上述辅助治疗后再行双侧肿瘤切除。单侧肾母细胞瘤在进行肾切除之前应确认对侧肾功能。成人肾母细胞瘤预后极差，应早期诊断并行积极的手术治疗，术后根据病理分型和分期辅以放疗和化疗等，可明显提高治愈率并改善预后。

三、肾血管平滑肌脂肪瘤

肾血管平滑肌脂肪瘤（angiomyolipoma，AML）又称肾错构瘤，是最常见的肾脏良性肿瘤，通常由血管、平滑肌和脂肪组织组成，以中年女性多见，发病年龄多为 30～60 岁。肾血管平滑肌脂肪瘤可以是单独的疾病，也可以是结节性硬化症（tuberous sclerosis，TSC）的一种表现。结节性硬化症是 TSC1 或 TSC2 基因胚系突变导致蛋白功能失活而引起的常染色体显性遗传性疾病，可累及所有器官和系统，肾脏病变表现为多发血管平滑肌脂肪瘤。

【病理】　肾血管平滑肌脂肪瘤在肾皮质和髓质内均可发生。肿瘤大小不一，切面呈灰黄或混杂黄色，有些可见出血灶，向肾脏外或集合系统生长，缺乏完整包膜，但界限清楚。肿瘤由血管、平滑肌和成熟的脂肪组织以不同比例构成，也可混有纤维组织。肿瘤富含血管，且血管壁厚薄不一、缺乏弹性，血管迂曲形成动脉瘤样改变，在外力作用下容易破裂导致出血。

【临床表现】　大部分病人因体检或其他原因就诊时行超声或 CT 检查偶然发现。如肿瘤内部出血可出现突发局部疼痛；如大体积的肿瘤突发破裂出血，可出现急性腰腹痛、低血容量性休克、血尿、腹部肿块等表现。

结节性硬化症相关肾血管平滑肌脂肪瘤（TSC-AML）者可伴有面部蝶形分布的皮脂腺腺瘤、癫痫、智力减退等表现。

【诊断与鉴别诊断】　主要通过超声、CT 或 MRI 明确诊断。

1. **超声**　肾血管平滑肌脂肪瘤内含有脂肪组织，脂肪与周围组织声阻差大，所以超声表现为强回声；肾癌因不含脂肪组织，超声检查则多表现为低回声。

2. **CT**　表现为单侧或双侧的肾脏类圆形或分叶状肿块，内见斑片状或多灶性极低密度脂肪影（CT 值＜−20HU），边界一般较清楚（图 55-2）；特征性脂肪密度可与肾癌鉴别。增强扫描可有不同程度的强化（CT 值升高约 20～30HU），强化程度低于正常肾实质。

3. **MRI**　肾血管平滑肌脂肪瘤的脂肪组织在 T_1WI、T_2WI 上表现出中、高信号灶（图 55-3），T_2WI 抑脂像呈现低信号或信号明显下降，这是与肾癌鉴别最具特征性的征象。

富含脂肪成分的肾血管平滑肌脂肪瘤因具备较为特征性的影像学改变而容易诊断，但乏脂型肾血管平滑肌脂肪瘤的超声、CT 或 MRI 都可能与肾癌具有类似表现，导致误诊。

4. **肾动脉造影**　可见瘤体内血管壁厚薄不一、缺乏弹性，血管迂曲形成动脉瘤样改变等，约 50% 的肾血管平滑肌脂肪瘤病人通过造影可以发现动脉瘤样扩张。

TSC-AML 同时伴发特征性肾外表现，基因检测可协助诊断。

【治疗】　主要包括：

1. **观察等待**　对于直径＜4cm 的肿瘤建议密切观察，每 6～12 个月监测肿瘤变化。

2. **手术治疗**　肿瘤生长速度快，或直径≥4cm，发生破裂出血的风险上升，可考虑行肾部分切除术。肿瘤破裂出血无法行肾动脉栓塞止血时选择行手术治疗，手术应尽可能在止血、切除肿瘤的基础上保留正常肾组织。

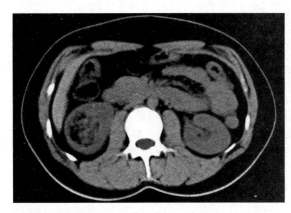

图 55-2　肾脏 CT 平扫

右肾中部肿瘤,内部可见极低密度脂肪影。

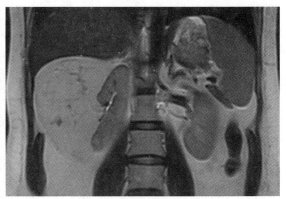

图 55-3　肾脏 MRI 扫描

T_2WI 像显示右肾中下部肿瘤呈高信号。

3. 介入治疗　肾错构瘤破裂出血,如出血量大,无法保守治疗,应采用选择性肾动脉栓塞治疗。而对于合并结节性硬化症、双侧病变、肾功能不全病人,也可行选择性肾动脉栓塞。

第二节　尿路上皮肿瘤

尿路上皮肿瘤包括上尿路尿路上皮肿瘤(肾盂癌、输尿管癌)及下尿路尿路上皮肿瘤(膀胱癌、尿道癌),其病因和病理相似。膀胱癌是最常见的尿路上皮肿瘤。

一、膀胱肿瘤

膀胱肿瘤(tumor of bladder)发病率居泌尿、男生殖系统恶性肿瘤第二位,绝大多数来自上皮组织,其中 90% 以上为尿路上皮癌,鳞癌和腺癌各占 2%～3%;1%～5% 来自间叶组织,多数为肉瘤如横纹肌肉瘤,多见于儿童。本节主要介绍来自上皮的膀胱癌(bladder cancer)。

【病因】　引起膀胱癌的病因还未完全明了,其主要致病危险因素包括:

1. 吸烟　是最重要的致癌因素,约 50% 膀胱癌与吸烟有关。吸烟可使膀胱癌发病风险增加 2～3 倍,可能与香烟含有多种芳香胺的衍生物有关。戒烟后膀胱癌的发病风险会有所下降。

2. 长期接触工业化学产品　如染料、皮革、橡胶、塑料、油漆等,发生膀胱癌的风险显著增加。现已肯定主要致癌物质是联苯胺、β-萘胺、4-氨基双联苯等。

3. 膀胱慢性感染与异物长期刺激　如膀胱结石、膀胱憩室、血吸虫感染或长期留置导尿管等,会增加膀胱癌的发生风险,其中以鳞癌多见。

4. 其他　应用环磷酰胺、吡格列酮、含马兜铃酸药物、染发以及盆腔放射治疗等,均可成为膀胱癌的诱因。

【病理】　主要涉及肿瘤的组织学分级、生长方式和浸润深度,其中组织学分级和浸润深度对预后的影响最大。

1. 组织学分级　目前针对膀胱尿路上皮肿瘤普遍采用 WHO 分级系统,包括 WHO 1973 和 WHO 2016 分级系统。WHO 1973 分级系统根据癌细胞的分化程度分为高分化、中分化和低分化三个级别,分别用 G_1、G_2、G_3 表示。WHO 2016 分级系统分为低度恶性潜能的乳头状尿路上皮肿瘤(papillary urothelial neoplasm of low malignant potential,PUNLMP)、低级别(low grade,LG)尿路上皮癌和高级别(high grade,HG)尿路上皮癌。WHO 1973 和 WHO 2016 分级系统是两个不同的分类系统,两者之间不能逐一对应(图 55-4)。

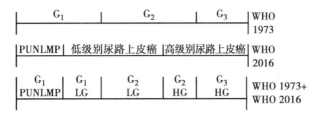

图 55-4 尿路上皮癌 WHO 1973 和 WHO 2016 分级系统

2. 生长方式 分为原位癌（carcinoma in situ, CIS）、乳头状癌及浸润性癌。原位癌局限在黏膜内，无乳头亦无浸润基底膜现象，但与肌层浸润性直接相关。尿路上皮癌多为乳头状，高级别者常有浸润。不同生长方式可单独或同时存在。

3. 浸润深度 根据肿瘤浸润膀胱壁的深度、区域淋巴结和全身转移情况，采用 2017 年 TNM 分期标准（表 55-2）进行评估，是判断预后的最有价值指标之一。临床上将 T_{is}、T_a、和 T_1 期肿瘤称为非肌层浸润性膀胱癌（non-muscle-invasive bladder cancer, NMIBC），T_2 及 T_2 期以上则称为肌层浸润性膀胱癌（muscle-invasive bladder cancer, MIBC）。原位癌属于非肌层浸润性膀胱癌，但一般分化差，发生肌层浸润的风险较高（图 55-5）。

表 55-2 膀胱癌 TNM 分期（AJCC, 2017 年）

分期	标准
T（原发肿瘤）	
T_X	原发肿瘤无法评估
T_0	无原发肿瘤证据
T_a	非浸润性乳头状癌
T_{is}	原位癌
T_1	肿瘤侵犯上皮下结缔组织
T_2	肿瘤侵犯肌层
T_{2a}	肿瘤侵犯浅肌层
T_{2b}	肿瘤侵犯深肌层
T_3	肿瘤侵犯膀胱周围组织
T_{3a}	显微镜下发现肿瘤侵犯膀胱周围组织
T_{3b}	肉眼可见肿瘤侵犯膀胱周围组织
T_4	肿瘤侵犯以下任一器官或组织，如前列腺、精囊、子宫、阴道、盆壁和腹壁
T_{4a}	肿瘤侵犯前列腺、精囊、子宫或阴道
T_{4b}	肿瘤侵犯盆壁或腹壁
N（区域淋巴结）	
N_X	区域淋巴结无法评估
N_0	无区域淋巴结转移
N_1	真骨盆区单个淋巴结转移（髂内、闭孔、髂外、骶前）
N_2	真骨盆区多个淋巴结转移（髂内、闭孔、髂外、骶前）
N_3	髂总淋巴结转移
M（远处转移）	
M_0	无远处转移
M_{1a}	区域淋巴结以外的淋巴结转移
M_{1b}	其他远处转移

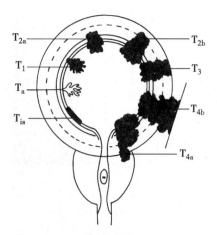

图 55-5　膀胱癌局部浸润深度

4. 复发、进展与转移　膀胱癌易复发,非肌层浸润性膀胱癌的复发率高达 50%～70%,约 15% 的病人复发后可进展为肌层浸润性膀胱癌。肿瘤向膀胱壁浸润,可突破浆膜层侵及邻近器官。淋巴转移是最主要的早期转移途径,主要转移到闭孔及髂血管旁等盆腔淋巴结。血行转移多在晚期,主要转移至骨、肺、肝、肾上腺等。种植转移可见于腹部切口、切除的膀胱前列腺窝和腹腔。

【临床表现】　发病年龄大多数为 50～70 岁,男女比例约为（3～4）∶1。

血尿是膀胱癌最常见的症状。80%～90% 的病人以间歇性、无痛性、全程肉眼血尿为首发症状,可自行减轻或停止,易给病人造成"好转"或"治愈"的错觉而延误治疗。有时可仅为镜下血尿。出血量与肿瘤大小、数目及恶性程度并不一致。也有病人以尿频、尿急、尿痛为首发症状,常与弥漫性原位癌或肌层浸润性膀胱癌有关。少部分病人可无明显症状而在体检时偶然发现膀胱肿瘤。

三角区及膀胱颈部肿瘤可造成膀胱出口梗阻,导致排尿困难和尿潴留。肿瘤侵及输尿管可致肾积水而出现腰痛。广泛浸润盆腔或转移时,出现腰骶部疼痛、下肢水肿、贫血、体重下降等症状。骨转移时可出现骨痛。

鳞癌多为结石或感染长期刺激所致,可伴有膀胱结石。

【诊断】　中老年人出现无痛性肉眼血尿,或尿常规检查提示反复镜下血尿,应警惕泌尿系肿瘤的可能,尤以膀胱癌多见。下列检查方法有助于确诊。

1. 尿细胞学及荧光原位杂交检查　在新鲜尿液沉渣中常可发现脱落的肿瘤细胞,故尿细胞学检查是膀胱癌诊断和术后随诊的主要方法之一。尿细胞学检查诊断膀胱癌的灵敏度为 13%～75%,特异度为 85%～100%。低级别肿瘤细胞不易与正常尿路上皮细胞以及炎症或结石引起的变异细胞相鉴别。

尿液荧光原位杂交(fluorescence in situ hybridization,FISH)检查是通过荧光标记探针检测脱落细胞中 3、7、17 号染色体和 9p21 位点的非整倍体来诊断尿路上皮肿瘤。由于肿瘤基因变异常早于形态学异常,因此尿 FISH 检查具有比尿细胞学检查更高的诊断灵敏度,但特异度略低于尿细胞学检查。

2. 尿肿瘤标志物检查　尿液 DNA 甲基化检查是近年研发的尿路上皮肿瘤标志物,在早期、微小和复发肿瘤的诊断上显现出一定的优势。其他标志物还有核基质蛋白 22(NMP22)、ImmunoCyt 等。

3. 影像学检查　超声简便易行,容易发现直径 >0.5cm 的肿瘤,可作为病人的首选检查。IVU 和 CTU 对较大的肿瘤可显示为充盈缺损,并可了解肾盂、输尿管有无肿瘤以及膀胱肿瘤对上尿路影响;如有肾积水或肾显影不良,提示膀胱肿瘤侵犯同侧输尿管口。CT 和 MRI 可以判断肿瘤浸润膀胱壁深度、淋巴结及内脏转移的情况。MRI 相较于 CT 具有更高的软组织对比度和分辨率(图 55-6),在诊断肌层浸润性膀胱癌的灵敏度和特异度优于 CT。^{18}F-FDG PET-CT 检查可更早发现膀胱癌淋巴结转移。放射性核素骨扫描检查可了解有无骨转移。

4. 膀胱镜检查、活检　病理活检是诊断膀胱癌最可靠的方法。膀胱镜可以直接观察到肿瘤的部位、大小、数目、形态(细蒂或广基),并可对肿瘤和可疑病变进行活检。原位癌(T_{is})局部黏膜呈淡红色绒毛样黏膜改变,与充血的黏膜相似。低级别乳头状癌多呈浅红色,蒂细长,肿瘤有绒毛状分支。高级别浸润性癌呈深红色或褐色的团块状结节,基底部较宽,可有坏死或钙化。检查中需注意肿瘤与输尿管口及膀胱颈的关系以及有无憩室内肿瘤。此外,窄带光谱膀胱镜和蓝光膀胱镜等新技术的应用有助于提高膀胱癌的诊断率。如果影像学明确膀胱内肿瘤样病变,也可在麻醉下直接行诊断性经尿道电切,获得更准确的组织学诊断、病理分级和临床分期。

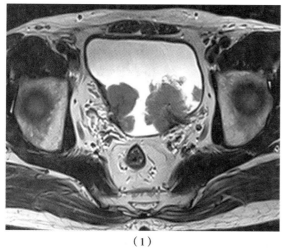 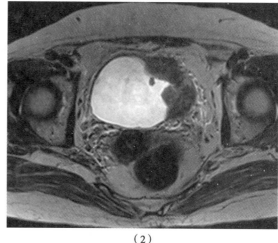

图 55-6 膀胱癌 MRI 表现

(1)膀胱癌,原发肿瘤分期 T_1 (2)膀胱癌,原发肿瘤分期 T_{3b}

【治疗】 采用以手术治疗为主的综合治疗。

1. **非肌层浸润性膀胱癌**(T_{is}、T_a、T_1) 多采用经尿道膀胱肿瘤切除术(transurethral resection of bladder tumor,TURBT),术后辅助膀胱灌注化疗或免疫治疗。

TURBT 既是膀胱癌的重要诊断方法,同时也是首选的治疗手段。TURBT 可采用电刀或激光进行,应将肿瘤完全切除直至正常的膀胱壁肌层。

尽管 TURBT 可以完全切除 T_a、T_1 期肿瘤,但术后存在复发或进展为肌层浸润性膀胱癌的风险。因此,术后应行辅助膀胱灌注化疗药物或免疫制剂。术后 24 小时内应即刻膀胱灌注化疗药物。对于中、高危病人还应进行维持膀胱灌注化疗或免疫治疗。常用化疗药物有丝裂霉素、表柔比星和吡柔比星等。卡介苗(bacillus Calmette-Guérin,BCG)是最有效的膀胱内免疫治疗制剂,疗效优于膀胱灌注化疗药物,一般在术后 2 周使用。

对于多发、复发或伴发原位癌的 T_1 期高级别肿瘤,卡介苗治疗无效的肿瘤,膀胱非尿路上皮癌等高危非肌层浸润性膀胱癌,应行根治性膀胱切除术。

2. **肌层浸润性膀胱癌**($T_2 \sim T_4$) 对于无远处转移、局部可切除的肌层浸润性膀胱癌($T_{2\sim4a}N_{0\sim x}M_0$),新辅助治疗联合根治性膀胱切除和盆腔淋巴结清扫术是目前的标准治疗方式,必要时行术后辅助治疗如化疗、放疗或免疫治疗。

手术切除范围包括:膀胱及周围脂肪组织、输尿管远端,并常规行盆腔淋巴结清扫术;男性应包括前列腺、精囊,女性应包括子宫、附件及阴道前壁;必要时还需同时行全尿道切除。术后需行尿流改道和重建术,主要包括原位新膀胱术、回肠通道术、输尿管皮肤造口术等。腹腔镜或机器人辅助腹腔镜的微创手术已逐渐成为根治性膀胱切除术的主要方式。

如身体条件不能耐受或不愿接受根治性膀胱切除术,可以考虑行保留膀胱的综合治疗。在接受合适的保留膀胱手术后,应辅以化疗和放疗,并密切随访,必要时行挽救性膀胱切除术。

化疗是提高根治性膀胱切除术疗效的重要治疗手段,主要包括术前新辅助化疗和术后辅助化疗。化疗选择以铂类为主的联合方案,常用化疗方案有 GC(吉西他滨和顺铂)、ddMVAC(甲氨蝶呤、长春碱、多柔比星和顺铂)等。放疗可单独或联合化疗一起应用。

对于无法手术治愈的转移性膀胱癌的首选治疗方法是全身治疗。如病人出现严重血尿、排尿困难和泌尿系统梗阻等,也可行姑息性膀胱切除及尿流改道手术。

近年来,抗体偶联药物治疗、免疫检查点抑制剂治疗、靶向治疗等也显现出良好的治疗效果,已经应用于术前新辅助治疗、术后辅助治疗或转移性膀胱癌病人。免疫治疗与化疗或抗体偶联药物联合治疗显现出更好的治疗效果。

3. 膀胱鳞癌和腺癌 鳞癌和腺癌多为浸润性膀胱上皮肿瘤,分化差、侵袭性强,在明确诊断时往往已是晚期,根治性膀胱切除术联合盆腔淋巴结清扫术是其主要治疗方式。

【预后】 膀胱癌病人 5 年总生存率 $T_a \sim T_1$ 期约 90%～95%,T_2 期 69%～84%,T_3 期 35%～44%,T_4 期 5%～10%。

二、肾盂癌、输尿管癌

肾盂癌、输尿管癌统称上尿路肿瘤。

【流行病学和危险因素】 发病率较低,约占尿路上皮肿瘤的 5%～10%,高发年龄段为 70～90 岁。下段输尿管肿瘤较上段输尿管肿瘤更常见。

致病因素主要有吸烟,长期应用镇痛药、环磷酰胺、含马兜铃酸药物等,慢性感染、结石长期刺激、职业因素(如接触苯胺、砷等)等也可增加上尿路肿瘤的发生风险。

【病理】 上尿路肿瘤中超过 90% 为尿路上皮癌,即上尿路尿路上皮癌(upper tract urothelial carcinoma,UTUC)。其次为鳞癌、腺癌。其组织学分级、生长方式与膀胱癌相似。

肿瘤沿肾盂黏膜上皮蔓延扩散,可逆行侵犯肾集合管,甚至浸润肾实质或周围组织,亦可顺行侵及肿瘤远端输尿管。肾盂、输尿管肌层较薄,早期可浸润肌层,且外膜组织内含丰富的血管和淋巴管,故常有早期淋巴结转移,包括肾蒂、主动脉、下腔静脉、同侧髂总血管和盆腔淋巴结等。血行转移常见于骨、肺和肝等。

【临床表现】 最常见的症状是间歇性、无痛、肉眼血尿或镜下血尿,偶可见条状血块。20% 的病人有腰部钝痛,主要是肿瘤侵犯引起上尿路梗阻,造成肾积水所致。部分病人可因血块堵塞输尿管,引起肾绞痛。晚期可出现腰部或腹部肿物、消瘦、体重下降、贫血、下肢水肿及骨痛等症状。肾盂癌、输尿管癌的体征常不明显。少数病人可因体检或影像学检查偶然发现。

【诊断】 中老年无痛性间歇性血尿,除怀疑膀胱肿瘤外,尚应考虑肾盂癌、输尿管癌可能,应进一步通过影像学检查、输尿管镜检查、尿细胞学及肿瘤标志物检查明确诊断。

1. 尿脱落细胞学及肿瘤标志物检查 尿脱落细胞检查、荧光原位杂交及尿 DNA 甲基化是目前临床上常用的尿路上皮肿瘤的无创诊断方法,如检查为阳性,提示尿路存在肿瘤,进一步通过膀胱镜排除膀胱及尿道肿瘤者,需考虑存在肾盂癌或输尿管癌。

2. 影像学检查 超声检查是血尿的筛选性检查方法,可发现肾盂或输尿管腔内占位性病变及病变部位以上扩张或积水。

静脉尿路造影是诊断肾盂癌、输尿管癌的传统方法,它可发现肾盂癌、输尿管癌部位的充盈缺损、梗阻和肾积水,梗阻严重而造成肾功能明显减退时可致集合系统未显影。

CTU 是诊断肾盂癌、输尿管癌的主要手段,主要表现为肾盏、肾盂及输尿管某一部位充盈缺损、增厚或梗阻等,但是对于扁平病灶,CTU 也难以诊断;CTU 可同时判断肿瘤位置、浸润深度、与周围器官关系、有无合并淋巴结转移等。

对于不能接受 CT 检查的病人,磁共振尿路成像(MRU)的诊断效能与 CTU 相当。

3. 输尿管镜或软镜检查及活检 输尿管镜可直接观察到输尿管、肾盂肿瘤,输尿管软镜可进入各个肾盏,对可疑病灶进行活检,可明确诊断。

4. 膀胱镜下逆行上尿路造影 是诊断肾盂癌、输尿管癌可选手段,逆行上尿路造影可明确肿瘤的部位和肾积水的程度,还可收集病侧肾盂尿及冲洗液行尿细胞学检查。膀胱镜检查有时可见病侧输尿管口喷血,也可发现同时存在的膀胱肿瘤,约 17% 的肾盂癌、输尿管癌可同时伴发膀胱癌。

【鉴别诊断】 肾盂癌需与肾癌、肾盂内血块或坏死组织鉴别,输尿管癌需与输尿管狭窄、结石或息肉鉴别,影像学检查、尿脱落细胞学、FISH 及肿瘤标志物等检查有助于鉴别诊断。

1. 肾癌 当肾盂癌侵犯肾实质时常需与肾癌相鉴别。症状方面,肾盂癌通常更早出现肉眼血尿症状。影像学上,肾癌的 CT 表现常为圆形或类圆形肿块,常有假包膜,增强扫描呈"快进快退"等富血供的表现。生物学行为上,肾盂癌更容易出现淋巴结转移,而肾静脉或下腔静脉癌栓则在肾癌中更常见。

2. 肾盂内血块和坏死组织 平扫容易与肾盂癌混淆,但是 CT 或 MRI 增强扫描无强化表现。

3. 输尿管狭窄或结石 常有结石、感染或手术等病史,表现为上尿路不同程度的梗阻和肾积水,一般通过静脉肾盂造影、CTU、逆行造影或输尿管镜检查等可以进行鉴别。

4. 输尿管息肉 是一种较少见的良性肿瘤,常继发于结石;原发性输尿管息肉常表现为长段息肉,常不伴肾积水,输尿管镜检查及活检可明确病变部位、数目及性质。

【治疗】

1. 根治性肾、输尿管切除术 是肾盂癌、输尿管癌的标准手术方式。由于尿路上皮癌常多中心性起病,且容易沿尿路播散,因此需完整切除病肾及全长输尿管,包括输尿管开口部位的膀胱壁。近年多采用腹腔镜、机器人辅助腹腔镜等微创手术完成。术后膀胱灌注化疗药物有助于降低膀胱肿瘤的发生率。

2. 保留肾脏手术 肿瘤细胞体积小、分化良好、无浸润的带蒂乳头状肿瘤,尤其是对于孤立肾或对侧肾功能已受损的肾盂癌或上段输尿管癌,可通过输尿管镜等内镜下电切除或激光切除,而对于输尿管下段肿瘤,可行肿瘤及其远端输尿管切除后行输尿管膀胱再植。

3. 综合治疗 对于进展期的肾盂癌、输尿管癌需采用综合治疗,手术前进行新辅助化疗或手术切除后给予辅助化疗或放疗,晚期病人则以系统化疗为主。近年来免疫治疗、抗体偶联药物等对尿路上皮癌取得良好的疗效。免疫治疗与化疗或抗体偶联药物联合治疗有望进一步提高治疗的效果。

【预后】 肾盂癌、输尿管癌预后主要相关因素是肿瘤分期和病理分级。非肌层浸润性肿瘤的 5 年肿瘤特异生存率约 86%,肌层浸润的器官局限性肿瘤约 70%,局部晚期肿瘤约 44%。此外,肾盂癌、输尿管癌术后膀胱癌发病率约为 20%~50%。

第三节 | 前列腺癌

前列腺癌(prostate cancer)是老年男性的常见恶性肿瘤,其发病率有明显的地区和种族差异。全球范围内,欧美国家前列腺癌发病率最高,居男性实体恶性肿瘤首位,亚洲前列腺癌发病率远低于欧美。我国前列腺癌发病率近年来呈显著上升态势,目前已位居泌尿、男生殖系统恶性肿瘤第一位,这与人均寿命的延长、饮食结构的改变以及诊断技术的提高等有关。

【病因】 前列腺癌的致病因素尚未完全阐明,可能与种族、遗传、环境、食物、肥胖和性激素等有关。中国与欧美人群在前列腺癌发病风险相关的高频基因突变和单核苷酸多态性(single nucleotide polymorphism,SNP)方面存在明显的人种差异。单个一级亲属患前列腺癌,本人患前列腺癌风险增加 1 倍以上,阳性家族史病人确诊年龄提前 6~7 年。过多的红肉和乳制品摄入可能是前列腺癌的危险因素。研究显示,双氢睾酮等雄激素在前列腺癌发生过程中起到重要作用。

【病理】 95% 以上的前列腺癌为腺泡腺癌,起源于腺上皮细胞,其他少见类型包括导管内癌、导管腺癌、鳞癌、神经内分泌肿瘤等。前列腺癌好发于前列腺外周带,常为多病灶起源。前列腺癌分化程度差异较大,组织结构多表现为癌腺泡结构紊乱、核间变及浸润生长等现象,其中核间变是病理诊断前列腺癌的重要标准。高级别前列腺上皮内瘤(high-grade prostatic intraepithelial neoplasia,HGPIN)可能是前列腺癌的癌前病变。

前列腺癌的组织学分级是根据腺体分化程度和肿瘤的生长形态来评估其恶性程度的工具,其中以 Gleason 分级系统应用最为普遍,并与肿瘤的治疗效果和预后相关。在 Gleason 分级系统中,根据不同形态结构的肿瘤成分占比多少,将肿瘤分成主要分级区和次要分级区,各区的 Gleason 分级为 1~5 级。Gleason 评分(Gleason score,GS)为主要及次要分级区分级之和,范围为 2~10 分。根据 Gleason 评分为 6 分、7 分、≥8 分,分别将病人分为低危、中危、高危组,评分越高,预后越差。

前列腺癌临床分期多采用 TNM 分期系统,该系统是病情评估的有效工具,对治疗方案的选择提供重要依据(表 55-3)。原发肿瘤分期≤T_2,不伴淋巴结或远处转移的前列腺癌为器官局限性前列腺癌;原发肿瘤分期≥T_3或伴区域淋巴结转移但未发生远处转移的前列腺癌为局部进展期前列腺癌。

表 55-3　前列腺癌 TNM 分期(AJCC,2017 年)

分期	标准
T(原发肿瘤)	
T_X	原发肿瘤不能评价
T_0	无原发肿瘤证据
T_1	不能被扪及和影像学难以发现的临床隐匿肿瘤
T_{1a}	偶发肿瘤,体积小于或等于所切除组织体积的 5%
T_{1b}	偶发肿瘤,体积大于所切除组织体积的 5%
T_{1c}	不可扪及,仅穿刺活检发现的肿瘤(如由于 PSA 升高)
T_2	肿瘤可触及,仅局限于前列腺内
T_{2a}	肿瘤限于单叶的 1/2(≤1/2)
T_{2b}	肿瘤超过单叶的 1/2 但限于该单叶
T_{2c}	肿瘤侵犯两叶
T_3	肿瘤突破前列腺包膜 *
T_{3a}	肿瘤侵犯包膜外(单侧或双侧)
T_{3b}	肿瘤侵犯精囊
T_4	肿瘤固定或侵犯除精囊外的其他邻近组织结构,如膀胱颈、尿道外括约肌、直肠、肛提肌和/或盆壁
N(区域淋巴结)	
N_X	区域淋巴结不能评价
N_0	无区域淋巴结转移
N_1	区域淋巴结转移
M(远处转移) **	
M_0	无远处转移
M_1	远处转移
M_{1a}	有区域淋巴结以外的淋巴结转移
M_{1b}	骨转移
M_{1c}	其他器官组织转移,伴或不伴骨转移

注:* 侵犯前列腺尖部或前列腺包膜但未突破包膜的定为 T_2,非 T_3。
** 当转移多于一处时,为最晚的分期。

【临床表现】 前列腺癌好发于老年男性。早期前列腺癌多数无明显临床症状,常因体检或者在其他非前列腺癌手术后通过病理检查发现(如良性前列腺增生的手术)。随着肿瘤生长,前列腺癌可表现为下尿路梗阻症状,如尿频、尿急、排尿困难,甚至尿潴留或尿失禁等。肿瘤侵犯尿道或膀胱颈可出现肉眼血尿。前列腺癌可经血行、淋巴转移或直接侵及邻近器官(如精囊、膀胱等)。最常见的转移部位是淋巴结和骨骼,其他部位包括肺、肝、脑和肾上腺等。前列腺癌出现骨转移时可以引起骨痛、脊髓压迫症状及病理性骨折等。其他晚期前列腺癌的症状包括贫血、衰弱、下肢水肿、排便困难等。少数病人以肿瘤转移引起的症状为主诉就诊,局部症状不明显,易导致误诊。

【诊断】　前列腺癌的常用诊断模式为：通过症状、体格检查、实验室检查、影像学检查筛选可疑病人，并通过前列腺穿刺病理活检确诊。

1. **体格检查**　直肠指诊可发现前列腺癌结节，质地多较正常腺体坚硬，但当肿瘤处于早期，或者原发于前列腺移行带等区域时，直肠指诊常无异常发现。

2. **实验室检查**　前列腺特异性抗原（prostate-specific antigen，PSA）是前列腺癌重要的血清标志物，正常参考值为 0～4ng/ml。当发生前列腺癌时 PSA 常有升高，并往往与体内肿瘤负荷的多少成正比。

3. **影像学检查**　经直肠超声检查以往常被用作前列腺癌的诊断，但多数早期前列腺癌病人常无异常发现。

多参数 MRI 在诊断前列腺癌方面有着较高的灵敏度和特异度，并可对肿瘤局部侵犯程度及有无盆腔淋巴结转移作出初步评估，其缺点为检查费用较贵，且耗时较长。前列腺癌的多参数 MRI 的典型表现为：T_2 加权像呈低信号，DWI（弥散加权成像）弥散受限，呈高信号，ADC（表观弥散系数）图像呈低信号，增强扫描呈不均匀强化的结节（图 55-7）。

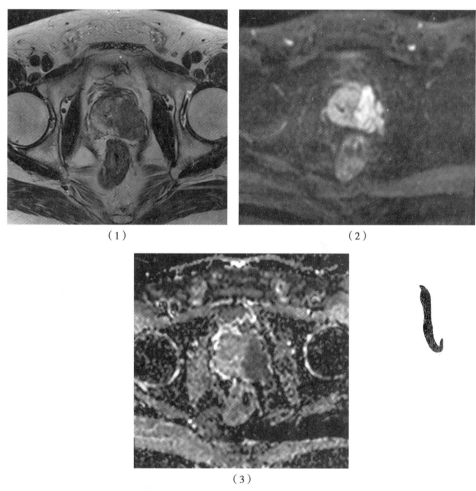

（1）　　　　　　　　　　　　　　（2）

（3）

图 55-7　前列腺 MRI 扫描

（1）T_2 加权像：前列腺左侧叶低信号结节，突破前列腺包膜，原发肿瘤分期 T_{3a}　（2）弥散加权像（DWI）：显示前列腺肿瘤弥散受限，呈高信号　（3）表观弥散系数（ADC）图像：显示肿瘤呈低信号

当前列腺癌发生骨转移时，多数为成骨性转移病灶，可通过全身放射性核素扫描或 CT/MRI 得以发现。应用放射性核素标记的前列腺特异性膜抗原（prostate-specific membrane antigen，PSMA）PET-CT 在原发灶、淋巴结、脏器及骨转移的诊断方面具有更高的准确性，但价格昂贵。影像学检查还可用

于晚期前列腺癌引起的一些并发症的评估,如 IVU 或 CTU 可发现晚期前列腺癌浸润膀胱、压迫输尿管引起肾积水。

4. 前列腺穿刺活检 是病理确诊前列腺癌的主要方法,多在经直肠超声的引导下进行。

【治疗】 器官局限性前列腺癌可以通过根治性手术或者根治性放疗等方式达到良好的治疗效果,甚至达到临床治愈。部分肿瘤本身生长缓慢,一些低危、高龄病人也可根据具体情况选择主动监测(active surveillance,AS),待病情进展再进一步治疗。

局部进展期前列腺癌可选择手术切除或放疗基础上的多学科综合性治疗。不适合手术的局部进展期前列腺癌和转移性前列腺癌一般选择内分泌治疗为基础的姑息性治疗,以期延长病人生存期,改善生活质量。

1. 手术治疗 根治性前列腺切除术是治疗器官局限性和部分局部进展期前列腺癌最有效的方法之一,手术完整切除前列腺和精囊,并根据病人危险分层和淋巴结转移情况决定是否行淋巴结清扫术。手术可通过传统开放手术、腹腔镜、机器人辅助腹腔镜等进行。

2. 放射治疗 分为根治性放疗、术后辅助放疗和姑息性放疗。对于器官局限性肿瘤,根治性放疗能达到近似治愈的效果,其 5~10 年内的无瘤存活率可与根治性前列腺切除术相似。辅助放疗用于术后复发、转移高风险病人,目的是消除瘤床或淋巴结残余病灶。姑息性放疗主要用于前列腺癌骨转移病灶的治疗,以达到缓解疼痛症状的目的。

3. 内分泌治疗 雄激素与前列腺癌的发生、发展密切相关。内分泌治疗包括去势治疗和抗雄激素治疗。去势治疗是通过去除体内雄激素,抑制前列腺癌的生长,包括手术去势和药物去势,前者即双侧睾丸切除术,后者则为通过药物干扰下丘脑-垂体-睾丸内分泌轴,从而抑制睾丸分泌睾酮,所用药物包括黄体生成素释放激素(LHRH)激动剂(如戈舍瑞林、亮丙瑞林等)和 LHRH 拮抗剂(如地加瑞克等)。

抗雄激素药物可阻断体内雄激素与受体结合,抑制雄激素受体活性,达到抑制肿瘤细胞生长的目的,常用的药物有比卡鲁胺、氟他胺等。近年出现的新型抗雄激素药物(如阿帕他胺、瑞维鲁胺等)和抑制雄激素合成的药物(如阿比特龙)与去势治疗联合应用可进一步提高临床疗效。

前列腺癌在去势治疗后出现 PSA 升高或临床进展,即诊断为去势抵抗性前列腺癌(castration-resistant prostate cancer,CRPC)。发生去势抵抗的时间因肿瘤恶性度及治疗方案不同而异,可在数月至数年之间。

4. 化学治疗 是治疗转移性或去势抵抗性前列腺癌的重要手段,常用药物包括多西他赛等。

5. 其他治疗 冷冻治疗、高强度聚焦超声等新兴物理能量治疗对前列腺癌病灶具有一定控制效果,其远期治疗效果及适合人群尚无定论。

【预后】 前列腺癌病人的预后异质性很大。部分前列腺癌进展风险非常低而称为"无临床意义"前列腺癌,局限性中低危病人根治术后 23 年肿瘤特异性生存率达 80.4%,局限性高危病人根治术后 7 年肿瘤特异性生存率达 93%。我国转移性前列腺癌病人 5 年总体生存率只有 40%~52%。

第四节 │ 阴茎癌

阴茎癌(penile cancer)指原发于阴茎头、冠状沟、包皮内板上皮细胞的恶性肿瘤,总体发病率低,占男性新发恶性肿瘤比例不足 1%,且因种族、宗教信仰、社会经济发展水平与卫生条件的不同而存在明显的地域性差异。

【病因和病理】 阴茎癌目前较明确的发病风险因素包括人乳头瘤病毒(HPV)感染、包皮过长、包茎包皮垢积聚、吸烟、慢性阴茎头包皮炎、射线暴露等。

阴茎癌绝大部分为鳞癌,按与 HPV 的相关性可进一步分为非 HPV 相关的鳞状细胞癌、疣状癌、乳头状癌、腺鳞癌、肉瘤样癌与混合性癌等,以及 HPV 相关的基底样癌、湿疣样癌与淋巴上皮瘤样癌等亚型。阴茎癌根据生长方式不同可分为乳头型和结节型两种。乳头型癌以向外生长为主,可穿破包皮,肿瘤高低不平,常伴溃疡,有奇臭脓样分泌物,并逐渐发展为典型的菜花样外观。结节型癌呈浸润性生长,质较硬,亦可有溃疡,向深部浸润可深入阴茎海绵体。由于尿道海绵体周围白膜坚韧,除晚期病人外,阴茎癌很少浸润至尿道引起排尿困难。阴茎癌主要通过淋巴转移至腹股沟及髂血管淋巴结,亦可经血行转移至肺、肝、骨、脑等脏器。

【临床表现】 阴茎癌多见于40~60岁有包茎或包皮过长的病人。肿瘤因在包皮内生长,且常由小病灶逐渐侵犯至阴茎头部、体部和海绵体,早期不易发现。若包皮可上翻显露阴茎头,早期可有类丘疹、疣状红斑或经久不愈的溃疡等病变。若包茎不能显露阴茎头部,病人可有包皮内刺痒、灼痛等症状,可触及包皮内硬块,并有血性或脓性分泌物流出。随着病变发展,肿瘤突出包皮口或穿破包皮,晚期呈菜花样外观,表面坏死形成溃疡,渗出物恶臭。肿瘤继续发展可侵犯全部阴茎和尿道海绵体,造成排尿困难、尿潴留或尿瘘。体格检查常可触及腹股沟肿大、质硬的淋巴结。

【诊断与鉴别诊断】 阴茎癌诊断并不困难,但常因病人忽视、尴尬等原因而延迟就诊。对于40岁以上有包茎或包皮过长的男性,如发现上述症状应行组织活检加以明确。触及腹股沟质硬、无压痛、活动性差的肿大淋巴结时应怀疑有淋巴结转移,超声引导下细针穿刺活检可协助诊断。超声、CT和MRI等影像学检查有助于判断腹股沟淋巴结、盆腔淋巴结与脏器转移情况。

阴茎癌应与尖锐湿疣、梅毒硬下疳、慢性阴茎头包皮炎等鉴别。

【治疗】

1. **手术治疗** 根据不同的分期可采用局部病灶切除、阴茎部分切除或阴茎全切除等手术。区域淋巴结转移是影响病人生存期的重要因素,对分化程度较差或伴区域淋巴结转移的病人应行腹股沟淋巴结清扫。对于腹股沟淋巴结转移≥3个或伴淋巴结外侵犯,影像学检查怀疑盆腔淋巴结转移时需行盆腔淋巴结清扫术。

2. **放射治疗** 可作为无法手术、术后复发或区域淋巴结转移病人的挽救性或姑息性治疗。

3. **化学治疗** 对于无法手术切除、多发腹股沟或盆腔淋巴结转移的病人应行化疗,常用含顺铂的TIP方案(紫杉醇+环磷酰胺+顺铂)、BMP方案(博来霉素+甲氨蝶呤+顺铂)或TPF方案(紫杉醇+顺铂+氟尿嘧啶)。

第五节 | 睾丸肿瘤

睾丸肿瘤(testicular tumor)比较少见,仅占男性恶性肿瘤的1%~2%,然而在15~34岁的年轻男性中其发病率位居所有肿瘤之首,且几乎都属于恶性。

【病因】 病因不明,但与隐睾有密切关系。隐睾发生睾丸肿瘤的概率是正常人群的3~14倍,即使早期行睾丸下降固定术也不能完全防止恶变的发生。其他引起睾丸肿瘤的因素包括种族、遗传、化学致癌物质、感染、内分泌等。

【病理】 睾丸肿瘤是泌尿、男生殖系统肿瘤中成分最复杂、组织学表现最多样、肿瘤成分与治疗关系最为密切的肿瘤,分原发性和继发性两大类。原发性睾丸肿瘤又分为生殖细胞肿瘤和非生殖细胞肿瘤。生殖细胞肿瘤占90%~95%,根据组织学的不同又可分精原细胞瘤(seminoma)和非精原细胞瘤,后者包括胚胎癌、畸胎瘤、绒毛膜癌和卵黄囊瘤等,肿瘤可以由多种成分组成。非生殖细胞肿瘤占5%~10%,包括间质细胞(Leydig cell)瘤和支持细胞(Sertoli cell)瘤等。睾丸肿瘤容易发生淋巴转移,最先转移到肾门水平的腹主动脉及下腔静脉旁淋巴结。可经血行转移至肺、骨或肝。继发性睾丸肿瘤主要来自淋巴瘤及白血病等恶性肿瘤。

【临床表现】 睾丸肿瘤好发于25~45岁中青年男性,但卵黄囊瘤则是婴幼儿易发生的睾丸肿瘤,睾丸淋巴瘤常在50岁以上男性中发病。

睾丸肿瘤的典型表现多为病侧睾丸肿大。睾丸肿瘤较小时症状不明显,随着肿瘤逐渐增大,可表现为病侧睾丸质硬而沉重,有轻微坠胀或钝痛。极少数病人起病较急,突然出现疼痛性肿块,局部红肿伴发热,多为肿瘤出血、梗死、坏死所致,易误诊为急性附睾炎或睾丸炎。隐睾病人在腹部或腹股沟部发现肿块并且肿块逐渐增大,常是隐睾发生恶变的表现。少数分泌人绒毛膜促性腺激素(HCG)的睾丸肿瘤病人可出现男性乳房女性化。约10%的病人因睾丸肿瘤转移病灶而出现相应症状,如背痛,咳嗽,咯血,下肢水肿,骨痛等。

【诊断】　体检时应作阴囊内容物的双手触诊,病侧睾丸增大或扪及肿块,质地较硬,与睾丸界限不清,用手托起较正常侧沉重,透光试验阴性。体检还应包括全身浅表淋巴结和腹部触诊,以了解淋巴结是否有转移。血甲胎蛋白(AFP)、人绒毛膜促性腺激素β亚基(β-HCG)、乳酸脱氢酶(LDH)为常用的肿瘤标志物,有助于了解肿瘤组织学性质、临床分期、术后有无复发及预后。几乎所有卵黄囊瘤、70%的胚胎癌和50%的畸胎瘤病人AFP升高,而绒毛膜癌和纯精原细胞瘤病人的AFP一般正常。精原细胞瘤病人AFP升高需考虑混杂有非精原细胞瘤成分。HCG升高见于40%~60%非精原细胞瘤,绒毛膜癌100%升高,胚胎癌40%~60%升高,10%~30%的精原细胞瘤也因含有合体滋养层细胞而导致HCG升高。超声、CT和MRI有助于睾丸肿瘤的诊断,以及确定腹膜后淋巴结有无转移及转移的范围。胸部CT可了解肺部和纵隔有无转移病变。睾丸肿瘤需要与睾丸扭转、附睾炎以及鞘膜积液、腹股沟斜疝、阴囊血肿、精索囊肿等相鉴别。

【治疗】　睾丸肿瘤应尽早行根治性睾丸切除术,然后根据睾丸肿瘤组织类型和临床分期制订后续的治疗方案。如为精原细胞瘤且怀疑有腹膜后淋巴结转移,选择放射治疗,亦可配合以铂类为基础的化学治疗。非精原细胞瘤则根据具体情况可选择行密切监测、腹膜后淋巴结清扫术、化疗等。

(黄　健)

本章思维导图

第五十六章 | 肾上腺外科疾病

第一节 | 概　述

肾上腺位于腹膜后肾脏内侧的前上方,左右各一,正常肾上腺腺体呈黄色,质脆。成人肾上腺长约 4～6cm,宽约 2～3cm,厚约 0.3～0.6cm,重约 4～6g;左侧呈新月形,右侧呈三角形,组织学结构分为皮质和髓质两部分。皮质占 90%,源自中胚层,包含结构和功能各异的三层细胞:球状带、束状带和网状带。皮质分泌类固醇激素:球状带分泌盐皮质激素(如醛固酮,调节水盐代谢),束状带分泌糖皮质激素(如皮质醇,调节糖、蛋白质和脂肪代谢),而网状带则分泌性激素,主要是雄激素。髓质占剩余 10%,源自外胚层,主要分泌肾上腺素、去甲肾上腺素和多巴胺等激素。肾上腺激素分泌异常会导致多种疾病。外科治疗的肾上腺疾病包括皮质醇增多症、原发性醛固酮增多症、儿茶酚胺增多症、无功能性肾上腺皮质腺瘤以及较少见的节细胞神经瘤和肾上腺转移癌等。

第二节 | 原发性醛固酮增多症

原发性醛固酮增多症(primary hyperaldosteronism,PHA),简称原醛症,是由肾上腺皮质球状带过量分泌醛固酮引起的疾病。主要症状包括高血压、低血钾、高血钠、低血肾素、碱中毒,以及肌无力或周期性瘫痪。此病最早由 Conn 于 1953 年描述,因此也被称为 Conn 综合征。在高血压病人中,PHA 的发病率在 0.5%～20%,是最常见的继发性高血压。在中国,难治性高血压病人中 PHA 的患病率约为 7.1%,常见于 30～50 岁,性别间患病率无显著差异。

【病因和病理】

1. **特发性醛固酮增多症**(idiopathic hyperaldosteronism,IHA) 是 PHA 最常见的亚型,约占 PHA 的 60%。此类病例症状多不典型,病理表现为双侧肾上腺球状带增生。IHA 与垂体产生的醛固酮刺激因子相关,对血管紧张素敏感,虽然肾素活性受到抑制,但对体位改变等刺激仍有响应。IHA 的醛固酮分泌及临床表现一般较腺瘤型轻微。

2. **分泌醛固酮的肾上腺皮质腺瘤** 即醛固酮瘤(aldosterone-producing adenomas,APA),约占 PHA 的 35%。APA 多为单侧单发肿瘤,醛固酮分泌不受肾素或血管紧张素 II 的影响。90% 的 APA 为单侧,以左侧较为常见,双侧 APA 大约占 10%。醛固酮瘤一般呈圆形、金黄色,直径约 1～2cm。

3. **单侧肾上腺增生**(unilateral adrenal hyperplasia,UNAH) 较为少见,主要表现为单侧肾上腺球状带结节状增生,内分泌和生化特征类似 APA,表现出典型的 PHA 症状。

4. **分泌醛固酮的肾上腺皮质癌**(aldosterone-producing adrenocortical carcinoma,ACC) 较为罕见。肿瘤直径多数大于 5cm,形态不规则,病灶密度不均,常伴有坏死和钙化。病情进展迅速,手术、药物和放射治疗效果一般。

5. **分泌醛固酮的异位肿瘤** 极为罕见。可出现在肾脏内的肾上腺残余组织或卵巢肿瘤中。异位肿瘤细胞具有分泌醛固酮的功能,但对 ACTH 和血管紧张素无反应。

6. **家族性醛固酮增多症**(familial hyperaldosteronism,FH) 分为四型。FH-I 型,即糖皮质激素可抑制性醛固酮增多症(glucocorticoid-remediable aldosteronism,GRA),是一种常染色体显性遗传病,表现为相对较轻的高血压和低血钾症状,对常规降压药无效,但糖皮质激素能够维持血压和血钾水平在正常范围内。FH-Ⅱ型也是常染色体显性遗传病,肾上腺切除术可治愈或显著缓解高血压。FH-Ⅲ型由内向整流型钾离子通道亚家族成员 5(*KCNJ5*)基因变异引起,导致肾上腺细胞增加醛固酮分泌。FH-Ⅳ型多见于 10 岁以下儿童,除原醛症症状外,常伴有认知障碍、癫痫和孤独症症状,可通过 *CACNA1H* 基因检测确诊。

【临床表现】

1. **高血压**　原醛症多表现为中到重度的顽固性高血压,以舒张压升高为主,降压药效果不佳。

2. **低血钾**　约 70% 的病人表现为持续性低血钾,而 30% 表现为间歇性低血钾。低血钾的症状包括肌无力,甚至周期性瘫痪,通常先影响四肢,严重时可导致弛缓性瘫痪,并影响呼吸和吞咽功能。低血钾还会引起心电图变化和生理反射异常。

3. **烦渴、多饮、多尿**　以夜尿增多为主,主要是长期缺钾引起的肾小管上皮空泡样变性,导致肾脏浓缩功能下降。醛固酮分泌增多引起钠潴留,高血钠时病人会出现烦渴症状。

4. **空腹血糖升高**　长期低血钾影响胰岛素的分泌,约 25% 的原醛症病人表现为空腹血糖升高。

【辅助检查】

1. **一般实验室检查**　包括低血钾、高血钠;碱中毒,血 CO_2 结合力正常高值或高于正常,尿 pH 偏高;尿钾排出增多;血和尿醛固酮含量升高;血浆肾素活性降低。

2. **特殊检查**

(1)螺内酯试验:螺内酯是一种合成的醛固酮竞争性拮抗剂。连续用药 2~3 周,可见血压下降,血钾上升,尿钾减少,肌无力改善,血钠下降,尿钠增多,CO_2 结合力恢复正常,尿 pH 变酸性。

(2)血浆醛固酮浓度/肾素活性比值(ARR):可用于原醛症的筛查。在血浆醛固酮浓度>15ng/dl,肾素活性>0.2ng/(ml·h)时,血浆醛固酮浓度与肾素活性比值大于 30∶1,支持原醛症的诊断。

(3)卧立位试验:早晨卧位测定醛固酮浓度和肾素活性,活动 4 小时后测定立位醛固酮浓度和肾素活性。正常人和非原醛症病人站立 4 小时后肾素活性及血管紧张素轻微增加,但醛固酮浓度可增加 2~4 倍;特发性醛固酮增多症病人醛固酮浓度至少增加 33%;腺瘤型病人则未见明显增加。

(4)其他确诊试验:高盐饮食负荷试验;氟氢可的松抑制试验;生理盐水滴注试验;卡托普利抑制试验。

(5)地塞米松试验:用于鉴别糖皮质激素可抑制的原醛症。病人服用地塞米松,每次 2mg,每日一次,3 周后病人血钾、血压、醛固酮分泌恢复正常,则可确诊。

(6)肾上腺静脉采血(AVS):用于双侧肾上腺病变的病人,以明确激素分泌的优势侧。检查肾上腺静脉及在下腔静脉处的皮质醇和醛固酮浓度,若肾上腺静脉中双侧的醛固酮与皮质醇浓度比大于 4,则可提示优势侧,AVS 对术前功能定位非常重要。

3. **定位检查**

(1)超声:常用于肾上腺肿瘤的筛查,但对直径小于 1cm 的肿瘤发现率较低。

(2)CT 扫描:腺瘤通常呈现为低密度或等密度,且强化效果不明显。对于直径小于 1cm 的 APA,CT 检出率高于 90%。CT 薄层扫描对发现直径小于 1cm 的肿瘤和肾上腺增生具有重要意义。UNAH 主要表现为单侧肾上腺增大或结节性改变,而 IHA 则表现为双侧肾上腺增大(图 56-1)。

(3)MRI 检查:特异度更高,尤其是可对比观察同反相位图像。MRI 也适用于妊娠病人和无法耐受静脉注射对比剂的病人。

(4)^{68}Ga-pentixafor-PET-CT:可能在 PHA 的分型诊断中起重要作用。

【治疗】

1. **手术治疗**　APA 首选将瘤体或与同侧肾上腺切除,可治愈;UNAH 作一侧肾上腺切除或次全切除有一定疗效;分泌醛固酮的肾上腺皮质腺癌及异位肿瘤,应行肿瘤根治术;IHA 肾上腺手术效果不佳,可选用药物治疗,APA、UNAH 等优先选择腹腔镜手术。

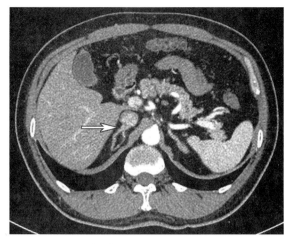

图 56-1　右侧肾上腺醛固酮瘤 CT 图像

术前准备包括控制高血压、纠正低血钾和碱中毒等。常用药物如下。①螺内酯：作为术前准备的首选。高剂量螺内酯治疗，配合补钾和长效缓释降压药，大多数病人在 5～7 天后血压和血钾可恢复正常，为手术创造条件。②阿米洛利：是长效的保钾利尿剂。③氨苯蝶啶：作用于远曲肾小管，抑制钠的重吸收。④其他药物：包括血管紧张素转换酶抑制剂（如卡托普利和雷米普利）和钙通道阻滞剂（如硝苯地平），通常与保钾利尿剂或螺内酯联合使用，血钾和血压水平可迅速恢复正常。此外，术前应适量补充钾和采用低钠高钾饮食。

2. **药物治疗**　IHA、GRA 以药物治疗为主。若病人因药物副作用无法坚持内科治疗，可考虑手术，切除醛固酮分泌优势侧或体积较大侧肾上腺。

第三节 ｜ 皮质醇增多症

皮质醇增多症，最初由美国神经外科医生 Harvey Cushing 于 1932 年描述，故也称库欣综合征（Cushing syndrome, CS），是一种由长期过量糖皮质激素作用引起的综合征。该疾病的病理生理特征包括肾上腺分泌过量的皮质醇，导致脂肪代谢和分布异常、蛋白质代谢紊乱（合成降低，分解加速，负氮平衡）以及糖原异生增加和对葡萄糖的摄取利用减少等营养物质和电解质代谢异常。

【病因和病理】　根据原因的不同，分为 ACTH 依赖性和 ACTH 非依赖性两大类：

1. **ACTH 依赖性 CS**（corticotropin-dependent Cushing syndrome）

（1）Cushing 病：占 CS 的 70%～80%，是由垂体瘤或下丘脑功能紊乱导致腺垂体（垂体前叶）分泌过多的 ACTH 引起。

（2）异位 ACTH 综合征（ectopic corticotropic syndrome）：由于垂体以外的肿瘤组织分泌大量 ACTH 或 ACTH 类似物，刺激肾上腺皮质增生，分泌过量皮质醇，常见于小细胞肺癌、胸腺瘤、胰岛细胞肿瘤、支气管类癌、甲状腺髓样癌等。

2. **ACTH 非依赖性 CS**（corticotropin-independent Cushing syndrome）

（1）分泌皮质醇的肾上腺皮质腺瘤或腺癌：主要为肾上腺肿瘤直接分泌大量皮质醇所致，占 CS 的 15%。因血中皮质醇增高，反馈抑制垂体分泌 ACTH，可导致肿瘤之外的同侧及对侧正常肾上腺皮质处于萎缩状态。

（2）ACTH 非依赖性结节增生（adrenocorticotropin-independent macronodular adrenal hyperplasia，AIMAH）是 CS 的一种罕见的病因类型。表现为双侧肾上腺大小不等结节样增生。

【临床表现】

1. **向心性肥胖**　满月脸，水牛背，悬垂腹，颈短，四肢肌萎缩。

2. **皮肤症状**　皮肤菲薄，易出现紫纹（尤其在下腹壁、大腿内侧、腋下），可见痤疮和多毛。

3. **高血压和低血钾**　血压通常为中度升高，特点是收缩压与舒张压均升高。

4. **性腺功能紊乱**　女性可出现男性化特征，表现为痤疮、多毛、长小胡须等；男性则表现为性欲减退和阴茎勃起功能障碍；儿童 CS 以全身性肥胖和生长发育迟缓为特征。

5. **骨质疏松**　病人通常感觉腰背痛，可出现身高缩短，肋骨、胸椎和腰椎的病理性骨折。

6. **精神症状**　包括失眠、记忆力减退、注意力分散等，严重者可出现精神分裂症。

7. 细菌或真菌感染风险增加。

【辅助检查】

1. 实验室检查

（1）血浆和尿液游离皮质醇测定：在 8 点、16 点和 24 点三个时间点分别抽血测定，血浆皮质醇增高且昼夜分泌节律消失；同时尿液游离皮质醇水平亦增高。

（2）血浆 ACTH 测定：皮质醇增多症确诊后，进行血浆 ACTH 测定可帮助分析病因。肾上腺肿瘤所致皮质醇增多症病人体内 ACTH 水平下降，Cushing 病、CRH 和异位 ACTH 综合征分泌性肿瘤所致肾上腺增生病人可出现 ACTH 升高。

2. 试验检查

（1）小剂量地塞米松试验：0 点口服地塞米松 1mg，服药当天早晨及次日早晨 8 点抽血测定血浆游离皮质醇。试验后血皮质醇下降超过 50% 表明正常或单纯性肥胖，而 CS 病人下降不明显。

（2）大剂量地塞米松试验：0 点口服地塞米松 8mg，服药当天早晨及次日早晨 8 点抽血测定血浆游离皮质醇。测定值较对照值下降超过 50%，提示为 Cushing 病；肾上腺病变或异位 ACTH 综合征病人试验后血皮质醇下降不明显。

3. 定位检查

（1）超声：简单、无创，对肾上腺肿瘤有定位诊断价值，但灵敏度相对较差。

（2）CT 扫描：可诊断出 99% 以上的肾上腺皮质腺瘤和增生，腺瘤通常直径大于 2cm。皮质醇瘤 CT 值可能高于醛固酮瘤（图 56-2）。

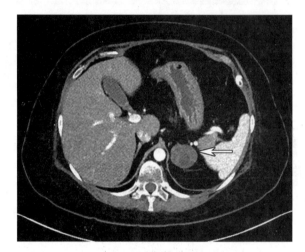

图 56-2 左肾上腺皮质醇瘤 CT 图像

（3）MRI 检查：在发现肾上腺肿瘤方面具有 95% 的灵敏度，且对于鉴别肾上腺腺瘤和肾上皮质腺癌也有帮助。Cushing 病病人应进行蝶鞍冠状薄层扫描以发现垂体病变。

【诊断】 对于皮质醇增多症的诊断，首先应根据病人的典型临床表现进行评估，初筛先行肾上腺超声检查，若发现肾上腺形态异常，则进一步行 CT 扫描明确诊断。当怀疑 Cushing 病时还应行垂体 MRI 检查。对可疑异位 ACTH 综合征的病人，还应检查病人胸部、颈部及前纵隔，以排除其他可能的肿瘤源。血液和尿液中的皮质醇、ACTH 水平的测定以及相关的试验检查，有助于对 CS 进行更全面的诊断。

【治疗】

1. 手术治疗

（1）Cushing 病：病变在垂体或下丘脑，由神经外科应用手术显微镜通过鼻腔经蝶窦切除垂体瘤。

（2）肾上腺皮质腺瘤或腺癌：腹腔镜肾上腺切除术是首选治疗方式，其创伤小、恢复快，治疗效果良好。较大肿瘤或可疑肾上腺皮质癌的病人，可采用机器人辅助手术，或者开放手术。由于该肿瘤自主分泌大量皮质醇，反馈性抑制了垂体分泌 ACTH，导致对侧肾上腺皮质功能减退，术中及术后应补充适量皮质激素，以防止肾上腺危象。

（3）结节性肾上腺皮质增生：采取双侧肾上腺切除术；或一侧全切除，对侧次全切除。为避免病人终身补充激素，目前多推荐腹腔镜单侧（增生明显侧）肾上腺切除术，术后定期检测皮质醇水平，以决定对侧手术的时机和方式。

（4）异位 ACTH 综合征：应手术切除原发肿瘤，切断 ACTH 的分泌来源。若肿瘤部位无法确定或不能切除，可考虑双侧肾上腺全切除或只保留部分肾上腺组织，以减轻症状。

2. 药物治疗 ①米托坦：直接作用于肾上腺皮质，抑制皮质醇合成，并对肿瘤组织有破坏作用，适用于肾上腺皮质癌;②氨鲁米特:阻断胆固醇向孕烯醇酮的转变,抑制皮质类固醇的合成。部分病人使用后可能出现皮质功能低下的症状。药物治疗在 CS 术后复发和无法切除的肾上腺皮质癌等情况下,可作为辅助治疗。

第四节 ｜ 儿茶酚胺增多症

儿茶酚胺增多症(hypercatecholaminemia)包括肾上腺嗜铬细胞瘤/副神经节瘤及肾上腺髓质增生等病变。嗜铬细胞瘤/副神经节瘤(pheochromocytoma and paraganglioma,PPGL)是一种罕见的神经内分泌系统疾病,40～60 岁发病率最高,男女发病率相近。起源于肾上腺的称为嗜铬细胞瘤,而发生在肾上腺外的、交感神经节附近的异位嗜铬细胞瘤则被称为副神经节瘤。

一、肾上腺嗜铬细胞瘤

【病因和病理】　PPGL 病因不明,研究显示约 30% 有家族遗传背景,可与脑视网膜血管瘤病(von Hippel-Lindau disease,希佩尔-林道病,VHL 病)、多发性内分泌肿瘤 2 型(MEN-2)、家族性副神经节瘤 1～5 型、神经纤维瘤病 I 型等遗传性综合征相关,与假性缺氧通路和激酶通路相关的基因突变有关。约 39% 的散发性 PPGL 有致病基因突变,部分肿瘤中存在表观遗传学的改变,如高甲基化和微 RNA(miRNA)改变。

嗜铬细胞瘤(PHEO)多为单侧,遗传性病例常为双侧、多发性病变。大多数肿瘤体积较大,形态多样,呈球形或分叶状,表面有包膜,切面呈红棕色,血管丰富,可见出血、坏死及囊性变。肿瘤细胞的细胞质丰富,呈颗粒状、丝状或空泡状,经重铬酸盐固定后的组织细胞质内可见到黄褐色颗粒,为嗜铬反应阳性。肾上腺髓质增生的病因尚不清楚,可作为单独病症出现,也可为双侧病变,但增生的程度可不一致,其临床表现与 PPGL 基本一致。

【临床表现】　儿茶酚胺增多症的高发年龄为 30～50 岁,其临床表现多样,主要由血液中的儿茶酚胺增高所致,主要症状包括高血压以及代谢紊乱。

1. **头痛、心悸、出汗**　是嗜铬细胞瘤的典型三联征,对 PPGL 诊断具有 90% 以上的特异度和灵敏度。

2. **高血压**　在高血压的基础上伴有阵发性升高,病人表现为剧烈头痛、面色苍白或潮红、四肢发冷、恶心、呕吐、大量出汗、心悸、气急、视物模糊等症状。阵发性高血压占 40% 以上,女性多见。平时不表现出高血压,当受到外界刺激,如情绪激动、外伤、妊娠、分娩、麻醉、手术等时血压突然升高。

3. **代谢紊乱**　大量儿茶酚胺分泌可导致多种代谢紊乱。包括基础代谢增加、肝糖原分解加速、胰岛素分泌受抑制,血糖升高、出现尿糖,以及脂肪代谢加速,导致血中游离脂肪酸和胆固醇增高。少数病人可出现低血钾。

4. **儿茶酚胺心肌病**　这是 PHEO 较为严重且特殊的并发症。肿瘤向血液中持续或间断释放大量儿茶酚胺,可导致心肌细胞肿胀、变性、灶性坏死,随后引发心肌纤维化,临床上表现为心律失常、心力衰竭、心肌肥厚及心肌缺血等。

5. **皮肤症状**　儿茶酚胺引起皮肤血管收缩,使病人皮肤苍白、肢端皮温下降。

【辅助检查】

1. **实验室检查**

(1) 24 小时尿儿茶酚胺测定:包含肾上腺素、去甲肾上腺素和多巴胺,24 小时尿儿茶酚胺含量升高 2 倍以上即有意义。

(2) 血浆游离甲氧基肾上腺素类物质(MNs)检测:包括甲氧基肾上腺素(MN)和甲氧基去甲肾上腺素(NMN),适用于高危人群的筛查和监测。

(3) 24 小时尿香草扁桃酸(VMA)测定:VMA 是肾上腺素和去甲肾上腺素的代谢产物,主要通过尿液排出。某些食物和药物(如咖啡、香蕉、柑橘类水果、阿司匹林等)可干扰上述测定值,故检查前应停用。

2. 定位检查

(1)超声:多用于普查筛检。肾上腺嗜铬细胞瘤一般直径>3cm,检出率较高。

(2)CT 扫描:对肾上腺嗜铬细胞瘤检出率近100%,肿瘤内密度不均和明显强化为其特点,同时可了解肿瘤与周围血管、脏器的关系。

(3)MRI 检查:MRI 扫描诊断嗜铬细胞瘤,其灵敏度为 95%,特异度为 100%。对于儿童、妇女或需要减少放射性暴露的其他病人,或对 CT 对比剂过敏者,MRI是更佳选择(图 56-3)。

(4)^{131}I-间碘苄胍(^{131}I-MIBG)肾上腺髓质显像:该药可被嗜铬细胞摄取,通过标记的放射性核素示踪,能显示嗜铬细胞瘤的位置。

(5)生长抑素受体显像:生长抑素受体为 G 蛋白偶联的跨膜蛋白,有 5 种亚型。PPGL 主要表达 2 型和4 型。奥曲肽为生长抑素类似物,进行奥曲肽标记的生长抑素受体闪烁扫描有助于嗜铬细胞瘤的定位。

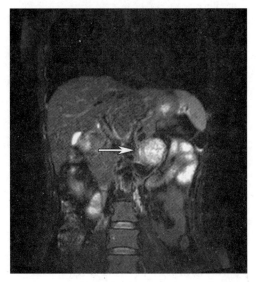

图 56-3　左侧肾上腺嗜铬细胞瘤 MRI

(6)PET 显像:^{18}F-FDG-PET、^{11}C-对羟基麻黄碱-PET、^{11}C-肾上腺素-PET、^{18}F-DOPA-PET(多巴胺能显像)均有报道用于 PPGL 的定位诊断,灵敏度和特异度较高。

【诊断】　儿茶酚胺增多症的诊断主要依据病人血压增高明显,尤其是恶性高血压或伴有阵发性发作者。CT 检查肾上腺肿瘤密度不均且明显强化,MRI 检查多见肾上腺肿瘤在 T_2WI 像呈高信号。血、尿儿茶酚胺测定阳性则进一步佐证嗜铬细胞瘤的诊断。有时相关化验检查未见异常,也应按嗜铬细胞瘤来处理。

【治疗】

1. 手术治疗　腹腔镜/机器人辅助或开放手术切除肿瘤可获得良好的疗效。由于肾上腺嗜铬细胞瘤病人血液中的儿茶酚胺增高导致周围血管长期收缩,血容量相对较低,切除肿瘤后儿茶酚胺含量减少,血管舒张,可能导致术中及术后出现难以纠正的低血容量性休克,甚至危及生命。因此,围手术期应行充分的术前准备、细致的术中操作和严密的术后监护。

对于双侧、家族性或具有遗传背景的病人,推荐保留正常肾上腺组织,以避免皮质激素的终身替代。

2. 药物治疗　对于不能耐受手术,或未能切除嗜铬细胞瘤及术后肿瘤复发的病人,可使用 α-肾上腺素受体拮抗剂等药物改善症状,也可采用 ^{131}I-间碘苄胍(^{131}I-MIBG)内放射治疗。

二、肾上腺髓质增生

病因不明,常表现为双侧肾上腺体积增大,可不对称,有时可见结节样改变。CT 检查可显示肾上腺体积增大但无肿瘤影像。^{131}I-MIBG 可使肾上腺髓质显像,表现为肾上腺髓质体积变大,适用于与嗜铬细胞瘤(PHEO)相似的检查。在治疗上,可以手术切除增生较为明显的一侧肾上腺,若治疗效果不理想,可以考虑对另一侧进行部分切除或采用 ^{131}I-MIBG 治疗。

目前认为嗜铬细胞瘤/副神经节瘤都具有恶性潜能,预后与病人年龄、肿瘤侵袭性、是否转移、有无家族史及治疗早晚等有关。良性病例 5 年生存率超过 95%,已发生肝、肺、骨转移者预后差。

第五节 ｜ 无功能肾上腺肿物

肾上腺偶发瘤（adrenal incidentaloma,AI）:是指在健康体检或其他与肾上腺无关疾病的诊断和治疗期间,影像学检查时偶然发现的直径≥1cm的肾上腺肿瘤,不包括病史和体格检查明确提示的肾上腺疾病。常见有肾上腺皮质良性肿瘤。另外有肾上腺转移癌、肾上腺皮质癌、肾上腺囊肿、肾上腺血肿、髓质脂肪瘤、畸胎瘤等。

为了明确肿物的来源与性质,推荐初始发现肾上腺肿瘤时即进行良恶性评估,并应作肾上腺功能的实验室检查。

1. 影像学检查

（1）超声检查:用于初筛。

（2）肾上腺CT:肿瘤直径<4cm,恶性率<2%。多数皮质癌直径>6cm。肾上腺转移癌较原发性肾上腺皮质癌多见。对于直径>6cm的肾上腺实性肿物,在手术切除之前应作恶性考虑。

（3）MRI检查(可选):可通过同反相位成像,判断是否存在脂肪成分;妊娠、儿童、对比剂过敏者适用(图56-4)。

（4）PET-CT检查(可选):仅用于CT结果不明确或具有恶性肿瘤病史病人。

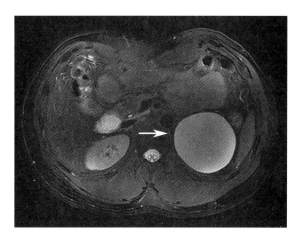

图56-4 左侧肾上腺囊肿 MRI

2. 评估肿瘤内分泌功能　推荐对所有偶发瘤病人进行临床症状、体征和实验室检查综合评估,明确有无儿茶酚胺增多症、皮质醇增多症、原醛症及性激素异常等,筛查结果可疑者,应行相关确诊试验。

【治疗】

1. 对于无症状、无功能、肿瘤直径<3cm且影像学确定为良性的单侧肾上腺偶发瘤,不推荐手术治疗。

2. 手术治疗　对具有激素分泌功能的肿瘤、影像学检查可疑恶性者、孤立的肾上腺转移瘤、肿瘤增大超过20%或增长迅速者可行手术治疗;对于肿瘤直径≥3cm,但影像学检查考虑为良性肿瘤,且无内分泌功能者,可综合考虑病人整体健康状态和病人意愿选择是否手术。

3. 手术方式

（1）腹腔镜手术:作为肾上腺肿瘤切除的首选术式,腹腔镜手术以其创伤小、恢复快的优点而备受推荐。体积较大的肿瘤,也可考虑使用机器人辅助腹腔镜进行切除。

（2）开放手术:适用于直径大于或等于6cm的肿瘤,或存在周围组织侵犯的转移瘤和肾上腺皮质癌。

（张 旭）

本章思维导图

第五十七章 | 男性性功能障碍与不育

第一节 | 概 述

男性生殖器官分为内生殖器和外生殖器。内生殖器包括睾丸、输精管道和附属性腺。睾丸是产生精子的场所,也是分泌男性性激素的内分泌器官。输精管道包括附睾、输精管、射精管以及与排尿共用的尿道。附属性腺包括精囊腺、前列腺和尿道球腺等。外生殖器包括阴茎和阴囊,阴茎为男性外生殖器的主体,位于耻骨之前阴囊的上方;阴囊为精子的发生提供适宜的温度,居于阴茎根部与外阴之间,内藏睾丸、附睾和精索的一部分(图 57-1)。

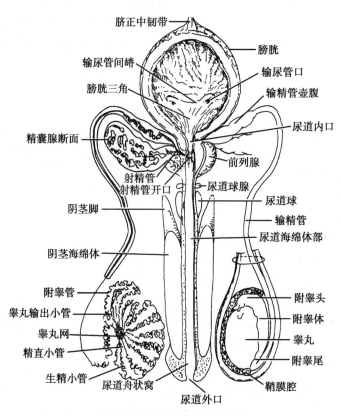

图 57-1 男性生殖器官示意图

男性生殖生理活动包括精子发生、成熟及排出。广义上还包括精子在女性生殖道内的变化,如精子穿过宫颈黏液、精子的获能,直至受精、卵裂与着床,这一系列活动均在神经内分泌腺的调控下进行。整个男性生殖活动是一个有规律、有顺序而且协调的生理过程,阻碍或干扰其中任一环节均可能影响正常的生育能力。

男性生殖生理活动有其不同于女性的特点:男性一旦发育成熟,睾丸就有条不紊地持续产生精子,每日可产生 10^8 个以上精子;男性生育年龄明显比女性长,睾丸呈渐进性衰退,甚至 80 岁以上还可有正常性功能和生育能力。男性的性功能是一个更为主动而复杂的神经反射活动,精神与心理因素起着相当重要的作用。长期以来,男性的性功能、精子发生、精子成熟、精子排放与精子获能、受精等环节的生理机制尚未完全阐明。直到近年,随着基础学科的迅速发展和男性生殖生理的深入研究,男性性功能障碍及男性不育症的诊治才取得突破性的进展。

男科学(andrology)是一门专门研究男性性功能及生殖系统疾病的学科,其主要研究范畴包括男性生殖系统结构与功能、男性生殖生理与病理、男性不育症与节育、男性性功能障碍、男性生殖系统疾病以及性传播疾病等。其中男性性功能障碍和男性不育症明显影响病人及配偶双方的身心健康和家庭和睦。本章重点介绍男性性功能障碍和男性不育症。

第二节 | 男性性功能障碍

正常男性性功能包括性欲(libido)、性兴奋、阴茎勃起(erection)、性交、射精和性高潮等过程。这是正常的心理、神经、内分泌、血管及生殖系统参与下完成的一个极为复杂的过程,其主要受到大脑控制。男性性功能障碍根据临床表现可分为:①性欲改变;②勃起功能障碍(erectile dysfunction,ED);③射精障碍,包括早泄、不射精和逆行射精等。最常见的男性性功能障碍是勃起功能障碍和早泄。

一、勃起功能障碍

ED 是指持续或反复不能达到或维持足够的阴茎勃起以完成满意的性生活。按病因可分为心理性、器质性和混合性 ED 三类,其中混合性 ED 多见。器质性 ED 又可分为血管性(含动脉性、静脉性和混合性)、神经源性、内分泌性和解剖结构性等。

【流行病学】 40~70 岁男性半数以上患有不同程度的 ED,完全不能勃起者超过 10%;与 ED 相关的危险因素有:①高龄;②躯体疾病,包括心血管病,高血压、糖尿病、高血脂等代谢疾病,内分泌疾病,神经疾病,泌尿生殖系统疾病等;③精神心理因素;④药物和毒品,主要包括降压药、抗精神病药物、抗抑郁药、抗雄激素类药、毒品等;⑤不良生活方式,包括吸烟、酗酒等;⑥盆腔外伤、手术及其他医源性因素。80% 以上的 ED,都有一定的器质性病因存在。

【阴茎勃起有关的解剖和生理机制】 阴茎勃起是一个涉及一系列复杂神经血管活动的心理-生理过程,是神经内分泌调节、血流动力学变化以及心理效应等多种因素相互作用的结果,分为启动、充盈和维持三期。大脑皮质是调控性生理活动的最高中枢,其接收的性刺激在下丘脑进行整合后通过脊髓和周围神经传递至阴茎海绵体神经,引起阴茎动脉和海绵体平滑肌舒张,动脉血流量增加,阴茎海绵窦充血膨胀,同时压迫白膜下静脉丛,使静脉回流受阻,海绵体内压力增高,从而促使阴茎坚挺勃起。阴茎勃起消退是随着射精过程出现交感神经的兴奋,使动脉和海绵体平滑肌收缩,动脉血流减少,随着海绵体内压力下降,小梁对白膜下静脉压力也降低,静脉回流增加,阴茎疲软。勃起的程度取决于动脉流入血量和静脉流出血量之间的平衡。研究表明,一氧化氮(NO)-环磷酸鸟苷(cGMP)信号通路在阴茎的勃起过程中起主要作用。性刺激过程中,阴茎海绵体内的神经元和血管内皮细胞内的 NO 释放,NO 激活海绵体平滑肌细胞内的鸟苷酸环化酶(GC),导致三磷酸鸟苷(GTP)转变成 cGMP,cGMP 可激活蛋白酶 G 使钙离子内流减少,使得海绵体内平滑肌舒张,血液流入海绵窦而引起勃起。5 型磷酸二酯酶(PDE5)可分解 cGMP,使之变为无活性的磷酸鸟苷(GMP),使平滑肌细胞内钙离子增加,平滑肌收缩导致阴茎疲软。此外,RhoA/Rho 激酶、环腺苷酸(cAMP)、钙离子通道、H_2S、组织激肽释放酶 1、血管活性肠肽、降钙素基因相关肽、前列腺素、松弛素、内皮素等多条信号通路也参与阴茎海绵体平滑肌的收缩和舒张。

【诊断】 全面了解性生活史、既往病史、手术外伤史、用药史、不良生活习惯或嗜好史、心理社会史以及针对泌尿生殖系统、内分泌系统、神经血管系统的体检对 ED 首诊很重要,通过国际勃起功能评分表(International Index of Erectile Function,IIEF-5)询问病人过去 6 个月有关性活动的 5 个问题:①对获得勃起和维持勃起的自信程度如何? ②受到性刺激而有阴茎勃起时,有多少次能够插入阴道? ③性交时,有多少次能在进入阴道后维持勃起状态? ④性交时,维持阴茎勃起直至性交完成,有多大困难？⑤性交时,有多少次感到满足？根据回答评分判断有无 ED 及严重程度。

此外,视听性刺激勃起检测(audiovisual sexual stimulation,AVSS)和夜间阴茎勃起试验(nocturnal penile tumescence,NPT)对区分心理性和器质性 ED 有帮助。为进一步查明器质性的病因,可进行相关激素等实验室检查、阴茎海绵体注射血管活性药物试验、血管系统检查(如多普勒超声检查、海绵体测压造影等)、勃起神经检测(包括阴茎生物阈值、球海绵体反射潜伏期和阴茎背神经躯体感觉诱发电位等检查),从而作出动脉性、静脉性、神经源性和内分泌性等病因学的诊断。

【治疗】

1. 矫正引起 ED 的因素　①改变不良生活方式和社会心理因素;②心理疏导;③性技巧和性知识咨询;④调整引起 ED 的药物;⑤对引起 ED 的器质性疾病进行治疗,如雄激素缺乏者,可用雄激素补充治疗。

2. 针对ED的直接治疗　①性心理治疗。②口服药物:西地那非(sildenafil)、他达拉非(tadalafil)等均是常用的 PDE5 抑制剂,临床应用有效率高,但禁忌与硝酸酯类药物合用,否则会发生严重低血压。③局部治疗:前列腺素 E_1(PGE$_1$)是一种阴茎海绵体注射用的血管活性药物,疗效可达 80% 以上,但因有创、疼痛、异常勃起以及长期使用后阴茎局部形成瘢痕而少用。真空负压装置是通过负压将血液吸入阴茎,然后用橡皮圈束于阴茎根部阻滞血液回流,维持阴茎勃起,缺点是使用麻烦,并有阴茎疼痛、麻木、青紫、射精障碍等;低能量体外冲击波和低强度脉冲超声波对部分轻中度 ED 有改善作用。④手术治疗包括血管手术和阴茎支撑体植入术,一般用于血管性 ED 和难治性 ED。

二、早泄

早泄(premature ejaculation,PE)的定义尚存争议,目前国际性医学学会将 PE 分为原发性早泄、继发性早泄、境遇性早泄和早泄样射精功能障碍 4 种类型。原发性早泄是指从初次性交开始,常常在插入阴道一分钟内射精;继发性早泄是指既往射精功能正常,继发于其他疾病出现的射精潜伏时间显著缩短,通常在三分钟内射精。两者均表现为控制射精的能力差,几乎总是不能延迟阴道内射精,并产生消极的身心影响,如苦恼、忧虑、沮丧和/或躲避性生活等。原发性和继发性早泄的患病率分别约为 2%～5% 和 20%～30%。

PE 病因不明,目前多认为和焦虑等心理原因、阴茎高度敏感、5-羟色胺(5-HT)受体功能障碍等因素有关,还可能受 ED、前列腺炎、甲状腺功能亢进症等其他疾病的影响。

治疗早泄需根据其发病原因,首先去除诱发因素,并与配偶密切合作,采用性感集中训练法,克服对性行为的错误认识和自罪感,建立和恢复性的自然反应。性交时可戴避孕套,或阴茎局部应用利多卡因喷雾剂或软膏剂,通过降低阴茎敏感度来延长射精潜伏期。近年来应用口服选择性 5-HT 再摄取抑制剂(SSRIs)达泊西汀治疗 PE,取得较好疗效。

第三节 | 男性不育症

男性不育症是指育龄夫妇有规律性生活,且未采取避孕措施,由男方因素导致女方在一年内未能自然受孕。据世界卫生组织(WHO)估计,全球有 15% 育龄夫妇存在生育问题,其中男方因素约占 50%。

【病因】　男性不育症并非一种独立的疾病,而是由某一种或多种疾病与因素造成的结果。任何影响精子发生、成熟、排出、获能或受精的因素都可导致男性不育症。病因分类如下:①先天性原因,如睾丸发育异常、隐睾、先天性输精管缺如等。②后天性泌尿生殖系统异常,如睾丸扭转、睾丸外伤、睾丸肿瘤、睾丸炎等,造成睾丸萎缩,出现精液异常。③泌尿生殖道感染,如附睾炎、前列腺炎、精囊炎等。过多的白细胞产物如活性氧可直接损害精子膜;生殖道感染可引起输精管道梗阻,表现为无精子症。④阴囊温度升高,如精索静脉曲张可引起阴囊局部温度升高,还可导致睾丸局部血液反流与淤滞、组织缺氧、氧化应激损伤等,从而影响生育功能。⑤内分泌异常,主要与下丘脑-垂体-睾丸性腺轴功能紊乱有关,如 Kallmann 综合征、垂体前叶功能不全、高催乳素血症、甲状腺功能亢进症或减退症等。⑥遗传性异常,如 Klinefelter 综合征、Y 染色体缺陷、纤毛不动综合征等。⑦免疫性不育:输精管结扎术、输精管吻合术和睾丸活检等有创操作后,"血睾屏障"和精子免疫抑制机制遭到破坏,从而导致免疫性不育。⑧全身性因素,如系统性疾病、酗酒、吸毒、环境因素、营养不良等。⑨医源性因素:主要由药物或手术治疗引起的精液异常,如大剂量糖皮质激素、免疫抑制剂、睾丸活检和隐睾手术等,还包括化疗和放疗。⑩生活因素,如肥胖、吸烟、药物滥用等。⑪性功能障碍,如勃起功能障碍、不射精、逆行射精等。⑫特发性原因,占 30%～50%。

【诊断】

1. **病史**　全面了解家族史、婚育史、性生活史、生育力检测及治疗史和其他可能对生育造成影响的因素。①性生活史:可初步了解是否存在性功能障碍造成的不育;②既往史:应详细了解病人的生育史、生长发育史与既往病史等,重点询问与生育相关的疾病或因素,包括生殖器官感染、外伤、手术史,内分泌疾病史,影响睾丸生精功能、性功能和附属性腺功能的疾病和因素,对生育有影响的药物应用和生活习惯如酗酒、吸烟、穿紧身裤,以及环境与职业等。

2. **体检**　①全身检查:重点应注意体型及第二性征,了解体毛分布情况以及有无男性乳房发育等表现,应特别注意腹股沟区域是否有手术瘢痕。②生殖器官的检查:重点注意有无生殖器官畸形、睾丸的位置、质地、大小,有无压痛、肿块,附睾、输精管有无缺如、增粗、结节或触痛,阴囊内有无精索静脉曲张、鞘膜积液等。

3. **实验室检查**

(1) 精液分析是评价男性生育力的重要依据。精液采集与分析和质量控制必须参照《WHO 人类精液检查与处理实验室手册》标准进行,见表 57-1。

表 57-1　WHO 精液分析参考值范围(2021 年第六版)

指标	参考值范围
量	1.3～1.5ml
精子总数	(35～40)×10^6/一次射精
精子密度	(15～18)×10^6/ml
运动精子百分率	40%～43%
前向运动精子百分率	29%～31%
存活率	50%～56%
精子形态学(正常形态百分比)	3.9%～4.0%
pH	≥7.2
液化时间	<60min
过氧化物酶阳性白细胞数	<1×10^6/ml
白细胞和未成熟的生殖细胞数	≤5×10^6/ml
混合抗球蛋白反应(MAR 试验)	<50% 精子被黏附于颗粒上
免疫珠试验	<50% 活动精子附着免疫珠
精浆锌	≥2.4μmol/一次射精
精浆果糖	≥13μmol/一次射精
精浆中性葡萄糖苷酶	≥20mU/一次射精

(2) 选择性检查:①抗精子抗体检查:其指征包括性交后试验检查,精子活力低下并有凝集现象等,可通过免疫珠试验或混合抗球蛋白反应(MAR 试验)等诊断免疫性不育。②精液的生化检查:用

以判断附属性腺分泌功能,测定精浆果糖、中性葡萄糖苷酶等指标,可辅助鉴别梗阻性无精子症和非梗阻性无精子症。③男生殖系统细菌学和脱落细胞学检查:用以判断生殖系统感染和睾丸生精小管功能。④内分泌检查:许多内分泌疾病可以影响睾丸功能而引起不育。⑤遗传学检查:对于无精子症、严重少精子症、具有不育家族史的病人,可进行染色体核型分析、Y染色体微缺失筛查等。⑥影像学检查:输精管精囊造影和尿道造影用以检查输精管道通畅性,目前较少使用。头颅摄片用以排除垂体肿瘤和颅内占位性病变。

4. 特殊检查　①睾丸活检术:能直接判断精子发生功能或精子发生障碍的程度。②精子功能试验:用于检查排出体外的精子进入女性生殖器官并与卵子结合受精有关的精子功能。③性交后试验:了解精子与宫颈黏液间的相互作用。④性功能检查。

【治疗】

1. 治疗应该至少覆盖1～2个生精周期(即3～6个月),同时应该定期评价治疗的适应证、疗效和安全性。应强调夫妇同时诊治,选择个体化治疗方案。

2. 预防性治疗　①预防性传播疾病;②睾丸下降不完全者,应在幼儿期作出相应处理;③安全的环境,避免对睾丸有害因子及化学物品的接触;④对采用有损睾丸功能的治疗者,包括某些药物如肿瘤化疗等,在用药前将病人的精液贮存于人类精子库。

3. 非手术治疗　①特异性治疗:病因诊断明确,治疗方法针对性强,可采用特异性治疗,如用促性腺激素治疗促性腺激素低下的性腺功能减退症;②半特异性治疗:对病因、病理、发病机制尚未阐明者,治疗措施只解决部分发病环节,如感染性不育和免疫性不育的治疗等;③非特异性治疗:由于病因不明,如特发性少精子症采用的经验性治疗和传统医学治疗等;④一般治疗:改善生活方式,如规律作息、控制体重、适度运动、戒烟限酒等;⑤疏导心理压力,指导性交方法,为自然受孕争取最大可能。

4. 手术治疗　①促进睾丸精子发生的手术,如精索内静脉高位结扎术和睾丸固定术;②解除输精管道的梗阻,如输精管-附睾吻合术;③针对其他全身性疾病引起男性不育症的手术,如垂体瘤手术和甲状腺疾病手术等;④取精手术联合辅助生殖技术,如显微镜下睾丸切开取精术(microdissection testicular sperm extraction,mTESE)、显微外科附睾精子获取术(microsurgical epididymal sperm aspiration,MESA)等。

5. 人类辅助生殖技术　不通过性交而采用医疗手段使不孕不育夫妇受孕的方法称人类辅助生殖技术,该技术主要有四方面。①丈夫精液人工授精(artificial insemination with husband's semen,AIH):精子体外处理后,收集质量好的精子作宫腔内人工授精(intrauterine insemination,IUI),主要用于宫颈因素引起的不孕,男性主要用于免疫性不育,成功率为8%～10%。②体外受精胚胎移植技术(in vitro fertilization-embryo transfer,IVF-ET):每周期成功率达30%以上,主要用于女性输卵管损坏、梗阻的不孕不育治疗。③卵胞质内精子注射(intracytoplasmic sperm injection,ICSI):主要用于严重少精、死精以及梗阻性无精子症病人。此项技术可达70%左右成功受精;每次移植两个胚胎,妊娠率达35%～50%。④供者精液人工授精(artificial insemination with donor's semen,AID):男性不育症经各种方法治疗无效而其配偶生育力正常者,为了生育目的可采用供者精液人工授精。

(刘继红)

本章思维导图

第五十八章 | 泌尿、男生殖系统的其他疾病

第一节 | 肾血管性高血压

肾血管性高血压（renovascular hypertension，RVH）是单侧或双侧肾动脉主干或分支狭窄导致的高血压，约占所有高血压病例的 1%～3%。

【病因和病理生理】 我国肾血管性高血压的病因最常见是动脉粥样硬化，其次是多发性大动脉炎和纤维肌性发育异常。先天性肾动脉异常、急性肾动脉栓塞、肾动脉瘤、肾动静脉瘘、移植肾排斥、放射性动脉炎等也可导致肾血管性高血压，但比较少见。

动脉粥样硬化多发于 50 岁以上男性，病变可为单侧或双侧。多发性大动脉炎多见于青年女性，病变主要在主动脉，累及一侧或双侧肾动脉，位于肾动脉开口处。纤维肌性发育异常好发于儿童或青年。肾动脉狭窄导致肾供血不足，刺激球旁细胞和致密斑，促进肾素的合成和释放，通过肾素 - 血管紧张素 - 醛固酮系统导致血压增高。

【临床表现】 常见症状有头痛、头晕、心悸、胸闷、视力减退、恶心、呕吐等高血压表现。发病特点：①青年发病常 <30 岁，以女性为多；老年发病常 >50 岁，以男性为多；②长期高血压骤然加剧或高血压突然发作，病程短、发展快；③使用 2～3 种降压药后血压仍然难以控制；④腰背部及肋腹部可有疼痛，约半数以上病例可听到上腹部血管杂音；⑤肾功能受损；⑥多发性大动脉炎病人一般无高血压家族史。

【诊断】

1. 首先应了解有无其他继发性高血压、肾实质性高血压等表现；其次，在体检时注意有无严重的高血压、上腹部杂音（包括收缩期和舒张期的双相杂音）、严重的高血压视网膜病（Ⅲ～Ⅳ级）和全身性动脉粥样硬化等情况。

2. **影像学检查**

（1）多普勒超声检查：是肾动脉性高血压的首选筛查方法，可显示病肾体积小于健肾，病肾血管狭窄段血流流道变细，血流高速，阻力指数较高。

（2）肾动脉造影：是目前确诊肾血管性高血压的常规方法和手术治疗的必要依据。主要显示腹主动脉、肾动脉及其分支和实质期的影像形态，如腹主动脉异常变化，累及一侧或双侧肾动脉开口，肾动脉及其分支呈狭窄或闭锁。

（3）螺旋 CT 血管成像和磁共振血管成像：螺旋 CT 血管成像适用于肾动脉近端的狭窄。磁共振血管成像诊断肾动脉狭窄的灵敏度和特异度均高；由于不用碘对比剂，适用于碘过敏者。

（4）放射性核素肾图：肾血管性高血压影响肾功能，肾图可出现异常，表现为功能减退或无功能。有时侧支循环形成，肾图可完全正常。此外，核素示踪双肾动态摄影显示病肾灌注相和放射性高峰延迟，放射性核素分布低于健肾。

3. **血液检查**

（1）血浆肾素活性测定：外周血血浆肾素活性明显增高者约 80% 为肾血管性高血压。也可经皮穿刺股静脉插入导管，分别抽取两侧肾静脉及肾静脉开口上、下方的腔静脉血，病肾静脉血的肾素活性较健侧为高，并可测定两侧肾静脉血的肾素活性比值，评价手术后效果和预后。

（2）血管紧张素阻滞试验：口服血管紧张素转换酶抑制剂卡托普利 25mg，30 分钟后血浆肾素活

性增高,血压下降,可作为肾血管性高血压的佐证。

【治疗】 肾血管性高血压的治疗目的在于控制或降低血压,恢复足够的肾血流量,改善肾功能。主要包括介入治疗和手术治疗,但有全身血管病变者疗效不佳。

1. 介入治疗

(1)经皮腔内血管成形术(percutaneous transluminal angioplasty,PTA):最适用于纤维肌性发育异常。单侧肾动脉粥样硬化(非钙化、非闭塞性)的肾动脉狭窄、大动脉炎、PTA术后复发性狭窄以及手术后的吻合口狭窄均是其适应证。

(2)经皮血管内支架置放术。

2. 手术治疗

(1)血管重建术:方法很多,各有特点。常见的手术方式有肾动脉病变内膜剥除术、肾动脉狭窄段切除吻合术、血管壁成形术、搭桥(或旁路)手术。

(2)自体肾移植:主要适用于大动脉炎引起的腹主动脉-肾动脉开口处狭窄,同时腹主动脉有严重病变者。

(3)肾切除术:应慎重选择。病肾功能严重丧失,而对侧肾大小正常、功能良好,可切除病肾。

第二节 | 神经源性膀胱

神经源性膀胱(neurogenic bladder)是由神经性病变导致的下尿路功能障碍。

【病因】 所有可能影响储尿和/或排尿神经调控的疾病都有可能造成膀胱和/或尿道功能障碍,导致神经源性膀胱。

1. 中枢神经系统因素 几乎所有中枢神经系统病变,如脑血管意外、帕金森病、阿尔茨海默病、颅脑肿瘤、脑瘫、脊髓病变、腰椎间盘突出症或椎管狭窄导致神经受压等,都可能影响正常排尿过程,导致神经源性膀胱,表现出各类型的排尿功能障碍。

2. 外周神经系统因素 主要影响外周神经的传导,导致膀胱感觉减退和逼尿肌收缩力低下,如25%～85%的糖尿病病人会出现糖尿病膀胱,糖尿病病程在10年以上时,糖尿病膀胱的患病率会明显增高;氯胺酮等药物滥用也可导致支配膀胱尿道的功能神经损伤,导致下尿路功能障碍。

3. 感染性疾病 获得性免疫缺陷综合征、疱疹病毒感染、吉兰-巴雷综合征等感染性疾病可累及支配膀胱和尿道括约肌的外周或中枢神经纤维,导致相应的排尿异常。

4. 医源性因素 脊柱手术、根治性盆腔手术如直肠癌根治术、根治性子宫切除等损伤盆神经丛,可导致膀胱排空障碍。

【临床表现】 神经源性膀胱不是一种单一的疾病,神经损伤的位置、范围和严重程度不同可以导致不同下尿路功能障碍的临床表现。膀胱壁的顺应性可以从高顺应性到低顺应性,膀胱内张力从高张力到低张力,膀胱逼尿肌收缩力的改变可以从无收缩力到反射亢进,膀胱逼尿肌和尿道内、外括约肌间的协调性也可从协调到不同程度的不协调。

按照排尿周期可将下尿路症状分为储尿期症状、排尿期症状和排尿后症状。储尿期表现为尿急、尿频、夜尿、尿失禁、无尿意和膀胱区疼痛不适等;排尿期表现为尿等待、尿线细、排尿费力、间断性排尿、腹压排尿等;排尿后表现为尿后滴沥等,可导致急、慢性尿潴留。上述症状推荐以排尿日记加以记录。由于膀胱内压升高可导致输尿管口受压或反流,进而导致上尿路积水、肾功能损害。由于神经损伤,病人还可以出现性功能障碍、排便习惯改变或大便失禁、肢体感觉或运动障碍、精神症状等。

【诊断与鉴别诊断】 神经源性膀胱的诊断包括三个方面:原发神经病变的诊断,下尿路和上尿路功能障碍以及泌尿系并发症的诊断和其他相关器官、系统功能障碍的诊断。

详尽的病史采集是神经源性膀胱诊断的首要步骤,如有无先天性疾病、糖尿病、外伤、帕金森病和脑血管意外等神经系统疾病、既往手术等病史,并进行详细的神经系统的体格检查。此外还需了解病人有无与神经疾病相关的性功能及排便功能异常,如阴茎勃起功能障碍、便秘等。

实验室检查包括尿常规、尿液病原菌检查、肾功能评估等。影像学检查如泌尿系超声、X线平片、CT、神经系统或泌尿系统 MRI、肾图检查等可协助了解泌尿系统器官的形态和功能,以及神经系统病变的位置和程度。尿动力学检查是对下尿路功能状态进行客观定量评估的检查,并能评估下尿路病变对上尿路功能的潜在影响,也是神经源性膀胱分类的重要依据;评估指标包括自由尿流率、残余尿量、充盈期膀胱压力-容积测定、压力-流率测定等。下尿路和盆底神经电生理学检查可评估下尿路和盆底神经支配和传导的完整性。

【治疗】　神经源性膀胱的治疗目标包括保护上尿路功能、恢复(或部分恢复)下尿路功能、改善尿失禁、提高病人生命质量四个方面,其中保护上尿路功能是重点。治疗原则包括:积极治疗原发病,预防和治疗并发症;治疗方式选择应遵守先保守后外科的顺序,从无创、微创再到有创的循序渐进原则;结合尿动力学检查和病人个体情况制订个性化治疗方案;终身定期随访,根据病情进展情况调整治疗方案。

1. 保守治疗　包括辅助排尿、下尿路康复、间歇性导尿治疗、电刺激治疗和针灸等。辅助排尿方法包括通过叩击耻骨上膀胱区、挤压阴茎等诱发骶反射排尿,将双手置于耻骨联合上方膀胱顶部向膀胱体部挤压,通过 Valsalva 动作(屏气、收紧腹肌等)增加腹压等。下尿路康复方法包括定时排尿、盆底肌训练、盆底生物反馈等。药物治疗包括应用 M 受体拮抗剂抑制膀胱逼尿肌反射性收缩,应用 β_3 肾上腺素受体激动剂调节膀胱逼尿肌放松、改善膀胱顺应性,应用 α 受体拮抗剂降低膀胱出口阻力等。电刺激治疗包括膀胱腔内电刺激、盆底肌电刺激等,可改善膀胱顺应性,促进排尿或提高控尿能力。

2. 手术治疗　包括重建储尿功能和/或排尿功能术式、同时重建储尿和排尿功能术式和尿流改道术。

重建储尿功能的术式包括:A 型肉毒毒素(BTX-A)膀胱壁注射术,通过抑制膀胱运动神经末梢突触前膜的乙酰胆碱释放,使逼尿肌失去神经支配后松弛,降低储尿期压力和增加膀胱容量;自体膀胱扩大术,通过剥除膀胱壁肥厚增生的逼尿肌组织,同时保留膀胱黏膜的完整性,形成"人工憩室",从而改善膀胱顺应性、降低储尿期膀胱内压力,达到保护上尿路的目的;肠道膀胱扩大术,采用回肠或乙状结肠建立低压、大容量的储尿囊等。对于部分尿道括约肌功能丧失病人,可选择人工尿道括约肌植入术。

重建排尿功能的术式包括:增加膀胱收缩力的横纹肌重建膀胱术,降低尿道阻力术式如 BTX-A 尿道括约肌注射术、尿道外括约肌切断术、尿道支架植入术等,术后出现尿失禁而需配合外部集尿器治疗。

同时重建储尿和排尿功能的术式,包括骶神经后根切断术+骶神经前根电刺激术、骶神经调控术等。骶神经调控术是治疗顽固性排尿功能障碍的有效方法,可以提高尿流率、降低残余尿量、改善下尿路症状和便秘,提高病人生活质量。

上述外科治疗方法无效时,应该考虑选择尿流改道来保护上尿路功能以及提高病人的生活质量。

神经源性膀胱是一种异质性很强的疾病,单一治疗方法通常无法达到理想效果,应根据神经源性尿路功能障碍的不同类型及原因,选择个体化和综合治疗方案进行治疗。

第三节 | 尿道狭窄

尿道狭窄(urethral stricture)是由于尿道器质性病变造成尿道管腔狭小、排尿阻力增加,导致排尿困难的疾病。

【病因和分类】　病因包括外伤、炎症、医源性、先天性等。根据尿道狭窄的部位可分为前尿道狭窄和后尿道狭窄。我国男性尿道狭窄最常见位置依次为膜部、阴茎部以及球部尿道。球部尿道狭窄最常见的原因是骑跨伤,膜部尿道狭窄最常见原因是骨盆骨折导致的尿道损伤。医源性原因包括留置导尿管、内镜检查或手术等。

【临床表现】 通常为排尿期症状,主要为排尿困难,表现为尿线变细或呈滴沥状、射程变短、排尿时间延长等,与狭窄的部位、长短和程度有关。接近尿道口的狭窄可表现为尿线细而射程远。病程长者可导致膀胱逼尿肌失代偿,进而出现慢性尿潴留、泌尿系感染、膀胱憩室或结石、充溢性尿失禁、双侧上尿路积水和慢性肾功能不全等并发症。

【诊断】 应详细询问病人是否存在外伤、感染、医源性操作及手术史、狭窄发生时间、既往治疗的情况等。应明确狭窄部位、长度和程度,有无并发症等。男性前尿道狭窄常可扪及狭窄部的硬结或条索。注意有无压痛和尿道口分泌物。

实验室检查包括尿常规、尿液培养及药敏、肾功能等。尿流率检查可协助评估尿道狭窄程度和对排尿的影响。尿道探子检查有助于诊断。尿道造影包括逆行尿道造影和排尿性尿道造影,可较清晰显示狭窄部位、长度和程度,可作为首选方法。MRI矢状面可较好显示后尿道损伤和前列腺移位情况。尿道膀胱镜检查可直接观察尿道管腔有无狭窄、严重程度、瘢痕和尿道黏膜情况。

【治疗】

1. 尿道扩张和尿道内切开术 对于短段的尿道狭窄,可使用尿道扩张或在尿道镜下使用冷刀或激光进行瘢痕切开。局部瘢痕较为柔软的短段尿道狭窄通过定期尿道扩张治疗。

2. 尿道瘢痕切除、端端吻合术 是治疗外伤性尿道狭窄最常用的方法,适用于膜部尿道狭窄、狭窄段≤3cm的球部尿道狭窄等。手术需彻底切除尿道周围瘢痕组织和狭窄段尿道,尿道断端无张力对位吻合。

3. 其他 尿道外口狭窄可采用尿道外口切开术,手术简单、效果确切。对于复杂尿道狭窄,特别是长段狭窄,可采用开放尿道成形术。复杂阴茎部尿道狭窄可行阴茎皮瓣尿道成形术、游离黏膜尿道成形术等。尿道内支架治疗尿道狭窄也有一定疗效。

第四节 | 女性压力性尿失禁

压力性尿失禁(stress urinary incontinence,SUI)指打喷嚏、咳嗽、大笑或运动等腹压增高时出现不自主的尿液自尿道外口漏出。尿失禁是女性常见疾病,23%~45%女性有不同程度的尿失禁,其中约50%为压力性尿失禁。

【病因】 目前已明确的危险因素:年龄、产次增加、经阴道分娩、盆腔脏器脱垂、肥胖、种族遗传因素。可能相关的危险因素:雌激素低下、子宫切除等盆底手术、吸烟、糖尿病、慢性咳嗽、长期便秘和抑郁症等。

【病理生理】 压力性尿失禁的病理生理机制主要包括:膀胱颈及近端尿道过度下移、尿道支持丧失、尿道固有括约肌缺陷、尿道黏膜封闭功能减退和支配控尿组织的神经功能障碍。

【临床表现】 主要症状是咳嗽、打喷嚏、大笑、跳跃、行走等各种腹压增加的状态时尿液不自主漏出,停止加压动作后漏尿停止。一般不伴膀胱刺激症状、血尿和排尿困难等。

【诊断与鉴别诊断】 体格检查应注意阴道有无萎缩、盆底肌自主收缩力、是否存在膀胱或子宫脱垂、有无膀胱阴道瘘和尿道阴道瘘等。压力诱发试验和尿动力学检查有助于明确诊断。仰卧或站立位,咳嗽时可见尿道口尿液漏出,停止咳嗽时消失则为压力诱发试验阳性。

鉴别诊断方面,应与括约肌功能障碍引起的真性尿失禁、感染引起的急迫性尿失禁、膀胱过度充盈引起的充溢性尿失禁及膀胱阴道瘘等鉴别。

【治疗】

1. 非手术治疗 包括:①盆底肌训练。通过自主的、反复的盆底肌肉群的收缩和舒张来改善盆底功能,提高尿道稳定性。②药物治疗。选择性α_1肾上腺素受体激动剂如米多君,激活膀胱颈和后

NOTES

尿道的 α_1 受体,增加尿道阻力。外用或口服雌激素,刺激尿道黏膜、黏膜下血管丛和结缔组织增生。

2. 手术治疗　手术方式较多,目前最为常见的方法有无张力尿道中段悬吊术和腹腔镜下膀胱颈悬吊术(Burch 术)。其中无张力尿道中段悬吊术为首选手术方式,经耻骨后途径称经阴道无张力尿道悬吊术(tension free vaginal tape,TVT),经闭孔途径称经阴道(闭孔)无张力尿道中段悬吊术(tension free vaginal tape-obturator,TVT-O)。

第五节 │ 包茎和包皮过长

包茎(phimosis)是指由于包皮口狭窄或者包皮与阴茎头粘连,包皮不能上翻显露阴茎头的现象。包皮过长(redundant prepuce)指阴茎在非勃起状态下包皮覆盖整个阴茎头,但可上翻显露阴茎头。包皮嵌顿是指当包皮上翻至阴茎冠状沟后,狭窄的包皮环紧勒在冠状沟处无法复位,使静脉及淋巴循环受阻,造成包皮及阴茎头淤血水肿,嵌顿时间过长可导致阴茎头缺血甚至坏死。

包茎可导致包皮垢积聚,引起阴茎头包皮炎(balanoposthitis),并可继发尿路感染,长期慢性刺激可诱发阴茎癌。

婴幼儿期包茎可采用包皮口扩张外翻的方法治疗,如无法外翻应做包皮环切术(circumcision)。包皮过长宜经常上翻清洗,保持局部清洁。包皮嵌顿应及时手法复位。

第六节 │ 阴囊内疾病

一、精索静脉曲张

精索静脉曲张(varicocele)是指精索内静脉的蔓状静脉丛的异常伸长、扩张和迂曲。精索静脉曲张可分原发性和继发性,临床上以原发性精索静脉曲张为多见。原发性精索静脉曲张多见于青壮年,在男性人群中发病率约 10%～15%,以左侧发病为多。

【病因】　原发性精索静脉曲张是由精索内静脉静脉瓣发育不全,静脉丛壁的平滑肌或弹性纤维薄弱等原因所致。原发性精索静脉曲张左侧发病率明显高于右侧,可能是由于左精索内静脉呈直角注入左肾静脉,回流阻力较高。继发性精索静脉曲张则多因为腹膜后肿瘤、肾肿瘤等压迫精索内静脉,或下腔静脉、肾静脉癌栓,使静脉回流受阻。

【病理生理】　精索静脉曲张是导致男性精液质量下降及不育的常见原因之一,精索静脉曲张并发男性不育症率约 15%～40%,导致精液质量下降的可能机制是:静脉扩张淤血,局部温度升高,睾丸组织内 CO_2 蓄积,血液内儿茶酚胺、皮质醇、前列腺素的浓度增加等,进而影响睾丸的生精功能。由于双侧睾丸的静脉系统间有丰富的交通支,使健侧的睾丸也受到影响,从而导致不育。

【临床表现】　原发性精索静脉曲张如病变轻,一般多无症状,易被忽视,仅在体检时发现。常见的症状是病侧阴囊坠胀、隐痛感,步行或站立过久时症状加重,平卧后症状可缓解或消失。

【诊断】　立位检查,可见病侧较健侧阴囊明显松弛下垂,视诊和触诊时可见蚯蚓状静脉团。作Valsalva 试验,病人用力屏气增加腹压,血液回流受阻,可显现曲张静脉。平卧后,曲张静脉随即缩小或消失。若平卧位后曲张静脉仍不消失,应怀疑静脉曲张属继发性病变,须仔细检查同侧腰腹部,并作超声、静脉尿路造影或 CT、MRI 检查,明确本病是否为腹膜后肿瘤、肾肿瘤或其他病变压迫所致。

多普勒超声检查可见精索静脉扩张、迂曲成团,一般以精索静脉管径＞2mm 作为诊断标准;多普勒超声可判断有无静脉反流。精液分析检查有助于评估生育功能。

临床上按精索静脉曲张的程度可分为四级。亚临床型:在休息或作 Valsalva 动作时无症状或者无法看见静脉曲张,但可通过超声检查发现;Ⅰ度:触诊不明显,但 Valsalva 试验时可触及曲张静脉;Ⅱ度:外观无明显异常,触诊可及曲张的静脉;Ⅲ度:曲张静脉如蚯蚓团状,视诊和触诊均明显。

【治疗】 轻度病人如精液分析正常应定期随访,每1~2年进行一次精液常规分析及睾丸超声检查。症状较重,伴有精子异常者,以及青少年期精索静脉曲张伴有睾丸体积缩小者,应行手术治疗,手术治疗后部分病人的精液质量可以得到改善,恢复生育能力。可采用开放经腹股沟管或经腹膜后精索内静脉高位结扎术、腹腔镜精索静脉高位结扎术或显微镜下精索静脉结扎手术。

二、精索及睾丸鞘膜积液

睾丸和/或精索鞘膜囊内积聚的液体增多而形成囊性肿块者,称为鞘膜积液(hydrocele),分为:睾丸鞘膜积液(testicular hydrocele),精索鞘膜积液(funicular hydrocele),睾丸、精索鞘膜积液(testicular and funicular hydrocele),以及交通性鞘膜积液(communicating hydrocele)。

【病因与分型】 正常时睾丸鞘膜囊仅有少量浆液,当鞘膜的分泌与吸收功能失去平衡,分泌过多或吸收过少时,都可形成鞘膜积液。交通性鞘膜积液则是由腹膜鞘状突未完全闭合导致。

鞘状突在不同部位闭合或闭合不全,可形成各种类型的鞘膜积液(图58-1)。

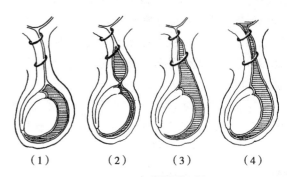

图 58-1　**各类鞘膜积液**
(1)睾丸鞘膜积液　(2)精索鞘膜积液　(3)睾丸、精索鞘膜积液　(4)交通性鞘膜积液

1. **睾丸鞘膜积液**　鞘状突闭合正常,但睾丸鞘膜囊内有较多积液,呈球形或卵圆形。可分为原发性和继发性,前者原因不明,后者由炎症、外伤、肿瘤和丝虫病等引起,积液可为混浊、血性或乳糜状,精索静脉曲张术后也可出现继发性睾丸鞘膜积液,术中保留淋巴管可有效预防术后睾丸鞘膜积液的发生。

2. **精索鞘膜积液**　鞘状突的两端闭合,而中间的精索鞘膜囊未闭合且有积液,积液与腹腔、睾丸鞘膜囊都不相通,又称精索囊肿。

3. **睾丸、精索鞘膜积液**　出生前鞘状突在内环处闭合,而精索处未闭合,并与睾丸鞘膜囊连通。外观呈梨形,外环口虽受积液压迫而扩大,但与腹腔不相通。

4. **交通性鞘膜积液**　鞘状突未完全闭合,鞘膜囊的积液可经一小管与腹腔相通,又称先天性鞘膜积液。有时可有肠管或大网膜进入鞘膜囊,导致先天性腹股沟疝。

【临床表现】 一侧鞘膜积液多见,表现为阴囊或腹股沟囊性肿块,呈慢性、无痛性逐渐增大。积液量少时无不适,积液量多时才感到阴囊下坠、胀痛和牵扯感。巨大睾丸鞘膜积液时,阴茎缩入包皮内,影响排尿、行走和劳动。

【诊断与鉴别诊断】 睾丸鞘膜积液呈球形或卵圆形,表面光滑,有弹性和囊样感,无压痛,一般触不到睾丸和附睾。透光试验阳性。若积液为脓性、血性或乳糜性,则透光试验为阴性。精索鞘膜积液可表现为一个或多个囊肿,呈椭圆形、梭形或哑铃形,沿精索生长,其下方可扪及正常睾丸、附睾,若牵拉同侧睾丸,可见囊肿随之上下移动。超声检查呈液性暗区,如为睾丸鞘膜积液,则与睾丸有明显分界。睾丸、精索鞘膜积液时阴囊有梨形肿物,睾丸亦摸不清。交通性鞘膜积液,立位时阴囊肿大,卧位时积液流入腹腔,鞘膜囊缩小或消失,睾丸可触及。超声检查对于鞘膜积液具有良好的诊断作用。

睾丸鞘膜积液应与睾丸肿瘤和腹股沟斜疝相鉴别。睾丸肿瘤为实性肿块,质地坚硬,病侧睾丸有沉重感,透光试验呈阴性。腹股沟斜疝的病侧阴囊,有时可见肠型、闻及肠鸣音,平卧位时阴囊内容物可回纳,咳嗽时内环处有冲击感,透光试验亦呈阴性。

【治疗】 成人的睾丸鞘膜积液,如积液量少,无任何症状,不需要手术治疗。积液量多,体积大伴明显的症状,可行睾丸鞘膜切除+翻转术。精索囊肿需将鞘膜囊全部切除。交通性鞘膜积液应切断通道,在内环处高位结扎鞘状突。

婴儿先天性鞘膜积液常可自行吸收消退,可不急于手术治疗,1 岁以后仍存在的建议手术治疗。

继发性睾丸鞘膜积液,若为损伤性积血,可采用保守治疗,如积血较多则需手术清除血块,并严密止血。若乳糜状积液中找到微丝蚴者,则需口服乙胺嗪治疗,并行睾丸鞘膜翻转术。

三、睾丸扭转

睾丸扭转(testicular torsion)是一种需紧急治疗的泌尿外科急症,指精索结构沿其纵轴扭转导致睾丸的血运障碍而造成的睾丸急性缺血、坏死的疾病。在 25 岁以下的青少年中每年发病率约 1/4 000。通常认为,睾丸扭转时间超过 6 小时可能会造成睾丸不同程度的不可逆损害。

【病因和分类】　鞘膜内睾丸扭转主要与以下因素有关:睾丸系膜过长导致睾丸活动度过大;水平位睾丸;睾丸附睾或鞘膜发育异常等。睾丸扭转可分为鞘膜内型和鞘膜外型,前者多见,主要发生在青少年,后者几乎多发生在新生儿。

【临床表现】　突发一侧阴囊疼痛是本病的主要症状,疼痛常在睡眠时或剧烈运动后发生,也可起初为隐痛,进而转为剧痛。疼痛有时向同侧腹股沟及下腹部放射,可伴有恶心、呕吐。尽管没有明确的诱因,但很多病人常有近期外伤史或剧烈体力活动史。腹内隐睾扭转,疼痛发生在下腹部。

【诊断与鉴别诊断】　对青年和儿童急性阴囊疼痛病人均应考虑睾丸扭转的可能。体格检查可见睾丸抬高呈横位、睾丸附睾体积增大和轮廓触诊不清、精索缩短、提睾肌反射消失等。阴囊抬高试验(Prehn 征)阳性,即阴囊抬高时,睾丸疼痛加剧。多普勒超声有较高的灵敏度,可作为首选检查,可发现病侧睾丸增大、血流消失或较对侧明显减少。超声造影可提高诊断准确性。需要注意的是,睾丸扭转早期静脉血流受阻,动脉血流仍可能存在。对于彩超检查不能明确诊断,但病史、体征高度怀疑睾丸扭转者,应积极行手术探查,以避免漏诊风险。

睾丸扭转需与急性附睾睾丸炎、睾丸附件扭转、绞窄性腹股沟疝、睾丸肿瘤等鉴别。

【治疗】　睾丸扭转的治疗原则是尽快恢复扭转睾丸的血流,早期正确诊断并及时采取有效的治疗方案是挽救睾丸的关键。一旦怀疑睾丸扭转,第一时间的复位、急诊手术探查至关重要。

手法复位适用于睾丸扭转早期、阴囊内水肿和渗出较轻的病人。无法手法复位者建议及早进行睾丸探查术。出现阴囊症状 6 小时内探查者,保留睾丸的概率较高;阴囊疼痛时间超过 12 小时者,保留睾丸的成功率大幅度下降。根据术中情况决定行睾丸复位并保留睾丸、双侧睾丸固定术,或睾丸切除、对侧睾丸固定术。保留睾丸者术后有睾丸萎缩可能。

(黄　健)

本章思维导图

第九篇

骨科疾病

第五十九章 | 运动系统畸形

第一节 | 先天性畸形

一、先天性肌性斜颈

先天性肌性斜颈（congenital muscular torticollis，CMT）是指一侧胸锁乳突肌纤维性挛缩，导致颈部和头面部向患侧偏斜畸形，是新生儿及婴幼儿常见的肌肉骨骼系统先天性疾病之一。

【病因】 病因至今仍不完全清楚，尚有争论。目前多数学者支持产伤或子宫内位置不良引起局部缺血学说。一侧胸锁乳突肌因产伤致出血，形成血肿后机化，继而挛缩。宫内胎位不正，使一侧胸锁乳突肌承受过度的压力，致局部缺血，继而挛缩。也有学者认为胸锁乳突肌纤维化在母体内已经形成，是先天性或遗传因素所致。此外还有子宫内、外感染及动静脉栓塞等学说。

【临床表现】 通常在婴儿出生后，一侧胸锁乳突肌即有肿块，质硬、椭圆形或圆形、不活动。肿块表面不红，温度正常，无压痛。头偏向患侧，下颌转向健侧，主动或被动的下颌向患侧旋转活动（或头部偏向健侧）均有不同程度受限。继之肿块逐渐缩小至消失，约半年后形成纤维性挛缩的条索。少数病例的肿块不完全消失。也有未出现颈部肿块而直接发生胸锁乳突肌挛缩者。病情继续发展可出现各种继发畸形，患侧颜面短而扁，健侧长而圆，双眼、双耳不在同一平面，严重者导致颈椎侧凸畸形（图 59-1）。

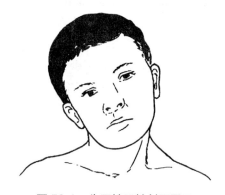

图 59-1　先天性肌性斜颈图示

【诊断与鉴别诊断】 根据临床表现，患侧胸锁乳突肌呈条索状挛缩，头面部偏斜即可明确诊断。先天性肌性斜颈诊断并不困难，但应与其他原因所致的斜颈相鉴别。

1. **骨性斜颈** 寰枢椎半脱位、颈椎半椎体、齿突畸形等先天性颈椎发育异常，均可表现为不同程度的斜颈。胸锁乳突肌无挛缩。X 线检查可确诊。

2. **颈部感染引发的斜颈** 如咽喉部炎症、扁桃体炎、颈淋巴结的化脓性或结核性感染时，由于炎症刺激，局部软组织充血、水肿，颈椎韧带更加松弛，导致寰枢椎旋转移位而发生斜颈，胸锁乳突肌无挛缩。

3. **视力性斜颈** 因视力障碍，如屈光不正、动眼神经麻痹眼睑下垂，视物时出现斜颈姿势，但无胸锁乳突肌挛缩，也无颈部活动受限。

【治疗】 早发现、早治疗可获得良好疗效，是预防继发性头面部、颈椎畸形的关键。晚期斜颈可以手术矫正，合并的其他组织异常（如面部畸形、颈椎侧凸）则难以恢复正常。

1. **非手术治疗** 目的在于促进局部肿块消散，防止胸锁乳突肌挛缩。适用于 1 岁以内的婴儿。包括局部热敷、按摩、手法矫正和矫形帽外固定。每天局部轻柔按摩、热敷，适度向健侧牵拉头部，每天数次，每次 10～15 下。睡眠时可用沙袋固定头部于矫正位。坚持不懈，多数可获满意疗效。

2. **手术疗法** 适合 1 岁以上病儿。最佳手术年龄为 1～4 岁。胸锁乳突肌切断术是最常用的手术方式。病情轻者，仅切断胸锁乳突肌的锁骨头或胸骨头，术后应用颈围领保持于略过矫正位。对

4 岁以上、斜颈严重者,可行上、下两端胸锁乳突肌切断松解术。术后佩戴头颈胸矫形支具固定 4～6 周,保持头部和颈部呈过度矫正位,纠正头颈偏斜的姿势。年龄超过 12 岁者,虽然面部和颈部畸形已难于矫正,但手术疗法仍可使畸形有所改善。手术时注意避免损伤面神经、副神经和锁骨下血管。

二、先天性手部畸形

(一)先天性并指畸形(congenital syndactyly)　亦称蹼指,是指两个或两个以上手指及其相关组织先天性病理相连。病因不清,往往与遗传有关,双侧多见。最常见于中、环指,极少累及拇指。相邻两指仅软组织连接者多见,偶尔有骨及关节连接。

【治疗】　治疗的目的首先是改善功能,其次是改善外观。分指手术应在学龄前完成。

(二)多指畸形(polydactyly)　是最常见的手部先天性畸形,常与短指、并指等畸形同时存在,多见于拇指及小指。畸形有三型:①外在软组织块与骨不连接,没有骨骼、关节或肌腱;②具有手指所有条件,附着于第 1 掌骨头或分叉的掌骨头;③完整的外生手指及掌骨。

【治疗】　手术治疗在 1 岁以后为佳,以切除副指、保留正指为原则。应临床观察手指功能,确定正指与副指。应注意切除彻底,避免遗留畸形,注意不要损伤骨骺,以免影响发育。

三、发育性髋关节脱位

发育性髋关节脱位(developmental dislocation of the hip,DDH)过去称为先天性髋关节脱位(congenital dislocation of the hip),主要是髋臼、股骨近端和关节囊等均存在结构性畸形导致关节不稳定,直至发展为髋关节脱位。也有学者称之为发育性髋关节发育不良(developmental dysplasia of the hip)。发病率为 0.1%～0.4%,不同的种族、地区发病情况差别很大。女性多于男性,约为 6∶1。左侧多于右侧,双侧者也不少见。

【病因】　发病原因迄今仍不十分清楚,原发性髋臼发育不良及关节韧带松弛症是髋关节脱位的重要病因,与种族、地域、基因异常及内分泌等因素有关。约 20% 的病儿有家族史,说明有一定的遗传因素。发病与胎位有关,经临床统计臀位产发病率最高。其他还有生活习惯和环境因素,某些习惯使用襁褓包裹婴儿束缚双下肢的地区发病率明显增高。

【病理】　主要病理变化随年龄增长而不同,可以分为站立前期及脱位期(表 59-1)。

表 59-1　发育性髋关节脱位的病理变化

病变类型		站立前期	脱位期(站立行走期)
原发性病变	髋臼	髋臼前、上、后缘发育不良,平坦,髋臼浅	髋臼缘不发育,髋臼更浅而平坦,臼窝内充满脂肪组织和纤维组织(图 59-2)。脱位的股骨头压迫髂骨翼形成假臼
	股骨头	较小,圆韧带肥厚,股骨头可在髋臼内、脱位或半脱位,但易回纳入髋臼	向髋臼后上方脱出,小而扁平或形状不规则,圆韧带肥厚
	股骨颈	前倾角略增大	前倾角明显增大,变短变粗
	关节囊	松弛,关节不稳	随股骨头上移而拉长,增厚呈葫芦形
继发性病变			由于股骨头脱位,可发生脊柱腰段侧凸或过度前凸,久而久之可致腰肌劳损和脊柱骨关节病、骨盆倾斜等

【临床表现和诊断】

(一)站立前期　发育性髋关节脱位的临床表现,因病儿的年龄不同而存在较大差异。新生儿和婴幼儿站立前期临床症状不明显,若出现下述体征提示有髋关节脱位的可能:①两侧大腿内侧皮肤皱褶不对称,患侧加深增多。②病儿会阴部增宽,双侧脱位时更为明显。③患侧髋关节活动少且受限。

蹬踩力量较健侧弱。常处于屈曲位,不能伸直。④患侧下肢短缩。⑤牵拉患侧下肢时有弹响声或弹响感,有时病儿会哭闹。(图 59-3)

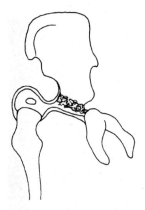

图 59-2 发育性髋关节脱位,脱位期病理变化

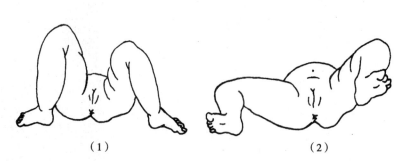

（1）　　　　　　　　（2）

图 59-3 阳性体征及检查试验

（1）双下肢不等长,左大腿内侧皱褶增加,左臀部呈现凹陷状 （2）髋关节屈曲外展试验显示左侧阳性,右侧正常

下列检查有助于诊断:

1. **髋关节屈曲外展试验** 双髋关节和膝关节各屈曲 90° 时,正常新生儿及婴儿髋关节可外展 80° 左右。单侧外展<70°、双侧外展不对称≥20° 称为外展试验阳性,可疑有髋关节脱位、半脱位或发育不良(图 59-3)。检查时若听到响声后即可外展 90° 表示脱位已复位。

2. **Allis 征** 病儿平卧,屈膝 90°,双腿并拢,双侧内踝对齐,两足平放检查台上,患侧膝关节平面低于健侧(图 59-4)。

3. **Ortolani 试验(弹入试验)** 病儿仰卧位,助手固定骨盆。检查者一手拇指置于股骨内侧上段正对大转子处,其余指置于股骨大转子外侧。另一手将同侧髋、膝关节各屈曲 90°,并逐步外展,同时置于大转子外侧的四指将大转子向前、内侧推压,此时可听到或感到"弹跳",即为阳性。这是脱位的股骨头通过杠杆作用滑入髋臼而产生的。

4. **Barlow 试验(弹出试验)** 病儿仰卧位,屈髋屈膝,使髋关节逐步内收,检查者拇指放在病儿大腿内侧小转子处加压,向外上方推压股骨头,感到股骨头从髋臼内滑出髋臼外的弹响,当去掉拇指的压力则股骨头又自然弹回到髋臼内,此为阳性。这表明髋关节不稳定或有半脱位。

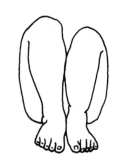

图 59-4 Allis 征左侧膝关节低于健侧(右)

(二)脱位期(站立行走期) 病儿一般开始行走的时间较正常儿晚。单侧脱位时病儿跛行。双侧脱位时,站立时骨盆前倾,臀部后耸,腰部前凸特别明显,行走呈鸭行步态。病儿仰卧位,双侧髋、膝关节各屈曲 90° 时,双侧膝关节不在同一平面。推拉患侧股骨时,股骨头可上下移动,似打气筒样。内收肌紧张,髋关节外展活动受限。

Trendelenburg 征(单足站立试验):在正常情况下,用单足站立时,臀中、小肌收缩,对侧骨盆抬起,才能保持身体平衡。如果站立侧患有髋关节脱位,因臀中、小肌松弛,对侧骨盆不但不能抬起,反而下降(图 59-5)。

【影像学检查】

1. **超声检查** 由于超声灵敏度较高,可较早地检查到髋臼发育异常,近年来超声检查已被广泛接受并用于筛查和评价新生儿的髋关节发育情况。

2. **X 线检查** 对疑有发育性髋关节脱位的病儿,应在出生后 3 个月以上(在此之前髋臼大部分还是软骨)拍骨盆正位片。X 线片上可发现患侧髋臼发育不良、半脱位或脱位、股骨头骨化中心较健侧小、股骨颈前倾角增大(图 59-6)。

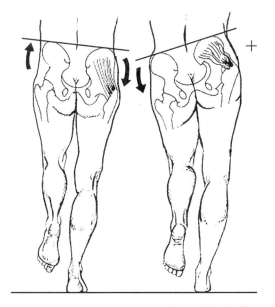

图 59-5　Trendelenburg 征（单足站立试验）

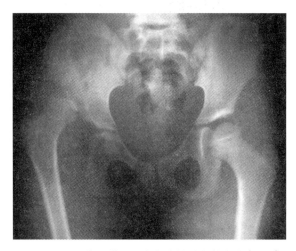

图 59-6　X 线平片示儿童发育性髋关节脱位（右侧）

一般在骨盆正位 X 线片上画定几条连线有助于诊断。

（1）髋臼指数（acetabular index）：髋关节的发育状况常用髋臼指数或称髋臼角来测定。通过双侧髋臼软骨（亦称 Y 形软骨）中心点连一直线并加以延长，称 Y 线。从 Y 形软骨中心点向髋臼外上缘作连线，称 C 线。C 线与 Y 线的夹角即为髋臼指数或髋臼角（图 59-7）。正常新生儿为 30°～40°，1 岁时为 23°～28°，3 岁时为 20°～25°。大于此范围者表示髋臼发育不全。当小儿步行后此角逐年减小，直到 12 岁时基本恒定于 15° 左右。

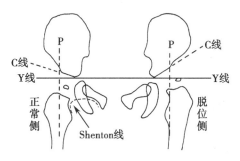

图 59-7　Perkin 象限、髋臼指数及 Shenton 线示意图

（2）Perkin 象限（关节四区划分法）：当股骨头骨骺核骨化出现后可利用 Perkin 象限（图 59-7），即两侧髋臼中心连一直线称为 Y 线，再从髋臼外缘向 Y 线作一垂线（P），将髋关节划分为四个象限，正常股骨头骨骺位于内下象限内。若在外下象限为半脱位，在外上象限内为全脱位。

（3）Shenton 线：即股骨颈内缘与闭孔上缘的连续线。正常情况下为平滑的抛物线，脱位者此线中断（图 59-7）。

3. CT 及 MRI 检查　近年来，利用 CT 测量股骨颈前倾角，具有方法简单、准确等优点，尤其是应用 CT 三维重建技术，可以任意角度内观察股骨颈及髋臼发育情况，准确提供股骨颈轴线、前倾角等信息。MRI 能显示髋关节周围软组织与股骨头、髋臼之间的关系，对治疗方案选择及疗效评价具有一定参考价值。

【治疗】　预后的关键在于早期诊断和早期治疗，治疗越早，效果越佳。

1. 新生儿期（0～6 个月）　此年龄段为治疗该病的黄金时期。治疗的目的是稳定髋关节。处于此期的病儿不需手术整复，只需采用固定方法使其处于外展屈曲位，即可获得较好的疗效。首选 Pavlik 吊带，维持髋关节屈曲 100°～110°，外展 20°～50°（图 59-8）。24 小时持续使用。定期检查，使用 2～4 个月后，换为外展支具维持，至髋臼指数<25°。也有用连衣裤套法及外展位襁褓支具法，维持 4 个月以上。

2. 婴儿期（6 个月～1.5 岁）　此年龄段的病儿活动量和体重增加，股骨头脱位更为明显，已不能自然复位。Pavlik 吊带治疗成功率显著下降，需要闭合复位或切开复位。首选麻醉下闭合复位，石膏或支具固定髋关节于屈髋 95°,外展 40°~45° 位置(图 59-9)。Salter 所倡导的这一"人类位"(human position),是最能维持髋关节稳定、缺血性坏死危险性最低的位置。复位前应切断长收肌腱,必要时同时切断髂腰肌,以减轻复位后对股骨头的压力,降低股骨头缺血性坏死的发生率。3 个月后更换外展位支具或石膏固定 3~6 个月。

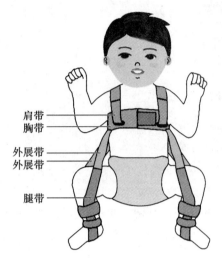

图 59-8　Pavlik 吊带治疗发育性髋关节脱位

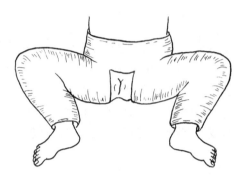

图 59-9　"人类位"石膏裤

3. **幼儿期(1.5~3 岁)**　由于病儿已能独立行走,继发病理变化更趋严重,股骨至骨盆的肌群均已相当短缩,难以手法复位或复位效果不佳。多数学者主张 1.5 岁后行切开复位为最佳选择,还纳股骨头于真臼内,并行骨盆或股骨截骨术,重建头臼的正常关系。

4. **儿童期及以上(3 岁以上)**　由于年龄较大,脱位加重,髋关节周围结构已发生适应性挛缩,髋臼和股骨头也出现结构性改变,因此需要手术治疗。一般采取手术切开复位、骨盆截骨、股骨近端截骨术等方法,减低头臼间压力,纠正过大的股骨颈前倾角和颈干角,增加髋臼对股骨头的包容。大于 8 岁的儿童和青少年,股骨头不能下移到髋臼水平,术后关节功能差,故只能采取姑息性及补救性手术,其治疗存在争议。

常用的术式有:

(1) Salter 骨盆截骨术:适于 6 岁以下,髋臼指数<45°,以前缘缺损为主的髋臼发育不良(图 59-10)。

(2) Pemberton 环髋臼截骨术:适于 Y 形软骨骨骺尚未闭合,髋臼指数较大的病儿。

(3) Steel 三联截骨术:是将坐骨、耻骨、髋臼上方的髂骨截断,重新调整髋臼方向的一种术式。主要适用于大龄儿童髋关节脱位,髋臼发育差,不适合 Salter 截骨术者。

(4) Chiari 骨盆内移截骨术:适于年龄较大,髋臼指数>45° 的病儿。缺点是可能导致女性骨产道狭窄,且增加的包容部分无软骨覆盖(图 59-11)。

(5) 人工关节置换术:继发于发育性髋关节脱位的骨关节炎、股骨头坏死病人,通过骨盆、股骨截骨等手术方法不能有效缓解髋部疼痛。在合适的年龄,行人工全髋关节置换术,可以矫正患侧肢体短缩畸形,明显改善髋关节功能,缓解疼痛。

四、先天性马蹄内翻足

先天性马蹄内翻足(congenital talipes equinovarus 或 congenital clubfoot)是小儿常见的一种严重影响足部外观和功能的畸形。发病率约为 0.1%。男女比例约为 2∶1(图 59-12)。

【病因】　先天性马蹄内翻畸形的病因目前尚无定论,有多种学说,包括胚胎发育异常学说、遗传基因学说以及宫内胎儿足发育阻滞学说等。

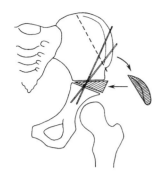
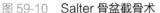

图 59-10 Salter 骨盆截骨术

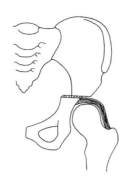

图 59-11 Chiari 骨盆内移截骨术

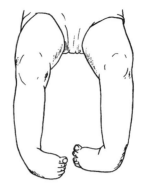

图 59-12 先天性马蹄内翻足

【病理】 主要畸形包括:①前足内收;②踝关节跖屈;③跟骨内翻;④继发性胫骨远端内旋。

【临床表现】 出生后一侧或双侧足出现程度不等的内翻下垂畸形(呈马蹄内翻状)。轻者足前部内收、下垂,足跖面出现皱褶,背伸外展有弹性阻力。一般分为松软型(外因型)与僵硬型(内因型)。松软型畸形较轻,足小,皮肤及肌腱不紧,容易用手法矫正。僵硬型畸形严重,跖面可见一条深的横形皮肤皱褶,跟骨小,跟腱细而紧,呈现严重马蹄内翻、内收畸形,手法矫正困难。小儿学走路后,用足外缘着地,步态不稳,跛行,畸形逐渐加重。足背负重部位产生胼胝及滑囊,胫骨内旋加重。患侧小腿肌肉较健侧明显萎缩。

【诊断】 本病畸形明显,诊断不难,主要依据前足内收、跟骨内翻、踝关节马蹄形,同时合并胫骨内旋。但新生儿的足内翻下垂较轻者,足前部内收、内翻尚不显著,常容易被忽略。最简便的诊断方法是用手握足前部向各个方向活动,如足外翻背伸有弹性阻力,应进一步检查确诊,以便早期手法治疗。一般不需要 X 线检查即可诊断,但 X 线检查在确定内翻、马蹄的程度以及疗效评价上具有重要意义。

【鉴别诊断】

1. 先天性多发性关节挛缩症 累及四肢多关节,畸形较固定,不易矫正,早期有骨性改变。

2. 脑性瘫痪 为痉挛性瘫痪,肌张力增高,反射亢进,有病理反射,以及其他大脑受累的表现等。

3. 脊髓灰质炎后遗症 肌肉有麻痹和萎缩现象。

【治疗】 治疗的目的是矫正畸形、平衡肌力、恢复功能。诊疗原则:早期诊断、早期治疗、因人施术、预防复发。首选非手术治疗,新生儿时期是治疗的最佳时机。如能早期治疗,大多可获较好的治疗效果。

1. 非手术治疗

(1)Ponseti 矫形法:为国际流行的矫正方法。一般出生后 5~7 天开始,治疗分为 2 个阶段:①应用专业的手法矫形、连续的系列石膏固定及经皮跟腱切断术,使畸形得到完全矫正;②在畸形完全矫正后佩戴足外展矫形支具,直至 4 岁,以防复发。Ponseti 方法在 9 月龄以前开始治疗最有效。

(2)手法扳正:适用于 1 岁以内的婴儿。在医生指导下家长配合作手法扳正。复位时使患足外翻、外展及背伸(图 59-13),每日 2 次。手法应轻柔,避免损伤,矫正适度即可。畸形矫正后用柔软绷带,由足内跖面向足背外方向缠绕,固定足于矫正位。若畸形显著改善,脚的外展背伸弹性抗阻力消失,即可改换为矫形足托(图59-14)持续维持矫正位。这种方法应持续到病儿满 1 岁后。即使畸形未完全矫正,也可使痉挛的软组织变得松弛,为进一步治疗奠定良好基础。

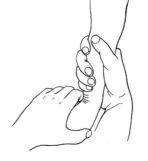

图 59-13 手法扳正

2. 手术治疗 非手术治疗效果不满意或畸形复发者,可考虑手术治疗。手术年龄以 6～18 月龄为宜。大多数采用软组织手术,主要是软组织松解和肌力平衡。常用的手术方法有:①跟腱延长术;②足内侧挛缩组织松解术;③跖腱膜切断术;④踝关节后方关节囊切开术。术后长腿管形石膏固定 2～3 个月。

一般认为 10 岁以前不宜做骨性手术,以免损伤骨骺影响发育。10 岁以上仍有明显畸形者,可考虑通过截骨来达到矫正足部畸形的目的,如三关节融合术(跟距、距舟、跟骰三个关节的截骨融合)及其他截骨手术(图 59-15)。

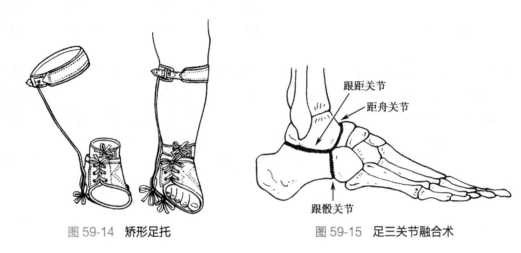

图 59-14 矫形足托   图 59-15 足三关节融合术

第二节 | 姿态性畸形

一、平足症

平足症(flat foot)又称扁平足,是指先天性或姿态性足弓低平或消失,患足外翻,站立、行走时足弓塌陷,出现疲乏或疼痛症状的一种足畸形。通常分为姿态性平足症和僵硬性平足症两种。

【应用解剖】 足由 7 块跗骨、5 块跖骨和 14 块趾骨组成,形成纵弓和横弓。纵弓分成内、外两部分(图 59-16),内侧纵弓由跟骨、距骨、舟骨,第 1、2、3 楔骨及第 1、2、3 跖骨组成。内侧纵弓较高,活动度较大。外侧纵弓由跟骨、骰骨和外侧两跖骨组成,此弓较低,在负重时消失,所以足的外侧是承载身体冲力的主要部分。横弓是由骰骨及 3 块楔骨及跖骨组成(图 59-17),其最高点位于楔骨及骰骨,称后横弓。跖骨头处称为前横弓,在第 2、3、4 跖骨头处较高,增强足前部的承重力和弹力。

维持足弓的韧带有:①跟舟跖侧韧带;②跖侧长、短韧带;③跖腱膜;④内侧三角韧带;⑤背侧和跖侧骨间韧带及跖骨头横韧带。

维持足弓的小腿肌有:①胫骨后肌,限制足前部外展外翻,是维持足内侧纵弓及后横弓的主要结构之一。②胫骨前肌,维持足内侧纵弓,防止下陷。③腓骨长肌,主要维持足后横弓。④趾长屈肌和

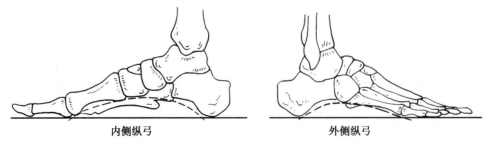

内侧纵弓   外侧纵弓

图 59-16 足纵弓

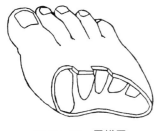

图 59-17 足横弓

跗长屈肌亦有维持足纵弓的作用。⑤腓肠肌,于胫骨下 1/3 参与组成跟腱,附着于跟骨结节的后上偏内侧,主要限制踝关节背伸及跟骨外翻。

【病因】 平足症病因有先天性及后天性两类。先天性因素:足骨、韧带或肌肉等发育异常,如:①足舟骨结节过大;②足副舟骨或副骺未融合;③跟骨外翻;④垂直距骨;⑤先天性足部韧带、肌松弛。后天性因素:①长期负重站立,体重增加,长途跋涉过度疲劳,维持足弓肌肉、韧带、关节囊及腱膜等软组织逐渐衰弱,足弓逐渐低平。②长期有病卧床,缺乏锻炼,肌萎缩,张力减弱,负重时足弓下陷。③穿鞋不当,鞋跟过高,长期体重前移,跟骨向前下倾斜,足纵弓遭到破坏。④足部骨病,如类风湿关节炎、骨关节结核等。⑤脊髓灰质炎致足内、外在肌肌力失衡后遗平足症。

【病理】 根据软组织的病理改变程度不同,分为柔韧性平足症(flexible flatfoot,即姿态性平足症),以及僵硬性平足症(rigid flatfoot,即痉挛性平足症)。柔韧性平足症比较常见,软组织虽然松弛,但仍保持一定弹性,负重时足扁平,除去承受重力,足可立即恢复正常,长期治疗效果满意。僵硬性平足症多数由骨联合(包括软骨性及纤维性联合)所致,手法不易矫正。

【临床表现】 早期症状为踝关节前内侧疼痛,长时间站立或步行时加重,休息后减轻。站立位足跟外翻,足内缘饱满,足纵弓低平或消失,舟骨结节向内侧突出,足印明显肥大(图 59-18)。X 线检查侧位示足纵弓明显低平塌陷,跟、舟、骰、距骨关系失常。严重者跗骨骨关节炎形成。

【治疗】 预防为主,只有当平足症合并疼痛等症状时,才需要治疗。对于柔韧性平足症,可采用非手术治疗方法:①功能锻炼,如用足趾行走,屈趾运动(图 59-19),提踵外旋运动。②穿矫形鞋或矫形鞋垫。要求鞋底跟部及弓腰要窄,鞋帮要紧,鞋底腰部内侧半垫高 2~3mm,目的为恢复内纵弓,托起距骨头。僵硬性平足症,康复治疗及矫形鞋不易奏效。可全麻下内翻手法矫正畸形后,石膏靴固定足于内翻内收位,5~6 周后拆除石膏改穿平足矫形鞋。手法矫正失败者或畸形严重者,可行距下关节制动术、跟骨内移截骨术、距下关节融合术或三关节融合术等手术。

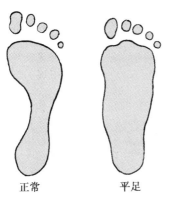

正常 平足

图 59-18 正常足及平足足印图

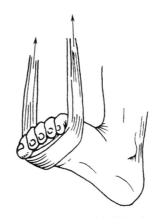

图 59-19 足趾屈曲运动

二、跗外翻

跗外翻(hallux valgus),俗称"大脚骨",是一种常见的跗趾向足的外侧倾斜、第一跖骨内收的前足畸形(图 59-20)。

【病因】 多与遗传及穿鞋不适有关,80% 以上有家族史,女性多见,穿高跟鞋者患病率较高。足部楔骨间和跖骨间有坚强的韧带连结,但内侧楔骨与第 1 跖骨比其他楔骨与跖骨的连接弱。若站立过久,行走过多,经常穿高跟或尖头鞋,内侧楔骨和跖骨承受压力超过 25%,促使第 1 跖骨向内移位,引起足纵弓和横弓塌陷。跗趾因跗收肌和跗长伸肌牵拉向外移,第 1、2 跖骨间的夹角加大(图 59-21)。

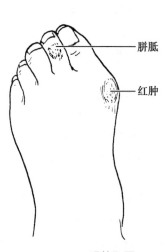
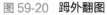
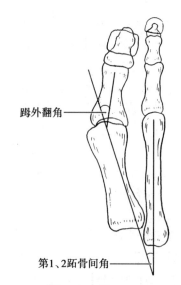

图 59-20　踇外翻图　　　　　图 59-21　踇外翻角及第 1、2 跖骨间的夹角

第 1 跖骨头在足内侧形成一骨赘,外翻逐渐加重,第 2 趾被第 1 趾挤向背侧,趾间关节屈曲,形成锤状趾。

【临床表现】　多见于中老年女性,常呈对称性。踇趾的跖趾关节轻度半脱位,内侧关节囊附着处因受牵拉,可有骨赘形成。第 1 跖骨头的突出部分因长期受鞋帮的摩擦,局部皮肤增厚,并可在该处皮下产生滑囊,如红肿发炎,则成为滑囊炎(图 59-22)。严重者踇趾的跖趾关节可产生骨关节炎,引起疼痛。第 2、3 跖骨头跖面皮肤因负担加重,形成胼胝。第 2 趾近侧趾骨间关节处背侧皮肤因与鞋帮摩擦可形成胼胝或鸡眼。

【影像学检查】　为进一步了解病情、明确诊断及指导治疗,应摄足负重正位、侧位及籽骨轴位 X线片。

踇外翻角(hallux valgus angle):指第 1 跖骨与近节趾骨轴线的夹角,它反映踇外翻的程度。正常男性平均 10.1°,女性平均 10.6°。该角>15° 为异常(见图 59-21)。

第 1、2 跖骨间角(intermetatarsal angle):指第 1、2 跖骨轴线的夹角,它反映第 1 跖骨内收的程度。正常男性平均 8.3°,女性平均 9.9°。该角>10° 为异常(见图 59-21)。

【治疗】

1. 保守治疗　对畸形轻、症状不重者可行保守治疗。穿前部宽松的鞋,以避免对趾内侧的挤压和摩擦。许多器具可用于防止踇外翻的发展。轻度外翻可在第 1、2 趾间应用硅胶分趾垫或分趾鞋袜,也可应用踇外翻矫形器(图 59-23)、矫形鞋或平足鞋垫矫正。

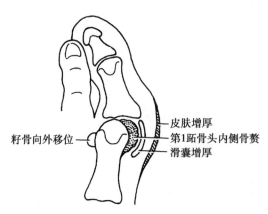
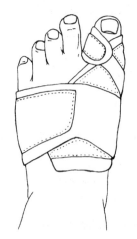

图 59-22　踇外翻形成踇囊炎及骨赘　　　　　图 59-23　踇外翻矫形器

2. 手术治疗　保守治疗无效、疼痛及畸形严重者可行手术治疗。手术治疗的目的是矫正畸形、减轻疼痛、恢复外形美观。据文献报道,姆外翻的手术方法多达百种以上,各有利弊。主要分为软组织手术(McBride 手术为代表)、截骨矫形手术(如 Mayo 手术和 Keller 手术,目前已较少应用)、软组织结合截骨矫形手术(如 Chevron 截骨术、Scarf 截骨术、Akin 截骨术等)。近年来有报道跖趾关节重建术(人工跖趾关节置换术)的临床应用。

三、脊柱侧凸

脊柱侧凸(scoliosis)是指脊柱的一个或数个节段向侧方弯曲,或伴有椎体旋转的脊柱畸形。国际脊柱侧凸研究学会对脊柱侧凸定义如下:应用 Cobb 法测量站立正位 X 线片的脊柱侧方弯曲,如角度大于 10° 则定义为脊柱侧凸。

【分类】　脊柱侧凸分为两大类,即非结构性脊柱侧凸和结构性脊柱侧凸。

1. 非结构性脊柱侧凸　指脊柱及其支持组织无内在的固有改变,在侧方弯曲像或牵引像上畸形可矫正,针对病因治疗后,脊柱侧凸即能消除。非结构性脊柱侧凸可由下列原因引起:①姿势性脊柱侧凸;②癔症性脊柱侧凸;③神经根受刺激:椎间盘突出、肿瘤;④炎症;⑤下肢不等长;⑥髋关节挛缩。

2. 结构性脊柱侧凸　是指伴有旋转的、结构固定的侧方弯曲,即侧弯不能通过平卧或侧方弯曲自行矫正,或虽矫正但无法维持,受累的椎体被固定于旋转位。结构性侧凸根据病因可分为:①特发性脊柱侧凸;②先天性脊柱侧凸;③神经肌肉型脊柱侧凸;④神经纤维瘤病合并脊柱侧凸;⑤间充质病变合并脊柱侧凸;⑥骨软骨营养不良合并脊柱侧凸;⑦代谢性障碍合并脊柱侧凸;⑧其他原因导致侧凸等。

(1)特发性脊柱侧凸(idiopathic scoliosis,IS):为最常见的脊柱侧凸,原因不明,约占脊柱侧凸总数的 75%～80%。好发于青少年,女性多见。根据其发病年龄又分为:①婴儿型(0～3 岁);②少儿型(4～10 岁);③青少年型(11～18 岁);④成人型(>18 岁)。

(2)先天性脊柱侧凸(congenital scoliosis):根据脊柱发育障碍分三种类型。①形成障碍:包括半椎体和楔形椎。②分节不良:包括单侧未分节形成骨桥和双侧未分节(阻滞椎,block vertebrae)两种。③混合型:椎体形成障碍合并分节不良。

【病理】　各种类型的脊柱侧凸的病因虽然不同,但是其病理变化相似。

1. 脊柱结构的改变　侧凸凹侧椎体楔形变,并出现旋转,主侧弯的椎体向凸侧旋转,棘突向凹侧旋转。凹侧椎弓根变短、变窄。椎板略小于凸侧。棘突向凹侧倾斜,使凹侧椎管变窄。凹侧小关节增厚并硬化而形成骨赘。

2. 椎间盘、肌肉及韧带的改变　凹侧椎间隙变窄,凸侧增宽,凹侧的小肌肉可见轻度挛缩。

3. 肋骨的改变　椎体旋转导致凸侧肋骨移向背侧,使后背部突出,形成隆凸,严重者形成"剃刀背"(razor-back)。凸侧肋骨互相分开,间隙增宽。凹侧肋骨互相挤在一起,并向前突出,形成胸部不对称。

4. 内脏的改变　严重胸廓畸形使肺脏受压变形,严重者可引起肺源性心脏病。

【临床表现】　早期畸形不明显,常不引起注意。生长发育期,侧凸畸形发展迅速,可出现身高不及同龄人,双肩不等高,胸廓不对称。侧凸畸形严重者可出现"剃刀背"畸形,影响心肺发育,出现神经系统受牵拉或压迫的相应症状(图 59-24)。

1. 体格检查　应充分显露,检查者从前方、后方及两侧仔细观察。注意皮肤有无色素沉着或皮下组织肿物,背部有无异常毛发及囊性物。注意乳房发育情况,胸廓是否对称。让病人向前弯腰,观察其背部是否对称,若一侧隆起,说明肋骨及椎体旋转畸形。注意观察两肩对称情况。沿 C_7 棘突置铅垂线,测量臀部裂缝至垂线的距离,观察躯干是否失代偿。检查脊柱活动范围和神经系统。同时测量病人身高和体重。

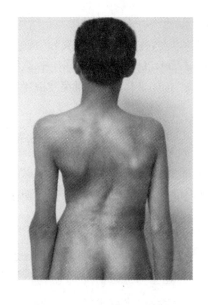
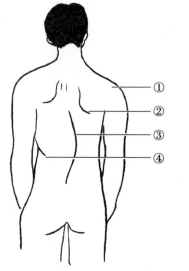
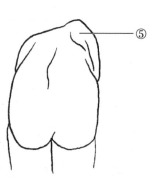

图 59-24　脊柱侧凸外观

①两肩不等高　②两侧肩胛骨不等高　③脊柱偏离中线　④一侧腰部皱褶皮纹　⑤前弯时两侧背部不对称,形成"剃刀背"

2. 辅助检查

（1）X 线检查

1）站立位脊柱全长正侧位 X 线片:是诊断脊柱侧凸的基本方法。摄片时病人必须取直立位,因卧位时肌肉松弛会导致侧凸的真实度数减小。摄片范围应包括整个脊柱。（图 59-25）

2）仰卧位最大左右弯曲位（bending）像、重力悬吊位牵引（traction）像及支点反向弯曲（fulcrum）像均可了解侧凸脊柱的内在柔韧性,对指导治疗具有重要价值。

3）去旋转（Stagnara）像:对于严重侧凸,尤其伴有后凸、椎体旋转严重的病人,普通 X 线片很难看清肋骨、横突及椎体的畸形情况,需要摄去旋转像,以全面了解侧凸椎体的结构。

4）脊柱侧凸的 X 线测量:①Cobb 法。最常用,上端椎上缘的垂线与下端椎下缘的垂线的交角即为 Cobb 角（图 59-26）。②Ferguson 法。很少用,用于测量轻度脊柱侧凸（<50°）,为上、下端椎的中心与顶椎中心连线的交角。

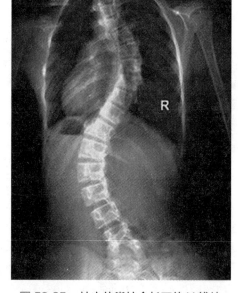

图 59-25　站立位脊柱全长正位 X 线片

5）椎体旋转度的测量:通常采用 Nash-Moe 法（图 59-27）,根据正位 X 线片上椎弓根的位置,将其分为 5 度。0 度,椎弓根对称;Ⅰ度,凸侧椎弓根移向中线,但未超过第一格,凹侧椎弓根变小;Ⅱ度,凸侧椎弓根已移至第 2 格,凹侧椎弓根消失;Ⅲ度,凸侧椎弓根移至中央,凹侧椎弓根消失;Ⅳ度,凸侧椎弓根越过中线,靠近凹侧。

（2）其他影像学检查

1）CT:对脊椎、脊髓、神经根病变的诊断具有明显的优越性,尤其对普通 X 线显示不清的部位(枕颈、颈胸段等)更为突出,能清晰地显示椎骨、椎管内、椎旁组织的细微结构。特别是作脊髓造影 CT 扫描（CTM）,可以了解椎管内的真实情况以及骨与脊髓、神经的关系,为手术治疗提供资料。近年来,脊柱 CT 三维重建可更加直观地显示畸形结构,对术中置钉、截骨提供重要影像信息。

2）MRI:对椎管内病变分辨力强,不仅显示病变部位、范围,对其性质如水肿、压迫、血肿、脊髓畸

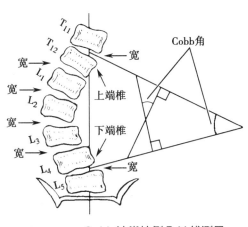

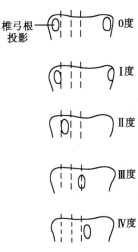

图 59-26　Cobb 法脊柱侧凸 X 线测量

图 59-27　椎体旋转度测量法

形、变性等的分辨力优于 CT，但对骨性结构显影尚不如 CT。

3）脊髓造影：脊柱侧凸不仅要了解脊柱或椎骨畸形，同时要了解椎管内有无并存的畸形。脊髓造影有助于了解与骨性畸形同时存在的神经系统畸形。

（3）肺功能检查：脊柱侧凸病人的常规检查。脊柱侧凸病人的肺总量和肺活量减少，而残气量多正常，肺活量的减少与脊柱侧凸的严重程度相关。

（4）电生理检查：对了解脊柱侧凸病人是否合并神经、肌肉系统障碍有重要意义。

1）肌电图检查：肌电图可以了解运动单位的状态，评定及判断神经、肌功能。

2）神经传导速度测定：神经传导速度可分为运动传导速度与感觉传导速度。传导速度测定的影响因素较多，如为单侧病变，应以健侧为对照。

3）诱发电位检查：体感诱发电位（SEP）通过对感觉功能的检查判断脊髓神经损伤程度，对评估或观察治疗效果有一定的实用价值。

4）术中脊髓监测：术中脊髓监测能够给手术医生提供准确可靠的资料，对保证病人术中安全、避免神经损伤、改善手术预后非常重要。主要的脊髓监测技术有三种：①体感诱发电位（SEP）；②运动诱发电位（MEP）；③脊神经所支配肌肉的肌电监测（EMG）。

（5）发育成熟度的鉴定：成熟度的评价在脊柱侧凸的治疗中尤为重要。必须根据生理年龄、实际年龄及骨龄来全面评估。主要包括以下几方面。

1）第二性征：男孩的声音改变，女孩的月经初潮，乳房及阴毛的发育等。

2）骨龄：①手腕部骨龄：20 岁以下病人可以摄手腕部 X 线片，有助于判断病人的骨龄。②Risser 征：髂骨骨骺环由髂前上棘向髂后上棘依次出现，Risser 征是将髂前上棘至髂后上棘骨骺环的总长度分为四等份，未出现者为 0，仅出现 1/4 者为Ⅰ度，出现 2/4 为Ⅱ度，出现 3/4 为Ⅲ度，完全出现为Ⅳ度，髂嵴骨骺与髂骨融合为Ⅴ度（图 59-28）。③椎体骺环：侧位 X 线片上骨骺环与椎体融合，说明脊柱停止生长，为骨成熟的重要体征。④髋臼 Y 形软骨：如果髋臼 Y 形软骨闭合，说明脊柱生长接近停止。

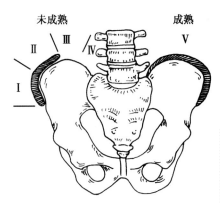

图 59-28　Risser 征测量法

【治疗】　脊柱侧凸的治疗目的：①矫正畸形；②获得稳定；③维持平衡；④减缓或阻止进展。对于不同类型的脊柱侧凸，其治疗原则与方法也不尽相同。下面以青少年特发性脊柱侧凸治疗方法为例进行介绍，包括观察随访、支具治疗、手术治疗。

1. 非手术治疗

（1）观察随访：适用于侧凸小于20°的病人。主要目的是观察脊柱畸形是否发展。每4~6个月复诊一次，常规行站立位脊柱全长正侧位X线片检查。

（2）支具治疗：支具治疗是进展型特发性脊柱侧凸唯一有效的非手术疗法。适应证为生长期儿童20°~40°的柔软性侧凸。一般根据病人身材量体定做支具。每天需佩戴16~23小时，直至骨骼发育成熟。定期复查站立位脊柱全长正侧位片，按时调整或更换支具。女孩应佩戴至初潮后2年、Risser征Ⅳ度，男孩佩戴至Risser征Ⅴ度，然后可逐渐停止支具治疗，继续随访数年。如支具控制无效，侧凸角度逐渐加大，应行手术治疗。

2. 手术治疗

严重或进展型脊柱侧凸通常需要手术治疗。手术治疗的适应证：①支具治疗无效；②生长期儿童侧凸不断加重；③脊柱失平衡；④明显外观畸形。手术主要分两个方面：侧凸矫形和脊柱融合。矫形方法可分前路矫形和后路矫形，有时需前后路联合手术。脊柱融合的目的是保持矫形效果，维持脊柱的稳定。随着影像学、材料学及解剖学等相关学科的发展，脊柱侧凸的手术治疗在分型、椎弓根钉技术、非融合技术、脊柱截骨技术、胸腔镜微创技术等方面都取得了长足的进步。脊柱侧凸的矫正已经发展到三维矫形、三维固定的新水平。

（武 汉）

本章思维导图

第六十章 | 骨折概述

第一节 | 骨折的定义、成因、分类及移位

【定义】 骨折（fracture）——骨的完整性和连续性中断。

【成因】 骨折是由创伤和骨骼疾病所致，后者如骨髓炎、骨肿瘤所致的骨质破坏，受轻微外力即发生的骨折，称为病理性骨折。临床上以创伤性骨折多见。

1. **直接暴力** 暴力直接作用于受伤部位造成骨折，常伴有不同程度的软组织损伤（图60-1）。

2. **间接暴力** 力量通过传导、杠杆、旋转和肌收缩使受伤部位远端肢体因作用力和反作用力的关系发生骨折。如跌倒时以手掌撑地，依其上肢与地面的角度不同，暴力向上传导，可致桡骨远端骨折（图60-2）。骤然跪倒时，股四头肌猛烈收缩，可致髌骨骨折（图60-3）

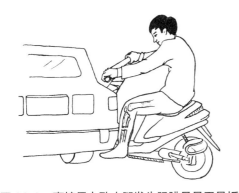

图60-1 直接暴力致小腿发生胫腓骨骨干骨折

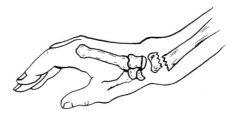

图60-2 间接暴力致桡骨远端骨折

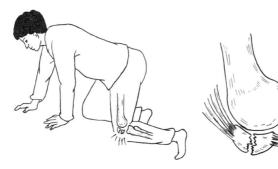

图60-3 间接暴力致髌骨骨折

3. **疲劳骨折**（fatigue fracture） 长期、反复、轻微的直接或间接损伤可致肢体某一特定部位骨折，如远距离行军易致第2、3跖骨骨折，称为疲劳骨折，也可称为应力性骨折（stress fracture）。

【分类】

1. **根据骨折处皮肤、黏膜的完整性分类**

（1）闭合性骨折（closed fracture）：骨折处皮肤或黏膜完整，骨折端不与外界相通。

（2）开放性骨折（open fracture）：骨折处皮肤或黏膜破裂，骨折端与外界相通（图60-4）。骨折处

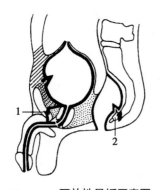

图 60-4　开放性骨折示意图
1.耻骨骨折伴有后尿道破裂
2.尾骨骨折可引起直肠破裂

的创口可由刀伤、枪伤由外向内形成,亦可由骨折尖端刺破皮肤或黏膜从内向外所致。耻骨骨折伴膀胱或尿道破裂,尾骨骨折致直肠破裂均属开放性骨折。

2. 根据骨折的程度和形态分类　按骨折线的方向及形态可分为(图 60-5):

(1)横形骨折:骨折线与骨干纵轴接近垂直。

(2)斜形骨折:骨折线与骨干纵轴呈一定角度。

(3)螺旋形骨折:骨折线呈螺旋状。

(4)粉碎性骨折:骨质碎裂成三块(含)以上。

(5)青枝骨折:发生在儿童的长骨,受到外力时,骨干变弯,但无明显的断裂和移位。

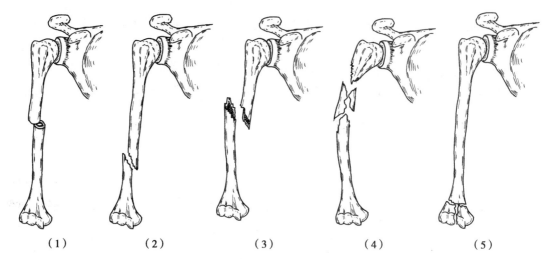

图 60-5　肱骨骨折不同的分类示意图
(1)横形骨折　(2)斜形骨折　(3)螺旋形骨折　(4)粉碎性骨折　(5)T 形骨折

(6)嵌插骨折:骨折片相互嵌插,多见于股骨颈骨折,即骨干的密质骨嵌插入松质骨内(图 60-6)。

(7)压缩骨折:松质骨因外力压缩而变形,多见于脊椎骨的椎体部分(图 60-7)。

(8)骨骺损伤:骨折线经过骨骺,且断面可带有数量不等的骨组织,被 Salter 和 Harris 分为 5 型(图60-8)。

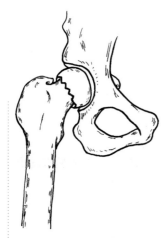

图 60-6　股骨颈嵌插骨折
(完全骨折)

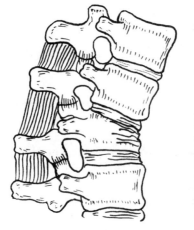

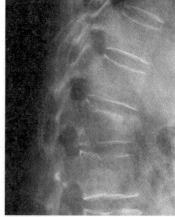

图 60-7　椎体压缩骨折

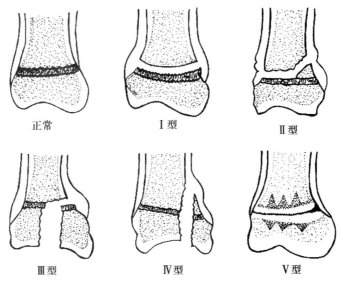

正常　　　　　Ⅰ型　　　　　Ⅱ型

Ⅲ型　　　　　Ⅳ型　　　　　Ⅴ型

图 60-8　不同类型骨骺损伤

3. 根据骨折端稳定程度分类

（1）稳定性骨折（stable fracture）：骨折端不易发生移位的骨折，如裂缝骨折、青枝骨折、横形骨折、压缩骨折、嵌插骨折等。

（2）不稳定骨折（unstable fracture）：骨折端易发生移位的骨折，如斜形骨折、螺旋形骨折、粉碎性骨折等。

骨折端移位：大多数骨折均有不同程度的移位，常见有以下五种。①成角移位：两骨折端的纵轴线交叉形成前、后、内、外成角。②短缩移位：两骨折端相互重叠或嵌插，使其缩短。③旋转移位：远侧骨折端围绕骨的纵轴旋转。④侧方移位：以近侧骨折端为准，远侧骨折端向前、后、内、外的侧方移位。⑤分离移位：两骨折端在纵轴上相互分离，形成间隙（图 60-9）。

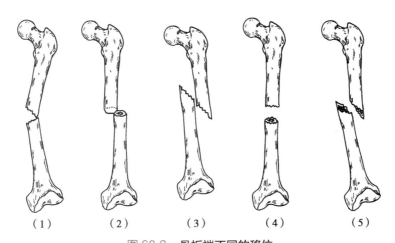

（1）　　　（2）　　　（3）　　　（4）　　　（5）

图 60-9　骨折端不同的移位

（1）成角移位　（2）侧方移位　（3）短缩移位　（4）分离移位　（5）旋转移位

造成各种不同移位的影响因素为：①外界直接暴力的作用方向；②不同部位的骨折受到肌肉的牵拉（图 60-10）；③不恰当的搬运。

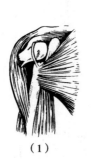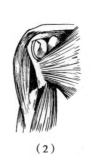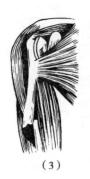

（1）　　　　　　　（2）　　　　　　　（3）

图 60-10　骨折两端肌肉牵拉造成骨折移位
（1）骨折在胸大肌止点之上　（2）骨折在胸大肌止点之下
（3）骨折在三角肌止点之下

第二节 | 骨折的临床表现及影像学检查

【临床表现】 大多数骨折一般只引起局部症状,严重骨折和多发性骨折可导致全身性反应。

1. 全身表现

（1）休克:骨折所致的出血是主要原因,特别是骨盆骨折、股骨骨折和多发性骨折,其出血量大者可达 2 000ml 以上。严重的开放性骨折或并发重要内脏器官损伤时亦可导致休克甚至死亡。

（2）发热:骨折后一般体温正常,出血量较大的骨折,如股骨骨折、骨盆骨折、血肿吸收时可出现低热,但一般不超过 38℃。开放性骨折,出现高热时,应考虑感染的可能。

2. 局部表现

（1）骨折的一般表现:局部疼痛、肿胀和功能障碍。骨折时,骨髓、骨膜以及周围组织血管破裂出血,在骨折处形成血肿,以及软组织损伤所致水肿,致患肢严重肿胀,甚至出现张力性水疱和皮下瘀斑。骨折局部出现剧烈疼痛,特别是移动患肢时加剧,伴明显压痛。局部肿胀或疼痛使患肢活动受限,若为完全性骨折,可使受伤肢体的活动功能完全丧失。

（2）骨折的特有体征

1）畸形:骨折端移位可使患肢外形发生改变,主要表现为缩短、成角或旋转畸形。

2）异常活动:正常情况下肢体不能活动的部位,骨折后出现异常活动。

3）骨擦音或骨擦感:骨折后,两骨折端相互摩擦时,可产生骨擦音或骨擦感。

具有以上三个骨折特有体征之一者,即可诊断为骨折。但有些骨折如裂缝骨折、嵌插骨折、脊柱骨折及骨盆骨折,没有上述三个典型的骨折特有体征,应常规进行 X 线片检查,必要时行 CT 或 MRI 检查,以便确诊。

【骨折的 X 线检查】 常规进行 X 线检查。即使临床上已表现为明显骨折者,X 线平片检查也很有必要,可以帮助了解骨折的类型和骨折端移位情况,对于骨折的治疗具有重要指导意义。

X 线检查应拍摄包括邻近一个关节在内的正、侧位片,必要时应拍摄特殊位置的 X 线片。如掌骨和跖骨应拍正位及斜位片,跟骨拍侧位和轴位片,腕舟骨拍正位和蝶位片,寰枢椎拍张口位片。有些轻微的裂缝骨折,急诊拍片未见明显骨折线,应于伤后 2 周拍片复查。此时,由于骨折断端的吸收常可出现骨折线,如腕舟骨骨折、股骨颈嵌插骨折。

【骨折的 CT 检查】 对于骨和关节解剖部位复杂或常规 X 线难以检查的部位,CT 能提供更多的诊断信息,如骨盆、髋、骶骨、骶髂关节、胸骨、脊柱等部位的骨折（图 60-11）。

【骨折的 MRI 检查】 磁共振对软组织层次的显示和观察椎体周围韧带、脊髓损伤情况较好。并可观察椎管内是否有出血,还可以发现 X 线平片及 CT 未能发现的隐匿性骨折并确定骨挫伤的范围（图 60-12）。

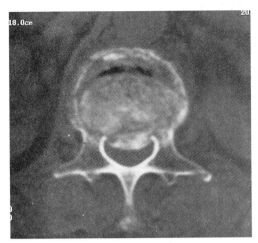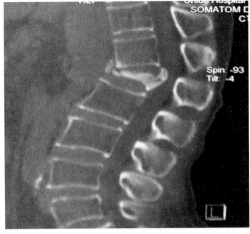

图 60-11　CT 显示椎体爆裂骨折,骨折碎片突入椎管

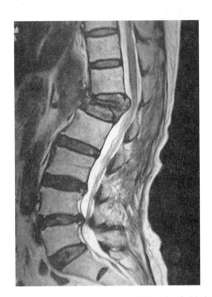

图 60-12　MRI 检查示 L_1 椎体压缩骨折合并脊髓损伤

第三节 | 骨折的并发症

在一些复杂的损伤中,有时骨折本身并不重要,重要的是骨折伴有或所致重要组织或脏器损伤,常引起严重的全身反应,甚至危及生命。骨折治疗过程中出现的一些并发症将严重影响骨折的治疗效果,应特别注意加以预防并及时予以正确处理。

(一)早期并发症

1. **休克**　严重创伤、骨折引起大出血或重要器官损伤所致。

2. **脂肪栓塞综合征**(fat embolism syndrome)　发生于成人,常见于青壮年股骨干骨折,是由于骨折处髓腔内血肿张力过大,骨髓被破坏,脂肪滴进入破裂的静脉窦内,可引起肺、脑脂肪栓塞。临床上主要表现为低氧血症、神经系统异常和瘀点状皮疹。

3. **重要内脏器官损伤**

(1)肝、脾破裂:严重的下胸壁损伤,除可致肋骨骨折外,还可能引起左侧的脾和右侧的肝破裂出血,导致休克。

(2)肺损伤:肋骨骨折时,骨折端可使肋间血管及肺组织损伤,出现气胸、血胸或血气胸,引起严重的呼吸困难。

（3）膀胱和尿道损伤：由骨盆骨折所致，尿外渗引起下腹部、会阴区疼痛、肿胀以及血尿、排尿困难。

（4）直肠损伤：可由骶尾骨骨折所致，出现下腹部疼痛和直肠内出血。

4. 重要周围组织损伤

（1）重要血管损伤：常见的有股骨髁上骨折，远侧骨折端可致腘动脉损伤；胫骨上段骨折可致胫前或胫后动脉损伤；伸直型肱骨髁上骨折，近侧骨折端易造成肱动脉损伤（图60-13）。

（2）周围神经损伤：特别是在神经与骨紧密相邻的部位，如肱骨中、下1/3交界处骨折极易损伤紧贴肱骨桡神经沟走行的桡神经。

（3）脊髓损伤：为脊柱骨折和脱位的严重并发症，多见于脊柱颈段和胸腰段，导致脊髓神经损伤平面以下瘫痪。

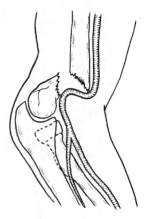

图60-13　伸直型肱骨髁上骨折造成肱动脉损伤

5. 骨筋膜隔室综合征（osteofascial compartment syndrome）　即由骨、骨间膜、肌间隔和深筋膜形成的骨筋膜隔室内肌肉和神经因急性缺血而产生的一系列早期综合征。常见于前臂掌侧和小腿，多由创伤性骨折后血肿和组织水肿引起骨筋膜隔室内内容物体积增加，或外包扎过紧、局部压迫使骨筋膜隔室容积减小而导致骨筋膜隔室内压力增高所致。当压力达到一定程度时可使供应肌肉的小动脉关闭，形成缺血—水肿—缺血的恶性循环，根据其缺血的不同程度而导致：①濒临缺血性肌挛缩：缺血早期，及时处理恢复血液供应后，可不发生或仅发生极小量肌肉坏死，可不影响肢体功能。②缺血性肌挛缩：较短时间或程度严重的不完全缺血，恢复血液供应后大部分肌肉坏死，形成挛缩畸形（即Volkmann缺血性肌挛缩），严重影响患肢功能。③坏疽：广泛、长时间完全缺血，大量肌肉坏疽，常需截肢。如有大量毒素进入血液循环，还可致休克、心律失常和急性肾衰竭。

早期可根据以下四个体征确定诊断：①患肢感觉异常；②被动牵拉受累肌肉出现疼痛（肌肉被动牵拉试验阳性）；③肌肉在主动屈曲时出现疼痛；④筋膜隔室即肌腹处有压痛。骨筋膜隔室综合征常并发肌红蛋白尿、高钾血症等，治疗时应予以足量补液促进排尿。如果筋膜室压力大于30mmHg，或梯度压力（舒张压–筋膜室压力）小于30mmHg，应及时行筋膜切开减压手术。

（二）晚期并发症

1. 坠积性肺炎（hypostatic pneumonia）　主要发生于因骨折长期卧床不起的病人，特别是老年、体弱和伴有慢性病的病人，有时可危及生命。应鼓励功能锻炼，及早下床活动。

2. 压疮（decubitus）　严重创伤性骨折，长期卧床不起，身体骨突起处受压，局部血液循环障碍，易形成压疮。常见部位有骶骨部、髋部、足跟部。特别是截瘫病人，由于失神经支配，缺乏感觉，局部血液循环更差，不仅更易发生压疮，而且发生后难以治愈，常成为全身感染的来源。

3. 下肢深静脉血栓（deep vein thrombosis）　多见于骨盆骨折或下肢骨折，下肢长时间制动，静脉血回流缓慢，加之创伤所致血液高凝状态，易导致血栓形成。

4. 感染（infection）　发生率约1%～5%。骨折后局部血运不良、软组织条件差，或开放性骨折清创不彻底、软组织覆盖欠佳等可引起感染，甚至可致化脓性骨髓炎。

5. 创伤性骨化性肌炎（traumatic myositis ossificans）　又称损伤性骨化。由于关节扭伤、脱位或关节附近骨折，骨膜剥离形成骨膜下血肿，处理不当使血肿扩大，血肿机化并在关节附近软组织内广泛骨化，造成严重关节活动功能障碍。常见于肘关节。

6. 创伤性关节炎（traumatic arthritis）　关节内骨折，未能达解剖复位，骨愈合后使关节面不平整，长期磨损致使关节活动时出现疼痛。

7. 关节僵硬（joint stiff）　患肢长时间固定，静脉和淋巴回流不畅，关节周围组织中浆液纤维性渗出和纤维蛋白沉积，发生纤维粘连，同时关节囊和周围肌肉挛缩，致使关节活动障碍。

8. 急性骨萎缩（Sudeck atrophy）　即损伤所致关节附近的疼痛性骨质疏松和软组织萎缩，亦称反射性交感神经性营养不良。好发于手、足骨折后，典型症状是疼痛和血管舒缩紊乱。疼痛与损伤程度不一致，随邻近关节活动而加剧，局部有烧灼感。由于关节周围保护性肌痉挛而致关节僵硬。血管舒缩紊乱可使早期皮温升高、水肿及汗毛、指甲生长加快，随之皮温低、多汗、皮肤光滑、汗毛脱落。手或足肿胀、僵硬、寒冷、略呈青紫达数月之久。

9. 缺血性骨坏死（avascular osteonecrosis）　骨折可破坏某一骨折端的血液供应，从而使该骨折端发生缺血性坏死。常见的有腕舟骨骨折后近侧骨折端缺血性坏死，股骨颈骨折后股骨头缺血性坏死（图 60-14）。

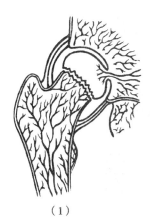
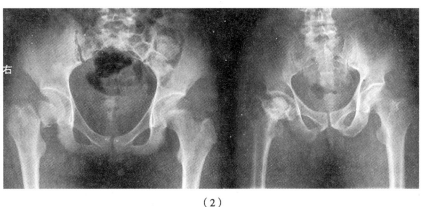

（1）　　　　　　　　　　　　　　　　　　（2）

图 60-14　**股骨颈骨折后股骨头缺血性坏死**
（1）股骨颈血液供给及骨折示意图　（2）股骨颈骨折继发股骨头缺血性坏死

10. 缺血性肌挛缩（ischemic contracture）　是骨折最严重的并发症之一，是骨筋膜隔室综合征处理不当的严重后果。它可由骨折和软组织损伤直接导致，更常见的是由骨折处理不当造成，特别是外固定过紧。提高对骨筋膜隔室综合征的认识并及时予以正确处理，是防止缺血性肌挛缩发生的关键。一旦发生则难以治疗，效果极差，常致严重残疾。典型的畸形是爪形手或爪形足（图 60-15）。

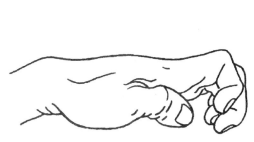
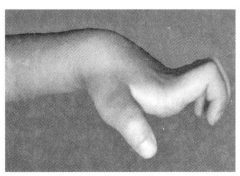

图 60-15　**前臂缺血性肌挛缩后的典型畸形——爪形手**

第四节 ｜ 骨折愈合过程

【**骨折愈合过程**】　骨折愈合是一个复杂而连续的过程，从组织学和细胞学的变化，通常将其分为三个阶段，但三者之间又不可截然分开，而是相互交织逐渐演进。

1. 血肿炎症机化期　肉芽组织形成过程，骨折导致骨髓腔、骨膜下和周围组织血管破裂出血，在骨折断端及其周围形成血肿。伤后 6～8 小时，由于内、外凝血系统被激活，骨折断端的血肿凝结成血块。而且严重的损伤和血管断裂使骨折端缺血,可致部分软组织和骨组织坏死,在骨折处引起无菌性炎症反应。缺血和坏死的细胞所释放的产物,引起局部毛细血管增生扩张、血浆渗出、水肿和炎症细胞浸润。中性粒细胞、淋巴细胞、单核细胞和巨噬细胞侵入血肿的骨坏死区,逐渐清除血凝块、坏死软组织和死骨,而使血肿机化形成肉芽组织(图 60-16)。

纤维连接过程,约在骨折后 2 周完成。肉芽组织内成纤维细胞合成和分泌大量胶原纤维,转化成纤维结缔组织,使骨折两端连接起来,称为纤维连接。同时,骨折端附近内骨外膜的成骨细胞伤后不久即活跃增生,一周后即开始形成与骨干平行的骨样组织,并逐渐延伸增厚。骨内膜在稍晚时也发生同样的改变(图 60-17)。

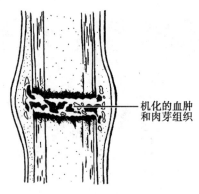

图 60-16 骨折后 2 周内血肿机化形成肉芽组织——血肿炎症机化期

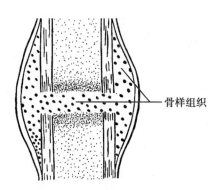

图 60-17 2～6 周内骨内、外膜处开始形成骨样组织——纤维连接期

2. 原始骨痂形成期 成人一般约需 3～6 个月。首先形成内骨痂和外骨痂,骨内、外膜增生,新生血管长入,成骨细胞大量增生,合成并分泌骨基质,使骨折端附近内、外形成的骨样组织逐渐骨化,形成新骨,即膜内成骨。由骨内、外膜紧贴骨皮质内、外形成的新骨,分别称为内骨痂和外骨痂。骨痂不断钙化加强,当其达到足以抵抗肌肉收缩及剪力和旋转力时,则骨折达到临床愈合。此时 X 线片上可见骨折处有梭形骨痂阴影,但骨折线仍隐约可见(图 60-18)。

骨折愈合过程中,膜内成骨速度比软骨内成骨快,而膜内成骨又以骨外膜为主。因此任何骨外膜损伤均对骨折愈合不利。

3. 骨痂改造塑形期 这一过程约需 1～2 年。原始骨痂中新生骨小梁逐渐增粗,排列逐渐规则和致密。骨折端的坏死骨经破骨和成骨细胞的侵入,完成死骨清除和新骨形成的爬行替代过程。原始骨痂被板层骨所替代,使骨折部位形成坚强的骨性连接。随着肢体活动和负重,根据 Wolff 定律,在应力轴线上成骨细胞相对活跃,有更多新骨生成,形成坚强的板层骨,而在应力轴线以外,破骨细胞相对活跃,使多余的骨痂逐渐被吸收而清除。髓腔重新沟通,骨折处恢复正常骨结构,在组织学和放射学上不留痕迹(图 60-19)。

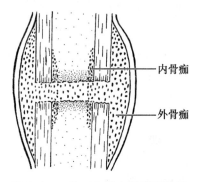

图 60-18 6～12 周内骨痂和外骨痂形成

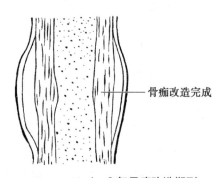

图 60-19 1～2 年骨痂改造塑形

【骨折临床愈合标准】 临床愈合是骨折愈合的重要阶段。其标准为:①局部无压痛及纵向叩击痛;②局部无异常活动;③X线片显示骨折处有连续性骨痂,骨折线模糊。

第五节 | 影响骨折愈合的因素

骨折愈合是受多种因素影响的复杂过程,应对其有充分的认识,以便利用和发挥有利因素,避免和克服不利因素,促进骨折愈合。

(一)全身因素

1. **年龄** 不同年龄骨折愈合差异很大,如新生儿股骨骨折2周后即可达到坚固愈合,成人股骨骨折一般需3个月左右。儿童骨折愈合较快,老年人则所需时间更长。

2. **健康状况** 健康状况欠佳,特别是患有慢性消耗性疾病者,如糖尿病、营养不良、恶性肿瘤以及钙磷代谢紊乱病人,骨折愈合时间明显延长。

(二)局部因素

1. **骨折的类型** 螺旋形和斜形骨折,骨折断面接触面大,愈合较快。横形骨折断面接触面小,愈合较慢。多发性骨折或一骨多段骨折,愈合较慢。

2. **骨折部位的血液供应** 是影响骨折愈合的重要因素,骨折的部位不同,骨折端的血液供应状况也不同。骨折端完全丧失血液供应,发生骨折不愈合的可能性较大,如股骨颈头下型骨折,股骨头血液供应几乎完全中断,容易发生骨折不愈合或缺血性坏死(见图60-14)。

3. **软组织损伤程度** 严重的软组织损伤,特别是开放性损伤,可直接损伤骨折端附近的肌肉、血管和骨膜,破坏血液供应,影响骨折的愈合。

4. **软组织嵌入** 血管、肌肉、肌腱等软组织嵌入骨折端之间,阻碍骨折端的对合及接触,骨折难以愈合甚至不愈合(图60-20)。

5. **感染** 局部感染可导致化脓性骨髓炎,出现软组织坏死以及形成死骨,严重影响骨折愈合。

(三)不当的治疗方法影响骨折愈合

1. 反复多次的手法复位,可损伤局部软组织和骨外膜,不利于骨折愈合,应予避免。手法复位的优点是能较好地保持骨折部位的血供,但缺点是常较难达到解剖复位。

2. 切开复位时,软组织和骨膜剥离过多影响骨折段血供,可能导致骨折延迟愈合或不愈合,手术应尽可能地少干扰和破坏局部血液供应。

3. 开放性骨折清创时,过多地摘除碎骨片,造成骨质缺损致骨不愈合。

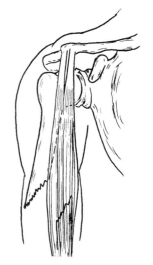

图60-20 软组织嵌入骨折端之间

4. 行持续骨牵引治疗时,牵引力量过重,可造成骨折端分离,并可因血管痉挛而致局部血液供应不足,导致骨折延迟愈合或不愈合。

5. 骨折固定不牢固,骨折仍可受到剪力和旋转力的影响,干扰骨痂生长,不利于骨折愈合。

6. 过早或不恰当的功能锻炼,可能妨碍骨折部位的固定而影响骨折愈合。要在医生指导下进行正确而恰当的功能锻炼,可以促进肢体血液循环,消除肿胀,防止肌萎缩、骨质疏松和关节僵硬,有利于关节功能恢复。

第六节 | 骨折的急救

骨折,特别是严重的骨折,如骨盆骨折、股骨骨折等常是全身严重多发性损伤的一部分。因此,现场急救不仅要注意骨折的处理,更重要的是要注意全身情况的处理。

骨折急救的目的是用最为简单而有效的方法抢救生命、保护患肢、迅速转运,以便尽快妥善处理。

1. **抢救休克** 首先检查病人全身情况,如处于休克状态,应注意保温,尽量减少搬动,有条件时应立即输液、输血。对合并颅脑损伤处于昏迷状态者,应注意保持呼吸道通畅。

2. **包扎伤口** 开放性骨折,绝大多数伤口出血可用加压包扎止血。大血管出血,加压包扎不能止血时,可采用止血带止血,并应记录所用压力和时间。创口用无菌敷料或清洁布条予以包扎,以减少再污染。若骨折端已戳出伤口,并已污染,但未压迫重要血管、神经者,不应将其复位,以免将污物带到伤口深处。应送至医院经清创处理后,再行复位。若在包扎时,骨折端自行滑入伤口内,应做好记录,以便在清创时进一步处理。

3. **妥善固定** 固定是骨折急救的重要措施。凡疑有骨折者,均应按骨折处理。闭合性骨折者,急救时不必脱去患肢的衣裤和鞋袜,以免过多地搬动患肢,增加疼痛。若患肢肿胀严重,可用剪刀将患肢衣袖和裤脚剪开,减轻压迫。骨折有明显畸形,并有穿破软组织或损伤附近重要血管、神经的危险时,可适当牵引患肢,待稳定后再行固定。

骨折固定的目的:①避免骨折端在搬运过程中对周围重要组织,如血管、神经、内脏造成损伤;②减少骨折端的活动,减轻病人的疼痛;③便于运送。固定可用特制的夹板,或就地取材选用木板、木棍、树枝等。若无任何可利用的材料,上肢骨折可将患肢固定于胸部,下肢骨折可将患肢与对侧健肢捆绑固定,脊柱骨折采用平移式或滚动式搬运。

4. **迅速转运** 病人经初步处理、妥善固定后,应尽快地转运至最近的医院进行治疗。

第七节 | 骨折的治疗原则

骨折的治疗有三大原则,即复位、固定和康复治疗。

1. **复位** 是将移位的骨折段恢复正常或近乎正常的解剖关系,重建骨的支架作用。

2. **固定** 即将骨折维持在复位后的位置,使其在良好对位情况下达到牢固愈合,是骨折愈合的关键。

3. **功能锻炼及康复** 是在不影响固定的情况下,尽快地恢复患肢肌肉、肌腱、韧带、关节囊等软组织的舒缩活动。早期合理的功能锻炼和康复治疗,是恢复患肢功能的重要保证。

一、骨折的复位

(一) 复位标准

1. **解剖复位** 骨折端通过复位,恢复了正常的解剖关系,对位(两骨折端的接触面)和对线(两骨折段在纵轴上的关系)完全良好时,称解剖复位(图 60-21)。

2. **功能复位** 经复位后,两骨折端虽未恢复至正常的解剖关系,但骨折愈合后对肢体功能无明显影响者,称功能复位。功能复位的标准是:①骨折部位的旋转移位、分离移位必须完全矫正。②成角移位必须完全复位,否则关节内、外侧负重不平衡,易引起创伤性关节炎。肱骨干骨折稍有畸形,对功能影响不大。③长骨干横形骨折,骨折端对位至少达 1/3,干骺端骨折至少对位 3/4(图 60-22)。

(二) **复位方法** 骨折复位方法有两类,即手法复位(又称闭合复位)和切开复位。

1. **手法复位** 应用手法使骨折或脱位复位,称为手法复位。进行手法复位时,其动作必须轻柔,并争取一次复位成功。粗暴的手法和反复多次的复位,均可增加软组织损伤,影响骨折愈合,且可能引起并发症。骨折应争取达到功能复位,否则必须手术复位。

2. **切开复位** 即手术切开骨折部位的软组织,暴露骨折端,在直视下将骨折复位,称为切开复位。

切开复位的指征:①骨折端之间有肌肉或肌腱等软组织嵌入;②关节内骨折;③骨折并发主要血管、神经损伤;④多处骨折;⑤四肢斜形、螺旋形、粉碎性骨折等不稳定骨折及脊柱骨折并脊髓损伤者;⑥老年人四肢骨折需尽早离床活动。

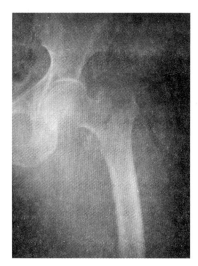 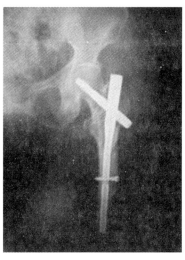

图 60-21　股骨骨折达解剖复位（复位前和复位后）

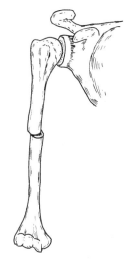

图 60-22　肱骨骨折后功能
复位（骨折端对位 1/3 以上）

二、骨折的固定

骨折的固定（fixation of fracture）方法有两类，即外固定——用于身体外部的固定（固定器材位于体外）和内固定——用于身体内部的固定（固定器材位于体内）。

（一）外固定（external fixation）　常用的外固定有小夹板、支具、石膏绷带、持续牵引和骨外固定器等。

1. **小夹板**　由具有一定弹性的柳木板、竹板或塑料板制成，固定骨折部的肢体。适用于四肢闭合性、无移位、稳定性骨折（图 60-23）。但易导致骨折再移位、压迫性溃疡、缺血性肌挛缩，甚至肢体坏疽等严重后果，目前已很少应用。

2. **骨科固定支具**　支具特别适用于四肢闭合性的稳定性骨折及关节周围软组织损伤。

3. **石膏绷带**（图 60-24）　石膏绷带固定指征：①开放性骨折清创缝合术后；②某些部位的骨折切开复位内固定术后，如儿童股骨骨折弹性髓内钉固定后，作为辅助性外固定；③畸形矫正后维持矫形位置和骨关节融合手术后；④化脓性关节炎和骨髓炎患肢的固定，防止感染扩散。

石膏绷带固定的注意事项：①应在石膏下垫置枕头，抬高患肢，以利消除肿胀。②包扎石膏绷带过程中，如需将肢体保持在某一特殊位置，助手可用手掌托扶肢体，不可用手指顶压石膏，以免局部压迫而发生溃疡。③石膏绷带未凝固前，不应改变肢体位置，特别是关节部位，以免石膏折断。④观察石膏绷带固定肢体远端皮肤的颜色、温度、毛细血管充盈、感觉和指（趾）的运动情况。如患肢出现持续剧烈疼痛、患肢麻木、颜色发紫和皮温下降，则多为石膏绷带包扎过紧引起的肢体受压，应立即将石膏全长纵行剖开减压，否则继续发展可致肢体坏疽。⑤肢体肿胀消退后引起石膏过松，失去固定作用，应及时更换。⑥石膏绷带固定过程中，应作主动肌肉舒缩锻炼，未固定的关节应早期活动。

4. **头颈及外展支具固定**　前者主要用于颈椎损伤，后者

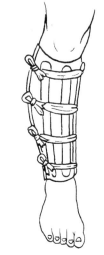

图 60-23　小夹板固定

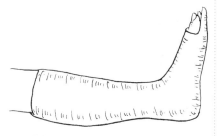

图 60-24　小腿石膏绷带固定

用于肩关节周围骨折、肱骨骨折及臂丛神经损伤等。患肢处于抬高位,有利于消肿,且可避免重力牵拉,产生骨折分离移位(图60-25)。

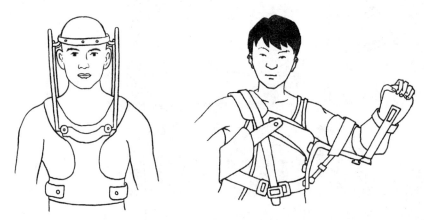

图 60-25　支具固定用于颈椎损伤和上臂骨折或损伤

5. **持续牵引**　牵引既有复位作用,也是一种外固定装置。持续牵引分为皮肤牵引、枕颌带牵引和骨牵引。

持续牵引的指征:①颈椎骨折脱位:枕颌带牵引或颅骨牵引(图60-26、图60-27)。②股骨骨折:股骨或胫骨结节骨牵引(图60-28、图60-29)。③胫骨骨折:跟骨牵引(图60-30)。

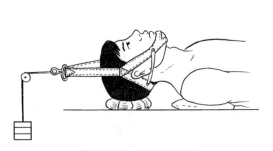

图 60-26　枕颌带牵引

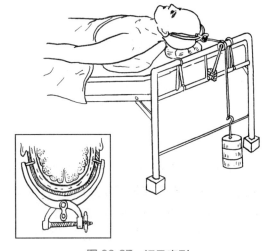

图 60-27　颅骨牵引

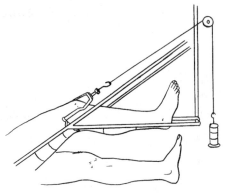

图 60-28　股骨骨折行股骨髁上骨牵引

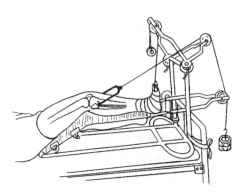

图 60-29　股骨骨折行胫骨结节骨牵引

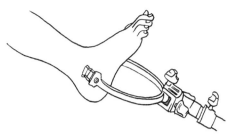

图 60-30　跟骨牵引

6. 骨外固定器　骨外固定器适用于:①开放性骨折;②闭合性骨折伴广泛软组织损伤;③骨折合并感染和骨折不愈合;④截骨矫形或关节融合术后。优点是固定可靠,易于处理伤口,不限制关节活动,可行早期功能锻炼(图60-31)。

(二)内固定　内固定主要用于闭合或切开复位后,采用金属内固定物,如接骨板、螺丝钉、加压钢板或带锁髓内钉等,将已复位的骨折予以固定(图60-32)。

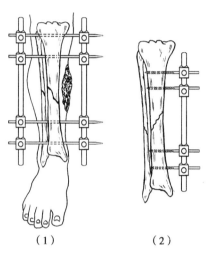

（1）　　　　　　（2）

图 60-31　骨外固定器适用于治疗开放性骨折,便于处理伤口
（1）双边外固定器　（2）单边外固定器

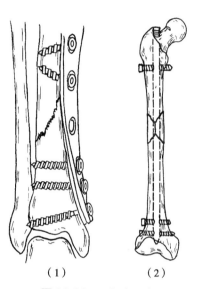

（1）　　　　　　（2）

图 60-32　骨折内固定
（1）金属接骨板内固定　（2）带锁髓内钉内固定

三、康复治疗

骨折后的康复治疗极其重要,是防止并发症发生和及早恢复功能的重要保证。应在医务人员指导下,鼓励病人进行早期康复治疗,促进骨折愈合和功能恢复,防止并发症发生。

1. **早期阶段**　骨折后 1～2 周内,促进患肢血液循环,消除肿胀,防止肌萎缩,功能锻炼应以患肢肌肉主动舒缩活动为主。

2. **中期阶段**　骨折 2 周以后,患肢肿胀已消退,局部疼痛减轻,骨折处已有纤维连接,日趋稳定,可逐渐缓慢增加其活动强度和范围,以防肌萎缩和关节僵硬。

3. **晚期阶段**　骨折已达临床愈合标准,外固定已拆除。此时是康复治疗的关键时期,特别是早、中期康复治疗不足的病人,肢体部分肿胀和关节僵硬应通过锻炼,促进关节活动范围和肌力的恢复。

第八节 ｜ 开放性骨折的处理

开放性骨折的处理原则是及时正确地处理创口,尽可能地防止感染,力争将开放性骨折转化为闭合性骨折。如处理不及时,严重者可致肢体功能障碍、残疾,甚至引起生命危险(图60-33)。

(一)开放性骨折的分度　开放性骨折根据软组织损伤的轻重,可分为三度。

第一度:皮肤由骨折端自内向外刺破,软组织损伤轻。

第二度:皮肤破裂或压碎,皮下组织与肌组织中度损伤。

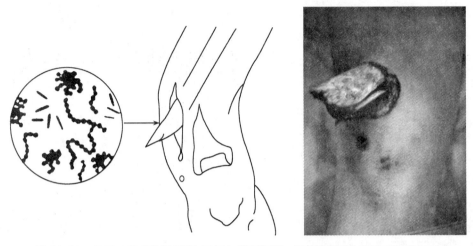

图 60-33　股骨下段开放性骨折,骨折与外界相通,有被细菌污染而致感染的风险

第三度:广泛的皮肤、皮下组织与肌肉严重损伤,常合并血管、神经损伤。

Gustilo-Anderson 又将第三度分为三个亚型,即:ⅢA 型,软组织严重缺损,但骨膜仍可覆盖骨质;ⅢB 型,软组织严重缺损伴骨外露;ⅢC 型,软组织严重缺损,合并重要血管损伤伴骨外露。

(二) 术前检查与准备

1. 询问病史,了解创伤的经过、受伤的性质和时间、急救处理的情况等。

2. 检查全身情况,注意是否有休克和其他危及生命的重要器官损伤。

3. 通过肢体的运动、感觉、动脉搏动和末梢血液循环状况,确定是否有神经、肌腱和血管损伤。

4. 观察伤口,估计损伤的深度、软组织损伤情况和污染程度。

5. 拍摄患肢正、侧位 X 线片,了解骨折类型和移位。必要时行 CT 或 MRI 检查。

(三) 清创的时间　任何开放性骨折,原则上清创越早,感染机会越少,治疗效果越好。通常伤后 6~8 小时内是清创的黄金时间,此时污染伤口的细菌尚未侵入组织深部,经过彻底清创缝合,绝大多数可以一期愈合。超过 8 小时后,感染的可能性增大。但在 24 小时之内,在有效使用抗生素的情况下也可进行清创。而超过 24 小时的污染伤口,已有细菌侵入深部组织,原则上不应彻底清创,但应简单清除明显坏死的组织和异物,建立通畅的引流,留待二期处理。除污染时间外,污染程度也是重要因素,程度越重,感染概率越高。

(四) 清创的要点　开放性骨折的清创术包括清创、骨折固定与软组织修复、伤口闭合,它比处理单纯软组织损伤更为严格。一旦发生感染,将导致化脓性骨髓炎。

1. **清创**　清创即将污染的创口,经过清洗、消毒,然后切除创缘、清除异物,切除坏死和失去活力的组织,使之变成清洁的创口。手术可在臂丛、硬膜外或全身麻醉下进行。为了减少出血,特别是伴有血管损伤时,可在使用止血带下手术。由于使用止血带时不易确定组织的血液供应状况,清创止血后,应放开止血带,彻底切除无血液供应的组织。

(1) 清洗:无菌敷料覆盖创口,用无菌刷及肥皂液刷洗患肢 2~3 次,范围包括创口上、下关节,刷洗后用无菌生理盐水冲洗,常规消毒铺巾后行清创术。

(2) 切除创缘皮肤 1~2mm,皮肤挫伤者,应切除失去活力的皮肤。从浅至深,清除异物,切除污染和失去活力的皮下组织、筋膜、肌肉。清除污染部分后保留肌腱、神经和血管并给以修复。

(3) 关节韧带和关节囊严重挫伤者,应予以切除。若仅污染,则应在彻底切除污染物的情况下,尽量予以保留,这对关节的稳定和以后的功能恢复十分重要。

(4) 骨外膜应尽量保留,可以促进骨愈合。若已污染,可仔细将其表面切除。

(5) 骨折端的处理:彻底清理干净的同时应尽量保持骨的完整性,以利于骨折愈合。污染骨需用骨凿或咬骨钳去除,松质骨可以刮除,将污染的骨髓腔彻底清理干净。

粉碎性骨折的骨片应仔细加以处理。小骨片需根据骨折块是否有软组织连接慎重处理。较大骨片尤其是与周围组织尚有联系的骨片应予以保留,否则将造成骨缺损,影响骨折愈合。

(6)再次清洗:清洗彻底后,再用无菌生理盐水清洗创口及周围组织2~3次,将肉眼不易观察到的破碎组织残渣清除干净。然后用0.1%的活力碘浸泡或湿敷创口3~5分钟,杀灭残余细菌。

2. 骨折固定与组织修复

(1)骨折固定:清创后,直视下将骨折复位,并根据骨折的类型选择适当的内固定方法。固定方法以最简单、最快捷为宜,必要时术后可加用外固定。

第三度开放性骨折及第二度开放性骨折清创时间超过伤后6~8小时者,不宜应用内固定,可选用外固定器固定。因为超过6~8小时,创口处污染的细菌已度过潜伏期,进入对数增殖期,内固定物作为无生命的异物,机体局部抵抗力低下,且抗菌药物难以发挥作用,容易导致感染。近年来,随着手术条件的逐步改善和高效抗生素的合理应用,开放性骨折清创术后可以同时行内固定术。

(2)重要软组织修复:肌腱、神经、血管等重要组织损伤,应争取在清创时即采用合适的方法予以修复,以便早日恢复功能。

(3)创口引流:用硅胶管,将其置于创口内最深处,从正常皮肤处穿出体外,并接以负压引流瓶,于24~48小时后拔除。必要时,在创口闭合前可将抗生素缓释剂置入创口内。

3. 闭合创口　完全闭合创口,争取一期愈合,是达到将开放性骨折转化为闭合性骨折的关键,也是清创术争取达到的主要目的。对于第一、二度开放性骨折,清创后,大多数创口能一期闭合。第三度开放性骨折,在清创后伤口可使用高分子材料作为临时覆盖物,如闭合负压引流装置。待肿胀消退后直接缝合切口或者进行游离植皮。

(1)减张缝合和植皮术:皮肤缺损,创口张力较大,不能直接缝合者,如周围皮肤及软组织损伤较轻,可在创口一侧或两侧作与创口平行的减张切口。减张切口可以缝合者则直接缝合,否则于减张切口处植皮(图60-34)。如创口处皮肤缺损,而局部软组织床良好,无骨和神经、血管等重要组织外露,亦可在创口处直接植皮。

(2)皮瓣移植:伴有广泛软组织损伤的第三度开放性骨折,骨折处外露,缺乏软组织覆盖,极易导致感染。应设法将创口用合适的皮瓣加以覆盖。

(3)清创过程完成后,根据伤情选择适当的固定方法固定患肢。应使用抗生素预防感染,并应用破伤风抗毒素。

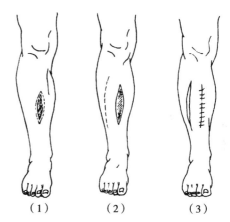

图 60-34　减张切口缝合缺损的皮肤示意图
(1)皮缘切除　(2)减张切口　(3)创口缝合

第九节 │ 开放性关节损伤处理原则

开放性关节损伤即皮肤和关节囊破裂,关节腔与外界相通。其处理原则与开放性骨折基本相同,治疗的主要目的是防止关节感染和恢复关节功能。损伤程度不同,处理方法和术后效果亦不同,一般可分为以下三度。

第一度:锐器刺破关节囊,创口较小,关节软骨和骨骼无损伤。此类损伤无须打开关节,以免污染进一步扩散。创口行清创缝合后,可在关节内注入抗生素,予以适当固定3周,开始功能锻炼,经治疗可保留关节功能。如有关节肿胀、积液,则按化脓性关节炎早期处理。

第二度:软组织损伤较广泛,关节软骨及骨骼部分破坏,创口内有异物,应在局部软组织清创完成后,更换手套、敷单和器械后再扩大关节囊切口,充分显露关节,用生理盐水反复冲洗。彻底清除关节内的异物、血肿和小的碎骨片,大的骨片应复位,并固定以保持关节软骨面的完整。关节囊和韧带应尽量保留,并予以修复。关节囊的缺损可用筋膜修补。必要时关节腔内放置硅胶管,术后用林格液加抗生素灌洗引流,于术后48小时拔除。

第三度:软组织毁损,韧带断裂,关节软骨和骨骺严重损伤,创口内有异物,可合并关节脱位及血管、神经损伤等。经彻底清创后敞开创口,无菌敷料湿敷,3~5天后可行延期缝合。亦可彻底清创后,大面积软组织缺损可用显微外科技术行组织移植修复,如用肌皮瓣或皮瓣移植修复。关节功能无恢复可能者,可一期行关节融合术。

第十节 │ 骨折延迟愈合、不愈合和畸形愈合的处理

(一) **骨折延迟愈合** 是指骨折经过治疗,超过通常愈合所需要的时间(一般为4~8个月),骨折断端仍未出现骨折连接,称骨折延迟愈合(delayed union)。X线片显示骨折端骨痂少,轻度脱钙,骨折线仍明显,但无骨硬化表现(图60-35)。

(二) **骨折不愈合** 骨折经过治疗,超过一般愈合时间(9个月),且经再度延迟治疗(时间3个月),仍达不到骨性愈合,称为骨折不愈合(nonunion)。骨折不愈合根据X线片表现分为肥大型和萎缩型两种。前者X线片表现为骨折端膨大、硬化,呈象足样,说明曾有骨再生,但由于断端缺乏稳定性,新生骨痂难以跨过骨折线。后者骨折端无骨痂,断端分离、萎缩,说明骨折端血运差,无骨再生,骨髓腔被致密硬化的骨质所封闭(图60-36)。

骨折不愈合多由骨折端间嵌夹软组织,开放性骨折清创时去除较多骨片而造成骨缺损,多次手术对骨的血液供应破坏较大,以及内固定失败等因素所致。骨折不愈合,不可能再通过延长治疗时间而达到愈合,而需切除硬化骨,打通骨髓腔,修复骨缺损,一般需行植骨、内固定,必要时还需加用外固定予以治疗。

(三) **骨折畸形愈合** 即骨折愈合的位置未达到功能复位的要求,存在成角、旋转或重叠畸形(图60-37)。畸形愈合(malunion)可能由骨折复位不佳、固定不牢固或过早拆除固定物,断端受肌肉牵拉、肢体重量和不恰当负重的影响所致。畸形较轻、对功能影响不大者,可不予处理。畸形明显、影响肢体功能者,需行矫正。

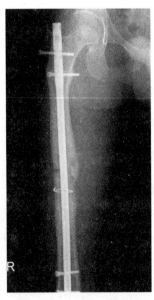

图60-35 超过一般愈合所需的时间,骨折断端仍未出现骨折连接

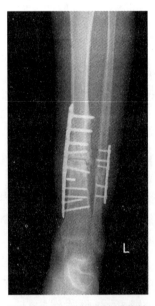

图60-36 骨折两断端萎缩光滑,骨髓腔被致密硬化的骨质所封闭

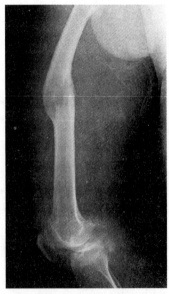

图60-37 骨折愈合后存在成角、旋转和重叠畸形

(余 斌)

本章思维导图

NOTES

第六十一章 | 上肢骨、关节损伤

第一节 | 锁骨骨折

【解剖概要】 锁骨是上肢与躯干的连接和支撑装置,呈 S 形,远端 1/3 为扁平状凸向背侧,利于肌肉和韧带的附着、牵拉,其最远端与肩峰形成肩锁关节,并有喙锁韧带固定锁骨;而近端 1/3 为菱形凸向腹侧,通过坚强的韧带组织与胸骨柄形成胸锁关节,并有胸锁乳突肌附着。

【病因和分类】 锁骨骨折(fracture of clavicle)多发生在儿童及青壮年,多为间接暴力引起。发生率占全身骨折的 5%~10%,占肩关节损伤的 44%,其中男女比例约为 2∶1。常见的受伤机制是侧方摔倒,肩部着地,力传导至锁骨,发生斜形骨折。也可因手或肘部着地,暴力经肩部传导至锁骨,发生斜形或横形骨折。直接暴力常由胸上方撞击锁骨,导致粉碎性骨折,但较少见。儿童锁骨骨折多为青枝骨折,而成人多为斜形、粉碎性骨折。锁骨骨折一般分为三型:Ⅰ型为中 1/3 骨折,约占全部的 80%,由于胸锁乳突肌的牵拉,近折端可向上、后移位,远折端则由于上肢的重力作用及胸大肌上份肌束的牵拉而向前、下移位,并有重叠移位(图 61-1);Ⅱ型为外 1/3 骨折,约占 15%,常因肩部的重力作用,骨折远端向下移位,近端则向上移位,移位程度较大者,应怀疑喙锁韧带损伤;Ⅲ型为内 1/3 骨折,仅占 5%,治疗时需关注胸锁关节有无损伤。一般而言,锁骨开放性骨折的发生率较低。

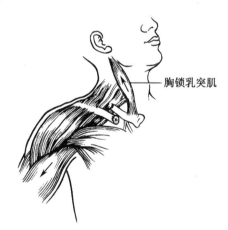
胸锁乳突肌

图 61-1 锁骨骨折常见移位

【临床表现和诊断】 锁骨位于皮下,位置表浅,一旦发生骨折,即出现局部肿胀、瘀斑,肩关节活动时疼痛加剧。病人常用健手托住肘部,减少肩部活动引起的骨折端移动而导致的疼痛,头部向患侧偏斜,以减轻因胸锁乳突肌牵拉骨折近端而导致的疼痛。检查时,可扪及骨折端,有局限性压痛、骨摩擦感。根据体格检查和症状,即可对锁骨骨折作出正确诊断。在无移位或儿童青枝骨折时,单靠体格检查有时难以作出正确诊断。肩部的正位 X 线平片是不可缺少的检查方法。锁骨后方有臂丛神经及锁骨下血管经过,若暴力作用大,骨折移位明显,局部肿胀严重,有可能合并其他部位(如肋骨)的骨折、肺部损伤、锁骨下血管和臂丛神经的损伤,因此在体检时应仔细检查上肢的神经功能及血供情况,以便对合并的神经、血管损伤作出正确诊断。

【治疗】

1. 儿童的青枝骨折及成人的无移位骨折可不作特殊治疗。仅用三角巾悬吊患肢 3~6 周即可开始活动。

2. 一般认为 80%~90% 锁骨中段骨折可采取非手术的方法进行治疗,即手法复位,横形"8"字绷带固定(图 61-2)。

治疗后应严密观察双侧上肢血液循环及感觉运动功能,

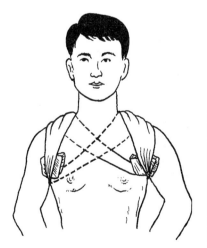

图 61-2 锁骨骨折手法复位后横形"8"字绷带固定

若出现肢体肿胀、麻木,表示固定过紧,应及时调整固定。固定 1 周左右,由于骨折区肿胀消失,或因绷带张力降低,固定的绷带常会松弛而导致再移位,因此复位后 2 周内应经常检查固定是否可靠,及时调整固定的松紧度。

3. 以下情况时,可考虑行切开复位内固定治疗:①病人不能忍受"8"字绷带固定的痛苦;②复位后再移位,影响外观;③合并神经、血管损伤;④开放性骨折;⑤陈旧骨折不愈合;⑥锁骨外侧端骨折,合并喙锁韧带断裂。切开复位时,应根据骨折部位、类型及移位情况选择相应的内固定方法。钢板固定时,应根据锁骨表面形态对钢板进行塑形处理,并将钢板尽量置于锁骨上方,而避免放在前方。

并发症包括:①不愈合;②畸形愈合;③血管神经损伤;④肩锁或胸锁关节创伤性关节炎;⑤手术治疗引发的并发症,如伤口感染等。

第二节 ｜ 肩锁关节脱位

【解剖概要】 肩锁关节由肩峰的锁骨关节面与锁骨外端的肩峰关节面构成,部分关节内存在纤维软骨盘。关节面多呈垂直方向,关节囊薄弱,由周围的韧带维持其稳定性。维系肩锁关节的主要韧带是肩锁韧带和喙锁韧带(图 61-3)。

【病因和分类】 肩锁关节脱位(dislocation of acromioclavicular joint)十分常见,多见于青年,主要由暴力引起,以直接暴力更多见。当肩峰遭受打击时,肩峰及肩胛骨猛然向下,使关节囊及周围韧带断裂而发生脱位。当跌倒时,肩部着地,力传导至肩锁关节而发生脱位,为间接暴力所致。由于暴力大小不同,可发生关节囊挫伤、破裂,韧带挫伤、部分断裂、完全断裂,撕脱骨折,半脱位或完全脱位。根据损伤严重程度,可将肩锁关节脱位分为三型(图 61-4)。

(1)Ⅰ型:肩锁关节囊、韧带挫伤,尚未断裂。

(2)Ⅱ型:肩锁关节囊破裂,部分韧带损伤或断裂,关节半脱位。

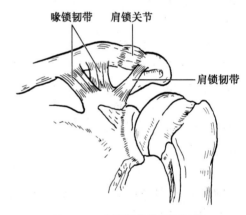

图 61-3　肩锁关节的解剖结构

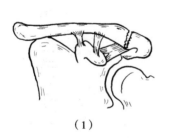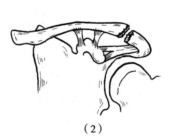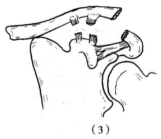

（1）　　　　（2）　　　　（3）

图 61-4　肩锁关节脱位的分型

(3)Ⅲ型:肩锁关节囊、韧带完全断裂,关节完全脱位。

【临床表现和诊断】

Ⅰ型:肩部外伤史,肩锁关节处疼痛、肿胀、活动时疼痛加重,局部压痛明显。肩关节或锁骨 X 线平片未发现明显移位。

Ⅱ型:除有Ⅰ型的临床表现和体征外,用手指按压锁骨外端有弹跳感。X 线片可见锁骨外端向上翘起,为半脱位。

Ⅲ型:除有Ⅰ型的临床表现和体征外,肩关节外上方肿胀严重,与对侧比较时可发现患侧明显突起,按压时弹跳感更加明显,肩关节活动受限。X线片可见锁骨外端与肩峰对应的关节面完全错位,为完全性脱位。

【治疗】 对于Ⅰ型损伤,用三角巾悬吊患肢2～3周后开始肩关节活动,可获得较好功能。Ⅱ型损伤可选择手法复位、加衬垫外固定,但固定常不可靠,可能发生压疮,或演变为陈旧性脱位。对有症状的陈旧性半脱位及Ⅲ型病人,尤其是肩锁关节移位超过2cm者,可选择手术治疗。手术方法可选择切开手术固定(图61-5)。对喙锁韧带无法修复者,可行手术固定。在切开复位的同时,也可努力修复断裂的韧带,如肩锁韧带、喙锁韧带等。

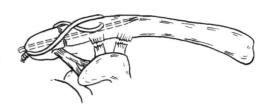

图 61-5 肩锁关节脱位后张力带固定

第三节 | 肩关节脱位

【解剖概要】 参与肩关节运动的关节包括盂肱关节、肩锁关节、胸锁关节及肩胸(肩胛骨与胸壁形成)关节,但以盂肱关节的活动最为重要。习惯上将盂肱关节脱位称为肩关节脱位(dislocation of shoulder joint)。

盂肱关节由肱骨头与肩胛盂构成。肩胛盂浅,由周围的纤维软骨及盂唇加深其凹度,再加上肩峰在肱骨头及肩胛盂的上方形成的臼窝样结构(可称为第二关节),在一定程度上增加了肩关节的稳定性,并使肩关节有最大范围的活动度。

【病因和分类】 创伤是肩关节脱位的主要原因,多为间接暴力所致。当跌倒或受到撞击时,暴力经过上肢传导到肩关节,使肱骨头突破肩关节囊而发生脱位。或肱骨头直接撞击在硬物上,也可发生肩关节脱位。

根据肱骨头脱位的方向可分为前脱位、后脱位、上脱位及下脱位四型,以前脱位最多见。由于暴力的大小、作用力的方向以及肌肉的牵拉,前脱位时,肱骨头可能位于锁骨下、喙突下、肩前方或关节盂下(图61-6)。

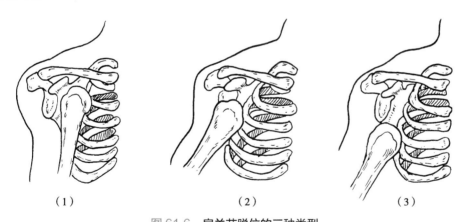

(1) (2) (3)

图 61-6 肩关节脱位的三种类型
(1)锁骨下脱位 (2)喙突下脱位 (3)关节盂下脱位

【临床表现和诊断】 有上肢着地受伤史,肩部疼痛、肿胀、肩关节活动障碍,病人有以健手托住患侧前臂、头向患侧倾斜的特殊姿势(图61-7),即应考虑有肩关节脱位的可能。检查可发现患肩呈方肩畸形(图61-7),肩胛盂处有空虚感,上肢有弹性固定;Dugas 征阳性:即将患侧肘部紧贴胸壁时,手掌搭不到健侧肩部,或手掌搭在健侧肩部时,肘部无法贴近胸壁;X线正位、侧位片及穿胸位片可确定

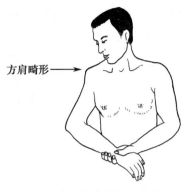

方肩畸形 →

图 61-7　肩关节前脱位呈方肩畸形

肩关节脱位的类型、移位方向及有无撕脱骨折。目前临床常规行CT扫描来评估肩关节脱位情况。

严重创伤时，肩关节前脱位可合并上肢神经血管损伤，应注意检查患侧上肢的感觉及运动功能。

【治疗】　肩关节前脱位应首选麻醉下手法复位加外固定治疗；肩关节后脱位往往不能顺利手法复位，可行切开复位加外固定方法治疗。手法复位前应准确判断是否有骨折，以防漏诊。

1. **手法复位**　一般采用 Hippocrates 法复位（图 61-8）：病人仰卧，术者站在患侧床边，腋窝处垫棉垫，以同侧足跟置于病人腋下靠胸壁处，双手握住患肢于外展位作徒手牵引，以足跟顶住腋部作为反牵引力。左肩脱位时术者用左足，右肩脱位时则用右足。需持续牵引，用力需均匀，牵引一段时间后肩部肌肉逐渐松弛，此时内收、内旋上肢，肱骨头便会经前方关节囊的破口滑入肩胛盂内，可感到有弹跳及听到响声，提示复位成功，再作 Dugas 征检查，应由阳性转为阴性。

2. **固定方法**　单纯性肩关节脱位复位后可用三角巾悬吊上肢，肘关节屈曲90°，腋窝处垫棉垫固定3周，合并大结节骨折者应延长1～2周（图 61-9）。部分病例关节囊破损明显，或肩带肌肌力不足者，术后摄片会有肩关节半脱位，此类病例宜用搭肩位胸肱绷带固定，即将患肢手掌搭在对侧肩部，肘部贴近胸壁，用绷带将上臂固定在胸壁，并托住肘部，这种体位可以纠正肩关节半脱位。

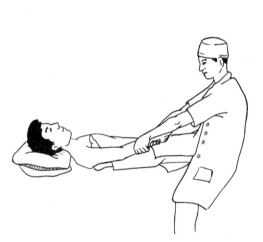

图 61-8　肩关节前脱位的 Hippocrates 复位法

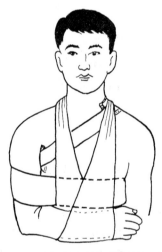

图 61-9　肩关节脱位复位后外固定法

3. **康复治疗**　固定期间需活动腕部与手指，解除固定后，鼓励病人主动锻炼肩关节各个方向活动。配合理疗、按摩，效果更好。锻炼需循序渐进，不可冒进。

对于陈旧性肩关节脱位影响上肢功能者，可选择切开复位术，修复关节囊及韧带。合并神经损伤者，在关节复位后，大多数神经功能可以得到恢复。若判断为神经血管断裂伤，应及时尽早手术修复。

第四节　肱骨近端骨折

【解剖概要】　肱骨近端包括肱骨大结节、小结节和肱骨外科颈三个重要的解剖部位。肱骨外科颈为肱骨大结节、小结节移行为肱骨干的交界部位，该部位是松质骨和密质骨的交接处，易发生骨折。在解剖颈下较近部位前方，有臂丛神经、腋血管通过，骨折时有合并这些血管神经损伤的可能。

【病因和分类】　肱骨近端骨折（fracture of proximal humerus）可发生于任何年龄，但以中、老年人为多。骨折多由间接暴力引起,由于暴力作用的大小、方向、肢体的位置及病人的骨质量等,可发生不同类型的骨折。

临床较为常用的肱骨近端骨折分型为 Neer 分型。该分型方法依据骨折累及的解剖部位和骨折块移位的程度,即根据肱骨近端四个解剖部位(肱骨头、大结节、小结节和肱骨干)及其相互之间的移位程度(以移位大于 1cm 或成角畸形大于 45° 为移位标准)来进行分型(图 61-10),分为四型:一部分、两部分、三部分和四部分骨折。

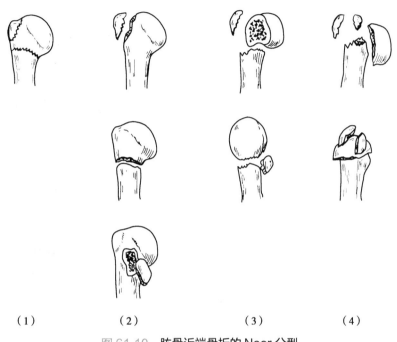

（1）　　　　　（2）　　　　　（3）　　　　　（4）

图 61-10　肱骨近端骨折的 Neer 分型
（1）一部分骨折　（2）两部分骨折　（3）三部分骨折　（4）四部分骨折

一部分骨折:无论骨折线数量多少,只要未达到上述移位标准,说明骨折部位尚有一定的软组织附着连接,有一定的稳定性。这种骨折为无移位或轻微移位骨折,或称为一部分骨折。

两部分骨折:仅一个部位发生骨折并且移位者,称为两部分骨折;它有 4 种形式,即解剖颈骨折、大结节骨折、小结节骨折或外科颈骨折。

三部分骨折:当肱骨近端 4 个解剖部位中有 2 个部位骨折并且移位时,称为三部分骨折。它有 2 种形式:常见的是大结节、外科颈骨折,另一种是小结节、外科颈骨折。

四部分骨折:当肱骨近端 4 个部分都发生骨折移位时,形成四个分离的骨块,称为四部分骨折。此时肱骨头脱位,呈游离状态;血供破坏严重,极易发生缺血坏死。

【诊断】　根据暴力所致病史、X 线和 CT 检查(包括三维重建),可作出明确诊断。肩关节 X 线检查除了正位片外,还应进行穿胸位摄片。

【治疗】　可根据骨折类型、移位程度等采用保守治疗和切开复位内固定等治疗。

1. 保守治疗　对于无移位的肱骨近端骨折,可用上肢三角巾悬吊 3～4 周,复查 X 线片示有骨愈合迹象后,开始肩部功能锻炼。

对于有轻度移位的两部分骨折且病人对功能要求不高者也可使用三角巾悬吊 3～4 周,复查 X 线片示有骨愈合时,可开始肩部功能锻炼。

2. 手术治疗　多数移位的肱骨近端骨折应及时行切开复位内固定治疗,大部分病人可得到良好的功能恢复。对于三部分、四部分骨折,一般选择切开复位钢板内固定治疗,但对于特别复杂的、老年人四部分骨折也可选择人工肱骨头置换术治疗。

第五节 | 肱骨干骨折

【解剖概要】 肱骨外科颈下 1～2cm 至肱骨髁上 2cm 以内的骨折称为肱骨干骨折。在肱骨干中下 1/3 段后外侧骨表面有桡神经沟,有桡神经自内后方紧贴骨面斜向外前方进入前臂。此处骨折容易发生桡神经损伤,致伤因素可能是骨折端直接刺激,也可能由外侧肌间隔的卡压所致。

【病因和分类】 肱骨干骨折(fracture of humeral shaft)可由直接暴力或间接暴力引起。直接暴力常由外侧打击肱骨干中段,致横形或粉碎性骨折。间接暴力常由于手部或肘部着地,暴力向上传导,加上身体倾倒所产生的剪切应力,导致中下 1/3 骨折。有时投掷或"掰腕"运动也可导致中下 1/3 骨折,多为斜形或螺旋形骨折。骨折端的移位取决于外力作用的大小、方向、骨折的部位和肌肉牵拉方向等。在三角肌止点以上、胸大肌止点以下的骨折,近折端受胸大肌、背阔肌、大圆肌的牵拉而向内、向前移位,远折端因三角肌、喙肱肌、肱二头肌、肱三头肌的牵拉而向外、向近端移位。当骨折线位于三角肌止点以下时,近折端由于三角肌的牵拉而向前、外移位,远折端因肱二头肌、肱三头肌的牵拉而向近端移位(图 61-11)。无论骨折发生在哪一段,肢体的重力作用或不恰当的外固定物的重量均可引起骨折端分离移位或旋转畸形。肱骨干下 1/3 骨折的移位方向与暴力作用的方向、前臂和肘关节所处的位置有关,大多数有成角、短缩及旋转畸形。

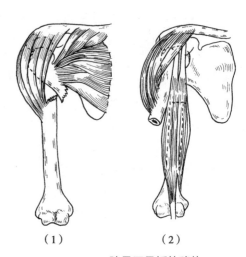

（1） （2）

图 61-11 肱骨干骨折的移位
（1）骨折在三角肌止点以上 （2）骨折在三角肌止点以下

【临床表现和诊断】 受伤后,上臂出现疼痛、肿胀、畸形、皮下瘀斑和上肢活动障碍。检查可发现假关节活动、骨擦感、骨传导音减弱或消失。X 线片可确定骨折的类型、移位方向。

若合并桡神经损伤,可出现垂腕,各手指掌指关节不能背伸,拇指不能伸,前臂旋后障碍,手背桡侧皮肤感觉减退或消失。

【治疗】 肱骨干横形或短斜形骨折可采用非手术和手术方法治疗。

1. 手法复位外固定 在充分持续牵引、肌放松的情况下,术者用双手握住骨折端,按骨折移位的相反方向,矫正成角及侧方移位。所有病人复位后均应行 X 线拍片,确认骨折的对位对线情况。复位成功后,减小牵引力,维持复位,可选择石膏固定,并在固定期间严密观察骨折对位对线情况。

2. 切开复位内固定

（1）手术指征:①手法复位失败,骨折端对位对线不良,估计愈合后影响功能;②骨折有分离移位,或骨折端有软组织嵌入;③合并神经血管损伤;④陈旧骨折不愈合;⑤影响功能的畸形愈合;⑥同一肢体有多发性骨折;⑦8～12 小时内污染不重的开放性骨折。

（2）手术方法:麻醉后,根据骨折类型、骨折部位及术者经验选择手术入路。注意术中勿损伤桡神经。在直视下尽可能达到解剖对位。术后早期进行功能锻炼。肱骨干下 1/3 骨折对骨的血液循环破坏较重,若再加上手术操作,易导致骨折不愈合。近年来采用微创手术固定,减少了对血供的影响,有利于骨愈合。

对有桡神经损伤的病人,可术中探查神经,若完全断裂,可一期修复桡神经。若为挫伤,神经连续性存在,则切开神经外膜,减轻神经继发性病理改变。

3. 康复治疗 无论是手法复位外固定,还是切开复位内固定,术后均应早期进行康复治疗。复位术后抬高患肢,主动练习手指屈伸活动。2～3周后,开始腕、肘关节主动屈伸活动和肩关节的外展、内收活动。6～8周后加大活动量,并作肩关节旋转活动。要随时检查骨折对位、对线及愈合情况。

第六节 ｜ 肱骨髁上骨折

【解剖概要】 肱骨髁上骨折(supracondylar fracture of humerus)是指肱骨干与肱骨髁的交界处发生的骨折。肱骨干轴线与肱骨髁轴线之间有30°～50°的前倾角(图61-12),这是容易发生肱骨髁上骨折的解剖因素。在肱骨髁内、前方,有肱动脉、正中神经经过。在神经血管束的浅面有坚韧的肱二头肌腱膜,后方为肱骨,一旦发生骨折,神经血管容易受到损伤。在肱骨髁的内后侧有尺神经,外侧有桡神经,均可因肱骨髁上骨折的侧方移位而受到损伤。在儿童期,肱骨下端有骨骺,若骨折线穿过骺板,有可能影响骨骺的发育,因而常出现肘内翻或外翻畸形。肱骨髁上骨折多发生于10岁以下儿童,根据暴力和骨折移位方向的不同,可分为屈曲型和伸直型;其中伸直型骨折占97%。

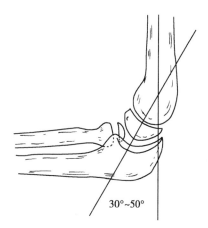

图61-12　肱骨干与肱骨髁之间的前倾角

一、伸直型肱骨髁上骨折

【病因】 多为间接暴力引起。当跌倒时,肘关节处于半屈或伸直位,手掌着地,暴力经前臂向上传递,身体向前倾,由上向下产生剪切应力,使肱骨干与肱骨髁交界处发生骨折。通常是近折端向前下移位,远折端向上移位(图61-13)。如果在跌倒时同时遭受侧方暴力,可发生向尺侧或桡侧移位(图61-14、图61-15)。

【临床表现和诊断】 儿童有手着地受伤史,肘部出现疼痛、肿胀、皮下瘀斑,肘部向后突出并处于半屈位,应考虑肱骨髁上骨折的可能。检查局部明显压痛,有骨擦音及假关节活动,肘前方可扪到骨折断端,肘后三角关系正常。在诊断中,应注意有无神经血管损伤(图61-16),应特别注意观察前臂肿胀程度,腕部有无桡动脉搏动,手的感觉及运动功能等。必须拍摄肘部正、侧位X线片,不仅能确定骨折的存在,更主要的是准确判断骨折移位情况,为选择治疗方法提供依据。

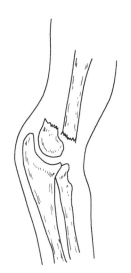

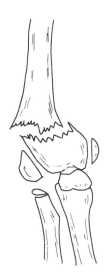

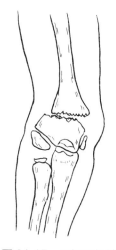

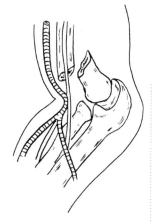

图61-13　伸直型肱骨髁上骨折典型移位

图61-14　骨折远折端向尺侧移位

图61-15　骨折远折端向桡侧移位

图61-16　骨折近折端向前移位损伤肱动脉

【治疗】

1. 手法复位外固定 受伤时间短、局部肿胀轻、没有血液循环障碍者,可进行手法复位外固定。经 X 线片证实骨折对位对线良好,即可用外固定维持复位。复位时应注意恢复肱骨下端的前倾角和肘部提携角。屈肘角度的多少以能清晰地扪到桡动脉搏动、无感觉运动障碍来决定。复位后用后侧石膏托屈肘位固定4～5周,X线片证实骨折愈合良好,即可拆除石膏,开始功能锻炼。需要强调的是,如果经 2～3 次复位对位不佳,则应及时行切开复位内固定。伤后时间较长,局部组织损伤严重,出现骨折部严重肿胀时,不能立即进行手法复位者也应行切开复位内固定术。

2. 手术治疗 以下情况可选择手术治疗:①手法复位失败;②小的开放伤口,污染不重;③有神经血管损伤。

3. 康复治疗 无论手法复位外固定,还是切开复位内固定,术后均应严密观察肢体血液循环及手的感觉、运动功能。抬高患肢,早期进行手指及腕关节屈伸活动,有利于减轻水肿,4～6 周后可进行肘关节屈伸活动。

对于手术切开复位内固定稳定的病人,术后 2 周即可开始肘关节活动。

伸直型肱骨髁上骨折由于近折端向前下移位,极易压迫肱动脉或刺破肱动脉,加上损伤后的组织反应,局部肿胀严重,均会影响远端肢体血液循环,导致前臂骨筋膜隔室综合征。如果早期未能作出诊断及正确的治疗,后期可导致缺血性肌挛缩,严重影响手的功能及肢体的发育。在对肱骨髁上骨折的诊治中,应严密观察前臂肿胀程度及手的感觉运动功能,如果出现高张力肿胀,手指主动活动障碍,被动活动剧烈疼痛,桡动脉搏动难以扪及,手指皮温降低,感觉异常,即应确定存在骨筋膜隔室高压,应紧急手术,切开前臂掌、背侧深筋膜,充分减压,辅以脱水剂、血管扩张剂等治疗,则可能预防前臂缺血性肌挛缩的发生。如果已出现 "5P" 征(painlessness,无痛;pulselessness,脉搏消失;pallor,皮肤苍白;paresthesia,感觉异常;paralysis,肌麻痹)则为时已晚,即便手术减压也难以避免缺血性挛缩。

二、屈曲型肱骨髁上骨折

【病因】 多为间接暴力引起。跌倒时,肘关节处于屈曲位,肘后方着地,暴力传导至肱骨下端导致骨折。

【临床表现和诊断】 局部肿胀、疼痛、肘后凸起、皮下瘀斑。检查可发现肘上方压痛,后方可扪及骨折端。X 线拍片可发现骨折存在及典型的骨折移位,即近折端向后下移位,远折端向前移位,骨折线呈由前上斜向后下的斜形骨折(图 61-17)。由于肘后方软组织较少,折端锐利,可刺破皮肤形成开放性骨折。由于暴力作用的方向及跌倒时的体位改变,骨折可出现尺侧或桡侧移位,较少合并神经血管损伤。

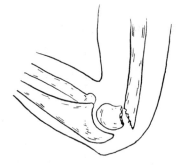

图 61-17 屈曲型肱骨髁上骨折典型移位

【治疗】 基本原则与伸直型肱骨髁上骨折相同,但手法复位的方向相反。肘关节屈曲 40° 左右行外固定,4～6 周后开始主动练习肘关节屈伸活动。

儿童期肱骨髁上骨折复位时,若桡侧或尺侧移位未得到纠正,或合并骨骺损伤,骨折愈合后,可出现肘内、外翻畸形。因此,应尽量达到解剖复位,如达不到解剖复位,可采用克氏针内固定的方法。如观察畸形有加重的趋势,合并功能障碍者,可在 12～14 岁时作肱骨下端截骨矫正术。术中应注意避免桡神经和尺神经的牵拉损伤。可先探查神经,再作截骨矫正术。

第七节 │ 肘关节脱位

【解剖概要】 肘关节由肱骨下端、尺骨鹰嘴、桡骨头及关节囊、内外侧副韧带构成,主要完成屈伸

NOTES

活动及轻度的尺偏、桡偏活动,在肩、肘、髋、膝四大关节中发生脱位的概率位列第二。

【病因和分类】　外伤是导致肘关节脱位(dislocation of elbow)的主要原因。可分为:前脱位、后脱位和侧方脱位。跌倒时肘关节处于半伸直位,手掌着地,暴力沿尺、桡骨向近端传导,尺骨鹰嘴处产生杠杆作用,前方关节囊撕裂,使尺、桡骨向肱骨后方脱出,发生肘关节后脱位。当肘关节处于内翻或外翻位时遭受暴力,可发生尺侧或桡侧侧方脱位。当肘关节处于屈曲位时,肘后方遭受暴力可使尺、桡骨向肱骨前方移位,发生肘关节前脱位。肘关节脱位常会引起内外侧副韧带断裂,导致肘关节不稳定。

【临床表现和诊断】　上肢外伤后,肘部疼痛、肿胀、活动障碍;检查发现肘后突畸形;前臂处于半屈位,并有弹性固定;肘后出现空虚感,可触及凹陷(图61-18);肘后三角关系发生改变。若有上述表现,应考虑肘关节后脱位可能。肘部正、侧位X线片可发现肘关节脱位的移位情况、有无合并骨折。侧方脱位可合并神经损伤,应检查手部感觉、运动功能。

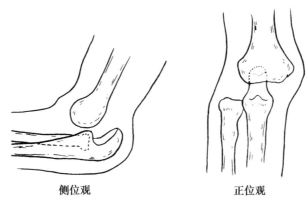

侧位观　　　　　　　　正位观

图61-18　肘关节后脱位合并桡侧脱位的畸形

【治疗】

1. **手法复位**　可以采用单人复位法。复位成功的标志为肘关节恢复正常活动,肘后三角关系恢复正常。单人环抱式复位法:病人坐位,患肢环抱复位者,肘关节屈曲,复位者一手牵引前臂,另一手拇指按压尺骨鹰嘴复位(图61-19)。

2. **固定**　用长臂石膏托或支具固定肘关节于屈曲90°位,再用三角巾悬吊于胸前2~3周(图61-20),此后可进行肘关节屈伸锻炼,以防止肘关节僵硬。

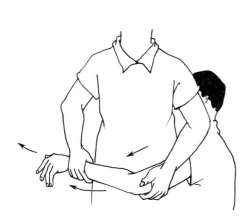

图61-19　肘关节后脱位的复位方法

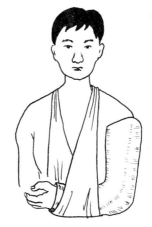

图61-20　手法复位后石膏托固定

3. **手术治疗**　肘关节在功能锻炼时,如屈曲位超过30°时有明显肘关节不稳或脱位趋势,应手术重建肘关节韧带。

第八节 | 桡骨头半脱位

【解剖概要】 桡骨头截面呈椭圆形,最近端为浅凹状关节面,与肱骨小头凸面形成关节,与肱尺关节一起完成屈伸活动。桡骨头的尺侧与尺骨鹰嘴半月切迹形成上尺桡关节,有环状韧带包绕,与下尺桡关节一同完成前臂旋转活动。桡骨头及颈位于肘关节囊内,没有韧带、肌腱附着,因此稳定性较差。

【病因和分类】 桡骨头半脱位(subluxation of radial head)多发生在5岁以下的儿童。由于桡骨头发育尚不完全,环状韧带薄弱,当腕、手被向上提拉、旋转时,肘关节囊内负压增加,使薄弱的环状韧带或部分关节囊嵌入肱骨小头与桡骨头之间。取消牵拉力以后,桡骨头不能回到正常解剖位置,而是向桡侧移位,形成桡骨头半脱位。绝大多数情况下,桡骨头发生向桡侧的半脱位,完全脱位很少发生,向前方脱位更为少见。

【临床表现和诊断】 儿童的手、腕有被动向上牵拉受伤的病史,病儿感肘部疼痛,活动受限,前臂处于半屈位及旋前位。检查肘部外侧有压痛,即应诊断为桡骨头半脱位。X线片常不能发现桡骨头脱位。

【治疗】 不用麻醉即可进行手法复位。术者一手握住小儿腕部,另一手托住肘部,以拇指压在桡骨头部位,肘关节屈曲至90°,作轻柔的前臂旋后、旋前活动,反复数次,并用拇指轻轻推压桡骨头即可复位。复位成功的标志是有轻微的弹响声,肘关节旋转、屈伸活动正常(图61-21)。复位后不必固定,但须告诫家长不可再暴力牵拉,以免复发。

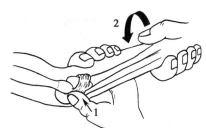

图61-21 桡骨头半脱位的复位方法
术者拇指按压桡骨头处,将前臂作旋后及旋前活动。

第九节 | 前臂双骨折

【解剖概要】 前臂骨由尺骨及桡骨组成。尺骨近端的鹰嘴与肱骨滑车构成肱尺关节。桡骨小头与肱骨小头构成肱桡关节。尺、桡骨近端相互构成上尺桡关节。尺骨下端为尺骨小头,借助三角软骨与腕骨近侧列形成关节。桡骨远端膨大,与尺骨小头一起,与近侧列腕骨形成桡腕关节。桡尺骨下端又相互构成下尺桡关节。尺桡骨之间由坚韧的骨间膜相连。由于尺骨和桡骨均有一定的弯曲幅度,尺、桡骨之间的宽度不一致,最宽处为1.5~2.0cm。前臂处于中立位时,骨间膜最紧张,处于旋转位时较松弛。骨间膜的纤维方向呈由尺侧下方斜向桡侧上方,当单一尺骨或桡骨骨折时,暴力可由骨间膜传导到另一骨干,引起不同平面的双骨折,或发生一侧骨干骨折,另一骨的上端或下端脱位。尺、桡骨骨干有多个肌肉附着,起、止部位分布分散。当骨折时,由于肌肉的牵拉,常导致复杂的移位,使复位十分困难。

【病因和分类】 尺、桡骨骨干骨折(fracture of radius and ulna)可由直接暴力、间接暴力、扭转暴力引起,有时导致骨折的暴力因素复杂,难以分析其确切的暴力因素。

1. **直接暴力** 多由于重物打击、机器或车轮的直接压榨,或刀砍伤,导致同一平面的横形或粉碎性骨折[图61-22(1)]。由于暴力的直接作用,多伴有不同程度的软组织损伤,包括肌、肌腱断裂,神经血管损伤等。

2. **间接暴力** 跌倒时手掌着地,暴力通过腕关节向上传导,由于桡骨负重多于尺骨,暴力作用首先使桡骨骨折,若残余暴力比较强大,则通过骨间膜向内下方传导,引起低位尺骨斜形骨折[图61-22(2)]。

3. **扭转暴力** 跌倒时手掌着地,同时前臂发生旋转,导致不同平面的尺桡骨螺旋形骨折或斜形骨折。多为高位尺骨骨折和低位桡骨骨折[图61-22(3)]。

NOTES

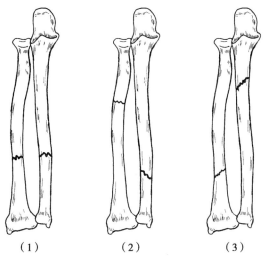

图 61-22　尺、桡骨骨干双骨折的类型
（1）由直接暴力引起的骨折　（2）由间接暴力引起的骨折　（3）由旋转暴力引起的骨折

【临床表现和诊断】　受伤后，前臂出现疼痛、肿胀、畸形及功能障碍。检查可发现骨摩擦音及假关节活动。骨传导音减弱或消失。X 线片检查应包括肘关节或腕关节，可发现骨折的准确部位、骨折类型及移位方向，以及是否合并桡骨头脱位或尺骨小头脱位。尺骨上 1/3 骨干骨折可合并桡骨小头脱位，称为孟氏（Monteggia）骨折。桡骨干下 1/3 骨折合并尺骨小头脱位，称为盖氏（Galeazzi）骨折。

【治疗】

1. **手法复位外固定**　若治疗不当可发生尺、桡骨交叉愈合，影响旋转功能。因此治疗的目标除了良好的对位、对线以外，应特别注意防止畸形和旋转。

在肩外展 90°，屈肘 90° 位，沿前臂纵轴向远端牵引，肘部向上作反牵引（图 61-23）。远端的牵引位置依骨折部位而定。若为桡骨在旋前圆肌止点以上骨折，近折端由于旋后肌和肱二头肌的牵拉而呈屈曲、旋后位，远折端因旋前圆肌及旋前方肌的牵拉而旋前［图 61-24（1）］，此时应在略屈肘、旋后位牵引；若骨折线在旋前圆肌止点以下，近折端因旋后肌和旋前圆肌力量平衡而处于中立位，骨折端略旋前［图 61-24（2）］，应在略旋后位牵引；若骨折在下 1/3，由于旋前方肌的牵拉，桡骨远端多处于旋前位，应在略旋后位牵引。经过充分持续牵引，取消旋转、短缩及成角移位后，术者用双手拇指与其余手指在尺桡骨间用力挤压，使骨间膜分开，紧张的骨间膜牵动骨折端复位。必要时再以折顶、反折手法使其复位。在操作中还应注意以下几点。

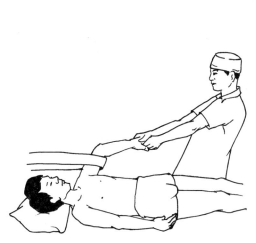

图 61-23　尺桡骨骨干双骨折的手法复位法

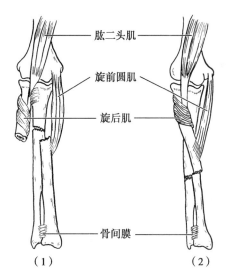

肱二头肌
旋前圆肌
旋后肌
骨间膜

（1）　（2）

图 61-24　尺桡骨骨干双骨折的移位情况
（1）桡骨上 1/2 骨折（旋前圆肌止点以上）
（2）桡骨下 1/2 骨折（旋前圆肌止点以下）

（1）在双骨折中，若其中一骨干骨折线为横形稳定性骨折，另一骨干为不稳定的斜形或螺旋形骨折，应先复位稳定的骨折，通过骨间膜的联系，再复位不稳定的骨折则较容易。

（2）若尺、桡骨骨折均为不稳定型，发生在上 1/3 的骨折先复位尺骨，发生在下 1/3 的骨折先复位桡骨。发生在中段的骨折，一般先复位尺骨。这是因为尺骨位置表浅，肌附着较少，移位多不严重，手法复位相对较为容易。只要其中的一根骨折复位且稳定，复位另一骨折较容易成功。

（3）在 X 线片上发现斜形骨折的斜面呈背向靠拢,应认为是远折端有旋转,应先按导致旋转移位的反方向使其纠正,再进行骨折端的复位。

手法复位成功后采用石膏固定:手法复位成功后,用上肢前、后石膏夹板固定。待肿胀消退后改为上肢管形石膏固定（图 61-25）,一般 8～12 周可达到骨性愈合。

2. 切开复位内固定

（1）手术指征:①手法复位失败;②受伤时间较短、伤口污染不重的开放性骨折;③合并神经、血管、肌腱损伤;④同侧肢体有多发性损伤;⑤陈旧骨折畸形愈合。

（2）手术方法:根据骨折的部位选择切口,一般均应在尺、桡骨上分别作切口,沿肌间隙显露骨折端。在直视下准确对位。用加压钢板、髓内钉内固定。由于桡骨存在弓形,髓内钉固定应慎用。

3. 康复治疗

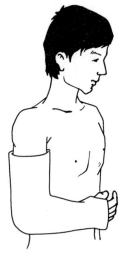

图 61-25　尺桡骨双骨折的上肢管形石膏固定

（1）无论手法复位外固定或切开复位内固定,术后均应抬高患肢,严密观察肢体肿胀程度、感觉、运动功能及血液循环情况,警惕骨筋膜隔室综合征的发生。

（2）术后 2 周即开始练习手指屈伸活动和腕关节活动。4 周以后开始练习肘、肩关节活动。8～10 周后拍片证实骨折已愈合,才可进行前臂旋转活动。

尺骨上 1/3 骨折合并桡骨头脱位（Monteggia 骨折）可由来自背侧的直接暴力和手腕着地的间接暴力所致。手法复位时,先复位桡骨,恢复前臂长度,随着桡骨头的复位,可撑开重叠的尺骨,使尺骨复位较易成功。在手法复位失败,陈旧骨折畸形愈合或不愈合,有神经血管损伤时,可作切开复位内固定。

桡骨下 1/3 骨折合并尺骨小头脱位（Galeazzi 骨折）,可因直接打击暴力或间接传达暴力引起。通过临床检查和 X 线片检查,诊断不困难。首先采用手法复位、石膏固定。若复位不成功,可行切开复位钢板内固定。

第十节 ｜ 桡骨远端骨折

【解剖概要】 桡骨远端骨折（fracture of distal radius）是指距桡骨远端关节面 3cm 以内的骨折。这个部位是松质骨与密质骨的交界处,为解剖薄弱处,一旦遭受外力,容易骨折。桡骨远端关节面呈由背侧向掌侧、由桡侧向尺侧的凹面,分别形成掌倾角（10°～15°）和尺倾角（20°～25°）（图 61-26）。桡骨远端尺侧与尺骨小头桡侧构成下尺桡关节,与上尺桡关节一起,构成前臂旋转活动的解剖学基础。桡骨茎突位于尺骨茎突平面以远 1～1.5cm。尺、桡骨远端共同与近侧腕骨形成腕关节。

【病因和分类】 多为间接暴力引起。跌倒时,手部着地,暴力向上传导,发生桡骨远端骨折。根据受伤的机制不同,可发生伸直型骨折、屈曲型骨折、关节面骨折伴腕关节脱位。

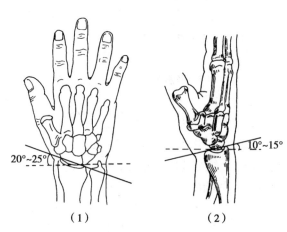

图 61-26　桡腕关节的正常尺倾角及掌倾角
（1）尺倾角　（2）掌倾角

一、伸直型骨折

伸直型骨折(Colles 骨折)多为腕关节处于背伸位、手掌着地、前臂旋前时受伤。

【临床表现和诊断】　伤后局部疼痛、肿胀,可出现典型畸形姿势,即侧面观呈"银叉"畸形,正面观呈"刺刀样"畸形(图 61-27)。局部压痛明显,腕关节活动障碍。X 线片可见骨折远端向桡、背侧移位,近端向掌侧移位(图 61-28),因此表现出典型的畸形体征。可同时伴有下尺桡关节脱位及尺骨茎突骨折。

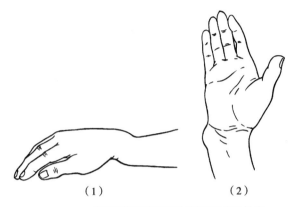

图 61-27　伸直型桡骨远端骨折后的畸形外观
(1)"银叉"畸形　(2)"刺刀样"畸形

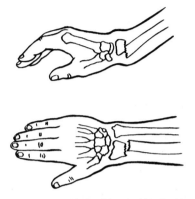

图 61-28　伸直型桡骨远端骨折断端的典型移位

【治疗】　以手法复位外固定治疗为主,部分需要手术治疗。

1. **手法复位外固定**　肩外展 90°,助手一手握住拇指,另一手握住其余手指,沿前臂纵轴向远端牵引,另一助手握住肘上方作反牵引。经充分牵引后,术者双手握住腕部,拇指压住骨折远端向远侧推挤,2～5 指顶住骨折近端,加大屈腕角度,纠正成角,然后向尺侧挤压,缓慢放松牵引,在屈腕、尺偏位检查骨折对位对线情况及稳定情况(图 61-29)。使用石膏将复位满意的前臂固定,2 周水肿消退后,可在腕关节中立位更换石膏托或前臂管形石膏固定。

2. **切开复位内固定**

(1)手术指征:①严重粉碎性骨折移位明显,桡骨下端关节面破坏;②手法复位失败,或复位成功,但外固定不能维持复位。

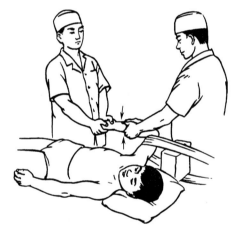

图 61-29　伸直型桡骨远端骨折的手法复位

(2)手术方法:经腕掌桡侧切口显露骨折端,在直视下复位内固定。

3. **康复治疗**　无论手法复位或切开复位,术后均应早期进行手指屈伸活动。去除外固定后逐渐开始腕关节活动。骨折愈合后,桡骨远端因骨痂生长,或由于骨折对位不良,桡骨背侧面变得不平滑,拇长伸肌腱在不平滑的骨面反复摩擦,导致慢性损伤,甚至可发生自发性肌腱断裂。可作肌腱转移术修复。若骨折短缩畸形未能纠正,使尺骨长度相对增加,尺、桡远端关节面不平,常是后期腕关节疼痛及旋转障碍的原因,可作尺骨短缩术。

二、屈曲型骨折

屈曲型骨折(Smith 骨折)常由跌倒时腕关节屈曲、手背着地受伤引起,也可由腕背部受到直接暴力打击发生。较伸直型骨折少见。

【临床表现和诊断】　受伤后,腕部下垂,局部肿胀,腕背侧皮下瘀斑,腕部活动受限。检查局部有明显压痛。X 线片可发现典型移位,近折端向背侧移位,远折端向掌侧、桡侧移位。可合并下尺桡关节损伤、尺骨茎突骨折和三角纤维软骨损伤。与伸直型骨折移位方向相反,称为反 Colles 骨折(图 61-30)。

【治疗】　可采用手法复位,夹板或石膏固定。复位手法与伸直型骨折相反,基本原则相同。复位后若极不稳定,外固定不能维持复位者,行切开复位内固定。

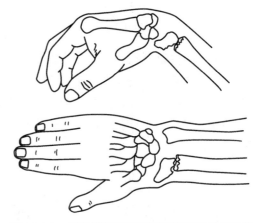

图 61-30　屈曲型桡骨远端骨折断端的典型移位

三、桡骨远端关节面骨折伴腕关节脱位

桡骨远端关节面骨折伴腕关节脱位(Barton 骨折)是桡骨远端骨折的一种特殊类型。在腕背伸、前臂旋前位跌倒,手掌着地,暴力通过腕骨传导,撞击桡骨关节背侧发生骨折,腕关节也随之向背侧移位(背侧 Barton 骨折)。临床上表现为与 Colles 骨折相似的"银叉"畸形及相应的体征。X 线片可发现典型的移位。当跌倒时,腕关节屈曲、手背着地受伤,可发生与上述相反的桡骨远端掌侧关节面骨折及腕骨向掌侧移位(掌侧 Barton 骨折)(图 61-31)。这类骨折较少见,临床上常漏诊或错误诊断为腕关节脱位。只要仔细阅读 X 线片,诊断并不困难。无论是掌侧或背侧桡骨远端关节面骨折,均首先采用手法复位、夹板或石膏外固定方法治疗。复位后很不稳定者,可切开复位内固定。

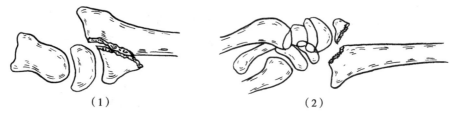

（1）　　　　　　　　　　　　　　（2）

图 61-31　桡骨远端关节面骨折伴腕关节脱位(Barton 骨折)骨折断端的典型移位
（1）掌侧 Barton 骨折　（2）背侧 Barton 骨折

（张长青）

本章思维导图

第六十二章 | 手外伤及断肢（指）再植

第一节 | 手外伤

手的抓、握、捏、持功能的发挥建立在其复杂的解剖和精细的组织结构基础之上。由不同原因所致的手外伤，轻者遗留瘢痕，重者导致功能障碍，甚至缺失。因此早期准确的诊断、快速有效的治疗显得尤为重要。

【应用解剖】 可参阅相关解剖学内容。这里仅就与手外伤诊治有关的手部姿势加以介绍。正常手的姿势有休息位、功能位。手的休息位是手内在肌、外在肌、关节囊、韧带张力处于相对平衡状态，即手自然静止的状态。表现为腕关节背伸 10°～15°，轻度尺偏；掌指关节、指间关节半屈曲位，从示指到小指各指指腹到手掌的距离越来越小，各指轴线延长线交会于腕舟骨结节；拇指轻度外展，指腹正对示指远侧指间关节桡侧（图 62-1）。其临床意义在于肌腱损伤后，手的休息位将发生改变。手的功能位是手将发挥功能时的准备体位，呈握球状。表现为腕关节背伸 20°～25°，轻度尺偏；拇指外展、外旋，与其余手指处于对指位，其掌指及指间关节微屈；其余手指略微分开，掌指、近侧指间关节半屈位，远侧指间关节轻微屈曲，各手指关节的屈曲程度较一致（图 62-2）。其临床意义在于严重手外伤术后，特别是估计日后关节功能难以恢复正常，甚至会发生关节强直者，在此位置固定可使患肢保持最大的功能。

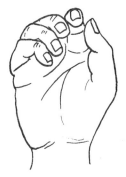

图 62-1　手的休息位

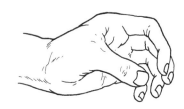

图 62-2　手的功能位

【损伤原因及特点】

1. **刺伤**　由尖、锐利物造成，如钉、针、竹签等。其特点是伤口小、深，可将污染物带入造成深部组织感染，可引起神经、血管损伤，易漏诊，应高度重视。

2. **切割伤**　如刀、玻璃、电锯等所致。伤口较齐，污染较轻，可造成血管、神经、肌腱断裂，重者致断指、断掌。

3. **钝器伤**　如锤打击、重物压砸导致。皮肤可裂开或撕脱，神经、肌腱、血管损伤，严重者可造成手部毁损。

4. **挤压伤**　不同致伤物造成的损伤也不同，如门窗挤压可引起甲下血肿、甲床破裂、末节指骨骨折。若车轮、机器滚轴挤压，可致广泛皮肤撕脱或脱套，同时合并深部组织损伤、多发性骨折，甚至发生毁损伤。

5. **火器伤**　由雷管、鞭炮和枪炮所致。损伤性质为高速、爆炸、烧灼。伤口呈多样性，组织损伤重、污染重，坏死组织多，易感染。

【检查与诊断】 无论手外伤是否合并全身其他损伤,急诊就诊时,都应遵循全身和局部、系统和组织、存活与功能的原则,进行详尽、动态检查,作出全面的诊断,以防漏诊、误诊,为处理做好充分的思想和器材准备。

1. **皮肤损伤检查** 了解创口的部位和性质,是否有深部组织损伤;皮肤是否有缺损及缺损的范围;特别是皮肤损伤后的活力判断至关重要。损伤性质是影响皮肤存活的重要因素。如切割伤,皮肤裂口边缘血供未受破坏,伤口易愈合;而碾压伤,皮肤可呈广泛撕裂、撕脱,特别是潜在撕脱时,皮肤虽完好但其来源于基底的血液循环遭破坏,存活受影响。判断皮肤活力有以下方法。

(1)皮肤的颜色与温度:如与周围一致,则表示活力良好;呈苍白、青紫、冰凉者,表示活力不良。

(2)毛细血管回流试验:手指按压皮肤时呈白色,放开手指皮肤由白很快转红表示活力良好。正常组织撤除压力后,由白色变为潮红色的时间≤2秒。若皮肤颜色恢复慢,甚至不恢复,则活力不良或无活力。

(3)皮肤边缘出血状况:用无菌纱布擦拭或修剪皮肤边缘时,有点状鲜红色血液渗出,表示皮肤活力良好。如不出血,则活力差。

2. **肌腱损伤的检查** 手部不同平面的伸屈肌腱断裂可使手表现为不同的体位。首先是手部休息位姿势改变:如屈指肌腱断裂,该指伸直角度加大;伸指肌腱断裂,该指屈曲角度加大;屈伸肌腱的不平衡导致手指主动屈伸功能障碍。特殊部位的肌腱断裂可出现典型手指畸形。掌指关节部位的指深、浅屈肌腱断裂,手指呈伸直位,指伸肌腱断裂时其呈屈曲位;近节指骨背侧伸肌腱损伤则近侧指间关节屈曲;中节指骨背侧伸肌腱损伤时,远侧指间关节屈曲,呈锤状指畸形(图62-3)。对于腕关节,由于多条肌腱参与其背伸、掌屈活动,其中一条断裂可无明显功能障碍。而当指深、浅屈肌腱断裂时,掌指关节仍可因手部骨间肌、蚓状肌的收缩而产生屈曲活动。

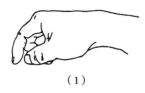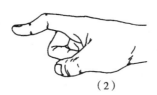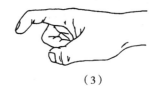

（1） （2） （3）

图62-3　伸肌腱检查法
（1）掌指关节背侧近端伸肌腱断裂　（2）近节指骨背侧伸肌腱断裂　（3）中节指骨背侧伸肌腱断裂

检查指深屈肌腱时,应固定近侧指间关节于伸直位,嘱病人主动屈曲远侧指间关节,若不能则提示该肌腱断裂。当检查指浅屈肌腱时,应固定伤指之外的三指于伸直位,嘱主动屈曲近侧指间关节,若不能则提示该肌腱断裂。若手指近、远侧指间关节均不能主动屈曲,提示浅、深肌腱均断裂(图62-4)。拇长屈肌腱的检查方法是固定拇指掌指关节于伸直位,嘱病人屈曲拇指指间关节。

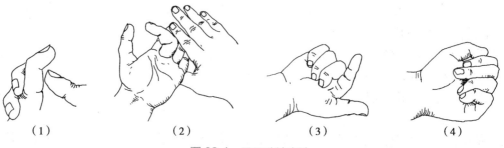

（1） （2） （3） （4）

图62-4　屈肌腱检查法
（1）指深屈肌腱检查法　（2）指浅屈肌腱检查法　（3）指深、浅屈肌腱断裂　（4）指深屈肌腱断裂

3. **神经损伤的检查** 臂丛神经的终末支为正中神经、尺神经和桡神经,支配手部的运动和感觉。在腕平面及以远,正中神经、尺神经支配手部内在肌及感觉,而桡神经仅支配感觉(图62-5)。正中神

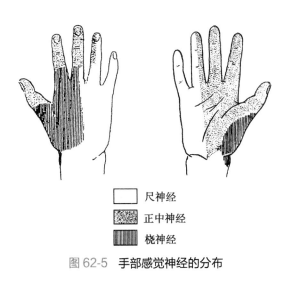

图 62-5　**手部感觉神经的分布**

经损伤后，其运动功能障碍表现为拇短展肌、拇对掌肌麻痹所致的拇外展、对掌功能及拇、示指捏物功能丧失；感觉障碍位于手掌桡侧半，拇、示、中指和环指桡侧半，背侧为拇指指间关节和示、中指及环指桡侧半，近侧指间关节以远。尺神经运动功能障碍为第3、4蚓状肌麻痹所致的环、小指爪形手畸形，骨间肌和拇收肌麻痹所致的 Froment 征，即示指与拇指对指时，示指近侧指间关节屈曲，远侧指间关节过伸，而拇指的掌指关节过伸、指间关节屈曲；感觉障碍位于手掌尺侧、环指尺侧及小指掌背侧。桡神经损伤时感觉障碍位于手背桡侧和桡侧 2 个半手指近侧指间关节以近。

4. 血管损伤的检查　了解手指的颜色、温度、毛细血管回流和血管搏动状况。若为动脉损伤，则表现为皮肤颜色苍白、皮温降低、指腹瘪陷、毛细血管回流缓慢或消失、动脉搏动减弱或消失。若为静脉回流障碍，则表现为皮肤青紫、肿胀、毛细血管回流加快、动脉搏动存在。

由于手部尺、桡动脉组成掌浅弓、掌深弓且侧支循环丰富，因此单独的尺、桡动脉损伤，不易引起手指血供障碍。Allen 试验是判断尺、桡动脉是否通畅的有效方法之一。具体方法：嘱病人用力握拳，检查者两手拇指分别用力按压、阻断腕与前臂交界处的尺、桡动脉，嘱病人手掌放松、伸指，此时手掌部皮肤苍白，然后放开尺动脉，手掌迅速变红。重复上述试验，更替为放开桡动脉并继续压迫尺动脉，得到相同结果则表明尺、桡动脉循环通畅。否则，可能为解剖变异或不通畅。

5. 骨关节损伤的检查　骨关节损伤表现参见第六十章"骨折概述"。X 线片检查最为重要。除常规正侧位片外，还应拍摄特殊体位片，如斜位、舟骨位以防止骨重叠阴影的干扰。CT 检查适用于复杂腕骨骨折，MRI 检查适用于韧带及三角纤维软骨复合体损伤。

检查手部各关节活动时，以关节伸直位为 0°，注意双侧对比。不同关节活动度不一，正常情况下，腕关节掌屈 50°~60°，背伸 50°~60°，桡偏 25°~30°，尺偏 30°~40°。可将两手掌合拢用力伸腕和两手背合拢用力屈腕，观察双侧腕关节活动度的差别。

拇指掌指关节屈伸范围大者可达 90°，一般为 30°~40°，指间关节为 80°~90°。拇指外展即拇指与手掌平行方向伸展为 90°，内收至示指近节桡侧为 0°。拇指对掌以拇指指腹与小指指腹对合为标准。

手指掌指关节屈曲 80°~90°，过伸 0°~20°；近侧指间关节屈曲 90°~100°，伸 0°；远侧指间关节屈曲 70°~90°，伸 0°。手指以中指为中心，远离中指为外展，靠拢中指为内收，内收外展的活动度为 30°~40°。

【现场急救】　手外伤现场急救处理原则包括止血、创口包扎、局部固定和迅速转运。

1. 止血　局部加压包扎是手外伤最简单而行之有效的止血方法，可用于创面止血，以及腕平面的尺、桡动脉断裂出血。严禁采用束带类物在腕平面以上捆扎，捆扎过紧、时间过长易导致手指坏死；若捆扎压力不够，只将静脉阻断而动脉未能完全阻断，出血会更加严重。

2. 创口包扎　采用无菌敷料或清洁布类包扎伤口，避免进一步污染。创口内不宜用药水或抗感染药物。

3. 局部固定　可因地制宜、就地取材，如木板、竹片、硬纸板，固定于腕平面以上，以减轻转运途中局部反常活动引起的疼痛，防止组织进一步损伤。

4. 迅速转运　目的是赢得处理的最佳时机。

【治疗原则】

1. 早期彻底清创　与开放性创伤和开放性骨折内容基本相同，但由于手的解剖结构复杂、功能要求高,这些决定了手部清创有其特殊性。清创应在良好的麻醉和气囊止血带控制下进行,从浅到深,按顺序将各种组织清晰辨别、认真清创,以防漏诊,利于修复和防止进一步损伤组织。

2. 组织修复 清创后尽可能一期修复手部的肌腱、神经、血管和骨等组织。应争取在伤后6~8小时内进行,若受伤超过12小时,创口污染严重,组织损伤广泛,或者缺乏必要的条件,则可延期(3周左右)或二期修复(12周左右)。影响手部血液循环的血管损伤应立即修复,骨折、关节脱位应及时复位固定。

3. 一期闭合创口 皮肤裂伤,可直接缝合。碾压、撕脱伤要根据皮肤活力判断切除多少组织。当有皮肤缺损时,若基底软组织良好或周围软组织可覆盖深部重要组织,可采用自体皮肤移植。若神经、肌腱、骨关节外露,应采用皮瓣转移修复。

少数污染严重、受伤时间长、感染可能性大的创口,可在清除异物和明显坏死组织后用生理盐水纱布湿敷、负压闭合引流或冲洗处理,观察3~5天,再次清创,延期修复。

4. 术后处理 术后根据组织损伤与修复情况进行相应的固定。肌腱缝合后固定3~4周,神经修复后固定4周,关节脱位后固定3周,骨折后固定4~6周。术后10~14天依据创面愈合情况拆除伤口缝线。组织愈合后应尽早拆除外固定,开始主动和被动功能锻炼,并辅以物理治疗,促进功能恢复。

合理药物治疗如抗生素、破伤风抗毒素、镇痛药、改善循环药等。

【治疗方法】

1. 手部骨折与脱位治疗 最终目的是恢复手的运动功能,治疗原则包括骨折准确复位、有效固定、早期康复锻炼。

对于开放性的骨折脱位,无论创口情况和损伤的严重程度如何,均应立即复位,恢复患肢(指)血供,保护重要的血管神经,尽早修复撕裂的关节囊、韧带。常用的手部骨折固定方式有克氏针、微型钢板螺钉、微型外固定支架等(图62-6)。

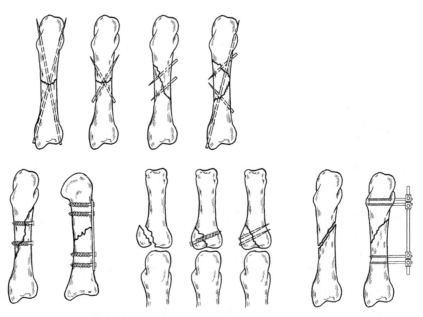

图62-6 掌指骨骨折内固定和微型外固定支架

闭合性、无明显移位骨折或经复位后较稳定的骨折可采用非手术治疗,固定时间为4~6周。

末节指骨骨折多无明显移位,一般无需内固定。末节指骨远端的粉碎性骨折可视为软组织损伤进行处理,如有甲下血肿,可在指甲上刺孔引流,达到减压和缓解疼痛的目的。

2. 肌腱损伤修复 肌腱是关节活动的传动装置,其损伤将严重影响手功能,因此均应一期修复。肌腱愈合的特点使其在术后极有可能产生粘连,故在缝合方式和材料方面有其特殊性。伸肌腱具有腱周组织而无腱鞘,术后粘连较轻。屈肌腱特别是从中节指骨中部至掌横纹,即指浅屈肌中节指骨的止点到掌指关节平面的腱鞘起点,亦称"无人区",此区有指深、浅屈肌腱且被覆腱鞘,肌腱损伤修复术后容易粘连,过去多主张切除指浅屈肌腱,随着对肌腱愈合机制的研究,现主张对"无人区"深、浅屈肌腱进行修复,腱鞘也一并修复。

肌腱缝合方式很多,其中双十字缝合法、Kessler 缝合法、改良 Kessler 缝合法常用(图 62-7)。近年来多主张采用显微外科缝合法,其目的是尽量减少对肌腱血供的影响,有利于肌腱愈合。

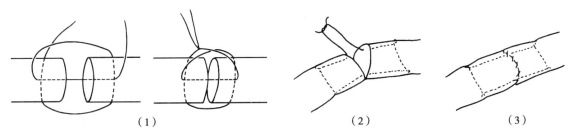

图 62-7　肌腱缝合法
(1)双十字缝合法　(2)Kessler 法　(3)改良 Kessler 法

肌腱缝合后一般应固定 3～4 周,在此期间可在医生指导下行主动伸指、被动屈指锻炼,待肌腱愈合后,拆除固定进行功能锻炼并辅以理疗。若发生粘连,尚需经过 3～6 个月系统康复治疗,若功能未改善,则行肌腱松解术。

3. **神经损伤修复**　手部开放性神经断裂,在具备一定技术和修复的条件下,应尽量在清创时一期修复,否则,清创缝合后应及时转院,待 2～3 周后,伤口无感染再行修复。若创口污染重或合并皮肤缺损,可在清创时将神经两断端的神经外膜固定于周围组织,防止神经挛缩,以利于二期修复(详见第六十六章"周围神经损伤"。

第二节 ｜ 断肢(指)再植

1963 年我国陈中伟等在国际上首次报道断肢再植(limb replantation)成功,1965 年又成功开展了断指再植(digital replantation)。时至今日,断肢(指)再植技术已相当成熟,国内外也已广泛开展。我国取得了一系列突破性进展,长期处于国际领先地位。

完全性断肢(指):外伤所致肢(指)断离,没有任何组织相连或虽有受伤失活组织相连,但清创时必须切除,称为完全性断肢(指)。不完全性断肢(指):凡伤肢(指)断面有主要血管断裂合并骨折脱位,伤肢断面相连的软组织少于断面总量的 1/4,伤指断面相连皮肤不超过周径的 1/8,不吻合血管,伤肢(指)远端将发生坏死,称为不完全性断肢(指)。

【**断肢(指)急救**】　包括止血、包扎、固定、离断肢(指)保存、迅速转运。与手外伤急救处理相同。

离断肢(指)断面应用清洁敷料包扎以减少污染。若受伤现场离医院较远,离断肢(指)应采用干燥冷藏法保存(图 62-8),即将断肢(指)用清洁的干燥无药敷料包裹,置入塑料袋中密封,再放于加盖的容器内,外周放入冰块保护。切忌将离断肢(指)浸泡于任何溶液中。到达医院后,检查断肢(指),用无菌敷料包裹,放于无菌盘中,置入 4℃冰箱内。

【**适应证及禁忌证**】

1. **全身情况**　良好的全身情况是再植的必要条件。若为复合伤或多发伤,应以抢救生命为主,将断肢(指)置于 4℃冰箱内,待生命体征稳定后再植。

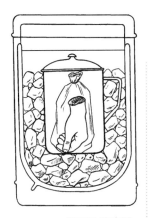

图 62-8　**断手的保存法**

2. 肢体损伤程度 与损伤性质有关。锐器切割伤只发生离断平面的组织断裂,断面整齐、污染轻、重要组织挫伤轻,再植成活率高。碾压伤的组织损伤严重,若损伤范围不大,切除碾压组织后将肢(指)进行一定的短缩,仍有较高的再植成活率。而撕脱伤的组织损伤广泛,血管、神经、肌腱从不同平面撕脱,常需复杂的血管移植,再植成功率较低,即使成功,功能恢复也差。

3. 断肢(指)离断平面与再植时限 断肢(指)再植手术越早越好,应分秒必争,一般以外伤后6～8小时为限。早期冷藏或寒冷季节可适当延长。再植时限与离断平面有密切关系。断指因组织结构特殊,对全身情况影响不大,可延长至12～24小时。而高位断肢,因肌肉丰富,在常温下缺血6～7小时后,肌细胞变性坏死,释放出钾离子、肌红蛋白和肽类等有毒物质集聚在断肢的组织液和血液中,再植后,这些有毒物质进入全身引起全身毒性反应,甚至引起死亡,即再灌注损伤,故再植时间严格控制在6～8小时之内。

4. 年龄 断肢(指)再植与年龄无明确因果关系,但老年病人体质差,经常合并慢性器质性疾病,是否再植应慎重考虑。

5. 再植禁忌证 有下列情况之一,严禁再植:①合并全身性慢性疾病,或合并严重脏器损伤,不能耐受长时间手术,有出血倾向者;②断肢(指)多发骨折、严重软组织挫伤、血管床严重破坏,血管、神经、肌腱高位撕脱,预计术后功能恢复差;③断肢(指)经刺激性液体或其他消毒液长时间浸泡者;④高温季节,离断时间过长,断肢(指)未经冷藏保存者;⑤合并精神异常、不愿合作、无再植要求者。

【手术原则】 断肢(指)再植是创伤外科各种技术操作的综合体现,要求手术者必须具备良好的外科基础和娴熟的显微外科技术,以确保肢(指)体再植成活。若肢(指)离断时间短,按一定顺序修复:固定骨折,修复屈、伸肌腱,吻合静脉、动脉,修复神经,闭合创口。若肢(指)体离断时间长,则在骨折固定后先吻合动脉、静脉,以减少组织缺血时间,然后修复其他组织。基本原则和程序如下。

1. 彻底清创 清创既是手术的重要步骤,又是对离断肢(指)体损伤情况的进一步评估。一般分两组同时对离断肢(指)体的远近端进行清创,仔细寻找、修整、标记血管、神经、肌腱。

2. 修整重建骨支架 为了减少血管神经缝合后张力,可适当修整和缩短骨骼。骨折固定要求简便迅速、剥离较少、固定可靠、利于愈合。可根据情况选用各种内固定或外固定方法。

3. 缝合肌肉、肌腱 骨支架重建后,吻合血管前,在适当张力下缝合肌肉、肌腱。这样可以为血管吻合建立良好的组织床,有利于调整血管张力;同时减少对血管吻合口的刺激和影响。缝合的肌肉及肌腱以满足手的功能为标准,不必将所有的肌腱缝合。如前臂远端应缝合拇长屈肌、指深屈肌、腕屈肌、拇长伸肌、拇长展肌、指总伸肌、腕伸肌,其他肌腱可不予缝合。断指再植缝合指深屈肌腱和伸指肌腱。

4. 重建血液循环 将动、静脉彻底清创至正常组织,在无张力下吻合。若有血管缺损,应行血管移位或移植。吻合主要血管如尺、桡动脉和手指的双侧指固有动脉。吻合血管应尽可能多,动脉、静脉比例以 1∶2 为宜。一般先吻合静脉,后吻合动脉。

5. 修复神经 神经应尽可能一期修复。无张力状态下缝合神经外膜。若有缺损,应行神经移植。

6. 闭合创口 断肢(指)再植后创口应尽可能闭合,无法闭合时可采用负压封闭技术。这一点在清创时应充分估计。皮肤缝合时,为了避免形成环形瘢痕,可采用 "Z" 字成形术,使直线创口变为曲线创口。若有皮肤缺损,可采用中厚或全厚皮片移植或局部皮瓣转移覆盖。

7. 包扎 用温生理盐水清洗血迹,多层无菌敷料松软包扎,指间分开,指端外露,以便观察肢(指)远端血运。石膏托固定手腕于功能位,固定范围根据离断肢(指)平面,从指尖到前臂,甚至超过肘关节。

【术后处理】

1. 一般护理 病房应安静、舒适、空气新鲜,室温保持在20～25℃,抬高患肢使其高于心脏水平。局部用一 60W 落地灯照射,照射距离 30～50cm,这样有利于观察血液循环和局部加温,过近有致灼伤危险。卧床 10 天左右,严禁寒冷刺激。切忌病人及他人在室内吸烟,防止血管痉挛。

2. **密切观察全身反应**　一般低位断肢(指)再植术后全身反应较轻。高位断肢再植,特别是缺血时间较长者,除了血容量不足引起休克和再植肢体血液循环不良外,还可能因心、肾、脑中毒而出现持续高热、烦躁不安甚至昏迷,如出现心率加快、脉弱、血压下降,血红蛋白尿、尿量减少,甚至无尿,均应及时处理。若全身情况无好转,甚至危及生命时,应及时截除再植肢体。

3. **定期观察再植肢(指)体血液循环,及时发现和处理血管危象**　再植肢(指)体一般于术后 48 小时容易发生动脉供血不足或静脉回流障碍。因此应每 1～2 小时观察一次,与健侧对比,做好记录。正常情况下,再植肢(指)体的指腹饱满、颜色红润、皮温较健侧稍高,毛细血管回流试验提示活力良好,指腹末端侧方切开后 1～2 秒有鲜红色血液流出。若皮肤苍白,皮温降低,毛细血管回流消失,指腹干瘪,指腹侧方切开不出血,则反映动脉供血中断,即动脉危象,常由血管痉挛或血管吻合口血栓所致。一旦发现应解开敷料,解除压迫因素。采用臂丛或硬膜外麻醉,应用解痉药物如罂粟碱、山莨菪碱(654-2),并给予高压氧治疗等。经短时间观察仍未见好转,应立即手术探查,取出血栓,切除吻合口重新吻合,以确保再植肢(指)体存活。若指腹由红润变成暗红色,且指腹张力高,毛细血管回流加快,皮温逐渐降低,指腹切开即流出暗红色血液,则是静脉回流障碍,即静脉危象。长时间静脉危象可致动脉危象,影响再植肢(指)体存活。首先解除压迫因素,指腹切开放血,必要时手术探查。

4. **防止血管痉挛、抗血液凝固治疗**　除保温、镇痛、禁止吸烟外,持续臂丛或硬膜外麻醉置管,定期注入麻醉药,既可镇痛,亦可保持血管扩张,防止血管痉挛。适当应用抗凝、解痉药物,如右旋糖酐 40 成人 500ml 静脉滴注,每日 2 次,持续 5～7 天,儿童用量酌减。还可用低分子肝素、复方丹参注射等。

5. **抗生素应用**　肢(指)体离断时,污染较重,加之手术时间长,应采用抗生素,以预防感染。

6. **再植肢(指)康复治疗**　骨折愈合、拆除外固定后,应积极进行主动和被动功能锻炼,并辅以物理治疗,促进功能康复。若肌腱粘连,应行松解术。若神经、肌腱需二期修复,应尽早进行。

(张长青)

第六十三章 | 下肢骨、关节损伤

第一节 | 髋关节脱位

构成髋关节的髋臼与股骨头在形态上紧密配合,是一种典型的杵臼关节,周围有坚强的韧带与强壮的肌群,故只有高能量暴力才会引起髋关节脱位(dislocation of the hip joint)。常见于车祸伤,暴力往往是高速和高能量的,因此多为多发性创伤。

【分类】 按股骨头脱位后的方向可分为前、后和中心脱位,以后脱位最为常见,约占85%～90%。

一、髋关节后脱位

【脱位机制】 髋关节后脱位大部分发生于交通事故。坐于汽车内的人处于屈膝及髋关节屈曲内收位,股骨轻度内旋,当膝部受到撞击时,股骨头从髋关节囊的后下部薄弱区脱出。

【分类】 临床上多采用Epstein分类法,共分为五型。

Ⅰ型:单纯脱位或伴有髋臼后壁小骨折片。

Ⅱ型:股骨头脱位,合并髋臼后壁一大块骨折。

Ⅲ型:股骨头脱位,合并髋臼后壁粉碎性骨折。

Ⅳ型:股骨头脱位,合并髋臼后壁和顶部骨折。

Ⅴ型:股骨头脱位,合并股骨头骨折。

【临床表现和诊断】

1. 明显外伤史,通常暴力很大,例如车祸或高处坠落。

2. 有明显的疼痛,髋关节不能主动活动。

3. 患肢短缩,髋关节呈屈曲、内收、内旋畸形。

4. 可在臀部摸到脱出的股骨头,大转子上移明显(图63-1)。

5. 髋关节后脱位可合并坐骨神经损伤,其发生率约为10%。合并坐骨神经损伤者,多表现为以腓总神经损伤为主的体征,出现足下垂、趾背伸无力和足背外侧感觉障碍等。多为神经受牵拉引起的暂时性功能障碍,或受到股骨头、髋臼骨折块的轻度捻挫所致,大多数病人可于伤后逐渐恢复,经2～3个月仍无恢复迹象者,考虑手术探查。

6. 影像学检查 X线检查可了解脱位情况以及有无骨折,必要时行CT检查了解骨折移位情况。

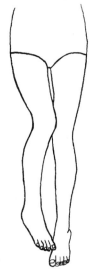

图63-1 髋关节后脱位典型畸形

【治疗】

1. Ⅰ型损伤的治疗

(1)复位:髋关节脱位复位时需肌肉松弛,必须在全身麻醉或椎管内麻醉下行手法复位。复位宜早,最初24～48小时是复位的黄金时间,应尽可能在24小时内复位完毕,48～72小时后再行复位十分困难,并发症增多,关节功能亦明显减退。常用的复位方法为Allis法,即提拉法。病人仰卧位,一助手蹲下,用双手按住髂嵴以固定骨盆。术者面对病人站立,先使髋关节及膝关节各屈曲至90°,然后以双手握住病人的腘窝作持续的牵引,也可以前臂的上段套住腘窝作牵引,待肌肉松弛后,略作外旋,即可使股骨头还纳至髋臼内(图63-2)。感到明显的弹跳与响声,提示复位成功。复位后畸形消失,髋关节活动亦恢复。本法简便、安全,最为常用。

（2）固定、功能锻炼：复位后用绷带将双踝暂时捆在一起，于髋关节伸直位下将病人搬运至床上，患肢作皮肤牵引或穿丁字鞋2～3周。卧床期间作股四头肌收缩动作。2～3周后开始活动关节。4周后扶双拐下地活动。3个月后可完全承重。

2. **Ⅱ～Ⅴ型损伤的治疗**　对这些复杂性后脱位病例，目前在治疗方面还有争论，但考虑到合并有关节内骨折，引起创伤性骨关节炎的机会明显增多，因此主张早期切开复位与内固定。

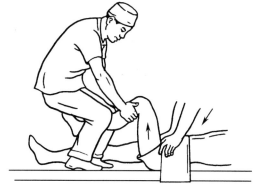

图 63-2　Allis 法

二、髋关节前脱位

【脱位机制】　髋关节前脱位少见，多发生于交通事故和高处坠落伤，髋关节处于外展、外旋位时受到轴向直接暴力。

【临床表现和诊断】　有强大暴力所致外伤史。患肢呈外展、外旋和屈曲畸形，根据典型的畸形表现，不难区分前脱位和后脱位（图63-3）。腹股沟处肿胀，可摸到股骨头。X线检查可了解脱位方向。

【治疗】

1. **复位**　在全身麻醉或椎管内麻醉下手法复位。病人仰卧于手术台上，术者握住伤侧腘窝部位，使髋轻度屈曲与外展，并沿着股骨的纵轴作持续牵引；助手立在对侧，双手按住大腿上 1/3 内侧面与腹股沟处向外施压。术者在牵引下作内收及内旋动作，完成复位（图63-4）。手法复位不成功往往提示前方关节囊有缺损或有卡压，暴力复位可引起股骨头骨折。如手法复位失败，应早期切开复位。

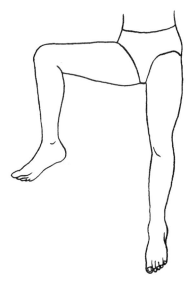

图 63-3　髋关节前脱位典型畸形

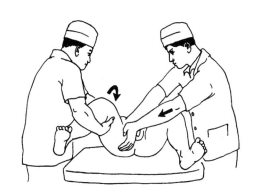

图 63-4　髋关节前脱位复位

2. **固定和功能锻炼**　同髋关节后脱位。

三、髋关节中心脱位

【脱位机制】　来自侧方的暴力，直接撞击在股骨粗隆区，可以使股骨头水平向内移动，穿过髋臼内侧壁而进入骨盆腔。如果受伤时下肢处于轻度内收位，则股骨头向后方移动，产生髋臼后部骨折。如下肢处于轻度外展与外旋位，则股骨头向上方移动，产生髋臼爆裂型粉碎性骨折，此时髋臼的各个区域都有损伤。

【临床表现和诊断】

1. 一般为高能量损伤。多为交通事故或高空坠落所致。

2. 后腹膜间隙内往往出血很多,可出现出血性休克。

3. 髋部肿胀、疼痛、活动障碍;大腿上段外侧方往往有大血肿;肢体短缩情况取决于股骨头内陷程度。

4. 合并腹部内脏损伤的情况并不少见。

5. X线检查可明确伤情,CT三维成像可立体再现髋臼骨折情况。

【治疗】 髋关节中心脱位可出现低血容量性休克及合并腹部内脏损伤,必须及时处理。股骨头内移较明显的,需用股骨髁上骨牵引,但常难奏效,需根据髋臼骨折类型早期切开复位,同时固定髋臼骨折。

第二节 | 股骨近端骨折

一、股骨颈骨折

【解剖概要】 股骨头、颈与髋臼共同构成髋关节,是躯干与下肢的重要连接装置及承重结构。股骨颈的长轴线与股骨干纵轴线之间形成颈干角,为110°～140°,平均127°(图63-5)。在儿童和成人,颈干角的大小有所不同,儿童颈干角大于成人。在重力传导时,力线并不沿股骨颈中心线传导,而是沿股骨小转子、股骨颈内缘传导。若颈干角变大,为髋外翻,变小为髋内翻。由于颈干角改变,力的传导也发生改变,容易导致骨折和关节软骨退变,发生创伤性关节炎。股骨颈前倾角是指股骨颈轴线与人体冠状面所成的夹角(图63-6),儿童的前倾角较成人稍大。在股骨颈骨折复位及人工关节置换时应注意此角的存在。

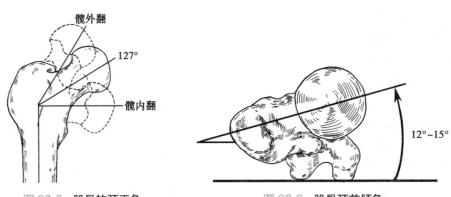

图 63-5 股骨的颈干角   图 63-6 股骨颈前倾角

髋关节的关节囊较大,从各个方向包绕髋臼、股骨头和股骨颈。在关节囊包绕的部分没有骨膜。在髋关节后、外、下方则没有关节囊包绕。关节囊的前上方有髂股韧带,在后、上、内方有坐股韧带,是髋关节的稳定结构。成人股骨头的血液供应有多种来源:①股骨头圆韧带内的小凹动脉,提供股骨头凹部的血液循环;②股骨干滋养动脉升支,沿股骨颈进入股骨头;③旋股内、外侧动脉的分支,是股骨头、颈的重要营养动脉。旋股内侧动脉发自股深动脉(图63-7),在股骨颈基底部关节囊滑膜反折处,分为骺外侧动脉、干骺端上侧动脉和干骺端下侧动脉进入股骨头。骺外侧动脉供应股骨头 2/3～4/5区域,是股骨头最主要的供血来源(图63-8)。旋股内侧动脉损伤是导致股骨头缺血坏死的主要原因。旋股外侧动脉也发自股深动脉,其分支供应部分股骨头。旋股内、外侧动脉的分支互相吻合,在股骨颈基底部形成动脉环,并发出分支营养股骨颈。

【病因和分类】 股骨颈骨折(fracture of the femoral neck)占成人骨折的 3.6%,多数发生在中、老

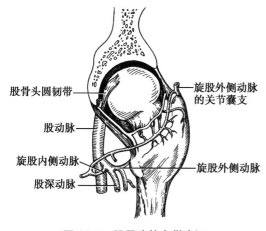

图 63-7　股骨头的血供来源

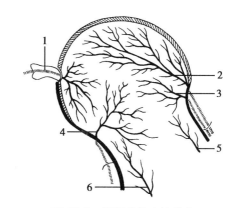

图 63-8　股骨头的血液供应
1. 小凹动脉　2. 骺外侧动脉　3. 干骺端上侧动脉　4. 干骺端下侧动脉　5、6. 滋养动脉升支

年人,与骨质疏松导致的骨量下降有关,遭受轻微扭转暴力即可发生骨折。多数情况下是在走路跌倒时,身体发生扭转倒地,间接暴力传导致股骨颈发生骨折。青少年股骨颈骨折较少,常需较大暴力引起,不稳定型多见。

1. 按骨折线部位分类(图 63-9)

(1)股骨头下骨折:骨折线位于股骨头下,股骨头仅有小凹动脉很少量的血供,致使股骨头严重缺血,故发生股骨头缺血坏死的机会很大。

(2)经股骨颈骨折:骨折线位于股骨颈中部,股骨头亦有明显供血不足,易发生股骨头缺血坏死,或骨折不愈合。

(3)股骨颈基底骨折:骨折线位于股骨颈与大、小转子间连线处。由于有旋股内、外侧动脉分支吻合成的动脉环提供血液循环,对骨折部血液供应的干扰较小,骨折容易愈合。

2. 按骨折线方向分类(图 63-10)

(1)内收型骨折:远端骨折线与两侧髂嵴连线的夹角(Pauwels 角)大于 50°,为内收骨折。由于骨折接触面较小,容易再移位,故属于不稳定骨折。Pauwels 角越大,骨折端所遭受的剪切力越大,骨折越不稳定。

(2)外展型骨折:远端骨折线与两侧髂嵴连线的夹角小于 30°,为外展型骨折。由于骨折接触面大,不容易再移位,故属于稳定性骨折。但若处理不当,如过度牵引、外旋、内收或过早负重等,也可发生移位,成为不稳定骨折。

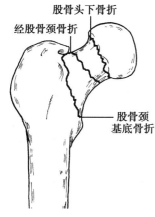

图 63-9　股骨颈骨折按骨折部位的分类

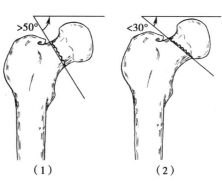

图 63-10　股骨颈骨折按骨折线方向分类
(1)内收型骨折　(2)外展型骨折

3. 按移位程度分类 Garden 分型(图 63-11)是常用分型之一,其根据骨折近端正位 X 线片上骨折移位程度分为 4 型。Ⅰ型:不完全骨折,骨的完整性部分中断或嵌插骨折;Ⅱ型:完全骨折但不移位;Ⅲ型:完全骨折,部分移位且股骨头与股骨颈有接触;Ⅳ型:完全移位的骨折。Ⅰ型与Ⅱ型占股骨颈骨折的 21.8%,Ⅲ型与Ⅳ型占股骨颈骨折的 78.2%。近年来研究证实,X 线平片诊断为 Garden Ⅰ型的不完全骨折经 CT 检查均为完全骨折。因此,成人 Garden Ⅰ型不完全骨折实际上不存在。

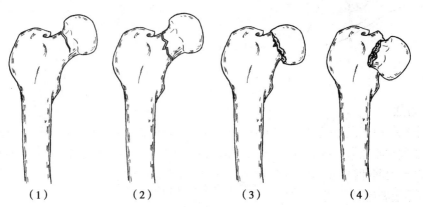

图 63-11 股骨颈骨折按移位程度分类——Garden 分型
(1)Ⅰ型:不完全骨折或嵌插骨折 (2)Ⅱ型:无移位的完全骨折 (3)Ⅲ型:完全骨折,部分移位 (4)Ⅳ型:完全骨折,完全移位

由于暴力大小、扭转角度及全身因素等,骨折后可出现多种类型。从 X 线平片上虽可见骨折为外展型,或未发现明显移位,甚至呈嵌插型而被认为是稳定性骨折,但在搬运过程中,或在保守治疗中过早翻身,固定姿势不良等,都可能使稳定性骨折变成不稳定骨折,使无移位骨折变成有移位骨折。

【临床表现和诊断】 中、老年人有跌倒受伤史,伤后感髋部疼痛,下肢活动受限,不能站立和行走,应怀疑股骨颈骨折。有时伤后并不立即出现活动障碍,仍能行走,但数天后,髋部疼痛加重,逐渐出现活动后疼痛更重,甚至完全不能行走,这说明受伤时可能为稳定性骨折,以后发展为不稳定骨折而出现功能障碍。检查时可发现伤肢出现外旋畸形,一般为 45°~60°(图 63-12)。这是由于骨折远端失去了关节囊及髂股韧带的稳定作用,附着于大转子的臀中肌、臀小肌及臀大肌的牵拉和附着于小转子的髂腰肌及内收肌群的牵拉导致发生外旋畸形。若外旋畸形达到 90°,应怀疑有股骨转子间骨折。股骨颈骨折伤后很少出现髋部肿胀及瘀斑,可出现局部压痛及轴向叩击痛。

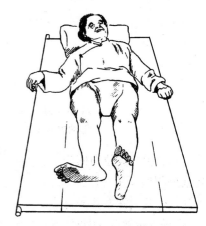

图 63-12 股骨颈骨折伤肢的外旋畸形

肢体测量可发现伤肢短缩。在平卧位,由髂前上棘向床面画垂线,再由大转子向髂前上棘的垂线画水平线,再作从髂前上棘到大转子的连线,构成 Bryant 三角(图 63-13),股骨颈骨折时,此三角底边较健侧缩短。在侧卧并半屈髋时,经髂前上棘与坐骨结节之间画线,为 Nélaton 线(图 63-14)。正常情况下,大转子在此线上;若大转子超过此线而位于之上,表明大转子有向上移位。

X 线检查可明确骨折的部位、类型、移位情况,是选择治疗方法的重要依据。髋部的正位片不能发现骨折的前后移位,需加拍侧位片,才能准确判断移位情况。

【治疗】 年龄过大,全身情况差,合并严重心、肺、肾、肝等功能障碍不能耐受手术者,要尽早预防和治疗全身并发症,全身情况允许后尽早手术治疗。在待手术期,24 小时内能完成手术的病人可以穿防旋鞋,24 小时内不能完成手术的要给予皮肤牵引或胫骨结节牵引,牵引重量为体重的 1/11~1/7。嘱其进行股四头肌等长收缩训练和踝、足趾的屈伸活动,避免静脉回流障碍或静脉血栓形成。

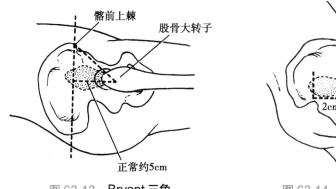

图 63-13　Bryant 三角

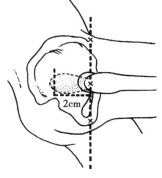

图 63-14　Nélaton 线

1. 手术方法

（1）闭合复位内固定：在硬膜外麻醉下，病人仰卧于骨科手术牵引床或用双反牵引复位器复位，复位成功后 3 枚空心拉力螺钉微创植入固定，或动力髋螺钉固定。若置钉时股骨头有旋转，也可将空心拉力螺钉与动力髋螺钉联合应用（图 63-15）。对于常规闭合复位失败的病例，术中可采用头干互动三维复位法，尽量避免切开复位。

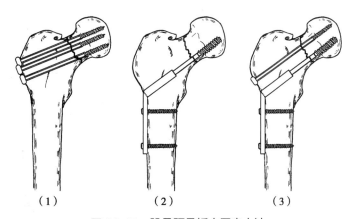

图 63-15　股骨颈骨折内固定方法

（1）空心拉力螺钉固定　（2）动力髋螺钉固定　（3）空心拉力螺钉与动力髋螺钉联合应用固定

（2）切开复位内固定：闭合复位失败，或青壮年的陈旧骨折不愈合，宜采用切开复位内固定术。经前外侧切口显露骨折后，清除骨折端的硬化组织，直视下经大转子下方打入空心拉力螺钉，也可同时切取带旋髂深血管蒂的髂骨块植骨，或用旋股外血管升支的髂骨块植骨，或带缝匠肌蒂的髂骨块植骨，促进骨折愈合，防止股骨头缺血坏死。若采用后外侧切口进行复位内固定，也可用带股方肌蒂的骨块植骨治疗。

（3）人工关节置换术：对全身情况尚好，预期寿命比较长的 Garden Ⅲ、Ⅳ型股骨颈骨折的老年病人，选择全髋关节置换术；对全身情况差、合并症比较多、预期寿命比较短的老年病人，选择半髋关节置换术。

2. 术后处理　空心拉力螺钉内固定手术后，若骨量正常，达到解剖复位，固定效果良好，即可在床上坐起，主动活动膝、踝关节，但不能侧卧、盘腿。6 周后扶双拐下地，逐渐部分负重行走。骨愈合后可弃拐负重行走。对于人工股骨头置换或全髋关节置换术的病人，术后即可伸屈髋关节，练习股四头肌主动收缩，伸膝。根据病人全身情况和耐受力，可于 24 小时后，在护工帮助下开始下地活动。术后 1 周开始借助助行器下地活动。

二、股骨转子间骨折

【解剖概要】　股骨上端上外侧为大转子，下内侧为小转子。大转子、小转子及转子间均为松质骨。转子间处于股骨干与股骨颈的交界处,是承受剪切应力最大的部位。由于力线分布的特殊性,在股骨颈、干连接的内后方,形成致密的纵行骨板,称为股骨矩。股骨矩的存在决定了转子间骨折的稳定性。

【病因和分类】 与股骨颈骨折相似,好发于中老年骨质疏松病人,占成人骨折的 3.4%。转子间骨折多为间接暴力引起,如跌倒时,身体发生旋转,在过度外展或内收位着地时发生;也可为直接暴力引起,如跌倒时,侧方倒地,大转子受到直接撞击而发生转子间骨折。转子间是骨囊性病变的好发部位之一,因此也可发生病理性骨折,应注意两者的鉴别。

转子间骨折有多种分类方法。参照 Tronzo-Evans 的分类方法,可将转子间骨折分为五型(图63-16)。

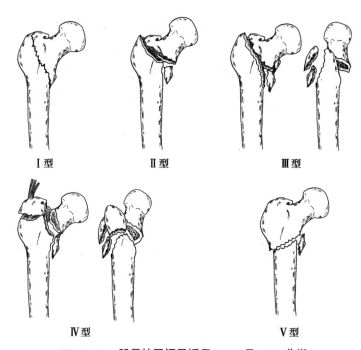

Ⅰ型　　　　　Ⅱ型　　　　　Ⅲ型

Ⅳ型　　　　　　　　　　V型

图 63-16 **股骨转子间骨折 Tronzo-Evans 分类**

Ⅰ型:顺转子间骨折,骨折无移位,为稳定性骨折,占股骨转子间骨折的 11.1%。
Ⅱ型:小转子骨折轻微,可获得稳定的复位,为稳定性骨折,占股骨转子间骨折的 17.4%。
Ⅲ型:小转子粉碎性骨折,不能获得稳定的复位,为不稳定骨折,占股骨转子间骨折的 45.1%。
Ⅳ型:不稳定骨折,为Ⅲ型骨折加大转子骨折,占股骨转子间骨折的 20.1%。
Ⅴ型:逆转子间骨折,由于内收肌的牵引存在移位的倾向,为不稳定骨折,占股骨转子间骨折的6.3%。

【临床表现和诊断】 受伤后,转子区出现疼痛、肿胀、瘀斑和下肢不能活动。转子间压痛,下肢外旋畸形明显,可达 90°,有轴向叩击痛。测量可发现下肢短缩。X 线检查可明确骨折的类型及移位情况。

【治疗】

1. **非手术治疗** 对有手术禁忌证者,采用胫骨结节或股骨髁上外展位骨牵引,10～12 周后逐渐扶拐下地活动。转子间骨折多发生于老年人,与骨质疏松有关。非手术治疗卧床时间较长,并发症多,病死率高,近几年多主张早期手术治疗。

2. **手术治疗** 手术目的是尽可能达到解剖复位,恢复股骨矩的连续性,矫正髋内翻畸形,坚强内固定,早期活动,避免并发症。内固定方法很多,可采用 Gamma 钉、动力髋螺钉、股骨近端防旋髓内钉(PFNA)、股骨近端仿生髓内钉(PFBN)等(图 63-17)。

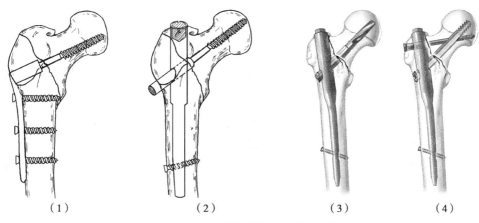

图 63-17　股骨转子间骨折内固定方法

（1）动力髋螺钉（DHS）固定　（2）Gamma 钉固定　（3）股骨近端防旋髓内钉（PFNA）固定　（4）股骨近端仿生髓内钉（PFBN）固定

第三节 │ 股骨干骨折

【解剖概要】　股骨干骨折（fracture of the shaft of the femur）是指转子下、股骨髁上这一段骨干的骨折。股骨干是人体最粗、最长、承受应力最大的管状骨。全股骨的抗弯强度与铸铁相近，弹性比铸铁更好。由于股骨的解剖及生物力学特点，需遭受强大暴力才能发生股骨干骨折，同时骨折后的愈合与重塑时间也更长。股骨干骨折占成人骨折的 2.2%。股骨干有轻度向前外的弧度。股骨干后面有股骨嵴，为股骨后部肌肉附着处。股骨部肌群是膝关节屈伸活动的重要结构。导致股骨干骨折的暴力同时也使周围肌肉、筋膜损伤，再加上出血后血肿机化、粘连、骨折的固定等，使肌肉功能发生障碍，从而导致膝关节活动受限。

【病因和分类】　重物直接打击、车轮碾压、火器性损伤等直接暴力作用于股骨，容易引起股骨干的横形或粉碎性骨折，同时伴有广泛软组织损伤。高处坠落伤、机器扭转伤等间接暴力作用，常导致股骨干斜形或螺旋形骨折，周围软组织损伤较轻。股骨干骨折可分为上 1/3、中 1/3 和下 1/3 骨折。各部位由于所附着的肌起止点的牵拉而出现典型的移位（图 63-18）。上 1/3 骨折时，由于髂腰肌、臀中肌、臀小肌和外旋肌的牵拉，近折端向前、外及外旋方向移位；远折端由于股四头肌、阔筋膜张肌及内收肌的共同作用而向近端后方移位。股骨干中 1/3 骨折后，由于内收肌群的牵拉，骨折断端向外成角。下 1/3 骨折后，远折端由于腓肠肌的牵拉以及肢体的重力作用而向后方移位，又由于股前、外、内侧肌牵拉的合力，近折端向前移位，断端重叠，形成短缩畸形。股骨干骨折移位的方向除受肌肉牵拉的影响外，与暴力作用的方向、大小以及肢体所处的位置、急救搬运等诸多因素有关。

【临床表现和诊断】　根据受伤后出现的骨折特有表现，即可作出临床诊断。X 线正、侧位片检查可明确骨折的准确部位、类型和移位情况。在下 1/3 段骨折，由于远折端向后移位，有可能损伤腘动脉、腘静脉和胫神经、腓总神经，应同时仔细检查远端肢体的血液循环及感觉、运动功能。单一股骨干骨折因失血量较多，可能出现休克前期临床表现，若合并多处骨折，或双侧股骨干骨折，发生休克的可能性很大，应对病人的全身情况作出正确判断。

【治疗】

1. 非手术治疗　3 岁以下儿童采用垂直悬吊皮肤牵引（图 63-19）。在牵引过程中，要定时测量肢体长度和进行床旁 X 线检查，了解牵引力是否足够。若牵引力过大，导致过度牵引，骨折端出现间隙，将会发生骨折延迟愈合或不愈合。

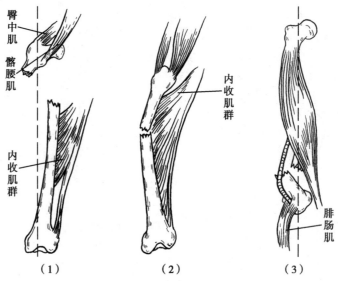

图 63-18 股骨干不同部位骨折移位方向
（1）股骨干上 1/3 骨折 （2）股骨干中 1/3 骨折 （3）股骨干下 1/3 骨折

成人和 3 岁以上儿童的股骨干骨折近年来多采用手术内固定治疗。对于存在手术禁忌证的，可行持续牵引 8～10 周。卧床期间，需加强肌肉收缩训练，预防肌肉萎缩、关节粘连和深静脉血栓形成。床旁 X 线片证实骨折愈合后，可逐渐下地活动。

2. **手术治疗** 成人股骨干骨折手术多采用带锁髓内钉固定。儿童股骨干骨折多采用弹性钉内固定（图 63-20）。严重的开放性骨折可用外固定架治疗。

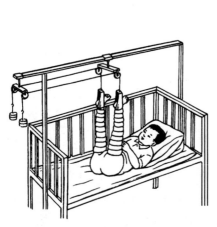

图 63-19 儿童的垂直悬吊皮肤牵引

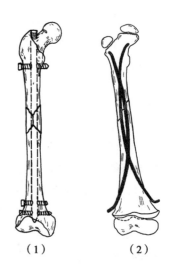

图 63-20 股骨干骨折内固定方法
（1）带锁髓内钉固定 （2）弹性钉固定

第四节 | 股骨远端骨折

股骨远端骨折包括股骨髁上骨折、股骨髁间骨折和累及股骨远端关节面的股骨髁骨折，其发生率占全身骨折的 0.92%。由于股骨髁周围有关节囊、韧带、肌肉、肌腱附着，骨折块易受这些组织牵拉而发生移位，同时可伴有腘部血管、神经及周围软组织损伤。

【解剖概要】 股骨远端包括股骨髁和股骨髁上，股骨内、外侧髁构成远端关节面。股骨远端的后面有腓肠肌内、外侧头的起点。股骨的两髁与相应的胫骨平台形成关节。外侧髁的外侧面有外侧副韧带的起点。内侧髁比外侧髁大,它的内侧面是凹形,远端有内侧副韧带的起点。位于内髁最上方的部分是收肌结节,是内收肌的止点。

【分型和损伤机制】 股骨髁上骨折是指发生于股骨髁至股骨远端干骺端,也即密质骨和松质骨的移行部位的骨折,大多数病例为高能量损伤及由高处坠落所致。远端骨折块由于腘绳肌和腓肠肌的牵拉而向后移位,有可能损伤血管和神经(图63-21)。股骨髁骨折可损伤关节面或改变下肢负重力线,多需手术切开复位内固定。股骨髁间骨折常称为T形骨折(图63-22)。

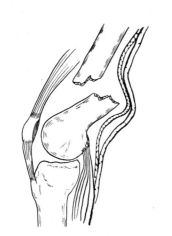

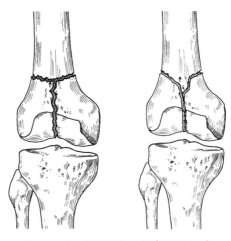

图 63-21　股骨远端骨折的典型畸形　　　　图 63-22　股骨髁间骨折(T形骨折)

【临床表现和诊断】 膝关节和股骨远端部位有肿胀、畸形和压痛。骨折端有异常活动和骨擦感。当小腿血运差,足背动脉搏动弱,怀疑有血管损伤时,应采用多普勒超声检查,明确有无腘动脉损伤,必要时进行血管造影。常规拍摄股骨远端正、侧位X线片。车祸等高能量创伤所致的股骨远端骨折,应同时拍摄骨盆X线片,以免漏诊。股骨远端骨折合并下肢深静脉血栓形成较多,应常规行多普勒超声检查。

【治疗】

1. 非手术治疗　包括闭合复位、骨牵引、管形石膏固定等,采用这些方法时病人卧床时间长、护理难度大,并发症多,现已较少采用。

2. 手术治疗　股骨远端骨折的治疗目的是解剖复位、坚强的内固定和早期进行康复锻炼。绝大多数股骨远端骨折应采用手术治疗。常用内固定有如下几种:①松质骨螺钉及支持钢板(图63-23);②股骨髁解剖钢板(图63-24);③股骨远端逆行带锁髓内钉(图63-25)。

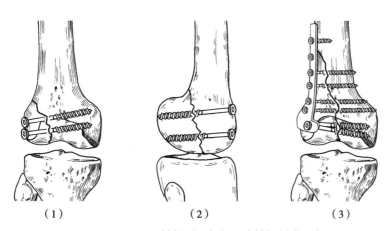

（1）　　　　　　　　（2）　　　　　　　　（3）

图 63-23　股骨远端松质骨螺钉及支持钢板内固定
（1）、（2）松质骨螺钉固定　（3）支持钢板固定

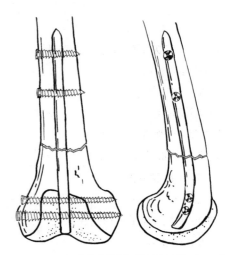

图 63-24　股骨髁解剖钢板内固定　　图 63-25　股骨远端逆行带锁髓内钉内固定

第五节 | 髌骨骨折

髌骨骨折（fracture of the patella）占成人骨折的 2.6%，可导致创伤性关节炎或膝关节活动受限。髌骨在膝关节活动中发挥重要的生物力学功能。若髌骨缺失，髌韧带更贴近膝关节的活动中心，使伸膝力臂缩短，股四头肌肌力需增加 30% 才能完成伸膝。因此，髌骨骨折后，应尽可能恢复其完整性。

【解剖概要】　髌骨是人体最大的籽骨。前方有股四头肌腱膜覆盖，并向下延伸形成髌韧带，止于胫骨结节。两侧为髌旁腱膜。后面为关节面，与股骨滑车形成髌股关节。髌骨与其周围的韧带、腱膜共同形成伸膝装置，是驱动伸膝动作的重要结构。

【病因和分类】　暴力直接作用或肌肉强力牵拉均可能导致髌骨骨折。直接暴力（如跌倒时跪地，髌骨直接撞击地面）常导致髌骨粉碎性骨折；肌肉牵拉（如跌倒时股四头肌猛烈收缩以维持身体稳定）常导致髌骨横形骨折。

【临床表现和诊断】　伤后膝前肿胀，有时可扪及骨折分离出现的凹陷。膝关节的正、侧位 X 线检查可明确骨折的部位、类型及移位程度，是选择治疗方法的重要依据。国内有学者对髌骨骨折病人进行 MRI 及膝关节镜检查，发现髌骨骨折合并交叉韧带、侧副韧带、半月板损伤的发生率较高，其中约 6% 的病人需要手术。因此，应重视髌骨骨折的合并伤，避免漏诊。

【治疗】　无移位的骨折和移位小于 5mm 的骨折可采用非手术方法治疗。保持膝关节伸直位，采用石膏托或支具固定 4～6 周，6 周后开始股四头肌等长收缩和膝关节主动屈伸活动训练。在治疗过程中，应注意观察骨折端移位情况。外固定不当或过多过早的股四头肌收缩可能加重分离移位。移位超过 5mm 或导致关节面不平整的骨折则应行手术治疗，切开复位后以克氏针钢丝张力带或钢丝捆扎等方式固定（图 63-26）。简单骨折术后可早期开始膝关节屈伸活动，粉碎性骨折需适当延长固定时间。髌骨上极或下极骨折，若骨折块较大，可遵循上述原则；若骨折块过小无法固定，可予以切除，用钢丝、锚钉等重建股四头肌腱或髌韧带止点，术后保持膝关节伸直位固定 4～6 周。对于严重的髌骨粉碎性骨折，若无法恢复软骨面完整性和有效固定，可摘除髌骨并修补伸膝装置，术后 3～4 周开始功能锻炼。

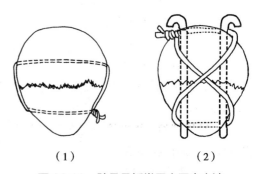

（1）　　　　　（2）

图 63-26　髌骨骨折常用内固定方法
（1）钢丝捆扎固定　（2）克氏针钢丝张力带固定

第六节 │ 膝关节韧带损伤

【解剖概要】　膝关节的关节囊松弛薄弱,关节的稳定性主要依靠韧带和肌肉。膝关节韧带主要包括内、外侧副韧带和前、后交叉韧带。内侧副韧带起于股骨内上髁,向下延伸至胫骨近端内侧,有深、浅两层纤维。浅层呈三角形,远端延伸至鹅足肌腱深面;深层纤维与关节囊融合,部分与内侧半月板相连。外侧副韧带起于股骨外上髁,远端与股二头肌腱汇合成联合肌腱结构,共同附着于腓骨头上方。外侧副韧带与外侧半月板之间有滑囊相隔。膝关节伸直时,内、外侧副韧带张紧,无内收、外展和旋转动作;膝关节屈曲时,侧副韧带逐渐松弛,膝关节的内收、外展和旋转动作亦增加。

前交叉韧带起自股骨髁间窝外侧面(即股骨外侧髁的内侧面)的后部,向前内下方止于胫骨髁间嵴的前方。当膝关节屈曲和胫骨内旋时,前交叉韧带发挥防止胫骨向前移动的作用。后交叉韧带起自股骨髁间窝的内侧面(即股骨内侧髁的外侧面),向后下方止于胫骨髁间嵴的后方。当膝关节屈曲时,后交叉韧带起防止胫骨向后移动的作用。

【损伤机制和病理】

1. **内侧副韧带损伤**　为膝外翻力所致,例如膝关节外侧受到直接暴力或膝关节半屈曲时小腿突然外展外旋,多见于运动创伤,如足球、滑雪、摔跤等竞技项目。

2. **外侧副韧带损伤**　主要为膝内翻力所致。由于髂胫束的保护,单纯外侧副韧带损伤较为少见,通常合并腓骨头骨折。如果暴力强大,易合并髂胫束和腓总神经损伤。

3. **前交叉韧带损伤**　膝关节屈曲位外翻外旋是最常见的损伤机制,膝关节过伸亦可能造成前交叉韧带损伤。前交叉韧带损伤多见于竞技运动,常合并侧副韧带和半月板损伤。另外,胫骨近端后方受到向前的直接暴力时,也可导致前交叉韧带损伤。

4. **后交叉韧带损伤**　胫骨近端前方受到向后的直接暴力易导致后交叉韧带损伤,例如摔倒时跪地或胫骨前缘撞击硬物。高速交通伤中,后交叉韧带通常与前交叉韧带同时损伤。

韧带损伤可以分为扭伤(即部分纤维断裂)、部分断裂、完全断裂和联合性损伤。例如,前交叉韧带断裂合并内侧副韧带与内侧半月板损伤,被称为 O'Donoghue 三联征。韧带断裂又可分成韧带实质断裂、韧带止点区断裂及韧带附着处的撕脱骨折,其中实质断裂愈合慢且强度差,撕脱骨折愈合后最为牢固。

【临床表现和诊断】　有外伤史。以青少年多见,男性多于女性;以运动员最为多见。受伤时可听到韧带断裂的响声,很快便因剧烈疼痛而不能再继续运动或工作。随后可出现膝关节肿胀、活动受限,肌肉痉挛。膝关节侧副韧带的断裂处有明显的压痛。

1. **侧方应力试验**　在膝关节完全伸直位与屈曲 30° 位置下做被动膝内翻与膝外翻动作,并与对侧进行比较。如有疼痛或发现内翻、外翻角度超出正常范围并有弹动感,提示有侧副韧带扭伤或断裂(图 63-27)。注意急性期作侧方应力试验会引起剧烈疼痛,检查动作要轻柔。

2. **抽屉试验**　膝关节屈曲 90°,检查者固定病人足部,用双手握住胫骨近端做前拉和后推动作,注意胫骨结节前后移动的幅度,与健侧进行对比。前移增加提示前交叉韧带损伤(图 63-28);后移增加提示后交叉韧带损伤。

3. **Lachman 试验**　病人屈膝 20°～30°,检查者一手握住股骨远端,另一手握住胫骨近端,对胫骨近端施加向前的应力,可感觉到胫骨的前向移动及终末点的阻力感,与对侧膝关节进行比较。Lachman 试验比前抽屉试验阳性率高。

4. **轴移试验**　用来检查前交叉韧带断裂后出现的膝关节旋转不稳定。病人仰卧,膝关节伸直,检查者一手握住病人足踝部使胫骨内旋,另一手在胫骨近端外侧同时施力使病人膝关节外翻,然后缓慢屈曲膝关节,至屈曲 20°～30° 位时突然出现错动或弹跳为阳性,提示膝关节前外侧旋转不稳定。这是因为检查者施加的内旋外翻力使胫骨外侧向前半脱位,随着屈膝角度增加,髂胫束牵拉使胫骨复位。

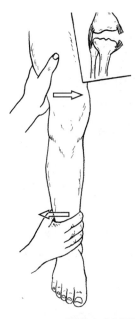

图 63-27　外翻应力试验
（检查内侧副韧带）

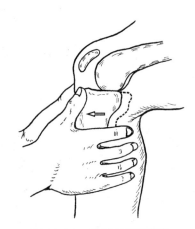

图 63-28　前抽屉试验阳性

【影像学检查与关节镜检查】　常规膝关节正侧位 X 线检查可显示撕脱骨折。为明确骨折的范围和粉碎程度,需进一步行 CT 检查。为检查内、外侧副韧带的功能,可在膝内翻和膝外翻外力下拍摄应力位 X 线片,比较患侧与健侧膝关节的内、外间隙张开情况。为检查前、后交叉韧带的功能,可在前抽屉和后抽屉外力下拍摄应力位 X 线片,比较患侧与健侧膝关节的胫骨前、后移位情况。

MRI 检查可以清晰地显示出膝关节韧带的情况,还可以发现合并的半月板、软骨损伤及隐匿的骨折线。

关节镜检查对诊断交叉韧带损伤十分重要。在 75% 的急性创伤性关节血肿病人中可发现前交叉韧带损伤,其中 2/3 合并内侧半月板撕裂,1/5 合并关节软骨面缺损。

【治疗】

1. 内、外侧副韧带损伤　侧副韧带扭伤或部分断裂(深层),对膝关节稳定性无明显影响时,可以保守治疗,用膝关节支具或石膏托固定 4～6 周。完全断裂、膝关节内外翻稳定性明显下降者应尽早行手术修复或重建。

2. 前、后交叉韧带损伤　对交叉韧带断裂影响膝关节稳定性者,目前主张在关节镜下行韧带重建手术,可选用自体骨-髌韧带-骨、自体半腱肌股薄肌肌腱、自体股四头肌腱、异体肌腱或人工韧带等作为移植材料。对于髁间嵴骨折,移位明显、影响交叉韧带张力时,应行复位固定。

第七节 │ 膝关节半月板损伤

【解剖概要】　半月板是一种纤维软骨组织,充填在股胫关节间隙内,其接触股骨髁的上表面略凹陷,而接触胫骨髁的下表面则平坦。每个膝关节有内侧和外侧两个半月板。内侧半月板近似 "C" 形,前角较窄,附着于前交叉韧带胫骨止点前方;后角宽大,附着于胫骨髁间嵴后方;体部外缘与内侧副韧带深层纤维相连,因此内侧半月板活动度较小。外侧半月板形状似 "O" 形,前角附着于前交叉韧带止点外侧、外侧髁间嵴前方,后角附着于髁间嵴后方;体部不与外侧副韧带相连,且后段存在腘肌腱裂孔,因此外侧半月板活动度较大(图 63-29)。半月板在发育过程中可发生椭圆形畸形,覆盖股胫关节面较大面积,称为盘状半月板。盘状半月板可因轻微外伤而撕裂。

膝关节半月板外周部分(10%～30%)较厚,附着于胫骨平台的边缘,能够从滑膜得到血液供应

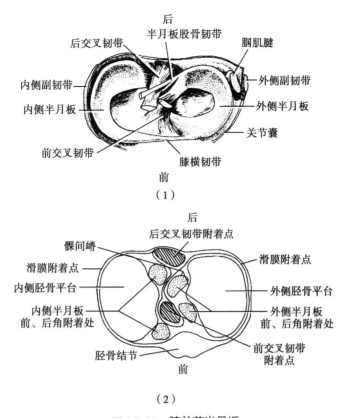

图 63-29　**膝关节半月板**
（1）膝关节半月板的上面观　（2）内、外侧半月板前、后角和前、
后交叉韧带的附着处

（图 63-30）；中央部分较薄，无血液供应，其营养主要来自滑液。根据血供情况可将半月板分为三个区，即红-红区、红-白区及白-白区。红-红区撕裂位于滑膜缘有血运区，愈合能力强；红-白区撕裂位于有血运和无血运的分界部，也有一定的愈合能力；而白-白区则完全无血运，愈合概率较低。

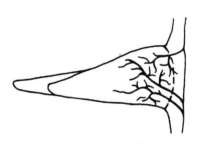

图 63-30　**半月板的血供示意图**

半月板的功能包括：①充分填塞在股骨与胫骨的关节间隙内，保持膝关节的稳定性；②承受重力，吸收震荡；③涂布滑液，润滑关节；④协同膝关节的伸屈与旋转活动。旋转活动最容易使半月板发生撕裂。

【损伤机制和病理】　膝关节伸直时，侧副韧带呈紧张状态，关节稳定，无旋转动作。当膝关节屈曲时，股骨髁与半月板的接触面减小，此时膝关节旋转所产生的研磨力量易导致半月板撕裂。

半月板撕裂按形态可分为：①纵行撕裂；②水平撕裂；③斜行撕裂；④放射状撕裂；⑤变异型撕裂，包括瓣状撕裂、复合撕裂和退变半月板的撕裂。长段全层的纵行撕裂会形成不稳定的中央组织瓣，若其移位进入髁间窝，则称为"桶柄状撕裂"（图 63-31）。

【临床表现】

1. 部分急性损伤病例有外伤史，多数病例无明确外伤史。

2. 多见于运动员与体力劳动者，男性多于女性。

3. 大部分病人存在关节间隙疼痛，可因关节活动加重。半月板红区损伤时疼痛较为明显，可发生关节内积血、活动受限。慢性阶段可反复出现关节肿胀，存在不稳定组织时可有关节弹响、交锁等症状。

4. 典型体征为关节间隙压痛，压痛点位置往往可提示半月板损伤的部位。桶柄状撕裂致膝关节交锁时可有关节伸屈活动受限。慢性损伤可致股四头肌萎缩、力弱。

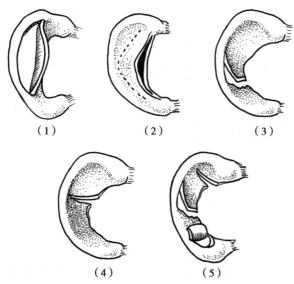

图 63-31　膝关节半月板损伤的类型

（1）纵行撕裂（桶柄状撕裂）（2）水平撕裂　（3）斜行撕裂　（4）放射状撕裂　（5）变异型撕裂（复合撕裂）

5. 特殊试验

（1）过伸、过屈试验：膝关节轻度过伸或极度屈曲时，半月板撕裂处受牵拉或挤压而产生疼痛。

（2）半月板旋转挤压试验（McMurray 试验）：病人仰卧，患膝完全屈曲，检查者一手放在关节间隙处作触诊，另一手握住足跟，对膝关节施加内旋内翻力的同时逐渐伸直膝关节，出现疼痛提示外侧半月板撕裂；对膝关节施加外旋外翻力的同时逐渐伸直膝关节，出现疼痛则提示内侧半月板撕裂（图 63-32）。有时可出现典型的"弹响"。注意发生弹响时的关节角度。若在关节完全屈曲位下出现弹响，提示半月板后角损伤；关节伸到 90° 左右时发生弹响，则提示为体部损伤；若在维持旋转位置下逐渐伸直至微屈位时触及响声，提示可能存在前角损伤。

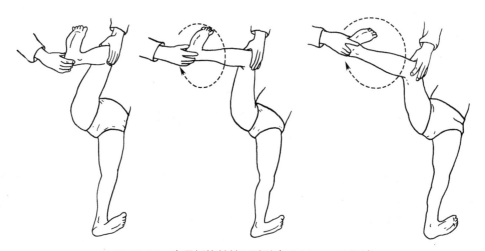

图 63-32　半月板旋转挤压试验（McMurray 试验）

（3）研磨试验（Apley 试验）：病人俯卧，膝关节屈曲 90°，检查者将小腿用力下压，并作内旋和外旋动作，使股骨与胫骨关节面之间发生摩擦，若产生疼痛，提示半月板损伤（图 63-33）。

（4）蹲走试验：主要用来检查半月板后角有无损伤，仅适用于检查青少年病人。方法如下：嘱病人蹲下走鸭步，并不时变换方向（图 63-34）。如果病人能很好地完成这些动作，可以除外半月板后角损伤。如果因为疼痛不能充分屈曲膝关节，蹲走时出现响声及关节疼痛，视为阳性。

需注意的是，单一试验阳性不能作为诊断膝关节半月板损伤的唯一依据，应结合临床症状和体征进行综合判断，作出最后诊断。

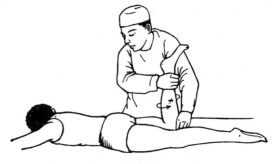

图 63-33　研磨试验（Apley 试验）

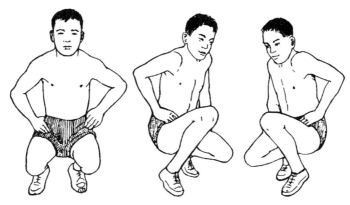

图 63-34　蹲走试验

【影像学检查与关节镜检查】

1. MRI　是首选检查方法,可以清晰地显示出半月板有无变性、撕裂,还可显示关节积液及其他结构的情况。但其准确性不及关节镜检查。

2. 关节镜检查　可以在直视下探查半月板的完整性和稳定性,可以发现影像学检查难以察觉的半月板损伤,还可以同时观察交叉韧带、关节软骨和滑膜的情况。关节镜技术不仅可用于诊断,还可以进行治疗,如对半月板撕裂部位进行修复或切除手术。

【治疗】　急性半月板损伤时可用膝关节支具或石膏托固定 4 周,避免负重,同时进行股四头肌锻炼,以免发生肌肉萎缩。症状不能消除者需考虑手术治疗。目前主张在关节镜下进行手术,根据损伤类型、部位和组织状态选择修复或切除撕裂组织。红区撕裂应尽可能修复,以保留半月板的功能,白区撕裂可行部分切除。

第八节 ｜ 胫骨平台骨折

【解剖概要】　胫骨上端与股骨下端形成膝关节。胫骨与股骨下端接触的面为胫骨平台,有两个微凹的凹面,并有内侧或外侧半月板增强凹面,与股骨髁的相对面吻合,增加膝关节的稳定性。胫骨平台是膝的重要载荷结构,一旦发生骨折,使内、外平台受力不均,久而易发生骨关节炎。胫骨平台内、外侧分别有内、外侧副韧带附着,胫骨平台骨折时,52.9% 合并半月板损伤,22.5% 合并交叉韧带损伤。

【病因和分类】　胫骨平台骨折常由内、外翻暴力,轴向暴力,或内、外翻暴力合并轴向暴力引起,占成人骨折的 1.7%。胫骨平台骨折的受伤机制和临床表现复杂,分型较多。Schatzker 分型是当前应用最广泛的分型,将胫骨平台骨折分为六型(图 63-35)。

Ⅰ型:外侧平台劈裂骨折,无关节面塌陷。多发生于年轻人。骨折移位时常伴有外侧半月板撕裂,或向四周移位,或半月板嵌入骨折间隙。此型占胫骨平台骨折的 15.0%。

Ⅱ型:外侧平台劈裂,关节面塌陷,多发生于 40 岁以上的病人。此型占胫骨平台骨折的 23.2%。

Ⅲ型:外侧平台单纯压缩骨折。压缩部分常位于关节中心部分,由于压缩部位大小和压缩程度的不同及外侧半月板损伤情况的不同,这种损伤可以是稳定或不稳定骨折。此型占胫骨平台骨折的 14.5%。

Ⅳ型:胫骨内侧平台骨折,多由中等至高能量暴力致伤,常合并膝关节脱位、血管损伤,因此需仔细检查。此型占胫骨平台骨折的 14.5%。

Ⅴ型:双侧平台骨折,为高能量暴力损伤所致,易合并血管神经损伤。此型占胫骨平台骨折的 12.0%。

Ⅵ型:双侧平台骨折加胫骨干与干骺端分离,由高能量暴力损伤所致,在 X 线片上显示为粉碎爆

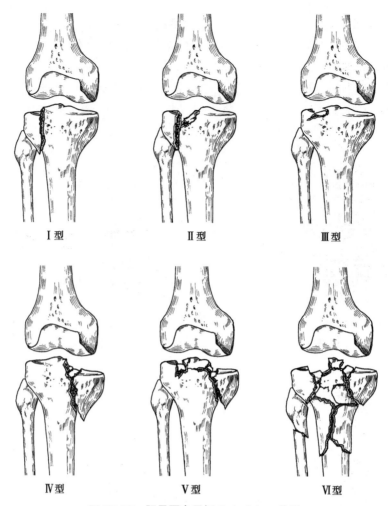

I型　　　　　　　　Ⅱ型　　　　　　　　Ⅲ型

Ⅳ型　　　　　　　　V型　　　　　　　　Ⅵ型

图 63-35　胫骨平台骨折 Schatzker 分型

裂骨折,常合并膝部软组织严重损伤、骨筋膜隔室综合征和严重神经血管损伤。此型占胫骨平台骨折的 20.8%。

Schatzker 分型临床应用广泛,但也暴露其缺陷,未能涵盖临床上所有胫骨平台骨折类型。此外,三柱分型、综合分型等近几年也常用作胫骨平台骨折分型,指导治疗。每一种分型均有各自的优缺点,目前尚没有绝对完善的分型方法。

【临床表现】 胫骨平台骨折时,出现膝部疼痛、肿胀和下肢不能负重等症状。膝关节主动、被动活动受限,胫骨近端和膝关节局部触痛。检查时应注意骨折部位软组织覆盖情况和神经、血管情况。尽早发现腘动脉的合并损伤极为重要。对于高能量所致的胫骨平台骨折,应仔细检查患肢是否出现静息痛、被动牵拉相关肌肉诱发剧痛、小腿骨筋膜隔室紧张及足部感觉减弱等体征。

【影像学检查】 正、侧位 X 线片足以诊断骨折。CT 可以了解骨折块移位和关节面塌陷的形态。MRI 可清楚地显示损伤的半月板、韧带、关节软骨及关节周围软组织等改变,还能显示骨挫伤,并能判断病变的严重程度。高能量暴力造成的胫骨平台骨折(Schatzker Ⅳ、V、Ⅵ型骨折)和/或膝关节脱位可导致血管损伤,故对怀疑血管损伤或存在不能解释的骨筋膜隔室综合征的病人,应行血管造影检查。

【治疗】 胫骨平台骨折的治疗以恢复关节面的平整、平台宽度、韧带的完整性及膝关节活动范围为目的。无移位的胫骨平台骨折可采用下肢石膏托固定 4～6 周,即可进行功能锻炼。移位的胫骨平台骨折为不稳定的关节内骨折,必须坚持解剖复位、坚强固定,有骨缺损时,应植骨填充,坚持早锻炼、晚负重的原则。6～8 周后逐渐开始活动,至骨折愈合后才可完全负重。传统切开复位内固定手术创伤大、并发症多,微创治疗胫骨平台骨折已经成为现代骨科发展的趋势。

近年来有学者主张应用双反牵引微创治疗胫骨平台骨折,术前于 CT 影像上进行术前计划,确定微创顶起骨块位置,通过顺应肢体机械轴线及软组织运行轨迹的顺势牵引作用复位骨折块,应用双反牵引复位器在术中提供持续、有效的牵引,不仅能够依靠软组织挤压作用间接复位侧方移位骨折块,还可以快速纠正下肢力线及关节脱位,同时辅以顶棒顶起技术复位塌陷骨折,螺栓加压技术纠正宽度,研磨复位技术复位高起骨块,最终微创固定骨折(图 63-36)。

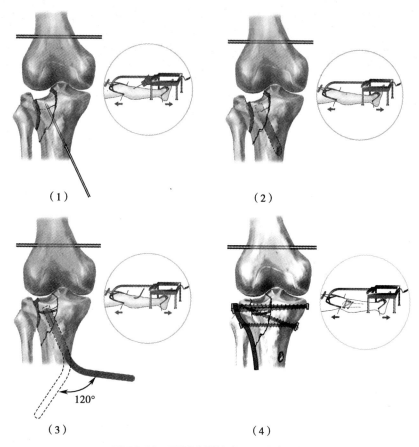

图 63-36　双反牵引治疗胫骨平台骨折
(1)向塌陷骨折块置入导针　(2)沿导针扩出孔道　(3)顶棒顶起塌陷骨折　(4)微创置入解剖接骨板和加压螺栓固定

第九节 ｜胫腓骨骨干骨折

【解剖概要】　胫骨是重要的承重骨骼,前方的胫骨嵴是骨折手法复位的标志。胫骨干中上部横切面呈三棱形,中下部为四边形,其交界处易骨折。胫骨位于皮下,骨折断端易穿破皮肤成为开放性骨折。胫骨上端与下端关节面是平行的,骨折后关节面失去平行关系,会改变关节的受力分布,易发生创伤性关节炎。腓骨的上、下端与胫骨构成上胫腓联合和下胫腓联合,为微动关节,腓骨不产生单独运动,但可承受 1/6 的负重。胫、腓骨之间有骨间膜连接,踝关节承受的力除沿胫骨干向上传递外,也经骨间膜沿腓骨传导。腘动脉在分出胫前动脉后,穿过比目鱼肌腱向下走行,此处血管固定。胫骨上 1/3 骨折,可损伤该处动脉,引起下肢严重循环障碍,甚至缺血坏死。小腿的肌筋膜与胫、腓骨和骨间膜一起构成四个筋膜室。骨折后髓腔出血、肌肉或血管损伤出血,均可引起骨筋膜隔室综合征,导致肌缺血坏死,后期成纤维化,影响下肢功能。胫骨营养血管从胫骨干上、中 1/3 交界处进入骨内,中、下 1/3 的骨折会损伤营养动脉,使供应下 1/3 段胫骨的血液循环显著减少;此外,下 1/3 段胫骨无肌附着,由胫骨远端获得的血液供应少,因此下 1/3 骨折愈合较慢,容易发生延迟愈合或不愈合。腓总神经由腘窝后、外侧斜向下外方,经腓骨颈进入腓骨长、短肌及小腿前方肌群,移位的腓骨颈骨折可引起腓总神经损伤。

【病因和分类】 胫腓骨表浅,易受直接暴力损伤。胫腓骨骨干骨折占全身骨折的 4%。不同的损伤机制导致的骨折形态不同:直接暴力可引起横形、短斜形或粉碎性骨折。扭转暴力可引起胫、腓骨螺旋形或斜形骨折。若为双骨折,则腓骨骨折线常高于胫骨。张英泽和侯志勇在全世界首次发现和报道一种有规律的胫腓骨骨折类型,胫骨下 1/3 螺旋形骨折中,89% 合并后踝骨折,易漏诊,需警惕(图 63-37)。

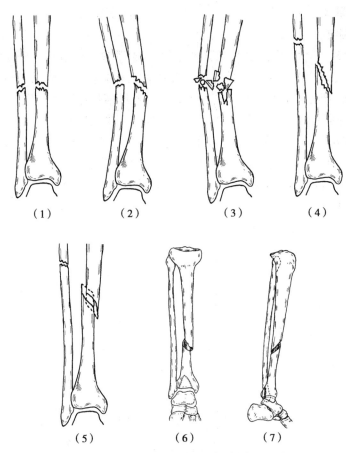

(1)　　　　(2)　　　　(3)　　　　(4)

(5)　　　　(6)　　　　(7)

图 63-37　胫腓骨骨折类型
(1)横形骨折　(2)短斜形骨折　(3)粉碎性骨折　(4)长斜形骨折　(5)螺旋形骨折　(6)胫骨下 1/3 螺旋形骨折合并后踝骨折(正位)　(7)胫骨下 1/3螺旋形骨折合并后踝骨折(侧位)

胫腓骨骨干骨折(fracture of the tibia and fibula)可分为三种类型:①胫腓骨骨干双骨折;②单纯胫骨干骨折;③单纯腓骨干骨折。胫腓骨骨干双骨折最多见,其遭受的暴力大,骨和软组织损伤重,并发症多,治疗困难。单纯腓骨干骨折少见,常由小腿外侧的直接暴力引起。单纯胫骨干骨折也较少见,多由低能量的直接暴力引起,因腓骨支撑,不易移位。

【治疗】 胫腓骨骨干骨折的治疗目的是矫正成角及旋转畸形,恢复胫骨上、下关节面的平行关系和肢体长度。无移位的胫腓骨骨干骨折采用石膏固定。有移位的横形或短斜形骨折采用手法复位,石膏固定。固定期间应注意石膏松紧度,并定期行 X 线检查,发现移位时应及时进行调整,或重新石膏固定,10～12 周后可扶拐部分负重行走。

不稳定的胫腓骨骨干双骨折采用微创或切开复位,可用钢板螺钉或髓内针固定。术后 4～6 周可扶拐部分负重行走。

开放性胫腓骨骨干双骨折,彻底清创后,可用髓内针或外固定架固定,同时作局部皮瓣或肌皮瓣转移,覆盖创面,使内固定物或骨质不外露。

单纯胫骨干骨折因有腓骨支撑,一般移位少,用石膏固定 10～12 周后可下地活动。

单纯腓骨干骨折,若不伴有上、下胫腓联合分离,不需特殊治疗。可石膏固定 3～4 周,以减少疼痛。

第十节 │ 踝部骨折

【解剖概要】 踝关节由胫腓骨远端和距骨体构成。胫骨远端内侧突出部分为内踝,后缘唇状突起为后踝,腓骨远端突出部分为外踝。外踝较内踝略偏后,不在同一冠状面上;外踝远端较内踝远端低 1～1.5cm,偏后 1cm。内踝、外踝和胫骨下端关节面构成踝穴,容纳距骨体,形成踝关节。距骨体前方较宽,后方略窄,使踝关节背伸,距骨体与踝穴匹配性好,踝关节稳定;跖屈时,距骨体与踝穴间隙增大,因而活动度增大,使踝关节相对不稳定,这是踝关节在跖屈位容易发生损伤的解剖因素。距骨滑车关节面约有 2/3 与胫骨下端关节面接触,是人体负重的主要关节之一。行走时,在负重中期,关节面承受的压力约为体重的 2 倍;在负重后期可达 5 倍,这也是踝关节容易受伤、发生退变性关节炎的原因之一。正常情况下,以足外缘与小腿垂直为中立位 0°,踝关节有背伸 20°～30°、跖屈 45°～50° 的活动度。足的内翻及外翻活动主要发生在踝关节和距下关节,可内翻 30°,外翻 30°～35°,其中距下关节作用更大(图 63-38)。

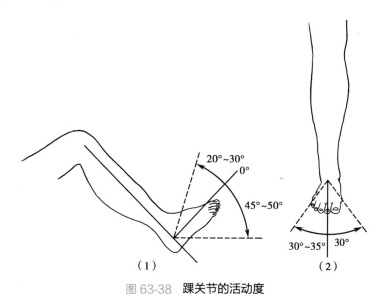

图 63-38 踝关节的活动度
(1)背伸、跖屈活动度 (2)内翻、外翻活动度

【病因和分类】 踝部骨折(fracture of the ankle)多由间接暴力引起,多数是在踝跖屈时扭伤所致。踝部骨折占成人骨折的 7.6%。由于力的大小、作用方向、足踝所处的姿势不同,因此发生骨折类型亦不相同。直接暴力打击也可导致复杂骨折。踝部骨折的分类方法众多,常用的有 Lauge-Hansen 和 Danis-Weber 分类。

1. Lauge-Hansen 分类 强调踝关节骨折在不同受伤体位、不同类型和暴力程度下骨折移位的病理形态,阐明了不同病理形态骨折的发生机制。

(1)旋后内翻型(supination adduction):"旋后"是指足受伤时的位置,与前臂的旋后类似,跖底朝向前内,"内翻"为暴力方向,距骨在踝穴内受到内翻暴力,外踝受到牵拉韧带撕裂或外踝撕脱骨折为 I°,合并内踝骨折为 II°,骨折线自踝穴内上角斜向内上。

(2)旋后外旋型(supination external rotation):是最常见损伤类型。"旋后"的意义同上。"外旋"

指距骨遭受暴力方向,以内后为轴在踝穴中外旋。首先下胫腓前韧带断裂为Ⅰ°;暴力继续"撞"抵外踝,引起的骨折线位于下胫腓连接水平,自前下向后上走行,为Ⅱ°;Ⅱ°加下胫腓后韧带断裂或后踝骨折为Ⅲ°;Ⅲ°加三角韧带断裂或有内踝撕脱骨折为Ⅳ°。

（3）旋前外展型(pronation abduction):"旋前"指足受伤时处于旋前位,即足跖底朝向后、外。"外展"暴力下踝内侧首先遭受张力,造成内踝骨折或三角韧带断裂为Ⅰ°;暴力持续作用,下胫腓前、后韧带断裂或其附着的胫骨前结节或后踝骨折为Ⅱ°;Ⅱ°加外踝在下胫腓连接水平或稍上的斜行或蝶形骨折为Ⅲ°。

（4）旋前外旋型(pronation external rotation):"旋前"的意义同上,"外旋"指距骨受外旋暴力,以其外后为轴在踝穴内外旋。踝内侧首先遭受张力损害,致内踝骨折或三角韧带断裂为Ⅰ°;暴力持续作用,下胫腓前韧带断裂为Ⅱ°;Ⅱ°加外踝上方6～10cm水平的斜行或螺旋形骨折为Ⅲ°;Ⅲ°加下胫腓后韧带断裂或后踝骨折为Ⅳ°(图63-39)。

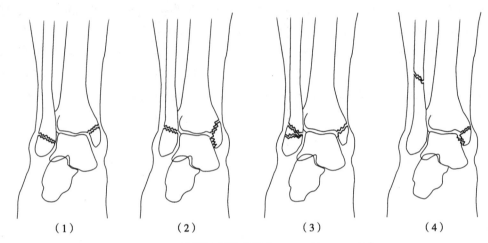

（1）　　　　（2）　　　　（3）　　　　（4）

图 63-39　踝部骨折的分类(Lauge-Hansen 法)

2. Danis-Weber 分类　根据外踝骨折的高低分型,适用于手术治疗。

（1）A 型:外踝骨折低于胫距关节水平,相当于 Lauge-Hansen 分类的旋后内翻型。

（2）B 型:外踝骨折位于胫距关节水平,相当于 Lauge-Hansen 分类的旋后外旋型和旋前外展型。

（3）C 型:外踝骨折高于胫距关节水平,相当于 Lauge-Hansen 分类的旋前外旋型(图63-40)。

3. 垂直压缩型(Pilon 骨折)　常为高处跌落时胫骨下端受距骨垂直方向的暴力,导致塌陷型骨折。根据受伤时踝及足所处位置不同,压缩重点部位可在胫骨下端的前缘、中部及后缘,中心部位压缩常伴有腓骨下端粉碎性骨折或斜形骨折(图63-41)。

【临床表现和诊断】　踝部肿胀明显,可见瘀斑、内翻或外翻畸形,有活动障碍,局部压痛,可触及骨擦感。踝关节正侧位 X 线片可明确骨折部位、移位方向和类型。对旋前外旋型骨折,需检查腓骨全长,若腓骨近端有压痛,应补充拍摄腓骨近端 X 线片,以明确有无骨折。

【治疗】　踝关节结构复杂,暴力作用机制及骨折类型多样,其治疗原则是在充分认识损伤特点的基础上,以恢复踝关节的结构及稳定性为目的,灵活选择治疗方案,一般先手法复位外固定,如不能满意复位固定或治疗失败,则采用微创或切开复位内固定。

如果不对损伤机制、移位方向、踝关节稳定性等多种因素进行细致分析而贸然治疗,可能加重骨折移位,导致

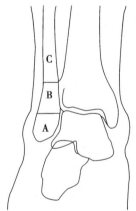

图 63-40　踝关节骨折 Danis-Weber 分类
根据腓骨骨折位置与踝关节的高度进行分型。
A 型,腓骨骨折线位于踝关节平面以下;B 型,腓骨骨折线位于踝关节高度;C 型,腓骨骨折线位于踝关节水平以上。

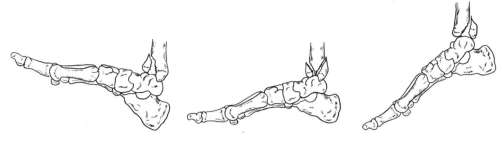

图 63-41　垂直压缩型骨折（Pilon 骨折）

新的损伤,为后续治疗及功能恢复带来困难。无移位的和无下胫腓联合分离的单纯内踝或外踝骨折,踝关节中立位或内翻(内踝骨折)/外翻(外踝骨折)位石膏固定 6～8 周,固定期间行邻近关节功能锻炼,预防深静脉血栓形成和肌肉萎缩。移位的内踝或外踝单纯骨折,由于附着的韧带松弛,手法复位难以成功,即使复位成功也难以维持韧带张力,应微创或切开复位内固定治疗。下胫腓联合分离常在内、外踝损伤时出现,应首先复位固定骨折,这样才能使下胫腓联合复位。为防止术后不稳定,采用螺钉固定、高强度线或者下胫腓弹性固定装置固定下胫腓联合。螺钉固定属于刚性固定,应于术后 10～12 周下地部分负重前取出,避免螺钉松动或断裂。垂直压缩型骨折多需切开复位内固定,将压缩塌陷部位复位后,遗留的骨缺损用自体骨或人工骨填充。

第十一节　踝部扭伤

【解剖概要】　踝关节囊纤维层增厚形成韧带,主要有三组。①内侧副韧带:又称三角韧带,是踝关节最坚强的韧带。主要功能是防止踝关节外翻。②外侧副韧带:起自外踝,分三束分别止于距骨前外侧、跟骨外侧和跟骨后方,是踝部最薄弱的韧带。③下胫腓韧带:又称胫腓横韧带,有两条,分别于胫腓骨下端前方和后方将胫腓骨紧密连接在一起,加深踝穴的前、后方,稳定踝关节。若内侧副韧带损伤,将出现踝关节侧方不稳;若外侧副韧带损伤,将出现踝关节各方向不稳。

【病因】　在下台阶,或在高低不平的路上行走时,踝关节处于跖屈位,若遭受内翻或外翻暴力,使踝部韧带过度牵拉,可导致韧带部分损伤或完全断裂(图 63-42),也可导致韧带被拉长、撕脱骨折,以及踝关节或下胫腓联合半脱位、全脱位。若急性韧带损伤修复不好,韧带松弛,易致复发性损伤,导致踝关节慢性不稳定。

【临床表现和诊断】　踝部扭伤后出现疼痛、肿胀、皮下瘀斑,活动时疼痛加重。检查可以发现伤处有局限性压痛点,踝关节跖屈位加压,使足内翻或外翻时疼痛加重,应诊断为踝部韧带损伤。对韧带部分损伤、松弛或完全断裂的诊断有时比较困难。在加压情况下的极度内翻位行踝关节正位X 线片,可发现外侧关节间隙显著增宽,或在侧位片上发现距骨向前半脱位,多为外侧副韧带完全损伤。踝关节正、侧位 X 线片可发现撕脱骨折。

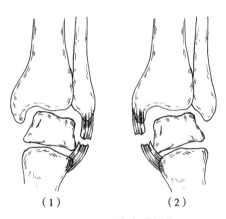

图 63-42　踝部韧带损伤
（1）内翻暴力致外侧副韧带损伤　（2）外翻暴力致内侧副韧带损伤

【治疗】　急性损伤应立即冷敷,以减少局部出血及肿胀。48 小时后可局部理疗,促进组织愈合。韧带部分损伤或松弛者,在踝关节背伸 90° 位,极度内翻位(内侧副韧带损伤时)或外翻位(外侧副韧带损伤时)石膏固定,或用宽胶布、绷带固定 2～3 周(图 63-43)。韧带完全断裂合并踝关节不稳者,或有小撕脱骨折片时,也可采用石膏固定 4～6 周。若有骨折片进入关节,可切开复位,固定骨折片。术后用石膏固定 3～4 周。

对反复损伤致韧带松弛、踝关节不稳者,宜采用自体肌腱转移或异体肌腱移植重建踝稳定性。后期由于慢性不稳定,可发生踝关节脱位,关节软骨退变致骨关节炎。经保守治疗无效,可行手术治疗。

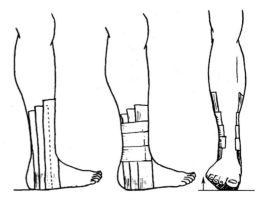

图 63-43 踝部韧带损伤的外固定

附:跟腱断裂

【解剖概要】 小腿后方腓肠肌和比目鱼肌肌腱向下合并成跟腱,止于跟骨结节后方,内侧有跖肌腱伴行向下。主要功能是跖屈踝关节,维持踝关节平衡及跑跳、行走。

【病因和分类】 直接暴力作用如重物打击跟腱,可使跟腱挫伤、部分或完全断裂,常伴皮肤损伤。间接暴力较为常见,主要是肌肉的猛烈收缩,如不恰当的起跳、落地姿势不当等,小腿三头肌突然剧烈收缩,使跟腱被撕裂损伤。跟腱损伤可发生在跟腱止点、中部及肌腹肌腱移行部(图 63-44),多为极不整齐的乱麻状撕裂。也可由锐器如玻璃、刀等切割致伤,为污染较轻的开放性损伤。

【临床表现和诊断】 在受伤时,可听到跟腱断裂(Achilles tendon rupture)响声,立即出现跟部疼痛、肿胀、瘀斑,行走无力,不能提踵。检查可在跟腱断裂处扪到压痛及凹陷、空虚感。部分损伤者伤后功能障碍不明显,以致被当作软组织损伤治疗。超声检查可探到跟腱损伤部位、类型。

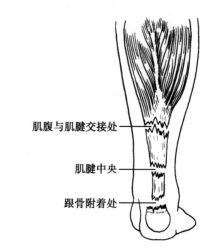

肌腹与肌腱交接处

肌腱中央

跟骨附着处

图 63-44 跟腱断裂的常见部位

【治疗】 极少见的闭合性部分跟腱断裂可在踝关节悬垂松弛位用石膏固定 4~6 周,然后加强功能训练,可自行修复。完全断裂者应早期手术,切开或微创缝合修补跟腱。术后在屈膝和踝关节跖屈位用石膏固定 4~6 周后开始功能训练。开放性跟腱损伤原则上应早期清创,修复跟腱。若皮肤缝合有张力,不可勉强直接缝合,有皮肤坏死致跟腱显露危险,可采用皮瓣转移覆盖跟腱。陈旧性跟腱完全断裂应手术治疗。

第十二节 足部骨折

每只足有 26 块骨(不包括籽骨),由韧带、关节连结成为一个整体。在足底,由骨和关节形成内侧纵弓、外侧纵弓和前面的横弓,这是维持身体平衡的重要结构。足弓还具有弹性,可吸收震荡、负重,完成行走、跑跳等动作。足部骨折若破坏了这一结构,将带来严重功能障碍。因此足部骨折的治疗目的是尽可能恢复正常的解剖关系和生理功能。

一、跟骨骨折

【解剖概要】 跟骨是足骨中最大的骨,以松质骨为主,呈不规则长方体而略有弓形。跟骨后端为足弓的着力点之一。跟骨与距骨形成距跟关节。

跟骨的载距突与距骨颈接触,支持距骨头并承担体重。跟骨上关节面与距骨远端形成距骨下关节,跟骨与骰骨形成跟骰关节。由跟骨后关节面最高点分别向跟骨结节和前结节最高点连线所形成的夹角称为跟骨结节关节角(Böhler 角)(图 63-45),正常时约为 25°~40°。跟骨结节与第 1 跖骨头

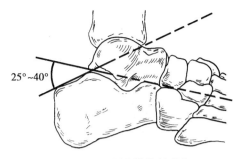

25°~40°

图 63-45　跟骨结节关节角

和第 5 跖骨头形成足的三点负重,并形成足弓。若跟骨骨折、塌陷,使足的三点负重关系发生改变,足弓塌陷将引起步态的改变和足的弹性、减震功能降低。

【病因和分类】　高处坠落、足跟着地是跟骨骨折的主要原因,常导致跟骨压缩或劈裂。跟骨骨折占全身骨折的 2.9%,占足部骨折的 30.3%。根据暴力作用的大小、受力部位及伤前骨质量的不同,可发生多种类型的跟骨骨折(fracture of the calcaneum)。

Sanders 制定了根据跟骨后关节面半冠状位 CT 扫描图像来分类的系统,该系统根据跟骨后关节面骨折块的数量和位置进行分类。Ⅰ型骨折指无论有几条骨折线,但均没有移位。Ⅱ型骨折指后关节面损伤成两部分的骨折。Ⅲ型骨折是指后关节面损伤成 3 个部分的骨折。Ⅳ型骨折是指后关节面损伤成 4 个及 4 个以上的骨折块。严重粉碎性骨折,最大骨块最长径小于 3cm,称为跟骨骨性毁损伤。

【临床表现和诊断】　在坠落伤后出现跟部疼痛、肿胀、皮下瘀斑,足底扁平及局部畸形,不能行走。检查跟部有局限性压痛,跟骨横径较健侧增宽,应怀疑有跟骨骨折。踝关节正位、侧位和跟骨轴位 X 线片,可明确骨折的类型、移位程度。同时要注意坠落伤虽为足着地受伤,但力可沿下肢向骨盆、脊柱传导,因此应注意髋部、脊柱的临床症状并及时进行 X 线片检查,以免漏诊。

【治疗】　跟骨骨折的治疗原则是恢复距下关节的对位关系和跟骨结节关节角,纠正跟骨变宽,维持正常的足弓高度和负重关系。对于不累及距下关节的关节外骨折,移位不大的跟骨前端骨折、结节骨折,以及无移位载距突骨折,石膏固定 4 周后即可开始功能训练。较大的载距突骨折块移位时应采用内侧入路切开复位内固定。跟骨体骨折,骨折块移位较大时,可手法复位石膏外固定,失败者切开复位内固定。对于跟骨结节鸟嘴状骨折,可采用闭合撬拨复位或切开复位,松质骨螺钉固定,并早期活动踝关节。

对于累及距下关节的关节内骨折,治疗以达到解剖复位为目标。

1. 非手术治疗　适用于无移位的或无明显移位的跟骨关节内骨折,以及明显移位但高龄或合并严重内科疾病的病人,给予石膏或支具固定 4~6 周,主动活动下肢诸关节,防止深静脉血栓形成及肌肉萎缩。10 周左右可开始扶拐部分负重行走,12 周后可完全负重。伤后 4 个月可逐渐恢复工作。

2. 闭合撬拨复位疗法　C 型臂 X 线机透视下在跟腱止点处平行插入两枚粗克氏针,针端达后关节面下方后屈膝、踝跖屈位将塌陷的后关节面撬起。有跟骨变宽的需做双侧挤压。侧位及轴位透视,位置满意后,克氏针及石膏固定。6 周后去除克氏针和石膏,练习踝关节活动。

3. 切开复位内固定术　手术治疗的指征是后关节面移位明显的骨折、鸟嘴样骨折(跟骨结节撕脱骨折)。虽然关节面骨折块无明显移位,但跟骨体骨折移位较大,为减少晚期并发症,也应切开复位内固定(图 63-46)。

4. 微创切开复位解剖钢板、骨栓加压内固定　传统的手术采用 L 形切口,切口皮缘坏死及感染率较高。传统的内固定器械不能对跟骨骨折进行充分加压并有效恢复跟骨宽度。近年来,采用跟骨后外侧小切口,应用解剖钢板、骨栓加压内固定,降低了切口皮缘的坏死及感染率,有效地纠正了跟骨变宽畸形,取得了满意的治疗效果(图 63-47)。

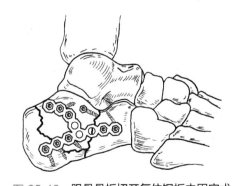

图 63-46　跟骨骨折切开复位钢板内固定术

5. 关节融合术　对严重粉碎性骨折,手术难以达到关节面解剖复位,非手术治疗又极有可能遗留跟骨畸形者,在恢复跟骨外形的同时,可一期行距下关节融合术,可缩短治疗时间,使病人尽快地恢复工作。但是目前选择一期融合还是一期切开复位内固定、二期融合仍存在争议。

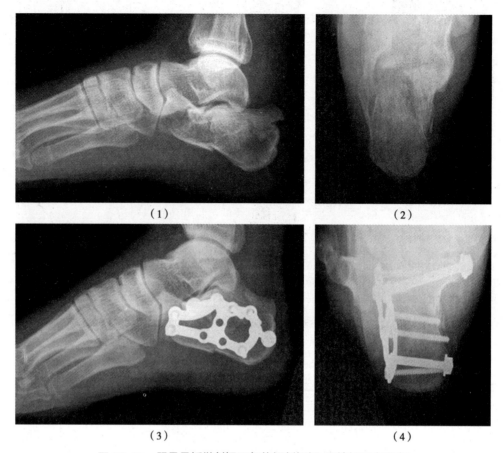

（1）　　　　　　　　　　　　　（2）

（3）　　　　　　　　　　　　　（4）

图 63-47　跟骨骨折微创切开复位解剖钢板、骨栓加压内固定
（1）术前侧位 X 线平片　（2）术前轴位 X 线平片　（3）术后侧位 X 线平片　（4）术后轴位 X 线平片

二、跖骨骨折

在大多数情况下,跖骨骨折(fracture of the metatarsal)为直接暴力引起,如重物打击、车轮碾压等。少数情况下,由长期慢性损伤(如长跑、行军)致第 2 或第 3 跖骨干发生疲劳骨折。跖骨骨折占成人骨折的 2.4%,占足部骨折的 23.3%。在足的 5 个跖骨中,第 1 跖骨最粗大,发生骨折的机会较少;第 2~4 跖骨发生骨折机会最多。第 5 跖骨基底由于是松质骨,常因腓骨短肌猛烈收缩而发生骨折(图 63-48)。单纯的第 5 跖骨基底骨折在足外翻位用支具或石膏固定 4~6 周即可进行功能锻炼。

跖骨骨折可发生在跖骨基底部、跖骨干和跖骨颈部。跖骨基底骨折后,远折端常向下、后移位,也可压迫或损伤足底动脉弓。若足背动脉也有损伤或代偿不完全时,可发生前足坏死,应紧急手法复位,石膏外固定。若手法复位失败,经跖骨头下方打入髓内针,通过骨折端直到跗骨作内固定。

跖骨干骨折因暴力作用的大小、方向不同,可出现横形、斜形、粉碎性骨折。第 2~4 的单一跖骨干骨折常无明显移位,不需特殊治疗,休息 3~4 周即可下地活动。有移位的多个跖骨干骨折先试行手法复位,若不成功则行切开复位,经跖骨头下方打入髓内针固定 4~6 周。

跖骨颈骨折后,骨折远端常向下、后移位,使跖骨头下垂,影响足的正常负重,会出现疼痛(图 63-49),应先试行手法复位。若复位失败,切开复位,交叉克氏针内固定,4~6 周后可拔出克氏针。骨愈合牢固后负重行走。

三、趾骨骨折

【病因】　多为直接暴力损伤,如重物高处落下直接打击足趾,或走路时踢及硬物等。重物打击伤

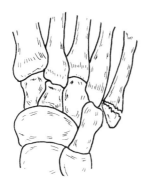
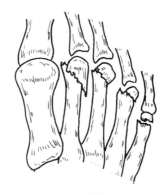

图 63-48 第 5 跖骨基底骨折　　　图 63-49 跖骨颈骨折

常导致粉碎性骨折或纵形骨折,同时合并趾甲损伤,开放性骨折多见。踢撞硬物致伤多发生横形或斜形骨折。趾骨骨折占成人骨折的 2%,占足部骨折的 19.2%。

【治疗】 趾骨表浅,伤后诊断不困难。无移位的趾骨骨折(fracture of the phalanx)不需特别治疗,石膏托固定,2~3 周即可带石膏行走,6 周去石膏行走。有移位的单个趾骨骨折,行手法复位,将邻趾与伤趾用胶布一起固定,可早期行走。多数趾骨骨折在复位后,用超过足趾远端的石膏托固定 2~3 周即可进行功能训练。在趾骨和跖骨骨折的治疗中,特别注意纠正旋转畸形及跖侧成角畸形,避免足趾因轴线改变而出现功能障碍。

(张英泽)

本章思维导图

第一节 | 脊柱骨折

脊柱骨折（spinal fractures）包括颈椎、胸椎、胸腰段及腰椎的骨折，约占全身骨折的 5%～6%，其中胸腰段骨折最多见。脊柱骨折可以并发脊髓或马尾神经损伤，可严重致残甚至危及生命。

脊柱由 26 块椎骨（颈椎 7 块，胸椎 12 块，腰椎 5 块，骶骨及尾骨各 1 块）借韧带、关节突关节及椎间盘连接而成。椎骨分为椎体与附件两部分。从解剖结构和功能上可将整个脊柱分成前、中、后三柱（图 64-1）。中柱和后柱组成椎管，容纳脊髓和马尾神经，该区的损伤可以累及神经系统，特别是中柱的损伤，碎骨片和髓核组织可以从前方突入椎管，损伤脊髓、神经。胸腰段（T_{10}～L_2）位于胸腰椎生理弯曲的交会部，是应力集中之处，容易发生骨折。

【分类】

1. 颈椎骨折分类 颈椎骨折按照病人受伤时颈椎所处的位置（前屈、直立和后伸）分为以下四种类型。

（1）屈曲型损伤：颈椎在屈曲位时受来自头侧的暴力所致，表现为前柱压缩、后柱牵张损伤。临床上常见的有：

1）压缩型骨折：较为多见。X 线侧位片显示椎体前缘骨皮质嵌插成角，或椎体上终板破裂压缩，多见于骨质疏松者。

2）骨折-脱位：过度屈曲导致后纵韧带断裂，暴力使脱位椎体的下关节突移行于下位椎体上关节突的前方，称之为关节突交锁。单侧交锁时，椎体脱位程度不超过椎体前后径的 1/4；双侧交锁时，椎体脱位程度超过椎体前后径的 1/2。该类病例大部分有脊髓损伤，同时可有小关节突骨折。

（2）垂直压缩型损伤：颈椎处于直立位时受到垂直应力打击所致，无过屈或过伸力量，例如高空坠物或高台跳水。

1）Jefferson 骨折：即寰椎的前、后弓双侧骨折，X 线正位片上可以看到 C_1 双侧关节突向外移位。CT 检查可以清晰地显示骨折部位、数量及移位情况，而 MRI 检查可显示脊髓受损情况（图 64-2）。

2）爆裂骨折：为下颈椎（$C_{3～7}$）椎体粉碎性骨折，多见于 C_5、C_6 椎体，破碎的骨折片不同程度突向椎管内，四肢瘫痪发生率可高达 80%。

（3）过伸损伤

1）无骨折-脱位的过伸损伤：常因病人跌倒时额面部着地，颈部过伸导致脊髓受压，这部分病人常有颈椎椎管狭窄；也可发生于高速驾驶时，因急刹车或撞车，由于惯性作用，头部过度仰伸，接着又过度屈曲，使

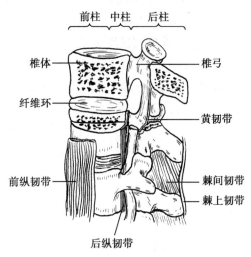

图 64-1 胸腰椎的解剖结构与三柱示意图
前柱：椎体的前 2/3，纤维环的前半部分和前纵韧带；中柱：椎体的后 1/3，纤维环的后半部分和后纵韧带；后柱：椎弓，后关节囊，黄韧带，棘上韧带和棘间韧带。

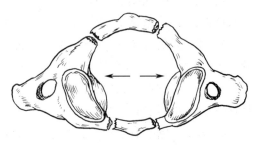

图 64-2 Jefferson 骨折

颈椎发生"挥鞭样损伤"。其病理变化为前纵韧带破裂,椎间盘水平状破裂,上一节椎体前下缘撕脱骨折和后纵韧带断裂,颈椎向后移动时,使脊髓夹于皱褶的黄韧带和椎间盘之间,造成脊髓中央管周围损伤(图64-3)。

2)枢椎椎弓根骨折:此型损伤的暴力来自颏部,使颈椎过度仰伸,在枢椎的后半部形成强大的剪切力量,致枢椎的椎弓根骨折。以往多见于被缢死者,故又名缢死者骨折(hangman's fracture)(图64-4),现在多见于交通事故中。

(4)齿突骨折:引起齿突骨折的机制还不明确。暴力可能来自水平方向,也可能有几种复合暴力。

齿突骨折可以分成三型:Ⅰ型,齿突尖端撕脱骨折;Ⅱ型,齿突基部、枢椎体上方骨折;Ⅲ型,枢椎体上部骨折,可累及一侧或双侧枢椎上关节突(图64-5)。Ⅰ型骨折稳定,并发症少,预后较佳;Ⅱ型骨折多见,因该处血供不佳,不愈合率可高达70%,因此多需手术治疗;Ⅲ型骨折稳定性好,血供亦良好,愈合率高,预后较好。

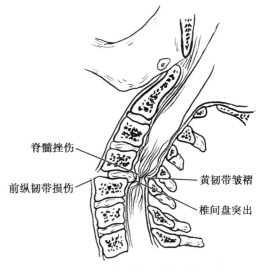

图 64-3　颈椎过伸导致脊髓损伤

图中标注:脊髓挫伤　黄韧带皱褶　前纵韧带损伤　椎间盘突出

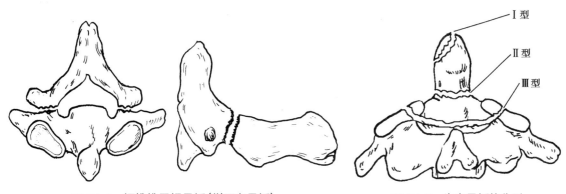

图 64-4　枢椎椎弓根骨折(缢死者骨折)　　　　图 64-5　齿突骨折的分型

2. 胸腰椎骨折分类

(1)依据骨折稳定性分类

1)稳定性骨折:包括后柱完整的轻中度压缩骨折,以及单纯横突、棘突和椎板的骨折。

2)不稳定骨折:①三柱中有两柱骨折。②爆裂骨折。中柱骨折时椎体后部骨折块突入椎管,有神经损伤的可能性。③累及前、中、后三柱的骨折-脱位,常伴有神经损伤症状。

(2)依据骨折形态分类

1)压缩骨折:椎体前方受压缩楔形变。压缩程度以X线侧位片上椎体前缘高度与后缘高度的比值来计算,一般为稳定性骨折。骨质疏松症病人,轻微外伤即发生胸腰椎压缩骨折。

2)爆裂骨折:椎体呈粉碎性骨折,骨折块向四周移位,向后移位可压迫脊髓、神经。X线片和CT片上表现为椎体前后径和横径均增加,两侧椎弓根距离加宽,椎体高度降低(图64-6)。

3)Chance骨折:可经椎体、椎弓及棘突的横向骨折(图64-7),也可以是前后纵韧带-椎间盘-后柱韧带复合体的损伤。

4)骨折-脱位:脊柱的三柱骨折,可以是椎体向前、向后或横向移位。可伴有关节突关节脱位或骨折(图64-8)。

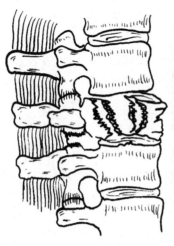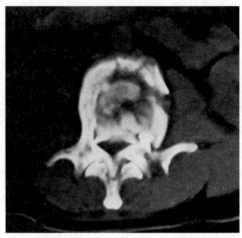

图 64-6　爆裂骨折

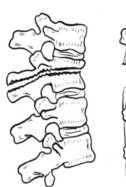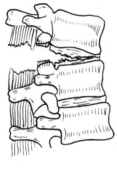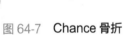

图 64-7　Chance 骨折

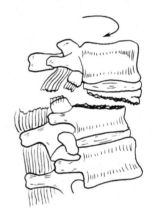

图 64-8　骨折-脱位

【临床表现】

1. 病史

（1）外伤史：有严重外伤史，如交通事故、高空坠落、重物撞击等。应详细询问受伤时间、受伤方式、受伤时姿势与伤后肢体活动情况。

（2）主要临床症状：①局部疼痛；②站立及翻身困难；③由于腹膜后血肿刺激，可出现腹痛、腹胀，甚至肠麻痹症状；④如有瘫痪，则表现为四肢或双下肢感觉、运动障碍或合并大小便功能障碍。

（3）合并症：应该注意是否合并颅脑、胸、腹和盆腔脏器的损伤。

2. 体征

（1）体位：能否站立行走，是否为强迫体位。

（2）压痛：按压或叩击棘突，如发现位于中线部位的局部肿胀和明显的局部压痛，提示后柱已有损伤。

（3）畸形：胸腰段脊柱骨折常可看到或扪及后凸畸形。

（4）感觉：检查躯干和四肢的痛觉、触觉、温度觉，并注明是"正常""减退""消失"或"过敏"。注意检查会阴部感觉。

（5）肌力：分为 6 级，即 0～5 级。

（6）反射：膝、踝反射，病理反射，肛门反射和球海绵体反射等。

【影像学检查】

1. X 线平片　拍摄压痛区域的正、侧位片，必要时加摄斜位片或张口位片。

2. CT　压痛区域的 CT 及三维重建；必要时可行脊柱全长 CT 三维重建。

3. MRI　疑有脊髓、神经损伤或椎间盘与韧带损伤时应行相应部位的磁共振检查。

【诊断】　根据外伤史、体格检查和影像学检查一般均能作出诊断，应包括：病因诊断（外伤性或病理性骨折）、骨折部位和骨折类型。

【急救搬运】　脊柱骨折病人从受伤现场转移至医院的急救搬运方式至关重要。一人抬头，一人抬脚或搂抱的搬运方法（图 64-9）十分危险，因这些方法会增加脊柱的弯曲，可能将碎骨片向后挤入椎管内，加重脊髓损伤。正确的方法是采用担架、木板或门板运送。先使伤员双下肢伸直，担架放在伤员一侧，搬运人员用手将伤员平托至担架上；或采用滚动法，使伤员保持平直状态，呈一整体滚动至担架上（图 64-10）。无论采用何种搬运方法，都应该注意保持伤员颈部的稳定性，以免加重颈髓损伤。

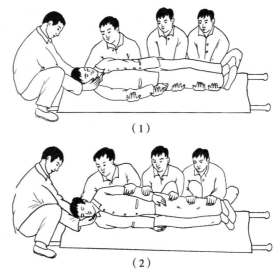

（1）

（2）

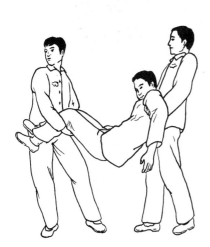

图 64-9　**脊柱骨折不正确搬运法**

图 64-10　**脊柱骨折病人正确搬运法**
（1）平托法　（2）滚动法

【治疗】

1. 颈椎损伤

（1）上颈椎（寰椎和枢椎）损伤

1）寰椎前后弓骨折：即 Jefferson 骨折。骨折块向椎管四周移位，不压迫颈髓，不产生脊髓受压症状。治疗可行 Halo 架固定 12 周或颅骨牵引治疗。

2）寰枢椎脱位：此型损伤因寰枢横韧带、翼状韧带、齿突尖韧带断裂，而致枢椎齿突与寰椎前弓间发生脱位（图 64-11），可压迫颈髓，属于不稳定性损伤，需在牵引下复位后行寰枢椎融合术。

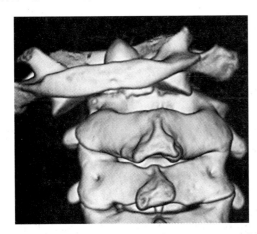
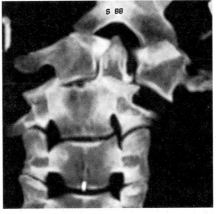

图 64-11　**寰枢椎脱位**

3）齿突骨折：对Ⅰ型、Ⅲ型和没有移位的Ⅱ型齿突骨折，一般采用非手术治疗，用 Halo 架固定6～8 周，Ⅲ型骨折应固定 12 周。Ⅱ型骨折如移位超过 4mm 者，愈合率极低，一般主张手术治疗，可经前路用 1～2 枚空心螺钉内固定（图 64-12），或采用经后路 C$_{1\sim2}$ 寰枢椎椎弓根螺钉固定及植骨融合术。

4）枢椎椎弓根骨折：无移位的枢椎椎弓根骨折行牵引或 Halo 架固定 12 周。若椎体有向前移位，则为枢椎创伤性滑脱（图 64-13），应行颅骨牵引复位、植骨融合内固定。

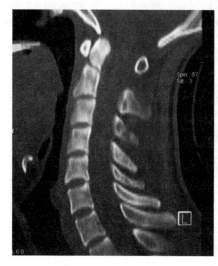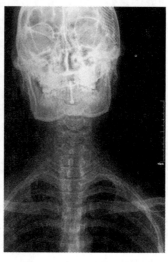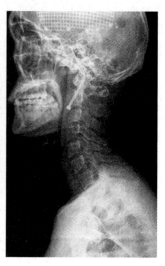

图 64-12　齿突骨折经前路用空心螺钉内固定

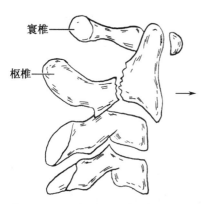

寰椎

枢椎

图 64-13　枢椎椎弓根骨折合并创伤性滑脱

（2）下颈椎（C$_{3\sim7}$）损伤

1）压缩骨折：椎体高度压缩小于 1/3 可行头颈胸支具固定 8～12 周，大于 1/3 的不稳定骨折应行骨折椎体次全切除，植骨融合内固定。

2）爆裂骨折：常累及椎管而合并脊髓损伤。在行治疗前应了解脊髓损伤情况、椎管受累状态和椎骨后部结构情况。此类病例应行前路手术，骨折椎体次全切除，植骨融合内固定。

3）骨折-脱位：若无椎间盘突出，可行颅骨牵引复位及前路椎间融合，也可行后路切开复位固定术。若合并急性椎间盘突出，在复位前需先行前路椎间盘切除和植骨融合内固定，再行后路切开复位内固定。

4）颈椎过伸性损伤：椎管狭窄的病人在过伸时由于椎管容积减少容易发生脊髓损伤，常行后路椎板成形术扩大椎管容积（单开门或双开门），或者椎板切开减压植骨融合内固定术。

2. 胸腰椎损伤　既往胸腰椎骨折分型主要侧重于对骨折形态的描述，而这对指导临床治疗和判断预后缺少实质性的意义。为此，Vaccaro 等提出了胸腰椎骨折分型和严重程度评分（Thoracolumbar Injury Classification and Severity Score），即 TLICS 评分系统（表 64-1）。将损伤机制、后方韧带复合体的完整性和神经损伤的情况用于指导是否需要手术治疗。TLICS 评分大于或等于 5 分则建议手术治疗；小于或等于 3 分者建议非手术治疗；等于 4 分者既可手术，也可非手术治疗。在指导手术入路方面（表 64-2），无神经症状或者神经根性症状，无论后方韧带复合体有无损伤，均建议后路手术。不完全性脊髓或马尾损伤，后方韧带复合体有损伤时建议前后联合入路，后方韧带复合体完整时建议前路。完全性脊髓或马尾损伤，后方韧带复合体有损伤时建议后路或前后联合入路，后方韧带复合体完整时建议后路或前路（图 64-14）。

表 64-1　TLICS 评分系统

骨折特点		分数
损伤形态	压缩（爆裂）	1（+1）
	平移/旋转	3
	分离	4
后方韧带复合体完整性	无损伤	0
	可疑/不确定	2
	损伤	3
神经损伤情况	无损伤	0
	神经根损伤	2
	脊髓/圆锥损伤,完全性	2
	脊髓/圆锥损伤,不完全性	3
	马尾神经损伤	3

表 64-2　基于 TLICS 评分系统的手术入路选择

神经症状	后方韧带复合体状况	
	完整	损伤
无症状	后路	后路
神经根性症状	后路	后路
不完全性脊髓或马尾损伤	前路	前后联合入路
完全性脊髓或马尾损伤	后路（或前路）	后路（或前后联合入路）

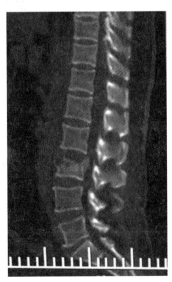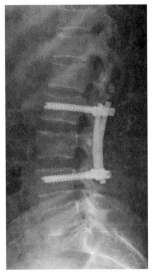

图 64-14　腰椎爆裂骨折行后路复位椎弓根钉内固定

此外,高龄骨质疏松病人轻微外伤引起的骨质疏松性压缩骨折,临床上多选择微创手术治疗,如经皮椎体成形术（percutaneous vertebroplasty,PVP）或经皮椎体后凸成形术（percutaneous kyphoplasty,PKP）等。

第二节 | 脊髓损伤

脊髓损伤是脊柱骨折的严重并发症,椎体的移位或碎骨片突入椎管内,使脊髓或马尾神经产生不同程度的损伤。胸腰段损伤使下肢的感觉与运动产生障碍,称为截瘫;而颈段脊髓损伤后,双上肢也有神经功能障碍,为四肢瘫痪。

【病理生理】

1. **脊髓震荡**　脊髓受到强烈震荡后发生超限抑制,脊髓功能处于生理停滞状态。脊髓神经细胞结构正常,无形态学改变。

2. **不完全性脊髓损伤**　伤后3小时灰质内出血较少,白质无改变;伤后6~10小时,出血灶扩大,神经组织水肿,24~48小时以后逐渐消退。由于不完全脊髓损伤程度有轻、重差别,轻者仅有中心小坏死灶,保留大部分神经纤维;重者脊髓中心可出现坏死软化灶,只保留小部分神经纤维。

3. **完全性脊髓损伤**　伤后3小时脊髓灰质内多灶性出血,白质尚正常;伤后6小时灰质内出血增多,白质水肿;12小时后白质内出现出血灶,神经轴索开始退变,灰质内神经细胞退变坏死,白质中神经轴索开始退变;伤后24小时灰质中心出现坏死,白质中多处轴索退变;伤后48小时灰质中心软化,白质退变。完全性脊髓损伤,脊髓内的病变呈进行性加重,从中心出血至全脊髓出血水肿,从中心坏死到大范围脊髓坏死,可长达2~3cm。晚期脊髓为胶质组织所代替。

【临床表现】

1. **脊髓震荡**　临床上表现为损伤平面以下感觉、运动及反射完全消失或大部分消失。一般经过数小时至数天,感觉和运动开始恢复,不留任何神经系统后遗症。

2. **不完全性脊髓损伤**　损伤平面以下保留某些感觉和运动功能,为不完全性脊髓损伤,包括以下四种类型。

(1) 前脊髓综合征:颈脊髓前方受压严重,有时可引起脊髓前中央动脉闭塞,出现四肢瘫痪,下肢瘫痪重于上肢瘫痪,但下肢和会阴部仍保持位置觉和深感觉,有时甚至还保留有浅感觉。此型损伤的预后为不完全性损伤中最差者。

(2) 后脊髓综合征:脊髓受损平面以下运动功能和痛温觉、触觉存在,但深感觉全部或部分消失。

(3) 脊髓中央管周围综合征:多数发生于颈椎过伸性损伤时,脊髓中央管周围的传导束受到损伤,表现为损伤平面以下的四肢瘫,上肢重于下肢,没有感觉分离。

(4) 脊髓半切综合征:又名 Brown-Séquard 综合征。损伤平面以下同侧肢体的运动及深感觉消失,对侧肢体痛温觉消失。

3. **完全性脊髓损伤**　脊髓实质完全性横贯性损害,在脊髓休克期表现为损伤平面以下出现弛缓性瘫痪,包括最低位骶段感觉、运动功能及反射完全丧失,肛周的感觉和括约肌的收缩运动丧失。脊髓休克期结束后,如果损伤平面以下仍然无运动和感觉,说明是完全性脊髓损伤。2~4周后逐渐演变成痉挛性瘫痪,表现为肌张力增高,腱反射亢进,并出现病理性锥体束征。胸段脊髓损伤表现为截瘫,颈段脊髓损伤则表现为四肢瘫。上颈椎损伤的四肢瘫均为痉挛性瘫痪,下颈椎损伤的四肢瘫由于脊髓颈膨大部位和神经根的毁损,上肢表现为弛缓性瘫痪,下肢仍为痉挛性瘫痪。

4. **脊髓圆锥损伤**　正常人脊髓终止于第1腰椎椎体的下缘,因此,第12胸椎和第1腰椎骨折可发生脊髓圆锥损伤,表现为会阴部(鞍区)皮肤感觉缺失,括约肌功能丧失致大小便不能控制和性功能障碍,双下肢的感觉和运动仍保留正常。

5. **马尾神经损伤**　马尾神经起自第2腰椎的骶脊髓,一般终止于第1骶椎下缘。马尾神经损伤很少为完全性的。表现为损伤平面以下弛缓性瘫痪,有感觉、运动功能及性功能障碍,括约肌功能丧失,肌张力降低,腱反射消失,没有病理性锥体束征。

【脊髓损伤程度评估】　脊髓损伤严重度分级可作为脊髓损伤的自然转归和治疗前后对照的观察指标。依据脊髓损伤的临床表现进行分级,目前较常用的是美国脊髓损伤学会(ASIA)脊髓功能损害分级(表64-3)。

表64-3　ASIA脊髓功能损害分级

级别	损伤程度	功能
A	完全损伤	损伤平面以下无任何感觉、运动功能保留
B	不完全损伤	损伤平面以下,包括腰骶段感觉存在,但无运动功能
C	不完全损伤	损伤平面以下有运动功能,一半以上关键肌肉肌力小于3级
D	不完全损伤	损伤平面以下有运动功能,一半以上关键肌肉肌力大于或等于3级
E	正常	感觉和运动功能正常

【影像学检查】　X线平片和CT检查为脊髓损伤最常规的影像学检查手段,可发现损伤部位的脊柱骨折或脱位。经椎间盘和韧带结构的损伤,X线片和CT检查可能不能发现明显异常,称之为无放射线检查异常的脊髓损伤(spinal cord injury without radiographic abnormality,SCIWORA),多见于颈椎外伤。

MRI检查可能观察到脊髓损害变化。MRI不仅可了解脊髓受压程度,还可观察脊髓信号强度、脊髓信号改变的范围和脊髓萎缩情况等。

【电生理检查】　体感诱发电位(somatosensory evoked potential,SEP)检查和运动诱发电位(motor evoked potential,MEP)检查可了解脊髓的功能状况。体感诱发电位检查代表脊髓感觉通路功能,运动诱发电位检查代表锥体束运动通路的功能,二者均不能引出者为完全性截瘫。

【并发症】

1. **呼吸衰竭与呼吸道感染**　这是颈脊髓损伤的严重并发症。颈脊髓损伤后,伤者肋间肌完全麻痹,仅剩膈肌收缩产生的腹式呼吸,由膈神经支配。膈神经由颈3～5组成,颈4是主要成分。颈1、颈2损伤的伤者往往在现场即已死亡;颈3、颈4的损伤由于影响到膈神经的中枢,伤者也常于早期因呼吸衰竭而死亡;即使是颈4、颈5以下的损伤,伤者也会因伤后脊髓水肿的蔓延累及中枢而产生呼吸功能障碍;只有下颈椎损伤才能保住腹式呼吸。由于呼吸肌力量不足,气道阻力相应增加,分泌物不易排出,容易产生坠积性肺炎。伤者往往因呼吸道感染难以控制或痰液堵塞气管而窒息死亡。

对伤者行气管切开术可提高生存率,气管切开可以减少呼吸道无效腔,及时吸出呼吸道内分泌物,连接呼吸机进行辅助呼吸,还可以经气管给药。然而气管切开后为护理工作带来很大的困难,因此气管切开的最佳时机目前尚无定论,一般认为下列病人应行气管切开:①上颈椎损伤;②出现呼吸衰竭者;③呼吸道感染,痰液不易咳出者;④已有窒息者。

选用合适的抗生素与定期翻身拍背有助于控制肺部感染。

2. **泌尿生殖道感染和结石**　由于括约肌功能的丧失,伤员因尿潴留而需长期留置导尿管,容易发生泌尿道感染与结石。防治方法:①伤后2～3周开始导尿管定期开放,其余时间夹闭,教会病人在膀胱区按摩加压,排空尿液,训练成自主膀胱,以早日拔去导尿管;②教会病人自行定时在无菌操作下插导尿管排尿;③需长期留置导尿管而又无法控制泌尿生殖道感染者,行永久性膀胱造瘘术;④伤后4～6个月,截瘫平面稳定后,利用损伤平面以下的废用神经创建一个人工体神经-内脏神经反射弧,用以控制排尿。大部分病人可于1年左右显著恢复膀胱功能,并控制排便,部分病人尚可不同程度地恢复性功能。

多饮水可以防止泌尿道结石,有感染者加用抗生素。

3. **压疮**　截瘫病人长期卧床,皮肤感觉丧失,骨隆突部位的皮肤长时间受压而发生神经营养性改变,皮肤出现坏死,称为压疮。压疮最常发生的部位为骶部、股骨大转子、髂嵴和足跟等处。防治方法是:①用气垫床,保持皮肤清洁干燥。②每 2～3 小时翻身 1 次。③对骨隆突部位每日用 50% 乙醇擦洗,滑石粉按摩。④浅表压疮可以用红外线灯烘烤,但需注意避免发生继发性灼伤。⑤深度压疮应剪除坏死组织,勤换敷料。⑥炎症控制。肉芽新鲜时,行转移皮瓣缝合。

4. 体温失调 颈脊髓损伤后,自主神经系统功能紊乱,受伤平面以下皮肤不能出汗,对气温的变化丧失了调节和适应能力,常易产生高热,可达 40℃ 以上。处理方法是:①将病人安置在设有空调的室内;②物理降温,如冰敷、冰水灌肠、乙醇擦浴;③药物疗法(输液和冬眠药物)。

【治疗原则】

1. 非手术治疗 伤后 6 小时内是关键时期,24 小时内为急性期,抓紧时机尽早治疗。

(1)药物治疗:对受伤在 8 小时以内者,甲泼尼龙冲击治疗是一种可选的治疗手段。按每千克体重 30mg 一次给药,15 分钟静脉注射完毕,休息 45 分钟,在以后 23 小时内以 5.4mg/(kg·h)剂量持续静脉滴注。其作用机制为大剂量甲泼尼龙能阻止类脂化合物的过氧化反应并稳定细胞膜,从而减轻外伤后神经细胞的变性,减轻组织水肿,改善脊髓血流量,预防损伤后脊髓缺血进一步加重。其他药物包括自由基清除剂、改善微循环药物、兴奋性氨基酸受体拮抗剂等。

(2)高压氧治疗:动物实验结果显示,伤后 2 小时内进行高压氧治疗效果最好,但这显然不适用于临床病例。根据实践经验,一般伤后 4～6 小时内应用也可收到良好的效果。

(3)综合治疗手段:包括康复训练、物理治疗、心理治疗、营养支持等。

2. 手术治疗 手术只能解除对脊髓的压迫和恢复脊柱的稳定性,目前还无法使损伤的脊髓恢复功能。手术的途径和方式视骨折的类型和致压物的部位而定。

手术的指征是:①脊柱骨折-脱位有关节突交锁者;②脊柱骨折复位不满意,或仍有脊柱不稳定因素存在者;③影像学显示有碎骨片突入椎管内压迫脊髓者;④截瘫平面不断上升,提示椎管内有活动性出血者。

(杨 操)

第六十五章 | 骨盆、髋臼骨折

第一节 | 骨盆骨折

骨盆骨折（fracture of the pelvis）是指构成骨盆的主骨和/或骨盆环出现完整性破坏或连续性中断。约占全身骨折的 3%～8%。骨盆由两侧髂、耻、坐骨和后方骶、尾骨共同组成，经前方耻骨联合与后方骶髂关节共同构成骨盆环，由周围附着肌肉和韧带共同维持其稳定结构，以保护盆腔内脏器。在直立位或坐位时，躯干重量分别经骶股弓（图 65-1）和骶坐弓由骨盆传递至双下肢或坐骨结节。另有两个联结副弓：经耻骨上支与耻骨联合至双侧髋关节，以连接骶股弓和另一个副弓；经坐骨升支与耻骨联合至双侧坐骨结节连接骶坐弓（图 65-2）。骨盆骨折时通常首先发生在副弓，其次是主弓，严重时可损伤盆腔内脏器及血管和神经。

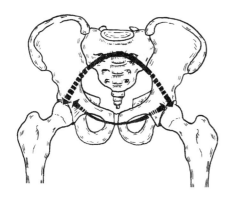

图 65-1　骶股弓及其联结副弓

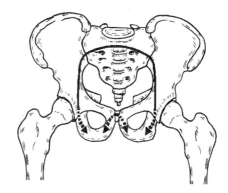

图 65-2　骶坐弓及其联结副弓

【病因】　多为高能量损伤，如车祸、挤压及高坠伤等；低能量损伤常见于老年人站立位跌倒、年轻人运动时撕脱骨折以及骑跨伤等。

【分类】　常用分类方法主要依据骨折的部位、稳定性或损伤暴力方向进行分类。

1. 按骨折部位分类

（1）骨盆边缘撕脱骨折：肌肉猛烈收缩导致骨盆边缘肌附着点发生撕脱骨折，骨盆环整体结构与稳定性正常，多见于青少年运动损伤。常见的有：①髂前上棘撕脱骨折——缝匠肌猛烈收缩；②髂前下棘撕脱骨折——股直肌猛烈收缩；③坐骨结节撕脱骨折——腘绳肌猛烈收缩（图 65-3）。

（2）髂骨翼骨折：多为侧方挤压暴力所致，移位多不明显，可为粉碎性。单纯髂骨翼骨折不影响骨盆环（图 65-4）。

（3）骶尾骨骨折

1）骶骨骨折：Dennis 骶骨分型较为常用（图 65-5）。①Ⅰ区：骶孔外侧的骶骨翼部。②Ⅱ区：骶孔处。③Ⅲ区：骶孔内侧的骶管区。骶骨骨折可能引起腰骶神经根与马尾神经损伤。

2）尾骨骨折：多由跌倒坐地所致，常伴骶骨末端骨折，移位多不明显。

（4）骨盆环骨折：骨盆环的单处骨折较为少见，多为双处骨折（图 65-6）。包括：①双侧耻骨上、下支骨折；②一侧耻骨上、下支骨折合并耻骨联合分离；③耻骨上、下支骨折合并骶髂关节脱位；④耻骨上、下支骨折合并髂骨骨折;⑤髂骨骨折合并骶髂关节脱位;⑥耻骨联合分离合并骶髂关节脱位。骶髂关节脱位以后脱位常见,偶见前脱位,即髂骨脱位至骶骨前方,多见于儿童。多为高能量暴力所致,如交通伤、高坠伤,常伴骨盆变形,并发症多见。

2. **按骨盆环稳定性分类** Tile 分型基于骨盆稳定性,将其损伤分为三型(表 65-1)。

3. **按暴力方向分类** Young 和 Burgess 基于损伤机制将其分为四型(图 65-7)。

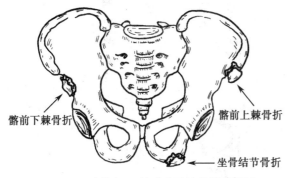

图 65-3 髂前上、下棘或坐骨结节撕脱骨折

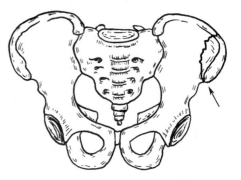

图 65-4 髂骨翼骨折

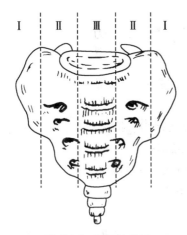

图 65-5 骶骨的分区

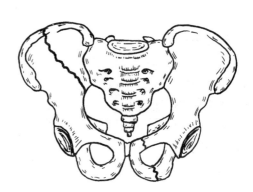

图 65-6 骨盆环双处骨折示意图

表 65-1 骨盆环损伤的 Tile 分型

分型	亚型
A 型:稳定型 (后环完整)	A_1:撕脱损伤 A_2:稳定的髂骨翼或前弓骨折 A_3:骶尾骨横形骨折
B 型:部分稳定型 (旋转不稳定,垂直稳定;后环不完全性损伤)	B_1:开书样损伤(外旋) B_2:侧方压缩损伤(内旋) B_{2-1}:同侧前或后方损伤 B_{2-2}:对侧(桶柄状)损伤 B_3:双侧损伤
C 型:旋转、垂直均不稳定 (后环完全损伤)	C_1:单侧损伤 C_{1-1}:髂骨骨折 C_{1-2}:骶髂关节骨折-脱位 C_{1-3}:骶骨骨折 C_2:双侧,一侧为 B 型,一侧为 C 型 C_3:双侧 C 型损伤

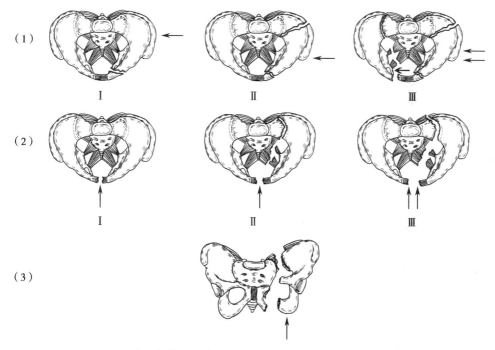

图 65-7　**骨盆骨折的分类（Young-Burgess 分型,箭头指示受力部位）**
（1）LC 骨折（分为 I、II、III 3 个亚型）　（2）APC 骨折（分为 I、II、III 3 个亚型）　（3）VS 骨折

（1）侧方挤压（lateral compression,LC）骨折：侧方暴力可造成骨盆内向挤压伤,常见耻骨支斜行骨折,同侧或对侧骨盆后部损伤,约占骨盆骨折的 38.2%。

（2）前后挤压（antero-posterior compression,APC）骨折：前方暴力直接撞击或经下肢间接暴力导致骨盆外旋损伤,常见耻骨联合分离或耻骨支纵行骨折,约占 52.4%。

（3）垂直剪切（vertical shear,VS）骨折：垂直或纵向暴力所致。常见耻骨联合分离或耻骨支垂直骨折,骶结节和骶棘韧带均断裂,后方的骶髂关节完全脱位或髂骨、骶骨的垂直骨折,半骨盆多向后上方移位,合并神经血管损伤的概率很高,约占 5.8%。

（4）混合暴力（combined mechanical,CM）骨折：约占 3.6%,如 LC/VS 骨折,或 LC/APC 骨折。

以 LC/APC III 型骨折与 VS 骨折最为严重,并发症也多见。下文是针对 LC/APC III 型骨折与 VS 骨折进行介绍。

【临床表现】　疼痛伴活动受限,多有强大暴力外伤史。多存在严重的多发伤,休克常见。如为开放性损伤,病情更为严重,病死率高达 40%～70%。

体征:

1. **骨盆分离试验与挤压试验阳性（图 65-8）**　检查者双手交叉向外撑开两髂嵴,使骨盆前环产生分离,如出现疼痛即为骨盆分离试验阳性;双手向内挤压两髂嵴,伤处出现疼痛为骨盆挤压试验阳性。进行上述检查时偶尔会触及骨擦感。

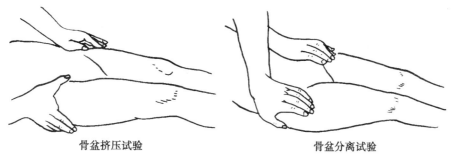

骨盆挤压试验　　　　　　　　　　　骨盆分离试验

图 65-8　**骨盆挤压试验与分离试验**

2. **肢体长度不对称** 测量胸骨剑突与两髂前上棘之间的距离（图 65-9），向上移位的一侧距离变短，也可测量脐孔与两侧内踝尖端之间的距离。

3. 可有局部肿胀、皮肤擦伤或皮下淤血，严重者可出现 Morel-Lavallée 损伤。会阴部瘀斑是耻骨和坐骨骨折的特有体征。

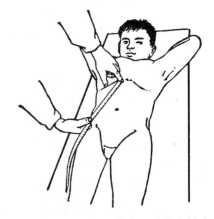

图 65-9 测量胸骨剑突至髂前上棘之间的距离

【影像学检查】 骨盆正位与出、入口位 X 线平片检查可显示骨折类型及骨折块移位情况，CT 检查更为清晰，并可准确评估骶髂关节以及腹、盆腔损伤情况。CT 的三维重建可以更加立体直观地显示骨折类型和移位的方向。

【合并症】 骨盆骨折常伴有严重合并症，大多较骨折本身更为严重，应引起重视。常见的有：

1. **腹膜后血肿** 骨折可引起广泛出血，巨大血肿可沿腹膜后疏松结缔组织间隙蔓延至肠系膜根部、肾区与膈下，还可向前至侧腹壁。如累及腹膜后主要大动、静脉，可迅速导致病人死亡。

2. **盆腔内脏器损伤** 包括膀胱、后尿道与直肠损伤，尿道损伤比膀胱损伤多见。耻骨支骨折移位容易引起尿道损伤、会阴部撕裂，也可造成直肠损伤或阴道壁撕裂。直肠破裂可引起弥漫性腹膜炎、直肠周围感染等。

3. **神经损伤** 主要是腰骶神经丛与坐骨神经损伤。腰骶神经丛损伤大多为节前性撕脱，预后差；骶骨Ⅱ、Ⅲ区骨折易发生腰骶神经根损伤。骶神经损伤会导致括约肌功能障碍。

4. **脂肪栓塞与静脉栓塞** 盆腔内静脉丛破裂可引起脂肪栓塞，其发生率可以高达 35%～50%，症状性肺栓塞发生率为 2%～10%，其中致死性肺栓塞发生率为 0.5%～2%。

【骨盆骨折急救处理】

1. 监测生命体征，血流动力学不稳定的应积极抗休克治疗，快速建立输血补液通道，进行输血、补液以维持生命体征与血流动力学稳定，宜首选上肢或颈部补液通路。

2. 视病情尽早完成 X 线平片、CT 以及超声检查，查看有无其他合并损伤。各种危及生命的合并症应首先处理。如有腹痛、腹胀及腹肌紧张等腹膜刺激症状者可行诊断性腹腔穿刺。检查病人尿液以及排尿情况。如怀疑有腹、盆腔重要脏器以及泌尿道等合并伤，尽早请相关科室协同处理。进行腹腔手术时，切勿打开腹膜后血肿。会阴与直肠撕裂必须及时修补，必要时可用阴道纱布填塞，行阴道止血并行横结肠造口术。对于骨盆开书样损伤，行骨盆兜、床单或外固定架固定，以缩小骨盆容量，提高腹膜后血肿内压力，达到止血的目的。若低血压经快速输血补液后血压仍未能维持，有条件的医院可作急诊介入治疗，行单侧或双侧髂内动脉栓塞。如没有造影条件而病人又无法转运，则直接进行骨盆填塞以抢救生命，后续送入外科重症监测治疗病房治疗。

【骨盆骨折本身处理】

1. **稳定性骨盆骨折（Tile A 型）** 无移位的骨折选择保守治疗；移位不大的骨折（髂前上、下棘撕脱骨折，坐骨结节撕脱骨折，髂骨翼骨折等）保守治疗，卧床休息 3～4 周；移位大且会影响功能的骨折，则切开复位内固定，或闭合复位经皮固定。

2. **骶尾骨骨折** 单纯骶尾骨骨折（不涉及骨盆环稳定性）大多选择保守治疗，早期卧床休息，疼痛症状减轻后可下地活动。尾骨骨折移位明显者（向前突起刺激直肠、影响排便），可手指经肛门闭合复位，如果复位不成功且症状持续，再考虑手术复位固定。

3. **不稳定性骨盆骨折（Tile B 型、C 型）** 需要恢复骨盆环的完整性和稳定性，多采用手术复位及钢板螺钉内固定，必要时辅以外支架固定。由于骨盆骨折传统切开复位内固定会给病人带来进一步的损伤，且术中出血量大、术后并发症多等，目前微创手术治疗骨盆骨折是发展趋势，导航技术与骨科机器人等辅助技术的应用使骨盆骨折的复位、固定更加精准与可靠，尤其是老年骨盆骨折病人更加受益。

第二节 | 髋臼骨折

髋臼骨折（fracture of the acetabulum）是全身最大负重关节的关节内骨折,占骨盆损伤的10%。主要为高能量损伤,多见于青壮年。低能量损伤多见于老年人,且发生率逐渐增高。髋臼系位于髂骨中下部的半球形深凹,向前、下、外倾斜。由髂骨的前柱（髂耻柱）、前壁和后柱（髂坐柱）、后壁组成（图65-10）:前柱由髂嵴前部斜向内下至前方达耻骨联合;后柱由坐骨大切迹角的平面到坐骨结节,主要构成髋臼的顶部。髋臼骨折常见损伤机制为:①暴力作用于股骨大粗隆,经股骨颈轴线传递至髋臼;②暴力作用于足、膝、股骨头,经下肢轴线传递至髋臼;③暴力作用于髂腰部,不仅导致骨盆骨折,也可累及髋臼。暴力的性质、作用方向与下肢位置不同,可造成不同类型的骨折。严重者股骨头可穿破髋臼进入盆腔,造成髋关节中心脱位。

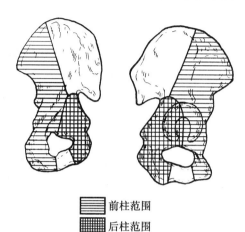

▭ 前柱范围
▦ 后柱范围

图65-10　髋臼构成示意图

【骨折分型】 髋臼骨折分型众多,如 Letournel-Judet 分型、Marvin-Tile 分型、AO/OTA 分型以及由国内学者张英泽提出的三柱分型等。目前 Letournel-Judet 分型较为常用,主要是从解剖结构的改变来分类,共10种类型（图65-11）。

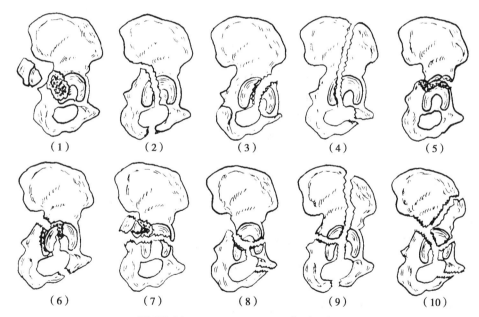

图65-11　Letournel-Judet 分型示意图

（1）后壁骨折　　　　（2）后柱骨折　　　　（3）前壁骨折　　　　（4）前柱骨折
（5）横断骨折　　　　（6）后柱伴后壁骨折　（7）横断伴后壁骨折　（8）T形骨折
（9）前柱伴后半横形骨折　（10）双柱骨折

1. 简单骨折 累及髋臼的一个柱或壁,包括后壁骨折、后柱骨折、前壁骨折、前柱骨折和横断骨折5类。

2. 复杂骨折 至少包含2个单一骨折,包括T形骨折、后柱伴后壁骨折、横断伴后壁骨折、前柱伴后半横形骨折和双柱骨折5类。

【治疗】 作为全身最大负重关节的关节内骨折,所有治疗均应遵循关节内骨折的治疗原则,尽可能解剖复位、牢固固定及早期功能锻炼。因此,有移位的髋臼骨折理论上均应手术治疗,但具体治疗方案需综合考虑。

1. **保守治疗** 主要是卧床和牵引。适应证:无移位或移位<2mm;严重骨质疏松者;局部或其他部位有感染者;有手术禁忌证,如合并其他系统疾病,不能耐受手术者;骨折闭合复位满意且较稳定。

2. **手术治疗**

(1)手术指征:伤后3周内骨折移位>2mm的髋臼骨折均可手术治疗;无手术禁忌证。有下列情况应行急诊手术:①伴随难复性髋关节脱位;②髋关节复位后难以维持;③髋关节脱位合并股骨头骨折;④合并神经损伤,且进行性加重;⑤合并血管损伤;⑥开放性髋臼骨折。

(2)手术时机:由于多合并骨盆骨折和/或其他合并伤,出血较多,骨折暴露困难且对手术医生经验要求较高等原因,建议最佳手术时机为伤后4~7天。

(3)术前准备:主要是肠道准备和患肢准备,术前患侧下肢牵引。

(4)手术入路和方法:通常需要参考髋臼骨折的分型选择手术入路,包括后方的Kocher-Langenbeck入路(适用于后壁、后柱、横断伴后壁骨折及多数T形骨折)、髂腹股沟入路(适用于前柱、前壁及大多数双柱骨折)、髂股入路及前后联合入路。针对髋臼前柱、前壁的骨折,目前也常采用改良Stoppa入路、腹直肌旁入路。手术方法包括切开复位重建钢板或髋臼W形安全角度接骨板内固定、空心钉固定及全髋关节置换术。

(吴新宝)

本章思维导图

NOTES

第六十六章 周围神经损伤

本章数字资源

第一节 | 概 述

周围神经损伤可造成感觉、运动功能障碍,若不及时进行正确有效的治疗,愈后效果极差,可导致终身残疾。

【**应用解剖**】 周围神经由神经纤维组成。神经纤维是神经元胞体的突起,由轴索、髓鞘和施万(Schwann)鞘组成(图 66-1)。轴索构成神经纤维的中轴,内含有微丝、微管、线粒体和轴浆。轴索连接神经细胞体与肌肉、皮肤感受器,起传导信息的作用。髓鞘由髓磷脂和蛋白组成,包绕轴索,呈若干节段,中断部称郎飞结(Ranvier node),具有防止兴奋扩散的作用。施万鞘由施万细胞组成,是神经再生的通道。

【**神经损伤的分类**】 损伤按照程度、性质分类,常用 Seddon 分类法,分为三类。

1. 神经麻痹(neuropraxia) 表现为暂时的感觉、运动丧失,神经纤维结构无改变,数日或数周内便自行恢复功能。多由轻度牵拉、短时间压迫引起。

2. 轴索中断(axonotmesis) 病理表现为断裂的轴索远端变性或脱髓鞘。神经内膜管完整,轴索可沿施万鞘管长入末梢。神经功能障碍多可自行恢复,由钝性打击或持续压迫引起。

3. 神经断裂(neurotmesis) 神经功能丧失,需经手术修复,方能恢复功能。

【**病理和再生**】 神经断裂后,神经纤维、神经元胞体、靶器官均出现病理改变。首先是神经纤维远端发生沃勒(Waller)变性。远端轴索

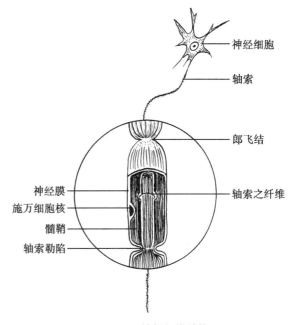

神经细胞
轴索
郎飞结
神经膜
施万细胞核
髓鞘
轴索勒陷
轴索之纤维

图 66-1 神经纤维结构

及髓鞘伤后数小时即发生结构改变,2～3 天逐渐分解成小段或碎片,5～6 天后吞噬细胞增生,吞噬清除碎裂溶解的轴索与髓鞘。与此同时施万细胞增生,约在伤后 3 天达到高峰,持续 2～3 周,形成施万鞘包裹的中空管道,为近端再生的轴索长入奠定基础。近端亦发生类似变化,但范围仅限于 1～2 个郎飞结。神经胞体的改变称为轴索反应,即胞体肿大,细胞质尼氏体溶解或消失。损伤部位距胞体愈近,反应愈明显,甚至可致细胞死亡。神经终末靶器官(运动终板、触觉小体)也发生变性萎缩,甚至消失。

神经再生表现为伤后 1 周,近端轴索长出许多再生的支芽,若神经两断端连接,再生的支芽可长入远端的施万鞘内,以每天 1～2mm 的速度生长,直至终末器官恢复功能。同时施万细胞逐渐围绕再生的轴索形成新的髓鞘。如神经两端不连接,近端再生的神经纤维组织迂曲呈球形膨大,称为假性神经瘤。远端施万细胞和成纤维细胞增生,形成神经胶质瘤。

神经修复后,要经过变性、再生,穿越修复处瘢痕及终末器官,生长成熟等过程,生长周期长。

【临床表现和诊断】

1. 运动功能障碍　神经损伤后,其支配的肌肉呈弛缓性瘫痪,主动运动、肌张力和腱反射均消失。应注意的是有些关节活动可被其他肌肉所替代,应逐一检查每块肌的肌力,加以判断。由于关节活动的肌力平衡失调,出现一些特殊的畸形,如桡神经肘上损伤的垂腕畸形,尺神经腕上损伤的爪形手等。肌萎缩逐渐发生,其程度和范围与神经损伤的间隔时间、程度和部位有关。

2. 感觉功能障碍　皮肤感觉有触、痛和温度觉。检查触觉用棉花,检查痛觉用针刺,检查温度觉用冷或热刺激。神经断裂后,皮肤感觉消失。由于感觉神经在某一区域有重叠支配,感觉消失的检查应以该神经的绝对支配区为准,如正中神经的绝对支配区为示、中指远节,尺神经为小指。部分神经损伤的感觉障碍表现为减退、过敏。感觉功能检查有助于对神经功能恢复的判断,特别是两点辨别觉,即同时刺激两点皮肤,病人在闭目状态下区别两点不同距离的能力。两点间的距离越小越敏感,正常手指近节为4～7mm,末节为3～5mm。可用分规的双脚同时刺激或特制的两点试验器来检查。

3. 自主神经功能障碍　以交感神经功能障碍为主,早期因血管扩张、汗腺分泌停止,表现为皮肤潮红、皮温增高、干燥无汗等。晚期因血管收缩而表现为苍白、皮温降低、自觉寒冷,皮纹变光滑,指甲增厚、纵嵴、弯曲、生长缓慢等。

手指触摸皮肤和化学方法的汗腺功能检查有助于判断神经是否损伤、损伤后功能恢复情况。无汗表示神经损伤,从无汗到有汗则表示神经功能恢复,而且恢复早期为多汗。

4. 叩击试验(Tinel征)　局部按压或叩击神经干,局部出现针刺性疼痛,并有麻痛感向该神经支配区放射为阳性,表示该处为神经损伤部位。若从神经修复处向远端沿神经干叩击,Tinel征阳性则是神经恢复的表现。因此Tinel征对神经损伤诊断及功能恢复的评估有重要意义。

5. 神经电生理检查　肌电检查和体感诱发电位对于判断神经损伤的部位和程度,以及观察损伤神经再生及功能恢复情况有重要价值。

【治疗】

1. 治疗原则　尽可能早期恢复神经的连续性。

(1)闭合性损伤:大部分神经为钝挫伤、牵拉伤,多为神经传导功能障碍和神经轴索中断,一般能自行恢复。因此,应观察3个月,观察期间可进行必要的药物和物理治疗,采用Tinel征和肌电图检查评估。若神经功能无恢复,或部分神经功能恢复后停留在一定水平不再有进展,则应手术探查。

(2)开放性损伤:可根据损伤的性质、程度和污染情况决定手术时机。包括一期修复,即伤后6～8小时内即行手术,适用于污染轻的切割伤,并且具备技术和设备条件时;延期修复,伤后2～4周,适用于未行一期修复神经,且伤口无感染者;二期修复为伤后2～4个月,适用于伤口曾感染或火器伤、高速震荡伤,其损伤的程度和范围不易确定。

此外,对碾压伤和撕脱伤所致的神经缺损,断端不整齐,不能缝合且难以估计损伤范围,在初次手术时,应将神经断端与周围组织固定,以防回缩,利于二期修复。

2. 手术方法　神经损伤的修复方法有以下几种。

(1)神经松解术(neurolysis):是对神经周围或神经内的瘢痕组织进行切开或切除,以解除神经压迫,改善神经生长环境,恢复血液供应,有利于神经恢复。

(2)神经缝合术(neurorrhaphy;neurosuture):包括神经外膜缝合术(图66-2)和神经束膜缝合术。前者适用于含有运动和感觉功能束的混合神经,后者用于单一功能束的神经。缝合神经前应修整两断端或切除两断端的瘢痕直到显露正常神经束。根据神经的外形、表面血管的走行方向和神经断面神经束的形态及分布,尽可能将两断端准确对合,防止神经两断端扭曲、重叠。操作时勿伤及神经组织。用7-0至9-0的显微缝合针线缝合神经外膜或束膜。如有一定张力,可通过将神经近、远端游离,关节的体位调整,以及神经移植等措施予以解决。

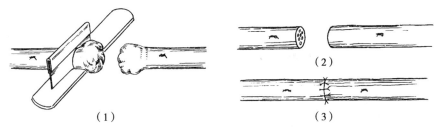

图 66-2　**神经外膜缝合术**
（1）切除残端　（2）准备缝合　（3）缝合外膜

（3）神经移植术（nerve transfer）：神经缺损无法通过调整张力的方法解决，应进行神经移植。供体神经为体表感觉神经，常用自体腓肠神经。若需修复的神经干较粗，可采用电缆式缝合多股移植神经（图 66-3）。若神经缺损过长（≥10cm），则采用吻合血管的神经移植。

（4）神经移位术（nerve transposition）：神经高位损伤无法修复者，可切断功能不重要的神经，将其近断端移位到功能重要的损伤神经远断端，以恢复肢体的重要功能。

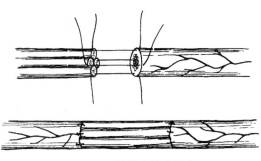

图 66-3　**神经电缆式缝合**

（5）神经植入术（nerve implantation）：神经远端在其进入肌肉处损伤，无法缝接时，可将神经近端分成若干神经束，分别植入肌肉组织内，再生新的运动终板或重新长入原运动终板，恢复部分肌肉功能。亦可将感觉神经近端植入皮下，形成新的感觉器而恢复皮肤感觉。

第二节 ｜ 上肢神经损伤

【应用解剖】　上肢神经源自臂丛神经（图 66-4），由颈 5～颈 8 神经根及胸 1 神经根前支组成。在前斜角肌外缘由颈 5、颈 6 组成上干，颈 7 延续为中干，颈 8、胸 1 组成下干。三干向外下方延伸，于锁骨中段平面，各干分为前、后两股。上、中干前股组成外侧束，下干前股为内侧束，三干的后股组成后束。各束在喙突平面分出神经支，外侧束分为肌皮神经和正中神经外侧头，内侧束分出尺神经和正中神经内侧头，后束分出腋神经和桡神经。正中神经的内、外侧头分别在腋动脉两侧至其前方组成正中神经。

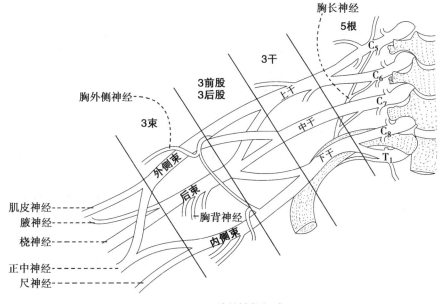

图 66-4　**臂丛神经组成**

1. **臂丛神经损伤**（brachial plexus injury）　多由牵拉所致,常见于汽车或摩托车事故、高处坠落伤、重物压伤肩颈部、机器绞榨伤以及胎儿难产等。若暴力使头部与肩部向相反方向分离,可引起臂丛上干损伤,重者可累及中干。若患肢被机器皮带或传送带卷入,向头侧牵拉,可造成臂丛下干损伤。牵拉暴力过重可造成全臂丛损伤,甚至神经根从脊髓发出处撕脱。

臂丛神经损伤可表现为上臂丛、下臂丛或全臂丛神经损伤。上臂丛的颈5、颈6神经根或上干损伤,因冈上肌、冈下肌、三角肌、小圆肌、肱二头肌麻痹,表现为肩外展和屈肘功能障碍。下臂丛的颈8、胸1神经根或下干损伤,表现为尺神经支配肌肉麻痹及部分正中神经和桡神经功能障碍。单独颈7神经根或中干损伤少见,常合并上干或下干损伤,表现为桡神经功能障碍。全臂丛损伤表现为整个上肢肌呈弛缓性麻痹。若臂丛神经为根性撕脱伤,可出现 Horner 征,即患侧眼睑下垂、瞳孔缩小、额面部无汗等。臂丛神经损伤除支配肌肉麻痹外,相应支配的皮肤感觉区域还会出现感觉减退或消失。臂丛神经根的感觉支配区域:颈5——上臂外侧,颈6——前臂外侧及拇、示指,颈7——中指,颈8——环、小指及前臂内侧,胸1——上臂内侧中、下部。

臂丛神经损伤的治疗应根据损伤性质、部位、程度而定。若为根性撕脱伤,则应早期探查,行神经移位术。若为开放性、药物性或手术性损伤,应早期修复。闭合性牵拉伤,可观察3个月,若无明显功能恢复,应手术探查,行神经松解、缝合或移植术。晚期臂丛神经损伤或神经修复后功能无恢复者,可采用剩余有功能的肌肉行肌肉(肌腱)移位术或关节融合术重建部分重要功能。

2. **正中神经损伤**（injury of median nerve）　正中神经由臂丛内、外侧束的正中神经内、外侧头组成,于喙肱肌起点附近移至腋动脉前方,随后在肱动脉内侧与之伴行。在肘前方,通过肱二头肌腱膜下方进入前臂,经过旋前圆肌肱骨头与尺骨头之间,下行于指浅屈肌与指深屈肌之间,至前臂远端于桡侧腕屈肌腱与掌长肌腱之间经腕管到手掌。正中神经上臂段无分支,前臂段有很多分支,支配旋前圆肌、指浅屈肌、桡侧腕屈肌、掌长肌、示指和中指指深屈肌、拇长屈肌、旋前方肌。在手掌部支配拇短展肌、拇短屈肌外侧头、拇对掌肌和第1、2蚓状肌。3条指掌侧总神经支配桡侧3个半手指掌面和近侧指关节以远背侧的皮肤。

正中神经损伤常由儿童肱骨髁上骨折和腕部切割伤引起。腕部损伤时所支配的鱼际肌和蚓状肌麻痹,表现为拇指对掌功能障碍和手的桡侧半感觉障碍,特别是示、中指远节感觉消失。而肘上损伤则所支配的前臂肌亦麻痹,除上述表现外,另有拇指、示指和中指屈曲功能障碍。

正中神经的闭合性挤压损伤,应予短期观察,如无恢复表现则应手术探查。如为开放性损伤,应争取行一期修复,或延期修复。若神经修复后功能无恢复,则行肌腱移位重建拇对掌功能。

3. **尺神经损伤**（injury of ulnar nerve）　尺神经为臂丛内侧束的延续,于肱动脉内侧下行,在上臂中段逐渐转向背侧,经肱骨内上髁后侧的尺神经沟,穿尺侧腕屈肌尺骨头与肱骨头之间,于尺侧腕屈肌与指深屈肌间进入前臂掌侧,再与尺动脉伴行,在前臂段分支支配尺侧腕屈肌、环指和小指指深屈肌。在尺侧腕屈肌桡侧深面至腕部,在腕上5cm发出手背支支配手背尺侧皮肤。尺神经穿豌豆骨与钩骨之间的腕尺管（Guyon 管）即分为深、浅支,深支穿小鱼际肌进入手掌深部,支配小鱼际肌、全部骨间肌和第3、4蚓状肌,以及拇收肌和拇短屈肌内侧头,浅支支配手掌尺侧及尺侧一个半手指的皮肤感觉。

尺神经易在腕部和肘部损伤,腕部损伤主要表现为骨间肌、第3和第4蚓状肌、拇收肌麻痹所致的环、小指爪形手畸形,手指内收、外展障碍和 Froment 征,以及手部尺侧半和尺侧一个半手指感觉障碍,特别是小指感觉消失。肘上损伤除以上表现外另有环、小指末节屈曲功能障碍,一般仅表现为屈曲无力。

尺神经损伤修复后手内肌功能恢复较差,特别是高位损伤。因此应尽早神经探查,采用显微外科技术修复。晚期可通过功能重建矫正爪形手畸形。

4. **桡神经损伤**（injury of radial nerve）　桡神经来自臂丛后束,经腋动脉之后,在肩胛下肌、大圆肌表面斜向后下,经肱骨桡神经沟至臂外侧,沿肱三头肌外侧头下行,然后在肱肌与肱桡肌之间至肘前外侧,于肱桡肌与桡侧腕长伸肌之间进入前臂,分成深、浅两支。浅支与桡动脉伴行,在肱桡肌深面于桡骨茎突上 5cm 转向背侧,至手背桡侧及桡侧三个半手指皮肤。深支又称骨间背侧神经,绕桡骨颈、穿旋后肌入前臂背侧。桡神经在上臂分支支配肱三头肌,在肘部支配肱桡肌、桡侧腕长伸肌,其深支支配桡侧腕短伸肌、旋后肌、尺侧腕伸肌、指总伸肌、示指和小指固有伸肌、拇长展肌和拇长、短伸肌。

桡神经在肱骨中、下 1/3 交界处紧贴骨面,该处骨折时容易引起桡神经损伤,表现为伸腕、伸拇、伸指、前臂旋后障碍及手背桡侧(虎口区)感觉异常。典型的畸形是垂腕。若为桡骨头脱位所致的桡神经深支损伤,因桡侧腕长伸肌功能完好,伸腕功能基本正常(桡偏),而仅有伸拇、伸指障碍,无手部感觉障碍。

肱骨骨折所致桡神经损伤多为挤压、挫伤,应首先复位骨折、固定,观察 2～3 个月。若肱桡肌功能恢复,则可继续观察,否则应手术探查。晚期功能不恢复者,可行肌腱移位重建伸腕、伸拇、伸指功能,效果良好。

第三节 │ 下肢神经损伤

下肢神经由前方的股神经和后方的坐骨神经及其分支(胫神经和腓总神经)组成。

1. **股神经损伤**(injury of femoral nerve) 股神经源自腰丛(腰 2～腰 4)神经,在髂肌表面下行,穿腹股沟韧带后方于其下 3～4cm 在股动脉外侧分支,支配缝匠肌、股四头肌,皮支至股前部,在膝移行为隐神经支配小腿内侧皮肤。股神经损伤较少见,表现为股四头肌麻痹所致膝关节伸直障碍及股前和小腿内侧感觉障碍。闭合牵拉性股神经损伤可持续观察,开放性锐器伤应一期手术修复,伸膝功能无恢复者可行股二头肌腱与半腱肌腱移位重建。

2. **坐骨神经损伤**(injury of sciatic nerve) 坐骨神经源自腰 4、腰 5、骶 1～骶 3 神经。经坐骨切迹穿梨状肌下缘入臀部,在臀大肌深面、大转子与坐骨结节中点下行,股后部在股二头肌与半膜肌之间走行,至腘窝尖端分为胫神经和腓总神经,沿途分支支配股后部的股二头肌、半腱肌和半膜肌。损伤后表现依损伤平面而定。髋关节后脱位、臀部刀伤、臀肌挛缩手术伤以及臀部肌内注射药物均可致其高位损伤,引起股后部肌肉及小腿和足部所有肌肉全部瘫痪,导致膝关节不能屈曲,踝关节与足趾运动功能完全丧失,呈足下垂,小腿后外侧和足部感觉丧失。若损伤位于股后中、下部,则腘绳肌正常,膝关节屈曲功能保留,仅表现踝、足趾功能障碍。高位损伤预后较差,应尽早手术探查,根据情况行神经松解或修复手术。

3. **胫神经损伤**(injury of tibial nerve) 胫神经于腘窝部伴行腘动、静脉,经比目鱼肌腱弓深面至小腿,小腿上 2/3 部走行于小腿三头肌和胫骨后肌之间,于内踝后方穿屈肌支持带进入足底,支配小腿后侧屈肌群和足底感觉。股骨髁上骨折及膝关节脱位易损伤胫神经,引起小腿后侧屈肌群及足底内在肌麻痹,出现踝跖屈、内收、内翻障碍,足趾跖屈、外展和内收障碍,小腿后侧、足背外侧、跟外侧和足底感觉功能障碍。此类损伤多为挫伤,应观察 2～3 个月,无恢复征象则应手术探查。

4. **腓总神经损伤**(injury of common peroneal nerve) 腓总神经于腘窝沿股二头肌内缘斜向外下,经腓骨长肌两头之间绕腓骨颈,分腓浅、腓深神经。前者于腓骨长、短肌间下行,小腿下 1/3 处穿出深筋膜至足背内侧和中间。后者于趾长伸肌和胫骨前肌间,贴骨间膜下降,与胫前动、静脉伴行,于拇、趾长伸肌之间至足背。支配小腿前外侧伸肌群及小腿前外侧和足背皮肤。腓骨头、颈部骨折易引起腓总神经损伤,导致小腿前外侧伸肌麻痹,出现踝背伸、外翻功能障碍,呈足内翻下垂畸形,伸拇、伸趾功能丧失,小腿前外侧和足背前、内侧感觉障碍。应尽早手术探查。功能无恢复者,晚期可行肌腱移位矫正足下垂畸形。

第四节 │ 周围神经卡压综合征

周围神经在其行径中,因解剖特点,需经过一些骨-纤维隧道,跨越或穿过腱膜、筋膜,局部空间有一定限制。这些隧道、腱膜、筋膜因各种原因产生狭窄或组织增生、肥厚、粘连等，均可导致神经被挤压，长此以往便可产生神经传导功能障碍，严重者可致神经永久性损害。这种现象称为神经卡压综合征。

一、腕管综合征

腕管综合征（carpal tunnel syndrome）是正中神经在腕管内受压而表现出的一组症状和体征，是周围神经卡压综合征中最常见的一种。

【应用解剖】 腕管是由腕骨构成底和两侧壁，屈肌支持带为顶的一个骨-纤维隧道。腕管内有拇长屈肌腱，第2~4指的指深、浅屈肌腱，以及正中神经通过。正中神经最表浅，位于腕横韧带与其他肌腱之间。拇长屈肌腱被桡侧滑膜囊包裹，其他肌腱为尺侧滑膜囊包裹（图66-5、图66-6）。当腕关节掌屈时，正中神经受压，同时用力握拳，则受压更剧（图66-7）。

【病因】

1. **外源性压迫** 因腕横韧带坚韧，来自腕管表面的压迫少见。

2. **管腔本身变小** 腕横韧带可因内分泌病变（肢端肥大症、黏液性水肿）或外伤后瘢痕形成而增厚；腕部骨折、脱位（桡骨下端骨折、腕骨骨折和月骨周围脱位等）可使腕管后壁或侧壁突向管腔，使腕管狭窄。

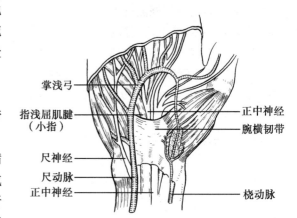

图 66-5 腕横韧带处的解剖关系

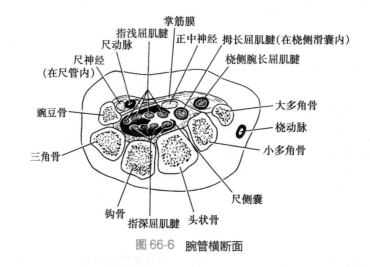

图 66-6 腕管横断面

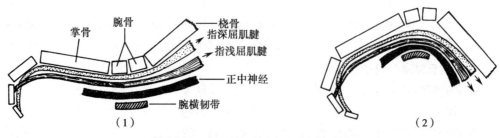

图 66-7 腕关节活动对正中神经的影响
（1）背伸 （2）掌屈

3. **管腔内容物增多、体积增大** 腕管内腱鞘囊肿、神经鞘膜瘤、脂肪瘤、外伤后血肿机化,以及滑囊炎、屈指肌肌腹过低、蚓状肌肌腹过高等,都将过多占据管腔内容积,而使腕管内各种结构相互挤压、摩擦,从而刺激或压迫正中神经。

4. **职业因素** 如木工、厨工等长期过度用力使用腕部,腕管内压力反复出现急剧变化:过度屈腕时的腕管内压力为中立位的 100 倍;过度伸腕时为中立位的 300 倍。这种压力变化也易引起慢性正中神经损伤。

【临床表现】

1. 中年女性多见,男性常有职业病史。双腕发病率可高达 30% 以上,其中绝经期女性占双腕发病者的 90%。

2. 病人首先感到桡侧三个手指端麻木或疼痛,持物无力,以中指为甚。夜间或清晨症状最重,适当抖动手腕可以减轻。有时疼痛可牵涉到前臂。

3. **查体** 拇、示、中指有感觉过敏或迟钝。鱼际肌萎缩,拇指对掌无力。腕部正中神经 Tinel 征阳性。屈腕试验(Phalen 试验):屈肘、前臂上举,双腕同时屈曲 90°,1 分钟内患侧即会诱发出正中神经刺激症状,阳性率 70% 左右(图 66-8)。腕管内有炎症或肿块者,局部隆起、有压痛或可扪及肿块边缘。

4. **电生理检查** 鱼际肌肌电图及腕-指的正中神经传导速度测定显示有神经损害。

【鉴别诊断】 本病主要与各种原因所致腕上正中神经的慢性损害相鉴别,其中常见者为颈椎病的神经根型。此时应注意腕管综合征的体征在腕以远,而颈椎病的神经根损害除手指外,尚有前臂屈肌运动障碍,屈腕试验及腕部 Tinel 征均阴性。电生理检查两者有明显的区别。

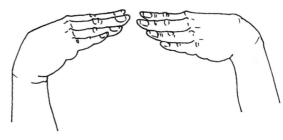

图 66-8 屈腕试验(Phalen 试验)

【治疗】

1. **非手术治疗** 早期,腕关节中立位制动,辅以药物或物理治疗。腕管内注射醋酸泼尼松龙可收到较好效果,禁用于肿瘤和化脓性炎症者。不应将药物注入神经内,否则可能因类固醇晶体积累而产生化学性炎症,反而加重症状。

2. **手术治疗** 对腕管内腱鞘囊肿、病程长的慢性滑膜炎、良性肿瘤及异位的肌腹应手术切除。由腕管壁增厚导致腕管狭窄者可行腕横韧带切开减压术。

手术中若发现正中神经已变硬或局限性膨大,应作神经外膜切开,神经束间瘢痕切除神经松解术。

二、肘管综合征

肘管综合征(cubital tunnel syndrome)是指尺神经在肘部尺神经沟内因慢性损伤而产生的症状和体征。

【应用解剖】 尺神经沟为肱骨内上髁和鹰嘴之间的骨性凹面,其上有尺侧副韧带、尺侧屈腕肌筋膜和弓状韧带覆盖,两者之间的通道称为肘管。尺神经即被约束在肘管之中。当肘关节屈、伸时,尺神经在肘管内被反复牵张或松弛。

【病因】 肘管的各种结构和形态异常均可使尺神经受到卡压,常见的原因如下。

1. **肘外翻** 这是最常见的原因。幼时肱骨髁上骨折或肱骨外髁骨骺损伤,均可发生肘外翻畸形。此时尺神经呈弓弦状被推向内侧,使其张力增高,肘关节屈曲时张力更高,如此在肘管内反复摩擦,即可产生尺神经慢性创伤性炎症或变性。肘外翻程度轻者,可在数十年后发病,故称为迟发性尺神经炎,而程度重者一两年内即可发病。

2. 尺神经半脱位 因先天性尺神经沟较浅或肘管顶部的筋膜、韧带结构松弛,在屈肘时尺神经易滑出尺神经沟外,这种反复滑移使尺神经受到摩擦和碰撞而损伤。

3. 肱骨内上髁骨折 如骨折块向下移位,可压迫尺神经。

4. 创伤性骨化 肘关节创伤后极易产生骨化性肌炎,若发生在尺神经沟附近,可致尺神经受压。

【临床表现】

1. 首先表现为手背尺侧、小鱼际、小指及环指尺侧半皮肤感觉异常,通常为麻木或刺痛。

2. 继发生感觉异常一定时间后,可出现小指对掌无力及手指收、展不灵活。

3. 查体可见手部小鱼际肌、骨间肌萎缩,以及环、小指呈爪状畸形。前述区域皮肤痛觉减退。夹纸试验阳性及尺神经沟处 Tinel 征阳性,Froment 征阳性。

4. 电生理检查发现肘下尺神经传导速度减慢,小鱼际肌及骨间肌肌电图异常。

5. 基础疾病表现,如肘外翻、尺神经沟处增厚或有肿块。X 线片显示局部有移位骨块或异常骨化等。

【鉴别诊断】

1. 颈椎病神经根型 因椎间孔狭窄而发生颈 8 神经刺激症状,表现为手尺侧麻木、乏力,这与肘管综合征症状相似。不同的是在肘管区无异常发现。肌电图检查有助于鉴别。

2. 神经鞘膜瘤 肘部尺神经鞘膜瘤与肘管综合征有同样的表现,检查时多可扪及节段性增粗的尺神经,Tinel 征阳性,而无肘部骨关节病变。有时鉴别困难,需在手术中或经病理检查来明确诊断。

【治疗】 手术探查尺神经,如术中发现该段尺神经较硬或有狭窄,应行神经外膜或束间松解并将尺神经移出尺神经沟,置于肘内前方。术后感觉恢复较快,但已萎缩的手内在肌较难恢复到正常体积。

三、旋后肌综合征

旋后肌综合征(supinator syndrome)是桡神经深支(骨间背侧神经)在旋后肌腱弓附近被卡压,以前臂伸肌功能障碍为主要表现的一种综合征。

【应用解剖】 旋后肌起于尺骨上端后方桡侧,向外、下、前斜行止于桡骨上段桡侧,分为深、浅两层。桡神经深支经旋后肌两层之间穿过。旋后肌浅层的近侧缘是较坚韧的腱性结构,称为旋后肌腱弓,桡神经深支易在此处受压(图 66-9)。

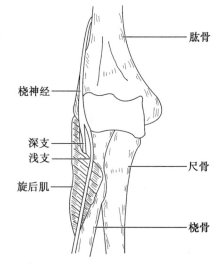

图 66-9 **桡神经深支与旋后肌关系**

标注: 肱骨、桡神经、深支、浅支、旋后肌、尺骨、桡骨

【病因】 手工业工人、键盘操作者及某些运动员因前臂伸肌过度使用致旋后肌慢性创伤性炎症,以及类风湿关节炎所致非感染性炎症,均可使旋后肌腱弓处增生、粘连和瘢痕形成。此外,旋后肌处良性占位性病变,如腱鞘囊肿、脂肪瘤等,以及桡神经在旋后肌内行径异常,均可使神经受到过大压力而发生功能障碍。

【临床表现】 通常表现为桡神经深支支配的肌肉不完全性麻痹,包括拇指外展、伸直障碍,第2~5 掌指关节不能主动伸直,而前臂旋后障碍可能较轻。腕关节可以主动伸直(桡侧伸腕肌不属桡神经深支支配),但偏向桡侧。没有虎口区感觉异常。电生理检查可见上述肌的失神经改变和前臂段桡神经运动传导速度减慢,而感觉传导速度正常。

【治疗】 一旦诊断成立,即应行神经探查术,切开旋后肌腱弓减压,切除致压物,必要时作神经松解。术后桡神经深支功能恢复较好。

四、梨状肌综合征

梨状肌综合征(piriformis syndrome)是坐骨神经在臀部受到卡压的一种综合征,在下肢神经慢性损伤中最为多见。

【应用解剖】　梨状肌是髋关节外旋肌群中最上一个。坐骨神经约 85% 经梨状肌下缘出骨盆,向下行于上孖肌、闭孔内肌、下孖肌、股方肌和臀大肌之间,然后移行于大腿后方,支配大腿后侧及膝以下的运动和感觉。

【病因】　臀部外伤出血、粘连、瘢痕形成;注射药物使梨状肌变性、纤维挛缩;髋臼后上部骨折移位、骨痂过大均可使坐骨神经在梨状肌处受压。此外,少数病人因坐骨神经出骨盆时行径变异,穿行于梨状肌内,当髋外旋时肌强力收缩可使坐骨神经受到过大压力,长此以往产生坐骨神经慢性损伤。

【临床表现】　梨状肌综合征主要表现为坐骨神经痛,疼痛从臀部经大腿后方向小腿和足部放射。疼痛较剧烈,病人行走困难。检查时病人有疼痛性跛行,轻度小腿肌萎缩,小腿以下皮肤感觉异常。有时臀部可扪及索状(纤维瘢痕)或块状物(骨痂)。"4"字试验时予以外力拮抗可加重或诱发坐骨神经痛,臀部压痛处 Tinel 征可为阳性。有髋臼骨折病史者 X 线片上可显示移位的骨块或骨痂。

【鉴别诊断】

1. **腰椎间盘突出症**　梨状肌综合征易与腰椎间盘突出所致坐骨神经痛相混淆,但后者常有腰痛伴腰椎代偿性侧弯畸形,腹部加压可加重或诱发坐骨神经痛。坐骨神经损害范围与椎间盘突出部位相关。直腿抬高试验与加强试验阳性,而"4"字试验可为阴性。

2. **神经鞘膜瘤**　高位坐骨神经鞘膜瘤较为少见。其症状呈进行性加重,与活动或休息无关。臀部有较明显的 Tinel 征,但难以在局部扪及条索状的瘤体。有时可在超声图像上发现沿坐骨神经表面均匀增厚的回声带。手术和病理检查是最终确诊手段。

【治疗】　早期梨状肌综合征可经保守治疗而得到缓解。如病因不能解除,已形成较重瘢痕粘连或有骨痂压迫、神经行径变异,则需手术治疗。手术治疗效果与病程长短关系很大。

本章思维导图

（沈　彬）

第六十七章 | 运动系统慢性损伤

第一节 | 概　述

运动系统慢性损伤(chronic damage of locomotion system)是临床常见病损。参与运动的组织结构(骨、关节、肌肉、肌腱、韧带、筋膜、滑囊及其毗邻的血管、神经等)因反复的机械运动受损,表现出相应的临床症状和体征。运动系统慢性损伤对机体生命无明显影响且多不需要手术治疗,但其带来的慢性疼痛影响日常生活和工作,影响病人心理健康,应早诊断,早治疗。多数慢性损伤可预防且经过治疗后症状可减轻或消除;但若病因不消除,容易复发。

【病因】 运动系统慢性损伤的常见原因有:①全身疾病造成的局部组织病理性紧张、痉挛;②环境温度变化引起局部血管痉挛,循环供给下降,局部代谢产物积聚;③长期重复同一个姿势,超越了人体局部的代偿能力,造成组织损伤并且没有及时修复;④操作中技术不熟练、注意力不集中、姿势不正确,导致局部异常应力;⑤身体生理结构或姿态性异常,应力分布不均;⑥急性损伤未得到正确的康复而转为慢性损伤。

【分类】 按所累及的组织,可分为四类。

1. **软组织慢性损伤**　肌、肌腱、腱鞘、韧带和滑囊的慢性损伤。

2. **骨慢性损伤**　在骨结构较纤细及应力集中部位的疲劳骨折。

3. **软骨慢性损伤**　关节软骨和骺软骨的慢性损伤。

4. **周围神经卡压伤**　频繁的重复活动造成神经损伤,或由于神经组织周围的结构增生或狭窄,造成局部的神经损伤。

【临床特点】 损伤可累及机体的多处组织和器官,临床表现有以下共性:①局部长期慢性疼痛,无明确外伤史;②特定部位有一压痛点或肿块,常伴有某种特殊的体征;③局部炎症,但无明显急性炎症表现;④近期有与疼痛部位相关的过度活动史;⑤部分病人有可导致运动系统慢性损伤的姿势、工作习惯或职业史。

【治疗原则】 慢性损伤在一定程度上是可以预防的。以防为主,防治结合,去除病因。反复发作者,治愈较困难。

1. 限制致伤动作、纠正不良姿势、增强肌力、维持关节的非负重活动和适时改变姿势使应力分散,减少损伤性因素、增加保护性因素是治疗和防止复发的关键。

2. 理疗、按摩等物理治疗可改善局部血液循环、减少粘连、软化瘢痕,有助于改善症状。局部涂抹非甾体抗炎药或中药制剂后按摩可增加皮肤渗透,减轻局部炎症。

3. **合理应用非甾体抗炎药**　非甾体抗炎药种类较多,是治疗运动系统慢性损伤的常用药物,对于减轻或消除局部炎症有明显疗效,可短期间断使用,长期使用会有不同程度的不良反应,其中以胃肠道黏膜损害最多见,其次为肝肾损害。

4. **合理、正确使用糖皮质激素**　局部注射有助于抑制炎症,减轻粘连,临床上常用。但该方法有明确的适应证:多在表浅部位进行,并且不能多次使用,否则局部过量甾体类激素会引起肌腱、韧带等组织的退行性变加重。血糖控制不佳的糖尿病病人、免疫力低下的病人局部注射糖皮质激素容易发生感染。

5. **适时采用手术治疗**　对非手术治疗无效的慢性损伤,如狭窄性腱鞘炎、神经卡压综合征及腱鞘囊肿等可行手术治疗。

第二节 | 慢性软组织损伤

一、腰腿痛

腰腿痛是指腰、腰骶、骶髂、臀部等处的疼痛,可伴有一侧或两侧下肢痛、马尾神经受压症状。腰腿痛临床表现多样,病程长,治疗困难;研究其病因,注重预防,具有重要的临床意义。腰腿痛仅仅是一组临床症状,治疗的关键是明确致痛原因,并做好鉴别诊断,且应注意病人心理因素的影响。

【解剖生理】

1. 脊柱腰段呈生理性前凸,而骶段则后凸。脊柱是身体的支柱,在矢状位上呈 S 形,当直立活动时,各种负荷应力均集中在腰骶段,故该处容易发生急、慢性损伤及退行性变化。

2. 脊柱依靠椎间盘、关节突关节、前纵和后纵韧带、黄韧带、棘上和棘间韧带、横突间韧带等将各脊椎连接而成。骶棘肌、腰背肌和腹肌等协助增强其稳定性。以上任何一种结构的病损,均会使脊柱的稳定性及平衡受到破坏而产生症状。

3. 椎间盘由上、下软骨终板,中心的髓核及四周的纤维环构成。软骨终板及髓核无血管和神经结构,椎间盘损伤后难以自行修复。

4. 不同姿势下腰椎间盘受力不同。以站立位脊柱负荷为 100% 计算,在坐位增加到 150%,而站立前屈位为 210%,坐位前屈位达 270%。用腰围支具后可减少负荷约 30%,说明前屈位活动或负重是导致腰段脊柱退变或损伤的不良姿势,故相关职业劳动者(汽车驾驶员、铸造工等)易于发生腰腿痛。

5. 腰椎管狭窄症或小关节退变、增生使神经根管及椎间孔狭窄,均可刺激或压迫马尾神经、腰神经根而出现相应的症状和体征。

6. 劳损与脊柱的生物力学密切相关。Denis 和 Ferguson 提出了脊柱三柱理论,认为脊柱的稳定性有赖于中柱的完整,并非取决于后方韧带复合结构。他们将脊柱分为前、中、后三柱。前柱:前纵韧带、椎体和椎间盘的前 2/3;中柱:后纵韧带、椎体和椎间盘的后 1/3;后柱:椎弓、黄韧带、棘间韧带。前柱为压力侧,后柱为张力侧(图 67-1)。腰部肌肉及其附着点的筋膜、韧带及骨膜的慢性损伤皆因腰部在活动时其位置较低,所承受应力较大。三柱理论有利于对脊柱生物力学的理解。

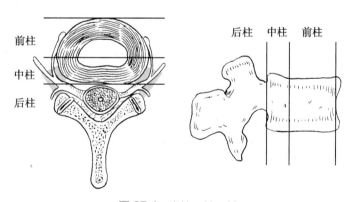

图 67-1 脊柱三柱区域

【病因和分类】 腰腿痛的病因目前尚无全面、准确的分类方法,常见原因见表 67-1。

【疼痛性质及压痛点】

1. 疼痛性质

(1)局部疼痛:由病变本身或继发性肌痉挛所致。其部位较局限,多有固定的明显压痛点,用麻醉药行局部封闭治疗,疼痛可在短期内迅速消失。

表 67-1 腰腿痛病因分类

类型	脊柱	软组织	椎管	内脏
损伤	骨折和/或脱位 椎弓崩裂 腰椎滑脱 椎间盘突出症	腰扭伤 腰背筋膜脂肪疝 腰肌劳损 棘上、棘间韧带损伤 第 3 腰椎横突综合征 臀上皮神经炎	陈旧性骨折、脱位 畸形 硬脊膜囊肿	肾挫伤
炎症	结核、骨髓炎 强直性脊柱炎 类风湿关节炎	纤维组织炎 筋膜炎 血管炎 神经炎	蛛网膜炎 硬膜外感染 脊髓炎 神经根炎	消化性溃疡、胰腺炎、前列腺炎、肾炎、肾盂肾炎、盆腔炎、上尿路结石
退变	腰椎骨关节炎 小关节紊乱 骨质疏松症		椎体后缘骨赘 椎管狭窄 黄韧带肥厚	内脏下垂
发育及姿势异常	脊柱裂 侧凸、后凸 移行椎 水平骶椎	脊肌瘫痪性侧凸	脊膜膨出 神经根和神经节变异 血管畸形 神经根管发育性狭窄	游走肾 多囊肾
肿瘤及类肿瘤	血管瘤 转移性肿瘤 嗜酸性肉芽肿 骨巨细胞瘤 脊索瘤	脂肪瘤 纤维瘤 血管瘤	脊髓及神经根肿瘤	胰腺癌 盆腔肿瘤 肾肿瘤 腹膜后肿瘤

（2）牵涉痛或感应痛:亦称反射痛。是指腰骶椎或腹膜、盆腔脏器疾病时,刺激传递到脊神经后根或脊髓丘脑束及相应的一、二级神经元,使同一节段的神经元兴奋,在相应的皮肤支配区出现感觉异常。其疼痛部位较模糊,少有神经损害的客观体征,但可伴有肌痉挛。

（3）放射痛:神经根受到损害的特征性表现。疼痛沿受损神经向末梢放射,有较典型的感觉、运动、反射损害的定位体征。

2. **压痛点** 病人在俯卧位、放松肌肉后易明确压痛点。表浅组织疾病的压痛点常有特定的部位,例如:棘上或棘间韧带劳损的压痛点在该棘突表面或两相邻棘突之间;第 3 腰椎横突综合征的压痛点在横突尖端;臀肌筋膜炎时压痛点多在髂嵴内下方;臀上皮神经炎的压痛点在髂嵴外 1/3;腰肌劳损的压痛点在腰段骶棘肌中外侧缘;腰骶韧带劳损的压痛点在腰骶椎与髂后上棘之间等(图 67-2)。深部结构病变(小关节、椎体、椎间盘等)仅在该结构的体表处有深压痛或叩痛,不如软组织病变时明确。

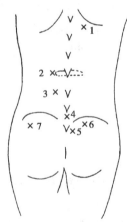

图 67-2 腰痛的常见压痛点
1.肋脊角 2.第 3 腰椎横突尖 3.骶棘肌
4.腰 5～骶 1 棘突间 5.骶髂关节上部
6.臀肌髂嵴起点 7.臀上皮神经

【治疗】

1. **非手术治疗** 绝大多数腰腿痛病人可经非手术治疗缓解或治愈。

（1）卧床休息,减少弯腰活动,佩戴腰围支具。避免一切损伤性因素。

（2）腰背肌锻炼。规律训练腰背肌可增加腰椎稳定性,可延缓脊柱退变。

（3）牵引、理疗、推拿和按摩。适当牵引等方法可松弛痉挛的骶棘肌,降低椎间盘压力,减轻炎症反应对神经根的刺激。禁止暴力按摩。

（4）适当使用非甾体抗炎药。

2. **手术治疗** 腰腿痛病因明确,如腰椎间盘突出症、腰椎管狭窄症等,经严格非手术治疗无效后,可考虑手术治疗。

二、颈肩痛

【解剖生理概要】

1. 脊柱颈段由 7 个颈椎、6 个椎间盘构成。第 1 颈椎又称寰椎,由前、后弓和两侧块组成。第 2 颈椎又称枢椎,其椎体上方隆起形成齿突,与寰椎的前弓构成寰齿关节。第 1～7 颈椎的横突有横突孔结构,椎动脉通过颈 6～颈 1 横突孔进入颅底。

2. **颈椎之间连接的特点** ①椎体间有 5 个关节相连,即椎间盘、两侧钩椎关节和两侧关节突关节;②后纵韧带在颈段较宽,其中部厚而坚实,颈部后纵韧带退变肥厚钙化是导致椎管狭窄、脊髓受压的一个重要原因;③颈椎的棘上韧带特别坚强,形成项韧带,有对抗颈椎前屈的作用,项韧带退变钙化也是造成颈痛的原因之一。

3. 颈椎的活动范围在全脊柱中最大,头的屈伸活动主要发生在寰枕关节,旋转主要发生在寰枢关节,颈部的屈伸活动主要发生在下颈段。任何一节段活动受限后,相邻节段颈椎各关节及韧带所承受的应力均明显增加,从而导致关节、椎间盘、韧带的退变。

4. **颈项部神经结构复杂** ①脊髓的三个生理性膨大中,以下颈段的颈膨大最为明显,使椎管变得相对狭窄,内部的神经结构更易受到压迫。②颈丛由颈 1～颈 4 神经的前支组成,支配颈部肌肉、膈肌,及颈、枕、面部感觉。颈 1～颈 4 神经的后支形成颈后丛,由颈 2 后支发出的枕大神经受刺激时,可出现枕下肌痛及同侧头皮感觉异常。③颈 5～胸 1 脊神经前支组成臂丛,其分支支配肩胛、肩、胸肌及上肢肌群和皮肤。④颈脊髓没有交感神经的节前纤维,而是从上胸段脊髓发出,上升、换元后形成颈交感神经节和链。以后发出节后纤维,分别与颈脊神经吻合,有的尚与脑神经连接。颈部交感神经支配范围广,受到刺激可表现出多器官、多系统症状和体征。

出现颈肩痛的疾病较多,以颈椎病和颈项部纤维组织炎最为多见,其病因及分类大致与腰腿痛相似。①颈椎病:病因、分型、临床表现及治疗见第六十九章第一节;②颈项部纤维组织炎:是由多种因素导致颈部筋膜肌肉内出现微循环障碍,组织渗出、水肿、纤维性变而形成的一种非特异性的无菌性炎症。

【病因】

1. **急性创伤** 曾经发生的急性颈项部软组织创伤,未经及时正确治疗,转化为慢性创伤性炎症。

2. **慢性劳损** 长时间处于单一的特定姿势,或肩部持续性负重,形成慢性劳损。

3. **颈椎结构性异常** 颈椎曲度异常或不稳,机体为维持局部或全身的平衡状态而使肌肉长期处于紧张状态。

4. **环境因素** 本病受天气状况影响较大,寒冷和潮湿影响肌肉筋膜的营养和代谢。

5. **心理因素** 如抑郁、强迫症、慢性焦虑有一定的影响。

6. **其他** 某些病毒感染或风湿病与本病有一定关联。

【临床表现】 主要表现为颈项肩背部的慢性疼痛,晨起或天气变化及受凉后症状加重,活动后则疼痛减轻,反复发作。急性发作时,局部肌肉痉挛、颈项僵直、活动受限。遭遇天气变化、寒冷潮湿,或身体过度劳累及精神紧张时症状加重。易被漏诊或过度检查治疗。

体格检查时可在疼痛区域内触摸到明显的痛点、痛性结节(筋膜脂肪疝)、索状物,局部肌肉痉挛,严重者颈椎活动受限但无神经受损的表现。一般只需辅以拍片或红外热像检查,就能初步诊断病情。

【诊断】 结合病史、症状及体征多可作出诊断,病人多有风寒潮湿环境下的生活工作史或慢性劳损史,一般均有前述典型症状和体征,X 线检查显示一定程度的退变性改变,亦可无阳性发现。本病无须做 CT 或 MRI 等复杂检查。部分病人血沉加快,抗链球菌溶血素 O 试验阳性则提示其发病原因与风湿性活动有关。

【鉴别诊断】 本病需与颈椎退变性疼痛、颈椎间盘突出症、肩周炎等疾病进行鉴别。本病常和颈椎退行性疾病并存,因其与早期退变性疾病治疗原则一致,鉴别困难者不妨在治疗中观察判定。

【治疗】 本病以非手术治疗为主,针对病因采取相应措施,防治结合。非手术疗法可采用局部理疗、按摩,口服非甾体抗炎药治疗,局部明显疼痛者可采用糖皮质激素封闭治疗,但任何治疗均应注意去除致病原因,如注意保暖、纠正不良姿势,否则本病易反复发作。对有明确压痛点、末梢神经卡压者,可行局部点状或片状软组织松解术,将粘连、纤维化的筋膜及血管神经末梢束行切开减压。

三、棘上、棘间韧带损伤

棘上韧带起于枕骨隆突,止于第 5 腰椎棘突,附着在棘突的表面。颈段的棘上韧带宽而厚,称为项韧带,胸段变得纤细,腰段又较为增宽,故中胸段棘上韧带损伤(trauma of supraspinous ligament)多见(图 67-3)。棘间韧带是连接两个棘突之间的腱性组织,由三层纤维组成,其纤维之间交叉排列,易产生慢性损伤。这两种韧带的主要作用为防止脊柱过度前屈造成的损伤。由于腰 5～骶 1 处无棘上韧带,且处于活动的腰椎和固定的骶椎之间,受力最大,故此处棘间韧带损伤(trauma of interspinous ligament)的机会也最大。

【病因和病理】 长期伏案弯腰工作者,不注意改变姿势;脊柱因伤病不稳定,棘上、棘间韧带经常处于紧张状态,产生小的撕裂损伤、出血及渗出。如伴有退行性变,则更易损伤。这种损伤性炎症刺激影响到韧带的腰神经后支的分支,可发生腰痛。病程长者,韧带钙化。棘上韧带与棘突连接部可因退变、破裂而从棘突上脱离。此外,因暴力所致棘上、棘间韧带破裂,如伤后固定、制动不良而形成较多瘢痕,也是慢性腰痛的原因。

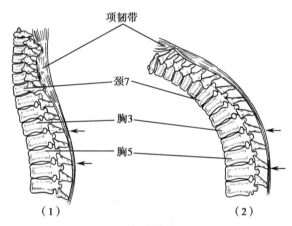

图 67-3　棘上韧带损伤
(1)颈胸椎中立位棘上韧带示意图 (2)低头工作位上方箭头为棘上韧带开始变薄处,下方箭头为棘上韧带相当薄弱处,这两处均承受较大张力。

【临床表现】 多无外伤史。腰痛长期不愈,但在过伸时因挤压病变的棘间韧带,也可引起疼痛。部分病人疼痛可向骶部或臀部放射,但不会超过膝关节。检查时在损伤韧带处棘突或棘间有压痛,但无红肿。有时可触及棘上韧带在棘突上滑动。棘间韧带损伤可通过超声或 MRI 证实。

【治疗】 本病绝大多数接受非手术治疗。若劳损因素不除,不易短期内治愈。

1. 出现症状后应尽可能避免弯腰,为修复创造有利环境。
2. 局部注射糖皮质激素可明显缓解症状。如同时用腰围进行制动,可缩短疗程。
3. 理疗有一定疗效。推拿、按摩对本病帮助不大,仅能缓解继发性骶棘肌痉挛。
4. 病程长、非手术治疗无效者,可行筋膜条带修补术,但疗效尚不肯定。

第三节 | 骨的慢性损伤

骨的慢性损伤包括:因韧带、关节囊附着点的长期过度牵拉,退行性变所造成的肥大、增生和骨赘形成等;因损伤致骨血供障碍继发骨坏死,或由应力集中引起的疲劳骨折。前者除慢性积累损伤外,代谢、内分泌等因素也很重要。

一、疲劳骨折

健康的骨组织发生骨折多是受到暴力所致。但在骨的某些相对纤细部位或骨结构形态变化大的部位易产生应力集中,当受到较长时间的反复、集中的轻微损伤后,首先发生骨小梁骨折,并随即进行修复。但在修复过程中继续受到外力作用,阻碍修复进程,骨吸收增加。这一过程不断反复,终因骨吸收大于骨修复,导致完全骨折。

疲劳骨折(fatigue fracture)或应力骨折(stress fracture)好发于第 2 跖骨干和肋骨,第 3、4 跖骨以及腓骨远侧、胫骨近侧和股骨远侧也可发生。疲劳骨折中约 80% 发生于足部。

【病因】 疲劳骨折的重要危险因素包括:疲劳骨折的既往史、身体素质差、体力活动的量和强度增加、女性及月经不规律、BMI 低、钙及维生素 D 不足、骨的健康状况差、解剖异常及生物力学状况差。慢性损伤是疲劳骨折的基本原因,但发生部位不同,前驱因素不同。如先天性第 1 跖骨短小畸形,则足掌负重点就从第 1 跖骨头转移到第 2 跖骨头,但第 2 跖骨干远较第 1 跖骨纤细,故易骨折;这种骨折常发生在新兵训练或长途行军之后,又称行军骨折。老年人患骨质疏松,如因慢性支气管炎而长期咳嗽,肋间肌反复强烈收缩导致肋骨疲劳骨折。

【临床表现】

1. **症状** 损伤部位出现逐渐加重的疼痛为其主要症状。第 1 跖骨疲劳骨折早期常为前足痛,这种疼痛在训练中或训练结束时尤为明显。

2. **查体** 有局部压痛及轻度骨性隆起,但无反常活动。少数可见局部软组织肿胀。

3. **X 线平片** 在出现症状的 2~3 周内常无明显异常,可能要数月后才会出现异常表现,如皮质增厚、硬化以及骨折线等。病程长者,骨折周围骨痂有增多趋势,但骨折线更为清晰,且骨折端有硬化征象(图 67-4)。因此,当临床疑有疲劳骨折,而 X 线检查阴性时,可考虑采用放射性核素骨显像或 MRI 检查。

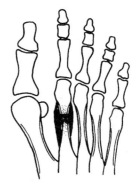

图 67-4　第 2 跖骨疲劳骨折

4. **MRI** 其灵敏度与骨扫描相当,但特异度较高。发病早期即可发现骨折区域水肿信号增强。

【治疗】 疲劳骨折的治疗方法与暴力骨折相似。由于骨折多无移位,仅需局部牢固外固定和正确的康复功能锻炼。一经确诊,早期应石膏固定 6~8 周,延迟治疗可以导致缺血性坏死和病残。应注意,就诊较晚的疲劳骨折,因断端已有硬化现象,骨折愈合较为困难。合理治疗能获良好效果。但在恢复训练前必须纠正错误动作、姿势,避免多走路,以免再伤。老年人肋骨疲劳骨折时,除了抗骨质疏松治疗外,还应治疗慢性咳嗽等原发疾病。

二、月骨缺血性坏死

又称 Kienbock 病,好发于 20~30 岁,属于骨的慢性损伤。

【病因】 月骨位于近排腕骨中心,活动度大,稳定性较差。其血供主要依靠桡腕关节囊表面小血管和腕骨间韧带内小血管。腕部活动频繁者,长期对月骨产生振荡、撞击,使关节囊、韧带小血管损伤、闭塞,导致月骨缺血。而缺血的月骨骨髓内压力增高,进一步使循环受阻,产生缺血性坏死。

【临床表现】

1. **症状** 缓慢起病，腕关节胀痛、乏力，活动时加重，休息后缓解。随疼痛加重，腕部逐渐肿胀、活动受限，无法坚持原工作。

2. **查体** 腕背轻度肿胀，月骨区有明显压痛，叩击第3掌骨头时，月骨区疼痛。腕关节各方向活动均可受限，以背伸最明显。

3. **X线平片** 早期无异常，数月后可见月骨密度增加，表面不光滑，形态不规则。骨中心有囊状吸收。周围腕骨骨质疏松（图67-5）。

4. **放射性核素骨显像** 可早期发现月骨处有异常放射性浓聚。

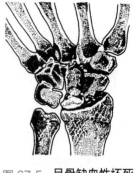

图67-5 月骨缺血性坏死

【治疗】

1. 早期可将腕关节固定在背伸20°～30°位。固定期间定期行X线或放射性核素骨显像检查，直到月骨形态和血供恢复为止。过早去除固定物，病变易复发。

2. 月骨已完全坏死、变形者，可行月骨切除。缺损处可进行骨填充或假体植入。对于体力劳动者，若桡腕关节骨关节炎严重，考虑行桡腕关节融合术。

第四节 | 软骨慢性损伤

软骨慢性损伤包括骺软骨和关节软骨的慢性损伤。关节软骨慢性损伤的代表——骨关节炎，请参见第七十二章第一节，本节主要讲解髌骨软骨软化症和骺软骨慢性损伤。

一、髌骨软骨软化症

髌骨是全身最大的籽骨，上极与股四头肌腱相连，下极由髌韧带固定于胫骨结节，通过增加股四头肌的力臂来提升伸膝功能。其关节面与股骨内、外髁相互形成髌股关节，膝关节屈伸时，髌骨在股骨内、外髁间由近到远呈S形滑动，称为髌骨轨迹，髌骨受力平衡时才能在滑车沟内保持正确的运动轨迹。髌骨软骨软化症（chondromalacia patellae）是指髌骨软骨面慢性损伤后，软骨肿胀、侵蚀、龟裂、破碎、脱落，最后与之相对的股骨髁软骨也发生相同病理改变，形成髌股关节骨关节炎。

【病因】

1. **先天性或后天性因素** 髌骨发育障碍、位置异常及股骨髁大小异常；或后天性膝关节内、外翻，胫骨外旋畸形等，均可使髌骨不稳定，在滑动过程中髌股关节面压应力集中于某点，是慢性损伤的基础。

2. 膝关节长期用力和快速屈伸，增加髌股关节磨损，如自行车、滑冰运动。

3. 髌骨软骨的营养主要来自关节滑液，各种原因所致滑液成分异常，均可使髌骨软骨营养不良，易受到轻微外力产生退行性变。

【临床表现】

1. **青年运动员较多见** 初期为髌骨下疼痛或膝前痛。随病程延长，疼痛时间多于缓解时间，以致不能下蹲，上、下台阶困难或突然打软腿、无力。

2. **髌骨边缘压痛** 伸膝位挤压研磨或推动髌骨可有摩擦感，伴疼痛。单纯髌骨软骨损害时无关节积液，后期形成髌股关节骨关节炎时，可继发滑膜炎而出现关节积液，积液较多时浮髌试验阳性。病程长者多伴有股四头肌萎缩，尤其以股内侧肌最为明显。

【影像学检查】

1. **X线片** 早期无异常，晚期可见髌骨边缘骨赘形成，髌股关节面不平滑或间隙狭窄。X线片可发现如小髌骨、高位髌骨或股骨外髁低平等畸形。

2. **MRI** 可在T_1WI像见髌骨软骨增厚，T_2WI像见增厚软骨水肿。

3. **放射性核素骨显像** 显示髌骨局限性放射性浓聚，有早期诊断意义。

【治疗】 以非手术治疗为主。

1. 出现症状后,限制膝关节剧烈活动1～2周。进行股四头肌抗阻力锻炼,增加肌肉强度有利于维持良好的髌骨轨迹,增加膝关节稳定性。

2. 肿胀、疼痛突然加剧时,应行冷敷,48小时后进行湿热敷和理疗。

3. 关节内注射玻璃酸钠(透明质酸钠)可提高关节液的黏稠性,增强其润滑功能,保护关节软骨,促进关节软骨的愈合和再生,缓解疼痛和增加关节活动度。通常每次注射2ml,每周1次,4～5次为一疗程。关节内注射醋酸泼尼松龙可以缓解症状,但由于抑制糖蛋白和胶原合成,不利于软骨修复,无菌操作不严格时甚至发生关节细菌性感染而导致严重后果,应慎用。

4. 经严格非手术治疗无效或有先天性畸形者可手术治疗。手术目的:①增加髌骨在股骨髁滑动过程中的稳定性,如外侧关节囊松解术、股骨外髁垫高术等。②刮除髌骨关节软骨上较小的侵蚀病灶,促进修复。③髌骨关节软骨已完全破坏者,有学者采用髌骨切除方法延缓髌股关节骨关节炎进展,但术后膝关节明显无力。④髌股关节人工关节置换术。

二、胫骨结节骨软骨病

胫骨结节是髌韧带的附着点。约16岁时该骨骺与胫骨上端骨骺融合,18岁时胫骨结节与胫骨上端骨融为一整体。故18岁前此处易受损,产生骨骺炎甚至缺血坏死。胫骨结节骨软骨病(osteochondrosis of the tibial tubercle)又名Osgood-Schlatter病。

【病因】　股四头肌是全身非常强大的一组肌肉,其牵拉力可通过髌骨、髌韧带使尚未骨化的胫骨结节骨骺发生不同程度撕裂。

【临床表现】

1. 本病常见于9～14岁好动的儿童,女孩的发病年龄通常比男孩早1～2年。在积极参加体育运动的青少年中发病率约为20%,其中25%～50%为双侧发病,有近期剧烈运动史。临床上以胫骨结节处逐渐出现疼痛、隆起为特点,疼痛与活动有明显关系。

2. 检查可见胫骨结节明显隆起,皮肤无炎症。局部质硬、压痛较重。做伸膝抗阻力动作、牵拉股四头肌或下蹲完全屈曲膝关节时疼痛加剧。

3. 有典型临床表现者不需要进行X线摄影。对于非典型的病人,X线片可显示胫骨结节骨骺增大、致密或碎裂,周围软组织肿胀等(图67-6)。

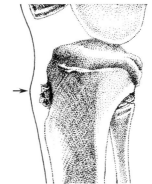

图67-6　**胫骨结节骨软骨病**
骨骺撕裂,密度增高,软组织肿胀。

【治疗】　本病通常是一种良性自限性疾病,大多数病人保守治疗有效果。通常在18岁后胫骨结节与胫骨上端骨化后,症状自行消失,但局部隆起不会改变。有明显疼痛者,可予冰敷,短期内使用镇痛药或非甾体抗炎药,并穿戴胫骨结节保护垫。疼痛充分控制后,应进行康复训练及理疗。该类病人不需要完全避免体育活动。不推荐局部注射皮质类固醇,皮下注入无效,而骨骺难以注入。曾有皮质类固醇注入皮下引起皮肤坏死,骨骺外露长期不愈者。偶有成年后尚有小块碎裂骨骺未与胫骨结节融合而症状持续者,可行钻孔或植骨术。手术治疗仅适合保守治疗失败的病人,通常在胫骨近端生长板闭合后再实施手术,部分骨切除术或胫骨结节切除术可缓解症状。

三、股骨头骨软骨病

本病为股骨头骨骺的缺血性坏死,又名为Legg-Calve-Perthes病、扁平髋等,是儿童全身骨软骨病中发病率较高且致残程度较重的一种骨软骨病。由各种原因所致的成人股骨头缺血性坏死不属于本病范畴。

【病因】　原因不明,约10%的病例为家族性的,慢性损伤是重要因素。外伤使骨骺血管闭塞,继发缺血坏死。股骨头骨骺的血供从新生儿到 12 岁有明显变化,在 4~9 岁仅有一条外骺动脉供应骨骺,此时期血供最差,即使是较轻外伤也可导致血供障碍。9 岁以后圆韧带血管参与股骨头骨骺的血供,故发病率开始下降。当骺板骨化融合后,干骺端血管进入股骨头内,即不再发生此病。

【病理】 股骨头骨骺发生缺血后,可有以下四个病理发展过程。

1. **缺血期** 此期软骨下骨细胞由于缺血而坏死,骨化中心停止生长,但骺软骨仍可通过滑液吸收营养而继续发育,因受刺激反而可较正常软骨增厚。

2. **血供重建期** 新生血管从周围组织长入坏死骨骺,逐渐形成新骨。如外力损伤持续存在,新生骨又将吸收,被纤维肉芽组织所替代,因而股骨头易受压变形。

3. **愈合期** 本病到一定时间后骨吸收可自行停止,继之不断骨化,直到纤维肉芽组织全部为新骨所代替。这一过程中畸形仍可加重,且髋臼关节面软骨也可受到损害。

4. **畸形残存期** 此期病变静止,畸形固定,随年龄增大最终将发展为髋关节的骨关节炎。

【临床表现】

1. 好发于 3~10 岁儿童,男女比约为 6:1,单侧发病较多,10%~20% 为双侧发病。

2. 髋部疼痛,且逐渐加重。少数病人以患肢膝内上方牵涉痛为首诊主诉,应注意同侧髋关节检查。随疼痛加重,出现跛行和摇摆步态。疼痛和跛行的程度与活动度相关。

3. Thomas 征阳性。跛行,患肢肌萎缩,内收肌痉挛。患髋内旋、外展、后伸受限较重。晚期患肢较健侧稍有短缩。

4. X 线平片显示,初期骨骺小、密度高,内侧关节间隙扩大,生长板不规则以及模糊透射线的干骺端。可能出现代表软骨下骨折的新月征。后期显示股骨头密度增高,骨骺碎裂、变扁,股骨颈增粗及髋关节部分脱位等。X 线表现与病理演变密切相关(图 67-7~图 67-10)。

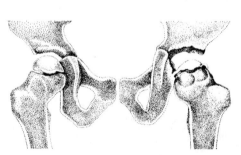

图 67-7 股骨头骨软骨病,早期(左侧)骨化中心较健侧为小,密度增高,关节间隙增宽

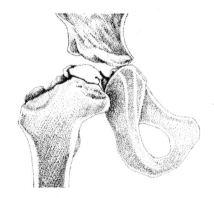

图 67-8 股骨头骨软骨病,血供重建期骨化中心小而密度高,周围有新骨沉积,头和颈变形

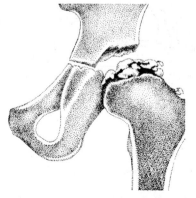

图 67-9 股骨头骨软骨病,血供重建期骨化中心"碎裂",头扁平,颈宽粗

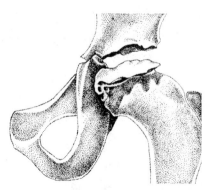

图 67-10 股骨头骨软骨病,愈合期骨骺扁平,密度略高,无"碎裂",颈宽粗

5. 放射性核素骨显像　缺血期 X 线平片阴性,而骨显像已可见放射性稀疏,股骨头灌注减少。用计算机对骨显像进行定量分析,患侧与健侧放射量的比值小于 0.6 为异常,其早期诊断准确率大于 90%。

【治疗】　目的是保持一个理想的解剖学和生物力学环境,预防血供重建期和愈合期内股骨头的变形。治疗原则:①应使股骨头完全包容在髋臼内;②避免髋臼外上缘对股骨头的局限性压应力;③减轻对股骨头的压力;④维持髋关节良好的活动范围。

1. 非手术治疗　用支架将患髋固定在外展 40°、轻度内旋位。白天戴支架用双拐下床活动,夜间去除支架,将三角枕置于两腿之间,仍维持外展、内旋位。支架使用时间约 1~2 年,定期摄 X 线片了解病变情况,直到股骨头完全重建。

2. 手术治疗　包括滑膜切除术、股骨转子下内旋/内翻截骨术、骨盆截骨术及血管植入术等。上述方法多可缓解病情,但难以完全恢复股骨头正常形态,早诊断、早治疗是预防病残的关键。

第五节 ｜ 与慢性损伤相关的其他疾病

一、滑囊炎

滑囊是位于人体摩擦频繁或压力较大处的一种缓冲结构,为一结缔组织扁囊,少数与关节腔相通,多数独立存在。囊壁分为两层,其外层为薄而致密的纤维结缔组织,内层为滑膜内皮细胞,有分泌滑液的作用,平时囊内有少量滑液。由于关节周围结构复杂、活动频繁,故人体滑囊多存在于大关节附近(图 67-11),这类滑囊人人均有,称为恒定滑囊,如髌前滑囊、鹰嘴滑囊、大粗隆滑囊和腘窝部滑囊等。另一类是为了适应生理和病理的需要而继发的,称为继发性滑囊或附加滑囊,如脊柱后凸畸形的棘突表面、皮下埋藏的内固定物尾端、跟腱后滑囊等,因局部摩擦增加可形成滑囊。临床上以中老年女性坐骨结节滑囊炎(bursitis of ischial tuberosity)和姆趾滑囊炎(bursitis of big toe)多见。

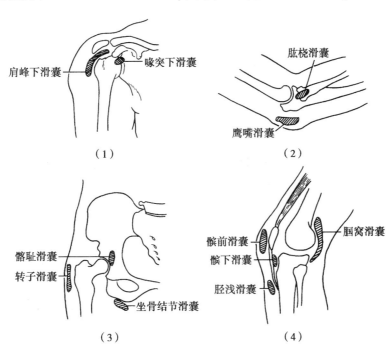

图 67-11　大关节附近常见滑囊
(1)肩部滑囊　(2)肘部滑囊　(3)髋部滑囊　(4)膝部滑囊

【病因和病理】　滑囊炎(bursitis)根据其病因、性质可分为创伤性滑囊炎、化脓性滑囊炎、结核性滑囊炎、类风湿性滑囊炎、痛风性滑囊炎、化学性滑囊炎等。

滑囊炎有急、慢性之分,以慢性滑囊炎多见。急性期囊内积液为血性,以后呈黄色,慢性期则为黏液。在慢性滑囊炎中,囊壁水肿、肥厚或纤维化,滑膜增生呈绒毛状,有的囊壁或肌腱内有钙质沉着,影响关节活动。

滑囊炎好发于骨结构突出的部位,长期、反复、集中和力量稍大的摩擦与压迫是产生滑囊炎的主要原因。如瘦弱老妇久坐硬凳所致坐骨结节滑囊炎,跪位工作者的髌前滑囊炎,长期穿尖而窄的皮鞋所致趾滑囊炎等。

【临床表现】　无明显原因在关节或骨突出部逐渐出现一圆形或椭圆形肿物,缓慢长大伴压痛。在某些关节部位常伴有部分功能障碍,如肩峰下滑囊炎,常常表现为关节部位疼痛,亦可有局部压痛和放射痛。局部肿物浅者可触及清晰的边界,有波动感,皮肤无细菌性炎症表现;部位深者,边界不清,有时可被误认为是实质性肿瘤,可通过超声或 MRI 进行鉴别诊断。

重要关节部位的滑囊炎若不及时治疗,随着滑囊壁的增厚、粘连,关节活动度将逐渐减小。晚期可见关节部位肌肉萎缩。

【治疗】

1. 避免继续摩擦和压迫,关节予以适当制动并辅以物理治疗后多数可消退。

2. 对于没有相对禁忌证的病人,主张开始治疗时使用 NSAIDs。NSAIDs 可与局部注射联用,当禁用局部注射时 NSAIDs 也可单独使用。

3. 经穿刺抽出囊内积液,然后注入醋酸泼尼松龙,加压包扎,有时可治愈。

4. 对非手术治疗无效者可考虑做滑囊切除术,但有复发可能。

二、狭窄性腱鞘炎

狭窄性腱鞘炎(stenosing tenosynovitis)系指腱鞘因机械性摩擦而发生的慢性无菌性炎症改变。腱鞘分为两层,外层为纤维性鞘膜,内层为滑液膜,滑液膜又分为壁层和脏层。脏、壁层两端形成盲囊,其间含有少量滑液,有润滑和保持肌腱活动度的功能。

腱鞘和骨形成弹性极小的"骨-纤维隧道"(图 67-12)。腱鞘的近侧或远侧缘为较硬的边缘,在掌指关节处腱鞘增厚最明显,称为环状韧带。肌腱在此韧带边缘长期、过度用力摩擦后,即可发生肌腱和腱鞘的损伤性炎症。四肢肌腱凡经过"骨-纤维隧道"处,均可发生腱鞘炎,如肱二头肌长头腱鞘炎,拇长伸肌和指总伸肌腱鞘炎,腓骨长、短肌腱鞘炎,指屈肌腱鞘炎、拇长屈肌腱鞘炎、拇长展肌与拇短伸肌腱鞘炎等。其中以后三种最多见,故作为代表介绍如下。

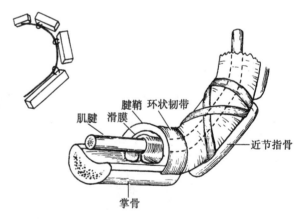

图 67-12　屈指肌腱的骨-纤维隧道示意图

手与腕部狭窄性腱鞘炎是最常见的腱鞘炎。在手指常发生屈肌腱鞘炎,又称弹响指或扳机指;在拇指发生拇长屈肌腱鞘炎,又称弹响拇;在腕部为拇长展肌和拇短伸肌腱鞘炎,又称桡骨茎突狭窄性腱鞘炎。

【病因】　手指长期快速活动,如织毛衣、管弦乐的练习或演奏等;手指长期用力活动,如洗衣、写字、打字或其他电脑操作等慢性劳损是主要病因。如病人本身有先天性肌腱异常(小儿拇长屈肌腱鞘炎)、类风湿关节炎以及产后、病后虚弱无力等,更易发生本病。

【病理】　狭窄性腱鞘炎并非单纯腱鞘的损伤性炎症,肌腱和腱鞘均有水肿、增生、粘连和变性。腱鞘的水肿和增生使"骨-纤维隧道"狭窄,进而压迫本已水肿的肌腱,环状韧带区腱鞘腔特别狭窄而质地坚韧,故使水肿的肌腱被压成葫芦状,阻碍肌腱的滑动。如用力伸屈手指,葫芦状膨大部在环状韧带处强行挤过,就产生弹拨动作和响声,并伴有疼痛,故称弹响指(图67-13)。

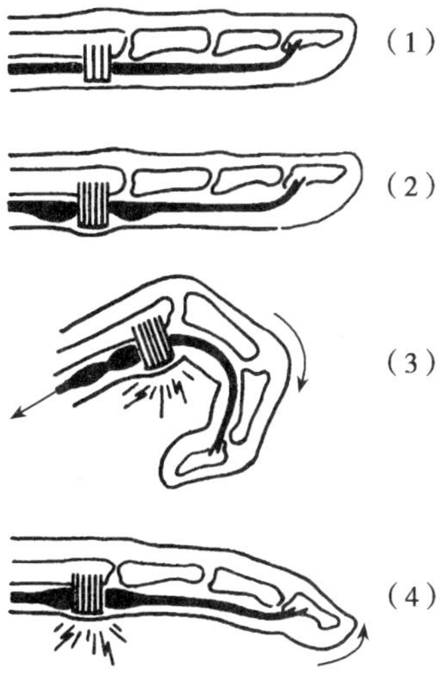

【临床表现】

1. **弹响指和弹响拇**　起病缓慢。初时,晨起患指发僵、疼痛,缓慢活动后即消失。随病程延长逐渐出现弹响伴明显疼痛,严重者患指屈曲,不敢活动。各手指发病的频度依次为中、环指最多,示、拇指次之,小指最少。病人主诉疼痛常在近侧指间关节,而不在掌指关节。体检时可在远侧掌横纹处触及黄豆大小的痛性结节,屈伸患指该结节随屈肌腱上、下移动,或出现弹拨现象,并感到弹响,即发生于此处。

小儿拇长屈肌腱鞘炎常为双侧性,表现为拇指屈伸时发生弹响,或指间关节交锁于屈曲位,掌指关节皮下可触及痛性结节。细心家长可在出生后数月内发现,有的则在3~4岁才注意到。

2. **桡骨茎突狭窄性腱鞘炎**　腕关节桡侧疼痛,逐渐加重,无力提物。检查时皮肤无炎症表现,在桡骨茎突表面或其远侧有局限性压痛,有时可触及痛性结节。握拳尺偏腕关节时,桡骨茎突处出现疼痛,称为 Finkelstein 试验阳性(图67-14)。

【治疗】

1. **初始治疗中使用保守疗法**　调整手部活动、夹板固定和/或短期使用 NSAIDs。对于保守治疗后症状未能改善的,行局部糖皮质激素注射。对于症状严重或扳机征发作频繁的病人,首次就诊时即注射糖皮质激素可能有益。但注射一定要准确,可直接注射到腱鞘邻近的骨膜附近,皮下注入无效,且一旦注入桡动脉浅支,可能导致桡侧三个手指血管痉挛或栓塞,进而引起指端坏死。

2. **非手术治疗无效时可考虑行狭窄腱鞘切开减压术**　注意牵开切口两侧的皮神经和血管,充分显露腱鞘。此时被动活动病人手指,可见到膨大的结节在腱鞘狭窄处上、下移动。认准腱鞘狭窄增厚范围,用尖刀沿着肌腱方向从一侧纵向切开腱鞘,切开范围要足够长,再将切开的腱鞘的两侧各剪去约0.3cm,以彻底解除狭窄避免复发。如仅行狭窄处切开,有时会发生再粘连而症状复发(图67-15)。

3. 小儿先天性狭窄性腱鞘炎保守治疗通常无效,应行手术治疗。

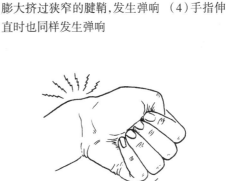

图 67-13　弹响指发生机制示意图

(1)正常肌腱和腱鞘　(2)发病后肌腱呈葫芦形肿大,腱鞘肿胀　(3)手指主动屈曲时,远侧膨大挤过狭窄的腱鞘,发生弹响　(4)手指伸直时也同样发生弹响

图 67-14　握拳尺偏试验(Finkelstein 试验)

三、腱鞘囊肿

腱鞘囊肿(ganglion cyst)是关节附近的一种囊性肿块,病因尚不太清楚。慢性损伤使滑膜腔内滑液增多而形成囊性疝出,或结缔组织黏液退行性变可能是发病的重要原因。目前临床上将手、足小关节处的滑液囊疝(腕背侧舟月关节、足背中跗关节等处)和发生在肌腱的腱鞘囊肿统称为腱鞘囊肿。而大关节的囊性疝出另行命名,如膝关节后方的囊性疝出叫作腘窝囊肿或 Baker 囊肿。

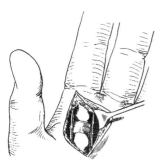

图 67-15　弹响指术中所见

【临床表现】

1. 本病以女性和青少年多见。腕背、桡侧腕屈肌腱及足背发病率最高,手指掌指关节及近侧指间关节处也常见到。

2. 病变部出现一缓慢长大肿物,肿物较小时无症状,长大到一定程度后活动关节时有酸胀感。检查可发现 0.5~2.5cm 的圆形或椭圆形肿物,表面光滑,不与皮肤粘连。因囊内液体充盈,张力较大,扪之如硬橡皮样实质感。囊颈较小者,略可推动;囊颈较大者,则不易推动,易误诊为骨性肿物。重压肿物有酸胀痛。用粗针头穿刺可抽出透明胶冻状物。

【治疗】　腱鞘囊肿有时可被挤压破裂而自愈。临床治疗方法较多,但复发率高。

1. 非手术治疗　囊内容物排出后,在囊内注入药物或留置可取出的无菌异物(如缝扎粗丝线),并加压包扎,使囊腔粘连而消失。通常是在囊内注入醋酸泼尼松龙 0.5ml,然后加压包扎。本方法简单、痛苦较少,但有一定复发率。

2. 手术治疗　手指腱鞘囊肿一般较小,穿刺后复发率较高,多次复发者可手术切除。术中应完整切除囊肿,勿残留囊壁。如系腱鞘发生者,应同时切除部分相连的腱鞘;如系关节囊滑膜疝出,应在根部缝扎切除,同时修复关节囊以减少复发。

四、肱骨外上髁炎

肱骨外上髁炎(lateral humeral epicondylitis)是伸肌总腱起点处的一种慢性损伤性炎症。早年发现网球运动员易患此病,故本病又称"网球肘"(tennis elbow)。

【病因和病理】

1. 在前臂过度旋前或旋后位,被动牵拉伸肌(握拳、屈腕)和主动收缩伸肌(伸腕)将对肱骨外上髁处的伸肌总腱起点产生较大张力,如长期反复进行这种动作即可引起该处的慢性损伤。因此,凡需反复用力活动腕部的职业和生活动作均可导致这种损伤,如网球、羽毛球、乒乓球运动员,钳工、厨师和家庭妇女等。少数情况下,平时不作文体活动的中老年文职人员,因肌肉软弱无力,即便是短期提重物也可发生肱骨外上髁炎。

2. 肱骨外上髁炎的基本病理变化是慢性损伤性炎症。炎症的范围在每个病人却不尽相同:有的仅在肱骨外上髁尖部,以筋膜、骨膜炎为主;有的在肱骨外上髁与桡骨头之间,以肌筋膜炎或肱桡关节滑膜炎为主。

【临床表现】　病人出现肘关节外侧痛,在用力握拳、伸腕时疼痛加重以致不能持物。严重者拧毛巾、扫地等细小的生活动作均感困难。检查时,仅在肱骨外上髁、桡骨头及二者之间有局限性、极敏锐的压痛(图 67-16)。皮肤无炎症,肘关节活动一般不受影响。前臂伸肌牵拉试验(Mills 征):伸肘,握拳,屈腕,然后前臂旋前,此时肘外侧出现疼痛为阳性。有时疼痛可牵涉到前臂伸肌中上部(图 67-17)。

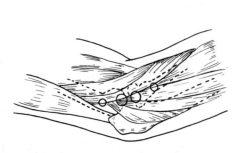

图 67-16　肱骨外上髁炎压痛部位

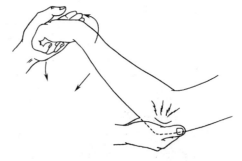

图 67-17　前臂伸肌牵拉试验(Mills 征)

【治疗】　非手术治疗对绝大多数病人有效。

1. 限制以用力握拳、伸腕为主要动作的腕关节活动是治疗和预防复发的关键。

2. 封闭疗法,即在压痛点注射醋酸泼尼松龙或复方倍他米松注射液 1ml 和 2% 利多卡因 1~2ml 的混合液,一般可取得良好的近期效果。

3. 对不能间断训练的运动员,应适当减少运动量,同时在桡骨头下方伸肌部位捆扎弹性保护带,以减少腱起点处的牵张应力。

4. 对有非手术治疗效果不佳的顽固疼痛者,可施行伸肌总腱起点剥离松解术或卡压神经血管束切除术,或结合关节镜手术。

五、粘连性肩关节囊炎

粘连性肩关节囊炎(adhesive capsulitis)又称肩周炎、冻结肩、五十肩等。可为原发性(或特发性)疾病,但也与其他疾病有关。

【病因】

1. **肩部原因** ①大多发生在50岁左右,软组织退行性变,对各种外力的承受能力减弱;②长期过度活动、姿势不良等,产生慢性损伤是激发因素;③上肢外伤后肩部固定过久,肩周组织继发萎缩、粘连;④肩部急性挫伤、牵拉伤后治疗不当。

2. **肩外因素** 颈椎病或心、肺、胆道疾病导致肩部牵涉痛,原发病长期不愈使肩部肌持续性痉挛、缺血而形成炎性病灶,转变为粘连性肩关节囊炎。糖尿病病人发生冻结肩的风险更大,患病率为10%～20%。冻结肩也与甲状腺疾病、长期制动、脑卒中和自身免疫性疾病有关。

【病理】 肌肉和肌腱、滑囊以及关节囊发生慢性损伤和炎症。成纤维细胞和成肌细胞增生、I型和III型胶原增多使关节囊慢性纤维化;此外,滑膜充血、水肿最终导致关节囊腔粘连、狭窄。喙肱韧带呈束带状增厚挛缩是外旋受限的主要原因。

【临床特点】

1. 本病有自限性,一般在6～24个月可自愈,但部分不能恢复到正常功能水平。

2. 本病多为中老年患病,女性多于男性,左侧多于右侧,亦可两侧先后发病。

3. 肩各方向主动、被动活动均不同程度受限,以外旋外展和内旋后伸最重(图67-18)。逐渐出现肩部某一处局限性疼痛,与动作、姿势有明显关系。随着病程延长,疼痛范围扩

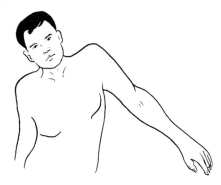

图67-18 **粘连性肩关节囊炎时的外展姿势实为躯干代偿侧弯**

大,并牵涉到上臂中段,同时伴肩关节活动受限。若勉强增大活动范围会引起剧烈锐痛。严重时患肢不能梳头和反手触摸背部。夜间因翻身移动肩部而痛醒。初期病人尚能指出明确的痛点,后期疼痛范围扩大。

4. **影像学** X线平片见肩关节结构正常,可有不同程度的骨质疏松。MRI见关节囊增厚,肩部滑囊可有渗出。MRI对鉴别诊断意义较大。

【鉴别诊断】

1. **肩袖损伤** ①60岁以上老年人,肩颈痛,肩关节无力;②被动活动范围基本正常;③有疼痛弧;④落臂征阳性;⑤超声、MRI有肩袖撕裂的特征性表现。

2. **肩峰下撞击综合征** ①肩外侧痛(夜间痛);②外展、上举障碍;③X线片显示肩峰、肱骨大结节硬化,骨赘形成;④超声、MRI排除肩袖损伤。

3. **肩关节不稳** ①外伤史(骨折脱位)。②肩周痛、无力。③影像学检查:可见肱骨头或关节盂部分缺失。④关节镜可见骨或关节囊损伤征。

4. **颈椎病** ①有神经根刺激症状;②肩关节被动活动大致正常且无痛;③X线斜位片可见相应椎间孔狭窄;④肌电图提示神经根性损伤。

5. **其他** ①永久起搏器后肩周痛;②肩胛背神经卡压综合征;③锁骨外端骨折,锁骨钩钢板使用后;④胸腔内或颈肩部炎症、肿瘤疾病。

【治疗】 目的:缓解疼痛,恢复功能,避免肌肉萎缩。

1. 早期给予理疗、针灸、适度的推拿按摩,可改善症状。

2. 痛点局限时,可局部注射醋酸泼尼松龙,能明显缓解疼痛。

3. 疼痛持续、夜间难以入睡时,可短期服用非甾体抗炎药。

4. 无论病程长短、症状轻重,均应每日进行肩关节的主动活动,活动以不引起剧痛为限。

5. 对症状持续且重者,以上治疗无效时,在麻醉下采用手法或关节镜下松解粘连,然后注入类固醇或透明质酸钠,可取得满意疗效。

6. 肩外因素所致粘连性肩关节囊炎除局部治疗外,还需对原发病进行治疗。

(于腾波)

本章思维导图

第六十八章　股骨头坏死

股骨头坏死(osteonecrosis of the femoral head,ONFH)为股骨头血供中断或受损,使骨细胞及骨髓成分死亡,引起骨组织坏死及随后发生的修复共同导致股骨头结构改变及塌陷,引起髋关节疼痛及功能障碍的疾病,是骨科常见难治性疾病之一。

【病因】　股骨头坏死最核心的发病机制是缺血,从而导致后续的病理变化。股骨头、颈的血供共有四个来源,即旋股内、外侧动脉与闭孔动脉、股骨滋养动脉。除小部分通过股骨头的圆韧带外,大部分从关节囊进入,其中旋股内侧动脉最为重要(图68-1)。

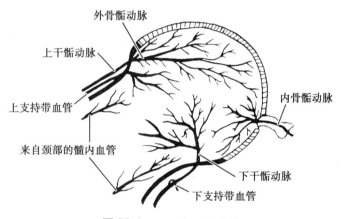

外骨骺动脉

上干骺动脉

上支持带血管

内骨骺动脉

来自颈部的髓内血管

下干骺动脉

下支持带血管

图 68-1　股骨头、颈的血供

股骨头坏死的病因可分为创伤性和非创伤性两大类。创伤性因素主要包括股骨头、颈骨折、髋臼骨折、髋关节脱位、髋部严重扭伤或挫伤(无骨折,有关节内血肿)等。在我国,非创伤性因素主要为皮质类固醇类药物应用、长期过量饮酒、减压病、血红蛋白病(镰状细胞贫血、血红蛋白C病、地中海贫血、镰状细胞特质等)、自身免疫性疾病和特发性疾病等。吸烟、肥胖、放射治疗、妊娠等可增加发生股骨头坏死的风险,被认为与股骨头坏死相关。

【病理】　病理形态学上分为血运变化早期、中期和晚期。

血运变化早期(静脉淤滞期):此时血供受阻,出现部分细胞坏死迹象,骨小梁的骨细胞空陷窝多于50%且累及邻近骨小梁,骨髓部分坏死;在致病因素的影响下,骨髓干细胞逐渐分化为肥大脂肪细胞;小静脉出现血栓、静脉扩张、静脉窦充血、间质水肿,因血液回流不畅而造成骨内静脉淤滞和高压。

血运变化中期(动脉缺血期):静脉血栓状况进一步加剧,出现动静脉血管的受压狭窄或动脉血栓等,导致动脉供血不足,进而进入动脉缺血状态。此期表现出软骨下骨折,坏死区域扩大,局部囊性变,部分股骨头区域出现塌陷,坏死骨组织进入修复期,可见新生血管及新生纤维组织长入坏死区,形成肉芽组织。

血运变化晚期(动脉闭塞期):动脉血管内皮增生增厚,管腔狭窄,甚至完全闭塞;股骨头塌陷的范围和程度加大,表现为髋关节骨关节炎。

上述表现多为非创伤性股骨头坏死的病理变化。而创伤性股骨头坏死在创伤初期就出现动、静脉血运受阻或中断,在病理表现上进入缺血状态,逐渐出现血运变化中期相似的组织学改变,并可发展到血运变化晚期。

沿股骨头的冠状面做一切面,显微镜下典型的可分为以下五层:关节软骨层、坏死骨组织层、肉芽组织层、新生骨层和正常组织层(图 68-2)。

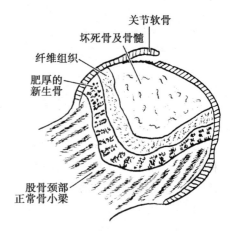

图 68-2　坏死股骨头的冠状面

【临床表现和诊断】

1. **临床表现**　非创伤性股骨头坏死多见于中年男性,双侧受累者占 50%～80%。早期多为腹股沟、臀部和髋部的疼痛,偶伴有膝关节疼痛。疼痛间断发作并逐渐加重,如果是双侧病变,可呈交替性疼痛。股骨头坏死早期可无临床症状,常通过拍摄 X 线片而发现。典型体征为腹股沟区深压痛,可放射至臀或膝部,"4"字试验(Patrick's sign)阳性,体格检查还可有内收肌压痛,髋关节活动受限,其中以内旋、屈曲、外旋活动受限最为明显。

本病与外伤、酗酒、应用激素等密切相关,诊断时需详细全面地询问外伤史、生活习惯、职业、既往病史和用药史等。

2. **诊断**

(1)X 线平片:在股骨头坏死的诊断中仍有不可替代的作用。股骨头血液供应中断后 12 小时骨细胞即坏死,但在 X 线平片上看到股骨头密度改变至少需要 2 个月或更长时间。X 线平片体位主要包括正位及蛙式侧位,蛙式侧位可补充显示正位片的重叠部分。早期表现为硬化、囊性变及"新月征",坏死区与正常区域之间往往可见硬化征象等;晚期股骨头因塌陷失去原有球面结构,以及呈现退行性关节炎的表现。

(2)CT:可发现早期细微骨质改变,确定是否存在骨塌陷,并可显示病变延伸范围,从而为治疗方案的选择提供帮助。CT 较 X 线平片显示股骨头坏死更为灵敏,但不如放射性核素扫描及 MRI 灵敏。

(3)MRI:是一种有效的早期无创诊断方法。大多表现为股骨头前上部异常信号:T_1WI 为条带状低信号;T_2WI 为低信号或内高、外低两条并行信号影,即双线征(double-line sign)。双线征中外侧低信号带为增生硬化骨质,内侧高信号带为肉芽纤维组织修复所致(图 68-3)。邻近的头颈部可见骨髓水肿,关节囊内可有积液。

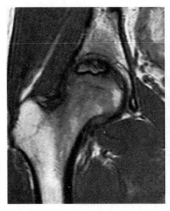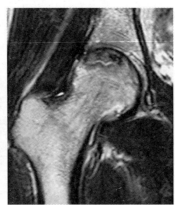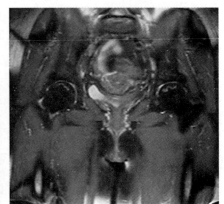

图 68-3　股骨头坏死的 MRI 表现

(4)放射性核素扫描:股骨头急性期骨扫描[^{99m}Tc-MDP(锝标记亚甲基二膦酸盐)、^{99m}Tc-DPD(锝标记二羧基丙烷二磷酸盐)等]坏死区为冷区;坏死修复期表现为热区中有冷区,即"面包圈样"改变。单光子发射计算机断层显像(single-photon emission computed tomography,SPECT)或许能提高对股骨头坏死诊断的灵敏度。PET 可能比 MRI 和 SPECT 更早地发现股骨头坏死征象,并预测坏死进展。

（5）组织学检查:很大程度上已被 MRI 取代,为创伤性操作,但为可靠的诊断手段。可见骨细胞空陷窝多于 50% 且累及毗邻的多根骨小梁,骨髓坏死。

【临床分期】　目前已存在很多股骨头坏死的分期系统,国际骨循环研究协会(Association Research Circulation Osseous,ARCO)2019 年制定的分期系统如下。

1 期:X 线平片正常,MRI 有异常,带状低信号包绕坏死区,骨扫描可见一冷区。

2 期:X 线平片、MRI 均有异常,X 线片或 CT 可见骨硬化、局部骨质疏松或囊性变,但无证据显示软骨下骨折、坏死部分骨折或股骨头关节面变平。

3 期:X 线平片或 CT 可见软骨下骨折、坏死部分骨折和/或股骨头关节面变平。根据股骨头塌陷程度分为 3A(股骨头塌陷≤2mm)和 3B(股骨头塌陷＞2mm)。

4 期:X 线平片可见髋关节骨关节炎伴关节间隙狭窄,髋臼改变及关节破坏。

【治疗】　股骨头坏死治疗方案的选择应根据 MRI、股骨头坏死血运变化、坏死分期、关节功能及病人年龄、职业、日常活动水平等因素综合考虑。

1. 非手术治疗

（1）保护性负重:病变侧应严格避免负重,可扶拐、用助行器行走以减少股骨头承重,但不提倡使用轮椅。

（2）药物治疗:常使用抑制破骨细胞功能和促进成骨细胞功能的药物,如膦酸盐类药物以及抗凝、降脂、扩张血管、促进纤溶等药物。

（3）中医药治疗:中医药治疗强调早期诊断、病证结合、早期治疗。对高危人群及早期股骨头坏死病人,建议给予活血化瘀、补肾健骨等中药治疗,具有促进坏死修复、预防塌陷的作用;配合保髋手术使用,可提高保髋手术效果。

（4）物理治疗:包括体外冲击波、电磁场、高压氧等治疗。

2. 手术治疗

（1）髓芯减压术:可降低骨内压、减轻疼痛、改善静脉回流,有助于血管长入。

（2）带血管蒂骨移植:常用带血管蒂髂骨、腓骨移植,结合显微手术操作,适用于股骨头无塌陷或轻度塌陷者。

（3）截骨术:目的是将坏死区移出股骨头负重区,常见的术式为经转子间旋转截骨术及其改良术式。

（4）人工关节置换术:对于髋臼和股骨头均受累、出现骨关节炎的表现、明显影响病人生活质量者可考虑行全髋关节置换术。

本章思维导图

（秦彦国）

第六十九章　颈、腰椎退行性疾病

第一节　颈椎退行性疾病

一、颈椎病

颈椎病（cervical spondylosis）是指因颈椎间盘退变及其继发性改变，刺激或压迫相邻脊髓、神经、血管等组织而出现一系列症状和体征的综合征。

【病因和病理】　颈椎功能单位由两个相邻椎体、椎间盘、关节突关节和钩椎关节（又称 Luschka 关节或钩突）构成。颈椎由于活动度较大，因而容易退变。颈椎病的病因包括以下几个方面。

1. **颈椎间盘退行性变**　是颈椎病发生和发展的最基本原因。椎间盘退变使椎间隙狭窄，关节囊、韧带松弛，脊柱活动时稳定性下降，进而引起椎体、关节突关节、钩椎关节、前后纵韧带及黄韧带等的变性、增生和钙化。如此形成颈段脊柱不稳定的恶性循环，最后出现脊髓、血管或神经受到刺激或压迫的表现。

2. **损伤**　急性损伤可使原已退变的颈椎和椎间盘损害加重而诱发颈椎病；慢性损伤可加速已退变颈椎的退变过程而导致提前出现症状。

3. **颈椎发育性椎管狭窄**　是指在胚胎期及出生后的生长发育过程中椎弓根过短，使椎管矢状径小于正常。在此基础上，即使退行性变比较轻，也可出现压迫症状而发病。

颈椎活动范围大、易受劳损的节段最易发病，如 $C_{5\sim6}$ 最常见，$C_{4\sim5}$ 及 $C_{6\sim7}$ 次之。

【分型及临床表现】　由于颈椎病的临床表现多样化，故其分型方法也不尽相同。有些分型存在争议。国内传统上沿用四种基本分型的方法。

1. **神经根型颈椎病**　此型发病率最高。由于突出的椎间盘、增生的钩椎关节压迫相应的神经根，引起神经根性刺激症状。临床上开始多为颈肩痛，短期内加重，并向上肢放射。放射痛范围根据受压神经根不同而表现在相应皮节（表 69-1）。皮肤可有麻木、过敏等异常，同时可有上肢肌力下降、手指动作不灵活。检查可见患侧颈部肌肉痉挛，颈肩部肌肉可有压痛，患肢活动有不同程度受限。臂丛神经牵拉试验（图 69-1）及压头试验（图 69-2）可出现阳性，表现为诱发根性疼痛。

表 69-1　颈神经根受累的临床症状和体征

椎间盘	颈神经根	症状和体征
$C_{2\sim3}$	C_3	颈后部疼痛及麻木，特别是乳突及耳廓周围。无肌力减弱或反射改变
$C_{3\sim4}$	C_4	颈后部疼痛及麻木并沿肩胛提肌放射，伴有向前胸放射。无肌力减弱或反射改变
$C_{4\sim5}$	C_5	疼痛沿一侧颈部及肩部放射，在三角肌处感麻木，三角肌无力和萎缩，无反射改变
$C_{5\sim6}$	C_6	疼痛沿上臂和前臂外侧向远端放射至拇指和示指，直至拇指尖。手背第一背侧骨间肌处麻木。肱二头肌肌力和肱二头肌反射减弱
$C_{6\sim7}$	C_7	疼痛沿上臂和前臂背侧中央向远端放射痛至中指，亦可至示指和环指。肱三头肌肌力和肱三头肌反射减弱
$C_7\sim T_1$	C_8	可引起指屈肌和手部骨间肌的肌力减弱，以及环指、小指和手掌尺侧的感觉丧失，但无反射的改变

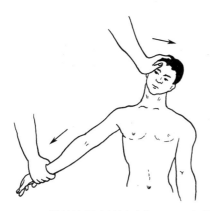
图 69-1　臂丛神经牵拉试验（Eaton 试验）

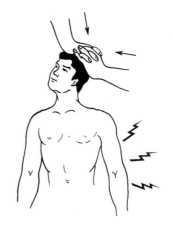
图 69-2　压头试验（Spurling 征）

2. 脊髓型颈椎病　由于颈椎退变结构压迫脊髓或压迫供应脊髓的血管而出现一系列症状,包括四肢感觉、运动、反射以及二便功能障碍的综合征,为颈椎病最严重的类型。由于下颈段椎管相对较小(脊髓颈膨大处),且活动度大,故退变亦发生较早、较重,脊髓受压也易发生在下颈段。

病人出现上肢或下肢麻木无力、僵硬,双足踩棉花感,束带感,双手精细动作障碍。后期可出现二便功能障碍。检查时可有感觉障碍平面,肌力减退,四肢腱反射活跃或亢进,而浅反射减弱或消失。Hoffmann 征、Babinski 征等病理征可呈阳性。

3. 椎动脉型颈椎病　目前通常认为是由颈椎退变机械性压迫因素或颈椎退变所致颈椎节段性不稳定,致使椎动脉遭受压迫或刺激,椎动脉狭窄、迂曲或痉挛,造成椎-基底动脉供血不全,病人出现头晕、恶心、耳鸣、偏头痛等症状,或转动颈椎时突发眩晕而猝倒。但是也有人认为骨赘或椎间盘突出引起的压迫难以阻断椎动脉血运而引起眩晕及猝倒。对这一类型颈椎病目前存在争议。

4. 交感型颈椎病　目前认为本病是由退变因素,如椎间盘突出、小关节增生等,尤其是颈椎不稳刺激或压迫颈部交感神经纤维而引起的一系列反射性交感神经症状。多与长期低头、伏案工作有关,有交感神经抑制或兴奋的症状。表现为症状多,体征少。病人可感到颈项痛、头痛、头晕;或感心悸、心律不齐;亦可诉记忆力减退、失眠等症状。此型在临床上也存在争议。

【影像学检查】　颈椎病的诊断必须结合影像学、临床症状和肌电相关检查,不能单独将影像学表现作为诊断的依据。

1. X 线平片检查　主要用以排除其他病变,可显示颈椎曲度改变,生理前凸减小、消失或反曲,椎体前、后缘骨赘形成及椎间隙狭窄,颈椎斜位片可见椎间孔狭窄等。动力位过伸、过屈位摄片可显示颈椎节段性不稳定。

2. CT 检查　可显示颈椎间盘突出,颈椎管矢状径变小,黄韧带骨化,硬膜外腔脂肪消失,脊髓受压等征象。

3. MRI 检查　T_1WI 示椎间盘突出等,T_2WI 示硬膜外腔消失,椎间盘呈低信号,脊髓受压或脊髓内出现高信号区(图 69-3)。

【诊断】　中年以上病人,根据病史和体格检查,特别是神经系统检查,结合 X 线平片以及 CT、MRI 等检查,一般能作出诊断。神经根型颈椎病发病率高,表现多典型,诊断并不困难。其他类型颈椎病临床表现复杂,故鉴别诊断特别重要。

【鉴别诊断】

1. 神经根型颈椎病　由于颈椎退变压迫单根或多根神经根,可出现与周围神经卡压综合征相似的症状,如胸廓出口综合征、肘管综合征和尺管综合征等。但这些综合征的发生均有局部嵌压神经的骨性和纤维性因素,凭借仔细体检和影像学分析以及肌电图(EMG)可以确定。另外,还需与肩周炎鉴别,后者 50 岁左右多发,疼痛主要在肩部,症状向远端不超过肘关节,没有麻木,肌力无减退。

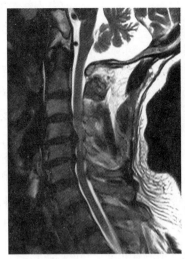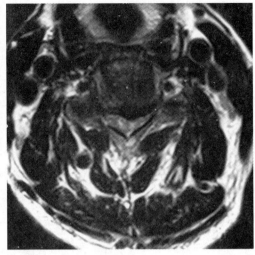

图 69-3 脊髓型颈椎病 MRI 所示征象

2. 脊髓型颈椎病

（1）肌萎缩侧索硬化症：肌萎缩侧索硬化症多见于 40 岁左右病人，发病突然，病情进展迅速，常以上肢运动改变为主要症状，一般有肌力减弱，但是无感觉障碍。肌萎缩以手内在肌明显，并由远端向近端发展，出现肩部和颈部肌肉萎缩，而颈椎病罕有肩部肌肉萎缩，故应检查胸锁乳突肌和舌肌。EMG 示胸锁乳突肌和舌肌出现自发电位。

（2）脊髓空洞症：多见于青壮年，病人常有感觉分离现象，痛、温觉消失，触觉及深感觉存在。因关节神经营养障碍，无疼痛感觉，出现关节骨质破坏，称为 Charcot 关节（神经性创伤性关节炎）。MRI 示脊髓内有与脑脊液相同的异常信号区。

3. 椎动脉型颈椎病 此型颈椎病表现复杂，鉴别诊断较为困难。要与前庭疾病、脑血管病、眼肌疾病等相鉴别，应排除梅尼埃病。

4. 交感型颈椎病 临床征象复杂，常有神经症的表现，且少有明确诊断的客观依据。应排除心脑血管疾病，并与引起眩晕的疾病相鉴别，如脑源性、耳源性、眼源性、外伤性以及神经症头晕等。

【治疗】

1. 非手术治疗 包括颈椎牵引、颈部制动、理疗、改善不良工作体位和睡眠姿势、调整枕头高度等方法。常配合应用非甾体抗炎镇痛药和肌肉松弛药、神经营养药等。

2. 手术治疗

（1）手术适应证：神经根性疼痛剧烈，保守治疗无效；脊髓或神经根明显受压，伴有神经功能障碍；症状虽然不甚严重但保守治疗半年无效，或影响正常生活和工作者，应采取手术治疗。

（2）颈椎病常用的手术方式

1）颈椎前路减压融合术：最常用的术式是颈椎前路椎间盘切除或椎体次全切、神经减压、椎间植骨融合术。

2）后路减压术：是通过脊髓后移而完成"间接减压"。传统常用的颈椎半椎板切除减压术、全椎板切除术现已较少使用。现在常用的术式是椎板单（双）开门椎管扩大成形术，可以保留颈椎活动度；或者后路椎板减压、侧块钉或椎弓根钉固定融合术。

二、颈椎间盘突出症

颈椎间盘突出症（cervical disc herniation）是在颈椎间盘退变的基础上，由轻微外力或无明确诱因导致的椎间盘突出而致脊髓和神经根受压的一组病症。

NOTES

【病因和病理】　当颈椎间盘退变时,后侧纤维环部分损伤或断裂,在轻微外力下使颈椎过伸或过屈运动,椎间盘纤维环突然承受较大的牵张力而发生完全断裂,髓核组织从纤维环破裂处突入椎管,压迫脊髓和神经根而产生相应症状和体征。

【临床表现】　颈椎间盘突出症多发生于 40~50 岁,突出部位以 $C_{5~6}$、$C_{4~5}$ 为最多。病人既往有颈项疼痛病史或无症状,在轻微外力下或无明确诱因出现颈肩痛或上肢痛,或者肢体不同程度的感觉、运动障碍。依据颈椎间盘组织突出程度及部位而出现相应的颈髓或颈神经根症状,临床上以压迫神经根者为多,压迫脊髓或兼有神经根者较少。

突出的椎间盘组织压迫颈神经根时,病人有颈肩痛或上肢放射痛,疼痛较重,向神经根分布范围放射,病程较久以麻木感为主。压迫严重时表现为突然短期内不能抬举上肢,或手部无力。检查时颈部处于强迫体位或者颈部僵硬、活动受限,C_2~T_1 神经支配区可有相应部位的感觉障碍,患肢肌力下降,腱反射减弱或消失,Hoffmann 征阴性或阳性。

当颈椎间盘组织压迫脊髓时,病人表现为四肢不同程度的感觉、运动障碍或括约肌功能障碍,也可表现为截瘫、四肢瘫或 Brown-Séquard 综合征等。

【影像学检查】　常规 X 线平片检查应拍摄颈椎正侧位片、双斜位片,以观察颈椎序列、各椎间隙高度变化、椎间孔形态的改变以及骨赘形成情况等退行性改变。CT 扫描可以显示椎间盘突出的类型、骨赘形成与否,是否合并后纵韧带和黄韧带肥厚、钙化或骨化,关节突关节的增生肥大程度,椎管形态的改变。MRI 检查可以显示颈椎的解剖学形态,是颈椎间盘突出症的重要诊断依据。T_1WI 和 T_2WI 像可显示椎间盘突出的形态和脊髓受压的情况,以及脊髓变性、水肿等病理形态(图69-4)。

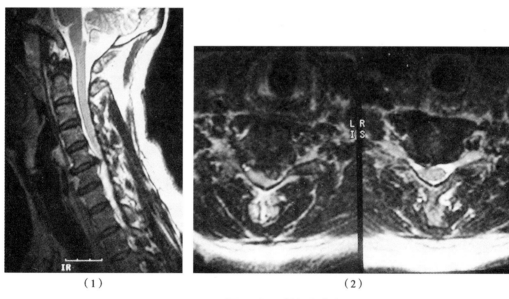

（1）　　　　　　　　　　　　　　　　　（2）

图 69-4　颈 5~颈 6 椎间盘突出
从矢状位(1)及横轴位(2)MRI 上可以看到椎间盘突出压迫硬膜囊及脊髓。

【诊断与鉴别诊断】　典型的颈椎间盘突出症其临床表现和影像学检查相符,诊断即可确立。但应该与颈椎管狭窄症、椎管内肿瘤及肩关节周围疾病等进行鉴别,除临床表现的差异,影像学检查尤其是 MRI 检查能提供重要的鉴别依据。

【治疗】　应依据病人的临床症状、体征和影像学表现等决定治疗方案。对于神经根压迫症状为主者,先采取非手术治疗,包括适当休息、卧床、颈部牵引或理疗,应用脱水剂、镇痛药和神经营养药等。若非手术治疗无效,疼痛加重,甚至出现肌肉瘫痪等症状,应及时手术治疗,行椎间盘切除,解除神经根及脊髓的压迫。经典的手术方法为颈椎前路椎间盘切除植骨融合术(anterior cervical discectomy and fusion,ACDF)。近年来随着脊柱内镜技术的发展,后路经皮内镜下椎间盘摘除术在临床上的应用也日益广泛。

三、颈椎后纵韧带骨化症

颈椎后纵韧带骨化症(ossification of the posterior longitudinal ligament,OPLL)系颈椎后纵韧带异常增殖并骨化导致椎管容积减小,进而引起脊髓损害和四肢功能障碍的一种疾病。

【病因和病理】　后纵韧带骨化症的病因尚不明确,多见于黄种人,与遗传代谢、外伤等因素有关。后纵韧带骨化沿纵轴生长或向椎管内生长,当发展到一定程度压迫脊髓后出现症状和体征,其表现与颈椎管狭窄症或脊髓型颈椎病相似。后纵韧带骨化症在颈椎发病率最高,其次是胸椎和腰椎。

【临床表现】　本病发病年龄多在 50～60 岁,男性多于女性。病人常诉头颈痛,四肢感觉异常或功能障碍。最典型的症状是行走不稳,晚期可伴有大小便功能障碍。病人的病史较长,四肢和大小便功能障碍症状逐渐加重。检查时,上肢或四肢有不同程度的感觉障碍,四肢肌力减退,双下肢肌张力增高。腱反射亢进,严重者膝、踝阵挛阳性,Hoffmann 征或 Babinski 征阳性。

【影像学检查】　颈椎 CT、MRI 检查对该病的诊断有重要意义,X 线侧位片和 CT 平扫或二维重建可见椎体后方有致密骨化影,脊髓受压变扁(图 69-5)。依据韧带骨化范围和形态分为四种类型。①连续型:韧带连续跨越 2 个节段以上。②局灶型:骨化局限在单个椎节。③间断型:多个椎节不连续的骨化影。④混合型:出现上述两型或两型以上者(图 69-6)。

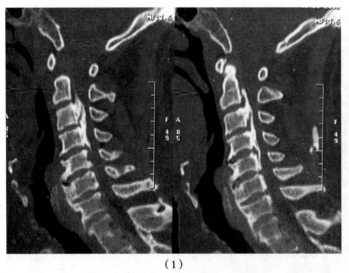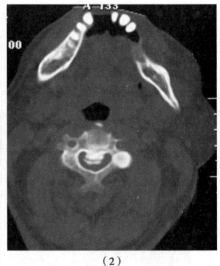

(1)　　　　　　　　　　　　　　　　　　(2)

图 69-5　颈椎后纵韧带骨化症 CT 结果

矢状位重建(1)及轴位像(2)示椎体后缘高密度条状骨化灶,基底部宽,游离缘突起,似山丘状。

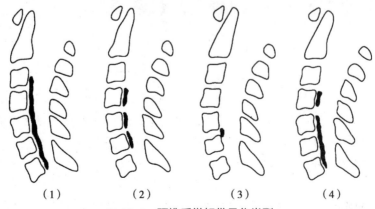

(1)　　　　(2)　　　　(3)　　　　(4)

图 69-6　颈椎后纵韧带骨化类型

(1)连续型　(2)间断型　(3)局灶型　(4)混合型

【治疗】

1. 非手术治疗　若症状仅有轻度肢体疼痛或麻木,不影响工作和生活,可采用非手术疗法。常用的有休息、口服消炎镇痛药、理疗等。

2. 手术治疗　若有明显的脊髓压迫症状,则需手术治疗。手术方法包括后路手术、前路手术和前后路联合手术,根据不同的病变类型加以选择。

第二节 │ 腰椎退行性疾病

一、腰椎间盘突出症

腰椎间盘突出症(lumbar disc herniation)是指腰椎间盘发生退行性改变以后,在外力作用下,纤维环部分或全部破裂,单独或者连同髓核、软骨终板向外突出,刺激或压迫窦椎神经和神经根引起的以腰腿痛为主要症状的一种病变。腰椎间盘突出症是骨科的常见病和多发病,是引起腰腿痛的最常见原因。

【病因】

1. 椎间盘退变是根本原因　腰椎间盘在脊柱的运动和负荷中承受巨大的应力。随着年龄的增长,椎间盘逐渐发生退变,纤维环和髓核的含水量逐渐下降,髓核失去弹性,纤维环逐渐出现裂隙。在退变的基础上,劳损积累和外力的作用下,椎间盘发生破裂,髓核、纤维环甚至终板向后突出,严重者压迫神经产生症状。

2. 损伤　积累损伤是椎间盘退变的主要原因。反复弯腰、扭转等动作最易引起椎间盘损伤,故本病与职业有一定关系。驾驶员长期处于坐位和颠簸状态,以及从事重体力劳动者,因过度负荷,均易发生椎间盘早期退变。急性的外伤可以作为椎间盘突出的诱发因素。

3. 妊娠　妊娠期间整个韧带系统处于松弛状态,而腰骶部又承受比平时更大的应力,增加了椎间盘突出的风险。

4. 遗传因素　小于 20 岁的青少年病人中约 32% 有阳性家族史。

5. 发育异常　腰椎骶化、骶椎腰化和关节突不对称等腰骶部先天发育异常,使下腰椎承受异常应力,均会增加椎间盘的损害。

【病理和发病机制】　椎间盘由髓核、纤维环和软骨终板构成,由于椎间盘承受躯干及上肢的重量,在日常生活及劳动中,易发生劳损。椎间盘仅有少量血液供应,营养主要靠软骨终板渗透,较为有限,因而极易发生退变。

椎间盘的生化成分为胶原、蛋白多糖、弹性蛋白和水。在椎间盘退变时,Ⅰ型胶原增加而Ⅱ型胶原减少,髓核中出现Ⅰ型胶原。同时椎间盘中蛋白多糖含量下降,弹性蛋白含量明显减少,弹性纤维密度降低,出现裂隙和不规则空洞等。髓核中的水分由出生时的 90% 下降到 30 岁的 70%,至老年保持较稳定的状态。

关于椎间盘突出产生腰腿痛的机制,目前还存有争议,看法比较一致的理论有以下两种。①机械性压迫:一般认为,神经根受到突入椎管的髓核的急性机械性压迫会产生腰腿痛症状,突出的大小直接影响疼痛的程度。但此理论不能解释临床上很多现象。②炎症反应:突出的髓核作为生物化学和免疫学刺激物,引起周围组织及神经根的炎症反应,可能是引起病人临床症状的原因。

腰椎间盘突出症的分型方法较多,各有其根据及侧重面。根据其突出程度及影像学特征,结合治疗方法可作如下分型。

（1）膨出型:纤维环有部分破裂,但表层完整,此时髓核因压力向椎管内局限性隆起,但表面光滑。这一类型经保守治疗大多可缓解或治愈。

（2）突出型:纤维环完全破裂,髓核突向椎管,但后纵韧带仍然完整。此型有的需手术治疗。

（3）脱出型:髓核穿破后纵韧带,形同菜花状,但其根部仍然在椎间隙内。需手术治疗。

（4）游离型:大块髓核组织穿破纤维环和后纵韧带,完全突入椎管,与原间盘脱离。需手术治疗。

（5）Schmorl 结节及经骨突出型:前者指髓核经上、下软骨板的发育性或后天性裂隙突入椎体松质骨内;后者是指髓核沿椎体软骨终板和椎体之间的血管通道向前纵韧带方向突出,形成椎体前缘的游离骨块。这两型临床上无神经症状,无需手术治疗。

【临床表现】 腰椎间盘突出症常见于 20～50 岁的病人,男女比例约（4～6）:1。病人多有弯腰劳动或长期坐位工作史,首次发病常在半弯腰持重或突然扭腰动作过程中发生。

1. 症状

（1）腰痛:腰椎间盘突出症的病人,绝大部分有腰痛。腰痛可出现在腿痛之前,亦可在腿痛同时或之后出现。发生腰痛的原因是椎间盘突出刺激了外层纤维环及后纵韧带中的窦椎神经纤维。

（2）坐骨神经痛:由于 95% 左右的椎间盘突出症发生在腰 4～腰 5 及腰 5～骶 1 间隙,故多伴有坐骨神经痛。坐骨神经痛多为逐渐发生,疼痛为放射性,由臀部、大腿后外侧、小腿外侧至足跟部或足背。有的病人为了减轻疼痛,松弛坐骨神经,行走时取前倾位,卧床时取弯腰侧卧屈髋屈膝位。坐骨神经痛可因打喷嚏或咳嗽时腹压增加而加剧。在高位椎间盘突出时（腰 2～腰 3,腰 3～腰 4）,椎间盘可压迫相应的上腰段神经根而出现大腿前内侧或腹股沟区疼痛。

（3）马尾综合征:中央型的腰椎间盘突出症可压迫马尾神经,出现大小便功能障碍和鞍区感觉异常。急性发病时应作为急诊手术的指征。

2. 体征

（1）腰椎侧凸:是一种为减轻疼痛的姿势性代偿畸形,具有辅助诊断价值。如髓核突出在神经根的肩部,上身向健侧弯曲,腰椎凸向患侧可松弛受压的神经根;当突出髓核在神经根腋部时,上身向患侧弯曲,腰椎凸向健侧可缓解疼痛(图 69-7)。

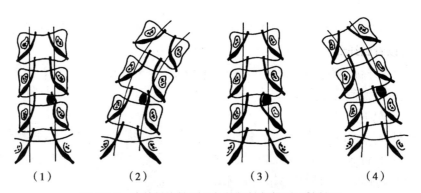

（1） （2） （3） （4）

图 69-7 姿势性脊柱侧凸与缓解神经根受压的关系
（1）椎间盘突出在神经根腋部时 （2）神经根所受压力可因脊柱凸向健侧而缓解 （3）椎间盘突出在神经根外侧时 （4）神经根所受压力可因脊柱凸向患侧而缓解

（2）腰部活动受限:几乎所有病人都有不同程度的腰部活动受限,其中以前屈受限最明显,这是由于前屈位时进一步促使髓核向后移位并增加对受压神经根的牵张。

（3）压痛及骶棘肌痉挛:大部分病人在病变间隙的棘突间有压痛,按压椎旁 1cm 处有沿坐骨神经的放射痛。约 1/3 病人有腰部骶棘肌痉挛,使腰部固定于强迫体位。

（4）直腿抬高试验及加强试验:病人仰卧,伸膝,被动抬高患肢,正常人神经根有 4mm 的滑动度,下肢抬高到 60°~70° 始感腘窝不适。本症病人神经根受压或粘连使滑动度减小或消失,抬高在 60° 以内即可出现坐骨神经痛,称为直腿抬高试验阳性。在直腿抬高试验阳性时,缓慢降低患肢高度,待放射痛消失,再被动背伸踝关节以牵拉坐骨神经,如又出现放射痛,称为加强试验阳性(图 69-8)。

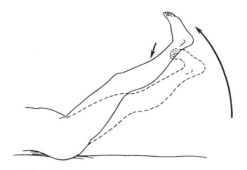

图 69-8 直腿抬高试验(实线)和加强试验(虚线)

(5)神经系统表现

1)感觉异常:多数病人有感觉异常。腰 5 神经根受累者,小腿外侧和足背的痛、触觉减退;骶 1 神经根受压时,外踝附近及足外侧的痛、触觉减退(表 69-2)。

表 69-2 腰神经根病的神经定位

受累神经	关键感觉区	关键运动肌	反射
L_2	大腿前中部	屈髋肌(髂腰肌)	
L_3	股骨内髁	膝伸肌(股四头肌)	膝反射
L_4	内踝	足背伸肌(胫骨前肌)	
L_5	第三跖趾关节背侧	足踇长伸肌	
S_1	足跟外侧	足踇屈肌(小腿三头肌)	踝反射

2)肌力下降:若神经受压严重或时间较长,病人可有肌力下降。腰 5 神经根受累时,足踇趾背伸肌肌力下降;骶 1 神经根受累时,足踇屈肌肌力减弱。

3)反射异常:根据受累神经不同,病人常出现相应的反射异常。踝反射减弱或消失表示骶 1 神经根受累;骶 3~骶 5 马尾神经受压,则表现为肛门括约肌张力下降及肛门反射减弱或消失。

3. 影像学及其他检查

(1)X 线平片:通常作为常规检查。一般摄腰椎正、侧位片,若怀疑脊椎不稳,可以加摄屈、伸动力位片和双斜位片。腰椎间盘突出症的病人,腰椎 X 线平片的表现可以完全正常,但很多病人也会有一些阳性发现。在正位片上可见腰椎侧凸,在侧位片上可见生理前凸减少或消失,椎间隙狭窄。在 X 线平片上还可以看到纤维环钙化、骨质增生、关节突肥大和硬化等退变的表现。

(2)造影检查:脊髓造影、硬膜外造影、椎间盘造影等方法可间接显示有无椎间盘突出及其程度。由于这些方法为有创操作,有的存在并发症,有的技术复杂,所以目前在临床应用较少,在一般的诊断方法不能明确时才慎重进行。

(3)CT:能更好地显示脊柱骨性结构的细节。腰椎间盘突出症在 CT 上的表现有椎间盘后缘变形突出、硬脊膜囊受压变形、硬膜外脂肪移位、硬膜外间隙中软组织密度影及神经根鞘受压移位等(图 69-9)。CT 还能观察椎间小关节和黄韧带的情况。

(4)MRI:能清楚地显示出人体解剖结构的图像,对于腰椎间盘突出症的诊断有极大帮助。MRI 可以用于全面地观察各椎间盘退变情况,也可以了解髓核突出的程度和位置(图 69-10),并鉴别是否存在椎管内其他占位性病变。在读片时需注意矢状位片和横轴位片要对比观察,方能准确定位。

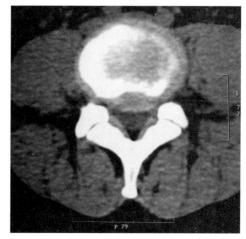

图 69-9 CT 横断面图像显示腰椎间盘突出

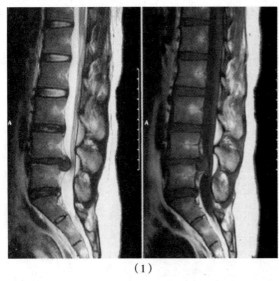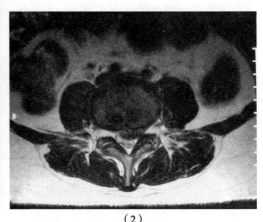

（1）　　　　　　　　　　　　　　　　（2）

图 69-10　腰 4～腰 5 椎间盘突出的 MRI

矢状位（1）及横轴位（2）MRI 示腰 4～腰 5 较大的椎间盘突出，压迫硬膜囊。

（5）其他：肌电图等电生理检查有助于腰椎间盘突出症的诊断，并可以推断神经受损的节段。

【诊断】　典型的腰椎间盘突出症病人，根据病史、症状、体征以及在 X 线平片上相应的节段有椎间盘退行性改变，即可作出初步诊断，结合 X 线、CT、MRI 等方法，能准确作出病变间隙、突出方向、突出物大小、神经受压情况的诊断。需注意的是，对仅有 CT、MRI 表现而无临床表现者，不应诊断本病。

【鉴别诊断】

1. **腰肌劳损**　中年人多发，与长期保持一种劳动姿势有关。无明显诱因的慢性疼痛为主要症状，腰痛为酸胀痛，休息后可缓解。在疼痛区有固定的压痛点，在压痛点进行叩击，疼痛反而减轻。直腿抬高试验阴性，下肢无神经受累表现。痛点局部封闭有良好的效果。

2. **第三腰椎横突综合征**　主要表现为腰痛，少数可沿骶棘肌向下放射。检查见骶棘肌痉挛，第三腰椎横突尖压痛，无神经受累体征。局部封闭有很好的近期疗效。

3. **梨状肌综合征**　坐骨神经从梨状肌下缘或穿梨状肌下行，如梨状肌因外伤、先天异常或炎症而增生、肥大、粘连，均可以在收缩过程中刺激或压迫坐骨神经而出现症状。病人主要表现为臀部和下肢疼痛，症状的出现和加重常与活动有关，休息可明显缓解。查体可见臀肌萎缩，臀部深压痛及直腿抬高试验阳性，但神经定位体征多不明确。髋关节外展、外旋位抗阻力时，可诱发症状。

4. **腰椎管狭窄症**　椎管狭窄症是指多种原因所致椎管、神经根管、椎间孔的狭窄，并使相应部位的脊髓、马尾神经或神经根受压的病变。临床上以腰痛、马尾神经或腰神经根受压症状为主要表现，以神经源性间歇性跛行为主要特点。主诉症状多而阳性体征少。结合 CT 和 MRI 检查可明确诊断。

5. **腰椎滑脱与椎弓峡部裂**　表现为下腰痛，滑脱较重时可产生神经根症状，且常诱发椎间盘退变、突出。腰骶部侧位片可以了解滑脱的程度，斜位片可以了解有无峡部裂。MRI 检查可明确脊髓和神经受压情况。

6. **腰椎结核**　有结核病史或接触史。常有午后低热、乏力等全身中毒症状，血沉快。X 线片上有明显的骨破坏，受累的椎体间隙变窄，病灶旁有寒性脓肿阴影。

7. **脊柱肿瘤**　病人腰痛呈进行性加重，平卧不能减轻。恶性肿瘤有贫血和恶病质，血沉快，碱性或酸性磷酸酶升高。X 线片显示骨破坏，CT 和 MRI 均可与椎间盘突出症相鉴别。

8. **椎管内肿瘤**　发病较慢，但呈进行性加重。首先出现足部的麻木并自下而上发展，感觉、运动障碍，反射减弱，不只限于某一神经的支配区。括约肌功能障碍逐渐出现并加重。脑脊液检查及 MRI 检查可鉴别。

9. **盆腔疾病**　早期盆腔的炎症、肿瘤等,当其本身症状尚未充分表现时,可刺激腰骶神经根而出现腰骶部疼痛,或伴有下肢痛。超声、CT 和 MRI 等检查可以协助诊断。

10. **下肢血管病变**　单纯腿痛的病人须注意与血管病变相鉴别。检查时注意肢体的皮温、皮色、血管搏动等情况,必要时行多普勒超声或 DSA 检查明确诊断。

【治疗】

1. 非手术治疗

(1)适应证:①初次发病,病程较短的病人;②休息以后症状可以自行缓解者;③由于全身疾病或有局部皮肤疾病,不能施行手术者;④不同意手术者。

(2)治疗方法:①卧床休息,一般严格卧床 3 周,戴腰围逐步下地活动;②非甾体抗炎药;③牵引疗法,骨盆牵引最常用;④理疗。

2. 手术治疗

(1)适应证:①腰腿痛症状严重,反复发作,经半年以上非手术治疗无效,且病情逐渐加重,影响工作和生活者;②中央型突出有马尾神经综合征、括约肌功能障碍者,应进行急诊手术;③有明显的神经受累表现者。

(2)手术方法:①传统开放手术,包括全椎板切除髓核摘除术、半椎板切除髓核摘除术以及椎板开窗髓核摘除术。②显微外科腰椎间盘摘除术:利用显微镜辅助手术,行椎间盘摘除。③微创椎间盘摘除手术:最初有经皮髓核切吸术,随着技术的发展,后来出现微创内镜下椎间盘切除术(microendoscopic discectomy,MED),以及经皮内镜下腰椎间盘切除术(percutaneous endoscopic lumbar discectomy,PELD)、单侧双通道脊柱内镜(unilateral biportal endoscopy,UBE)下椎间盘切除术等。近年来以 PELD 为代表的经皮脊柱内镜技术发展迅速,因其损伤小、恢复快等优点,在临床上的应用越来越广泛。④人工椎间盘置换术:其手术适应证尚存在争议,选择此手术须谨慎。

二、腰椎管狭窄症

腰椎管狭窄症(lumbar spinal stenosis)是一种临床综合征,普遍认可的定义是指除外导致腰椎管狭窄的独立的临床疾病以外的任何原因引起的椎管、神经根管和椎间孔等的任何形式的狭窄,并引起马尾神经或神经根受压的综合征。依据其病因可分先天性、发育性和继发性椎管狭窄,后者包括退行性、医源性、创伤性和其他椎弓峡部裂并椎体滑脱等所致的椎管狭窄。临床上多见的为退行性椎管狭窄。

【病因和病理】　腰椎管的形状在不同的节段有所不同。在成人 $L_{1\sim2}$ 节段为卵圆形,而 $L_{3\sim5}$ 节段多为三角形或三叶草形。腰椎退变发生椎间盘膨出,黄韧带出现皱褶,椎体后缘骨赘形成,关节突关节增生、内聚等,使椎管容积缩小,神经根或马尾神经受压。同时椎管内静脉丛回流障碍,可引起神经缺血。压迫时间越长,神经功能的损害越重。但有些生理性退变即使影像学检查有较重的椎管狭窄,亦可无神经症状。

依据腰椎管狭窄的部位分为中央型椎管狭窄、神经根管狭窄和侧隐窝狭窄。

【临床表现】　由于腰椎管狭窄多为退行性椎管狭窄,故发病年龄多为中老年。病人往往有腰痛多年,后出现一侧或双侧下肢痛,每因站立或行走后疼痛加重。有时伴有感觉异常。病人活动行走后除了有疼痛、麻木的症状外,亦可因步行距离增加而感小腿乏力,此类症状可因休息、下蹲而缓解,再度行走活动又复出现,称之为神经源性间歇性跛行。

体格检查时往往表现为症状重、体征轻。通常腰椎前凸减小,腰椎前屈正常、背伸受限,腰椎后伸时,可感腰骶部痛,或下肢痛并麻木,可出现神经根受压的体征,严重时引起马尾神经压迫症,导致括约肌功能障碍。

【影像学检查】　X 线平片示腰椎退行性改变,如骨赘形成,椎间隙狭窄,腰椎生理前凸减小或反常。腰椎 CT 轴位片示腰椎间盘突出,关节突关节增生、内聚(图 69-11)。腰椎 MRI T_1 像可示多个椎间盘突出,T_2 像示多个椎间盘信号减低,硬膜囊呈蜂腰状狭窄。

【鉴别诊断】

1. **腰椎间盘突出症** 腰椎管狭窄症和腰椎间盘突出症的症状相似,主要鉴别点在于前者体征上较腰椎间盘突出症少,直腿抬高试验常为阴性,CT 检查腰椎间盘膨出而非突出,并有关节突关节增生、内聚。临床上常有腰椎管狭窄症合并腰椎间盘突出症的情况。

2. **腰椎关节突关节综合征** 此种腰痛多见于中年女性,常因轻微腰部动作即突发腰痛,下肢痛往往不明显,无下肢间歇性跛行。影像学检查无特殊征象。

3. **腰背肌筋膜炎** 可因劳累、活动出汗后受凉或上呼吸道感染后发病,常见疼痛部位在斜方肌、冈上肌、骶棘肌和臀肌。影像学检查示正常。

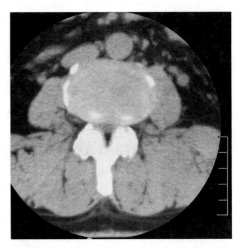

图 69-11 CT 示腰椎管狭窄(关节突关节增生、内聚)

【治疗】 腰椎管狭窄症病人症状轻时可行非手术治疗,卧床休息可有效缓解下腰痛;物理治疗和非甾体抗炎药可缓解症状。经非手术治疗无效、腰骶部疼痛较重、有明显间歇性跛行、影像学检查显示椎管狭窄严重者,则行单纯椎管减压术或减压植骨融合内固定术。

三、腰椎滑脱症

脊柱滑脱中腰椎滑脱最为常见。腰椎滑脱(lumbar spondylolisthesis)系指相邻两椎体发生向前或向后相对位移。

【病因】 依据发生滑脱的原因,分为椎弓发育不良性、椎弓峡部裂性、退行性、创伤性、病理性和医源性滑脱。临床上以椎弓峡部裂性和退行性多见。

【临床表现】

1. **椎弓峡部裂性滑脱** 起始症状较轻,以后可出现持续腰痛或合并下肢痛。卧床休息时缓解,活动加重。下肢痛可放射至小腿及足背或足外侧。在腰椎滑脱重的病人,可出现双侧下肢和大小便功能障碍症状。

检查时腰椎前凸增加,棘突间可有台阶感。腰椎前屈受限,直腿抬高试验时,腘窝处有紧张感。若有神经根受压,直腿抬高试验呈阳性。足趾背伸力减弱,跟腱反射减弱或消失。

2. **退行性腰椎滑脱** 退行性腰椎滑脱的发病率随年龄增长而增高,发病部位以 $L_{4\sim5}$ 为最多见,其次为 $L_{3\sim4}$ 及 $L_5\sim S_1$。腰背痛由腰椎不稳、腰椎前凸增加和腰椎间盘退变、膨出刺激窦椎神经所致。当腰椎滑脱致神经根嵌压时,可出现坐骨神经痛,以及类似于椎管狭窄症的症状,即间歇性跛行。

检查时腰椎棘突往往无明显台阶状感,但可合并腰椎侧凸或后凸畸形,腰椎前屈运动正常,后伸受限。不同节段神经根受累时,出现相应神经根支配区疼痛或感觉障碍,以及相应肌力或反射异常。

【影像学检查】

1. **椎弓崩裂征象** X 线腰椎 45° 斜位片示上关节突轮廓似"狗耳",横突似"狗头",椎弓根似"狗眼",下关节突似"狗前肢",关节突间部或称峡部似"狗颈部"(图 69-12)。椎弓狭部崩裂时"狗颈部"可见裂隙。

2. **Meyerding 腰椎滑脱分度** 腰椎滑脱侧位片示上

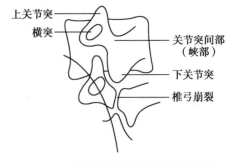

图 69-12 腰椎斜位片椎弓峡部裂征象示意图

上关节突
横突
关节突间部(峡部)
下关节突
椎弓崩裂

一椎体对下一椎体发生向前移位。将下位椎体上缘分为 4 等份,并根据滑脱的程度不同分为以下四度。Ⅰ°:椎体向前滑动不超过椎体中部矢状径的 1/4 者;Ⅱ°:超过 1/4,但不超过 2/4 者;Ⅲ°:超过 2/4,但不超过 3/4 者;Ⅳ°:超过椎体中部矢状径的 3/4 者。

3. CT 可以进一步明确峡部完整性情况。MRI 检查可了解硬膜囊及马尾神经受压情况。

【治疗】

1. 病人症状较轻时保守治疗。卧床休息,应用非甾体抗炎药,牵引、支具保护,可有效缓解症状。

2. 退行性腰椎滑脱或峡部裂性腰椎滑脱,腰腿痛症状明显者,应行手术腰椎管减压、腰椎滑脱复位、内固定和植骨融合术。关于滑脱椎体的复位程度有争议,但关键是对滑脱间隙上位神经根的有效松解。

本章思维导图

（冯世庆）

第七十章 | 骨与关节化脓性感染

第一节 | 化脓性骨髓炎

化脓性骨髓炎（pyogenic osteomyelitis）是由化脓性细菌感染引起的骨组织炎症。感染途径有三种：①血源性感染，由身体其他部位的感染病灶，如上呼吸道感染、皮肤疖肿、毛囊炎、泌尿生殖系统感染等，经血液循环播散至骨骼。②创伤后感染，如开放性骨折感染或骨折术后感染。③邻近软组织感染直接蔓延至骨骼，如脓性指头炎引起指骨骨髓炎，慢性小腿溃疡引起胫骨骨髓炎。本节主要介绍血源性化脓性骨髓炎。

一、急性化脓性骨髓炎

急性化脓性骨髓炎多发生于儿童和青少年，以骨质破坏与吸收为主。最常发生于胫骨近端和股骨远端，胫骨远端、肱骨近端、髂骨等部位也可发生。

【病因】 最常见的致病菌是金黄色葡萄球菌，约占75%，其次是乙型溶血性链球菌和革兰氏阴性杆菌。致病菌先在身体其他部位形成感染灶，一般位于皮肤或黏膜，如疖、痈、扁桃体炎或中耳炎等。原发病灶处理不及时、不正确或机体抵抗力下降、营养不良、疲劳等情况下，细菌进入血液循环，发生菌血症甚至脓毒症。菌栓进入骨滋养动脉后滞留于长骨干骺端的毛细血管内，这是因为该处血流缓慢。儿童骨骺板附近的微小终末动脉与毛细血管往往更为弯曲，形成血管袢，血流丰富且缓慢，细菌更易沉积，因此儿童长骨干骺端为好发部位（图70-1）。局部外伤后组织损伤、出血可能是本病诱因。

【病理】 病理变化主要表现为脓肿、骨质破坏和骨膜下新生骨。大量菌栓停滞在长骨干骺端，阻塞小血管，迅速发生骨质破坏，并有充血、渗出与白细胞浸润。白细胞释放的蛋白溶解酶破坏细菌，与坏死的骨组织以及渗出物等形成脓肿并逐渐增大，骨内压力逐渐增高。脓肿不断扩大，直到与邻近脓肿会合成为更大的脓肿，并向不同方向蔓延。

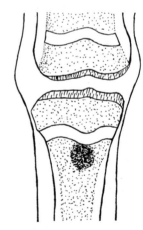

图 70-1 急性化脓性骨髓炎好发于儿童长骨干骺端示意图

1. **向骨髓腔蔓延** 由于儿童骨骺板抗感染力较强，脓液和细菌不易通过，所以多流入骨髓腔。

2. **突破干骺端皮质骨** 脓液可沿哈弗斯管蔓延至骨膜下层，形成骨膜下脓肿，甚至穿破骨膜、软组织和皮肤，排出体外，形成窦道。骨质浸泡在脓液中失去血供，最终成为死骨。在死骨形成过程中，相邻的骨膜因炎性充血和脓液刺激而产生新骨，形成"骨性包壳"包裹骨干或死骨，包壳上有数个小孔与皮肤窦道相通。包壳内有死骨、脓液和炎性肉芽组织，往往引流不畅，成为骨性死腔。小块死骨可以被肉芽组织吸收，或被吞噬细胞清除，也可经皮肤窦道排出。大块死骨难以吸收或排出，长期留存体内（图70-2）。这是一个连续的病理过程，出现死骨、死腔、窦道和包壳，就意味着进入了慢性阶段。

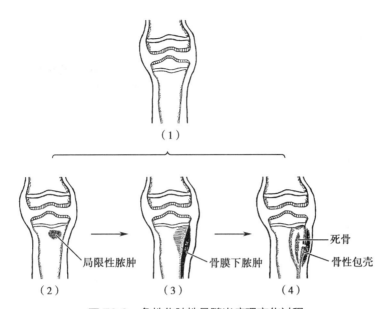

图 70-2　急性化脓性骨髓炎病理变化过程

（1）正常　（2）局限性脓肿　（3）脓液穿入骨膜下形成骨膜下脓肿　（4）骨膜下
脓肿逐渐增大,穿破骨膜流入软组织,并有死骨和包壳形成

3. **进入关节**　由于儿童骨骺板的屏障作用,直接蔓延而发生化脓性关节炎的机会甚少。但小儿
股骨干骺端位于髋关节囊内,脓液可以直接穿破骨皮质进入关节腔导致髋关节化脓性关节炎(图 70-3)。

【临床表现】　典型的全身症状包括畏寒、高热、恶心、精神不振。起
病急,先有寒战,继而高热至 39℃ 以上。小儿可有躁动不安、呕吐与惊
厥,严重者可出现昏迷或休克。往往难以明确原发感染灶,儿童发病前
多有外伤史。

患肢局部早期剧痛,周围肌痉挛,因疼痛而抗拒主动与被动活动。
局部皮温增高,肿胀起初并不明显,关节半屈曲位,患处有深压痛。数天
后局部出现肿胀,压痛加剧,提示已形成骨膜下脓肿。脓肿穿破骨膜形
成软组织深部脓肿后疼痛反而减轻,但局部红、肿、热更明显,轻触即有
压痛。如果病灶邻近关节,可有反应性关节积液。脓液沿着骨髓腔蔓
延,肿胀与疼痛范围也会逐渐扩大。如病灶波及整个骨干,骨质广泛破
坏后有可能发生病理性骨折。

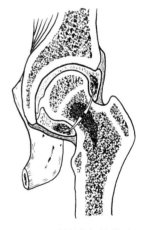

自然病程一般持续 3～4 周,脓肿穿破骨膜后疼痛即刻缓解,体温逐
渐下降,形成窦道,疾病转入慢性阶段。

图 70-3　脓液进入关节腔导
致化脓性关节炎示意图

【辅助检查】

1. **实验室检查**　①白细胞计数增高,中性粒细胞比例可超过 90%;②血沉增快;③C 反应蛋白
(CRP)升高,比血沉更灵敏;④血培养可以明确致病菌,但有时难以培养成功,特别是已经使用过抗
生素者。在寒战高热期抽血培养或者初诊时连续培养 3 次(每 2 小时一次),可以提高血培养成功率。
血培养明确致病菌的同时行药敏试验,以指导抗生素选择。

2. **影像学检查**　X 线平片检查在起病 14 天内往往无异常发现。典型 X 线表现有:①软组织
肿胀阴影。②不规则的虫蚀样骨质破坏,骨小梁模糊、消失。骨质破坏可达骨干大部分或全部,甚
至骨皮质中断,出现病理性骨折。③骨膜反应:骨膜下脓肿刺激骨膜,在骨皮质表面形成葱皮状、
花边状或放射状致密影。CT 检查有助于评价骨膜下脓肿、软组织脓肿以及骨破坏的具体部位和
范围。MRI 检查可以早期发现局限于骨内的炎性病灶,并能明确病灶范围、水肿程度和有无脓肿
形成。

3. **局部分层穿刺** 用带内芯的穿刺针在压痛最明显处缓慢穿刺,边进针边抽吸,如未抽吸到液体则继续逐层深入,直至穿透骨膜和干骺端薄层皮质骨,抽出混浊液体或血性液体均应作涂片检查,涂片发现脓细胞或细菌即可明确诊断,同时还应作细菌培养与药敏试验。

【诊断与鉴别诊断】

1. **诊断依据** ①全身中毒症状如高热寒战,局部持续剧痛,患肢不愿活动,皮肤发红、肿胀、皮温高,有深压痛;②白细胞计数增高,中性粒细胞比例升高,血沉增快,C反应蛋白升高,血培养可能发现致病菌;③分层穿刺见脓液和炎性分泌物,涂片阳性;④X线平片发现骨质破坏、骨膜反应,因X线表现多在起病2周后出现,故不能作为早期诊断依据。

2. **主要鉴别诊断**

(1)急性蜂窝织炎和深部脓肿:①全身症状不相同。急性骨髓炎脓毒症症状重,急性蜂窝织炎和深部脓肿一般没有全身症状。②部位不一致。急性骨髓炎好发于干骺端,而蜂窝织炎与脓肿不常见于此处。③体征不一样。急性骨髓炎压痛部位深,早期表面红肿不明显,而软组织感染局部表面炎症反应明显。如鉴别困难,可行MRI检查。

(2)骨肉瘤和尤因肉瘤:部分恶性骨肿瘤也可有发热和骨膜反应,但起病不急骤,病变部位以骨干居多,特别是尤因肉瘤。患处表面血管怒张并可摸到肿块。必要时行活组织检查以资鉴别。

【治疗】 急性化脓性骨髓炎一经诊断,应及时予以全身治疗和局部治疗,以免演变为慢性骨髓炎。

1. **全身治疗** 包括支持治疗和抗生素治疗。全身支持治疗的目的是提高机体免疫力。可少量多次输新鲜血或球蛋白,给予高蛋白、高维生素饮食,高热时可应用物理降温,并注意保持水、电解质平衡,纠正酸中毒。抗生素治疗的原则是早期、联合、足量、全程,一旦考虑急性化脓性骨髓炎,应立即开始足量抗生素治疗,细菌培养和药敏试验结果出来之前,应联合使用抗生素,一种针对革兰氏阳性球菌,另一种则为广谱抗生素,后期根据药敏试验结果调整为敏感抗生素。一般要持续使用到症状和体征消失、血象正常及手术引流液清亮。

2. **局部治疗** 包括患肢制动和手术治疗。患肢用石膏托或皮肤牵引制动,有利于炎症消散和减轻疼痛,防止病理性骨折和关节挛缩。手术目的包括:①引流脓液,减轻脓毒症症状。②阻止急性骨髓炎转变为慢性骨髓炎。手术治疗宜早,手术方法包括钻孔引流术(图70-4)或开窗减压引流术(图70-5)。在干骺端压痛最明显处作纵行切口,切开骨膜,排出骨膜下脓液。如无脓液,向两端各剥离骨膜2cm,范围不宜太大,在干骺端钻孔数个,或将各钻孔连成一片,用骨刀去除一部分皮质骨,形成一"骨窗",反复冲洗后放置冲洗管和引流管各一根,以持续冲洗引流,冲洗液可以加入敏感抗生素。

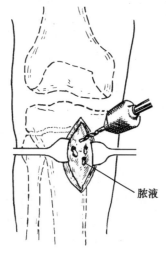

图70-4 胫骨近端干骺端钻孔引流术示意图

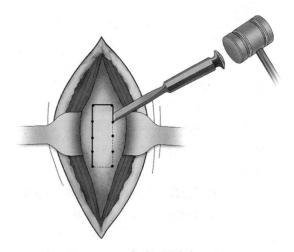

图70-5 开窗减压引流术示意图

二、慢性化脓性骨髓炎

慢性化脓性骨髓炎是由未能有效控制的急性化脓性骨髓炎演变而来,全身症状大多消失,症状一般限于局部,引流不畅急性发作时可有全身表现。可以反复发作,甚至数年或数十年迁延不愈。

【病理】　主要病理特点为:①死骨和死腔内充满坏死肉芽组织和脓液,死骨浸泡在其中,成为经久不愈的感染源。②纤维瘢痕化。由于炎症经常反复急性发作,软组织内纤维瘢痕化,局部血运不良,修复功能差。③包壳。骨膜反复向周围生长形成板层状的骨包壳,包壳内有多处开口,称瘘孔,向内与死腔相通,向外与窦道相通。④窦道流脓。脓液经窦道口排出后,炎症可暂时缓解,窦道口闭合。表面皮肤菲薄,极易破损,当死腔内脓液积聚后可再次穿破,如此反复发作,表皮内陷深入窦道内,窦道壁形成大量炎性纤维瘢痕,窦道口周围皮肤色素沉着,极少数病例发生鳞状上皮癌。

【临床表现】　病变静止期往往无症状,可有局部肿胀、表面皮肤粗糙、色素沉着,肢体增粗变形,周围肌肉萎缩。极少数有肢体短缩、关节挛缩或僵硬。如有窦道未闭合,偶有小块死骨排出。急性发作时可有全身中毒症状,局部疼痛,皮肤发红、发热,肿胀加重,压痛明显。已经闭合的窦道再次破溃,流出脓液和死骨。

【辅助检查】　实验室检查一般无特殊异常发现。X线片可显示骨膜和骨皮质增厚,骨密度增高。最典型的表现为密度增高的死骨,边缘不规则,其周围有透光带,为死腔,新生骨形成硬化的包壳将死骨包裹。骨干形态变粗、不规则,甚至弯曲变形,骨皮质密度不均,骨小梁失去正常排列,骨髓腔狭窄甚至消失(图70-6)。

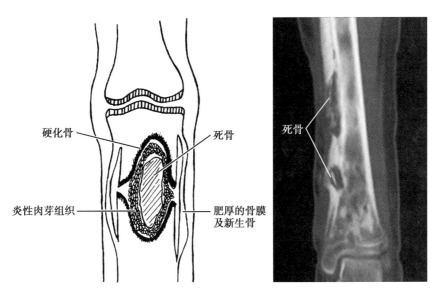

图70-6　**慢性骨髓炎病变示意图与X线表现**

【诊断】　根据病史、症状和体征较易诊断本病,特别是曾有窦道排出死骨者更易明确。拍摄X线平片可以明确有无死骨并了解其形状、数量、大小、部位以及包壳生长情况。

【治疗】　以手术治疗为主,原则是清除死骨和炎性肉芽组织、消灭死腔、切除窦道和根除感染源。

1. **手术指征**　有死骨形成、死腔及窦道流脓。

2. **手术禁忌证**

(1)慢性骨髓炎急性发作期,不宜行病灶清除术,应以抗生素治疗为主,积脓时宜切开引流。

(2)有大块死骨但包壳尚未充分形成者,过早手术摘除大块死骨会造成长段骨缺损,容易发生病理性骨折。

3. **手术方法**　手术前应取窦道流出液行细菌培养和药敏试验,并于术前2日开始全身应用抗生素,以使手术部位组织有足够的抗生素浓度。

（1）清除病灶：显露病灶后取出全部死骨，清理脓液，切除坏死组织、肉芽组织和瘢痕组织，直到组织新鲜并有出血为止。为彻底切除窦道，可在手术前晚将小导管插入窦道内，注入亚甲蓝染色作为标记。如骨髓腔已闭塞，应凿去封闭髓腔的硬化骨，改善血液循环。

（2）消灭死腔：①碟形手术，也称 Orr 手术。凿去骨死腔潜行边缘，成为一口大底小的碟形，使周围软组织向碟形腔内填充，以消灭死腔。②肌瓣填塞：利用邻近肌瓣或带血管蒂的转位肌瓣填塞骨死腔，因肌肉血液循环丰富，与死腔壁愈合后可改善骨的血运。③抗生素骨水泥珠链填塞：将含敏感抗生素的骨水泥制成串珠放在死腔内，随着死腔底部新鲜肉芽生长填塞死腔的进程，逐步抽出串珠。近年来临床上开始应用一些新型材料如可降解生物材料替代骨水泥。

（3）冲洗引流：于死腔中放置一根冲洗管和一根引流管，术后持续冲洗和彻底引流。

（4）病段切除：非重要部位的慢性骨髓炎，如腓骨、肋骨、髂骨翼等处，可将病变部分整段切除。

（5）闭合伤口：伤口应争取一期缝合。但切除窦道后常因皮肤缺损而难以闭合，伤口较大者，应使用由湿到干的敷料覆盖，2～3 日更换一次，待其下方新鲜肉芽组织生长填平伤口时，再用游离皮片覆盖创面。也可应用局部肌皮瓣、带蒂皮瓣、肌皮瓣转移或吻合血管的游离皮瓣、肌皮瓣闭合伤口。

三、局限性骨脓肿

如细菌毒力小或机体抵抗力强，脓肿可被包围在骨质内，成为局限性骨内脓肿，称布罗迪脓肿（Brodie abscess）。通常发生于长骨的干骺端，多见于胫骨、股骨和肱骨。脓肿的内容物初期为炎性脓液，中期为炎性肉芽组织，后期则为感染性瘢痕组织。

通常无急性化脓性骨髓炎病史，起病时一般无明显症状。病程往往持续数年之久，当劳累或轻微外伤后可有急性发作。发作时局部疼痛及皮温升高，罕有皮肤发红，使用抗生素后炎症表现迅速消退。少数病例炎症不能控制时，可出现皮肤破溃流脓。

实验室检查无特殊异常。X 线平片检查表现为骨内囊性病变，周围有硬化骨包绕。

急性发作时全身使用抗生素治疗，反复发作者需手术治疗。手术在急性发作控制后进行，术前、术后都需使用抗生素。手术方法为彻底清除病灶内炎性组织，冲洗干净，取自体髂骨松质骨，用咬骨钳咬成小颗粒状后与抗生素粉剂混匀，填充囊腔，伤口缝合后可望一期愈合。

四、硬化性骨髓炎

硬化性骨髓炎是一种由低毒力细菌感染引起的、以骨质硬化为主要特征的慢性骨髓炎，又名 Garré 骨髓炎（Garré osteomyelitis），最常发生在股骨和胫骨。

一般没有全身症状，以局部间歇性疼痛为主，表现为久站时隐痛，行走或劳累后加重，偶有夜间疼痛。常在机体抵抗力下降时急性发作，局部出现疼痛及皮温升高，很少有红肿，皮肤破溃更为罕见。

实验室检查没有特殊异常。X 线检查可见骨干局部或广泛骨质增生硬化现象，表现为骨皮质增厚，骨密度增高，骨髓腔变窄甚至消失，硬化骨与正常骨无明显界限。骨干呈梭形增粗，无骨膜反应，骨硬化区内偶见小的透光区（图 70-7）。

急性发作时全身使用抗生素可以缓解疼痛。由于病灶部位骨质硬化，药物难以通过血液循环进入病灶内，因此往往需要手术治疗。手术应在急性发作控制后进行。

手术方法为削薄增厚的皮质骨，然后行开窗，彻底清除病

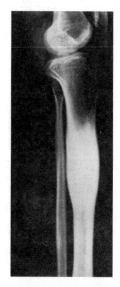

图 70-7　胫骨中上段骨干骨皮质增厚，骨密度增高，骨髓腔闭塞

灶,充分减压,置管引流,再闭合切口。髓腔内也可放置抗生素骨水泥珠链,手术后 2 周内逐渐抽出。术后常规全身使用抗生素。

五、化脓性脊柱炎

化脓性脊柱炎(pyogenic spondylitis)比较少见。临床上有两种类型,一种为椎体化脓性骨髓炎,另一种为椎间隙感染。

1. 椎体化脓性骨髓炎　致病菌以金黄色葡萄球菌最为多见。病原菌进入椎体的途径有三种:①通过血液途径播散。先有皮肤及黏膜化脓性感染病灶,致病菌经血液到达椎体。②邻近脊柱的软组织感染直接蔓延。③经淋巴播散至椎体。

本病多见于成人,以腰椎最为常见,其次为胸椎,颈椎极少发病。病变多局限于椎体,也可向椎间盘及上、下椎体蔓延,偶有经椎弓侵入椎管者。大多数病例形成椎旁脓肿,在腰椎为腰大肌脓肿,在上颈椎则为咽后壁脓肿。病变发展迅速,并有硬化骨形成,彼此融合成骨桥,甚至出现椎体间融合。

起病常急骤,有畏寒、寒战及高热,脓毒症状明显。病人腰背痛或颈肩痛剧烈,卧床不起,不能翻身或转颈。椎旁肌肉痉挛,局部有压痛和叩击痛。

治疗以全身抗感染为主,必须使用足量有效的抗生素,血培养有助于明确致病菌,药敏试验指导选择合适的抗生素。绝对卧床可以缓解疼痛并有利于组织修复。椎旁有炎性脓肿或椎体有明显破坏者须行手术清除病灶。

2. 椎间隙感染　致病菌以金黄色葡萄球菌与白色葡萄球菌最为常见。细菌进入椎间隙的途径有两种:①经手术器械直接带入椎间隙,如椎间盘手术后感染。②经血液途径播散。皮肤黏膜或泌尿道感染都可以经血液播散至椎间盘内,以泌尿道感染最为常见。

因手术污染所致的椎间隙感染起病或急骤,或缓慢。由金黄色葡萄球菌所致的感染往往起病急骤,有寒战与高热,腰背痛剧烈,并有明显的神经根刺激症状,病人不敢翻身,轻微的震动即可触发肌肉痉挛和疼痛,原发病的神经根刺激症状和体征均加重。由毒力较低的细菌如白色葡萄球菌所致的感染则起病缓慢,全身症状与体征都较轻,病程趋向于慢性。

血源性椎间隙感染一般见于青壮年,儿童比较少见,腰椎的发病率较高。一般起病缓慢,有发热、食欲缺乏等症状,腰椎椎间隙感染者有腰背痛与坐骨神经痛。体征主要为压痛、腰肌痉挛与活动障碍,经过抗生素治疗后症状可缓解,一旦活动过多或停止治疗症状又加重。发热期间白细胞计数增高,血沉持续增快提示病变处于活动期。

治疗以全身抗感染和支持治疗为主。由于诊断往往延迟,特别是血源性椎间隙感染不易早期明确诊断,后期局部组织粘连明显,手术操作困难,并发症多,因此手术仅适用于以下情况:①神经症状进行性加重。②骨质破坏明显,脊柱畸形且有脊柱不稳。③有较大的椎旁脓肿形成。④感染复发。⑤保守治疗无效。手术方法包括病变椎间盘切除、椎管及神经根周围减压、植骨融合内固定。

第二节 ｜ 化脓性关节炎

化脓性关节炎(pyogenic arthritis)为关节内化脓性感染,多见于儿童,好发于髋、膝关节。

【病因】　常见致病菌为金黄色葡萄球菌,约占 85%,其他还有乙型溶血性链球菌、白色葡萄球菌、淋病奈瑟球菌、肺炎球菌和肠道杆菌等。

细菌进入关节的途径有:①血源性感染。身体其他部位化脓性病灶内的细菌通过血液循环播散至关节内。②邻近关节的化脓性病灶直接蔓延至关节腔内,如股骨头或髂骨骨髓炎蔓延至髋关节。③开放性关节损伤发生感染。④医源性感染,如关节手术后感染和关节腔注射药物后感染。本节主要介绍血源性化脓性关节炎。

【病理】 化脓性关节炎的病理变化过程可以分为三个阶段,有时演变缓慢,有时发展迅速而难以区分。

1. **浆液性渗出期** 细菌进入关节腔后,滑膜明显充血、水肿,有白细胞浸润和浆液性渗出。渗出物中含有大量白细胞,关节软骨未破坏,如治疗及时,渗出物可以完全被吸收而不遗留任何关节功能障碍。本期病理改变为可逆性。

2. **浆液纤维素性渗出期** 病变继续发展,渗出物增多且混浊、黏稠,内含大量炎症细胞、脓细胞和纤维蛋白。滑膜炎症因滑液中出现了酶类物质而加重,血管通透性明显增加。大量纤维蛋白出现在关节液中,并沉积于关节软骨,影响软骨代谢。白细胞释放出大量溶酶体,可以协同破坏软骨基质,使之分解、断裂、塌陷,出现不同程度的关节软骨破坏,部分病变已不可逆,即使炎症控制后也会出现关节粘连与功能障碍。

3. **脓性渗出期** 关节腔渗出物已转为明显的脓性,关节软骨广泛破坏,炎症侵犯至软骨下骨,关节周围亦出现蜂窝织炎。此期病变为不可逆性,修复后关节仍有重度粘连甚至发生纤维性或骨性强直(图 70-8),遗留严重关节功能障碍。

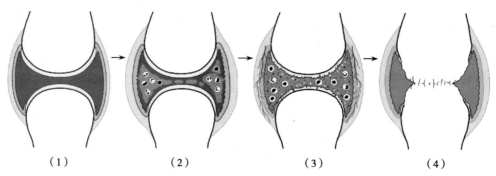

图 70-8 膝关节化脓性关节炎病理变化过程示意图
(1)正常 (2)浆液性渗出 (3)关节软骨破坏 (4)关节骨性强直

【临床表现】 起病急骤,有寒战、高热等症状,体温可达 39℃以上,小儿甚至出现谵妄与昏迷,病变关节迅速出现疼痛与功能障碍,病人因剧痛往往拒作任何检查。浅表的关节如膝、肘关节局部红、肿、热、痛明显,关节常处于半屈曲位,以使关节囊松弛、关节腔容量增大从而减轻疼痛。膝关节积液时局部表现最为明显,可见髌上囊隆起,浮髌试验可为阳性,张力过高时难以完成浮髌试验。髋关节因周围肌肉丰富,局部红、肿、热不明显,常处于屈曲、外旋、外展位,有时表现为膝关节疼痛。因为关节囊坚厚结实,脓液难以穿透至软组织,一旦穿透至软组织内,则蜂窝织炎表现明显。深部脓肿穿破皮肤后可形成窦道,此时全身与局部炎症表现均迅速缓解,病变转入慢性阶段。

【辅助检查】

1. **实验室检查** 周围血白细胞计数和中性粒细胞比例升高,血沉增快,C反应蛋白升高。寒战期抽血培养可检出病原菌,同时行药敏试验。关节穿刺抽出关节液,不同病理期关节液外观分别为清亮(浆液性)、混浊(浆液纤维素性)或黄白色(脓性),镜检可见大量白细胞(早期)和脓细胞(后期),涂片行革兰氏染色可见成堆阳性球菌。穿刺液应同时进行细菌培养和药敏试验。

2. **影像学检查** X线平片检查早期可见关节周围软组织肿胀阴影,膝关节侧位片显示髌上囊明显肿胀,关节间隙增宽。随后出现骨质疏松,严重时因关节软骨破坏而出现关节间隙狭窄,软骨下骨骨质破坏呈虫蚀状。后期可出现关节挛缩畸形,关节间隙严重狭窄,甚至有骨小梁通过形成骨性强直。

【诊断与鉴别诊断】 根据全身与局部症状和体征以及实验室检查,一般不难诊断。X线表现出现较晚,不能作为早期诊断依据。关节穿刺(图 70-9)和关节液检查对早期诊断很有价值。外周血和关节液细菌培养与药敏试验有助于明确感染细菌和指导抗生素选择。

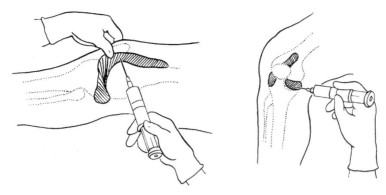

图 70-9　膝关节穿刺示意图

主要鉴别诊断见下表（表 70-1）。

表 70-1　化脓性关节炎的鉴别诊断

疾病	起病	发热	受累关节	好发部位	局部症状和体征	白细胞计数与中性粒细胞比例	血沉	X线表现	穿刺液检查
化脓性关节炎	急骤	高热	单发多，很少3个以上	膝、髋	急性炎症明显	高	快	早期无变化	清→混→脓性 多量脓细胞可找到革兰氏阳性球菌
关节结核	缓慢	低热	单发多	膝、髋	急性炎症不明显	正常	快	早期无变化	清→混可发现抗酸杆菌
风湿性关节炎	急	高热	多发性、对称性、游走性	全身大关节	有急性炎症,伴有心脏病	高	快	无变化	清,少量白细胞
类风湿关节炎	一般不急	小儿偶有高热	多发性（超过3个）,对称性	全身大、小关节	有急性炎症,伴有小关节病变	可增高	快	早期无变化	清→草绿色,混浊,中等量白细胞,类风湿因子阳性
创伤性关节炎	缓慢,有外伤史	无	单发性	膝、踝、髋	无炎症表现	不高	正常	关节间隙窄,骨硬化	清,少量白细胞
痛风	急,夜间发作	可有中度发热或低热	多发,一般2个	第一跖趾关节	红肿明显	高	快	早期无变化	清→混,内有尿酸盐结晶

【治疗】

1. **全身治疗**　早期足量全程静脉使用敏感抗生素,同时加强全身支持治疗。

2. **局部治疗**　不同病理阶段选择不同的治疗方法。

（1）关节腔注射抗生素:适用于浆液性渗出期和浆液纤维素性渗出期。关节穿刺抽出积液如尚未化脓,可在抽净积液后注入含抗生素的生理盐水,反复灌洗抽吸。一般每天 1～2 次,直到关节液清亮,镜检正常。如关节液逐渐变清,且局部症状和体征缓解,说明治疗有效,可以继续使用,直至关节积液消失,体温正常。如抽出液变得更为混浊甚至成为脓性,说明治疗无效,应立即选择其他方法。

（2）关节腔持续冲洗:适用于浅表大关节如膝关节的浆液纤维素性渗出期。经皮穿刺插入两根塑料管或硅胶管并留置在关节腔内,一根为冲洗管,另一根为引流管,用缝线固定在穿刺孔皮缘以防脱落。每日经冲洗管注入抗生素溶液 2 000～3 000ml,待引流液清亮,培养无细菌生长后可停止冲洗,但引流管仍需继续保留,待局部症状和体征消失,体温和血象正常,再无引流液 3 天后可以拔除引流管。

（3）关节镜手术:适用于浆液纤维素性渗出期和脓性渗出期。在关节镜下清除脓液和脓苔,彻底冲洗关节腔,留置冲洗管和引流管,术后持续冲洗引流。

（4）关节切开引流术:适用于浆液纤维性渗出期和脓性渗出期。直视下清除病灶,术后予以持续冲洗引流。由于关节镜技术广泛普及,此种术式已很少应用。

（5）患肢制动:用皮肤牵引或石膏固定关节于功能位,以减轻疼痛,控制感染扩散,预防挛缩畸形。

（6）后期如存在病理性脱位,可行矫形手术。髋关节强直者可行人工全髋关节置换术(图 70-10)。

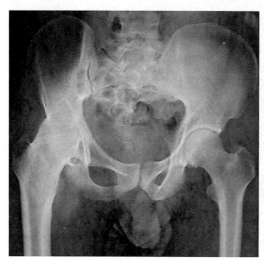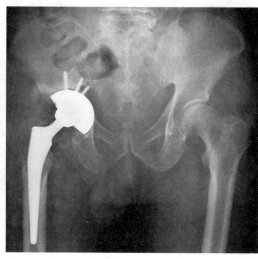

图 70-10　髋关节化脓性关节炎晚期强直,行人工全髋关节置换术

（雷光华）

本章思维导图

第七十一章 | 骨与关节结核

本章数字资源

第一节 | 概 述

【发病特点】 骨与关节结核（bone and joint tuberculosis）是由结核分枝杆菌侵入骨或关节而引起的一种继发性感染性疾病。中医称"骨痨"。结核病是全世界成人因传染病而死亡的主要疾病之一。我国是全球结核病高发国家之一。

骨与关节结核是最常见的肺外继发性结核，其原发灶绝大多数为肺结核，大约占结核病人总数的5%～10%。其中脊柱结核最多见，约占50%以上，髋、膝关节结核各占约15%。骨与关节结核的好发部位都是一些负重大、活动多、易于发生损伤的部位。发病的高危人群包括：曾感染结核者、高发区移民、糖尿病或慢性肾功能不全者、营养不良者、长期使用免疫抑制剂者、艾滋病（AIDS）病人等。病人常有自身肺结核病史或家庭结核病史。可发生于任何年龄，男女发病率无明显差别。

【病理】 病原菌主要是人型结核分枝杆菌。结核分枝杆菌一般不能直接侵入骨或关节的滑膜引起骨与关节结核，主要是继发于原发肺结核或胃肠道结核，通过血液传播引起。骨与关节结核的最初病理变化是单纯性滑膜结核或单纯性骨结核，以后者多见。在发病初期，病灶局限于长骨干骺端，关节软骨面完好，如果在此阶段结核便被很好地控制住，则关节功能不受影响。如果病变进一步发展，结核病灶侵及关节腔，破坏关节软骨面，称为全关节结核。全关节结核若不能控制，便会出现破溃，产生瘘管或窦道（sinus tract），并引起继发感染，此时关节已完全毁损，必定会遗留各种关节功能障碍（图71-1）。

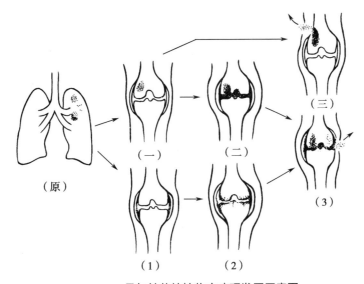

图 71-1 **骨与关节结核临床病理发展示意图**
（原）原发病灶 （一）单纯骨结核 （二）由骨结核引起的全关节结核 （三）单纯骨结核穿破皮肤形成窦道 （1）单纯滑膜结核 （2）由滑膜结核引起的全关节结核
（3）全关节结核穿破皮肤形成窦道

【临床表现】

1. 全身症状 起病多较缓慢，症状隐匿，可无明显或只有轻微全身结核中毒症状，包括午后低热、乏力、盗汗。典型病例还可见消瘦、食欲缺乏、贫血等症状。少数起病急骤，可有高热，一般见于儿童。

2. 脊柱结核的临床表现 详见第二节"脊柱结核"。

3. 关节结核的临床表现 详见第三节"髋关节结核"、第四节"膝关节结核"。

4. 结核性脓肿 结核进一步发展,导致病灶部位积聚了大量脓液、结核性肉芽组织、死骨和干酪样坏死(caseous necrosis)组织。由于无红、热等急性炎症反应表现,故结核性脓肿称为"冷脓肿"(cold abscess)或"寒性脓肿"。脓肿可经过组织间隙流动,形成病灶外的脓肿。脓肿向体表溃破成窦道,经窦道流出米汤样脓液,有时还有死骨及干酪样坏死物质流出,称之为外瘘;也可与空腔内脏器官沟通形成内瘘,如与食管、肺、肠道和膀胱相通,可咳出、经大便排出或随尿液排出脓液。寒性脓肿破溃后产生混合性感染时,可出现局部急性炎症反应。若混合感染不能被控制,可引起慢性消耗、贫血、全身中毒症状,严重时可致肝、肾衰竭,甚至死亡。

5. 后遗症 晚期病变静止后可产生各种后遗症,如:①关节功能障碍,如关节强直;②畸形,如关节屈曲挛缩畸形、脊柱后凸畸形;③双下肢不等长等。

【实验室检查】

1. 血液学 血常规检查可有轻度贫血,血白细胞计数一般正常,仅约 10% 病人有白细胞计数升高。血沉(ESR)在病变活动期明显增快,静止期一般正常,是用来检测病变是否静止和有无复发的重要指标。C 反应蛋白(CRP)的高低与疾病的炎症反应程度关系密切,故 CRP 亦可用于诊断结核活动性及判断临床疗效。

2. 细菌学

(1)涂片抗酸染色镜检:涂片抗酸染色镜检可以对骨或关节结核脓液标本中的抗酸杆菌进行快速检测,是诊断骨与关节结核最为经典的检测方法。其优点是简单、快速、价廉。缺点:灵敏度低,特异度差。

(2)结核分枝杆菌培养:结核分枝杆菌培养阳性是骨与关节结核诊断的重要指标,但由于结核分枝杆菌生长缓慢的习性,通常需要 4～8 周才能出结果,而且阳性率只有 30%～50%,耗时长,阳性率低,临床应用越来越少。

3. 免疫学 是用结核分枝杆菌的菌体成分制成抗原或抗体,检查病人血清中的结核抗体或抗原,具有检查速度快、操作简单、灵敏度和特异度均较高等特点。

(1)结核菌素试验:结核菌素纯蛋白衍生物(PPD)皮肤试验是基于Ⅳ型变态反应原理。其灵敏度和特异度低,试验结果不能简单用于确诊或排除结核。强阳性者对成人有助于支持结核病的诊断;或考虑为近期有结核感染,但尚未发病;对儿童特别是 1 岁以下儿童,可作为结核诊断的依据。

(2)T 细胞斑点试验(T-SPOT.TB):为近年来用于诊断骨与关节结核的一项新技术,由酶联免疫斑点试验进一步发展而来。采用外周血标本,检测结核感染者体内特异的效应 T 淋巴细胞,具有较高的灵敏度和特异度,但有一定的假阳性率。

(3)血清结核抗体:结核抗体存在于各种体液标本中,血清结核抗体检测法具有重复性好、简单快捷、费用低、灵敏度和特异度也较高等优点,已成为结核病常用的辅助诊断手段之一。

4. 分子生物学 结核分枝杆菌基因(DNA)检测技术,可以直接对结核分枝杆菌的种系进行分类鉴定和药敏的检测,具有操作简便、反应快速、灵敏度高、特异度高等优点。

(1)荧光定量 PCR(FQ-PCR):是一种新的核酸定量技术,相比于常规的 PCR 技术,不仅实现了从定性到定量的飞跃,而且特异度更强,重复性更好,自动化程度更高。

(2)利福平耐药实时荧光定量核酸扩增(Xpert MTB/RIF):是一项发展十分迅速的结核病及耐药结核病的全自动快速分子诊断方法,具有操作简便、检测快、结果准等优点,是目前世界卫生组织(WHO)推荐的用于肺外结核和利福平耐药的诊断方法。

(3)环介导等温扩增(LAMP):LAMP 是一种独特的核酸(DNA)扩增方法,操作方法简单,具有极高的特异度,是一种快速诊断结核病的方法,也是世界卫生组织(WHO)推荐的结核病诊断方法。

【病理检查】　病变部位穿刺活检以及手术后病理组织学和微生物学检查是确诊的重要方法。病理学检查见到典型结核性肉芽肿，且通过涂片镜检或其他细菌学检查证据证明为结核分枝杆菌感染是确诊的依据。在结核病灶清除术中细菌学标本的提取与送检是必要的。结核细菌学检查和病理组织学检查同时进行，互为补充，可提高确诊率。

【影像学检查】

1. **X 线检查**　对诊断骨与关节结核十分重要，但一般在起病 6～8 周后才有普通 X 线片改变，故不能作出早期诊断。其特征性表现为区域性骨质疏松和周围少量钙化的骨质破坏病灶，周围可见软组织肿胀影。随着病变发展，可出现边界清楚的囊性变，并伴有明显硬化反应和骨膜反应。可出现死骨和病理性骨折。

2. **CT**　呈现二维或三维图像，可提供比普通 X 线片更多的信息。可以清晰地确定病灶的位置、死骨的情况、软组织病变的程度，特别是对显示病灶周围的寒性脓肿有独特的优点。还可在 CT 引导下穿刺抽脓和活检。

3. **MRI**　在结核炎症浸润阶段即可显示异常信号，比其他检查方法更为灵敏，有助于早期诊断。较 X 线和 CT 可以更清晰显示病灶范围、软组织异常、骨质破坏、椎间盘受累、椎管内脊髓神经受压程度。在与脊柱肿瘤、感染、骨折、退变等疾病的鉴别诊断方面有重要价值。

4. **超声**　可以探查深部寒性脓肿的位置和大小。可在超声定位下穿刺抽脓进行涂片和细菌培养。

5. **关节镜检查**　关节镜检查及滑膜活检对诊断滑膜结核很有价值。

【治疗】　应采用综合治疗方法，包括休息、疗养、营养、标准化疗药物和手术治疗等。其中抗结核药物治疗贯穿于整个治疗过程，在骨与关节结核治疗中占主导地位。

(一) 全身治疗

1. **支持治疗**　注意休息，避免劳累，合理加强营养，每日摄入足够的蛋白质和维生素。有贫血者应纠正贫血。

2. **抗结核药物治疗**　骨与关节结核的药物治疗应该遵循抗结核药物的治疗原则：①早期；②联合；③适量；④规律；⑤全程。按规定的疗程用药是确保疗效的前提，可改善和控制病变。

目前常用的抗结核药物为：异烟肼（INH）、利福平（RFP）、吡嗪酰胺（PZA）、链霉素（SM）、乙胺丁醇（EMB）。目前的药物抗结核治疗方案包括应用四联抗结核药物（异烟肼、利福平、吡嗪酰胺和乙胺丁醇）的强化治疗阶段以及应用三联抗结核药物（异烟肼、利福平和乙胺丁醇）的持续治疗阶段。异烟肼与利福平为首选药物。由于链霉素对第Ⅷ对脑神经毒性作用强烈，现已不将其作为首选药物。肺外结核的疗程一般为 12 个月，对于骨与关节结核抗结核药物治疗周期，我国专家共识为：儿童一般不少于 12 个月，成人 12～18 个月，必要时可延长至 18～24 个月。抗结核药物的主要不良反应为肝损害、神经毒性、过敏反应、胃肠道反应、肾损害等，用药期间应定期检查肝、肾功能，并同时服用保肝等药物。发现异常及时予以相应处理。乙胺丁醇儿童需慎用。近年来发现喹诺酮类抗生素对人型结核分枝杆菌具有明显抑制作用。

经过抗结核药物治疗后，全身症状与局部症状都会逐渐减轻。判断骨与关节结核是否痊愈应当从病人主诉、临床检查、实验室检查、影像学表现及远期随访等方面进行判断。治愈的标准为：①全身情况良好，体温正常，食欲良好；②局部症状消失，无疼痛，窦道闭合；③3 次血沉检查都正常；④影像学表现为脓肿缩小乃至消失，或已经钙化；无死骨，病灶边缘轮廓清晰；⑤起床活动已 1 年，仍能保持上述 4 项指标。符合标准的可以停止抗结核药物治疗，但仍需定期复查。

耐药结核化疗方案的制订，原则上需以药敏试验结果及既往用药史为基础。根据 2020 年 WHO 耐药结核治疗指南抗结核药物分组，推荐使用 18 个月以上的长疗程方案。

(二) 局部治疗

1. **局部制动**　有石膏固定、支具固定、牵引等。目的是保证病变部位的休息，减轻疼痛，固定制动甚为重要。临床实践证明,全身药物治疗同时局部制动疗效更好。

2. **局部注射**　局部注射抗结核药物具有药量小、局部药物浓度高和全身反应小的优点。最适用于早期单纯性滑膜结核病例。常用药物为异烟肼,剂量为 100～200mg,每周注射 1～2 次,视关节积液的多少而定。每次穿刺时如果发现积液逐渐减少,液体转清,说明有效,可以继续穿刺抽液及注射抗结核药物;如果未见好转,应及时更换治疗方法。不主张对寒性脓肿进行反复抽脓与注入抗结核药物,多次操作会导致混合性感染和形成窦道。

3. **手术治疗**

（1）脓肿切开引流术:寒性脓肿有混合性感染,体温高,中毒症状明显者,因全身状况不好,不能耐受病灶清除术,可以作寒性脓肿切开引流。待全身情况改善后再行病灶清除术。但脓肿切开引流必然会有慢性窦道形成,为以后的病灶清除术带来很多困难。

（2）病灶清除术:在全身性抗结核药物治疗下作病灶清除术可以取得疗效好、疗程短的效果。病灶清除术的手术适应证:①经规范抗结核药物治疗症状无缓解,病变仍有进展;②有明显的死骨和较大脓肿形成;③窦道流脓经久不愈;④脊柱结核有脊柱不稳定、脊髓马尾神经受压表现或严重后凸畸形等。手术禁忌证:①伴有其他脏器活动期结核者;②病情危重、全身状态差者;③合并其他疾病而不能耐受手术者。由于手术有可能造成结核分枝杆菌的血源性播散,为提高手术的安全性,术前要规范应用抗结核药物治疗 2～4 周。术后要继续完成规范化疗全疗程。

（3）其他手术:①融合术,用于关节纤维性强直、挛缩或不稳定者;②截骨术,用以矫正关节、脊柱畸形;③人工关节置换术,用于关节功能丧失者,可以改善关节功能,但要严格把握适应证;④椎管减压术,用于出现脊髓和马尾神经受压迫症状或截瘫者;⑤植骨融合内固定术,用于骨质破坏严重,脊柱不稳定者等。

第二节 ｜ 脊柱结核

脊柱结核(tuberculosis of spine)亦称结核性脊柱炎,发病率占骨与关节结核的首位,约占 50% 以上,绝大多数发生于椎体,附件结核仅有 1%～2%。椎体以松质骨为主,它的滋养动脉为终末动脉,结核分枝杆菌容易停留在椎体部位。腰椎结核发病率最高,其次是胸椎、颈椎。儿童、成人均可发生。

【病理】　椎体结核可分为中心型和边缘型两种。

1. **中心型椎体结核**　多见于 10 岁以下的儿童,好发于胸椎。病变进展快,整个椎体被压缩成楔形。一般只侵犯一个椎体,也有穿透椎间盘而累及邻近椎体的情况(图 71-2)。

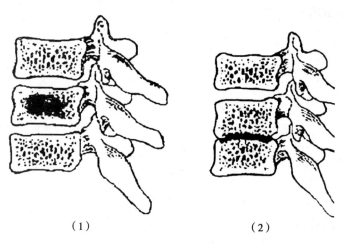

（1）　　　　　　　（2）

图 71-2　**脊柱结核病理示意图**
（1）中心型结核,椎体中心骨质破坏　（2）边缘型结核,椎间隙变窄

2. 边缘型椎体结核　多见于成人,腰椎为好发部位。病变局限于椎体的上、下缘,很快侵犯至椎间盘及相邻的椎体。椎间盘破坏是本病的特征,导致椎间隙变窄(见图71-2)。

椎体破坏后形成的寒性脓肿可以有两种表现:

(1)椎旁脓肿:脓液汇集在椎体旁,可在前方、后方或两侧,以积聚在两侧和前方比较多见。脓液将骨膜掀起,还可以沿着韧带间隙向上和向下蔓延,使数个椎体的边缘都出现骨侵蚀。它还可以向后方进入椎管内,压迫脊髓和神经根。

(2)流注脓肿:椎旁脓肿积聚至一定数量后,压力增高,会穿破骨膜,沿着肌筋膜间隙向下方流动,在远离病灶的部位出现脓肿(图71-3)。例如:下胸椎及腰椎病变所致的椎旁脓肿穿破骨膜后,积聚在腰大肌鞘内,形成腰大肌脓肿。浅层腰大肌脓肿位于腰大肌前方的筋膜下,向下流动积聚在髂窝内,成为髂窝脓肿。深层的腰大肌脓肿可以穿越腰筋膜到腰三角,成为腰三角脓肿。腰三角是一个潜在的间隙,它的边缘是髂嵴后缘、竖脊肌的外缘与腹内斜肌的后缘。腰大肌脓肿还可沿腰大肌流注至股骨小转子处,成为腹股沟处深部脓肿。它还能绕过股骨上端的后方,流注至大腿外侧,甚至沿阔筋膜向下流至膝上部位(图71-3)。

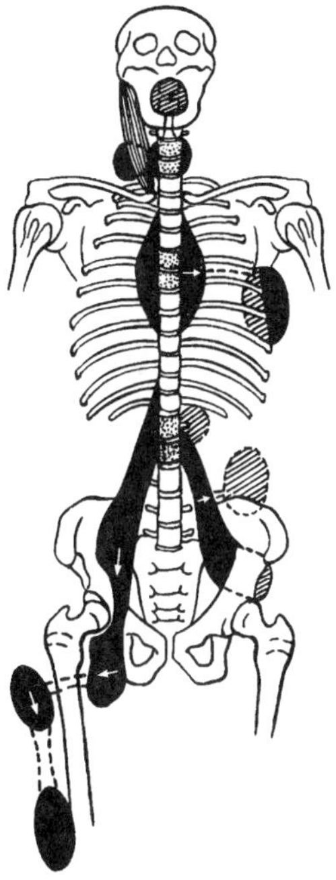

【临床表现】

1. 结核全身中毒症状　起病缓慢,有午后低热、疲倦、消瘦、盗汗、食欲缺乏与贫血等全身症状。儿童常有夜啼、呆滞或性情急躁等。

2. 局部表现　主要有疼痛、肌肉痉挛、脊柱活动受限、神经功能障碍等。疼痛是最先出现的症状。初期疼痛多较轻,痛点也不局限;随病变进展,痛点多固定于脊柱病变平面的棘突或棘突旁。有时可伴有相应神经节段支配区的放射性疼痛。疼痛和病变椎体的不稳定造成肌肉痉挛,使脊柱处于某种固定的被动体位,活动明显受限。可伴有脊柱畸形和神经系统异常。有时以截瘫、后凸畸形、窦道为主诉。

(1)颈椎结核:除有颈部疼痛外,还有上肢麻木等神经根受刺激的表现,咳嗽、打喷嚏时会使疼痛与麻木加重。神经根受压时则疼痛剧烈。有咽后壁脓肿者妨碍呼吸与吞咽,睡眠时有鼾声。后期时可在颈侧摸到寒性脓肿所致的颈部肿块。

(2)胸椎结核:有背痛症状,必须注意,下胸椎病变的疼痛有时表现为腰骶部疼痛。脊柱后凸十分常见。胸椎结核发生截瘫最多见。

(3)腰椎结核:病人在站立与行走时,往往用双手扶住腰部,头及躯干向后倾,使重心后移,尽量减轻体重对病变椎体的压力。

后期病人有腰大肌脓肿形成,可在腰三角、髂窝或腹股沟处看到或摸到脓肿(寒性脓肿),为少数病人就诊原因。腰椎结核者脊柱后凸通常不严重,须仔细体检。

3. 拾物试验　病人从地上拾物时,不能弯腰,需挺腰屈膝屈髋下蹲才能取物,称拾物试验阳性(图71-4)。检查病儿的方法:病儿俯卧,检查者用双手提起病儿双足,将两下肢及骨盆轻轻上提,如有腰椎病变,由于肌痉挛,腰部保持僵直,生理前凸消失(图71-5)。

图 71-3　脊柱结核寒性脓肿的流注途径

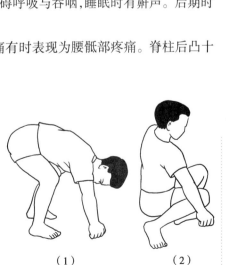

(1)　　　　　　(2)

图 71-4　拾物试验
(1)阴性　(2)阳性

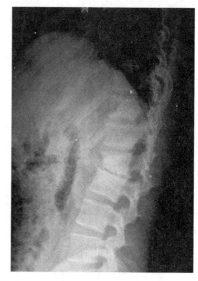

图 71-5 幼儿脊柱活动测验法
（1）正常 （2）患病

【影像学检查】

1. X 线平片　表现以骨质破坏和椎间隙狭窄为主。中心型结核的骨质破坏集中在椎体中央，在侧位片上比较清楚。很快出现椎体压缩成楔状，前窄后宽。边缘型结核的骨质破坏集中在椎体的上下缘，表现为进行性椎间隙狭窄，并累及邻近两个椎体。可见脊柱侧凸或后凸畸形。椎旁软组织阴影（腰大肌）增宽（图 71-6）。

2. CT　可以清晰地显示病灶部位、骨质破坏的程度，以及有无空洞和死骨形成。对腰大肌脓肿有独特的诊断价值（图 71-7）。

3. MRI　在结核炎性浸润阶段即可显示异常信号，能清楚显示脊柱结核椎体骨炎、椎间盘破坏、椎旁脓肿及脊髓神经有无受压和变性。对脊柱结核具有早期诊断价值，是脊柱结核必不可少的检查方法（图 71-8）。

【诊断与鉴别诊断】　根据病史、症状、体征、实验室与影像学检查，典型病例诊断不难，但必须与下列疾病作鉴别。

图 71-6　边缘型脊柱结核 X 线表现为骨质破坏和椎间隙狭窄

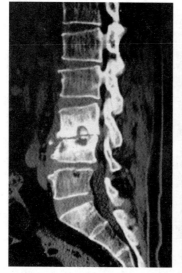
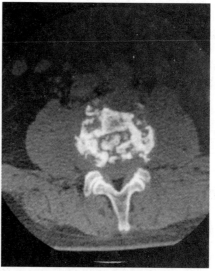

图 71-7　脊柱 CT 显示椎体边缘骨破坏、死骨和腰大肌脓肿

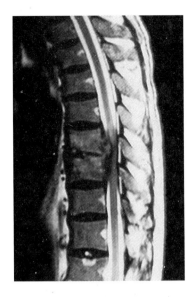

图 71-8　脊柱 MRI 显示结核病变进入椎管压迫脊髓

1. **强直性脊柱炎**　多数有骶髂关节炎,症状以背部疼痛为主。X 线检查无骨破坏与死骨,脊柱呈 "竹节" 样改变。胸椎受累后会出现胸廓扩张受限等临床表现,血清 HLA-B27 检查多为阳性。

2. **化脓性脊柱炎**　发病急,有高热及明显疼痛,进展很快,早期血培养可检出致病菌。X 线表现进展快,其特征性 X 线表现可作鉴别。

3. **腰椎间盘突出症**　无全身症状,有下肢神经根受压症状。X 线片上无骨质破坏,CT、MRI 检查可发现突出的椎间盘压迫硬膜囊或神经根。

4. **脊柱肿瘤**　多见于老年人,疼痛逐日加重,X 线片可见椎体骨破坏,常累及椎弓根,椎间隙高度正常,一般无椎旁软组织块影。

5. **嗜酸性肉芽肿**　多见于胸椎,以 12 岁以下儿童多见。整个椎体均匀性变扁呈线条状,上、下椎间隙正常,无低热、盗汗等结核全身中毒症状。

6. **退行性脊柱骨关节病**　为老年性疾病,椎间隙变窄,邻近的上、下关节突增生、硬化,无骨质破坏与全身症状。

【治疗】　脊柱结核治疗的目的是:彻底清除病灶、解除神经压迫、重建脊柱稳定性、矫正脊柱畸形。绝大多数脊柱结核采用全身支持和规范的抗结核药物治疗可获得治愈,仅有少部分情况需要手术介入。

1. **全身治疗**

（1）支持治疗:注意休息、避免劳累,合理加强营养。

（2）抗结核药物治疗:有效的药物治疗是杀灭结核分枝杆菌、治愈脊柱结核的根本措施。具体药物应用原则及方案见本章概述。

2. **局部治疗**

（1）矫形治疗:躯干支具、石膏背心、石膏床等,限制脊柱活动,减轻疼痛,预防、矫正畸形以利病灶修复。

（2）脓肿穿刺或引流:适用于脓肿较大者,可局部注入抗结核药物加强局部治疗。

（3）窦道换药。

（4）手术治疗。

手术适应证主要有:①经规范抗结核药物治疗症状无缓解,病变持续进展;②病灶内有较大的死骨及寒性脓肿;③窦道经久不愈;④骨质破坏严重,脊柱不稳定;⑤出现脊髓和马尾神经受压迫症状或截瘫;⑥严重后凸畸形。

手术治疗原则:①术前 2～4 周规范抗结核化疗,控制混合感染;②术中彻底清除病灶,解除脊髓及神经压迫,重建脊柱稳定性,矫正脊柱畸形;③术后继续完成规范化疗全疗程。已治愈的结核病人单纯矫正畸形,可不再用抗结核药物。

第三节 │ 髋关节结核

髋关节结核(coxotuberculosis)的发病率在全身骨与关节结核中居第三位,仅次于脊柱和膝关节。病人多为儿童,且多为单侧性发病。

【病理】　早期髋关节结核为单纯性滑膜结核或单纯性骨结核,以单纯性滑膜结核多见。单纯性骨结核的好发部位在髋臼上缘及股骨头的边缘部分,表现为骨质破坏,出现死骨和空洞,且常形成脓肿。至后期会产生寒性脓肿与病理性脱位。脓肿可以通过前内方髋关节囊的薄弱点突出于腹股沟的内侧方,也可以流向后方,成为臀部脓肿,穿破骨盆内壁,形成盆腔内脓肿。

【临床表现】 起病缓慢,有低热、乏力、倦怠、食欲缺乏、消瘦及贫血等全身症状。多为单发性,早期症状为疼痛。初起时疼痛不剧烈,休息后会好转。在小儿则表现为夜啼。儿童病人常诉膝部疼痛,如不加注意,会延误诊断。随着疼痛的加剧,出现跛行。至后期,会在腹股沟内侧与臀部出现寒性脓肿。破溃后成为慢性窦道。股骨头破坏明显时会形成病理性脱位,通常为后脱位。早期髋关节前侧可有压痛,但肿胀多不明显,继而股四头肌和臀肌显著萎缩。患肢出现屈曲、外展、外旋畸形,随病情发展髋关节即表现为屈曲、内收、内旋畸形,髋关节强直与下肢不等长最为常见。

下列各种检查试验有助于诊断:

1. "4"字试验 包含髋关节屈曲、外展和外旋三种运动,髋关节结核病人该试验为阳性。方法如下:病人平卧于检查床上,患肢屈曲,将外踝置于健侧髌骨上方,检查者用手下压其患侧膝部,若患髋出现疼痛而使膝部不能接触床面即为阳性(图71-9)。应当指出,该试验受个体因素(年龄大或肥胖)影响较大,故应进行两侧对比。

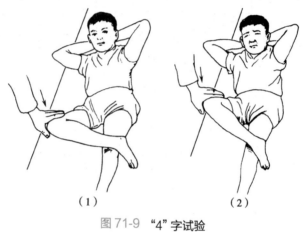

图 71-9 "4"字试验
(1)阴性 (2)阳性

2. 髋关节过伸试验 可用来检查儿童早期髋关节结核。病儿俯卧位。检查者一手按住骨盆,另一手握住踝部把下肢提起,直到骨盆开始从床面抬起为止。同样试验对侧髋关节,两侧对比,可以发现患侧髋关节在后伸时有抗拒感觉,因而后伸的范围不如正常侧大。正常侧可以有10°后伸。

3. 托马斯(Thomas)征 用来检查髋关节有无屈曲畸形。方法如下:病人平卧于检查床上,检查者将其健侧髋、膝关节完全屈曲,使膝部贴住或尽可能贴近前胸,此时腰椎前凸完全消失而腰背平贴于床面,若患侧下肢不能伸直平放于床面即为阳性。患侧下肢与床面所成的角度即为髋关节屈曲畸形的角度。(图71-10)

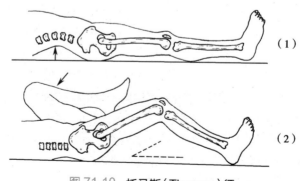

图 71-10 托马斯(Thomas)征

【实验室检查】 详见本章概述内容。

【影像学检查】 普通 X 线片检查对诊断髋关节结核十分重要,早期病变可能不明显,必须两侧髋关节同时摄片比较。局限性的骨质疏松通常是最早的放射学表现,如有关节间隙轻度狭窄更应引起注意。在疾病后期,常有破坏性关节炎伴有少量反应性硬化表现。偶尔可在数周内迅速出现关节的完全破坏,出现空洞和死骨。严重者股骨头几乎消失。后期可出现病理性脱位。CT 与 MRI 可帮助早期诊断。CT 扫描能清楚显示髋关节内积液量,骨及软组织侵害,显示普通 X 线片不能发现的微小骨破坏病灶。MRI 更能早期显示骨内的炎性浸润、关节积液、软骨破坏等。(图 71-11)

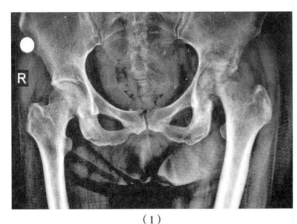 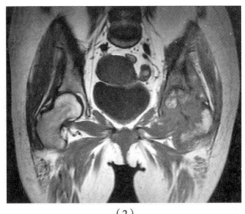

（1）　　　　　　　　　　　　　　（2）

图 71-11 髋关节结核普通 X 线片(1)及 MRI 影像(2)

【诊断与鉴别诊断】 根据病史、症状、体征、实验室和影像学检查,本病一般不难诊断。但在早期病变轻微时,需要反复检查、仔细观察,比较双侧髋部 X 线片,才不致误诊和漏诊。须与下列疾病作鉴别诊断。

1. **一过性髋关节滑膜炎** 多见于 8 岁以下儿童,主诉为髋或膝关节疼痛、跛行或不愿走路,髋关节活动轻度受限,病儿发病前一般有上呼吸道感染病史,卧床休息及患肢皮肤牵引数周后即愈。

2. **儿童股骨头骨软骨病** 临床检查髋关节活动不同程度受限,具有典型的 X 线特征:股骨头致密扁平,关节间隙增宽,后期可出现股骨头破碎、坏死及囊性变,股骨颈粗而短。血沉正常。

3. **类风湿关节炎** 儿童型类风湿关节炎也有发热、血沉增快,尤其是初发时为单关节性时很难区别。但本病的特征为多发性和对称性,典型的晨僵,X 线片可见骶髂关节破坏,经过短期观察不难区别。

4. **化脓性关节炎** 发病急骤,有高热。急性期有脓毒症表现,血液和关节液中可检出化脓性致病菌。X 线表现为关节骨质破坏迅速,并有增生性改变,后期会发生骨性强直。慢性低毒性化脓性髋关节炎与髋关节结核合并混合感染的鉴别有时较困难,必须依靠脓液的细菌培养和活检才能确诊。

5. **强直性脊柱炎** 早期与骶髂关节结核有时容易混淆,但前者多见于男性青壮年,病人双侧骶髂关节及腰椎有疼痛,活动受限,常为两侧发病。血 HLA-B27 阳性可与之鉴别。

【治疗】

1. **全身支持治疗** 改善全身情况,增强机体的抵抗力。

2. **药物治疗** 在结核病灶活动期和手术前、后,规范应用抗结核药物(详见本章概述)。

3. **牵引** 有髋部剧烈疼痛及肌肉痉挛或屈曲畸形者应作皮肤牵引或骨牵引以缓解疼痛、矫正畸形。

4. **手术治疗** 非手术治疗无效者,根据病变发展的不同阶段采用不同的手术方法。常用的方法有:滑膜切除术、病灶清除术、关节融合术、截骨矫形术、关节成形术。

（1）单纯滑膜结核可关节内注射抗结核药物。若疗效不佳,可作滑膜切除术,术后用皮肤牵引和"丁字鞋"功能位制动 3 周。单纯骨结核,应及早施行病灶清除术,以免病灶穿入关节形成关节结核。

（2）早期全关节结核，为了挽救关节，如无手术禁忌证，应及时进行病灶清除术。

（3）若病变已静止，结核病灶已完全控制：①髋关节出现纤维性强直，但微小活动便会诱发疼痛，适宜作髋关节融合术；②髋关节有明显屈曲、内收或外展畸形者，可作转子下截骨矫形术；③为了恢复关节功能，也可选择关节成形术（如人工髋关节置换术）。关节置换术后会诱发结核病灶活动，需经过安全静止期后慎重考虑。

第四节 │ 膝关节结核

膝关节结核（tuberculosis of knee joint）的发病率在全身骨与关节结核中居第二位，仅次于脊柱结核。儿童和青少年病人多见。多位于股骨下端和胫骨上端。单纯滑膜结核较单纯骨结核常见。

【病理】 膝关节滑膜丰富，起病时以滑膜结核多见，以炎性浸润和渗出为主，表现为膝关节肿胀和积液。病变经过滑膜附着处侵袭至骨骼，产生边缘性骨侵蚀，沿着软骨下潜行发展，使大块关节软骨板剥落而形成全关节结核。至后期则有脓液积聚，成为寒性脓肿，穿破后会成为慢性窦道。关节韧带结构的毁坏会产生病理性半脱位或脱位。病变静止后产生膝关节纤维性强直，有时还伴有屈曲挛缩。

【临床表现】 起病缓慢，有低热、乏力、疲倦、食欲缺乏、消瘦、贫血等全身症状。血沉加快。儿童有夜啼表现。膝关节位置表浅，因此肿胀和积液十分明显。检查时发现膝眼饱满，髌上囊肿大，浮髌试验阳性。较晚期的膝关节结核，滑膜可以显著肿胀和增厚。早期膝关节穿刺可获得比较清亮的液体，随着病程进展，抽出液逐渐变混浊，有纤维素混杂在内，最终变为脓性。关节持续积液和失用性肌萎缩，使膝部呈梭形肿胀。由于疼痛使膝关节呈半屈曲状，日久即发生屈曲挛缩。至后期寒性脓肿形成，溃破后形成慢性窦道，经久不愈合。或因韧带的毁损而产生病理性脱位。病变静止或愈合后成为纤维性强直。骨生长受到抑制，造成两下肢不等长。

【实验室检查】 详见本章概述内容。

【影像学检查与关节镜检查】 早期处于滑膜结核阶段，X线片上仅见髌上囊肿胀与局限性骨质疏松。病程较长者可见到进行性关节间隙变窄和边缘性骨侵蚀。至后期，骨质破坏加重，关节间隙消失，严重时出现胫骨向后半脱位。无混合感染时骨质疏松十分严重；有窦道形成出现混合感染时则表现为骨硬化。CT与MRI图像上可以看到普通X线片不能显示的病灶，特别是MRI具有早期诊断价值（图71-12）。

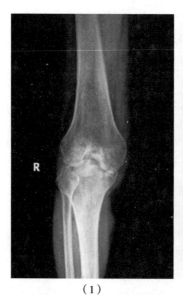
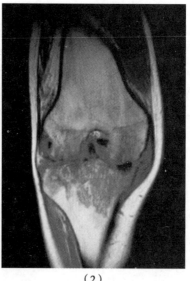

（1） （2）

图71-12 膝关节结核普通X线片（1）及MRI图像（2）

关节镜检查对早期诊断膝关节滑膜结核具有独特价值,既可作关节液培养和组织活检,也可同时行镜下滑膜的切除术。

【治疗】

1. **全身治疗**　膝关节是表浅关节,容易早期发现病变。单纯滑膜结核应用全身抗结核药物治疗,80% 左右的病例可以治愈,并保留正常或近乎正常的关节功能。在结核病灶活动期和手术前、后规范应用抗结核药物治疗。

2. **非手术治疗**

(1)关节腔穿刺注药:先抽吸关节积液,再将抗结核药物直接注入关节腔内。成人可注入异烟肼,每次 200mg,儿童减半。每周注射 1～2 次,3 个月为 1 个疗程。因为抗结核药物足以控制病情,故不主张对早期膝关节结核病人施行滑膜切除术。

(2)关节制动:限制病人活动量,注意休息,作下肢牵引或石膏固定。

(3)窦道换药:通畅引流治疗混合感染。

3. **手术治疗**

(1)滑膜切除术:经过局部药物治疗后,如果不见好转,滑膜肿胀肥厚,再考虑施行滑膜切除术。关节镜下滑膜切除术具有微创、并发症少、恢复快、疗效佳、费用低等优点。

(2)病灶清除术:全关节结核,如果病变进展明显不能控制或有积脓,需作病灶清除术。一般认为,15 岁以下的病人只作病灶清除术。15 岁以上关节破坏严重并有畸形者,在病灶清除后,同时行膝关节加压融合术。有窦道或有屈曲挛缩者均宜作关节融合术。

(3)全膝关节置换术:若结核病灶已完全控制,且保持 10 年以上的静止期,可考虑行全膝关节置换术。但关节置换术后有可能会诱发结核病灶活动,需慎重考虑。

本章思维导图

（武　汉）

第七十二章　非化脓性关节炎

第一节　骨关节炎

骨关节炎（osteoarthritis，OA）是一种以关节软骨退行性变和继发性骨质增生为特征的慢性关节疾病。疾病累及关节软骨和关节内其他组织，包括软骨下骨、滑膜、关节囊等。好发于负重较大的膝关节、髋关节等部位。该病亦称为骨关节病或骨性关节炎。

【病因】　原发性骨关节炎的发病原因迄今尚未完全明了。其发生、发展是一个长期、慢性、渐进的过程。一般认为是多种致病因素包括机械性因素和生物性因素共同作用所致。年龄是明确的高危因素，主要为中老年人发病。其他因素包括性别、肥胖、遗传、炎症、代谢等，女性发病率高于男性。

继发性骨关节炎可发生于青壮年，多继发于创伤、感染、关节不稳定或先天性疾病等，在局部原有病变基础上继发关节软骨退变。

【病理】　最主要的病理变化包括关节软骨变性、磨损、缺失，软骨下骨硬化或囊性变，关节边缘骨赘形成，关节滑膜增生，关节囊和周围韧带增厚挛缩，关节周围肌肉萎缩，最终关节面完全破坏，出现关节畸形。

1. **关节软骨**　早期关节软骨变为淡黄色，失去光泽，继而局部发生软化，失去弹性。关节负重活动时软骨磨损，表面变粗糙，并发生碎裂、剥脱，形成关节内游离体，导致软骨下骨质外露（图 72-1）。

2. **软骨下骨**　软骨磨损最严重的中央部位软骨下骨密度增加，骨小梁增粗，形成"象牙质改变"。外周部位承受应力较小，软骨下骨骨质吸收，出现囊性变，囊壁可有硬化。

3. **骨赘形成**　在软骨边缘或肌腱附着处，因为血管增生，软骨细胞代谢活跃，通过软骨内成骨而出现骨质增生。

4. **滑膜**　疾病早期的病理改变为增殖型滑膜炎，表现为滑膜充血、水肿，滑液分泌增多。后期为纤维型滑膜炎，表现为滑液减少，增殖的滑膜被纤维组织条索物替代。

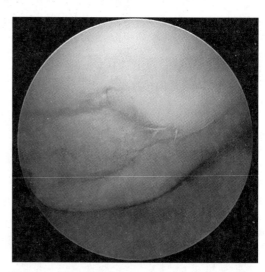

图 72-1　膝关节骨关节炎关节镜下软骨病理改变

5. **关节囊、韧带与肌肉**　关节囊和韧带发生纤维变性、增厚，限制关节活动。关节周围肌肉因疼痛产生保护性痉挛，进一步限制关节活动，后期出现肌肉萎缩。

【临床表现】　疼痛是最主要的症状，关节活动受限和关节畸形为常见表现。

1. **关节疼痛与压痛**　初期为轻度或中度间歇性隐痛，休息时缓解，活动后加重，疼痛常与天气变化有关。后期可出现持续性疼痛或夜间痛。关节局部有压痛，在伴有关节肿胀时尤为明显。

2. **关节僵硬**　在早晨起床时关节僵硬,称之为晨僵,活动后可缓解。关节僵硬在气压降低或空气湿度增加时更明显,持续时间一般较短,一般不超过 30 分钟。

3. **活动障碍**　关节疼痛、肌肉萎缩、软组织挛缩及关节内游离体可引起行走时打软腿或关节交锁、关节不能完全伸直和屈曲。

4. **关节畸形**　手部骨关节炎关节肿大变形明显,可出现 Heberden 结节和 Bouchard 结节。膝关节可因关节积液和骨赘形成造成关节肿大,甚至出现内翻或外翻畸形。

5. **骨擦音(感)**　由于关节软骨破坏、关节面不平,关节活动时可出现骨擦音(感),多见于膝关节。

【辅助检查】

1. **实验室检查**　血常规、蛋白电泳、免疫复合物及血清补体等指标一般在正常范围。滑膜炎症期可出现 C 反应蛋白(CRP)轻度升高和血沉(ESR)轻度加快。

2. **影像学检查**　X 线检查最常用,表现为非对称性关节间隙变窄,软骨下骨硬化和囊性变,关节边缘骨赘形成,部分关节内可见游离体,严重者出现关节畸形,如膝内翻(图 72-2)。

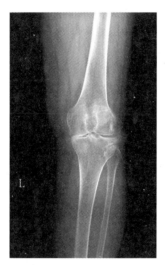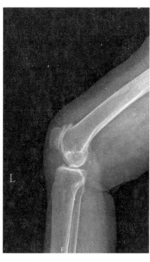

图 72-2　膝关节骨关节炎的 X 线表现

【诊断与鉴别诊断】

根据病人的症状、体征和典型 X 线表现,诊断骨关节炎并不困难。

主要鉴别诊断:

1. **类风湿关节炎**　中青年女性多见,特点为对称性多关节同时受累,常见于双手小关节,尤其是近侧指间关节,亦可累及髋、膝等大关节。晨僵通常超过 1 小时,发作时受累关节肿胀、疼痛、活动受限,缓解后遗留功能障碍或关节畸形。病人多伴有关节外表现,早期常有贫血、消瘦等全身症状,20%~30% 的病人有皮下类风湿结节。实验室检查有血沉加快和 C 反应蛋白升高、类风湿因子阳性等异常。

2. **痛风性关节炎**　好发于男性,表现为非对称性、急性发作的关节红肿、疼痛、皮温升高,多见于第 1 跖趾关节、踝关节和膝关节。往往与高嘌呤饮食有关,实验室检查可有血尿酸升高,但疼痛急性发作期也可表现为血尿酸正常。

3. **强直性脊柱炎**　好发于青年男性,早期感双侧骶髂关节及下腰部疼痛,逐渐发展至胸段和颈段脊柱强直,可引起髋、膝关节病变,多为对称性。实验室检查血沉加快,HLA-B27 阳性具有较高的特异性。X 线检查有骶髂关节炎表现,脊柱呈竹节样改变。

4. **色素沉着绒毛结节性滑膜炎**　好发年龄为 20~30 岁,男女患病率基本相等。常发生于膝关节,多为单侧发病。关节肿胀、疼痛,可扪及质韧的增生滑膜组织。MRI 检查可见增厚的滑膜和增生的绒毛样组织,滑膜由于含铁量高而在 T_1 和 T_2 序列中均呈低信号。关节穿刺可见深色或咖啡色血性液体。

【治疗】　治疗目的主要是缓解疼痛、改善功能、延缓病程和纠正畸形。

1. 基础治疗

（1）健康宣教:减轻体重,减少负重,改变运动方式。避免长时间跑、跳、蹲,减少或避免爬楼梯、爬坡和爬山。可选择游泳、骑自行车等有氧锻炼,膝关节在非负重位下屈伸活动和肌力训练可以改善关节功能。

（2）物理治疗:包括热疗、水疗、超声波、针灸、按摩、经皮神经电刺激（TENS）等,可以增加局部血液循环,减轻炎症反应。

（3）行动支持:主要是减少受累关节负重,可采用手杖、拐杖、助行器等。

（4）支具辅助:根据关节内翻或外翻畸形情况,采用相应的矫形支具或矫形鞋以改变负重力线、平衡各关节面的负荷。

2. 药物治疗

（1）外用镇痛药:首先可选择非甾体抗炎药（NSAIDs）的乳胶剂、膏剂、贴剂和擦剂等局部外用药,可以有效缓解关节轻中度疼痛,且不良反应轻微。

（2）全身镇痛药:依据给药途径,分为口服药物、针剂和栓剂。主要为非甾体抗炎镇痛药,使用时应注意其消化道、心血管和肾脏副作用。

（3）关节腔注射药物:①注射透明质酸钠可起到润滑关节、保护关节软骨和缓解疼痛的作用。②注射糖皮质激素可以较快缓解疼痛,但可加剧关节软骨退变,从而加速病程,因此,不主张随意选用关节腔内注射糖皮质激素,更反对多次反复使用。

3. 手术治疗　目的主要在于:①消除疼痛;②矫正畸形;③改善功能。

根据病情严重程度可以选择以下手术方式:①关节镜清理术,可以同时摘除游离体,清理退变撕裂的半月板和关节腔内的碎屑组织;②关节力线矫正术,针对膝关节骨关节炎主要有胫骨高位截骨术,近年来我国学者开展的腓骨近端截骨术也有满意的疗效报道;③人工关节置换术,适用于重度骨关节炎病人。膝关节置换术包括单髁置换、髌股关节置换术和全膝关节置换术（图 72-3）。髋关节选用人工全髋关节置换术（图 72-4）。

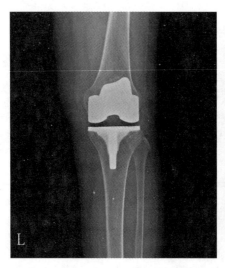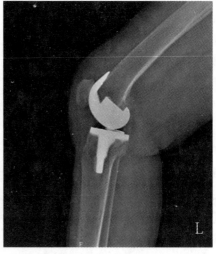

图 72-3　膝关节骨关节炎行人工全膝关节置换术后 X 线表现

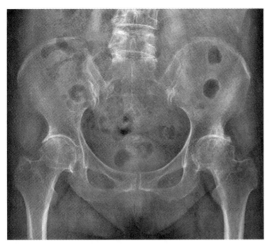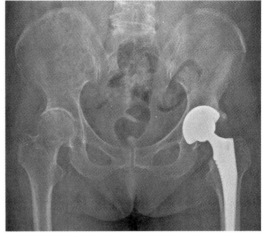

图 72-4　髋关节骨关节炎行人工全髋关节置换术前后 X 线表现

第二节 | 强直性脊柱炎

强直性脊柱炎（ankylosing spondylitis, AS）是一种慢性炎症性疾病,病变常从骶髂关节开始逐渐向上蔓延至脊柱,导致脊柱发生纤维性或骨性强直,并可累及下肢关节,最终发生畸形。

【病因】　本病属风湿病范畴,病因尚不清楚,一般认为人类白细胞抗原 HLA-B27 与本病相关。

【病理】　基本病理改变为原发性、慢性、血管翳破坏性炎症,韧带骨化是继发的修复过程。病变一般自骶髂关节开始,缓慢沿着脊柱向上延伸,累及椎间小关节的滑膜和关节囊以及脊柱周围的软组织,晚期可使整个脊柱周围的软组织钙化、骨化,导致严重的驼背畸形。病变也可同时向下蔓延,累及双侧髋关节,少数也可累及膝关节和踝关节。

【临床表现】　本病好发于 16～30 岁的青壮年,男性占 90%,有明显的家族遗传史。早期主要表现为下腰痛、骶髂部不适或疼痛、发僵。晨起或久坐起立时腰部僵硬明显,但活动后减轻。髋关节受累时表现为臀部和腹股沟酸痛不适,疼痛可向下肢放射。症状在静止、休息时加重,活动后缓解。半数病人以下肢大关节如髋、膝、踝关节炎症为首发症状。晚期脊柱严重僵硬可致躯干和髋关节屈曲,最终发生驼背畸形,胸椎明显后凸（大于 90°）,不能平视,视野仅限于足下（图 72-5）。由于颈椎和腰椎旋转活动受限,侧视时必须转动全身。髋关节受累时行走呈摇摆步态。也有病人病变始自颈椎,逐渐向下波及胸椎和腰椎,称 Bechterew 病,容易累及神经根而发生上肢瘫痪和呼吸困难,预后较差。

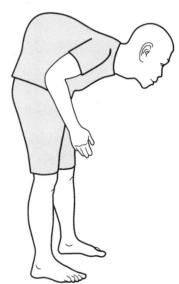

图 72-5　强直性脊柱炎驼背畸形

【辅助检查】

1. **实验室检查**　可有血小板升高、血红蛋白降低、血沉增快和 C 反应蛋白升高,但也有部分病人的症状较明显而上述指标正常。类风湿因子一般为阴性,免疫球蛋白可轻度升高。HLA-B27 阳性率可高达 88%～96%。

2. **影像学检查**　X 线检查早期表现为骶髂关节骨质疏松,关节边缘呈虫蛀状改变,间隙不规则增宽,软骨下骨硬化。随后关节面渐趋模糊,间隙逐渐变窄,直至双侧骶髂关节完全融合。椎间小关节出现类似改变,周围韧带发生骨化,形成广泛的"骨桥",称为脊柱"竹节样改变"（图 72-6）。病变晚期累及髋关节和膝关节时可见关节间隙狭窄,最终发生骨性强直(图72-7)。CT较X线可更清晰地显示骶髂关节结构性改变。MRI可显示骶髂关节急性炎症性改变及结构改变,能更早地发现AS病人的骶髂关节病变。

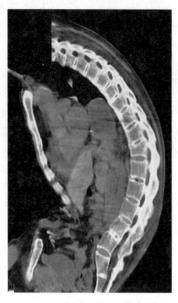

图 72-6　MRI示脊柱呈竹节样改变

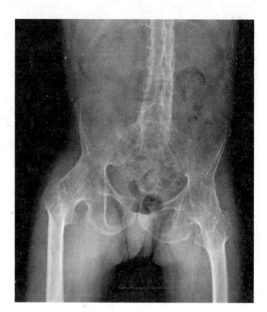

图 72-7　X线片示髋关节呈骨性强直

【诊断与鉴别诊断】　诊断标准:①腰背痛至少持续3个月,活动后疼痛可缓解。②受累脊柱节段各个方向的活动均受限。③胸廓扩展范围小于同年龄、同性别人群正常值。④双侧骶髂关节炎Ⅱ~Ⅳ级,或单侧骶髂关节炎Ⅲ~Ⅳ级。如具备第④条和①~③条中的任何1条,可诊断为强直性脊柱炎。

主要鉴别诊断:

1. **类风湿关节炎**　①强直性脊柱炎男性多发,而类风湿关节炎以女性居多。②强直性脊柱炎均有骶髂关节受累,类风湿关节炎很少有骶髂关节病变。③强直性脊柱炎为全脊柱自下而上受累,而类风湿关节炎只累及颈椎。④强直性脊柱炎外周关节受累以下肢大关节为主,而类风湿关节炎有手部小关节发病。⑤类风湿关节炎病人的类风湿因子阳性率为70%~80%,而强直性脊柱炎病人为阴性。⑥强直性脊柱炎病人以HLA-B27阳性居多,而类风湿关节炎则为阴性。

2. **髂骨致密性骨炎**　多见于青年女性,其主要表现为慢性腰骶部疼痛和晨僵。临床检查除腰部肌肉紧张外无其他异常。典型X线表现为在髂骨沿骶髂关节中下2/3部位有明显的骨硬化区,不侵犯骶髂关节面,无关节间隙狭窄。该病无明显久坐、久卧后疼痛的特点,且非甾体抗炎药治疗效果不如强直性脊柱炎明显。

【治疗】　目的是解除疼痛、防止畸形和改善功能。

1. **非药物治疗**　指导病人充分了解和认识本病特点与转归,增强其接受规范诊疗的信心。鼓励病人进行脊柱和关节活动度训练与牵拉练习,保持恰当姿势,尽量延缓、减轻驼背畸形。戒烟有利于功能预后。

2. **药物治疗**　非甾体抗炎药(NSAIDs)是控制症状的一线药物,连续使用两种NSAIDs治疗效果不佳时,应考虑使用生物制剂改善病情抗风湿药物(DMARDs)。

3. **手术治疗**　关节强直者可行人工关节置换术,有严重驼背畸形影响生活时,可行脊柱截骨矫形手术。

第三节 ｜ 类风湿关节炎

类风湿关节炎（rheumatoid arthritis，RA）是一种以关节病变为主的慢性炎症，以对称性、多关节发病为主要特点，属自身免疫性疾病。好发于手、腕、足等小关节，关节疼痛和肿胀反复发作且进行性加重，最终导致关节破坏、强直和畸形。

【病因】　病因目前尚不清楚，可能与下列因素有关。①自身免疫反应：人类白细胞抗原 HLA-DR4 与本病有不同程度的相关性，可产生自身免疫反应，导致滑膜增殖、血管翳形成、炎症细胞聚集和软骨破坏。②感染：本病发展过程的一些特征与病毒感染相符，也有人认为甲型溶血性链球菌感染为本病诱因。③遗传因素：类风湿关节炎有明显的遗传特点，发病率在类风湿关节炎病人家族中明显增高。

【病理】　基本病理变化是关节滑膜的慢性炎症。早期滑膜充血、水肿，单核细胞、淋巴细胞浸润，滑膜边缘部分增生形成肉芽组织血管翳，并逐渐覆盖于关节软骨表面。后期关节表面肉芽组织逐渐纤维化，形成纤维性关节僵硬，进一步发展为骨性强直。关节周围的肌腱、腱鞘也有类似的肉芽组织侵入，继而发生挛缩，进一步影响关节功能。

【临床表现】　中青年女性多发。早期出现乏力、全身肌肉痛和低热等全身症状，以及反复发作的、对称性、多发性小关节炎。受累关节以近侧指间关节、掌指关节以及腕、肘、肩、膝和足趾关节多见，颈椎、颞下颌关节也可受累，并伴活动受限，髋关节受累少见。

1. **关节肿痛**　受累关节表现为持续性肿胀、疼痛和压痛。绝大多数病人发病初期表现为关节肿胀。肿胀是由关节腔内渗出液增多及关节周围软组织炎症所致，表现为关节均匀性肿大，手指近侧指间关节的梭形肿胀是类风湿病人的典型表现之一。关节疼痛的程度通常与其肿胀的程度相关联，关节肿胀愈明显，疼痛愈重。

2. **晨僵**　95% 以上的病人有关节晨僵，病变关节在夜间静止不动后，晨起时出现较长时间的僵硬与活动受限，多持续超过 1 小时。病情严重时全身关节均可出现僵硬感。起床后经活动或温暖后晨僵症状可减轻或消失。晨僵常伴有指（趾）发冷和麻木感。

3. **关节活动受限与畸形**　病变持续发展，关节活动受限逐渐加重。晚期关节出现不同程度畸形，最常见的手部畸形有掌指关节尺偏畸形和手指鹅颈畸形（图 72-8），后者表现为掌指关节屈曲、近侧指间关节过伸、远侧指间关节屈曲。其他关节畸形包括膝关节内、外翻畸形和腕、肘关节强直等。

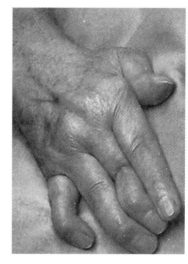

图 72-8　类风湿关节炎掌指关节尺偏畸形和手指鹅颈畸形

【辅助检查】

1. **实验室检查**　可有血红蛋白减少、白细胞计数正常或降低，但淋巴细胞计数升高。约 70%～80% 的病例类风湿因子阳性。血沉增快，C 反应蛋白升高，血清 IgG、IgA、IgM 增高。关节液混浊，黏稠度低，黏蛋白凝固力差，糖含量降低，细菌培养阴性。

2. **影像学检查**　X 线检查早期表现为关节周围软组织肿胀，关节间隙增宽，关节周围骨质疏松。随病变发展，关节周围骨质疏松加重，关节面边缘模糊不清，关节间隙逐渐变窄。晚期关节间隙消失，最终出现骨性强直（图 72-9、图 72-10）。

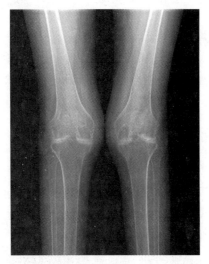

图 72-9　膝关节类风湿关节炎 X 线表现

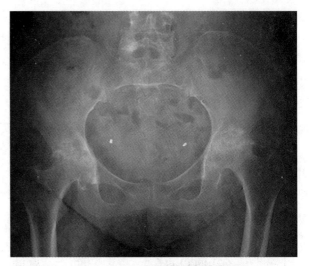

图 72-10　髋关节类风湿关节炎 X 线表现

【诊断与鉴别诊断】

诊断标准:①晨起关节僵硬至少 1 小时(≥6 周);②3 个或 3 个以上关节肿胀(≥6 周);③腕关节、掌指关节或近侧指间关节肿胀(≥6 周);④对称性关节肿胀(≥6 周);⑤皮下类风湿结节;⑥手、腕关节 X 线片有明确的骨质疏松或骨侵蚀;⑦类风湿因子阳性(滴度>1∶32)。符合 4 条或 4 条以上标准即可诊断本病。

主要鉴别诊断:

1. **风湿性关节炎**　是溶血性链球菌感染引起的全身变态反应性疾病,常有咽峡炎、丹毒等感染病史。起病较急,多见于青少年。可侵犯心脏,引起风湿性心脏病,并有发热、皮下结节和皮疹等表现。该病有两个特点:一是关节红、肿、热、痛明显,不能活动,发病部位常常是膝、髋、踝等下肢大关节,其次是肩、肘、腕关节,手、足小关节少见。二是多关节游走性疼痛,但疼痛持续时间不长,几天可消退。实验室检查示血沉增快,抗链球菌溶血素 O 滴度升高,类风湿因子阴性。治愈后很少复发,关节不遗留畸形。

2. **强直性脊柱炎**　主要侵犯脊柱,周围关节也可受累。该病有以下特点:①青年男性多见。②主要侵犯骶髂关节与脊柱,外周关节受累多以髋、膝、踝等大关节为主,常有肌腱末端炎。③88%～96% 的病人 HLA-B27 阳性。④类风湿因子阴性。⑤骶髂关节和脊柱特有的 X 线改变对鉴别诊断极有帮助。

3. **痛风性关节炎**　多见于中老年男性,常反复发作,好发部位为单侧第一跖趾关节或跗中关节,也可累及膝、踝、肘、腕和手关节,通常有血尿酸水平增高,有时可在关节和耳廓等部位出现痛风石。

4. **骨关节炎**　多发生于中老年人,常累及膝关节和髋关节,手部关节亦可受累,但为非对称性。关节也可肿胀,并出现晨僵,但不会超过半小时。实验室检查一般没有特殊异常,而影像学特征比较明显,尤其是关节边缘的骨赘形成是类风湿关节炎所没有的表现。

【治疗】　类风湿关节炎目前尚无特效治疗方法。治疗目的在于控制炎症、减轻症状、延缓病情进展、保持关节功能和防止畸形。应根据不同病人、不同病情制订合适的综合治疗方案。

1. **非药物治疗**　关节疼痛症状较重时应注意休息。调整生活方式很重要,包括禁烟、控制体重、合理饮食和适当运动,症状不明显时应进行关节活动与肌力训练。

2. **药物治疗**　类风湿关节炎一经确诊,应尽早使用传统合成改善病情抗风湿药物(DMARDs)治疗。推荐首选甲氨蝶呤,如存在甲氨蝶呤禁忌,则选用来氟米特或柳氮磺吡啶。如单用以上药物疗效不佳,建议联合用药,可考虑联合另一种或两种传统合成 DMARDs 进行治疗。传统合成 DMARDs 治疗效果不满意时,可选择一种传统合成 DMARDs 联合一种生物制剂 DMARDs 或联合一种靶向合成

DMARDs 进行治疗。中/高疾病活动度的类风湿关节炎病人,在使用传统合成 DMARDs 的基础上联合小剂量糖皮质激素可快速控制症状。

3. **手术治疗**　早期可在关节镜下行关节清理、滑膜切除术,以减少关节液渗出,防止血管翳形成,保护软骨和软骨下骨组织,改善关节功能。晚期关节功能严重受损时可考虑行人工关节置换术(图 72-11、图 72-12)。

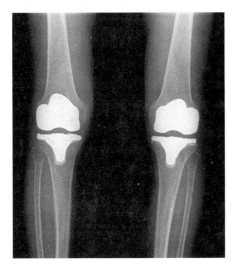

图 72-11　膝关节类风湿关节炎行人工全膝关节置换术后 X 线表现

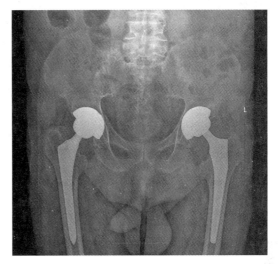

图 72-12　髋关节类风湿关节炎行人工全髋关节置换术后 X 线表现

(雷光华)

第七十三章 骨肿瘤

第一节 概 述

【定义】 凡发生在骨内或起源于各种骨组织成分的肿瘤,不论是原发性、继发性还是转移性肿瘤,均统称为骨肿瘤。

【分类】 2020年WHO公布了第五版的骨肿瘤分类法(表73-1)。

【发病情况】 良性原发性骨肿瘤比恶性多见。前者以骨软骨瘤和软骨瘤多见,后者以骨肉瘤和软骨肉瘤多见。骨肿瘤发病与年龄有关,如骨肉瘤多发生于青少年,骨巨细胞瘤主要发生于成人。解剖部位对肿瘤的发生很有意义,骨肿瘤多见于长骨生长活跃的部位即干骺端,如股骨远端、胫骨近端、肱骨近端,而骨骺则通常很少受影响。

【临床表现】

1. **疼痛与压痛** 疼痛是肿瘤生长迅速最显著的症状。良性肿瘤多无疼痛,但有些良性肿瘤,如骨样骨瘤可因反应骨的生长而产生剧痛;恶性肿瘤几乎均有局部疼痛,开始时为间歇性、轻度疼痛,以后发展为持续性剧痛、夜间痛,并可有压痛。良性肿瘤恶变或合并病理性骨折时,疼痛可突然加重。

2. **局部肿块和肿胀** 良性肿瘤常表现为质硬而无压痛的肿块,生长缓慢,通常被偶然发现。局部肿胀和肿块发展迅速多见于恶性肿瘤。局部血管怒张反映肿瘤的血运丰富,多属恶性。

3. **功能障碍和压迫症状** 邻近关节的肿瘤,疼痛和肿胀可导致关节活动功能障碍。脊柱肿瘤不论是良、恶性都可引起压迫症状,甚至出现截瘫。若肿瘤血运丰富,可出现局部皮温增高,浅静脉怒张。位于骨盆的肿瘤可引起消化道和泌尿生殖道机械性梗阻症状。

4. **病理性骨折** 轻微外伤引起病理性骨折是某些骨肿瘤的首发症状,也是恶性骨肿瘤和骨转移瘤的常见并发症。肿瘤常因创伤被早期发现,但创伤不会导致肿瘤。

晚期恶性骨肿瘤病人可出现贫血、消瘦、食欲缺乏、体重下降、低热等全身症状。远处转移多为血行转移,偶见淋巴转移。

【诊断】 骨肿瘤的诊断必须临床、影像学和病理学三结合;生化测定也是必要的辅助检查。

1. **影像学检查**

(1)X线平片检查:能反映骨与软组织的基本病变。骨内的肿瘤性破坏表现为溶骨型、成骨型和混合型。有些骨肿瘤的反应骨可表现为骨的沉积。临床上将肿瘤细胞产生的类骨,称为肿瘤骨。

良性骨肿瘤具有界限清楚、密度均匀的特点,多为膨胀性病损或者外生性生长。病灶骨质破坏呈单房性或多房性,内有点状、环状、片状骨化影,周围可有硬化反应骨,通常无骨膜反应。

恶性骨肿瘤的病灶多不规则,呈虫蚀样或筛孔样,密度不均,界限不清。若骨膜被肿瘤顶起,骨膜下产生新骨,呈现出三角形的骨膜反应阴影称Codman三角,多见于骨肉瘤。若骨膜的掀起为阶段性,可形成同心圆或板层排列的骨沉积,X线平片表现为"葱皮"现象,多见于尤因肉瘤。若恶性肿瘤生长迅速,超出骨皮质范围,同时血管随之长入,肿瘤骨与反应骨沿放射状血管方向沉积,表现为"日光

表 73-1 WHO 骨肿瘤的分类（2020）

软骨源性肿瘤	恶性淋巴瘤,淋巴母细胞性
良性	Burkitt 淋巴瘤（伯基特淋巴瘤）
甲下外生性骨疣	朗格汉斯细胞组织细胞增生症
奇异性骨旁骨软骨瘤样增生	朗格汉斯细胞组织细胞增生症,播散型
骨膜软骨瘤	Erdheim-Chester 病（埃德海姆-切斯特病）
内生软骨瘤	Rosai-Dorfman 病（罗萨伊-多尔夫曼病）
骨软骨瘤	**骨的血管性肿瘤**
软骨母细胞瘤	良性
软骨黏液样纤维瘤	血管瘤
骨软骨黏液瘤	中间性（局部侵袭型）
中间性（局部侵袭型）	上皮样血管瘤
软骨瘤病	恶性
非典型软骨性肿瘤	上皮样血管内皮瘤
恶性	血管肉瘤
软骨肉瘤（Ⅰ级、Ⅱ级、Ⅲ级）	**富于破骨细胞样多核巨细胞的肿瘤**
骨膜软骨肉瘤	良性
透明细胞软骨肉瘤	动脉瘤样骨囊肿
间叶性软骨肉瘤	非骨化性纤维瘤
去分化软骨肉瘤	中间性（局部侵袭型,罕见情况下可发生转移）
骨源性肿瘤	骨巨细胞瘤
良性	恶性
骨瘤	恶性骨巨细胞瘤
骨样骨瘤	**脊索组织肿瘤**
中间性（局部侵袭型）	良性
骨母细胞瘤	良性脊索样肿瘤
恶性	恶性
低级别中心性骨肉瘤	脊索瘤
骨肉瘤	软骨样脊索瘤
普通型骨肉瘤	分化差的脊索瘤（低分化脊索瘤）
毛细血管扩张型骨肉瘤	退分化脊索瘤
小细胞型骨肉瘤	**骨的其他间叶性肿瘤**
骨旁骨肉瘤	良性
骨膜骨肉瘤	胸壁软骨间叶性错构瘤
高级别表面骨肉瘤	单纯性骨囊肿
继发性骨肉瘤	纤维结构不良
纤维源性肿瘤	骨性纤维结构不良
中间性（局部侵袭型）	脂肪瘤
促结缔组织增生性纤维瘤	冬眠瘤
恶性纤维肉瘤	中间性（局部侵袭型）
骨的造血系统肿瘤	骨性纤维结构不良样釉质瘤
骨的浆细胞瘤	间叶瘤
恶性淋巴瘤,非霍奇金型	恶性
霍奇金病	长骨釉质瘤
弥漫大 B 细胞淋巴瘤	退分化釉质瘤
滤泡性淋巴瘤	平滑肌肉瘤
边缘区 B 细胞淋巴瘤	未分化多形性肉瘤
T 细胞淋巴瘤	骨转移瘤
间变性大细胞淋巴瘤	

射线"形态。某些生长迅速的恶性肿瘤很少有反应骨,X线平片表现为溶骨性缺损,骨质破坏。而有些肿瘤如前列腺癌骨转移,可激发骨的成骨反应。

（2）CT 和 MRI 检查:可以为骨肿瘤的存在及确定骨肿瘤的性质提供依据,也可更清楚地显示肿瘤的范围,识别肿瘤侵袭的程度,以及与邻近组织的关系,协助制订手术方案和评估治疗效果。

（3）其他:ECT 检查可以明确病损范围,先于其他影像学检查几周或几个月显示骨转移瘤的发生,骨显像还能早期发现可疑的骨转移灶,防止漏诊;DSA 检查可显示肿瘤血供情况,如肿瘤的主干血管、新生的肿瘤性血管;超声检查可显示软组织肿瘤和突出骨外的肿瘤情况。

2. **病理检查**　病理组织学检查是骨肿瘤最后确诊的唯一可靠检查。按照标本采集方法分为穿刺活检和切开活检两种。穿刺活检是使用特制套筒穿刺活检针闭合穿刺,具有手术方法简便、出血少、正常间室屏障受干扰小、瘤细胞不易散落、较少造成病理性骨折等优点,多用于脊柱及四肢的溶骨性病损。切开活检又分切取式和切除式:切取式手术破坏了肿瘤原有的包围带和软组织间室,会扩大肿瘤污染的范围;对体积不大的肿瘤,最好选择切除式活检。

3. **生化测定**　大多数骨肿瘤病人的化验结果是正常的。凡骨质有迅速破坏时,如广泛溶骨性病变,血钙往往升高;血清碱性磷酸酶反映成骨活动,在成骨性肿瘤如骨肉瘤病人中有明显升高。

4. **现代生物技术检测**　分子生物学和细胞生物学领域的新发现揭示了与临床转归及预后相关的机制。遗传学研究揭示了在一些骨肿瘤中有常染色体异常,能帮助诊断和进行肿瘤分类,并更精确地预测肿瘤的行为。

【外科分期（Enneking 分期）】肿瘤病理分级反映肿瘤的生物学行为和侵袭性程度。用外科分期来指导骨肿瘤治疗是一个合理而有效的措施。外科分期是将外科分级（grade,G）、肿瘤解剖定位（territory,T）和区域性或远处转移（metastasis,M）结合起来,综合评价。

外科分级取决于临床表现、影像学特点、组织学形态和化验检查等变化,可分为三级。①G_0（良性）:组织学为良性细胞学表现,分化良好,细胞与基质之比为低度到中度;肿瘤 X 线表现为边界清楚、局限在囊内或外生隆起突向软组织;临床显示包囊完整,无卫星病灶,无跳跃转移,极少发生远隔转移。②G_1（低度恶性）:组织学显示细胞分化中等;X 线表现为肿瘤穿越瘤囊,骨皮质破坏,可向囊外生长;临床表现为生长缓慢,无跳跃转移,偶有远隔转移。③G_2（高度恶性）:组织学显示核分裂多见,分化极差,细胞与基质之比高;X 线表现为边缘模糊,肿瘤扩散波及软组织;临床表现为肿块生长快,症状明显,有跳跃转移现象,常发生局部及远隔转移。

肿瘤解剖定位 T 是指肿瘤侵袭范围,以肿瘤囊和间室为界,可分为囊内、间室内和间室外肿瘤。T_0:囊内。T_1:间室内。T_2:间室外。间室内肿瘤是指肿瘤在各个方向上都包在一个自然的屏障中（如骨、筋膜、滑膜组织和骨膜）;间室外肿瘤是指肿瘤生长在间室外（如腘窝）,或因肿瘤生长、骨折、出血及手术污染而超出自然屏障。间室外生长可作为肿瘤具有侵袭性的标志。

转移指肿瘤区域或者远处发现转移病灶。M_0:无转移。M_1:转移。

【治疗】骨肿瘤的治疗应以外科分期为指导,手术疗法应按外科分期来选择手术界限和方法（表73-2～表73-5）,尽量达到既切除肿瘤,又可保全肢体。

1. **良性骨肿瘤的外科治疗**

（1）刮除植骨术:适用于良性骨肿瘤及瘤样病变。术中彻底刮除病灶至正常骨组织,药物或理化方法杀死残留瘤细胞后置入充填物。填充材料中以自体骨移植愈合较好,但来源少、完全愈合较慢、疗程长;也可使用其他生物活性骨修复材料,临床常用同种异体骨或人工骨填充。

（2）外生性骨肿瘤的切除:如骨软骨瘤切除术,手术的关键是完整切除肿瘤骨质、软骨帽及软骨外膜,防止复发。

表 73-2　肌肉骨骼肿瘤的 Enneking 分期

肿瘤类型	分期	
良性	1. 静止性	
	2. 活动性	
	3. 侵袭性	
恶性	Ⅰ. 低度恶性,无转移	A. 间室内;B. 间室外
	Ⅱ. 高度恶性,无转移	A. 间室内;B. 间室外
	Ⅲ. 低度或高度恶性,有转移	A. 间室内;B. 间室外

表 73-3　良性骨肿瘤的治疗依据

分期	分级	部位	转移	治疗要求
1	G_0	T_0	M_0	囊内手术
2	G_0	T_1	M_0	边缘或囊内手术+有效辅助治疗
3	G_0	T_2	M_0	广泛或边缘手术+有效辅助治疗

表 73-4　恶性骨肿瘤的治疗依据

分期	分级	部位	转移	治疗要求
ⅠA	G_1	T_1	M_0	广泛手术:广泛局部切除
ⅠB	G_1	T_2	M_0	广泛手术:截肢
ⅡA	G_2	T_1	M_0	根治手术:根治性整块切除加其他治疗
ⅡB	G_2	T_2	M_0	根治手术:根治性截肢加其他治疗
ⅢA	$G_{1\sim2}$	T_1	M_1	肺转移灶切除,根治性切除或姑息手术加其他治疗
ⅢB	$G_{1\sim2}$	T_2	M_1	肺转移灶切除,根治性解脱或姑息手术加其他治疗

表 73-5　手术界限

类型	切除范围	镜下所见达到要求	手术方法	
			保肢	截肢
囊内手术	在病损内	肿瘤限于边缘	囊内刮除	囊内截肢
边缘手术	在反应区-囊外	反应组织 ± 微卫星肿瘤	边缘整块切除	边缘截肢
广泛手术	超越反应区,经正常组织	正常组织 ± "跳跃病损"	广泛整块切除	广泛经骨截肢
根治手术	正常组织-间室外	正常组织	根治整块切除	根治解脱

2. 恶性骨肿瘤的外科治疗

（1）保肢治疗:不断成熟的化疗手段促进和发展了保肢技术。实践证明保肢治疗与截肢治疗的生存率和复发率相同,局部复发率为 5%～10%。手术的关键是采用合理外科边界完整切除肿瘤,广泛切除的范围应包括瘤体、包膜、反应区及其周围的部分正常组织,即在正常组织中完整切除肿瘤,截骨平面应在肿瘤边缘 3～5cm,软组织切除范围为反应区外 1～5cm。

保肢手术适应证:①肢体发育成熟;②ⅡA 期或化疗敏感的ⅡB 期肿瘤;③血管神经束未受累,肿瘤能够完整切除;④术后局部复发率和转移率不高于截肢,术后肢体功能优于义肢;⑤病人要求保肢。保肢手术禁忌证:①肿瘤周围主要神经、血管受侵犯;②在根治术前或术前化疗期间发生病理性骨折,瘤组织和细胞突破间室屏障,随血肿广泛污染邻近正常组织;③肿瘤周围软组织条件不好,如主要动力肌群被切除,或因放疗、反复手术而瘢痕化,或皮肤软组织有感染者;④不正确的切开活检,污染周围正常组织或使切口周围皮肤瘢痕化,弹性差、血运不好。

保肢手术后的重建方法有四种。①瘤骨骨壳灭活再植术:将截下的标本去除瘤组织,经灭活处理再植回原位,恢复骨与关节的连续性。由于灭活后蛋白引起机体较强免疫排斥反应,并发症发生率高,该法逐渐被淘汰。②异体骨半关节移植术:取骨库超低温冻存的同种异体骨,移植到切除肿瘤的部位,再行内固定。③人工假体置换术:多为肿瘤型定制假体以及可延长假体等,和普通关节假体置换不同。④异体骨假体复合体(allograft and prosthesis composite,APC):结合异体骨和人工假体复合重建功能。

(2)截肢术:对于就诊较晚、破坏广泛和对其他辅助治疗无效的恶性骨肿瘤(ⅡB 期),截肢术仍是一种重要有效的治疗方法。但对于截肢术的选择须持慎重态度,严格掌握手术适应证,同时也应考虑术后假肢的制作与安装。

3. 化学治疗 新辅助化疗概念的形成及其法则的应用,大大提高了恶性骨肿瘤病人的生存率和保肢率。对于骨肉瘤等恶性肿瘤,围手术期的新辅助化疗已经是标准的治疗流程,新辅助化疗最好在有经验的骨与软组织肿瘤中心来施行。病理检查时评估术前化疗疗效,可指导术后化疗和判断预后。化疗敏感者表现为:临床疼痛症状减轻或消失,肿物体积变小,关节活动改善或恢复正常,升高的碱性磷酸酶下降或降至正常;影像学上瘤体变小,肿瘤轮廓边界变清晰,病灶钙化或骨化增加,肿瘤性新生血管减少或消失。

4. 放射疗法 可强有力地影响恶性肿瘤细胞的繁殖能力。对于某些肿瘤,术前、术后配合放疗可控制病变和缓解疼痛,降低局部复发率,病变广泛不能手术者可单独放疗。尤因肉瘤对放疗敏感,放疗能有效控制局部病灶,可在化疗后或与化疗同时进行。骨肉瘤对放疗不敏感。

5. 其他治疗 血管栓塞治疗是应用血管造影技术,施行选择性或超选择性血管栓塞来达到治疗目的,可用于:栓塞血管丰富肿瘤的主要血管,减少术中出血;不能切除的恶性肿瘤也可行姑息性栓塞治疗,为肿瘤的手术切除创造条件。局部动脉内插管化疗辅以栓塞疗法或栓塞后辅以放疗,可取得更好的疗效。恶性骨肿瘤的温热-化学疗法可以起到热疗与化疗的叠加作用。免疫、靶向及生物治疗领域的研究非常活跃。

第二节 | 良性骨肿瘤

一、骨样骨瘤

骨样骨瘤(osteoid osteoma)是一种孤立性、圆形的、成骨性的良性肿瘤,以疼痛为主,较少见。常发生于儿童和少年,好发部位以下肢长骨为主。病灶呈圆形或卵圆形瘤巢,被反应骨包围,生长潜能有限,肿瘤直径很少超过 1cm(图 73-1)。CT 检查有助于发现瘤巢。

【临床表现】 主要症状是疼痛,有夜间痛,进行性加重,多可服用阿司匹林镇痛,并以此作为诊断依据。若病损在关节附近,可出现关节炎症状,影响关节功能。

【治疗】 手术治疗,将瘤巢及其外围的骨组织彻底清除,可防止复发。

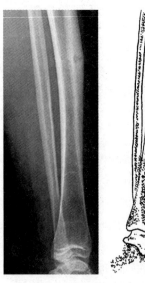

图 73-1 胫骨中段骨样骨瘤

二、骨软骨瘤

骨软骨瘤（osteochondroma）是一种常见的、软骨源性的良性肿瘤，是位于骨表面的骨性突起物，顶面有软骨帽，中间有髓腔。多发生于青少年，随机体发育而增大，当骨骺线闭合后，其生长也停止。骨软骨瘤可分为单发性与多发性两种：单发性骨软骨瘤也叫外生骨疣；多发性骨软骨瘤也叫骨软骨瘤病，多数有家族遗传史，具有恶变倾向。多见于长骨干骺端，如股骨远端、胫骨近端和肱骨近端。

【临床表现】　可长期无症状，多因无意中发现骨性包块而就诊。若肿瘤压迫周围组织或其表面的滑囊发生炎症，则可产生疼痛。体格检查所见肿块较 X 线片显示大。

【X 线表现】　单发或多发，在干骺端可见从皮质突向软组织的骨性突起，其皮质和松质骨以窄小或宽广的蒂与正常骨相连，彼此髓腔相通，皮质相连续，突起表面为软骨帽，不显影，厚薄不一，有时可呈不规则钙化影（图 73-2）。

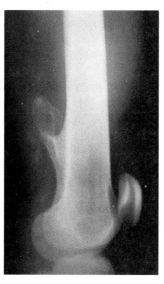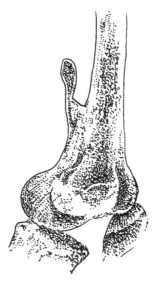

图 73-2　股骨下段骨软骨瘤

骨软骨瘤发生恶性变则可出现疼痛、肿胀、软组织包块等症状。X 线平片可见原来稳定的骨软骨瘤再度生长，骨质破坏，呈现云雾状改变以及钙化不规则等表现，单发骨软骨瘤宽基底者复发率高。

【治疗】　一般不需治疗。若肿瘤生长过快，有疼痛或影响关节活动功能，影响邻骨或发生关节畸形，压迫神经、血管以及肿瘤自身发生骨折，肿瘤表面滑囊反复感染，或病变活跃有恶变可能者应行切除术。切除应从肿瘤基底四周部分正常骨组织开始，包括纤维膜或滑囊、软骨帽等，以免复发。

三、软骨瘤

软骨瘤（chondroma）是一种松质骨的、透明软骨组织构成的、软骨源性的良性肿瘤，好发于手和足的管状骨。位于骨干中心者称为内生软骨瘤，较多见。偏心向外突出者称骨膜软骨瘤或外生软骨瘤，较少见。多发性软骨瘤恶变多形成软骨肉瘤。

【临床表现】　以无痛性肿胀和畸形为主。有时也因病理性骨折或偶然被发现。

【X 线表现】　内生软骨瘤显示髓腔内有椭圆形透亮点，呈溶骨性破坏，皮质变薄、无膨胀，溶骨区内有间隔或斑点状钙化影（图 73-3）。骨膜下软骨瘤在一侧皮质形成凹形缺损，并可有钙化影。

【治疗】　以手术治疗为主。采用刮除或病段切除植骨术，预后好。

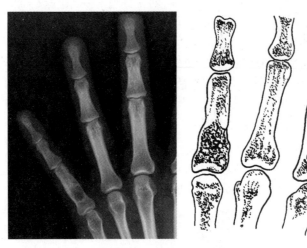

图 73-3　指骨内生软骨瘤

第三节 │ 骨巨细胞瘤

骨巨细胞瘤（giant cell tumor of the bone）为交界性或行为不确定的肿瘤,可分为巨细胞瘤和恶性巨细胞瘤。巨细胞瘤是一种良性的、局部侵袭性的肿瘤,它是由成片的卵圆形单核瘤性细胞均匀分布于大的巨细胞样成骨细胞之间。而恶性巨细胞瘤表现为原发于巨细胞的恶性肉瘤,或原有骨巨细胞瘤的部位发生恶变(继发性)。骨巨细胞瘤好发于 20～40 岁,女性略多,好发部位为长骨干骺端和椎体,特别是股骨远端和胫骨近端。

瘤组织以单核基质细胞及多核巨细胞为主要结构。根据两种细胞的分化程度及数目,Jaffe 将骨巨细胞瘤分为三级:Ⅰ级,基质细胞稀疏,核分裂少,多核巨细胞甚多;Ⅱ级,基质细胞多而密集,核分裂较多,多核巨细胞数目减少;Ⅲ级,以基质细胞为主,核异型性明显,核分裂极多,多核巨细胞很少。因此,Ⅰ级为良性,Ⅱ级为中间性,Ⅲ级为恶性。虽然肿瘤的生物学行为、影像学表现、良恶性并不完全与病理分级一致,但 Jaffe 分级对肿瘤属性和程度的确定及治疗方案的制订仍有较大程度的参考价值。

【临床表现】　主要症状为疼痛和肿胀,与病情发展相关。局部包块压之有乒乓球样感觉和压痛,病变的关节活动受限。典型的 X 线特征为骨端偏心位、溶骨性、囊性破坏而无骨膜反应,病灶膨胀生长,骨皮质变薄,呈肥皂泡样改变(图 73-4)。侵袭性强的肿瘤可穿破骨皮质致病理性骨折。血管造影显示肿瘤血管丰富,并有动静脉瘘形成。

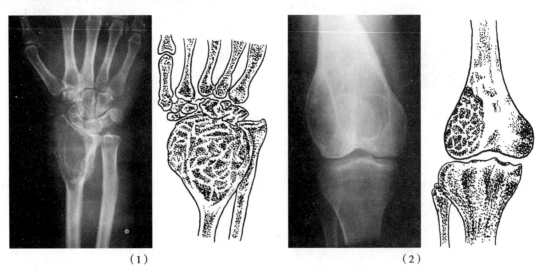

（1）　　　　　　　　　　　　　　　（2）

图 73-4　骨巨细胞瘤
（1）桡骨远端骨巨细胞瘤　（2）股骨下端骨巨细胞瘤

【治疗】 属 $G_0T_0M_{0\sim1}$ 者,以手术治疗为主,采用切除术加灭活处理,再植入自体或异体骨或骨水泥,但易复发。对于复发者,应做切除或节段切除术或假体植入术。属 $G_{1\sim2}T_{1\sim2}M_0$ 者,采用广泛或根治切除,化疗无效。对发生于手术困难部位如脊椎者可采用放化疗,但放疗后易肉瘤变,应高度重视。目前 NF-κB 受体激活蛋白配体(RANKL)特异性拮抗剂地舒单抗用于治疗难治性骨巨细胞瘤,控制疾病进展和复发。

第四节 | 原发性恶性骨肿瘤

一、骨肉瘤

骨肉瘤(osteosarcoma)是一种最常见的恶性骨肿瘤,特点是肿瘤产生骨样基质。存在多种亚型和继发性骨肉瘤。好发于青少年,好发部位为股骨远端、胫骨近端和肱骨近端的干骺端。常形成梭形瘤体,可累及骨膜、骨皮质及髓腔,病灶切面呈鱼肉状,棕红或灰白色。

【临床表现】 主要症状为局部疼痛,多为持续性,逐渐加重,夜间尤重。可伴有局部肿块,附近关节活动受限。局部表面皮温升高,静脉怒张。可以伴有全身恶病质表现。溶骨性骨肉瘤因侵蚀皮质骨而导致病理性骨折。放射性核素骨显像可以确定肿瘤的大小并发现转移病灶。化验检查可用来检测病变的状态。

【影像学表现】 X 线可表现为不同形态,密质骨和髓腔有成骨性、溶骨性和混合性骨质破坏,骨膜反应明显,呈侵袭性发展,可见 Codman 三角或呈"日光射线"形态(图 73-5)。MRI 可用于明确肿瘤的边界和侵袭范围。

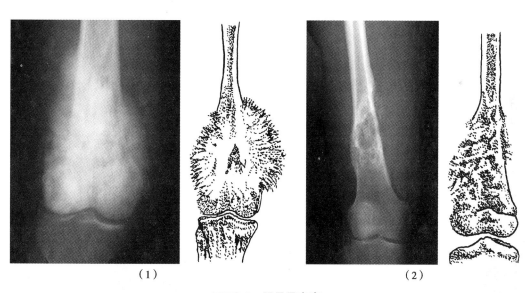

(1)   (2)

图 73-5　股骨骨肉瘤
(1)股骨远端骨肉瘤,可见"日光射线"形态　(2)股骨下段骨肉瘤,可见肿瘤成骨伴骨破坏

【治疗】 属 $G_2T_{1\sim2}M_0$ 者,采取综合治疗。术前大剂量化疗,然后根据肿瘤浸润范围做根治性切除瘤段、植入假体的保肢手术或截肢术,术后继续大剂量化疗。骨肉瘤肺转移的发生率极高,属 $G_2T_{1\sim2}M_1$ 者,除上述治疗外,还可行手术切除转移灶。近年来由于早期诊断和化疗迅速发展,骨肉瘤的 5 年存活率提高至 50% 以上。

二、软骨肉瘤

软骨肉瘤（chondrosarcoma）是软骨性的恶性肿瘤。特点是肿瘤细胞产生软骨，有透明软骨的分化，常出现黏液样变、钙化和骨化。好发于成人和老年人，男性稍多于女性。好发部位以骨盆最多见，其次是股骨近端、肱骨近端和肋骨。

【临床表现】 发病缓慢，以疼痛和肿胀为主。开始为隐痛，以后逐渐加重。肿块增长缓慢，可产生压迫症状。X线表现为密度减低的溶骨性破坏，边界不清，病灶内有散在的钙化斑点或絮状骨化影，典型者可有云雾状改变。

【治疗】 手术治疗为主，方法与骨肉瘤相同。对放疗不敏感。预后比骨肉瘤好。

三、骨纤维肉瘤

骨纤维肉瘤（fibrosarcoma）为源于纤维组织的一种少见的、原发性恶性骨肿瘤，好发于四肢长骨干骺端偏骨干侧，以股骨多见。主要症状为疼痛和肿胀。X线表现为骨髓腔内溶骨性破坏，呈虫蚀样，边界不清，很少有骨膜反应。

【治疗】 根据外科分期采用广泛性或者根治性局部切除或截肢术，该肿瘤对化疗和放疗不敏感。

四、尤因肉瘤

尤因肉瘤（Ewing sarcoma）又称尤文氏肉瘤，是表现为各种不同程度神经外胚层分化的圆形细胞肉瘤。以含糖原的小圆细胞为特征。好发于儿童，多见于长骨骨干、骨盆和肩胛骨。85%的病例中可发现特异性基因易位 t（11；22）（q24，q12）。染色体臂 22q12 上 *EWSR1* 基因的 5′ 端和染色体 11q24 上 ETS 家族成员 *FLI1* 基因的 3′ 端融合，形成致癌融合基因 *EWSR1∷FLI1*。

【临床表现】 主要症状为局部疼痛、肿胀，并进行性加重。全身情况迅速恶化，常伴有低热、白细胞增多和血沉加快。X线表现常见的特征是长骨骨干或扁骨发生较广泛的浸润性骨破坏，表现为虫蛀样溶骨改变，界限不清；外有骨膜反应，呈板层状或"葱皮状"表现（图 73-6）。

【治疗】 尤因肉瘤对放疗极为敏感，经小剂量照射后，肿瘤可迅速缩小，局部疼痛明显减轻。但由于尤因肉瘤易早期转移，单纯放疗远期疗效差。化疗也很有效，但预后仍较差。现采用放疗加化疗和手术（保肢或截肢）的综合治疗，生存率已提高到 50% 以上。

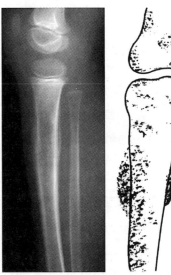

图 73-6　胫骨上段尤因肉瘤

五、恶性淋巴瘤

恶性淋巴瘤（malignant lymphoma）也称网状细胞肉瘤、骨原发性非霍奇金淋巴瘤，是一种由恶性淋巴细胞组成的并在骨骼内产生膨胀性病灶的肿瘤，可以为原发性的，也可以继发于全身淋巴瘤或其他部位的结外淋巴瘤。好发年龄为 40~60 岁，以疼痛和肿块为主要表现，常发生病理性骨折。X线平片示广泛不规则溶骨，有时呈"融冰征"，骨膜反应少见。

【治疗】 放疗和化疗为首选，手术为辅。手术可采用保肢手术或截肢术，预后较好。

六、骨髓瘤

骨髓瘤(myeloma)又称骨的浆细胞瘤,是起源于骨髓造血组织,浆细胞过度增生所致的恶性肿瘤,可以是孤立性的,也可以表现为多发性骨损害。异常的浆细胞浸润骨骼和软组织,产生 M 球蛋白,引起骨骼破坏、贫血、肾功能损伤和免疫功能异常。常见于 40 岁以上的男性,好发部位为含有造血骨髓的骨骼,依次为脊椎、骨盆、肋骨、颅骨和胸骨等。

【临床表现】　有一个长短不定的无症状期,少数病人以背痛为首发症状。广泛的骨骼溶骨性破坏引起疼痛、病理性骨折、高钙血症、贫血和恶病质。X 线主要表现为多个溶骨性破坏和广泛的骨质疏松。

骨髓穿刺活检找到大量的异常浆细胞可确诊。血清和尿中发现异常的球蛋白增高,A/G 倒置。蛋白电泳异常,显示 β 和 γ 球蛋白升高。并可出现白血病血象,40% 以上的病人尿中 Bence-Jones 蛋白阳性。另外有血钙增高,尿蛋白电泳异常。

【治疗】　化疗是治疗本病的基本方法,恰当的联合用药可以延长病人生存时间;放疗对骨髓瘤局部有效,尤其适用于那些无法手术的病例。出现椎体病理性骨折,肿瘤穿破骨质进入椎管并造成脊髓压迫的病例,应该首先进行减压手术,随后再进行放疗。有条件的病人可考虑造血干细胞移植。

七、脊索瘤

脊索瘤(chordoma)是一种先天性的、来源于残余的胚胎性脊索组织的恶性肿瘤。病理特征之一是肿瘤组织呈小叶型生长类型,有气泡样细胞核黏液基质。大部分发生在脊椎和颅底,以骶尾椎最多见。

【临床表现】　主要表现为疼痛和肿块,出现压迫症状,如压迫骶神经可出现大小便困难或失禁,压迫直肠和膀胱则出现相应症状。典型的 X 线表现为单腔性、中心性、溶骨性中轴骨的破坏病灶,可伴软组织肿块和散在钙化斑,骨皮质变薄,呈膨胀性病变,无骨膜反应。

【治疗】　以手术治疗为主。对于不能切除或切除不彻底的肿瘤,可行放疗,但复发率高,化疗无效。

第五节 ｜ 转移性骨肿瘤

转移性骨肿瘤(metastatic tumors involving bone)是指原发于骨外器官或组织的恶性肿瘤,经血行或淋巴转移至骨骼并继续生长,形成子瘤。常见于中老年病人,40～60 岁的年龄段居多。儿童则多来自成神经细胞肿瘤。好发部位为躯干骨,常发生骨转移的肿瘤依次为乳腺癌、前列腺癌、肺癌和肾癌等。

【临床表现】　主要症状是疼痛、肿胀、病理性骨折和脊髓压迫,以疼痛最为常见。X 线可表现为溶骨性(如甲状腺癌和肾癌)、成骨性(如前列腺癌)和混合型的骨质破坏,以溶骨性为多见,病理性骨折多见。放射性核素骨扫描是检测转移性骨肿瘤的灵敏方法。

【实验室检查】　溶骨性骨转移时,血钙升高;成骨性骨转移时,血清碱性磷酸酶升高;前列腺癌骨转移时,酸性磷酸酶升高。

【治疗】　转移性骨肿瘤的治疗通常采用姑息疗法。应采取积极态度,以延长寿命、缓解症状、改善生活质量为目的。治疗时需针对原发癌和转移瘤进行综合性治疗,其结果取决于原发部位和疾病的范围。

第六节 | 骨囊肿和其他良性疾病

一、骨囊肿

骨囊肿（bone cyst）是一种发生于髓内，通常是单腔的、囊肿样局限性瘤样病损，囊肿腔内含有浆液或血清样液体。常见于儿童和青少年，好发于长管状骨干骺端，依次为肱骨近端、股骨近端、胫骨近端和桡骨远端。

【临床表现】 多数无明显症状，有时局部有隐痛或肢体局部肿胀。绝大多数病人在发生病理性骨折后就诊。X线表现为干骺端圆形或椭圆形界限清楚的溶骨性病灶，骨皮质有不同程度的膨胀变薄，为单房或多房性（图73-7），经常毗邻骨骺生长板，但不越过生长板。

【治疗】 单纯性骨囊肿的标准治疗为病灶刮除，自体或异体骨移植填充缺损。有些骨囊肿骨折后可以自愈。对于病儿年龄小（＜14岁）、病灶紧邻骨骺的情况，因术中可能损伤骨骺，且术后局部复发率高，应慎选手术治疗。用甲泼尼龙注入囊腔有一定的疗效，可恢复正常骨结构。

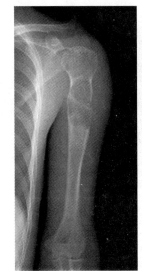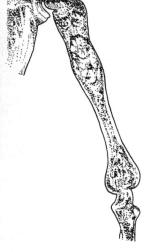

图73-7　肱骨上段骨囊肿合并病理性骨折

二、动脉瘤性骨囊肿

动脉瘤性骨囊肿（aneurysmal bone cyst）由于局部破坏性病损，同时外周有骨膜反应骨沉积，类似动脉瘤样膨胀而得名。这是一种从骨内向骨外膨胀性生长的骨性血性囊肿，其内充满血液和包含有成纤维细胞、破骨细胞型巨细胞及反应性编织骨的结缔组织分隔。好发于青少年，好发部位为长骨的干骺端，如肱骨近端和脊柱。

【临床表现】 疼痛和肿胀为主要症状，大多数病人以病理性骨折就诊。X线表现为长骨骨干或干骺端的气球样、透亮的膨胀性、囊状溶骨性改变，偏心，边界清晰，有骨性间隔，将囊腔分隔成蜂窝状或泡沫状。有时病灶也可位于中心位置。

【治疗】 刮除植骨术是主要的治疗方法。术前要充分估计有大量出血的可能。对位于脊椎等处不易手术切除部位者可行放疗，效果较好，但对儿童行放疗有破坏骨骺和恶变的危险。

三、骨嗜酸性肉芽肿

嗜酸性肉芽肿（eosinophilic granuloma）也称朗格汉斯细胞组织细胞肉芽肿病，一般是指局限于骨的组织细胞增殖症，属于朗格汉斯细胞组织细胞增生症的一种类型。好发于青少年，好发部位为颅骨、肋骨、脊柱和肩胛骨等，长骨病损多见于干骺端和骨干，单发病灶较多。

【临床表现】 受累部位的疼痛和肿胀。X线表现为孤立而界限分明的溶骨性缺损，可偏于一侧而引起骨膜反应。椎体的嗜酸性肉芽肿可表现为扁平椎体。

【治疗】 刮除植骨术或放疗均为有效的治疗方法。

四、骨纤维发育不良

骨纤维发育不良（fibrodysplasia of bone）亦称骨纤维异常增殖症，是骨发育障碍性疾病，骨的发育停止在未成熟的编织骨阶段,而不能形成正常的骨小梁,可累及单骨或多骨。好发于青少年和中年,多发生在 10～25 岁骨骼生长阶段。骨的髓腔内有纤维骨,病灶内为稠密的纤维组织,排列紊乱而无定向,在纤维结缔组织内有化生的骨组织,呈纤维骨或编织骨。病灶内有时可见黏液样变性、多核巨细胞和软骨岛。

　　【临床表现】　病损进展较慢,通常无自觉症状,多在 X 线检查时无意发现。病理性骨折是常见的并发症。X 线表现为受累骨骼膨胀变粗,密质骨变薄,典型特征是呈磨砂玻璃样改变,界限清楚。股骨近端的病损可使股骨颈弯曲,酷似"牧羊人手杖"(图 73-8)。

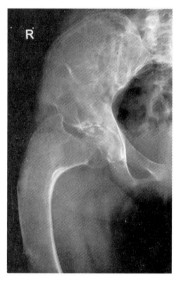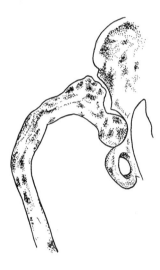

图 73-8　股骨上段骨纤维发育不良的"牧羊人手杖"畸形

　　【治疗】　可采用刮除植骨术。对有些长骨,如腓骨、肋骨,可作节段性切除。对有畸形者,可行截骨矫形术。

五、滑膜性软骨化生

　　滑膜性软骨化生亦称滑膜骨软骨瘤病(synovial osteochondromatosis)是发生于具有滑膜组织的关节囊、滑囊内,细胞化生而形成的软骨或骨软骨性结构的游离体。关节滑膜增生和增殖的绒毛逐渐肥大,成为关节内带蒂的化生软骨细胞块。蒂与滑膜相连,因蒂内血管供应营养,游离体不断生长,脱落于关节腔内而形成"关节鼠"。游离体核心骨化中心失去血供而发生坏死,其表面的软骨细胞则可依靠滑液而生长。

　　【临床表现】　多见于 40 岁以上,可发生于任何大关节,以膝关节最常见。主要症状为活动时突然出现膝关节交锁。X 线表现为关节内或其邻近的黏液囊内较多钙化的游离体,大小不一,数目不定,呈圆形或不规则形。关节镜检查对诊断和治疗有一定帮助。

　　【治疗】　滑膜广泛切除术及关节内游离体摘除术。

六、色素沉着绒毛结节性滑膜炎

　　色素沉着绒毛结节性滑膜炎(pigmented villonodular synovitis)是来源于关节或腱鞘内衬组织的一组良性肿瘤,可发生于关节或腱鞘组织周围,后者称为腱鞘巨细胞瘤;发生于关节的又可分为绒毛型和结节型两种。

　　【临床表现】　好发年龄为 20～40 岁,好发于膝、髋等关节,主要表现为关节肿胀和轻微疼痛,有时局部皮温可略高,关节活动轻度受限。局部检查可触及肿胀的关节,有压痛,滑膜呈海绵样感觉,关

本章思维导图

节积液征阳性。病变可侵蚀骨组织,腱鞘也可发生,手的屈肌腱鞘比较多见,形成孤立性硬韧结节。关节积液可抽出血性或黄褐色液体。

【治疗】 首先为手术切除肿瘤包块或受累滑膜,但因病变常较弥漫,切除不彻底容易复发。手术无法彻底切除时,术后应辅以放疗,以防止复发。

(冯世庆)

英中文名词对照索引

中英文名词对照索引

F

G